国家卫生健康委员会"十四五"规划教材

全国高等学校教材

供本科护理学类专业用

中医临床护理学

（中医特色）

第 **3** 版

U0207859

主　编　徐桂华　马秋平

副主编　李卫红　管玉香　闫　力

编　委（以姓氏笔画为序）

马秋平（广西中医药大学）　　　　　杜培欣（上海中医药大学附属曙光医院）

王　莉（武汉市第一医院）　　　　　李卫红（北京中医药大学）

王秋琴（南京中医药大学）　　　　　何锦玉（广西中医药大学第一附属医院）

云　洁（成都中医药大学附属医院）　汪永坚（浙江中医药大学附属第一医院）

邓丽丽（广东省中医院）　　　　　　林　琴（广西中医药大学附属国际壮医医院）

刘红华（湖南中医药大学）　　　　　周海哲（陕西中医药大学）

闫　力（长春中医药大学）　　　　　徐桂华（南京中医药大学）

江　虹（江西中医药大学）　　　　　管玉香（安徽中医药大学第一附属医院）

严姝霞（南京中医药大学）

人民卫生出版社

·北京·

图书在版编目（CIP）数据

中医临床护理学：中医特色 / 徐桂华，马秋平主编
. —3 版 . —北京：人民卫生出版社，2023.11
ISBN 978-7-117-35530-8

Ⅰ. ①中… Ⅱ. ①徐… ②马… Ⅲ. ①中医学–护理
学 Ⅳ. ①R248

中国国家版本馆 CIP 数据核字（2023）第 205737 号

人卫智网	www.ipmph.com	医学教育、学术、考试、健康， 购书智慧智能综合服务平台
人卫官网	www.pmph.com	人卫官方资讯发布平台

中医临床护理学（中医特色）

Zhongyi Linchuang Hulixue（Zhongyi Tese）

第 3 版

主　　编：徐桂华　马秋平
出版发行：人民卫生出版社（中继线 010-59780011）
地　　址：北京市朝阳区潘家园南里 19 号
邮　　编：100021
E - mail：pmph @ pmph.com
购书热线：010-59787592　010-59787584　010-65264830
印　　刷：廊坊一二〇六印刷厂
经　　销：新华书店
开　　本：850 × 1168　1/16　印张：32
字　　数：947 千字
版　　次：2012 年 7 月第 1 版　2023 年 11 月第 3 版
印　　次：2023 年 11 月第 1 次印刷
标准书号：ISBN 978-7-117-35530-8
定　　价：95.00 元

打击盗版举报电话：010-59787491　E-mail：WQ @ pmph.com
质量问题联系电话：010-59787234　E-mail：zhiliang @ pmph.com
数字融合服务电话：4001118166　E-mail：zengzhi @ pmph.com

第七轮修订说明

2020年9月国务院办公厅印发《关于加快医学教育创新发展的指导意见》(国办发〔2020〕34号),提出以新理念谋划医学发展、以新定位推进医学教育发展、以新内涵强化医学生培养、以新医科统领医学教育创新,并明确提出"加强护理专业人才培养,构建理论、实践教学与临床护理实际有效衔接的课程体系,加快建设高水平'双师型'护理教师队伍,提升学生的评判性思维和临床实践能力。"为更好地适应新时期医学教育改革发展要求,培养能够满足人民健康需求的高素质护理人才,在"十四五"期间做好护理学类专业教材的顶层设计和规划出版工作,人民卫生出版社成立了第五届全国高等学校护理学类专业教材评审委员会。人民卫生出版社在国家卫生健康委员会、教育部等的领导下,在教育部高等学校护理学类专业教学指导委员会的指导和参与下,在第六轮规划教材建设的基础上,经过深入调研和充分论证,全面启动第七轮规划教材的修订工作,并明确了在对原有教材品种优化的基础上,新增《护理临床综合思维训练》《护理信息学》《护理学专业创新创业与就业指导》等教材,在新医科背景下,更好地服务于护理教育事业和护理专业人才培养。

根据教育部《关于加快建设高水平本科教育 全面提高人才培养能力的意见》等文件要求以及人民卫生出版社对本轮教材的规划,第五届全国高等学校护理学类专业教材评审委员会确定本轮教材修订的指导思想为:立足立德树人,渗透课程思政理念;紧扣培养目标,建设护理"干细胞"教材;突出新时代护理教育理念,服务护理人才培养;深化融合理念,打造新时代融合教材。

本轮教材的编写原则如下:

1. 坚持"三基五性" 教材编写坚持"三基五性"的原则。"三基":基本知识、基本理论、基本技能;"五性":思想性、科学性、先进性、启发性、适用性。

2. 体现专业特色 护理学类专业特色体现在专业思想、专业知识、专业工作方法和技能上。教材编写体现对"人"的整体护理观,体现"以病人为中心"的优质护理指导思想,并在教材中加强对学生人文素质的培养,引领学生将预防疾病、解除病痛和维护群众健康作为自己的职业责任。

3. 把握传承与创新 修订教材在对原有教材的体系、编写体裁及优点进行继承的同时,结合上一轮教材调研的反馈意见,进一步修订和完善,并紧随学科发展,及时更新已有定论的新知识及实践发展成果,使教材更加贴近实际教学需求。同时,对于新增教材,能体现教育教学改革的先进理念,满足新时代护理人才培养在知识结构更新和综合能力提升等方面的需求。

4. 强调整体优化 教材的编写在保证单本教材的系统和全面的同时,更强调全套教材的体系性和整体性。各教材之间有序衔接、有机联系,注重多学科内容的融合,避免遗漏和不必要的重复。

5. 结合理论与实践 针对护理学科实践性强的特点,教材在强调理论知识的同时注重对实践应用的思考,通过引入案例与问题的编写形式,强化理论知识与护理实践的联系,利于培养学生应用知识、分析问题、解决问题的综合能力。

6. 推进融合创新 全套教材均为融合教材,通过扫描二维码形式,获取丰富的数字内容,增强教材的纸数融合性,增强线上与线下学习的联动性,增强教材育人育才的效果,打造具有新时代特色的本科护理学类专业融合教材。

全套教材共 59 种,均为国家卫生健康委员会"十四五"规划教材。

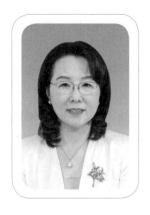

徐桂华,南京中医药大学原副校长、二级教授、博士研究生导师、美国护理科学院院士。从事临床、教学、科研和管理工作30余年。兼任世界中医药学会联合会护理专业委员会会长、教育部高等学校护理学类专业教学指导委员会副主任委员、全国高等学校护理学专业中医护理教材评审委员会主任委员等职。

主要研究方向:护理教育、中医护理、老年护理。教育部课程思政教学名师,国家中医药管理局中医护理学重点学科带头人,国家级护理实验教学示范中心主任,国家级一流专业建设点负责人,国家级一流课程负责人,江苏省优势学科带头人,江苏高校品牌专业负责人,江苏省"333高层次人才培养工程"第二层次培养对象,江苏高校"青蓝工程"科技创新团队带头人,江苏高校哲学社会科学优秀创新团队带头人,江苏高校"青蓝工程"中青年学术带头人,江苏省"六大人才高峰"高层次人才培养对象,江苏省高等学校教学名师,江苏省三八红旗手,全国首届百名优秀中医护理标兵。荣获江苏省教学成果奖一等奖、江苏中医药科学技术奖一等奖、江苏省教育教学与研究成果奖一等奖、江苏省研究生教育改革成果奖一等奖。主持国家自然科学基金面上项目2项,省部级项目10余项,发表论文260余篇,SCI 27篇,主编国家级规划教材9本。

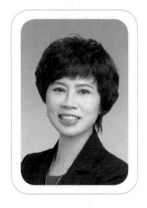

马秋平,广西中医药大学护理学院副院长、教授、硕士研究生导师。

主要研究方向:老年护理、护理教育。广西中医药大学教学名师和优秀教师,为国家级、自治区级一流本科课程(线上线下混合)中医临床护理学课程负责人,入选广西中医药大学"桂派杏林领军人才",担任广西中医药大学"高层次人才培育创新团队"建设项目带头人。先后获得教学奖励15项,其中职业教育国家级教学成果奖一等奖1项,广西高等教育自治区级教学成果奖一等奖1项,广西职业教育自治区级教学成果奖一等奖2项,第二十一届广西高校教育教学信息化大赛系列微课二等奖1项,广西中医药大学教师教学创新大赛一等奖1项。先后主持及参与科研课题15项,教学改革及研究课题40余项;主编及参编教材11部,近年来公开发表学术论文53篇。

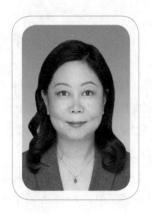

李卫红，北京中医药大学护理学院副院长、教授、硕士研究生导师。兼任中华护理学会中医、中西医结合护理委员会专家库成员，国家卫生健康委能力建设和继续教育中心西学中能力建设工程专家指导组副组长，全国校园急救教育试点工作办公室学校急救教育专家，北京中医药大学中医护理"护教协同"育人团队带头人。

主要研究方向：中医护理的理论与实践研究。主持国家自然科学基金面上项目1项，省部级课题等10项，参与国家重点基础研究发展计划（"973"计划）、北京市自然科学基金等20余项课题的研究工作。发表SCI论文15篇，国内核心期刊50余篇。编写教材及教辅著作10余部。参与制订团体标准1项。曾获得教育部科学技术进步奖二等奖1项，北京中医药大学科学技术奖二等奖1项。

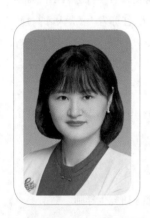

管玉香，安徽中医药大学第一附属医院护理部主任、主任护师、硕士研究生导师。兼任国家中医药管理局"国家中医药优势特色教育培训基地"负责人，安徽省糖尿病专科护士培训基地负责人，安徽省第一届卫生健康杰出人才培养对象，中华中医药学会首批科学传播专家。中华中医药学会"中医护理传承与创新发展共同体"副主席，安徽省中医护理质控中心主任，安徽省中医药学会护理专业委员会主任委员，安徽省护理学会糖尿病专业委员会主任委员等。

主要研究方向：糖尿病护理、慢性病中医护理。荣获"全国百名优秀护理标兵""安徽省百优护士""安徽省护理技术操作能手"等称号。主持国家级、省部级课题7项，获中华中医药学会首届中医护理技术创新大赛一等奖。主编专著4部、参编8部。获专利15项。发表论文60余篇，SCI 4篇。任《中华护理教育》《安徽医学》及《临床护理杂志》编委。

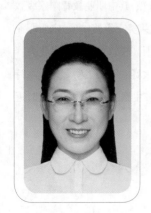

闫力，长春中医药大学护理学院原副院长、教授、硕士研究生导师。兼任世界中医药学会联合会护理专业委员会副秘书长，国家中医药管理局中医师资格认证中心护理学专业命审题专家。吉林省优秀课程中医临床护理学课程负责人。

主要研究方向：护理教育。主编与参编国家级规划教材17部。主持与参与科研项目20余项；主持的课题"国家级特色专业——护理学专业内涵建设的研究与实践"获吉林省第七届教学成果奖三等奖；撰写论文50余篇。

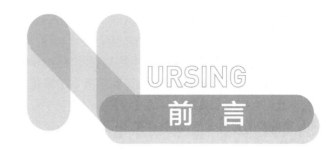

没有全民健康,就没有全面小康。随着国民经济发展,人民生活水平提高,人们的健康意识与健康需求越来越高。作为中华民族的瑰宝,中医药健康服务在助力健康中国建设中发挥重要作用。"三分治,七分养"更是突出了中医护理在卫生健康事业中的优势和特色。

《中医临床护理学》(第3版)教材主要介绍了内、外、妇、儿等各科常见病证的中医护理,共十七章。内容主要体现常见病证中医护理的基础理论、基本知识和基本技能,注重对学生中医护理临证思维、实践能力与创新能力的培养。

教材在编写过程中,立足传承与创新,在继承前一版教材优点的基础上进行整体优化,突出思政引领,强化能力培养,注重实践应用,丰富数字资源,主要体现五大特点:

1. 坚持立德树人,融入课程思政内容　教材各章节围绕知识点设计了文字、PPT、视频等不同形式的思政案例,以二维码形式呈现。充分发挥中医药文化的育人优势,让学生在学习中,感悟中医博大精深,树立专业信念,坚持传承创新,强化使命担当,使知识传授与价值引领同向同行。让教材更有温度、有高度、有方向、有价值,凸显课程思政育人的教材新高地。

2. 案例贯穿始终,强化临证思维培养　教材中各病证均以案例导入,对案例的分析和护理以思维导图呈现,加强学生对病证的辨证能力,提升学生的临证思维能力。另外,在中医内、外、妇、儿四大板块,设计了OSCE应用示例,模拟临床真实情境,从病史采集、四诊评估、辨病辨证分析、提出护理问题、制订护理计划、实践行动方案、指导健康教育等关键环节,考核学生的临证思维和综合能力,体现新时期教材改革方向。

3. 优化知识结构,注重中医经典传承　每个病证设置"经典文献选摘",引导学生诵读经典,感悟中医博大精深。以时间轴展现各病证的"历史沿革",鼓励学生传承中医经典文化,体现"读经典、悟内涵、做临床"中医护理思维。同时各病证的病因病机、鉴别诊断及证治分类分别用示意图和表格形式呈现,图文并茂,便于学习和理解。

4. 注重临床应用,提升综合应用能力　各病证重点阐述辨证施护的内容,尤其在对症处理板块,融入专科专病的优势中医适宜技术以及具有民族和地域特色的技术,以视频形式呈现,形象直观,便于学生学习。各章均设计"病案分析与思考",通过"病案",引入护理思维,层层揭开疾病发生、发展和转归全过程,给出行动方案,旨在强化学生临床实践能动性,培养临床综合应用能力;同时,在数字内容中放置另一"病案",用以呈现护理程序思维框架和内容,启发学生课后拓展与思考,提升临床实践能力。

5. 丰富数字资源,培养自主学习能力　教材创建了丰富、立体的数字资源,有临床案例、PPT、目标测试、视频、思维导图等多种形式,为学生自主学习,开展以学生为中心的教学改革提供了条件。

　　教材兼顾了中、西医院校护理学专业的特点,遵循以学生为主体、教师为主导的原则,体现"学生好学、临床好用、教师好教"的特点,适合中、西医院校护理专业学生使用,也适合临床中医护理人才培训使用,同时对中医护理临床实践具有较高的指导价值。

　　在修改、审订本教材过程中,得到了南京中医药大学护理学院中医护理教研室老师们的大力协助,在此一并感谢。教材编写的过程是一个相互学习和提高的过程,在此感谢各编委老师的辛勤付出和兄弟院校的大力支持。本教材在编写中难免有疏漏错误,祈请读者提出宝贵意见,以便进一步修订、完善。

徐桂华　马秋平

2023 年 5 月

目 录

NURSING

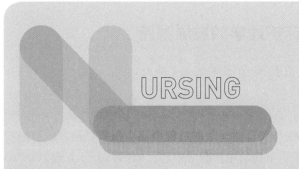

绪　论

绪论　数字内容

　　中医临床护理学是中医药学的重要组成部分,是在中医理论体系指导下,应用整体观念的理念、辨证施护的方法、传统的中医适宜技术,系统阐述各专科病证的预防、保健、康复和护理的一门学科,是中医护理知识与技能在临床各科中的具体实践,在促进和维持人类健康中起到了积极作用。

第一节　中医临床护理学的发展源流

中医临床护理学和中医学同步经历了起源、形成、发展、成熟等各个阶段。

一、古代中医临床护理发展简史

1. 萌芽时期　早在远古时代，我们的祖先在与大自然斗争的过程中逐步积累了很多的护理知识。人类用树叶和兽皮做衣遮体可避寒邪，形成了早期的生活起居护理。如《韩非子·五蠹》曰："妇人不织，禽兽之皮足衣也。"《礼记·礼运》曰："昔者……未有麻丝，衣其羽皮……冬则居营窟，夏则居橧巢。"记载了衣、食、住、行等方面的内容。在劳动中受伤后，人们学会用树枝固定骨折，用清澈的溪水冲洗伤口等，这些成为骨折小夹板固定、伤口消毒处理的雏形。《淮南子·修务训》载："神农……尝百草之滋味，水泉之甘苦，令民知所辟就。当此之时，一日而遇七十毒。"表明人们开始懂得如何减少误食和中毒。在使用火取暖过程中，发现因受寒湿而引起的疼痛减轻，这就是原始的热疗法。原始人在用火过程中，偶然烧灼了皮肤表层，开始感到表面灼痛，随之发现局部烧灼会减轻某些疾病的症状，从而形成了原始的灸法等。

2. 夏至春秋时期　夏至春秋时期出现了最早的医政制度。周代就有食医、疾医、疡医、兽医的医学分科，并开始除虫、灭鼠、改善环境卫生等防病调护活动。如《周礼·天官》中记述医师下设有士、府、史、徒等专职人员，"徒"兼有护理职能，负责看护患者。在这个时期，还出现了丰富的护理方法。"喜、怒、哀、惧、爱、恶、欲之情，过则有伤"，说明对情志护理已有所认识。"凡疗疡，以五毒攻之，以五气养之，以五药疗之，以五味节之"，表明已认识到外科疮疡用药护理和饮食护理的重要性。《礼含文嘉》记载的"炮生为熟，令人无腹疾"，为食物的消毒灭菌提供了资料。"五日，则燂汤请浴，三日具沐""头有疮则沐，身有疡则浴"，为个人卫生提供了借鉴。"鸡初鸣，咸盥漱"为口腔护理的最早记载。《诗经》"洒扫穹窒""洒扫庭内"，《管子》"当春三月……抒井易水，所以去兹毒也"，记载了环境护理的内容。

3. 战国至东汉时期　战国初期，我国现存最早的古医书《五十二病方》中记载了对伤口的冲洗消毒，如"犬所啮，令毋痛及易瘳方：令啮者卧，而令人以酒财沃其伤"。这是乙醇处理伤口的最早记录。

战国至东汉时期，《黄帝内经》《伤寒杂病论》《神农本草经》等医药典籍的相继问世，标志着中医护理的初步形成，为中医护理确立了基本原则。

(1)《黄帝内经》奠定中医护理学的理论基础：《黄帝内经》是我国现存最早、比较完整的一部中医古典医学巨著。包括《素问》和《灵枢》两部分，各81篇。它系统论述了人体的结构、生理、病理以及疾病的诊断、防治，在护理方面涉及生活起居护理、饮食护理、情志护理、用药护理、病情观察及部分护理技术等内容。

1)《黄帝内经》与生活起居护理：《黄帝内经》从"人与天地相应也"指出了人和自然界的统一性。这与我们现在说的整体观念是一致的。"四时阴阳者，万物之根本也，所以圣人春夏养阳，秋冬养阴，以从其根，故与万物沉浮于生长之门"，"法于阴阳，和于术数，食饮有节，起居有常，不妄作劳……"，提醒人们顺应四时气候，做好日常生活调护，避免疾病的发生。《灵枢·五癃津液别》曰："天暑衣厚则腠理开，故汗出……天寒则腠理闭，气湿不行，水下留于膀胱，则为溺与气。"指出夏天腠理开泄，汗出而保持正常的体温，来适应外界的天暑地热；冬天腠理闭密，保津蓄温，来适应外界的天寒地冻。

2)《黄帝内经》与饮食护理：如《素问·生气通天论》说："高粱之变，足生大丁，受如持虚……因而饱食，筋脉横解，肠澼为痔。"说明饮食调养应注意忌饱食及肥甘厚味之品。《素问·玉机真脏论》说："浆粥入胃，泄注止，则虚者活；身汗得后利，则实者活。"指出食粥养胃、止泻，啜热稀粥发汗促使邪气外泄，增强人体正气。"毒药攻邪，五谷为养，五果为助，五畜为益，五菜为充，气味合而服之，以补精益气"，这一饮食原则与现代营养学中的平衡膳食要求基本一致。"病热少愈，食肉则复，多食则遗，此其禁也"等记载，提出了疾病恢复期，不可大补，否则"虚不受补"，为饮食护理提供了依据。

3)《黄帝内经》与情志护理：《黄帝内经》中包含着丰富的情志护理内容，强调情志活动与脏腑功能密切相关，认为情志失调会导致气机紊乱，脏腑功能失调，会诱发或加重病情，如"怒伤肝、喜伤心、忧伤肺、思伤脾、恐伤肾""精神不进，志意不治，故病不可愈"。此外，《黄帝内经》中还记载了情志相胜法、说理开导法等情志调护的方法。如"悲胜怒，恐胜喜，怒胜思，喜胜忧，思胜恐"，这是根据五行之间相生相克关系的原理，用相互克制的情志来转移和干扰对机体有害的情绪，以达到调和情志的目的，此乃中医情志调护的一大特色，为历代医家广泛使用。"告之以其败，语之以其善，导之以其所便，开之以其所苦"，此种开导法对现代心理护理有重要的指导意义，调护者对患者做耐心细致的思想工作，晓以利害，使其遵守医嘱，配合治疗护理。重视心理调护，调动患者的主观能动性，使其积极配合治疗和护理，是中医护理的一大特点。

4)《黄帝内经》与用药护理：如《素问·脏气法时论》指出："肝苦急，急食甘以缓之……心苦缓，急食酸以收之……脾苦湿，急食苦以燥之……肺苦气上逆，急食苦以泄之……肾苦燥，急食辛以润之，开腠理，致津液，通气也。"以五行生克理论为依据，阐述五脏疾病用药护理。《灵枢·四时气》有关于水肿病用药护理的记载："方饮无食，方食无饮，无食他食，百三十五日。"阐明水肿患者在服利尿药期间的注意事项，同时强调了水肿的饮食禁忌。

5)《黄帝内经》与病情观察：《素问·脉要精微论》载："中盛脏满，气盛伤恐者，声如从室中言，是中气之湿也。言而微，终日乃复言者，此夺气也。"通过呼吸频率和声音判断中气的虚实，指出病情观察的要点。《素问·五脏生成》云："故色见青如草兹者死，黄如枳实者死，黑如炲者死，赤如衃血者死，白如枯骨者死，此五色之见死也。青如翠羽者生，赤如鸡冠者生，黄如蟹腹者生，白如豕膏者生，黑如乌羽者生，此五色之见生也。"指出望色的要领以滋润光滑、颜色鲜明而含蓄为有生气，若色枯槁不泽、晦暗无神则为败象，以此判断疾病轻重和预后。

6)《黄帝内经》与护理技术：《黄帝内经》记载的中医适宜技术有针刺、灸法、推拿、刮痧、敷贴、热熨等。《素问·举痛论》云："寒气客于背俞之脉，则脉泣，脉泣则血虚，血虚则痛。其俞注于心，故相引而痛。按之则热气至，热气至则痛止矣。"指出对寒邪侵袭所致的疼痛可通过按摩推拿来缓解。《素问·骨空论》曰："失枕，在肩上横骨间，折，使揄臂，齐肘正，灸脊中。"介绍落枕患者灸法治疗时的取穴方法。《素问·玉机真脏论》曰："今风寒客于人……或痹不仁肿痛，当是之时，可汤熨及火灸刺而去之。"指出风寒侵入经络，发生麻痹或肿痛等症状时，可用汤熨、火罐、艾灸、针刺等方法以散邪。

(2)《伤寒杂病论》开创辨证施护先河：《伤寒杂病论》为东汉末年张仲景所著。该书问世不久，因战乱而散佚，后经王叔和搜集整理而成现今的《伤寒论》与《金匮要略》。前者以六经辨伤寒，后者以脏腑论杂病。在形成中医辨证论治理论体系的同时，也为中医护理的辨证施护开创了先河。该书在生活起居护理、饮食护理、情志护理、用药护理、临证护理以及中医护理技术应用等方面，都有了较大的进展，起到了承上启下、继往开来的作用。

1)《伤寒杂病论》与护理技术：该书有关护理技术的记载十分丰富。①灌肠法：《伤寒论·辨阳明病脉证并治》曰："阳明病……当须自欲大便，宜蜜煎导而通之。若土瓜根及大猪胆汁，皆可为导。""又大猪胆一枚，泻汁，和少许法醋，以灌谷道内，如一食顷，当大便出宿食恶物，甚效。"这是灌肠法的最早记载。②复苏术：《金匮要略·杂疗方》曰："徐徐抱解，不得截绳，上下安被卧之；一人以脚踏其两肩，手少挽其发，常弦弦勿纵之；一人以手按据胸上，数动之；一人摩捋臂胫屈伸之；若已僵，但渐渐强屈之，并按其腹；如此一炊顷，气从口出，呼吸眼开，而犹引按莫置，亦勿苦劳之。"这段文字记载了自缢的抢救复苏过程，呈现人工呼吸、胸外心脏按压的雏形。这是迄今世界上最早关于心肺复苏抢救技术的记载。③其他护理技术：该书记载了熏洗法、坐浴法、舌含法、热熨法、艾灸法、搐鼻法等。如用百合煎汁洗，治心肺阴虚之证候；狐惑病蚀于下者，用苦参汤外洗等。《金匮要略·杂疗方》还记载有抢救"尸厥""卒死"等昏迷垂危患者的方法,用"捣薤汁灌耳中""雄鸡冠割取血,管吹内鼻中""吹皂荚末鼻中"以及"菖蒲屑内鼻两孔中吹之"等法。

2)《伤寒杂病论》与用药护理:该书记载了大量方药的用药法,如汤药的煎煮法,服药的温度、时间、次数,用药后的观察,服药的注意事项及饮食宜忌等,并确立了辨证施护原则。如服桂枝汤后,所载"服已须臾,啜热稀粥一升余,以助药力,温覆令一时许,遍身漐漐微似有汗者益佳""凡服汤发汗,中病即止,不必尽剂",为服药护理以及药后观察提供了依据。

3)《伤寒杂病论》与饮食护理:该书重视饮食调护,强调饮食的禁忌原则,并有专篇论述禽兽鱼虫禁忌和果实菜谷禁忌。如《金匮要略·痰饮咳嗽病脉证并治》曰:"得快下后,糜粥自养。"指出对腹泻的患者,应先给予清淡饮食,待胃肠功能恢复后再逐渐恢复正常的饮食。

(3)《神农本草经》详细阐述用药护理:该书是我国现存最早的药物学专著。书中载药 365 种,根据药物毒性的大小将药物分为上、中、下三品,寒、凉、温、热四性,以及酸、苦、甘、辛、咸五味,并提出君臣佐使、七情和合等理论,明确了"治寒以热药,治热以寒药"的用药原则,为后世中药理论体系奠定了基础,对临床用药护理亦具有重要意义。此书指出临床用药要注意密切观察和记录药物的增效与减效、有毒与无毒等各种临床变化。"若用毒药疗病,先起如黍粟,病去即止。不去倍之,不去十之,取去为度。"指出对有毒性作用的药物,要特别谨慎,强调必须从小剂量开始,逐渐增加剂量,以免造成药物中毒的严重后果。此外,对服药时间和方法也相当重视。"病在胸膈以上者,先食而后服药;病在心腹以下者,先服药而后食;病在四肢血脉者,宜空腹而在旦;病在骨髓者,宜饱满而在夜。"表明服药的时间和方法将直接影响药物效果的发挥。因此,该书对护理人员掌握用药的剂量、毒副作用及用药后效果观察等具有非常重要的意义。

(4) 华佗发明麻沸散,创编保健体操:华佗是我国东汉时期的名医,精通内、外、妇、儿诸科及针灸等,以擅长外科著称,首创酒服麻沸散作为外科手术的麻醉剂。华佗在古代气功导引的基础上,模仿虎、鹿、猿、熊、鸟五种动物的活动姿态,创编了一套保健体操,"五禽戏",使头、身、腰、四肢等各个关节都得到活动,认为"人体欲得劳动,但不当使极耳,动摇则谷气得消,血脉流通,病不得生,譬如户枢,终不朽也"。五禽戏流传至今,已成为人们强身健体的保健操,丰富了我国保健体育的内容,对养生康复及中国体育史的发展都有重大意义。

4. 魏晋南北朝时期 魏晋南北朝时期,政治、经济、文化发展有了新的提高,出现了众多名医、名著,推动了中医护理学理论体系的发展。

(1)《肘后备急方》集中医护理各科之大成:晋代葛洪所著的《肘后备急方》是集中医急救、传染病、内科、外科、妇科、五官科、精神科、伤科等的总论述。书中关于治疗疟疾有这样一段记载:"青蒿一握,以水二升渍,绞取汁,尽服之。"正是这寥寥数语给了屠呦呦灵感,发现了青蒿素,挽救了全球无数人的性命,成为中国首位获得自然科学领域诺贝尔奖项的科学家,为中医药走向世界指明了方向。书中还涉及广泛的护理内容,记载了烧灼止血法,并首创利用口对口吹气法抢救猝死患者的复苏术;记载了腹水的饮食护理,"勿食盐,常食小豆饭,饮小豆汁,鲤鱼佳也";记载了用海藻治瘿病,与后人揭示的甲状腺肿大与缺碘有关相一致;还提出了用狗脑敷治疯狗咬伤,开创了用免疫法治疗狂犬病的先河。

(2)《刘涓子鬼遗方》发展中医外科护理:南北朝时期龚庆宣所著的《刘涓子鬼遗方》是我国现存最早的一部外科专著。该书记载了许多外科病证的护理,如腹部外伤肠管脱出者还纳时要注意保持环境清洁、安静,还应注意外敷药的干湿,干后即当更换。该书也强调饮食护理,如纳肠入腹后"十日之内不可饱食,频食而宜少,勿使患者惊,惊则煞人"。这些护理原则和要求对中医外科护理的发展起到了很大的作用。

5. 隋唐五代时期 隋唐五代时期是封建社会发展的繁荣阶段,隋唐统治者直接参与医学事业的领导和组织工作,采取了一些促进医学发展的重大举措,如设置太医署教授学生,开始医学分科,规定了经考试录用医生,政府主持编修医书等。由于临床医学专科化的发展,中医护理学得到进一步充实和提高,总结出许多专科护理的经验。

(1)《诸病源候论》论述了各种疾病护理:隋朝巢元方编撰的《诸病源候论》是我国第一部病因病机证候学专著,对1 729种病证的病因、病机、症状、诊断进行了详尽的论述,同时也论述了各种疾病的护理。外科方面,十分重视术后护理。如外科肠吻合术后的饮食护理:"当作研米粥饮之,二十余日,稍作强糜食之,百日后,乃可进饭耳。饱食者,令人肠痛决漏。"此与现代护理手术后从流质、半流质过渡至软饭的饮食护理原则不谋而合。妇科方面,"妇人妊娠病诸候"记录了北齐徐之才的"十月养胎法",强调妇女妊娠期间当注意饮食起居及情志调养,这对保护产妇和胎儿的身心健康,防止流产,具有积极的作用。还介绍了乳痈的护理方法,"手助捻去其汁,并令傍人助嘬引之",以使淤积的乳汁排出,而使乳痈消散。这一护理方法一直沿用至今。儿科方面,书中首列"养小儿候",提出"小儿始生,肌肤未成,不可暖衣,暖衣则令筋骨缓弱,宜时见风日,若不见风日,则令肌肤脆软",主张在风和日丽的时候,抱小儿于阳光下嬉戏,不宜穿着太暖,可使小儿耐受风寒,不易得病。此外,该书对中风、淋证、温热病的病情观察记录详细,如"凡皮肤热甚,脉盛躁者,病温也",提倡以脉象对温热病进行病情观察。

(2)《备急千金要方》专论医德,首创导尿术,重视妇儿保健:唐代孙思邈编撰的《备急千金要方》以"人命至重,有贵千金,一方济之,德逾于此"而得书名。该书阐述了医德规范要求,详细地论述了临床各科的护理、食疗及养生等内容。

1) 专论医德:孙思邈的《大医习业》和《大医精诚》两篇专论医德,其中阐述的医德规范要求为中医学生入门必学。"凡大医治病,必当安神定志,无欲无求,先发大慈恻隐之心,誓愿普救含灵之苦。若有疾厄来求救者,不得问其贵贱贫富,长幼妍蚩,怨亲善友,华夷愚智,普同一等,皆如至亲之想……如此,可为苍生大医,反此则是含灵巨贼。"此论开中国医德规范之先河,强调对患者要不分贫富贵贱,一视同仁;告诫医护人员不可将医术作为获取钱财的手段;对危急患者要急患者所急,想患者所想;在医疗作风上要有德有体,有高度的社会责任感。孙思邈高尚的医德一直流传后世,成为从医人员学习的典范。

2) 首创葱管导尿术:书中详细记载了用葱管导尿解除尿潴留的过程:"以葱叶除尖头,内阴茎孔中深三寸,微用口吹之,胞胀,津液大通即愈。"葱管导尿术的出现标志着护理技术渐臻成熟。这一方法比1 860年法国人发明的橡皮管导尿术早1 200余年,充分体现了古代中国人的智慧。

3)《备急千金要方》与儿科护理:孙思邈收集和总结唐代以前小儿保健防病的经验,为儿科临证护理作出了巨大贡献。对新生儿,指出"先以绵裹指,拭儿口中及舌上青泥恶血……若不急拭,啼声一发,即入腹成百病矣",此与现代护理首先要保持新生儿呼吸道通畅不谋而合。皮肤护理方面,指出小儿沐浴后,腋窝和阴部要扑上细粉,以防湿疹。母乳喂养方面,内容丰富细致,提出"凡乳母乳儿,当先极按,散其热气",要求哺乳前先适当揉搓,散去乳房的热气,使泌乳通畅,便于吸吮;并认为"视儿饥饱节度,知一日中几乳而足,以为常",即应根据婴儿需要确定每日哺乳次数和量,这与现代母乳喂养中的按需哺乳原则一致;"母有热以乳儿,令变黄不能食;母怒以乳儿,令喜惊发气疝,又令上气癫狂……母醉以乳儿,令身热腹满",强调乳母的健康状况、情志、饮食与婴儿的身心发育关系密切,故对乳母的选择要求严格,认为"其乳儿者,皆宜慎于喜怒……但取不胡臭、瘿瘘、气嗽、疥疮、耳聋、鼻渊、癫痫,无此等疾者,便可饮儿也";"新生三日后,应开肠胃,助谷神,可研米作厚饮,如乳酪厚薄,以豆大与儿咽之,频咽三豆许止,日三与之,满七日可与哺也。儿生十日始哺如枣核,二十日倍之,五十日如弹丸,百日如枣",认为随着婴儿年龄的增长,添加辅食要遵循由少到多、由细到粗、由稀到稠的原则,为后世小儿如何添加辅食提供重要参考依据。

4)《备急千金要方》与妇产科护理:孙思邈对妇人怀孕养胎、分娩乃至产褥期的护理都做了详细的叙述。如妊娠妇女应"居处简静",禁酒及冰浆;在临产护理时,不能让不洁者进产房;对产后护理指出"妇人产后百日以来,极须殷勤,忧畏勿纵心犯触及即便行房"等。这些护理方法对现代妇产科护理仍有指导意义。

5)《备急千金要方》与养生保健:孙思邈提倡"预防为主",对饮食、起居、衣着等亦有具体论述,如"食毕当行步踌躇……则食易消""饮食即卧,乃生百病""湿衣及汗衣皆不可久着""饥忌浴,饱忌沐""沐浴后不得触风冷",为养生保健提供了依据。指出消渴病患者应注意三点,"一饮酒,二房室,三咸食及面",且强调"能慎此者,虽不服药而自可无他,不知此者,纵有金丹亦不可救",至今对糖尿病的护理仍有重要借鉴作用。

(3)《外台秘要》记载实验观察法和传染病护理:唐代王焘的《外台秘要》对于临证护理中的病情观察很有创见。如对黄疸病的观察指出:"每夜小便里浸少许帛,各书记日,色渐退白则瘥。"即用白帛每夜浸在患者的小便里以染色,然后按日期顺序记录,对比每日帛上黄色深浅,以此来判断病情的发展趋势,如果黄色渐退为白,则表示病愈。这一记载,是早期的实验观察法,也说明我国早在唐代就有了简单的护理记录。另外,《外台秘要》还记载消渴病患者的尿是甜的,并对消渴病患者采取饮食疗法和生活起居调护。该书最为突出的贡献是对传染病的论述,如对伤寒、肺结核、疟疾、天花、霍乱等病情观察方面均有较详尽的记载。对传染病的护理提出了禁止带菌人进入产房等护理探视制度。

6. 宋金元时期　宋金元时期是我国科学技术发展较快、成果较多的时期。随着中医学理论的不断完善和临床治疗的发展,中医护理取得长足进步。如北宋政府主持编撰的《圣济总录》《太平圣惠方》等,除了对当时有效的医方、验方做了一次系统的集结,还广泛收集了内、外、妇、儿、五官等各科的护理经验。其他如钱乙的《小儿药证直诀》、陈直的《寿亲养老新书》、陈自明的《妇人大全良方》也分别论述了小儿、老人及妇女的护理方法和特点。

(1)儿科护理:小儿生活起居方面,强调衣着冷热寒温适宜,如《格致余论》谈到"童子不衣裘帛",尤其是裤子不宜选用丝织品和毛皮制品,因为丝毛制品比布温暖,而下半身主阴,得寒凉之气而阴精易于生长,得温暖之气则阴精反而易致暗耗。小儿饮食护理方面,《证治准绳》载"乳下婴儿,乳哺太过,或儿睡着而更衔乳,岂有厌足,以致脾不能运,胃不能受满而溢,故令呕吐,长此不已,遂致慢惊,可不慎乎。"指出母乳喂养不当导致小儿生病,故应正确进行母乳喂养。小儿疾病护理方面,《小儿卫生总微论方》载:"儿生下,须当以时断脐……才断脐讫,须用烙脐饼子安脐带上,烧三壮,炷如麦大。若儿未啼,灸至五七壮……上用封脐散裹之。"认为小儿脐风与成人破伤风是同一种疾病,并发明"烙脐饼子"加以预防。所谓"烙脐饼子",是指将药物制成大小如麦粒的药膏,置于脐带创口上点火燃烧,以杀灭存留在伤口上的微生物。而封脐散则用以去腐生肌、消毒收敛。再如鹅口疮(又称雪口),好发于哺乳期婴儿,据《圣济总录》记载,可用"以绵缠箸头"蘸药汁擦拭的方式护理患儿。惊风是儿科四大病证中最危急的证候,《儒门事亲》指出,当抽搐发作时,护理者千万不能用强力按压止搐,否则可因"气血偏胜,必痹其一臂,渐成细瘦,至老难治",认为最好的护理方法是"置一竹簟铺之凉地,使小儿寝其上,待其搐,风力行遍经络,茂极自止,不至伤人"。

(2)妇科护理:《妇人大全良方》谓:"若遇经脉行时,最宜谨于将理。将理失宜,似产后一般受病,轻为宿疾,重可死矣。"言简意赅,揭示了经期护理的重要性。对孕妇的护理,指出妊娠期前五个月之膳食可与常人无大差异;后五个月因胎儿发育加快,宜调五味以增进食欲,但须有节,以免胎儿发育过快而致难产。书中还以"妊娠随月数服药及将息法""将护孕妇论"等为题,较详细地论述了妇女妊娠期在饮食、生活、情志等方面应注意的事项。对于产后护理,强调产妇需充分休息,初产者可用手轻轻自上而下按摩腹部,以促进子宫复原,减少产后出血,防止产后血晕;以易消化的半流质饮食为宜,同时应避免影响产妇身心健康的语言、环境刺激等。

(3)老年护理:《格致余论》谈到老年人"饮食尤当谨节",须注意"物性之热者,炭火制作者,气之香辣者,味之甘腻者",皆不可食。《寿亲养老新书》认为老年人饮食"大抵宜其温热熟软,忌其粘硬生冷","食饱,不宜急行","腹空,即须索食,不宜忍饥"。《寿亲养老新书》还记载了较多老年人生活护理的内容:"栖息之室,必常洁雅,夏则虚敞,冬则温密。其寝寐床榻,不须高广,比常之制三分减一,低则易于升降,狭则不容漫风。褥浓藉务在软平。三面设屏,以防风冷。其枕宜用夹熟色帛为之,实以菊花。"除了居住环境,还就老年人穿衣提出了具体要求,"其衣服制度,不须宽长,长则多有蹎绊,宽则衣不着身","虽遇盛夏,亦不可令袒露","春时,遇天气燠暖,不可顿减绵衣"等。

7. 明清时期　明清时期,随着对医药认知程度的深入,医家对疾病的护理体会亦趋加深。一些综合性著作及内、外、妇、儿、老年养生等专著中对疾病的治疗康复、妇婴保健及老年人的将养方面有丰富的记述。

(1) 养生康复:冷谦在《修龄要旨》一书中提出"养生十六宜"(发宜多梳、面宜多擦、目宜常运、耳宜常弹、舌宜抵腭、齿宜数叩、津宜数咽、浊宜常呵、背宜常暖、胸宜常护、腹宜常摩、谷道宜常撮、肢节宜常摇、足心宜常擦、皮肤宜常干沐浴、大小便宜闭口勿言),至今仍对养生康复护理有重要指导价值。清代名医叶天士在老年病防护方面强调颐养,指出"寒暄保暖摄生,尤当加意于药饵之先",饮食当"薄味",力戒"酒肉厚味","务宜怡悦开怀","戒嗔怒"。陈实功的《外科正宗》有"调理须知"一节,该书对痈疽的病源、诊断、调治以及其他外科疾病的辨证施护的记述,条理清楚,内容翔实。如"疮愈之后,劳役太早,乃为羸症,入房太早,后必损寿,不避风寒,复生流毒","凡病虽在于用药调理,而又要关于杂禁之法,先要洒扫患房洁净……庶防苍蝇蜈蚣之属侵之"等。清代袁开昌《养生三要》有"病家须知"。钱襄撰著的《侍疾要语》是现存古代中医文献中最早较全面论述中医护理的专著,论述了对患者的精神、生活、饮食、疾病、用药等方面的护理要点,强调情志护理对于患者康复的重要作用,并详细论述了利用音乐消除患者烦躁的护理方法。该书在病室环境的设置、陪护制度、探视制度、夜班护理人员的职责、患者的卧位、人工喂养疗法及长期卧床患者预防压力性损伤的具体措施等方面都有较详细的描述。

(2) 温病护理:明清时期,温病肆虐,促进了温病学的发展,无论是理法方药方面,还是在病情的观察和护理方面,都积累了丰富的经验。

明末吴又可所著的《温疫论》,在"论食""论饮"和"调理法"三篇专论中,详细论述了温病的护理措施。如"时疫有首尾能食者,此邪不传胃,切不可绝其饮食,但不宜过食耳。有愈后数日微渴、微热不思食者,此微邪在胃,正气衰弱,强与之,即为食复。有下后一日便思食,食之有味,当与之,先与米饮一小杯,加至茶瓯,渐进稀粥,不可尽意,饥则再与"。"大渴思饮冰水及冷饮,无论四时,皆可量与",但"能饮一升,止与半升,宁使少顷再饮"。而对内热烦渴者,应给"梨汁、藕汁、蔗浆、西瓜",用以清热生津止渴。温邪易伤津耗液,温病患者失液应予补充,上述描述与现代护理学体液疗法的观点一致。

清代吴瑭的《温病条辨·中焦篇》对热病的口腔护理有所记载,"以新布蘸新汲凉水,再蘸薄荷细末,频擦舌上"。另记载"胃液干燥,外感已净者,牛乳饮主之"。针对流行性热病的不同病程和病情,制订了十分具体且合理的饮食菜单。叶天士的《温热论》系统阐明了温病发生、发展的规律,指出温病卫、气、营、血四个阶段辨证论治和施护的纲领,总结了温病察舌、验齿、辨斑疹等病情观察的方法,如"舌白而薄者,外感风寒也……若白干薄者,肺津伤也""其热传营,舌色必绛""齿若光燥如石者,胃热盛也"等,并指出在观察舌象、判断病情、推测预后的同时还应做好口腔护理。这些都为临床病情观察增添了新的内容。

明清时期由于疫病的流行,在预防交叉感染、消毒灭菌和预防接种方面有了突破性的进展。如对疫病患者的衣服用蒸汽消毒法处理,用焚烧檀香、沉香之类的药物进行空气消毒,还可以驱除室内异味,使空气清香。再如陈耕道《疫痧草》指出:"家有疫痧人,吸受患者之毒而发者为传染,兄发痧而预使弟服药,盍若弟发痧而使兄他居之为妙乎!"清政府特设"查痘章京"一职,专查天花患者,并强令迁出四五十里(1 里 =500m)以外居住,这些都是有效的隔离措施。明清时期已广泛而有效地应用人痘接种术预防天花。这种预防天花的措施是人工免疫法的先驱。

二、近代中医临床护理发展简史

1840 年后,中医学理论的发展呈现新旧并存的趋势,一是继承、收集和整理前人的学术成果,二是出现了中西汇通和中医学理论科学化的思潮。以唐宗海、朱沛文、恽铁樵、张锡纯为代表的中西汇通学派,认为中西医互有优劣,可以殊途同归。这一时期,也出现了部分中医临床病证治疗专著,如吴师机的《理瀹骈文》、张山雷的《疡科纲要》、何炳元的《新纂儿科诊断学》、严鸿志的《女科精华》《女科医案选粹》等,部分书籍中涉及中医调护,至今仍具有一定的学术价值。如《理瀹骈文》中创立了数十种中医外治法,如"水肿,捣葱坐取气水自下是也""治痢用平胃散炒热敷脐上,冷则易之,治疟用常山饮炒热敷脐上"等,还专门讨论了中风后遗症的护理,如"中风口眼㖞斜乃经络之病,用生瓜蒌汁和大麦面为饼,炙热熨心头(熨贴胸部),此治本之法也为中医护理提供了很多简便实用的操作技术。

在这一时期,中医办学也得到了发展,如"京师同文馆""利济医学堂"等,可谓是最早的医学院。随着上海等地创办了中医院,护士队伍逐步形成。尽管当时没有中医护士,但在中医院或中医诊所工作的护士在中医医师的指导下,已运用各种中医护理技能为患者解除病痛。

三、现代中医临床护理发展简史

1. 中医护理起步阶段　中华人民共和国成立后,全国大力开展对中医药学的继承、发扬和研究工作,各地相继成立了中医教学和研究机构、中医院和中医病房,为中医护理的发展和提高创造了良好的条件,中医护理专业相继设立,初步培养了一支中医护理专业队伍。1956 年,南京中医学院附属中医卫生学校率先在全国开设了中医护理专业。1958 年,由南京中医学院附属医院编著、江苏人民出版社出版的《中医护病学》,作为 1949 年以来出版的第一部中医护理专著,供中医护理学校教学所用,深受肯定。后经两年护理教学实践,又积累了不少新经验,于是对《中医护病学》作了补充,于1960 年撰写了《中医护理学概要》,为中医护理学成为一门独立的学科奠定了基础。

2. 中医护理发展阶段

(1) 中医护理人才培养:随着国民经济的发展,人们生活水平的提高,社会对中医护理人才的需求日显突出。1979 年,南京中医学院附属中医卫生学校在全国率先恢复了中医护理班的招生。20 世纪 80 年代中期,江苏、北京、湖北、黑龙江等地中医学院纷纷开设了护理专业。至 1990 年,全国已有7 所中医护士学校,培养了 1 531 名中医护士。至 2000 年,已有江苏、北京、黑龙江、广东、福建、广西、安徽、吉林、浙江、山东、上海等地 11 所高等中医院校开设了高等护理专业。至今所有中医院校都相继开办了护理本科专业。2003 年,南京中医药大学开始招收中西医结合护理学硕士研究生,2009 年,开始招收中西医结合护理博士研究生,2017 年,获批护理学一级学科博士学位授权点,是中医院校护理学专业首个获批的博士学位授权点。目前,全国已形成高等职业教育专科、本科、硕士、博士多层次中医护理人才培养体系。

继续教育方面,2014 年,国家中医药管理局在全国遴选 18 家培训基地,开展全国中医护理骨干人才培训以及全国中医护理优势特色技术高级研修班,至 2023 年已累计培训 32 个省、自治区、直辖市中医护理骨干人才 2 000 余名,对临床中医护理人才队伍建设以及中医护理实践发展起到了极大的推动作用。目前,各地区中医护理专科护士培训陆续开展,培养了一批具有中医护理专长的护理人才。

(2) 中医护理学术交流:在这一阶段,中医护理学术交流、科研、专著出版也取得了可喜的成绩。1984 年 6 月在南京召开了全国中医、中西医结合护理学术交流会,收到学术论文 517 篇,内容丰富,涉及面广,包括临床各科护理、基础护理、病房管理、护理科研、中医适宜技术的临床应用、中医护理理论探讨及建设性意见等。会上还成立了中华护理学会中医护理学术委员会、中西医结合护理学术委员会。从此,中医护理正式成为一门独立的学科。1985 年在国际医学信息协会的"护理与计算机"学术会议上宣读的《中医肾系疾病计算机辅助辨证施护系统》论文,引起美国、日本、加拿大等19个国家与会代表的强烈反响,这也是中医护理第一次走向国际舞台,同时也是中医护理与信息化建设有机结合的重要标志。相继在1986年中美护理学术交流会及1988年国际护理学术交流会上,中医护理论文受到国际护理学术界的普遍关注和好评。

近年来,中医护理越来越受到国际护理学术界的认可,国际交流与合作日益加深,2013年11月世界中医药学会联合会护理专业委员会成立,来自中国、美国、比利时、加拿大、葡萄牙、瑞士、智利、挪威、瑞典、爱尔兰、肯尼亚、西班牙、伊朗、委内瑞拉、坦桑尼亚、乌干达、尼泊尔、泰国、蒙古国、韩国20个国家的代表参加了成立大会,南京中医药大学护理学院成为会长单位,搭建了中医护理国际交流平台,为中医护理走向国际提供了契机。2014年10月,该护理专委会成立专业技术标准审定委员会,开展中医护理国际标准制订工作,并积极与国际标准化组织协作,审定委员会成员接受ISO/TC249秘书处培训。至今,已召开六届学术年会,参会单位遍及全球四十余个国家,已发布《中医护理核心知识和实践能力培养标准专家共识》,目前专委会正在研制《中医护理基本名词术语中英对照国际标准》和《中医护理专科护士教育标准》两项标准。

(3) 中医护理专科建设:《中国护理事业发展规划纲要(2005—2010年)》中明确提出"大力发展中医护理",其目标和任务是:提高中医护理水平,发挥中医护理特色和优势,注重中医药技术在护理工作中的应用。《全国护理事业发展规划(2016—2020年)》进一步指出应加强中医适宜技术的推广和应用,提升中医护理服务能力和水平。国家中医药管理局制订并推广优势病种中医护理方案,开展中医护理人员的规范化培训,到2020年,已培养中医护理人才数万名;在全国确立了56个中医护理重点专科建设单位,开展优势病种中医护理专科专病方案研究。目前已形成52个优势病种中医护理专科专病方案,其在国家中医药管理局指导下已被广泛推广应用,促进了中医护理的持续发展。

(4) 中医护理学科发展:1985年卫生部中医司下发了《中医护理常规和技术操作规程》,对中医护理工作提出了初步的规范和要求,实行中医护理查房和中医护理病历书写制度。"十四五"以来,中医护理事业发展取得显著的成效,中医临床护理的学术研究蓬勃开展,如中医护理内涵界定和外延的研究、中医护理古代文献数据库建设、中医适宜技术的规范化研究、中医护理质量标准体系的研究、专科专病中医护理研究、中医食疗在疾病护理中的应用、社区中医护理慢性病管理、运动养生等方面均取得了一定的成果,并逐渐形成中医护理理论研究、中医适宜技术规范化研究、中医护理专科专病研究、中医护理社区慢性病管理研究等研究方向。

3. 新时期中医护理发展与展望 "十四五"时期是我国全面建成小康社会、实现第一个百年奋斗目标之后,乘势而上开启全面建设社会主义现代化国家新征程、向第二个百年奋斗目标进军的第一个五年,也是中医护理高质量发展的重要历史时期。随着中医护理理论体系的构建、中医适宜技术的规范化、中医护理专科专病研究的深入、中医护理循证实践的开展、中医护理服务范畴的扩大、中医护理专科队伍的建设以及国际护理学术的交流等,将有力地推动中医护理学科的发展,也是中医护理未来的发展方向。

(1) 建设中医护理专科队伍:《"健康中国2030"规划纲要》中强调要"全方位、全周期维护和保障人民健康"。这要求护理高等教育关注生命全周期、健康全方位的需求,抓重点、强弱项、补短板,加强相关领域的人才培养、科研与社会服务能力。因此,需加强临床中医护士继续教育,开展中医护理人员分层次规范化培训。明确中医专科护士岗位定位、工作范畴和工作内容,在培养中医护理骨干护士的基础上,借鉴国外专科护士培养模式,依托各地区中医护理专科护士培训基地,院校合作,培养中医护理专科型人才,建立一支确有专长的中医护理人才队伍。同时建立中医护理职称晋升渠道,形成符合中医护理临床实践需求的中医护理职称体系,为中医专科护士职业发展提供保障,推动中医护理更快更好地发展。

(2) 提升中医护理临床服务能力:规范中医护理服务准入管理,通过界定中医护理的服务对象、

Note:

服务内容,明确中医护士岗位定位、工作范畴和工作内容,制订准入标准,保障患者及中医护士的权益;建立常见病证的中医适宜技术应用规范,促进中医适宜技术标准化建设,规范中医护理临床实践;确立中医护理门诊建设标准,规范中医护理服务内容,建设中医护理经典病房,提升辨证施护能力,建立中医护理方案疗效评价标准,科学评价中医护理疗效,实现中医护理服务质量全面提升。

(3)拓展中医护理服务范畴:促进中医护理与社区家庭服务融合,以需求为导向,构建"医院-机构-社区-居家"四位一体的中医药健康服务体系。针对不同的社区服务对象,构建相应的预防保健、疾病护理、康复护理、慢性病管理等具有中医护理特色的新型社区护理服务模式,提高居民生存质量、降低医疗成本。发挥中医护理在慢性病管理中的作用。探索具有中医特色的慢性病管理模式,构建完善的服务路径,秉承"未病先防,既病防变,瘥后防复"的中医护理理念,促进慢性病患者的"自我保健""自我康复",提升中医护理慢性病管理能力。

(4)推动中医护理在老年服务中的应用:随着人口老龄化的进程加速,健康养老已引起越来越多的关注,大力发展中医护理显得尤为重要。提高中医护理水平,发挥中医护理特色和优势,注重中医适宜技术在机构和居家养老中的作用,提供具有中医护理特色的康复和健康指导,提高老年人生存质量,将是中医护理学科的发展方向之一。国务院印发的《中医药发展战略规划纲要(2016—2030年)》提出:"发展中医药健康养老服务。推动中医药与养老融合发展,促进中医医疗资源进入养老机构、社区和居民家庭。支持养老机构与中医医疗机构合作,建立快速就诊绿色通道,鼓励中医医疗机构面向老年人群开展上门诊视、健康查体、保健咨询等服务。鼓励中医医师在养老机构提供保健咨询和调理服务。鼓励社会资本建以中医药健康养老为主的护理院、疗养院,探索设立中医药特色医养结合机构,建设一批医养结合示范基地。"《中医药发展战略规划纲要(2016—2030年)》为中医护理健康养老服务提供了广阔的平台和发展前景。

(5)开展中医护理循证实践:推动中医护理学科建设,逐步形成中医护理理论、中医适宜技术规范化、中医护理专科专病研究、社区慢病管理、养老护理服务、中医护理教育改革等相对稳定的研究方向。按照"理论研究-临床研究-基础研究-标准制订-推广应用"的研究思路,进一步挖掘中医护理古今文献,传承精华,建设全国多中心研究合作基地,深入开展中医护理专科专病研究,完善中医护理方案,提高临床疗效,开展中医护理适宜技术规范化临床研究和基础研究,制订技术应用标准,建立优势病种规范化护理路径,形成中医护理循证指南。

(6)推动"互联网+中医护理":借助互联网优势,打造学科特色,坚持学术创新,实现传承与创新并举,传统与现代融合。大力发展中医护理远程服务、移动护理、智慧护理等护理服务模式。构建中医护理信息共享服务体系,逐步建立中医护理数据共享交换标准体系。探索互联网延伸等网络中医护理服务应用。利用信息技术提供在线咨询、预约诊疗、候诊提醒、上门服务、药品配送等便捷服务。加强中西医护理研究,从理念、理论、技术、实践、产品等方面,形成中西医结合护理态势,产生一批标志性科研成果。

(7)重视人文护理内涵建设:挖掘中医护理在人文护理内涵建设中的作用,其整体观念、天人合一、情志护理等理论和内容,无不体现人文护理的内涵。始终将立德树人放在第一位,重视课程思政,加强护理学生和护士人文素质的培养,构建人文护理素质要素,充分体现以人为本、以健康为中心的理念,传播中医护理文化,培养有温度、有高度、有深度的中医护理人员,构建和谐的医院环境和医患关系。

(8)促进中医护理国际交流:举办国际中医护理学术交流会议,搭建中医护理学术交流平台;建立中医护理合作基地,开展跨国界、跨学科中医护理科学研究;加快制定中医护理基本名词术语中英对照国际标准,建立中医适宜技术、服务标准,建设中医护理一流课程,着眼国际护理前沿,推动中医护理国际化进程,为中医护理国际传播和交流奠定基础。

展望新时期中医护理的发展,必须以健康需求为导向,人才培养为基础,服务质量为先导,科学研究为动力,传承创新为途径,借鉴现代科学的知识与方法,深入研究中医护理,不断探索新领域,为生命全周期、健康全方位保障人民健康,贡献中医护理的力量。

第二节　中医临床护理学的特点与内容

一、主要特点

中医临床护理学以中医理论为基础,运用临证思维方法,遵循中医护治原则,阐述内、外、妇、儿等各专科病证的中医护理,包括各病证在病情观察、生活起居、饮食、用药、情志等方面护理的具体内容和要求,体现整体观念和辨证施护。

1. 临证思维慎始如终　临证思维贯穿于中医临床护理的全过程,体现护理人员的全部思维过程,故临证方法的训练和掌握十分必要,必须缜密推理、慎始如终。中医临床护理思维过程具体为:护理评估(四诊合参)→确定主症、主诉→询问本次发作的兼症→询问最初病因及本次发作诱因→以往的检查、诊断、治疗及效果→护理体检→辨病分析→辨证分析→总结证候特点,确定证型→护治原则及方药→提出护理问题→拟定护理措施→辨证施护→健康教育→护理评价。护理评估强调四诊合参,但儿科护理更强调望诊。辨证分析包括病位、病机、病性、病理变化、预后转归等,应做到言之有理,理必有据。病位分析在表、里、脏、腑、经、络、气、血;病机分析脏腑功能失常、气血失调、阴阳失衡、冲任损伤等;病性分析寒热、虚实、标本主次等;病理变化分析寒热转化、虚实转化等。

2. 辨证方法灵活多样　内科、儿科病证常用脏腑辨证、卫气营血辨证、三焦辨证和六经辨证。外科病证常用阴阳辨证、部位辨证、经络辨证、局部辨证。妇产科病证常用脏腑辨证和气血辨证,但由于女性有经、带、胎、产、杂等诸病,故除须辨全身症状外,必须结合上述临床特点进行辨证。临床可结合西医学相关检查结果进行辨病辨证,并根据辨证的结果,急则护标,缓则护本,或标本同护,三因制宜。

(1) 脏腑辨证:以虚实寒热的参合更迭为关键,首先明确脏腑病机,由浅入深,分辨临床各种病证的不同证候,分清病情主次、病性虚实、病机转化,从而运用理、法、方、药、术,为实施辨证施护提供依据。脏腑协调,维持气机升降出入,反之,则影响气机,引起气病,进而由气及血,故分析气血病机,可深入探讨脏腑病理变化,指导中医临床护理实践。

(2) 卫气营血辨证:主要辨温热病发展过程中病邪的传变规律,一是顺传,即病邪一般按照卫分→气分→营分→血分的顺序依次传变,病位由浅入深、由表入里,病情由轻到重,证候由实转虚,如叶天士《温热论》所言"大凡看法,卫之后方言气,营之后方言血";二是直中,指病邪直接侵犯气分,而不经卫分,或热邪乘虚直入心营,而不经卫分、气分;三是逆传,指邪入卫分后,不经气分阶段,而直接传入营血,即所谓"逆传心包";四是卫气同病,指病虽已入气分,而卫分之邪仍未消除;五是气血(营)两燔,指热势弥漫,不仅气分有热,而且营分、血分也受热灼。

(3) 三焦辨证:为外感温病的辨证纲领,体现了湿热邪气所在部位及传变规律,即上焦→中焦→下焦,向纵深发展,如《温病条辨》曰"凡病温者,始于上焦,在手太阴","肺病逆传,则为心包;上焦病不治,则传中焦,胃与脾也;中焦病不治,即传下焦,肝与肾也,始上焦,终下焦"。但临床实践表明,湿热病多表现为湿热之邪弥漫三焦或滞留于其中一两个部位,故现代医家多强调以三焦辨证作为湿热病的辨证方法。

(4) 六经辨证:是将各种外感病的临床表现,综合划分为太阳、阳明、少阳、太阴、少阴、厥阴六种不同的类型,其临床意义有二:一是对风寒外感病发展不同阶段、六经不同证候的概括,二是阐明风寒邪气所在部位与转化及其发展变化的一般规律,即太阳病→阳明病→少阳病→太阴病→少阴病→厥阴病,病情由表及里、由浅入深。

(5) 阴阳辨证:是一切外科病证的辨证总纲。不仅要从全身症状分析,也要准确认识局部表现,深入分析,掌握阴阳消长转化。

(6)部位辨证:外科病证的发生部位,不外乎上部(头面、颈项、上肢)、中部(胸腹、腰背)和下部(臀腿、胫足)。部位辨证正是按外科病证发生的部位进行辨证,其既与内科三焦辨证相联系,又具有鲜明的外科特点,故又称"外科三焦辨证"。

(7)局部辨证:局部病变是外科病证共有的特点,是患者就诊时最突出的表现,也是外科治疗和护理中必须解决的,故局部辨证是概括局部病变的病位深浅、病性及邪正相争的状态,目前主要对肿、痛、脓、痒、酸楚、麻木、溃疡等局部症状进行辨证。

(8)经络辨证:由于外科病证都有"经络阻塞"这一共同病机,经络在生理情况下运行气血,在病理状态下传导邪毒,故经络辨证是判断所属经络寒热、虚实及其与体表、脏腑的联系,从而指导临床治疗和护理。

3. 各科护理同中存异　临床各科病证护理均可从病情观察、生活起居、饮食、用药、情志等方面进行,以调整阴阳、调畅气血,但内、外、妇、儿科各有特色。内科病证一般分为外感热病和内伤杂病两大类,外感热病根据感受邪气的性质,分为伤寒与温病,内伤杂病根据脏腑、经络、气血津液的变化,分为肺病病证、心脑病证、脾胃病证、肝胆病证、肾膀胱病证、气血津液病证和肢体经络病证。内科病证的发生取决于邪正盛衰和邪正相争的结果,其发病形式与演变转归,亦受体质、情志、病邪性质等诸多因素的影响,故护理上重在扶助正气,调整脏腑功能,增强体质,祛除邪气。外科病证都有"经络阻塞"这一共同病机,故护理重在疏通经络,调畅气血,解除六腑梗阻。妇科、儿科护理应首先正确认识女性生殖生理和小儿生理病理特点,以预防为主,定期体检、患病早治,加强调护。女性生殖生理包括月经、带下、妊娠、产育和哺乳,上述活动有赖于天癸、脏腑、气血、经络(冲、任、督、带、十二正经)的作用,主要通过胞宫完成。故妇科病证的护理注重脏腑、气血、冲任的整体调摄,兼顾胞中、阴户、阴道等局部调护。小儿出生以后,脏腑娇嫩,形气未充,正如吴瑭在《温病条辨·解儿难》中所言"稚阳未充,稚阴未长",即所谓"稚阴稚阳"之体,又如《小儿药证直诀》所言"五脏六腑,成而未全,全而未壮",其中尤以肺、脾、肾三脏为突出。因此,小儿调护应从补肺、健脾、强肾入手。又因小儿病证极易传变,病情变化较成人更为迅速且错综复杂,故加强病情观察,及时掌握其寒热虚实变化显得尤为重要。

二、主要内容

中医临床护理的内容主要包括病情观察、生活起居护理、饮食护理、用药护理、情志护理、对症处理等方面。

1. 病情观察　应以整体观念为指导思想,灵活运用望、闻、问、切四诊手段以及视、触、叩、听四种方法,观察患者生命体征、神志、面色、食欲、舌脉等主要症状,判断患者脏腑的虚实、气血的盛衰、病情进退,明确诊断。同时注意围绕各科病证的特征性表现,知常察变。

2. 生活起居护理　主要包括起居、病室、劳逸、体位、基础护理等方面的辨证调节。应做到顺应四时调阴阳,起居有常适劳逸,环境适宜避外邪,基础护理重舒适。加强健康宣教,促进患者的自我卫生管理。

3. 饮食护理　强调审证求因,辨证施食,三因制宜,做到饮食有节、种类多样、五味调和、寒温得宜、清淡洁净、合理烹制。食物有四性五味之分,病证有寒热虚实之辨、阴阳表里之别,故应根据患者的病证类型及证候特点,指导其选择适宜的食物或食疗方,注意饮食宜忌,以配合治疗,促进病愈。

4. 用药护理　是中医临床各科护理中的重要内容,包括煎法、服法和药后观察。从煎药容器的选择、加水量的多少、煎药火候和煎煮时间的控制、特殊煎法等方面规范煎药过程;煎药后,根据病证性质和药物特性,遵医嘱,择时准确给药,选择合适的服法并注意服药温度;服药后,应加强疗效观察,及时汇报,并调整护理措施。

5. **情志护理**　以诚挚体贴、因人施护、避免刺激为原则,合理选择说理开导、释疑解惑、移情易性、顺情从欲、以情制情、发泄解郁等方法,使患者保持心态平和。"善医者,必先医其心,而后医其身",故临床工作中应帮助患者解除负性情绪,减少不良情志刺激,帮助其树立病愈信心。

6. **对症处理**　常采用传统中医适宜技术解决患者比较突出的护理问题,如发热、不寐、便秘、发疹、小儿夜惊等。内、外、儿科病证护理常用刮痧、艾灸、拔罐、耳穴贴压、热熨、熏洗、推拿、中药外敷、中药灌肠等技术;妇科除采用上述传统技术外,还常用会阴冲洗、阴道灌洗、阴道纳药等方法减轻患者痛苦。

（徐桂华）

Note:

第一章

温 病 病 证

学 习 目 标

知识目标：

1. 掌握各病证的概念、病因病机和护治原则。

2. 掌握风温的病情观察，湿温的辨证施食，湿毒疫的用药护理。

3. 掌握温病发热的对症处理。

4. 熟悉各病证的经典原文，主要的护理问题、健康教育。

5. 熟悉以下病证鉴别：风温、温热疫与春温，湿毒疫与湿温。

6. 了解各病证的历史沿革、诊断。

能力目标：

1. 能运用卫气营血辨证和三焦辨证方法进行温病辨证。

2. 能采取合适的中医适宜技术缓解患者的症状：刮痧、中药擦浴、放血疗法治疗发热，穴位按摩治疗脘痞腹胀。

素质目标：

感悟中医博大精深，强化治未病思想，主动关心患者，做到临疫不乱。

温病病证多为外感温邪疫毒而出现以发热为主症的一类病证。本章主要讨论风温、湿温、温热疫、湿毒疫病证，一般运用卫气营血辨证和三焦辨证方法分析病情，多为顺传，邪由卫入气，由气入营，由营入血；始上焦，传中焦，甚则达下焦。但由于感邪轻重的不同、体质的差异、护治及时与否等因素，临床有的只见从卫分证到气分不再顺传，或开始即见气分或营分证，或卫气同病、气营两燔、气血两燔，或肺卫之邪未解而逆传心包，或病情在瞬间突变而病邪充斥三焦。

温病病证发病可急可缓，变证较多，以发热、头痛、脘痞腹胀、动风、出血等为主症，多具有传染性、流行性、季节性和地域性。护理时尤应加强病情观察，注意发热性质、汗出情况、神志变化及饮食二便情况；重视环境及个人卫生，做好消毒隔离；饮食宜清淡、富营养，益肺健脾，防止食复；未病时应增强体质，科学防护，已病则早期诊治，控制传变。

第一节 风 温

01章01节 数字内容

 ──── 导入案例与思考 ────

丁某，男，66岁，退休。因发热1天就诊。

患者昨晚突然开始咳嗽，咳痰色白，伴右侧胸部疼痛，今晨出现发热，遂来院就诊。刻下：发热，恶寒，咳嗽，咳痰，色白，右侧胸部疼痛，咳嗽时胸痛加重，头痛。舌边尖红，苔薄黄，脉浮数。

体格检查：T 38℃，P 90次/min，R 21次/min，BP 130/84mmHg，两肺闻及湿啰音。

请思考：

1. 该患者目前所患何病？辨证当属何证？

2. 针对患者目前的发热症状，应如何护理？请用思维导图的形式呈现。

风温是感受风热病邪所致的以肺系病变为中心的急性外感热病。临床以发热、咳嗽、咳痰、烦渴或气急、胸痛等为主症。本病发病急，热势高，病程短，变化快，初起以肺卫表热证为主要证候，可逆传心包而出现神昏重症，后期多见肺胃阴伤证候。一年四季均可发生，但以冬春季节多发，具有一定的传染性。其发于冬季者又称为冬温。

凡大叶性肺炎、流行性感冒、急性支气管炎等以发热、咳嗽、咳痰、烦渴、胸痛等为主要表现者，均属本病证的讨论范围，可参考本节辨证施护。

【经典与沿革】

1. "风温者，春月受风，其气已温，《经》谓春病在头，治在上焦。肺位最高，邪必先伤。"（清·叶天士《三时伏气外感篇》）

2. "风温为病，春月与冬季居多，或恶风，或不恶风，必身热，咳嗽，烦渴。"（清·陈平伯《外感温病篇》）

【病因病机】

风温之病因主要是外感风热，正气不足。风温病因病机示意图见图1-1。

1. 外感风热 春季风木当令，阳气升发，气候温暖多风，易形成风热病邪。正如吴瑭说"风温者，初春阳气始开，厥阴行令，风夹温也"。冬季若气候反常，应寒反暖，也易形成风热病邪。故吴坤安说"凡天时晴燥，温风过暖，感其气者，即是风温"。风热病邪属阳邪，其性升散，多由口鼻、皮毛侵入人体而致病。

2. 正气不足 若素体禀赋不足，或久病体弱，或肺有宿疾，或起居不慎，寒温失调，或过度劳累，或饮食不节等，正气虚弱，风热病邪乘虚而入，遂致发病。如风热病邪致病力较强，超出人体正常防御

Note:

能力,即使正气不虚,亦可致病。

风热病邪由口鼻、皮毛而入,肺位居高,首当其冲,故见发热、恶风、咳嗽、口微渴等症。故本病病位主要在肺,重者可涉及胃、肠、心营,初起以邪犯肺卫为主要病理改变。若肺卫风热之邪不解,病邪深入,则其发展趋向大致有两种情况:一是顺传于气分,二是逆传心包。邪热由卫入气,肺热渐炽,热邪灼津成痰,痰热阻肺,肺失宣降,症见高热、咳嗽、咳吐黄痰、胸痛等;或因肺热下移大肠,致肠腑气机不利,燥热内结而便秘,或大肠传导失司而便稀;

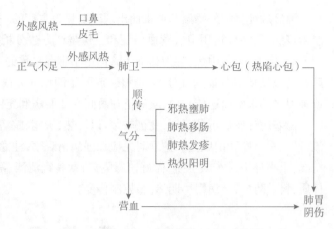

图1-1 风温病因病机示意图

或因气分的热邪波及营分,迫血妄行,症见肌肤发疹,疹点多红润,粒小而稀疏,多发于胸部,按之可暂退;或呈阳明胃经邪热炽盛之候,症见大热、大渴、大汗、脉洪大等,属于风温常规的传变过程,故称"顺传"。病情进一步发展,病邪由气分顺传心营或热盛动风,表现出神昏、谵语、抽搐等症。若肺卫邪热未传入阳明气分而直接内陷心包,闭阻心窍,属于病证急剧变化,骤然加重,称为"逆传心包",症见神昏谵语、身热肢厥、舌謇舌绛等,也可伴有便秘、腹部按之硬痛、苔黄燥等阳明腑实证候。

本病护治及时,一般邪热在气分即解,病情趋向恢复;但邪热久在肺胃,多有低热、干咳、口干咽燥等肺胃阴伤之象;也可出现正不胜邪,正气骤然外脱之变化,其既可发生于热闭心包之后,即"内闭外脱",又可在疾病的早期或极期,病情极为危重。此外,若肺气郁闭过甚,出现喘急、大汗、面色青紫或苍白等症,也是危重之候。

【诊断与鉴别诊断】

1. 诊断

(1) 症状:本病初起即见发热、恶风、咳嗽、口微渴、舌苔薄白、舌边尖红、脉象浮数等症;极期多出现咳喘、咳痰黄稠、胸痛等邪热壅肺或大热、大渴、大汗、脉洪大等阳明热盛表现;重症则见神昏谵语、身热肢厥、舌謇舌绛等热陷心包表现;后期多呈肺胃阴伤。

(2) 发病特点:本病具有发病急,热势高,病程短,变化快,易伤阴耗液,并发昏、痉、厥、脱等症的特点。一年四季均可发生,但以冬春为多,故发生于冬春两季的外感热病,应考虑风温的可能性。

(3) 相关检查:可结合血常规、血清学检查、胸部 X 线检查和痰培养等协助诊断。肺部检查有实变体征,或可闻及干、湿啰音。

2. 鉴别诊断

(1) 风温与春温(表1-1)

表1-1 风温与春温的鉴别

病证名称	共同点	不同点			
		病因	初起证候	初起病位	后期证候
风温	均可发生于春季,起病急、热势高、变化快、易耗伤津液	风热侵扰	表热证候,症见发热,微恶风寒,口微渴,舌苔薄白,边尖红	肺卫	肺胃阴伤,症见干咳无痰或痰少而黏,口舌干燥而渴
春温		温热侵扰	里热证候,症见高热,烦渴,小便黄赤,舌质红,苔黄燥,脉洪大	气分或营分	肝肾阴伤,症见腰膝酸软,耳鸣耳聋,头晕目眩,两目干涩,舌红少苔

(2) 风温与麻疹:二者均可发生于冬春两季,初起均可见发热、恶风、头痛、咳嗽等肺卫症状。但麻疹以儿童多见,每呈流行性,多有两眼发红、怕光、涕泪增多、鼻塞、打喷嚏等症状,口腔可查见特征性

Note:

的麻疹黏膜斑(在疹出前,口腔两侧近第一磨牙颊黏膜处可见灰白色小点,周边有红晕,称为科氏斑,又称麻疹黏膜斑),起病后 3~5 天可见皮疹,故二者不难鉴别。

(3) 风温与肺痈:二者多为风热之邪侵犯于肺,初起症状相似。但肺痈病机为热毒深重,蒸腐肺脏,血热壅聚,蕴酿化脓而成,其症状较风温为重,常见寒战,发热持续难退,咳吐浊痰,渐带脓血,多于病程第二周咳吐大量脓血痰,味腥臭,X 线检查可见密度增深的阴影或出现液平的空洞。而风温 X 线检查多为肺纹理增粗,大片阴影。

【辨证施护】

1. 辨证要点 辨病理传变,区分阶段:主要根据主症进行辨证。风温一般遵循卫、气、营、血传变规律。若以发热、微恶风寒、咳嗽等表现为主,多为风温初起,邪犯肺卫;若见高热、咳喘、胸痛、咳痰,多为邪热壅肺,邪在气分;若见下利色黄热臭、肛门灼痛、腹痛而不硬满,多为肺热移肠,邪在气分;若见大热、大渴、大汗、脉洪大,多为极期阳明热盛,邪在气分;若见肌肤发疹、疹点红润,为肺热发疹,邪在气分;若见神昏、谵语、抽搐等重症,多为肺卫之邪内陷心包;若以低热、干咳、口干咽燥等为主要表现,多为后期肺胃阴伤。

2. 护治原则 以清热宣肺化痰为主要原则,但须根据病情发展不同阶段进行护治。初期忌辛散太过,劫夺阴津,亦不可过用寒凉之品。后期宜清养肺胃之阴,兼顾祛邪。

3. 证治分类(表1-2)

表1-2 风温的常见证型及辨证治疗

证型	临床表现	治法	方药
邪犯肺卫	见于初起1~2d,发热,微恶风寒,头痛,四肢酸痛,少汗或无汗,口微渴,咳嗽,痰黏色白量少,胸闷或有隐痛,舌边尖红,苔薄白或薄黄,脉浮数	辛凉解表,宣肺泄热	主方:银翘散或桑菊饮 常用药物:金银花、连翘、桔梗、薄荷、淡竹叶、生甘草、荆芥穗、淡豆豉、牛蒡子、鲜芦根、杏仁、桑叶、菊花、苇根等
邪热壅肺	高热不退,有汗或少汗,烦渴多饮,面赤,唇部或见疱疹,或口唇微紫,咳嗽频作,咳痰黄稠或带血丝,或如铁锈色,呼吸气粗鼻煽,胸闷胸痛,舌红,苔黄,脉数	清热宣肺化痰	主方:麻杏石甘汤 常用药物:炙麻黄、光杏仁、生石膏、甘草、黄芩、金银花、连翘、鱼腥草、鸭跖草、鲜芦根等
肺热移肠	身热,咳嗽,胸闷,口渴,下利稀便,色黄热臭,肛门灼热,腹痛而不硬满,苔黄,脉数	苦寒清热止利	主方:葛根黄芩黄连汤加减 常用药物:葛根、黄芩、黄连、桔梗、橘皮、甘草、白芍、马齿苋等
肺热发疹	身热,咳嗽,胸闷,肌肤发疹,疹点红润,粒小而稀疏,多见于胸部,舌红,苔薄黄,脉数	宣肺泄热,凉营透疹	主方:银翘散 常用药物:连翘、金银花、桔梗、薄荷、淡竹叶、牛蒡子、生甘草、荆芥、生地、牡丹皮、大青叶、玄参等
热炽阳明	壮热,大汗出,渴喜冷饮,面赤心烦,甚则谵语,腹部胀满,大便秘结,舌质红,苔黄燥或有芒刺,脉洪大或滑数	清热保津	主方:白虎汤加减 常用药物:生石膏、知母、生甘草、粳米
热陷心包	神情烦躁,或昏聩不语,身灼热,呼吸气急,口渴,饮水不多,或见四肢厥冷,颈项强直,舌謇,舌色鲜泽而绛,或起芒刺,苔焦黄,脉细数	清心开窍,凉营泄热	主方:清营汤送服安宫牛黄丸或紫雪丹或至宝丹等 常用药物:玄参、莲子心、淡竹叶、连翘、水牛角、麦冬等
正虚欲脱	呼吸短促,鼻煽,面色苍白,头面大汗淋漓,四肢厥冷,虚烦躁扰,唇甲发紫,身热骤降,或起病即体温不升,神志逐渐模糊,舌淡红有紫气,脉细数无力或细微欲绝	益气敛阴,回阳固脱	主方:生脉散合参附汤加减 常用药物:人参、麦冬、五味子、熟附子等
肺胃阴伤	低热,或不发热,干咳无痰或痰少而黏,口舌干燥而渴,心烦不得卧,舌光红少苔,脉细	滋养肺胃,清涤余邪	主方:沙参麦冬汤 常用药物:沙参、玉竹、生甘草、桑叶、麦冬、白扁豆、天花粉等

4. 主要护理问题

(1) 发热 与风热犯肺、痰热壅肺、邪毒炽盛有关。

(2) 咳嗽、咳痰 与邪热犯肺,或痰热壅肺,肺失宣降有关。

(3) 胸痛 与邪热犯肺,痰热结胸有关。

(4) 便秘 与肺热下移大肠,热盛伤津,肠道失濡有关。

(5) 口腔黏膜受损 与邪热内盛,口津受损有关。

(6) 潜在并发症:厥脱 与气失固摄,心阳暴脱有关。

5. 护理措施

(1) 病情观察:①严密观察体温变化,注意发热的时间、程度及热型。轻者热势不高,时间短暂,汗出而解;重者汗出热不退,或反增高。②观察口渴及饮水情况。③观察咳嗽性质,痰液的色、质、量,指导患者正确留取痰标本。若汗出热退,烦躁,咳吐血块、血痰,胸痛剧增等,应立即汇报,配合抢救。④辨证观察:热炽阳明者,密切观察神志及生命体征变化,每4小时测量1次体温,必要时随时测量,如出现神昏谵语、体温骤降、大汗淋漓、四肢逆冷、面色苍白等症,立即汇报医生,备好抢救器材和药物,如氧气、吸痰器以及开窍、醒神、退热药物,配合抢救;肺热移肠者,注意观察大便的色、质、量、味、次数及排便感,注意腹痛的性质、程度及与大便的关系。

(2) 生活起居护理:①病室保持安静、整洁、空气新鲜。定时开窗通风,忌直接当风。定期空气消毒,室内食醋熏蒸,或用10%的食醋滴鼻。②卧床休息,保持床单干燥平整。咳嗽频作,气息喘促者取半卧位,并予吸氧。正虚欲脱者,绝对卧床休息,吸氧,氧流量4~6L/min。③指导或协助患者于晨起、睡前及餐前、餐后行口腔护理,可用温水、银花甘草液漱口,保持口腔清洁。如有黏膜溃疡,可用冰硼散水含漱。④口唇干裂者,涂以润滑油,以防口腔黏膜破损。⑤辨证起居:邪热壅肺、热炽阳明者,病室宜凉爽;首选温水擦浴以祛邪热,也可用50%乙醇擦浴,或冰敷头部、腋下、腹股沟等大血管循行处,或4℃冷盐水灌肠,若患者有高热又恶寒,忌用乙醇擦浴、冷敷,以防闭门留寇,降温30分钟后观察体温变化,防止因体温骤降而发生虚脱,年老体弱者尤为注意;汗出及时擦干,避风更衣。痰多者取半卧位,用空心掌自下而上、由外向内叩击背部,并结合体位引流,以促进排痰,年老体弱排痰困难者,可机械吸痰,以防窒息。胸痛者宜侧卧,勿做深吸气,减少胸廓活动度。肺热发疹者,宜穿棉质衣服,修剪指甲,忌搔抓皮肤。肺热移肠者,病室宜凉爽,做好肛周皮肤护理,便后温水清洗肛周,或温水坐浴,保持清洁干燥。热陷心包者,安排单人病室,专人特护,加床挡,及时吸氧,定时翻身,用温湿毛巾擦身,保持皮肤清洁,神昏时,将头偏向一侧,上下齿间填纱布,防咬伤舌体,用生理盐水浸湿纱布覆盖口唇。

(3) 饮食护理:①以清淡、易消化、富营养的流质或半流质饮食为宜,如稀饭、蒸鸡蛋、烂面条等,少食多餐。忌食生冷、肥甘、辛辣、香燥、硬固、海腥之品。戒烟酒。②鼓励患者多饮水,或进清凉饮料。③辨证施食:邪犯肺卫者,宜食宣肺泻热之品,如薄荷茶、桑菊饮等,亦可用薄荷粥(鲜薄荷30g,粳米60g,冰糖适量,提汁煮粥),每日服1~2次。邪热壅肺、热炽阳明者,宜食清热生津、化痰之品,如金银花茶、绿豆汤、西瓜汁、梨汁、荸荠汁等,或服淡盐水以补液,亦可用芦根粥(鲜芦根100~150g,鲜竹茹30g同煎,粳米60g,生姜2片,提汁煮粥),每日服1~2次。肺热移肠者,饮食宜少渣、少油,可食马齿苋粥(《食医心鉴》)。肺热发疹者,宜食清热凉营之品,如藕汁、鲜芦根饮等。肺胃阴伤者,宜进滋阴润肺、益胃生津之品,如百合、银耳、甲鱼等,可食石斛粥(鲜石斛30g,粳米60g,冰糖适量,提汁煮粥,候温服食),每日服1~2次,或频服五汁饮(《温病条辨》),热退,胃气渐复后,可食牛奶、瘦肉、麦门冬粥等。正虚欲脱者,宜高热量、高蛋白、高维生素饮食,少量多餐,可选山药、百合、银耳、红枣、生姜等。热陷心包者病情稳定后,可鼻饲禽类汤、蔬菜汁。

(4) 用药护理:①中药汤剂多宜凉服,服药后多饮水,并观察体温变化及出汗情况。但服止咳药后不宜立即喝水。②神昏者或无法吞咽者应鼻饲给药。③辨证施药:邪犯肺卫者,中药用鲜芦根煎水放凉浸泡,武火快煎,银翘散煎煮时间以煮沸后6分钟为宜,宜温服,病重者日3服,夜1服,病轻者日2服,夜1服;邪热壅肺者,汤药中麻黄煎煮去上沫,石膏先煎,痰多、黏稠难咳者,可予竹沥水20ml口服;

肺热发疹者,中药宜浓煎,薄荷后下,少量频频喂服,服后忌吹风;热炽阳明者,白虎汤中石膏先煎,大黄后下,高热不退者,可遵医嘱予羚羊角粉、紫雪丹、牛黄清心丸或至宝丹等药以凉营开窍,或肌内注射柴胡注射液 2~4ml,或清开灵 40ml 加入 250ml 的 5% 葡萄糖注射液中静脉滴注;正虚欲脱者,参附汤可加生姜水煎服,或用独参汤送服安宫牛黄丸,以回阳救逆,开放静脉通道,尽早补液,注意输液速度。

(5) 情志护理:向患者及家属讲解本病的基本知识,使其了解本病的发生、发展、转归及相关预防知识。安慰患者及家属,疏导不良情绪,使其保持情绪稳定,避免不良刺激。肺胃阴伤者可选择《月光奏鸣曲》《玉液还丹》等宫调乐曲,或《广陵散》《秋风清露》等商调乐曲,以助滋阴养胃之效。

(6) 对症处理

发热

① 刮痧:多用于邪犯肺卫、邪在气分(邪热壅肺、肺热移肠、肺热发疹、热炽阳明)而发热者。a. 刮拭部位:背部督脉循行线(大椎—至阳穴),背部膀胱经第一侧线(大杼—肺俞穴),大椎、肺俞穴。b. 刮拭方法:经脉直线刮拭,尽量拉长,穴位点压按揉,均以出痧为度;督脉用平补平泻法,其余经脉用泻法刮拭。c. 辨证刮痧:邪犯肺卫、邪热壅肺者加风池、尺泽、列缺穴;肺热移肠、肺热发疹、热炽阳明者加手臂大肠经循行线(肩髃—商阳穴),加曲池、合谷、外关穴。

② 中药擦浴:用于各证发热。a. 药物:邪犯肺卫者,用薄荷、荆芥穗各 20g,防风 15g;邪在气分者(邪热壅肺、肺热移肠、肺热发疹、热炽阳明),用金银花 30g、连翘 20g、黄芩 15g,咳嗽、咳黄稠痰时加栀子、竹茹各 12g,热盛阴伤时加紫菀、麦冬各 12g。b. 擦浴方法:上述药物煎成 48~50℃药液,擦拭顺序为双侧颈、肩、上臂外侧、前臂外侧、手背、双侧胸、腋窝、上臂内侧、肘窝、前臂内侧、手心,颈下肩部、臀部、髋部、下肢外侧、足背,腹股沟、下肢内侧、内踝、臀下沟、下肢后侧、腘窝、足跟,重复擦 3 遍,擦拭全程不超过 20 分钟,微汗热退为佳。

③ 足浴:多用于邪犯肺卫者。a. 药液:用麻黄粉、桂枝粉、防风粉各 15g,煎汤。b. 方法:38~42℃药液,药液面高于脚踝,双脚可来回搓洗浸泡 30 分钟。

④ 放血疗法:多用于邪在气分者(邪热壅肺、肺热移肠、肺热发疹、热炽阳明)。a. 穴位:耳尖、十宣。b. 方法:点刺耳尖或十宣穴,耳尖放血 15~20 滴,十宣 1~2 滴。

⑤ 穴位贴敷:a. 穴位:涌泉。b. 药物:大黄、栀子、生石膏、葱白等。c. 方法:用米醋或蛋清调成糊状,外敷于穴位处,包扎固定,4~6 小时后取下。

【健康教育】

1. 风温流行时,避免集体活动,可用贯众、板蓝根、大青叶、忍冬藤等煎服,一般连服 5~7 天。平素预防,可在室内用食醋熏蒸,或用苍术、艾叶、雄黄等燃烟消毒。适当锻炼,增强体质,防外感。

2. 发病期间,保证充足的休息,劳逸结合。饮食宜清淡、易消化、富营养。忌辛辣炙煿之品,戒烟酒。保持心情舒畅、情绪稳定。

(徐桂华)

第二节 湿 温

01章 02节 数字内容

导入案例与思考

肖某,男,50 岁,公司职员。因恶心呕吐 1 周就诊。

患者 1 周前淋雨后出现恶心呕吐、腹泻,自服黄连素,症状未见好转,遂来院就诊。刻下:身热不扬,头重如裹,脘痞腹胀,恶心呕吐,口渴不欲饮,纳少,夜寐欠安,大便稀溏,小便混浊。舌淡红,苔白腻,脉濡。

相关检查:T 38℃,P 80 次/min,R 20 次/min,BP 134/86mmHg;肥达凝集试验示 H "1:340",O "1:160";血培养(-)。

请思考:

1. 该患者目前所患何病? 辨证当属何证?

2. 针对患者目前的恶心呕吐症状,应如何护理? 请用思维导图的形式呈现。

湿温是由湿热病邪所引起的以脾胃病变为中心的急性外感热病。初起以身热不扬、头身困重、胸闷脘痞、汗出热不解、苔白腻、脉濡缓为主要症状。

本病起病较缓,传变较慢,病势缠绵,病程较长,多稽留于气分,以脾胃为病变中心。证候变化比较复杂,病程中好发红疹和白痦。本病四时皆有,好发于夏秋季节。

凡伤寒、副伤寒,其他如沙门菌属感染、钩端螺旋体病、夏季流行性感冒、流行性乙型脑炎、急性血吸虫病等,以身热不扬、头身困重、胸闷脘痞、汗出热不解为主要表现者,均属本病证的讨论范围,可参考本节辨证施护。

【经典与沿革】

1. "伤寒有五,有中风,有伤寒,有湿温,有热病,有温病。"(战国·扁鹊《难经·五十八难》)

2. "常伤于湿,因而中暍,湿热相搏,则发湿温。"(晋·王叔和《脉经》)

3. "治湿之法,不利小便,非其治也。"(金元·刘完素《素问病机气宜保命集》)

4. "渗湿于热下,不与热相搏,势必孤矣。"(清·叶天士《温热论》)

【病因病机】

湿温之病因主要是外感湿热,内伤饮食。湿温病因病机示意图见图1-2。

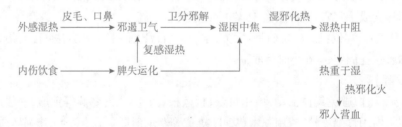

图1-2 湿温病因病机示意图

1. **外感湿热** 夏秋季节,天气炎热,雨水较多,天暑下逼,地湿上蒸,湿热交蒸时易形成湿热病邪,易于侵犯人体而发病。正如吴坤安所说:"凡暑月霪雨之后,日气煦照,湿浊上腾,人在湿热蒸淫中感之……骤发而重者,为湿温。"

2. **内伤饮食** 长夏湿热偏重,脾胃本多呆滞,若饮食不节,恣食生冷肥甘,滞留中焦,则更易损伤脾胃,运化失司,湿邪停聚,郁而化热,酿生湿热之邪而发为本病;或因外感湿热病邪与脾胃内湿相合而发病,正如叶天士所说:"太阴内伤,湿饮停聚,客邪再至,内外相引,故病湿热。""外邪入里,里湿为合",又如吴瑭所说"内不能运水谷之湿,外复感时令之湿"。

湿热病邪为本病的主要病理因素,然而本病的发生,常因内外合邪所致。脾为湿土之脏,胃为水谷之海,同属中土,湿土之气同类相召,湿热之邪始虽外受,终归脾胃,故本病以中焦脾胃为病变中心。因湿热病邪有蒙上、流下的特性,故本病亦能弥漫三焦,出现其他脏腑的病变。若湿热上蒙清窍,则神志昏蒙;湿热下注,蕴结膀胱,则小便不利;湿热外蒸肌肤,则发白痦;湿热内熏肝胆,则发黄疸;湿热郁阻骨节经络,发为湿热痹痛;湿热阻滞筋脉,则见抽风;湿热下迫大肠,则便溏而不爽。本病的主要病机为湿热阻滞气机,郁遏清阳,湿遏热伏。病机演变虽有卫气营血的变化,但主要稽迟于气分,初起以邪遏卫气为主,常见卫分之邪未解,即已进入气分而表现为卫气同病的证候,随后卫分邪解,则以湿热郁蒸气分为主。病理性质有湿重于热、湿热并重、热重于湿的不同。

因湿为阴邪,其性重浊黏腻,难以骤化,湿与热合,则胶着难化。故本病邪入气分后,迁延时间较长,缠绵难解。若治疗、护理得当,邪在气分阶段可解,进入恢复期。若气分湿热不解,热重湿轻,热邪化火,则可传入营血分,内陷厥阴,出现神昏谵语、斑疹、动血、下血、动风。病情进一步发展,亦可出现气随血脱,危及生命。若湿重热轻,久郁不解,则可伤及阳气而致湿盛阳微,甚则转化为寒湿证。

【诊断与鉴别诊断】

1. 诊断

(1) 症状:初起恶寒发热,但身热不扬,四肢酸楚,继则高热持续,汗出热不解,伴头身困重,胸闷脘痞,腹胀呕恶,神情淡漠,舌苔垢腻,脉濡缓。患者临床表现具有矛盾性,即发热但热势不扬,发热而脉濡缓、面淡黄,发热而表情淡漠,口干而不欲饮,大便数日不下,但不干结。

(2) 发病特点与体征:四时均有,以夏秋季节为多,尤其在长夏多见。发生在其他季节,有湿热表现的疾病,虽可从湿温论治,但一般不称作湿温。湿温以脾胃为中心,起病缓,病程长,易复发,大多具有传染性,并可引起流行。病程中易见白痦,后期可出现大便下血的变化。

(3) 相关检查:必要时结合血常规、血培养、肥达凝集试验等以协助诊断。

2. 鉴别诊断

(1) 湿温与暑温(表1-3)

表1-3 湿温与暑温的鉴别

病证名称	相同点	不同点		
		初期表现	发病特点	病情发展
湿温	病理因素均有热、湿,均可见于夏秋季节	身热不扬、头身困重、脘痞、苔腻	起病较缓,传变较慢	湿渐化热,见湿热并重或热重于湿
暑温		高热、烦渴、大汗、脉洪数	起病急骤,传变迅速	易入营血,并发昏、痉、厥、脱

(2) 湿温与暑湿感冒:二者均可见身热不扬、汗少、头身困重、胸闷、泛恶、苔腻、脉濡等湿热内蕴之象。但暑湿感冒是由夏季暑邪夹湿伤表,肺卫失宣所致,无温病卫气营血的传变规律及红疹、白痦等特征性表现。

【辨证施护】

1. 辨证要点

(1) 辨湿与热的轻重程度:主要根据发热、汗出、二便、舌苔及脉象特点进行辨证。若见恶寒、身热不扬、朝轻暮重、汗少而黏、头重如裹、身重肢倦、胸闷脘痞、面色淡黄、口不渴或渴不欲饮、大便稀溏、小便混浊、苔白腻、脉濡缓,为湿重于热;若见发热汗出不解、面赤气粗、口渴不欲多饮、脘痞呕恶、便溏尿赤、苔黄腻、脉濡数,为湿热并重;若热势壮盛、汗出热不解、面垢微红、心烦、大便不畅或下利黏垢臭秽、小便短赤、渴不多饮、口苦黏腻、舌红苔黄腻、脉濡数或滑数,为湿邪化热,热重于湿。此外,若患者素体脾虚,中阳不振,则病邪易从湿化而为湿重于热;若素体胃阴不足,中阳偏旺,则病邪易从热化而成热重于湿。

(2) 辨卫气营血的传变:主要根据主症进行辨证。若见头痛恶寒、身重疼痛、身热不扬等征象,多属于病变初起,湿遏卫表的卫分证;若患者身热持续不退,汗出不解,胸腹透发白痦或红疹,表明邪已传至气分,但由于湿热之邪致病有"内外合邪"的特点,故常见卫分之邪未解,而湿热已传至气分,表现为卫气同病,湿邪偏盛;待卫分邪解,邪气完全传入气分,此时湿与热蕴结,胶合难解,以致病邪稽留于气分,致使本病的气分阶段过长,证候亦最复杂;若病情进一步发展,邪热炽盛,患者表现为烦躁、神昏、大便下血等征象,则提示邪已传入营血。

(3) 辨湿热在三焦所属部位:湿温虽以脾胃为病变中心,但湿邪有蒙上、流下的特点,故须辨清湿热所属的三焦部位,正确护治。主要根据恶寒发热、二便情况进行辨证。若见恶寒发热,头胀重,胸闷脘痞,或因湿热酿痰而蒙蔽心包,轻者神情淡漠,重者神昏谵语,湿热偏于上焦;若见脘腹胀满,恶心呕吐,便溏不爽,饥不欲食,四肢倦怠,苔厚腻等症,湿热偏于中焦;若见小便不利,或小便不通而兼热蒸头胀,或大便不通,腹满,下利黏垢等症,湿热偏于下焦。

2. 护治原则 以清热化湿为基本原则。邪在气分者,须分清湿重于热、湿热并重和热重于湿之别;病势深重,气随血脱时,应益气固脱。

3. 证治分类(表1-4)

表1-4 湿温的常见证型及辨证治疗

证型	临床表现	治法	方药
湿遏卫气	恶寒少汗,身热不扬,午后热甚,头重如裹,身重肢倦,胸闷脘痞,面色淡黄,口不渴,苔白腻,脉濡缓	轻宣化湿	主方:藿朴夏苓汤、三仁汤 常用药物:藿香、厚朴、半夏、杏仁、茯苓、白豆蔻、薏苡仁、通草、淡竹叶、滑石等
湿困中焦	身热不扬,脘痞腹胀,恶心呕吐,口不渴或渴不欲饮或渴喜热饮,大便溏泄,小便混浊,苔白腻,脉濡缓	燥湿化浊	主方:雷氏芳香化浊方加减 常用药物:藿香、佩兰、陈皮、制半夏、大腹皮(酒洗)、厚朴(姜汁炒)、鲜荷叶等
湿热中阻	发热,汗出不解,面色晦垢,神情淡漠,呆滞思睡,口渴不多饮,脘痞呕恶,胸腹透发白痦或见红疹,便溏色黄,小便短赤,舌苔黄腻,脉濡数	清热化湿	主方:甘露消毒丹、王氏连朴饮 常用药物:黄连、黄芩、栀子、青蒿、金银花、藿香、石菖蒲、豆蔻、厚朴、半夏、通草、芦根等
热重于湿	高热汗出,面赤气粗,口燥咽干,渴欲饮水,脘痞身重,便秘,苔黄微腻或黄燥,脉滑数或沉实	清泄胃热,兼化脾湿	主方:白虎加苍术汤、小承气汤 常用药物:石膏、知母、甘草、粳米、苍术、金银花、淡竹叶、大黄、厚朴、枳实等
邪入营血	身热缠绵不退,尤以夜间为甚,烦躁不安,或神昏谵语、循衣摸床、撮空理线,鼻齿衄血,甚则大便下血,舌质干绛少苔,脉细数。若下血过多,气虚血脱,可见身热骤降,面色苍白,汗出肢冷等症	清热解毒,凉营护阴	主方:清营汤、犀角地黄汤;气随血脱者,用独参汤加黄土汤加减 常用药物:水牛角、生地黄、牡丹皮、赤芍、白薇、黄连、连翘、玄参、麦冬、淡竹叶、人参、白术、附子、阿胶、黄芩、甘草等

4. 主要护理问题

(1) 发热 与暑湿侵袭,湿热郁蒸有关。

(2) 恶心、呕吐 与湿困中焦,脾失健运有关。

(3) 知识缺乏:缺乏饮食调养相关知识。

(4) 潜在并发症:肠出血、肠穿孔 与热邪化火,伤络动血有关。

(5) 潜在皮肤完整性受损 与邪气外透,郁于肌表有关。

5. 护理措施

(1) 病情观察:①定时测量体温,注意热型的变化,密切观察患者脉象、面色、神志的变化。若高热持续不退、神昏谵语,为温邪化燥、内陷心营的表现;若身热骤降、面色苍白、汗出肢冷,提示正气欲脱,应立即报告医生,同时做好抢救准备。本病热势虽盛,但脉象相对缓而不数,初期湿重者,脉濡缓,热盛者,脉洪缓,若脉细数则为逆象。②观察、记录大便的色、质、量、次数,腹胀腹痛的性质、程度以及面色、血压、脉搏等情况。若腹胀、腹痛加剧,腹壁紧张,大便下血,伴有面色苍白、血压下降、肢冷汗出、脉搏细数等症,提示有肠出血、肠穿孔的可能,应立即报告医生,做好抢救准备。正确留取大便标本,及时送检。③辨证观察:湿热中阻者,密切观察胸腹部白㾦的色泽、润枯、分布以及透发次数等,若颗粒饱满、光泽晶亮、透发均匀,则为正气充沛,邪热有外透之机,属佳象;若色泽干枯,空壳无浆,属津气枯竭,正不胜邪、邪毒内陷的证候。观察红疹的透发情况,红疹多为针尖大小,呈粉红色,压之褪色,约10~20个,为病邪由气传营的表现。邪入营血者,病情危重,应加强巡视,注意有无腹痛、便血等症,若有高热、神昏谵语、痉厥等危象,应立即汇报医生并抢救。

(2) 生活起居护理:①病室保持安静、清洁、空气新鲜,温湿度宜偏低,定期消毒,减少探视。保持床单元整洁。②患者床边消化道隔离,一般隔离期约4周,待临床症状消失,体温恢复正常,大便培养连续3次阴性,方可解除隔离。③患者便具、餐具等进行消毒,工作人员及亲属进入病房时应做好隔离,防止交叉感染。指导患者及家属养成饭前、便后洗手的习惯,注意个人卫生。④发热期绝对卧床休息,退热后两周可下床活动。⑤保持口腔卫生。协助患者饭前、饭后及睡前漱口,可用淡盐开水、银花甘草液、一枝黄花水等。若有口腔溃疡、真菌感染等应辨证用药,可外涂冰硼散、锡类散或用2%~4%的苏打水擦洗口腔。若口中秽臭,可用藿香煎水含漱。⑥保持皮肤清洁、干燥完整。高热汗出后及时擦干,及时更换汗湿的衣被。长期卧床者,定时翻身,在更换体位时要注意动作轻柔,受压部位可用1%的当归红花液按摩,以防压力性损伤。⑦辨证起居:湿热中阻者,及时修剪指甲,皮肤痒甚时,可用苦参30g煎水外洗或用止痒酊外搽,切勿搔抓,红疹透发期间,不可吹风,防止邪毒内陷;邪入营血者,绝对卧床休息,加强安全防护,专人护理,嘱患者便后使用柔软纸巾擦拭,并用温水清洗,床上使用便器时防止皮肤擦伤。

(3) 饮食护理:①以营养丰富、无渣、少渣、易消化、少量多餐为原则。宜进食流质或半流质,忌粗纤维、辛辣炙煿、油腻、生冷、带籽、带皮、带刺、硬固之品,以防"食复"。若见腹胀腹痛加剧、大便下血,禁食。②向患者及家属讲解饮食护理对本病的重要性,每天检查患者饮食情况,使其更好地配合治疗和护理。③发热期,宜食高热量、高维生素之品,如菜稀饭、藕粉、蒸鸡蛋、菜泥、鱼汤、瘦肉汤等。鼓励患者多饮水,每日2 000~3 000ml。口渴者可饮绿豆汤、西瓜汁等。④体温下降两周内,仍以无渣或少渣的素半流为宜。⑤热退后根据病情可适当清补,可选莲子、百合等。若余邪未净,出现身热已退、脘中微闷、知饥不食、苔薄腻等症时,可分次饮藿荷芦根茶(藿香10g,薄荷叶10g,鲜荷叶10g,佩兰叶8g,鲜芦根12g,开水浸泡20分钟)以祛湿扶正。⑥辨证施食:湿遏卫气者,宜食轻宣化湿之品,如鲜芦根薏仁粥(鲜芦根60~100g,薏苡仁30g,淡豆豉15g,粳米45g),每日1~2次。湿困中焦者,宜食健脾利湿之品,如薏苡仁粥(《本草纲目》),亦可食鲤鱼赤小豆汤(《外台秘要》)。湿热中阻者,宜食清热化湿之品,如冬瓜、白萝卜、赤小豆、薏苡仁等,或用鲜芦根煎水代茶饮。热重于湿者,宜食清热凉血、润肠通便之品,可服生地玄参粥(生地黄20g,玄参15g,粳米60g),每日1~2次。邪入营血者,宜食清营凉血之品,如绿豆百合汤、新鲜果汁等,亦可服二鲜饮(《医学衷中参西录》,鲜藕、白茅根各120g,煎汤代茶饮)。

(4) 情志护理:由于本病病程迁延较长,患者易出现焦虑、孤独感,应予以关心和劝慰,及时了解其病情,做好说理开导,介绍本病的治疗、调护及预后知识,鼓励患者树立战胜疾病的信心。可采用五行音乐疗法,选择《雨后彩虹》《喜洋洋》等徵调乐曲,或《黄庭骄阳》《月儿高》等宫调乐曲。

(5) 用药护理:①观察服药后反应。禁用强效退热药,以防出汗过多,耗伤津液。②辨证施药:湿遏卫气者,汤剂不宜久煎,宜温服,服药后覆被避风,以微汗为佳,一旦湿除,汇报医生调整方药,以免久服伤阴,服药期间少食咸。湿困中焦者,汤剂中藿香、佩兰后下,少量多次温服,服药期间禁食寒凉之品。湿热中阻者,甘露消毒丹汤剂不宜久煎,偏凉服,服药期间严密观察病情变化,若舌净无苔,则不可再用。热重于湿者,汤剂中石膏先煎,大黄后下,凉服,腹胀明显者,可辅以开塞露或少量温盐水低位灌肠,或腹部按摩或按揉足三里穴,忌用泻药或高位灌肠。邪入营血者,汤剂偏凉服,建立静脉通道,准确、及时给药;高热神昏时,鼻饲给药;出血时可遵医嘱口服三七粉,每次3g,每日3次,或加云南白药,每次0.5~1g,每日3次。

（6）对症处理

1）发热（参见本章第一节风温）

2）恶心、呕吐

多用于湿困中焦和湿热中阻证。

① 穴位按摩：a.穴位：内关、足三里、合谷、中脘、脾俞、胃俞穴。b.方法：采用点按或点揉法，每穴1分钟，一日数次。c.辨证按摩：湿困中焦者，加阴陵泉穴，湿热中阻者加大椎穴。

② 耳穴贴压：a.耳穴：脾、胃、交感、神门、贲门、枕、皮质下。b.方法：每日不拘时按压，对按或向耳轮方向按压，以能耐受为度，4~5日更换一次。c.辨证贴压：湿困中焦者，加三焦穴，湿热中阻者加耳尖穴。

③ 刮痧：a.部位：背部膀胱经第一侧线（肝俞-胃俞穴），任脉循行线（膻中-中脘穴），足三里、内关穴。b.刮拭方法：经脉直线刮拭，尽量拉长，穴位点压按揉，均以出痧为度；任脉用平补平泻法，膀胱经用泻法刮拭。c.辨证刮痧：湿困中焦者，加阴陵泉穴，湿热中阻者加大椎穴。

【健康教育】

1. 避免诱因，如饮食不洁，或恣食肥甘，或夏秋雨湿季节感受湿热，或接触湿温患者等。

2. 发病期间，合理饮食，忌食生冷、腐烂、硬固、辛辣之品，防止食复；加强消毒隔离意识，做好自我卫生管理，排泄物及餐具应进行消毒处理。

3. 出院后若有下列情况，应及时来院就诊：

（1）体温下降后又出现发热、恶寒、倦怠，并伴有腹痛等症。

（2）腹痛、腹胀、腹泻症状明显加重。

（3）大便下血，面色苍白、汗出肢冷、血压下降。

（徐桂华）

第三节　温　热　疫

01章03节　数字内容

导入案例与思考

王某，男，30岁。因发热、头痛、咽痛、咳嗽4天就诊。

患者于4天前在外出差时出现发热、恶寒、头痛、轻微咽痛、鼻塞、咳嗽等症状，认为是"伤风"未予重视，自服复方氨酚烷胺胶囊，效果不显。昨日自觉发热、恶寒加重，夜间高热，自测体温40.0℃，头痛甚，肌肉关节酸痛，咳嗽，痰黄黏，咽痛，伴恶心、呕吐，腹泻每日2次，又服用了银黄类清热解毒中成药，均效果不显。为求进一步治疗，今来院就诊。发病以来精神差，头闷痛，烦躁不安，胸膈满闷，呕逆、不欲食，口渴不欲饮，大便溏，小便短黄。刻下：发热，头痛，咽痛，咳嗽，肌肉关节酸痛，痰黄黏，口渴。舌红，苔白腻中夹黄，脉浮滑。

体格检查：T 39.5℃，P 90次/min，R 23次/min，BP 117/70mmHg。神清语利，急性面容，无皮疹，面红唇干，咽充血（++），两肺呼吸音稍粗，未闻及干湿啰音。心律齐，腹平软，无压痛，肠鸣音6次/min，活跃亢进。

辅助检查：血常规：红细胞$4.5×10^{12}$/L；血红蛋白160g/L；白细胞$3.6×10^{9}$/L；淋巴细胞48%，单核细胞12%，中性粒细胞40%；血小板$175×10^{9}$/L。尿常规：无异常。大便常规：黄色稀便，无白细胞、红细胞。血清抗禽流感病毒抗体滴度升高。胸部X线检查：双侧中肺野片状阴影，左侧少量胸腔积液。

请思考：

1. 该患者目前所患何病? 辨证当属何证?

2. 针对该患者的发热症状,应该如何护理? 请用思维导图的形式呈现。

温热疫,又名燥热疫,是由温热疫邪引起的一种急性外感热病。疠气从口鼻而入,初起以里热外发为主要特征,症见但热不恶寒、头身痛、口干咽燥、烦躁、便干等。本病四季皆可见,但以春夏季为多。

凡西医学传染病中的甲型 H_1N_1 流感、流行性脑脊髓膜炎、人感染高致病性禽流感、流行性出血热等,具有温热疫特点的疾病,或其他疾病如严重急性呼吸综合征(severe acute respiratory syndrome, SARS)、流行性感冒、喉瘤等病以温热疫特征为主要表现者,均属本病证的讨论范围,可参考本节辨证施护。

【经典与沿革】

1. "有病温者,汗出辄复热,而脉躁疾不为汗衰,狂言不能食。"(《素问·评热病论》)

2. "上焦如雾,升而逐之,兼以解毒;中焦如沤,疏而逐之,兼以解毒;下焦如渎,决而逐之,兼以解毒。"(清代·杨璿《伤寒温疫条辨》)

【病因病机】

温热疫之病因是温热疫邪。病发以春夏季为多,正气不足者,病邪更易深入。温热疫病因病机示意图见图 1-3。

温热疫邪从口鼻而入,直行中道,流布三焦,散漫不收,受病于血分,或由饮食、情志等因素触发,或里热郁蒸自发,其发皆为火毒之候。初起里热炽盛,热浮越于表,出现凛凛恶寒,后但热不寒,头痛,口干咽燥等,类似表证而实非表证的表现。大部分

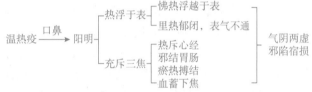

图 1-3　温热疫病因病机示意图

患者可在此阶段缠绵数日而突然加重,温热疠气充斥表里三焦,各随其气导致多种变化。如温病疫毒充斥心经,躁扰心神,可出现神志异常、谵妄发狂;邪结胃肠而见壮热、腹痛、便秘;与瘀热搏结则发黄;或血蓄下焦出现少腹坚满、大便色黑、神志如狂。甚则热邪极盛,阳气内郁,火极似水,出现肢冷、脉沉、气喷如火、烦渴便闭等阳厥证。温热疫后期,邪热伤及气阴,可出现气阴两虚。疠气还可乘侵宿损之处,导致头风痛、腰腿痛、痰火喘嗽、崩带淋沥等旧病复发。

本病病位为多脏腑,首先犯肺,病变以脾胃为中心,亦可内扰心神,迫血动血。病性表现为温热性质,基本病机为温热疫邪从口鼻而入,怫郁于里,初起即见里热炽盛之证,邪热充斥三焦。其致病因素为疠气,致病暴戾,沿门阖户,可迅速传播流行,多发病急剧,病情险恶,复杂多变,具有强烈的传染性。

温热疫起病后发展变化十分复杂,病情可在转瞬间突变。若热势骤降,呼吸急促甚至喘憋,神志由烦躁转为昏谵、昏愦,甚至发生厥脱,动风,肌肤斑疹色深稠密,甚至融合成片,均属病势严重,预后不良之象。相反,若热势逐渐降低,或身热夜甚转为白昼热盛,呼吸平稳,神志无明显异常,虽外发斑疹,但色泽明润不深,则大多提示病势有好的转机,预后亦较好。

【诊断与鉴别诊断】

1. 诊断

(1) 症状:以但热不恶寒、头身痛、口干咽燥、烦躁、便干为主症。

(2) 体征:咽部充血和扁桃体肿大,舌红或绛,舌苔可见黄、燥、黑苔,脉象可见浮、洪、数或沉迟。

(3) 发病特点:四时皆有,多发于春夏季。从口鼻而入,病发急暴,病情凶险,具有强烈的传染性。起病以里热外发为主要表现,突然加重出现温热疠气充斥表里三焦,并随其气出现复杂多变的病理转归,后期可出现气阴两虚。

(4) 相关检查:血常规、血生化检查、病原学相关检查、胸部影像学检查等可协助诊断。

2. 鉴别诊断

温热疫与春温:二者均多发于春夏之际,病初即见发热、口渴等里热证候。二者的不同点见表1-5。

表1-5　温热疫与春温鉴别

病名	临床特征	病因	主要病机	病证特点
温热疫	病发急暴,初起以里热外发为主要特征,症见但热不恶寒、头身痛、口干咽燥、烦躁、便干等,首先犯肺,病变以脾胃为中心,后期可出现气阴两虚	温热疫邪	感受温热疠气,邪由口鼻直行中道,伏郁于里,流布三焦,随气而变	属疫病范畴
春温	发病急骤,初起即可见身灼热、烦渴、舌苔黄,甚则神昏、痉厥、斑疹等里热证候,病发于气分或营分,后期常见肝肾阴伤证候	温热病邪内伏而发所致	感受寒邪,伏藏于里,郁久化热,至春阳气动泄,伏热外发	属温热类温病范畴

【辨证施护】

1. 辨证要点

(1)辨有无表邪:温热疫因感受温热疠气之邪,邪由口鼻直行中道,伏郁于里,充斥内迫三焦。故临床辨证首先应辨别有无表邪,温热疫的表证由怫郁于内的疫毒之邪,浮越于表而发,诚如杨璿"虽有表证,实无表邪"之论,故初起可见凛凛恶寒,很快出现但热不恶寒而口渴烦躁等症。

(2)辨兼夹病邪及主要病位:其次要注意辨别兼夹病邪及主要病位,或邪热与糟粕搏结胃腑,或与痰热结于心下,或与瘀血蓄于下焦,或入心经扰神闭窍等。

2. 护治原则

温热疫护治原则是升散清泻,逐邪解毒。根据病情轻重缓急和病变部位的不同分别采取相应的护治。疫毒轻者,予轻清透邪;疫毒重者,予升清降浊。若表里俱实,热壅三焦,宜用攻逐清泄;若邪入心经,躁扰心神,宜清心泻火;若热入血分,蓄于下焦,宜化瘀攻下;若瘀热发黄,宜化瘀清解退黄;若热与痰结,壅于胸脘,宜清解化痰开结。温热疫后期,气阴两伤,宜益气养阴。温热疫引发宿疾,先治温热疫。

3. 证治分类(表1-6)

表1-6　温热疫的常见证型及辨证治疗

证型	临床表现	治法	方药
卫气同病	发热恶寒,无汗或有汗,头痛项强,肢体酸痛,口渴唇焦,恶心呕吐,腹胀便结,或见精神不振,嗜睡,或烦躁不安,舌边尖红,苔微黄或黄燥,脉浮数或洪数	透表清里	主方:增损双解散 常用药物:僵蚕、蝉蜕、姜黄、防风、薄荷、荆芥、当归、白芍、黄连、连翘、栀子、甘草、黄芩、桔梗等
邪炽阳明	壮热口渴,大汗出,舌苔黄燥,脉洪大而数。或身热烦渴,午后热甚,鼻如烟煤,腹满硬痛,通舌变黑起刺	清热生津,急下存阴	主方:白虎汤 常用药物:知母、石膏、甘草、粳米等
正气欲脱	吐泻不止,目眶凹陷,指纹皱瘪,面色苍白,呼吸短促,声嘶,疲软无力,心烦,口渴引饮,尿少或尿闭,舌质干红,脉细数;或恶寒蜷卧,精神萎靡,呼吸微弱,语声低怯,汗出身凉,四肢厥冷,舌质淡白,脉沉细,甚则细微欲绝	亡阴则益气养阴,生津救逆;亡阳则益气固脱,回阳救逆	主方:亡阴者,宜用生脉散、大定风珠 常用药物:人参、麦冬、五味子、生白芍、阿胶、生龟甲等 主方:亡阳者,宜用参附汤 常用药物:人参、熟附子等
余邪留恋痰瘀滞络	身热,口不渴,默默不语,神志不清,或胁下刺痛,或肢体时疼,脉数	化痰祛瘀,透邪通络	主方:吴氏三甲散 常用药物:鳖甲、龟甲、穿山甲、蝉蜕、僵蚕、牡蛎、土鳖虫、白芍、当归、甘草等

4. 主要护理问题

(1) 发热　与邪热炽盛,邪正相争有关。

(2) 头身疼痛　与疠气侵宿,邪热熏蒸有关。

(3) 活动无耐力　与瘀热搏结,气阴两伤有关。

(4) 烦渴多饮　与热邪极盛,阳气内郁有关。

(5) 皮肤受损　与邪气外透,郁于肌表有关。

(6) 便秘　与邪结胃肠,肠道失濡有关。

5. 护理措施

(1) 病情观察:①观察生命体征,定时测量体温。注意观察发热类型、程度、汗出情况。②观察有无咳嗽、鼻塞、咳痰及痰液的色、质和量。③观察神志、瞳孔及面色变化,若出现精神萎靡,语言不清,目光晦暗,瞳神呆滞,呼吸气微,面色苍白,反应迟钝,或神昏谵语,循衣摸床等症状,提示精亏神衰,正气大伤,病情危笃,应立即汇报医生,配合抢救。④观察疼痛部位、性质、程度和持续时间,观察发热与疼痛的关系,若身热已退,而疼痛不减,或身热不退,疼痛加重,甚至神志不清,为危重症。⑤观察出入量变化及口渴情况。若口渴喜冷饮,兼壮热,面赤,汗出,尿量减少,为里热炽盛,津液大伤。⑥辨证观察:正气欲脱者,密切观察营养状况,准确记录出入量,观察有无口渴、口唇干燥、皮肤弹性下降等脱水表现,有无四肢无力、腹胀、肠鸣音减弱、心律失常等低钾表现,肛门周围皮肤有无糜烂等。余邪留恋,痰瘀滞络者,观察患者的意识变化、瞳孔大小、对光反射、血压、呼吸的改变,发现意识障碍、烦躁不安、剧烈头痛、喷射状呕吐、血压升高等,及时汇报医生,配合抢救。

(2) 生活起居护理:①按各种病证传播途径采取相应的隔离措施,如呼吸道隔离等,定时消毒、通风,保持病室安静、洁净,空气新鲜,避免直接吹风,根据病性及时调节温湿度。②生活起居有规律,注意休息,避免劳累。③发热及头身痛者应卧床休息,协助患者更换体位,给予温水擦浴,不宜冷敷降温,避免闭塞汗孔,使汗出不畅而留邪。及时擦干汗液,更换床单、衣物,保持皮肤和床单位清洁、干燥。在晨起、餐后、睡前协助患者用温水或银花甘草液漱口,保持口腔清洁。④辨证起居:卫气同病者,注意保暖,做好口腔护理;邪炽阳明者,室温以 16~20℃为宜,衣被不宜过厚;正气欲脱者,绝对卧床休息,专人护理,加床挡,以防坠床,适当增添衣物保暖,腹泻者便后用温水清洁肛周,保护肛周皮肤;余邪留恋,痰瘀滞络者,保持病室安静,减少外界刺激,定时翻身,防止压力性损伤。

(3) 饮食护理:①病情初期以清淡、易消化、补肺健脾、益气养阴为原则,少食膏粱厚味之品;好转后可食高蛋白、高热量、富含维生素之品。忌食辛辣、煎炸、油腻之品。②辨证施食:卫气同病者,以疏风清热为原则,宜食味辛、性凉之品,如桑叶、薄荷、菊花等;邪炽阳明者,以清热养阴为原则,宜食味苦、甘性凉之品,如苦瓜、石斛、玉竹、鸭肉、熟地黄等,可食用石斛甘蔗饮(鲜石斛、北沙参各 15g,玉竹、麦冬各 12g,山药 10g,水煎取汁,合甘蔗汁 250g 搅匀),代茶饮;正气欲脱者,以补阳气、回阳救逆为原则,宜食味甘温热之品,如党参、当归、黄芪等,可食用附片狗肉;痰瘀滞络者,以化痰行气活血为原则,如陈皮、佛手、玫瑰花等,可食用佛手姜汤(佛手 10g,鲜姜 6g,水煎去渣取汁),加入适量白糖温服。

(4) 用药护理:①发热解表药宜热服,清热解毒药宜凉服。服药后多饮水,并观察体温变化及出汗情况;服止咳药后不宜立即饮水,以免降低疗效。②昏迷、吞咽困难者,可用鼻饲法给药;呕吐者,宜加入少量姜汁后服药,亦可采取冷服、少量频服的方法。③加强服药后观察,如服用含有麻黄的汤药后,注意观察患者心率、血压的变化及出汗情况。④辨证施药:卫气同病者宜热服,邪炽阳明者宜凉服,正气固脱者宜温服,痰瘀滞络者宜偏温服。

(5) 情志护理:情志舒畅,乐观开朗有利于增强正气,祛邪外达,应根据患者个体情况,因人施护,运用解释疑惑法、移情易性法、宣泄解郁法等做好情志护理。①恶寒发热、头身疼痛等症状甚者,可见心烦、焦虑、恐惧等表现,应做好解释和安慰,指导患者了解疾病的发生、发展过程,积极配合治疗。②病程较长者,应予鼓励和关怀,消除思想顾虑,增强战胜疾病的信心。保持心情愉悦,避免精神刺激,指导患者学会调节自我情绪,避免因情绪波动而加重病情,可采用五行音乐法,选择《雨后彩虹》《喜洋洋》等徵调乐曲。鼓励患者适当运动,消除精神紧张,如打太极拳、八段锦、五禽戏、导引术、室内散步等。

(6) 对症处理

1) 发热(参见本章第一节风温)

2) 头身疼痛

① 耳穴贴压:a.耳穴:枕、神门、皮质下、交感。b.方法:取王不留行籽或磁珠贴于耳穴,每日按压3~5次,每次每穴1~2分钟,或不限次数按压,以患者能耐受为度。c.辨证贴压:卫气同病者,加肺、脾、胃、艇中穴;邪炽阳明者,加肺、胃、大肠、艇中穴,耳尖放血;正气欲脱,亡阴者加内分泌、脾、小肠穴,亡阳者加肾、三焦、心穴。

② 穴位按摩:a.穴位:印堂、鱼腰、太阳、大椎、百会、风池。b.方法:用一指禅推法从印堂向上沿前额发际至头维、太阳穴,往返3~4遍,并配合按揉相应各穴;再用拿法自头顶至风池穴,往返4~5遍;最后用弹法从前发际至后发际及头两侧,往返2~3遍,时间约为5分钟。

【健康教育】

1. 温热疫流行时,不聚集,避免感染。若发现染病,尽早就医,早期治疗、正确治疗,并配合及时隔离,防止疾病传播。

2. 平时注意四时气候变化,随气温冷暖增减衣被,防寒保暖,避免外邪侵袭。改善生活环境,消除烟尘及有害气体的污染。

3. 发病期间,保持室内洁净、空气新鲜。注意口腔清洁,被褥轻软,衣服宽大合身。注意饮食有节,宜清淡、富营养、易消化,忌肥甘、辛辣、过咸之品,戒烟,忌酒。保证充足的休息,劳逸结合。

4. 增强体质,适当进行锻炼。注意调节情志,保持乐观情绪,解除顾虑及烦恼,避免急躁易怒,树立战胜疾病的信心和勇气,以利于疾病的好转或康复。

(王 莉)

第四节 湿 毒 疫

01章 04 节 数字内容

 ────────── 导入案例与思考 ──────────

熊某某,男,62 岁,因发热 2 周,伴胸闷气短 5 天就诊。

患者 2 周前出现咳嗽、发热,至武汉某医院查胸部 CT 示双肺多发磨玻璃影,新型冠状病毒核酸检测阳性,诊断为 COVID-19,予抗生素等治疗后,虽热退,但仍咳嗽,5 天前出现胸闷、活动后气短,并逐渐加重,故入院进一步治疗。刻下:咳嗽,胸闷,活动后气短,口苦,纳差,失眠,精神不佳,二便可,舌暗,苔黄腻,脉弦滑数。

体格检查:T 36.4℃,P 82 次/min,R 21 次/min,BP 120/83mmHg,SpO$_2$ 92%。神清,双肺呼吸音粗,肺底可闻及湿性啰音,HR 82 次/min,节律整齐,无杂音,腹软,无压痛及反跳痛,双下肢不肿。

请思考:

1. 该患者目前所患何病? 辨证当属何证?

2. 针对该患者的咳嗽,应该如何护理? 请用思维导图的形式呈现。

湿毒疫是指由湿毒疫邪侵袭人体,壅肺困脾,早期表现为身热不扬或不发热,倦怠乏力,干咳、痰少,胸闷,头身疼痛,纳呆脘痞,或恶心、呕吐,大便溏泄或不爽的一种病证。本病四时皆有,好发于秋冬季节,非其时而有其气,以湿邪为患蕴生疫毒,皆能引起流行。

凡西医学中新型冠状病毒感染、严重急性呼吸综合征(SARS)等以湿毒疫特征为主要表现者,均可参考本节辨证施护。

【经典与沿革】

1. "五疫之至,皆相染易,无问大小,病状相似。"(《素问·刺法论》)

2. "冬伤于寒,至春发者,谓之温病;冬不伤寒,而春自感风寒温气而病者,亦谓之温。"(宋·郭雍《伤寒补亡论》)

【病因病机】

湿毒疫之病因是湿毒之邪侵袭人体,其发生与气候条件、地理环境、卫生条件、生态环境以及个人抵抗力密切相关。湿毒疫邪夹风外感,侵袭肌表,困遏营卫,证见发热,湿性黏滞易阻滞气机,故身热不扬。湿毒疫病因病机示意图见图1-4。

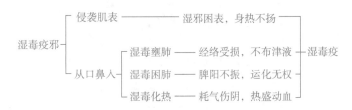

图1-4 湿毒疫病因病机示意图

本病病位主要在肺、脾,主要病理因素为"湿、热、毒、瘀、痰、虚"。"温邪上受,首先犯肺",湿毒疫疠之邪从口鼻而入,直中肺络,故而少有恶寒等卫表证候。湿毒壅肺,肺气郁闭,肺络受损,不布津液,而见干咳、喘气、咽干;湿为阴邪,易困厄中焦脾胃,出现乏力、纳呆、恶心、便溏等消化系统症状。此时正气未虚,及时治疗仍能取效。而后,湿邪蕴久,或郁而化热,耗气伤津;或素体阳虚而化寒湿,内阻中阳,治疗时则难取速效,迁延日久则出现内闭外脱等危重征象。

疫毒之邪最为乖戾,易随患者禀赋差异、内外合邪而改变,是为从化。阳实阴虚之体或夹风热之邪易热化、燥化;阳虚阴盛之体或夹风寒之邪则易寒化,其与毒相合,出现以湿、热、毒、瘀、痰、虚为主的病机变化,病位涉及五脏六腑、四肢百骸,常表现为危重之症。

【诊断与鉴别诊断】

1. 诊断

(1)症状:早期表现为身热不扬或不发热,倦怠乏力,干咳、少痰,胸闷,头身疼痛,纳呆脘痞,或恶心、呕吐,大便溏泄或不爽。如未及时遏制,可出现喘憋气促,谵语神昏,视物错瞀,或发斑疹,或吐血、衄血,或四肢抽搐,或烦躁、汗出肢冷、呼吸困难等症状。

(2)体征:听诊两肺呼吸音正常或增粗,或可闻及干湿啰音;舌体多胖大,色暗红或边尖稍红,舌苔多腻或薄或厚,其色或黄或白;脉濡或滑。

(3)发病特点:起病缓慢而隐匿,易与其他邪气杂合而为毒;据其卫气强弱,则患病或有或无,感邪或强或弱,多缠绵难愈;自口鼻而入,老少强弱者均可得病。

(4)相关检查:血常规、胸部X线、CT、肺功能检查以及相关病原学检查等可协助诊断。

2. 鉴别诊断

(1)湿毒疫与湿温:二者均由湿邪侵袭引起,四时皆有。二者的不同点见表1-7。

表1-7　湿毒疫与湿温鉴别

病证名称	病位	病因	好发季节	临床特征
湿毒疫	主要在肺、脾	湿毒疫邪侵袭人体	秋冬	身热不扬或不发热;舌苔多腻或薄或厚,脉濡或滑
湿温	主要在脾、胃	内伤湿邪停聚与外感湿热病邪相召而生	夏秋	身热不扬,午后热象较显;苔腻脉缓

(2)湿毒疫与咳嗽:二者均可见咳嗽。二者的不同点见表1-8。亦可根据血常规、胸部影像学、血清学检查及痰培养等检查,进行鉴别。

表1-8　湿毒疫与咳嗽鉴别

病证名称	病因	主要病机	临床特征	病证特点
湿毒疫	湿毒疫邪侵袭人体	湿、热、毒、瘀侵袭人体,肺脾受损	干咳、少痰,或有黄痰	波及多个脏腑,具有强烈的传染性
咳嗽	外感六淫,内伤饮食情志	内外邪气犯肺,肺失宣降,肺气上逆	咳逆有声,或咳吐痰液,或两者并见	既是肺系多种疾病的症状,又是独立的病证,一般无传染性

(3)湿毒疫与伤寒表证:二者发病初期均有发热、头痛等表现。二者的不同点见表1-9。

表1-9　湿毒疫与伤寒表证鉴别

病证名称	病因	主要病机	临床特征	病证特点
湿毒疫	湿毒疫邪侵袭人体	湿、热、毒、瘀侵袭人体,肺脾受损	身热不扬或不发热,少有恶寒,头身疼痛;舌苔多腻或薄或厚,脉濡或滑	起病缓慢而隐匿,病情或轻或重,多缠绵难愈
伤寒表证	六淫之邪侵入人体肌表	邪气犯肺,主气化寒,卫气不能温养体表	恶寒,发热,头痛项强,鼻塞流涕,脉浮	起病较急,病位较浅,病情较轻,病程较短

【辨证施护】

1. 辨证要点

(1)辨感邪轻重:主要根据病位、病势、病程、兼症等进行辨证。若起病急,病程短,出现恶寒等症,脉浮或濡者,多为邪气在表,此病轻,治疗容易,预后好;若身热烦渴或干咳少痰,或腹泻频繁,此为邪气入里,感邪较重,及时医治能转危为安;若失治误治,则出现喘息憋闷、精神恍惚、不能饮食等症,脉细或微,则为病情危重,此则难治易死。

(2)辨湿与热的轻重程度:主要根据发热、汗出、二便、舌苔及脉象特点进行辨证。若见恶寒、身热不扬、汗少而黏、倦怠乏力、胸闷憋气、口不干或干不欲饮、大便稀溏、苔白腻、脉濡缓,为湿重于热;若见发热汗出不解、口干不欲多饮、脘痞呕恶、便溏、苔黄腻、脉濡数,为湿热并重;若热势壮盛、汗出热不解、心烦、大便黏滞不爽、口干不欲饮、舌红苔黄腻、脉濡数或滑数,为湿邪化热,热重于湿。

(3)辨阴阳耗伤:若出现舌干红、尿短赤、脉细数,多为阴液耗竭,可辨为湿毒化热伤阴之证。若出现身冷、汗出不止、脉微欲绝,为阴竭阳脱之象。病至后期,身热,肢体疼烦,甚至神志不清。

2. 护治原则　结合疾病分期加以辨证论治,从湿辨治,以化湿解毒、扶正祛邪、辟秽化浊为基本原则,以寒湿为主证者,当散寒除湿;以湿热为主证者,当清热化湿。

3. 证治分类(表1-10)

表1-10 湿毒疫的常见证型及辨证治疗

	证型	临床表现	治法	方药
轻型	寒湿郁肺	发热,乏力,周身酸痛,咳嗽,咳痰,胸紧憋气,纳呆,恶心,呕吐,大便黏腻不爽,舌质淡胖有齿痕或淡红,苔白厚腐腻或白腻,脉濡或滑	散寒解表,祛湿通络	主方:寒湿疫方 常用药物:生麻黄、生石膏、杏仁、羌活、葶苈子、贯众、地龙、徐长卿、藿香、佩兰、苍术、云茯苓、生白术、焦三仙、厚朴、焦槟榔、煨草果、生姜
	湿热蕴肺	低热或不发热,微恶寒,乏力,头身困重,肌肉酸痛,干咳痰少,咽痛,口干不欲多饮,或伴有胸闷脘痞,无汗或汗出不畅,或见呕恶纳呆,便溏或大便黏滞不爽,舌淡红,苔白厚腻或薄黄,脉滑数或濡	清热祛湿,宣肺解毒	主方:达原饮 常用药物:槟榔、草果、厚朴、知母、黄芩、柴胡、赤芍、连翘、青蒿、苍术、大青叶、生甘草
普通型	湿毒郁肺	发热,咳嗽痰少,或有黄痰,憋闷气促,腹胀,便秘不畅,舌质暗红,舌体胖,苔黄腻或黄燥,脉滑数或弦滑	化湿解表,清热解毒	主方:宣肺败毒方 常用药物:生麻黄、苦杏仁、生石膏、生薏苡仁、苍术、藿香、青蒿草、虎杖、马鞭草、芦根、葶苈子、化橘红、生甘草
	寒湿阻肺	低热,身热不扬,或不发热,干咳,少痰,倦怠乏力,胸闷,脘痞,或呕恶,便溏,舌质淡或淡红,苔白或白腻,脉濡	解表散寒,行气化湿	主方:达原饮 常用药物:苍术、陈皮、厚朴、藿香、草果、生麻黄、羌活、生姜、槟榔
重型	疫毒闭肺	发热面红,咳嗽,痰黄黏少,或痰中带血,喘憋气促,疲乏倦怠,口干苦黏,恶心不食,大便不畅,小便短赤。舌红,苔黄腻,脉滑数	清肺平喘,解表通里	主方:化湿败毒方 常用药物:生麻黄、杏仁、生石膏、甘草、藿香、厚朴、苍术、草果、法半夏、茯苓、生大黄、生黄芪、葶苈子、赤芍
	气营两燔	大热烦渴,喘憋气促,神昏谵语,视物错瞀,或发斑疹,或吐血、衄血,或四肢抽搐,舌绛少苔或无苔,脉沉细数,或浮大而数	清营解毒,透热养阴	主方:清营汤 常用药物:生石膏、知母、生地黄、水牛角、赤芍、玄参、连翘、牡丹皮、黄连、淡竹叶、葶苈子、生甘草
危重型	内闭外脱	呼吸困难、动辄气喘或需要机械通气,伴神昏,烦躁,汗出肢冷,舌质紫暗,苔厚腻或燥,脉浮大无根	回阳救逆,益气固脱	主方:参附汤 常用药物:人参、炮附子、山茱萸,送服苏合香丸或安宫牛黄丸
恢复期	肺脾气虚	气短,倦怠乏力,纳差呕恶,痞满,大便无力,便溏不爽,舌淡胖,苔白腻	补益脾肺,祛湿化痰	主方:二陈汤加味 常用药物:法半夏、陈皮、党参、炙黄芪、炒白术、茯苓、藿香、砂仁、甘草
	气阴两虚	乏力,气短,口干,口渴,心悸,汗多,纳差,低热或不热,干咳少痰,舌干少津,脉细或虚无力	益气滋阴,敛阴止汗	主方:生脉饮加味 常用药物:南北沙参、麦冬、西洋参、五味子、生石膏、淡竹叶、桑叶、芦根、丹参、生甘草

Note:

4. 主要护理问题

(1) 发热　与外邪犯肺,邪正交争有关。

(2) 胸闷气促　与湿毒壅肺,肺卫失宣有关。

(3) 咳嗽、咳痰　与虚热内灼,肺失肃降有关。

(4) 脘痞腹胀　与感受湿毒之邪,脾胃纳运失职有关。

(5) 头身疼痛　与疠气侵宿,邪热熏蒸伤络有关。

(6) 焦虑失眠　与疾病性质、患者缺乏疾病相关知识有关。

(7) 潜在并发症:全身炎症反应综合征和/或多器官功能衰竭　与湿毒瘀闭神明,气机闭阻,内闭外脱有关。

5. 护理措施

(1) 病情观察:①严密监测患者生命体征、血氧饱和度及全身症状。若出现发热,注意观察发热持续时间、程度及热型。②观察患者呼吸的频率、节律、深度。呼吸困难者,观察面部、唇甲发绀程度及胸闷憋气程度、缓解情况;咳嗽者,观察咳嗽时间、节律、性质及加重因素;咳痰者,观察痰液颜色、性状、量及排痰情况。③头身疼痛者,观察疼痛部位、性质、程度和持续时间。④观察患者意识、神志、面色变化,若出现精神萎靡,言语不清,目光晦暗,瞳神呆滞,呼吸气微,面色苍白,反应迟钝,或神昏谵语,循衣摸床等症状,提示精亏神衰,正气大伤,脏腑功能虚衰,病情危笃,应立即汇报医生,配合抢救。⑤辨证观察:气营两燔者,热邪已损伤营阴,应密切观察体温、神志、面色、舌苔及脉象的变化,每4小时测量1次体温,必要时随时测量,并做好记录;内闭外脱者,病情危重,应加强巡视,若有呼吸困难、神昏谵语、烦躁、四肢厥冷危象,立即汇报医生,备好抢救器材和开窍、醒神药物,配合抢救。

(2) 生活起居护理:①保持病室安静、洁净、空气新鲜,定期进行空气、物表、地面消毒,温度18~22℃,湿度50%~60%,并根据病情辨证调节。病房至少保持每日2次通风,每次不少于30分钟。保持排气扇持续开放,相对清洁区域开窗,维持病房相对负压状态。②保证充足睡眠,劳逸适度,适量锻炼,增强机体免疫力。③在晨起、餐后、睡前协助患者用温水或银花甘草液漱口,保持口腔清洁。④发热者,可选温水擦浴,降温30分钟后观察体温变化,防止因体温骤降而发生虚脱,汗出及时擦干,避风更衣,及时更换床单,保持皮肤和床单位清洁、干燥。⑤咳嗽者,指导患者有效咳嗽、咳痰。若痰液黏稠时可频饮温开水,以减轻咽喉部刺激。心肾功能正常者,每日饮水1 500~2 000ml,必要时遵医嘱行雾化吸入;痰液黏稠无力咳出者,可行机械吸痰。⑥胸闷气促者,取半卧位或端坐卧位,持续低流量给氧1~2L/min;呼吸窘迫和/或低氧血症无法缓解者,可遵医嘱经鼻高流量氧疗或无创通气,必要时进行气管插管和有创呼吸机通气。⑦腹泻者,注意腹部保暖,便后用温水清洗肛周,保持肛周清洁干燥。⑧严格执行消毒隔离,患者应住专科医院或专科病房,病床之间距离不得<1.6m;嘱患者勤洗手,戴口罩,切勿随地吐痰;患者的餐具、便具、排泄物、痰液等严密消毒处理,器具专人专用,防止交叉感染。⑨辨证起居:寒湿证者病室宜温暖、向阳,多着衣被,注意保暖,预防邪气侵袭;湿热证者,病室宜通风、凉爽干燥,忌直接吹风。

(3) 饮食护理:①以易消化、高营养、清肺解毒、化湿和中为原则,忌肥甘厚味、辛辣刺激、粗糙之品,戒烟酒。轻症患者鼓励每日保证充足饮水量,重症患者根据医嘱给予肠内或肠外营养支持。②辨证施食:寒湿郁肺者,宜食散寒除湿之品,如生姜、藿香、苏叶等,可服姜糖苏叶饮(《本草汇言》,生姜6g,紫苏叶3g,红糖适量),忌收涩之品;湿热蕴肺者,饮食宜清淡,宜食清热祛湿之品,如金银花、丝瓜、冬瓜、莴苣等,可服用绿豆粥(《普济方》,绿豆50g,粳米250g,冰糖适量)。湿毒郁肺者,饮食宜清淡,宜苦味性凉之品,以清热解毒,祛湿解表,如白萝卜、鱼腥草等,可服用芦根粥(《食医心鉴》,新鲜芦根100~150g,与竹茹15~20g同煎,采用提汁法煮粥);寒湿阻肺者,饮食宜温热,宜食味辛性温之品,以行气化湿,散寒解表,如生姜、红枣、葱白等,可服用神仙粥方(《经验良方全集》,糯米30g,生姜10g,葱白6g);疫毒闭肺者,应食味苦、甘,性微寒之品,以开郁宣肺,降气平喘,如川贝母、梨、丝瓜等,可服用冰糖冬瓜(《中华养生药膳大全》,小冬瓜1个,冰糖适量);气营两燔者,应食苦味或甘味之品,以清热解毒、滋阴凉血,如百合、银耳、黄花菜等,可服用西洋参茶(《中医良药良方》,西洋参3~5g切片泡茶)。内闭外脱者,宜食温补之品,以扶阳固脱,如羊肉、冬虫夏草等,可食用人参胡桃汤(《济生方》,人参5g,胡桃肉10g)。肺脾气虚者,宜食淡味之品,以健脾化湿,如黄芪、党参、山药、白扁豆、莲子肉等,忌助湿生痰之品;气阴两虚者,宜食温补之品,以补气养阴,如沙参、黄芪、山药、猪肺等,可食用黄芪炖母鸡(《保健药膳》,生黄芪120g,母鸡1只),吃肉喝汤,每日1次。

(4) 用药护理:①根据疾病进展、当地气候及患者体质等情况进行辨证用药。②根据临床症状,严格遵医嘱给药,中药注射剂和中药汤剂可联合使用,中药与西药不宜同时服用。③煎煮中药首选砂锅作为煎药容器,水量依据药量而定,一般第一煎加水量以水超过药物表面3~5cm为宜,第2次加水量超过2~3cm。煎煮前,将药材浸泡30分钟左右,以促进药物有效成分的溶出。解表泻下药不宜久煎。④热药宜温服或热服,忌食辛辣、油腻、煎炸等食物;寒药宜凉服,忌生冷食物。⑤观察服药后的反应,服解表药后,观察患者汗出情况;服用泻下药后,观察大便次数、性质、颜色,是否伴有腹痛及腹痛的性质、发作时间、程度,是否有脱水症状。⑥辨证施药:疾病发展期,中药常规煎煮即可。病情危重,疫毒闭肺、气营两燔、内闭外脱者,可适当延长煎煮时间或增加煎煮次数,使有效成分溶出;可不拘于时间将所需药量酌情分次给予,保证药力尽快、持续发挥疗效。恢复期,肺脾气虚、气阴两虚者,可按照一般疾病分次口服给药,一日量分2~3次,于早、晚或早、中、晚饭后0.5~1小时各服1次即可。

(5) 情志护理:指导患者掌握情志调护的方法,消除焦虑和恐惧等不良情绪,以静志安神,利于疾病的康复。具体方法如下:①以情胜情法,引导患者讲述开心的往事及特殊时期正能量、感人事迹等,以喜悦代替焦虑、抑郁等不良情绪。促使患者之间互相鼓励,列举治疗成功案例,帮助患者树立战胜疾病的信心。②移情易性法,通过播放音乐,转移患者注意力。如悲伤、抑郁情绪明显者可选听《阳春白雪》《高山流水》《秋湖月夜》等乐曲;担忧、恐惧情绪明显者可选听《紫竹调》《塞上曲》等乐曲;入睡困难者可选听《梅花三弄》《二泉映月》等乐曲。③静志安神法,指导患者每日静立、静坐或静卧,调整呼吸,呼吸均匀后嘴唇轻闭,鼻缓慢吸气,呼气时念"吐"字,吐出肺腑浊气,根据肝、心、脾、肺、肾、三焦脏腑相生的顺序,吐气时念"嘘""呵""呼""四""吹""嘻"。每天1~2次,每次10~20分钟。

(6) 对症处理

1) 发热(参见本章第一节风温)

2) 胸闷气促

① 中药热罨包:a. 药物:吴茱萸、川花椒、丁香、莱菔子、白芥子、厚朴等。b. 方法:熨敷腹部、背部膀胱经,药袋温度50~60℃,每次15~30分钟,每日1~2次。

② 中华导引术:重症患者每日在护士的监督下,完成腹式呼吸练习,上、下午各1次,每次做5~10个吐纳训练;轻症患者配合肢体运动,进行吐纳训练,每日1~2次。

3) 咳嗽、咳痰

① 穴位按摩:a. 穴位:鱼际、尺泽、孔最等。久咳不愈者,可选肺俞、肾俞、脾俞、足三里、三阴交。b. 方法:采用揉法,肾俞、脾俞可将双手伸向背后呈叉腰状以拇指指腹按揉,以局部酸胀为度。每个穴位1~2分钟,每日1次,7~10次为1个疗程。

② 穴位贴敷:a. 穴位:肺俞、定喘、膏肓、膻中、丰隆等。b. 方法:选择白芥子、细辛、川芎、苍术等研磨成细粉制成敷贴,每日1次,每次4~6小时。

③ 拔罐法:多用于恢复期。a. 穴位:肺俞、膏肓、脾俞、肾俞、大椎等。b. 方法:闪火法拔罐,留罐10~15分钟,隔日1次,一般治疗2~4次。

4) 脘痞腹胀

穴位按摩:a. 穴位:合谷、曲池、梁丘、天枢、足三里等。b. 方法:采用揉法,以局部酸胀为度,每个穴位 1~2 分钟,每日 2 次,7~10 次为 1 个疗程。

5) 焦虑失眠

① 穴位按摩:a. 穴位:焦虑、烦躁者,选取内关、神门、膻中、五脏俞穴;失眠者,选取百会、四神聪、安眠、太阳等。b. 方法:采用揉法,以局部酸胀为度,每个穴位 1~2 分钟,每日 2 次,7~10 次为 1 个疗程。

② 耳穴贴压:a. 耳穴:交感、皮质下、内分泌、神门、肺、心、身心。b. 方法:采用王不留行籽贴压,对指按压,每日 3~5 次,每次 1~2 分钟,双侧耳穴轮换。

【健康教育】

1. 疾病知识宣教 向患者及家属讲解疾病病因及性质,使患者和家属重视。

2. 住院指导 住院期间保持室内洁净、空气新鲜;饮食有节,易消化,富营养,忌辛辣刺激、肥甘厚味之品,戒烟酒;调畅情志,避免忧思郁结;顺应四时阴阳,保持充足睡眠;适当锻炼,增强体质,如太极拳、八段锦、五禽戏等。

3. 出院指导 出院后遵医嘱居家隔离,进行自我管理和健康状况监测,按时复诊;注意防寒保暖,防外感。

(王　莉)

病案分析与思考

01章病案　数字内容

【病案导入】

陈某,男,26 岁,农民,未婚,2008 年 9 月 16 日就诊。

身热乏力伴胸闷脘痞 10 天。

患者 10 天前无明显诱因出现恶寒发热(T 37.5℃),全身乏力,食欲不振,自行服用退热药(药名具体不详),体温不降,遂来院就诊。刻下:发热不恶寒,汗出热不解,头身困重,口渴不多饮,纳差脘痞,表情淡漠,呆滞嗜睡,乏力,胸见白㾦,便溏色黄,小便短赤。舌苔黄腻,脉濡数。

既往体健,无重大疾病史。

否认家族性疾病病史。

否认药物、食物过敏史。

查体:T 40℃,P 96 次/min,R 20 次/min,BP 115/72mmHg。右肋下 3cm 处触及肝脏下缘,质软,有压痛,左肋下 1cm 处触及脾脏下缘,质软,有压痛。

相关检查:血常规:白细胞 $4×10^9$/L,中性粒细胞 49%,嗜酸性粒细胞 0.1%;大便培养见伤寒杆菌"+";肥达凝集试验见 H"1:160",O"1:320"。

【提出问题】

1. 本例患者目前所患为何病何证?请具体分析。

2. 本例患者存在的护理问题有哪些?如何解决?

【分析思路】

1. 辨病分析 患者初起有恶寒发热,全身乏力,继则高热不恶寒,汗出热不解,头身困重,口渴不多饮,纳差脘痞,表情淡漠,呆滞嗜睡,乏力,胸见白㾦,起病较缓,由卫入气,但初起未见大汗、大渴、脉洪大等气分热盛证候,故排除暑温,属于温病之湿温。根据临床表现,并结合血常规、大便培养结果,本病属西医之伤寒。

2. **辨证分析** 刻下患者高热持续不退,汗出热不解,纳差脘痞,此为湿郁化热,湿热相互交蒸于中焦脾胃之候。湿热郁蒸气分不解,邪气外透,郁于肌表,则胸腹部透发白㾦。热盛津伤则小便短赤,津液无以上承,则口渴,且内有湿邪所阻,故所饮不多。脾失健运,湿邪下注,故便溏。舌苔黄腻,脉濡数,皆为湿热并重之象。综上,本病辨为湿热中阻证。

3. **辅助检查** 实验室检查结果均提示有伤寒杆菌感染,有助于本病的诊断。为进一步了解病情进展,可进行血培养。

4. **目前存在的护理问题**

(1) 发热 与湿热郁蒸气分有关。

(2) 知识缺乏:缺乏饮食调养相关知识。

(3) 皮肤完整性受损 与邪气外透,郁于肌表有关。

【行动方案】

1. 每4小时测一次体温,做好记录。注意体温及热型的变化,了解和掌握病情发展状况。

2. 观察患者面色、神志、汗、口渴、舌、脉的情况及二便的色、质、量。

3. 观察患者胸部白㾦的情况,注意其色泽、润枯、分布及透发的情况等,以判断病情进退。

4. 注意实验室各项检查指标的变化,判断疾病的进退。

5. 病室保持安静、清洁、空气新鲜,温湿度宜偏低,保持床单元的清洁整齐,定期消毒,减少探视。患者的排泄物、餐具、便具等须消毒,避免交叉感染。

6. 卧床休息,保持口腔卫生。协助患者饭后、睡前用淡盐开水或银花甘草液漱口。指导患者及家属养成饭前、便后洗手的习惯,注意个人卫生。

7. 保持皮肤干燥、清洁、完好,及时修剪指甲,禁忌搔抓,防止感染。汗出后及时用干毛巾擦干,更换湿衣被。

8. 饮食宜清淡、无渣、少渣的半流质或流质,少量多餐,宜食清热化湿之品,如赤小豆、冬瓜、萝卜、薏苡仁等,或用芦根煎水代茶饮。忌食粗纤维、辛辣刺激、硬固粗糙、生冷、产气之品,忌暴饮暴食。

9. 中药汤剂不宜久煎,偏温凉服。服药期间严密观察患者病情变化,若舌净无苔,则不可再用。

10. 关心体贴患者,针对病情,做好相应的解释工作。

11. 遵医嘱用药。不宜使用发汗退热药,以免患者虚脱。白㾦透发期间,皮肤瘙痒者,可用苦参煎水外洗或用大枫子酊、止痒酊外涂。

12. 可用温水擦浴、50%乙醇擦浴、冷敷等,或配合针刺合谷、曲池、大椎等穴,以降温。

【护理评价】

患者住院5天,通过治疗、护理和评估,本阶段护理目标未全部实现。具体情况如下:

1. **患者症状和体征方面**

1)体温未恢复正常。

2)未发生皮肤破溃。

2. **疾病相关知识方面** 患者了解有关湿温病的调护、消毒隔离及潜在的并发症等知识。

3. **调护技能方面** 患者已掌握中药外洗方法。

【病情进展】

患者住院1周,身热缠绵不退,尤以夜间为甚。今晨开始烦躁不安,鼻齿衄血。刻下:高热,烦渴多饮,神昏谵语,撮空理线,脘腹胀满,大便下血。舌质干绛少苔,脉细数。

查体:T 39.8℃,稽留热,P 106次/min,R 20次/min,BP 90/50mmHg。神昏,面色苍白,心肺无异常,腹平软,肝脾未触及,脐周轻微压痛,肠鸣音亢进。

相关检查:血红蛋白60g/L。大便隐血试验(++++)。肥达凝集试验见H"1:640",O"1:320"。

【提出问题】

1. 患者病情为什么会出现上述变化？还应做哪些辅助检查？

2. 患者目前存在的护理问题有哪些？如何解决？

3. 患者病情会有哪些转归？护治原则分别是什么？

【分析思路】

1. 变证分析　患者经治疗护理，湿热未解，传入营血，热灼营阴，扰乱心神，故见身热缠绵不退，尤以夜间为甚，烦躁、神昏谵语，撮空理线，舌质干绛。热邪化火，伤络动血，则见鼻齿衄血，大便下血。综上，患者本阶段当属湿温之邪入营血证。

2. 辅助检查　血红蛋白 60g/L，大便隐血试验（++++）及肥达凝集试验结果，均提示伤寒并发肠出血。

3. 目前存在的护理问题

(1) 潜在并发症：肠出血　与热入营血，肠络受损有关。

(2) 知识缺乏：缺乏饮食调养相关知识。

(3) 潜在并发症：肠穿孔　与热邪化火，伤络动血有关。

【行动方案】

1. 密切观察神志、体温、面色、大便的变化，估计出血量，加强巡视。每4小时测1次体温，注意体温及热型的变化。若腹部痞硬拒按，或有黑便，汗出肢冷，脉细数，提示合并肠穿孔，应立即汇报医生，并积极配合抢救。

2. 绝对卧床休息，加强安全防护，专人护理。病室保持安静、清洁、空气新鲜，温度宜偏低，保持床单元的清洁整齐，做好消毒隔离工作。

3. 嘱患者便后使用柔软性纸巾擦拭，并用温水清洗，床上使用便器时防止皮肤擦伤。

4. 饮食宜循序渐进，宜进高热量、高维生素及易消化的流质或半流质饮食，如稀饭、烂面、藕粉、蒸鸡蛋、菜泥、鱼汤、瘦肉汤等。可服绿豆百合汤、果汁、杏仁茶等清热凉血。出现肠穿孔时，禁食。

5. 中药汤剂偏凉服，鼻饲给药。保护静脉通道，准确、及时给药。

6. 药物止血，可遵医嘱口服三七粉，每次 3g，每日 3 次，或加云南白药，每次 0.5~1g，每日 3 次。

7. 安慰患者，可选择聆听《雨后彩虹》《黄庭骄阳》等乐曲，以缓解紧张和焦虑情绪。

【转归与护治原则】

转归一：若便血不止，可出现阴血外亡，气随血脱的危象，症见身热骤降，汗出肢冷，伴面色苍白，舌淡无华，脉微欲绝。护治当益气固脱，同时配合输血等抢救措施。待元气回复，再予温阳健脾，养血止血。

转归二：患者经过及时正确的治疗护理，热毒得清，营阴得护，病情趋向恢复，但可见邪退正虚、营阴耗伤的症状，症见身热已退，脘中微闷，知饥不食。护治当益气养阴扶正，防止死灰复燃，致热势又起。

转归三：湿从寒化，寒湿损伤脾肾之阳，出现湿胜阳微之候。症见身冷，汗泄，胸痞，下肢浮肿，苔白腻，舌淡等。

(徐桂华)

思 考 题

1. 简述风温的传变规律。

2. 湿温便血者如何护理？

3. 如何理解"有病温者，汗出辄复热，而脉躁疾不为汗衰，狂言不能食"？

4. 针对温热疫卫气同病者如何进行护理?

5. 如何理解"五疫之至,皆相染易,无问大小,病状相似"?

6. 针对湿毒疫气营两燔者如何进行护理?

第二章

肺 病 病 证

学 习 目 标

- **知识目标:**
  1. 掌握各病证的概念、病因病机和护治原则。
  2. 掌握感冒的用药护理,咳嗽、肺痨的辨证施食。
  3. 掌握哮病发作的先兆症状、大发作时的处理。
  4. 熟悉各病证的经典原文,主要的护理问题、健康教育。
  5. 熟悉以下病证鉴别:风寒感冒与风热感冒,哮病与喘证。
  6. 了解各病证的历史沿革、诊断。
- **能力目标:**
  1. 能根据病情资料准确地进行辨病和辨证。
  2. 能采取合适的中医适宜技术缓解患者的症状:刮痧、拔罐治疗恶寒,穴位贴敷治疗咳喘,刮痧、拔罐治疗咳嗽咳痰,穴位贴敷、足部按摩、耳穴贴压治疗盗汗。
- **素质目标:**
  具有尊重患者意愿,主动运用中医护理方法,及时为患者排忧解难的意识。

肺主气,司呼吸,开窍于鼻,外合皮毛,故外邪由口鼻、皮毛而入者,首先犯肺。肺朝百脉,辅心行血,通调水道,与大肠相表里,故内伤诸因,除肺脏自病外,他脏有病亦可影响肺。因此,肺病病证的病因包括外感、内伤两方面。主要病理变化为肺气宣降失司,其证候有虚有实,实者为痰邪阻肺,肺失宣肃,升降不利;虚者为肺脏气阴不足,肺不主气而升降无权。如六淫外侵,肺卫受邪则发感冒;内、外之邪干肺,肺气上逆则发咳嗽;痨虫蚀肺则发肺痨;痰邪阻肺,肺失宣降则为哮、为喘。

本章病证以鼻塞、流涕、咳嗽、咳痰、呼吸困难、恶寒发热等为主。护理时应重点观察患者体温、咳嗽、咳痰、呼吸、脉搏等变化;注意寒温调摄,谨防外感;必要时结合氧疗;饮食宜清淡、富营养、理肺化痰、止咳平喘,根据证候合理选择疏散风邪、宣肺、润肺的食物和食疗方;重视病证预防和肺功能的康复锻炼;急性发作时做好抢救工作。

第一节 感 冒

02章01节 数字内容

 ——————— 导入案例与思考 ———————

李某,男,76 岁,退休。因鼻塞流涕 3 天就诊。

患者 3 天前受凉后出现恶寒,发热,鼻塞,流涕,自测体温 37.8℃。次日出现头痛,今来院就诊。刻下:恶寒,发热,无汗,鼻塞,流清涕,喷嚏阵作,头痛,纳寐尚可,舌苔薄白而润,脉浮紧。

相关检查:T 38℃,P 88 次/min,R 20 次/min,BP 110/76mmHg;两肺呼吸音清,未闻及干湿性啰音;血常规示白细胞为 $4.1×10^9$/L。

请思考:

1. 该患者目前所患为何病? 辨证当属何证?

2. 针对患者目前的鼻塞流涕症状,应如何护理? 请用思维导图的形式呈现。

感冒是因感受触冒风邪所致,以鼻塞、流涕、喷嚏、咳嗽、头痛、恶寒、发热、全身不适等为临床特征的常见外感病证。

本病一年四季均可发生,但以冬春季节多见。病情有轻重之分,轻者多为感受当令之气,一般 5~7 天可愈,称为伤风、冒风或冒寒;重者是感受非时之邪,一般难以自愈,称为重伤风。如感受时行疫毒,具有较强的传染性,在一个时期内广泛流行,以感冒临床表现为特征者,称为时行感冒。体质虚弱之人,易受外邪,导致感冒反复发作,称为体虚感冒,又称体感冒或虚人感冒。

凡普通感冒(伤风)、流行性感冒(时行感冒)及上呼吸道感染等,以鼻塞、流涕、喷嚏、咳嗽、头痛、恶寒、发热、全身不适为主要表现者,均属本病证的讨论范围,可参考本节辨证施护。

【经典与沿革】

1. "太阳病,头痛,发热,汗出,恶风,桂枝汤主之。"(汉·张仲景《伤寒论·辨太阳病脉证并治》)

2. "太阳病,头痛,发热,身疼,腰痛,骨节疼痛,恶风,无汗而喘者,麻黄汤主之。"(汉·张仲景《伤寒论·辨太阳病脉证并治》)

3. "感冒风邪,发热头痛,咳嗽声重,涕唾稠粘。"(北宋·杨士瀛《仁斋直指方·伤风》)

4. "伤风属肺者多,宜辛温或辛凉之剂散之。"(元·朱丹溪《丹溪心法·中寒二(附伤寒、伤风)》)

【病因病机】

感冒之病因主要是感受外邪,正气虚弱。感冒病因病机示意图见图 2-1。

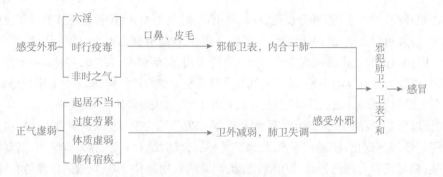

图 2-1　感冒病因病机示意图

1. 感受外邪　外感六淫之邪,以风邪为主,兼夹他邪,或非时之邪,或时行疫毒,从口鼻、皮毛而入,导致肺卫失和而发病。风为六淫之首,流动于四时之中,故在不同季节,常与其他当令之气相合而伤人,如深秋及冬季多见风寒,春季多属风热,夏季则多夹暑湿,秋季多夹燥气,梅雨季节又多夹湿邪。若四时六气发生太过或不及,则更易引起发病。非其时而有其气,超过人体适应能力,亦可发病。时行疫毒伤人,其发病快,病情重而多变,传染性强,造成广泛的流行,且无明显的季节性。

2. 正气虚弱　外邪侵袭人体,能否引起发病,关键在于正气的强弱,但同时与感邪的轻重,也有一定关系。如气候突变,冷热失常,六淫及时行之邪肆虐,卫外之气未能调节应变,以致虚邪贼风伤人;或生活起居不当,寒温失调,如贪凉露宿、更衣脱帽、冒风淋雨等致肺卫功能失常,肌腠不密,以致外邪乘袭伤人;或因过度疲劳,耗伤体力,肌腠不密,营卫失和,而感受外邪;其他如平素体弱多病,气血不足,正气虚弱,卫外不固,稍不谨慎,吹风着凉而感邪,为"体虚感冒"。阳虚者感邪易从寒化,阴虚者感邪易从热化、燥化。此外,肺有宿疾,如痰热、伏火或痰湿内蕴,肺卫调节功能低下,每易感受外邪且反复迁延。

本病病位在肺卫。风性轻扬,多犯上焦,肺处上焦,主气司呼吸,开窍于鼻,外合皮毛,外邪由口鼻、皮毛入侵,肺卫首当其冲,感邪之后,很快出现卫表及上焦肺系症状。病机特点为邪犯肺卫、卫表不和。因病邪入侵,正邪相争于卫表,邪气由表自上而入,内合于肺,故尤以卫表不和为主。病理性质多属于外感表实证。因四时六气的不同,以及人体反应性的差异,在临床病理表现有风寒、风热、暑湿兼夹、气虚、阴虚之证。在病程中可见寒与热的转化或错杂。如感受风寒,失于表散,可以化热等。

本病因感邪轻浅,一般只犯皮毛,少有传变,病程多短而易愈。但若感受时行疫毒,老人、婴幼儿、体弱患者,或原有某些肺系慢性疾病者,病邪由表入里,传变迅速,可引起某些合并症或继发病。若外邪内合于心,可发心悸之疾。

【诊断与鉴别诊断】

1. 诊断

(1) 症状:初起以卫表及鼻咽症状为主,可见鼻塞流涕、喷嚏、咽痒或痛、头痛、恶风,继而发热咳嗽、恶寒、无汗或少汗、头身酸痛。时行感冒则见恶寒发热,周身酸楚,疲乏无力,甚则寒战、高热,病情比普通感冒重。

(2) 发病特点:一年四季均可发生,但以冬春季节多见。起病急,一般病程 3~7 天。普通感冒一般不传变,时行感冒多突然起病,在同一时期发病人数剧增,且症状相似,呈流行性,少数可传变入里,变生他病。

(3) 相关检查:血常规及胸部 X 线检查有助于本病的诊断。

2. 鉴别诊断

(1) 普通感冒与时行感冒:二者均可见鼻塞、流涕、喷嚏、咳嗽、头痛、恶寒、发热、全身不适等症。二者的不同点见表 2-1。

表 2-1　普通感冒与时行感冒的鉴别

病证名称	发病季节	发病特点	临床表现	传变
普通感冒	冬春多见	不传染,散发性	病情轻,全身症状不重,发热不高,或不发热	多不传变
时行感冒	季节不限	传染性,流行性	病情较重,全身症状显著,多有高热	多有传变,继发他病

（2）感冒与肺系温病的早期:因肺系温病早期,每常表现类似感冒的症状,尤以风温初起与风热感冒非常相似,故在各种温热病的流行季节,应特别提高警惕,密切观察病情的动态变化,区别感冒与温病。与肺系温病早期相比,感冒发热多不高或不发热,服解表药后,即可汗出、热退、脉静、身凉,少有传变。温病必见发热,甚至高热,咳嗽胸痛,头痛较剧,病势急骤,服解表药后虽汗出热能暂降,但脉数不静,身热旋即复起,且传变迅速,由卫传气,入营入血,甚至见谵妄、神昏、惊厥等。

【辨证施护】

1. 辨证要点

（1）辨风寒与风热:主要根据恶寒发热程度、汗出、流涕、口渴、咽痛、舌苔、脉象等进行辨证。若冬季多发,一般体质或阳虚体质之人每易感邪,症见恶寒重,发热轻,无汗,鼻流清涕,口不渴,咽喉无肿痛,苔薄白,脉浮紧等,多为风寒袭表,可辨为风寒感冒;若春季多发,一般体质或阴虚体质之人多见,症见发热重,恶寒轻或不恶寒,有汗,鼻流黄涕,口渴,咽痛,舌边尖红,苔薄黄,脉浮数等,多为风热犯表,可辨为风热感冒。

（2）辨表实与表虚:主要根据病情轻重、病程、有无诱因、体质等进行辨证。若形体壮实,病情较轻,病程较短,无慢性病,多有寒温失调、过度疲劳等诱因,青壮年常见,多属外邪侵袭肺卫,邪气亢盛,正气未虚,可辨为感冒之表实证;若形体虚弱,病情轻重不一,病程较长,多有慢性病,稍有不慎即可诱发,老年或体质虚弱之人常见,多为正气不足,肺卫功能失常,证候特点为虚实夹杂,寒热错综,可辨为体虚感冒。体虚感冒又多见气虚感冒和阴虚感冒,在感冒诸症的基础上若兼有恶寒甚、倦怠无力、气短懒言、身痛无汗、咳痰无力、脉浮等症,可辨为气虚感冒;若兼有身微热、手足发热、心烦口干、少汗、舌红、少苔、脉细数等症,可辨为阴虚感冒。

2. 护治原则　以解表达邪为原则。护治应因势利导,遵循“其在皮者,汗而发之”的原则。解表时一般忌用补敛之品,以免留邪,如寒热性质不显,可用辛平之品;表寒里热者,当解表清里,宜肺泄热。时行感冒症状重者,当清热解毒。

3. 证治分类（表 2-2）

表 2-2　感冒的常见证型及辨证治疗

证型	临床表现	治法	方药
风寒束表	恶寒重,发热轻,无汗,鼻塞声重,时流清涕,头痛,肢节酸痛,咽痒咳嗽,痰稀薄色白,口不渴或渴喜热饮,舌质淡润,苔薄白,脉浮或浮紧	辛温解表	主方:荆防败毒散或荆防达表汤 常用药物:荆芥、防风、生姜、柴胡、薄荷、川芎、桔梗、枳壳、茯苓、甘草、羌活等
风热犯表	发热重,恶寒轻,微恶风,汗出不畅,鼻塞,流黄浊涕,面赤目胀,头胀痛,咳嗽,痰黏色黄,咽燥,口渴欲饮或咽喉红肿疼痛,舌苔薄白微黄,边尖红,脉浮数	辛凉解表	主方:银翘散、葱豉桔梗汤 常用药物:金银花、连翘、豆豉、薄荷、淡竹叶、桔梗、甘草、芦根、牛蒡子、荆芥、葱白、栀子等
暑湿伤表	身热,微恶风,肢体困重或疼痛,头昏重胀痛,咳嗽痰黏,鼻流浊涕,伴胸闷脘痞,心烦,少汗,口渴不多饮,或口中黏腻泛恶,小便短赤,便溏,舌苔薄黄而腻,脉濡数	清暑祛湿解表	主方:新加香薷饮 常用药物:金银花、连翘、香薷、厚朴、白扁豆等

续表

证型		临床表现	治法	方药
体虚感冒	气虚感冒	经常感冒,反复不愈。恶寒较甚,发热,无汗,咳嗽,咳痰无力,身楚倦怠,舌苔淡白,脉浮无力	益气解表	主方:参苏饮或玉屏风散 常用药物:党参、甘草、茯苓、紫苏叶、葛根、前胡、半夏、枳壳、桔梗、黄芪、白术、防风等
	阴虚感冒	身热,微恶风寒,少汗,五心烦热,头昏,口干,干咳少痰,舌红少苔,脉细数	滋阴解表	主方:葳蕤汤 常用药物:玉竹、甘草、大枣、豆豉、薄荷、葱白、桔梗、白薇等

4. 主要护理问题
(1) 恶寒、发热　与邪犯肺卫,卫表不和有关。
(2) 鼻塞、流涕　与邪犯肺卫,肺气失宣有关。
(3) 头身疼痛　与邪扰清空,闭阻脉络有关。
(4) 潜在并发症:心悸　与邪扰心神,心神不宁有关。

5. 护理措施
(1) 病情观察:①观察患者恶寒、发热、汗出、头身疼痛、舌苔及脉象情况。②定时测量体温,做好记录。③观察患者鼻塞、流涕的情况。如鼻涕由稀变稠,由白变黄,为寒郁化热的表现。④观察心律、心率、脉象等变化。若患者出现心悸、胸闷等症状,应及时报告医生,以防发生邪热逆传心包等变证。⑤辨证观察:体虚感冒者注意观察发病次数、病程、诱因、体质特征等。

(2) 生活起居护理:①保持病室的空气新鲜流通,环境安静,光线柔和。②注意休息,减少外出,避免劳累,根据气候变化及时增减衣被,以免复感外邪,体虚者尤应注意。③保持床单元清洁干燥,汗出较多或汗出热退时,宜用温水毛巾或干毛巾擦身后更换衣被,避免直接当风,防止受凉复感。④保持口腔清洁,可用淡盐水或金银花煎水漱口,每日2次。⑤高热者,温水擦浴,擦拭腋窝、腘窝、腹股沟等大动脉循行处。不可用冷敷,以防毛孔闭塞,汗不能出。降温30分钟后观察体温变化,防止因体温骤降而发生虚脱,年老体弱者尤为注意。⑥指导患者掌握擤鼻涕的正确方法。擤鼻涕时,应按住一侧鼻孔,轻轻擤出,不可同时按住两侧鼻孔及用力过猛,防止发生耳咽部、鼻窦部的合并症。难以擤出时,可将鼻腔分泌物倒吸至咽喉部由口吐出。⑦辨证起居:风寒束表、气虚感冒者,病室宜偏温,注意防寒保暖;风热犯表、阴虚感冒者,病室宜偏凉爽,忌直接吹风;暑湿伤表者,避免湿热环境;时行感冒者,应注意呼吸道隔离,室内每日消毒1~2次,出现心慌、胸闷等症时,遵医嘱吸氧,氧流量4~6L/min。

(3) 饮食护理:①以清淡、富营养、易消化为原则。宜食高热量流质、半流质或软食,如鱼汤、肉末菜粥、蒸鸡蛋等,忌滋腻、生冷、刺激之品,如肥肉、糕点、冷饮、烟酒、茶等。②鼓励患者多饮水。③辨证施食:风寒束表者,饮食宜热,以辛温散寒之品为宜,可适当食用葱、姜、蒜、胡椒等,可饮生姜红糖茶,或生姜葱白饮(生姜3~5片、连须葱白3~7个、红糖适量煎汤),或食防风粥(《药粥疗法》,防风10~15g,葱白2根,生姜3片,粳米50~100g,采用提汁法煮粥),趁热服用,盖被取汗,日服数次;风热犯表者,饮食稍偏凉,以清热生津之品为宜,如蔬菜、瓜果、清凉饮料等,可饮桑叶菊花茶、薄荷茶,或竹叶粥,忌辛辣炙煿之品,口渴较甚者,可用鲜芦根煎汤代茶频饮;暑湿伤表者,以祛暑化湿之品为宜,如用藿香、佩兰煎水代茶频饮,或西瓜汁、金银花茶、乌梅绿豆汤、芦根荷叶粥等;气虚感冒者,饮食重在扶正,以益气健脾之品为宜,如山药、黄芪、党参、白扁豆等,可食山药粥、黄芪大枣粥、人参大枣茶等;阴虚感冒者,以滋阴、清热、解表之品为宜,如玉竹、银耳、百合、麦冬、薄荷等,忌燥热伤阴之品。

(4) 用药护理:①汤药宜武火快煎。②服药后应注意观察患者汗出及体温的变化,以遍身微汗、热退、脉静、身凉为佳,中病即止,不必尽剂,以防过汗伤阴;忌服收涩生冷之品,以免有碍解表发汗。③辨证施药:风寒束表、气虚感冒者,汤药宜趁热服下,多饮热水或热稀粥以助药力,服后可稍加衣被取汗;风热犯表者,汤药宜温服,银翘散煎煮时间以煮沸后6分钟为宜,频服,高热者应遵医嘱给予退热药;

暑湿伤表者,头晕、胸闷时,遵医嘱口服 0.1~0.2g 人丹,或 2~5ml 十滴水,或藿香正气液。

(5) 情志护理:①可采用运动移情法,鼓励患者适当参加锻炼,如打太极拳、散步、打羽毛球等,以增强体质。②体感冒者,病情反复,应多予安慰和鼓励,采用说理开导法,多和患者沟通,讲解本病诱因,情志与健康的关系,使其保持情绪稳定,积极配合治疗和护理。③可采用五行音乐疗法,气虚感冒者,可指导其选择《晚霞钟鼓》《江河水》等商调乐曲,或《春江花月夜》《月儿高》等宫调乐曲,以补益肺气;阴虚感冒者则可选择《秋风清露》等商调曲目,或《二泉映月》《汉宫秋月》等羽调乐曲,以滋养肺肾之阴。

(6) 对症处理

1) 恶寒

① 拔罐:多适合风寒束表、风热犯表者。a. 部位:背部督脉循行线(大椎—至阳穴),背部膀胱经第一侧线(大杼—肺俞穴),大椎、风门、肺俞。b. 方法:先在背部督脉和膀胱经闪火法拔罐,再走罐,每经均上下往返推罐 3~5 次,最后在穴位留罐 10 分钟,恶寒甚者,可加大椎、肺俞、风门刺络拔罐。

② 艾灸:多适合风寒束表、气虚感冒者。a. 穴位:风寒束表者,独取大椎,或取风门、肺俞;气虚感冒者取足三里、悬钟,或独取外关。b. 方法:大椎穴温和灸,15~20 分钟,每日 1~2 次,或风门、肺俞穴隔姜灸,每穴灸 2 壮,每日 1~2 次;足三里、悬钟穴春夏季节进行瘢痕灸,每穴灸 3~5 壮,每年灸 1~2 次;外关穴行麦粒灸,灸至穴处皮肤潮红,轻 I 度烧伤为度,最后一壮保留艾灰,创口贴外敷灸处。

③ 刮痧:多适合风寒束表、风热犯表者。a. 刮拭部位:背部督脉循行线(大椎—至阳穴),背部膀胱经第一侧线(大杼—肺俞穴),大椎、肺俞、列缺。b. 方法:由上而下刮拭经脉,点刮各穴,采用平补平泻法刮拭督脉,采用泻法刮拭膀胱经,以出痧为度。

2) 发热(参见第一章第一节风温)

3) 鼻塞

① 中药熏蒸:多用于风寒束表、体虚感冒等所致鼻塞。a. 药物:桂枝、薄荷各 10g。b. 方法:中药煎汤,加入中药气雾治疗仪,以 43℃中药气雾进行熏鼻治疗,每次 10 分钟,每日 1~2 次。

② 穴位按摩:多用于风寒束表、体虚感冒。a. 穴位:迎香、印堂、素髎。b. 方法:双手指推搓面部,用手指逆时针方向按揉各穴 50 下,每日 3~5 次。c. 辨证按摩:气虚感冒者,加推背部足太阳膀胱经第一侧线(大杼—肺俞穴),足三里、气海;阴虚感冒者,加照海、太溪,以玉屏风膏(取玉屏风散,先以 75% 乙醇浸泡 24 小时,再用凡士林调成膏状,微火加热至色变微黄,冷却后用)为介质,均按揉 50 下,每日 1~2 次。

③ 湿敷法:a. 药物:薄荷、紫苏叶各 10g。b. 方法:中药煎汤,毛巾浸药热敷鼻额部,均敷 10 分钟。

④ 穴位贴敷:a. 穴位:涌泉。b. 药物:鼻炎康片。c. 方法:药片研碎,食醋调成膏状,每晚睡前贴敷,每晚 1 次。d. 辨证贴敷:气虚感冒者,取大椎、肺俞、天突、膻中、中府、肾俞等穴,三伏(头伏、中伏、末伏的第 1 天或第 2 天)、三九(一九、二九、三九的第 1 天或第 2 天)贴敷中药,药物主要包括白芥子、细辛、延胡索、甘遂、肉桂等,共贴敷 6 次,每次贴 4~6 小时。

【健康教育】

1. 冬春之季尤其注意防寒保暖,盛夏不可贪凉露宿,避免淋雨。根据气候的变化及时增减衣被。锻炼身体,增强体质,以御外邪。平时经常参加户外体育运动。易感冒者,坚持每天按摩迎香穴,可用贯众、板蓝根、生甘草煎服以防病。疫毒盛行时,尽量少去人口密集的公共场所,防止交叉感染。

2. 感冒期间应适当休息,慎起居,适寒温,节饮食。遵医嘱用药。

3. 恢复期注意加强营养,以扶助正气,防复感。

(王秋琴)

第二节　咳　嗽

02章02节　数字内容

 ──────── 导入案例与思考 ────────

俞某,男,20岁,大二学生。因咳嗽4天就诊。

患者5天前运动后汗出受凉,开始出现恶寒,鼻流清涕,自服板蓝根(日服3次,每次1袋),第2天开始咳嗽,自服川贝枇杷露1天(服2次,每次20ml),效果不显,遂来院就诊。刻下:咳嗽频作,痰少黏稠,咯吐不爽,咽喉干痛,口渴,鼻塞,流黄涕,发热恶风。舌质红,舌苔微黄,脉浮数。

体格检查:T 37.9℃,P 85次/min,R 20次/min,BP 120/72mmHg,咽部充血,扁桃体无肿大,两肺呼吸音粗。

请思考:

1. 该患者目前所患何病?辨证当属何证?

2. 针对患者目前的咳嗽症状,应如何护理?请用思维导图的形式呈现。

咳嗽是指由外感或内伤而导致肺失宣降,肺气上逆作声,或咳吐痰液的一种病证。有声无痰为咳,有痰无声为嗽,有痰有声为咳嗽,一般多为痰、声并见,难以截然分开,故统称咳嗽。咳嗽既是肺系多种疾病的一个症状,又是独立的病证。

凡急、慢性支气管炎、支气管扩张、肺炎、肺间质纤维化等,以咳嗽为主要表现者,或其他疾病如肺脓肿、肺结核等兼见咳嗽者,均属本病证的讨论范围,可参考本节辨证施护。

【经典与沿革】

1. "五脏六腑皆令人咳,非独肺也。"(《素问·咳论》)

2. "咳谓无痰而有声,肺气伤而不清也。嗽是无声而有痰,脾湿动而为痰也。咳嗽谓有痰而有声,盖因伤于肺气,动于脾湿,咳而为嗽也。"(金元·刘完素《素问病机气宜保命集·咳嗽》)

3. "咳嗽之要,止惟二证,何为二证?一曰外感,一曰内伤而尽之矣。"(明·张介宾《景岳全书·杂证谟·咳嗽》)

【病因病机】

咳嗽之病因有外感六淫和内生诸邪两大类。咳嗽病因病机示意图见图2-2。

1. 外感六淫　气候突变,人体卫外功能减退或调摄失宜,六淫外邪及烟尘秽浊之气,由口鼻或皮毛乘虚而入,侵袭肺卫,致肺失宣降,气道不利,肺气上逆而作咳。六淫皆能令人咳,但风为六淫之首,他邪多与风邪相合侵袭人体,故临床多有风寒、风热、风燥等不同证型的咳嗽。

2. 内生诸邪　内伤咳嗽总由脏腑功能失调,内邪干肺所致。包括肺脏自病和他脏及肺。

(1)肺脏自病:肺系多种疾病迁延不愈,肺脏虚弱,阴伤气耗,肺主气功能失调,肃降无权,肺气上逆发为咳嗽;或肺气亏虚,气不化津,津聚成痰,肺失宣降,气逆而咳嗽;或肺阴不足,肺失濡润,甚则阴虚火旺,虚火灼津成痰,痰阻气道,肺气失于肃降而上逆作咳。

(2)他脏及肺:情志、饮食、禀赋等因素均可导致脏腑功能失调,内邪干肺,肺失宣降,肺气上逆发为咳嗽。

1)情志失调:肝气郁结,气郁化火,气火循经,上逆犯肺,肺失宣降而致咳嗽,又称为"木火刑金"。

2)饮食不节:如过食生冷、辛辣刺激、肥甘厚味、嗜好烟酒等,伤及脾胃,脾失健运,无以输布水

 Note:

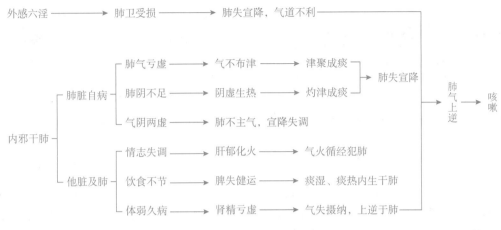

图 2-2 咳嗽病因病机示意图

谷精微,酿湿生痰,痰湿阻气,肺气上逆,发为痰湿咳嗽。痰湿郁久化热,痰热壅肺,则可发为痰热咳嗽。

3) 体弱久病:先天禀赋不足,或年老体弱,或久病消耗,肾精亏虚,气失摄纳,上逆于肺,发为咳嗽。

本病病位主要在肺,与肝、脾、肾关系密切。基本病机为邪气犯肺,肺失宣降,肺气上逆。病理因素主要为痰与火,但痰有寒热之别,火有虚实之分,痰火可互为因果。痰可郁而化热化火,火亦能灼津成痰。外感咳嗽多属邪实,若不能及时驱邪外达,可演变转化,表现为风寒化热、风热化燥或痰热壅肺等。内伤咳嗽多为正虚与邪实并见。

外感咳嗽与内伤咳嗽常互为因果。外感咳嗽如迁延不愈或护治不当,耗气伤阴,更易感邪,而致咳嗽频作,久则从实转虚,逐步转为内伤咳嗽;内伤咳嗽,肺脏有病,卫外不强,易感外邪而诱发或加重。影响本病预后的因素较多,如体质强弱、病邪性质、病之新久等。一般而言,外感咳嗽,其病尚浅而易治,但燥与湿二者较为缠绵。内伤咳嗽多为久病,常反复发作,病程长,治疗难取速效,日久迁延,肺脏更虚,津液失布,血行不畅,痰瘀互阻而有痰饮、咳喘之变。

【诊断与鉴别诊断】

1. 诊断

(1) 症状:咳逆有声或伴咳痰。

(2) 体征:听诊两肺呼吸音正常或增粗,或可闻及干湿啰音。

(3) 发病特点:外感咳嗽起病较急,病程较短,常伴恶寒发热等症;内伤咳嗽多为久病,常反复发作,病程较长,多伴有其他脏腑功能失调的症状。

(4) 相关检查:血常规、胸部 X 线、CT、肺功能等检查可协助诊断。

2. 鉴别诊断

(1) 咳嗽与喘证:二者可相互并见,咳嗽剧烈时可见短时间内气粗息涌、喘息难平,喘证亦常伴有咳嗽。久咳不愈,日久可转为喘证。二者的不同点见表 2-3。

表 2-3 咳嗽与喘证鉴别

病证名称	临床特征	病情轻重
咳嗽	气逆有声,或咳吐痰液,或两者并见	一般较轻
喘证	呼吸困难,甚则张口抬肩,鼻煽,摇身撷肚,喘息不能平卧	一般较重

(2) 咳嗽与肺痨:二者均有咳嗽。二者的不同点见表 2-4。亦可根据红细胞沉降率、结核菌素试验、痰液涂片、细菌培养等检查,进行鉴别。

表2-4 咳嗽与肺痨鉴别

病证名称	临床特征	病因	主要病机	病证特点
咳嗽	咳逆有声,或咳吐痰液,或两者并见	外感六淫,内伤因素	内外邪气犯肺,肺失宣降,肺气上逆	既是肺系多种疾病的症状,又是独立的病证,一般无传染性
肺痨	干咳无痰,或痰少而黏、难咳,或痰中带血,潮热,盗汗,咯血,身体逐渐消瘦	正气不足、感染"痨虫"	以阴虚火旺为主	慢性、传染性、虚弱性

(3) 咳嗽与肺胀:二者均有咳嗽。肺胀是多种慢性肺病病证反复发作,迁延不愈,导致肺气胀满,不能敛降的一种病证,除咳嗽痰多外,尚有喘息气促、胸中憋闷如塞,日久可见心悸、面色晦暗,或唇甲青紫、肢体浮肿等症。而咳嗽以咳逆有声或咳吐痰液为主症。

【辨证施护】

1. 辨证要点

(1) 辨外感内伤:主要根据病势、病程、兼症等进行辨证。若起病急,病程短,常伴恶寒、发热、头痛等肺卫症状,多为外感咳嗽;若起病缓,病程长,因情志不遂,或饮食肥甘、生冷,或劳累受凉而加重,常反复发作,身无表证,多为内伤咳嗽。

(2) 辨证候虚实:主要根据咳嗽的声音、节律、时间以及痰液特点进行辨证。若咳嗽时作,咳声嘶哑,声重,咳而急剧,白天多于夜间,或咽痒则咳作,痰白而稀薄,或痰黄而稠,病势急而病程短,多由外感风寒、风热或风燥引起,多属实证;若咳嗽连声重浊,痰浊或黄,咳痰有热腥味或腥臭味,痰出咳减,早晨咳甚,阵发加剧,久病,多属痰湿或痰热为患,多为邪实正虚,虚实夹杂;若咳声轻微短促,痰少质黏难咳,或夹血丝,午后、黄昏咳甚,或夜间有单声咳嗽,多为阴虚肺燥,多属正虚,或虚中夹实;若夜间咳嗽较剧烈,持续不已,少气,或伴气喘,痰白清稀透明,呈泡沫样,病势缓而病程长,属久咳致喘的虚寒证。

2. 护治原则 护治咳嗽应分清邪正盛衰和证候虚实。外感咳嗽,以祛邪利肺为主,忌敛涩留邪。内伤咳嗽,标实为主者,当祛邪止咳;本虚为主者,当扶正补虚;虚实夹杂者,当酌情兼顾,防宜散伤正。咳嗽主脏在肺,除直接护治肺脏外,应注意肝、脾、肾等整体调节,忌见咳止咳。

3. 证治分类(表2-5)

表2-5 咳嗽的常见证型及辨证治疗

证型		临床表现	治法	方药
外感咳嗽	风寒袭肺	咳嗽声重有力,咽痒气急,咳痰稀薄色白,常伴鼻塞、流清涕、头痛、肢体酸痛,或见恶寒发热,无汗等表证,舌苔薄白,脉浮或浮紧	疏风散寒,宣肺止咳	主方:三拗汤合止嗽散 常用药物:麻黄、杏仁、甘草、荆芥、桔梗、白前、紫菀、百部、紫苏叶等
	风热犯肺	咳嗽频剧,声重气粗或咳声嘶哑,喉燥咽痛,痰黏色白或黄稠,咯吐不爽,常伴鼻流黄涕,口微渴,头痛汗出,肢楚,或有发热,恶风等表证,舌质红,苔薄黄,脉浮数或浮滑	疏风清热,宣肺止咳	主方:桑菊饮 常用药物:桑叶、菊花、薄荷、桔梗、杏仁、甘草、连翘、鲜芦根等
	风燥伤肺	干咳,连声作呛,无痰,或痰少而黏难咳,或痰中夹有血丝,伴咽干喉痒,唇鼻干燥,口干,初起或伴鼻塞,头痛,身热等症,舌质干红而少津,苔薄白或薄黄,脉浮数	疏风清肺,润燥止咳	主方:桑杏汤或杏苏散 常用药物:桑叶、豆豉、杏仁、浙贝母、南沙参、梨皮、苦桔梗、连翘、栀子等

续表

证型		临床表现	治法	方药
内伤咳嗽	痰湿蕴肺	咳嗽反复发作,咳声重浊,痰多易咳,黏腻或稠厚成块或稀薄,色白或带灰色,晨间或食后咳痰甚,进肥甘食物加重,因痰而嗽,痰出咳平,伴胸闷、脘痞、呕恶、纳差、腹胀、乏力,大便时溏,舌苔白腻,脉濡滑	健脾燥湿,化痰止咳	主方:二陈汤合三子养亲汤 常用药物:半夏、茯苓、陈皮、甘草、白芥子、紫苏子、莱菔子、苍术、厚朴等
	痰热郁肺	咳嗽气粗,或喉中有痰声,痰多质黏或稠黄,咯吐不爽,或有热腥味,或咯血痰,伴胸胁胀满,咳时引痛,面赤,或有身热,口干而黏欲饮,舌质红,苔薄黄腻,脉滑数	清热化痰,肃肺止咳	方药:清金化痰汤 常用药物:桑白皮、黄芩、栀子、知母、桔梗、贝母、瓜蒌、茯苓、甘草、橘红、麦冬等
	肝火犯肺	气逆咳嗽阵作,咳时面红目赤,烦热咽干,咳引胸痛,可随情绪波动增减,常感痰滞咽喉,量少质黏难咳,或痰如絮条,口干口苦,胸胁胀痛,舌红或舌边红,苔薄黄少津,脉弦数	清肺泻肝,顺气降火	主方:黄芩泻白散合黛蛤散 常用药物:桑白皮、地骨皮、黄芩、甘草、青黛、海蛤壳、天花粉等
	肺阴亏耗	干咳,咳声短促,痰少黏白,或痰中夹血丝,或声音逐渐嘶哑,伴口干咽燥,或午后潮热、颧红、手足心热,夜寐盗汗,神疲乏力,日渐消瘦,舌红少苔,脉细数	养阴清热,润肺止咳	主方:沙参麦冬汤 常用药物:沙参、麦冬、天花粉、玉竹、百合、桑叶、白扁豆、甘草、川贝母、知母等

4. 主要护理问题

(1) 咳嗽　与邪气犯肺,肺失宣肃,肺气上逆有关。

(2) 咳痰　与外感时邪,脏腑失调,痰浊内生有关。

(3) 咯血　与肺络受损,血不循经有关。

5. 护理措施

(1) 病情观察:①观察咳嗽的时间、节律、性质、声音以及加重因素。②观察痰液的色、质、量、味及咯出情况等。必要时正确留取清晨漱口后咳出的第一口痰,及时送检。③观察体温、呼吸等生命体征变化,若出现高热不退、呼吸困难、咳痰腥臭、咯血或脓血相间,或出现胸闷喘憋、胸胁引痛、头晕头痛、尿量减少,或出现体温骤降、四肢不温、心慌、悸动不安、汗出、嗜睡等情况,应立即汇报医生,配合抢救。④辨证观察:风燥伤肺、肺阴亏耗者,须观察咽喉、口渴情况,肝火犯肺者须观察有无胸痛以及情绪变化。

(2) 生活起居护理:①保持病室洁净、空气新鲜,定时开窗通风。避免烟尘、花粉、异味刺激,禁止吸烟。②根据气候变化适当增减衣服,忌直接当风,防复感。盗汗者,及时擦干汗液,更换湿衣被。及时清理痰液,如有痰杯则须每天消毒。③注意休息,避免劳累。若病情许可,可适当散步、练习呼吸操、打太极拳等。④痰多者,教会患者有效咳痰,即先漱口或饮少量水湿润咽部,深吸一口气,屏气1~2秒,再用力咳嗽,将深部的痰咳出;痰黏难咳时,可进行胸部叩击,先协助患者取半卧位或端坐位,再用空心掌从肺下叶开始,自下而上、由外向内轻叩患者背部,避开乳房、心脏、骨突处,叩击度以不感到疼痛为宜,手法以发出空而深的拍击音为度,每次15~20分钟,叩击时可用单层薄布保护,避开纽扣或拉链,防止皮肤发红或破损;严重咳痰不畅,有窒息危险时,予吸痰或气管切开;病重痰多者宜侧卧,定时更换体位;年老体弱排痰无力者,若痰液已在咽部,可用吸引器引出。⑤辨证起居:风寒袭肺者,病室宜温暖;风燥伤肺者,干咳剧烈时,取坐位或半卧位,舌尖抵上颚,或少量饮水润喉,以减轻咳嗽;痰热郁肺者,加强口腔护理,可用温水或20%一枝黄花液或银花甘草液漱口,每日3~4次。

(3) 饮食护理:①以清淡、易消化、富营养、理肺止咳为原则。忌肥甘厚味、辛辣刺激、粗糙之品,戒烟酒。②辨证施食:风寒袭肺者,以疏风散寒、宣肺止咳为原则,饮食宜温热,可选择辛温之品,如葱白、生姜、紫苏叶、大蒜等,亦可服姜糖苏叶饮(《本草汇言》,生姜6g,紫苏叶3g,红糖适量)、杏仁奶(《太平圣惠方》,杏仁 21 枚,牛奶 250g,白糖适量);风热犯肺者,以疏风清热、宣肺止咳为原则,宜味苦、辛、性凉之品,如淡豆豉、菊花、金银花、枇杷、川贝母、竹沥水等,亦可多食新鲜蔬果,干咳作呛、痰少质黏难咳者多饮水,可食川贝蒸梨,或雪梨膏 1 匙加川贝母 1.5g,开水调服,或金银花、枇杷叶适量,泡水代茶;风燥伤肺者,以疏风润燥为原则,宜辛、甘之品,如紫苏叶、银耳、梨、洋槐蜜等,可频饮甘蔗汁、酸梅汤、五汁蜜饮(白萝卜汁、梨汁、麦冬汁、炼乳、蜂蜜调匀)等;痰湿蕴肺者,以健脾燥湿、化痰止咳为原则,宜淡味、芳香之品,如赤小豆、炒薏苡仁、茯苓、白扁豆、山药、砂仁、豆蔻等,可服生姜莱菔汁、陈皮水;痰热郁肺者,以清热化痰为原则,宜寒凉之品,如丝瓜、冬瓜、梨、荸荠、海蜇等,可多食梨汁、海带汤、雪羹汤(《绛雪园古方选注》,海蜇 50g,荸荠 4 枚)等;肝火犯肺者,以清肺泻肝为原则,可食芹菜、菊花、绿豆等;肺阴亏耗者,以养阴、清热、润肺为原则,可食银耳、百合、麦冬、甲鱼、雪梨汁、枇杷汁、甘蔗汁、百合莲子粥、天门冬粥等,恢复期宜食鸡汤、猪肉、牛奶等以助正气。

(4) 用药护理:①祛痰止咳口服药宜空腹服,服药后避免立即饮水,并观察咳嗽、咳痰情况。②咳嗽剧烈时可即刻给药,如杏苏止咳露、止咳合剂等。③多数祛痰药对黏膜有刺激性,有消化道溃疡者慎用。④若痰中带血,可遵医嘱给予三七粉或白及粉冲服,或用白茅根、藕节水、鲜芦根煎汤送服,以凉血止血。⑤辨证施药:外感咳嗽,汤药武火快煎;风寒袭肺者宜热服,风热犯肺者宜温服,风燥伤肺者,桑杏汤宜偏凉服,杏苏散宜偏温服;服药后注意休息,观察汗出和体温情况,以微汗、热退、脉静、身凉为佳,及时擦干汗液,忌汗出当风;痰热郁肺者,汤药宜偏凉服;肺阴亏耗者,汤药宜少量多次频服。

(5) 情志护理:①病程较长者,应予以安慰和鼓励,消除思想顾虑,增强康复信心,可聆听《喜洋洋》《花好月圆》《紫竹调》等徵调乐曲。②肝火犯肺者,应劝慰患者戒怒,可采用以情制情法,适当播放悲情影视剧,或聆听《阳春白雪》《小胡笳》《双声恨》等商调乐曲,或《碧叶烟云》等角调乐曲,使患者心境平和。

(6) 对症处理

咳嗽、咳痰

① 刮痧:多适合实证咳嗽者。a. 刮拭部位:背部督脉循行线(大椎—至阳穴),背部膀胱经第一侧线(大杼—肺俞穴),前臂肺经循行线(天府—少商穴),肺俞、中府。b. 刮拭方法:经脉直线刮拭,尽量拉长,穴位点压按揉,均以出痧为度;督脉用平补平泻法,其余经脉用泻法刮拭。c. 辨证刮痧:风寒袭肺者加风门、大杼;风热犯肺者加手臂大肠经循行线(肩髃—商阳穴),加大椎、尺泽、列缺、合谷;痰湿蕴肺者加下肢脾经循行线(阴陵泉—隐白穴),加脾俞、丰隆、阴陵泉、天突;痰热郁肺者加手臂大肠经循行线(肩髃—商阳穴)和下肢脾经循行线(阴陵泉—隐白穴),加脾俞、阴陵泉、大椎、尺泽、天突;肝火犯肺者加手臂大肠经循行线(肩髃—商阳穴)和下肢肝经循行线(膝关—大敦穴),加肝俞、太冲、行间、大椎、膻中。

② 穴位贴敷:多适合寒痰伏肺或肺虚者。a. 穴位:肺俞、天突、膻中、大椎、膏肓、丰隆、脾俞。b. 主要药物:白芥子、紫苏子、莱菔子、贝母、款冬花、桑白皮、白前、沉香、甘草等。c. 方法:于三伏天的初伏、中伏、末伏第 1 或 2 天贴敷,每次贴敷 4~6 小时,共贴敷 3 次。

③ 拔罐:多适合风寒袭肺、风热犯肺、痰湿蕴肺而咳嗽者。a. 穴位:肺俞、天突、云门、中府穴。b. 方法:闪火法拔罐,留罐 10~15 分钟;若是药物竹罐,则留罐 5~10 分钟;亦可行平衡火罐法,最后留罐 5 分钟。c. 辨证拔罐:风寒者,加风门、大杼;风热者,加风门、大椎;痰湿者,加脾俞、丰隆、阴陵泉。

④ 艾灸:多适合风寒袭肺或痰湿蕴肺而咳嗽者。a. 穴位:肺俞、天突、大椎。b. 方法:温和灸,每穴 10~15 分钟,每天 1 次;或隔姜灸,每穴灸 3 壮,每天早晚各 1 次;或雷火灸,每天 1 次;也可进行督灸(大椎—腰俞穴),连灸 3 壮,每次灸 40~60 分钟。c. 辨证施灸:风寒者加风门;痰湿者加脾俞、足三里、丰隆。

⑤ 耳穴贴压:a. 耳穴:肺、气管、支气管、三焦。b. 方法:每日不拘时按压,对按或向耳轮方向按压,以耐受为度,每 4~5 天更换一次。c. 辨证贴压:痰湿蕴肺、痰热郁肺者,加脾、大肠、枕穴;风热犯肺者,加大肠穴,耳尖放血,胸痛者加胸、乳穴;肺阴亏耗者,加内分泌穴。

Note:

⑥ 中药超声雾化吸入:适合痰黏难咳者。a. 药物:金银花、桔梗、远志各 30g。b. 方法:煎水,雾化吸入,每次 10~15 分钟。

【健康教育】

1. 平时注意气候变化,防寒保暖,防外感。

2. 发病期间,保持室内洁净、空气新鲜。注意口腔清洁,被褥轻软,衣服宽大合身。饮食有节,富营养,忌辛辣香燥肥甘之品,戒烟限酒。

3. 缓解期加强锻炼,如散步、呼吸操、太极拳、游泳等。对于虚寒体质、慢性支气管炎等患者,提倡冬病夏治与扶正固本。

(王秋琴)

第三节 哮 病

02章03节 数字内容

 ──────────── 导入案例与思考 ────────────

李某,女,62 岁,因喉中痰鸣,喘憋难卧,于 2019 年 3 月 23 日就诊。

患者有咳喘 10 余年,曾住院诊断为支气管哮喘,出院后长期吸入沙美特罗氟替卡松吸入粉雾剂,效果欠佳。自诉遇凉、换季或空气质量差时痰鸣气喘易发,且每年冬季必发。3 天前自觉鼻、咽、眼、耳发痒,鼻塞,流清涕,喷嚏时作,胸闷。刻下:喉中痰涎壅盛,如哨笛声,咳痰呈白色泡沫样,气喘难卧,胸闷,纳呆,口黏不渴,夜寐欠安,大便微溏,小便可,舌淡,苔厚浊,脉滑。

相关检查:肺功能检查示 FEV_1/FVC:71%;PEF>10%;支气管舒张阳性。

请思考:

1. 该患者目前所患为何病?辨证当属何证?

2. 针对患者目前的气喘症状,应如何护理?请用思维导图的形式呈现。

哮病是一种发作性的痰鸣气喘病证,发作时以喉中哮鸣有声,呼吸气促困难,甚则喘息不能平卧为主要表现。本病常突然发作,迅速缓解,多见于冬春季节,也有常年反复发作者。

凡支气管哮喘、喘息性支气管炎、嗜酸性粒细胞增多症或其他急性肺部过敏性疾病等,以痰鸣气喘为主要表现者,均属本病证讨论范围,可参考本节辨证施护。

【经典与沿革】

1. "咳而上气,喉中水鸡声,射干麻黄汤主之。"(汉·张仲景《金匮要略·肺痿肺痈咳嗽上气病脉证治》)

2. "哮喘必用薄滋味,专主于痰。"(元·朱丹溪《丹溪心法》)

3. "未发以扶正气为主,既发以攻邪气为急。"(元·朱丹溪《丹溪心法》)

4. "哮以声响言,喘以气息言。"(明·虞抟《医学正传·哮喘》)

【病因病机】

哮病的病因主要是外邪侵袭、饮食不当及体虚久病等。哮病病因病机示意图见图 2-3。

1. 外邪侵袭 外感风寒或风热之邪,未能及时表散,邪蕴于肺,肺气受阻,气不布津,聚液成痰;或吸入花粉、烟尘、异味、有害气体等,肺失宣降,津液凝聚,变生痰浊。宿痰内伏于肺,壅塞气道,而致痰鸣如吼。

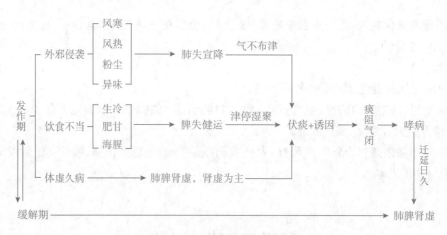

图2-3 哮病病因病机示意图

2. 饮食不当 贪食生冷,寒饮内停;或嗜食酸咸肥甘,积痰蒸热;或进食海腥发物,脾失健运,痰浊内生。上述病理因素上干于肺,肺气受阻,遇感引触,发生哮病。如《医碥·喘哮》曰:"哮者……得之食味酸咸太过,渗透气管,痰入结聚,一遇风寒,气郁痰壅即发。"鉴于个人体质以及对不同食物致病敏感性的差异,古有"食哮""鱼腥哮""卤哮""糖哮""醋哮"等名。

3. 体虚久病 先天禀赋不足,主要是肾虚,若肾阳虚,不能蒸化水液,则阳虚水泛为痰;或肾阴虚,虚火灼津生痰,上干于肺,而致肺气出纳失司,发生痰鸣气喘。古有"幼稚天哮"者,即小儿禀赋不足所致哮病。久病如反复感冒、咳嗽日久等,以致肺气亏虚,气不化津,痰饮内生;或肺阴虚,热蒸液聚,痰热胶固;或脾虚不能运化水谷为精微,积湿生痰,上贮于肺,影响肺气升降,发生哮病。

上述病因中,外邪侵袭、饮食不当亦为本病每次发作的诱因,其他如情志失调、劳累过度等亦可诱发。诸诱因中尤以气候因素为主。

本病病位在肺,涉及脾肾。病理因素以痰为主。痰的产生,责之于肺不能布散津液,脾不能运化精微,肾不能蒸化水液,以致津液凝聚成痰。伏痰蕴肺,遇各种诱因,痰随气升,气因痰阻,相互搏结,壅塞气道,肺气宣降失常,气道挛急狭窄,而导致哮鸣如吼,咳痰喘促。病机特点为痰阻气闭。病理性质属邪实正虚,发作期以邪实为主;缓解期以正虚为主;大发作期正虚与邪实并存。因体质的差异,感邪的不同,发作期又有寒哮、热哮、寒包热哮、风痰哮之分。因寒诱发,素体阳虚,痰从寒化,则发为寒哮;因热邪诱发,素体阳盛,痰从热化,则发为热哮;因痰热内郁,风寒外束,则为寒包热哮;因痰浊伏肺,风邪引动,壅塞气道,肺失宣降,则为风痰哮。寒痰内郁化热,亦可由寒哮转化为热哮。热哮日久,若过用寒凉之品,伤及中阳,亦可转化为寒哮。

本病的转归预后与患者的年龄、体质、病程及治疗护理等因素有关,本虚与标实常互为因果,互相影响,故难以速愈和根治。部分儿童、青少年患者随年龄增长至成年时,肾气日盛,脾气渐充,可自行停止发作;而中老年患者,体弱病久,肾气渐衰,常不能根除。病程较短、体质较强者,治疗较易取效,但反复发作,寒痰伤及脾肾之阳,痰热耗灼肺肾之阴,则可由实转虚,发为虚哮;或病由肺脏影响到脾、肾、心,可导致肺胀重证。病程较长,体质较弱者,常迁延难愈。大发作持续不解,因肺不能治理调节心血的运行,命门之火不能上济于心,则心阳受累,甚至发生"喘脱",症见喘息鼻煽、胸高气急、心慌、烦躁或昏昧、汗出肢冷、面唇紫青、颜面下肢浮肿等。

【诊断与鉴别诊断】

1. 诊断

(1) 症状:发作时喉中哮鸣有声,呼吸困难,甚则张口抬肩,不能平卧,或口唇指甲发绀。

(2) 体征:发作时,胸廓胀满,呈吸气位;叩诊呈过清音,心浊音界缩小;两肺满布哮鸣音,合并感染时可伴有湿啰音。

(3) 发病特点:呈反复发作性。常因气候突变、饮食不当、情志失调、劳累过度等因素诱发。发作前多有鼻痒、喷嚏、咳嗽、胸闷、情绪不宁等先兆症状。可有过敏史或家族史。

（4）相关检查：血嗜酸性粒细胞计数、肺功能、胸部 X 线检查有助于诊断。

2. 鉴别诊断

（1）哮病与喘证（表 2-6）

表 2-6　哮病与喘证的鉴别

病证名称	相同点	不同点	联系
哮病	呼吸急促、呼吸困难	指声响言，为喉中哮鸣有声，是一种反复发作的独立性疾病	哮必兼喘，喘未必兼哮，哮病久延可成痰喘
喘证		以气息言，为呼吸急促、困难，喉中无哮鸣音，是多种急慢性病的一个症状	

（2）哮病与支饮：二者均有痰鸣气喘。支饮是饮邪上犯胸肺，肺气上逆所致，以咳逆喘满不能平卧，痰如白沫，量多，苔白腻，脉弦紧等为主要特征，多为部分慢性咳嗽经久不愈，逐渐加重而成，病势时轻时重，发作与间歇界限不清，咳和喘重于哮鸣；而哮病具有发作性，突然发病，迅速缓解，哮吼声重而咳轻，或不咳。故两者有显著不同。

【辨证施护】

1. 辨证要点

（1）发作期辨寒、热、风邪的偏盛：主要根据哮鸣、痰液和呼吸的特点进行辨证。本病发作时，因痰壅肺气，以邪实为主，故多见呼气困难，而自觉呼出为快。若病因于寒，症见喉中哮鸣有声，痰清稀而多泡沫，多为痰从寒化，属寒痰为患，可辨为寒哮；若病因于热，症见喉中哮鸣如吼，气粗息涌，面赤，痰黏稠厚，咯吐不利，多为痰从热化，属痰热为患，可辨为热哮；若病情反复，时发时止，发时喉中哮鸣有声，呼吸急促，不能平卧，止时有如常人，多为宿痰遇风邪引触而发病。

（2）缓解期辨肺、脾、肾病位的主次：主要根据痰液、呼吸、舌苔和脉象进行辨证。若见气短声低，喉中时有轻度哮鸣，咳痰清稀色白，自汗怕风，舌淡苔白，脉细弱，每因气候变化而诱发，常易感冒，多为肺失宣降，气不布津，可辨为肺虚；若见痰多而质黏，短气息促，倦怠无力，食少便溏，或食油腻易腹泻，舌淡苔白腻或白滑，脉细软，每因饮食不当而引发，多为脾失运化，津停液聚成痰，可辨为脾虚；若见气短不足以息，心慌，动则尤甚，吸气不利，痰吐起沫或质黏，腰酸腿软，脑转耳鸣，不耐劳累，舌淡苔白质胖嫩，脉象沉细，多为阳虚水泛，无以蒸化水液，可辨为肾虚。

2. 护治原则　以"发时治标，平时治本"为基本原则。发作时当攻邪治标，祛痰利气；不发时应扶正固本，阳气虚者应予温补，阴虚者则予滋养，根据病位不同分别采用补肺、健脾、益肾等法；病深日久，正虚邪实者，攻邪与扶正兼顾。若发生喘脱危候，当急予扶正救脱。

3. 证治分类（表 2-7）

表 2-7　哮病的常见证型及辨证治疗

	证型	临床表现	治法	方药
发作期	寒哮	喉中哮鸣如水鸡声，呼吸急促，胸膈满闷，咳不甚，痰少咯吐不爽，色白而多泡沫，口不渴或渴喜热饮，形寒怕冷，天冷或受寒易发，面色青晦，舌苔白滑，脉弦紧或浮紧	温肺散寒，化痰平喘	主方：射干麻黄汤或小青龙汤 常用药物：射干、麻黄、干姜、细辛、半夏、紫菀、款冬花、大枣、甘草、紫苏子、杏仁、白前等
	热哮	喉中哮鸣如吼，喘而气粗息涌，咳呛阵作，胸膈烦闷，咳痰色黄或白，黏浊稠厚，咯吐不利，口苦，口渴喜饮，汗出，面赤，或有身热，舌质红，苔黄腻，脉滑数或弦滑	清热宣肺，化痰定喘	主方：定喘汤 常用药物：麻黄、黄芩、桑白皮、杏仁、半夏、款冬花、白果、竹沥、射干、甘草等

Note：

续表

证型		临床表现	治法	方药
发作期	寒包热哮	喉中哮鸣有声,喘咳,胸闷,咳痰不爽,痰黏色黄,或黄白相兼,发热,烦躁,恶寒,无汗,身痛,舌边尖红,苔白腻或黄,脉浮数	解表散寒,清热化痰	主方:小青龙加石膏汤 常用药物:麻黄、石膏、厚朴、杏仁、生姜、半夏、甘草、大枣等
	风痰哮	喉中痰涎壅盛,声如拽锯,喘急胸闷,但坐不得卧,痰黏难咳,或为白色泡沫痰,舌苔厚浊,脉滑实。起病多急,发病前自觉鼻、咽、眼、耳发痒,喷嚏,鼻塞,流涕,胸闷	祛风涤痰,降气平喘	主方:三子养亲汤 常用药物:白芥子、紫苏子、莱菔子、杏仁、厚朴、半夏、陈皮、茯苓、麻黄、地龙、僵蚕等
缓解期	肺虚	平素自汗,怕风,常易感冒。气短声低,咳痰清稀色白,喉中常闻痰鸣,面色㿠白,每因气候变化而诱发,发前喷嚏频作,鼻塞流清涕,舌淡,苔薄白,脉细弱或虚大	补肺固卫	主方:玉屏风散 常用药物:黄芪、白术、防风、桂枝、白芍、附子、生姜、大枣、浮小麦等
	脾虚	平素痰多,质黏,食少脘痞,气短难息,少气懒言,每因饮食不当或劳累而引发。面色萎黄,倦怠乏力,畏寒肢冷,便溏,或食油腻易腹泻,或泛吐清水,或少腹坠胀,甚则脱肛。舌质淡,苔薄腻或白滑,脉细软	健脾化痰	主方:六君子汤 常用药物:党参、白术、茯苓、甘草、陈皮、半夏、桂枝、附子、干姜等
	肾虚	平素短气息促,动则为甚,吸气不利,痰起泡沫或质黏,不耐劳累,腰膝酸软。或伴畏寒肢冷,面色苍白,自汗,或颧红,烦热,汗出黏手,脑转耳鸣。舌淡苔白,质胖嫩,或舌红少苔,脉沉细或细数	补肾摄纳	主方:金匮肾气丸或七味都气丸 常用药物:肉桂、附子、补骨脂、淫羊藿、鹿角片、熟地黄、山茱萸、山药、茯苓、牡丹皮、泽泻、五味子、当归、冬虫夏草、紫石英等

4. 主要护理问题

(1) 咳痰不爽　与痰浊壅塞,痰液黏稠,气虚无力有关。

(2) 胸闷气喘　与痰气搏结,痰阻气道,肺失宣降有关。

(3) 潜在并发症:喘脱　与气机逆乱,阴阳离决有关。

5. 护理措施

(1) 病情观察:①观察痰液的色、质、量,咳痰的难易程度。②观察哮病发作持续时间及缺氧状况,注意面色、呼吸频率和节律、口唇及四肢末梢的发绀程度。哮病严重发作常在晚饭后至次晨 10 点,故应加强巡视,找出患者的发病规律,以便及时处理。③观察先兆症状及病情变化。哮病发作持续 24 小时以上,出现胸部憋闷如窒、汗出肢冷、面青唇紫、烦躁不安或神昏嗜睡、脉大无根等"喘脱"危候,立即汇报医生,做好气管插管或气管切开的准备,或使用呼吸机辅助呼吸。④了解患者生活习惯、职业及工作环境,发病前接触史,寻找病因及诱因。

(2) 生活起居护理:①病室保持干净、安静、安全,空气清新,注意气候变化,防外感,避免接触花粉、动物皮毛、油漆、毛毯等致敏物及烟尘、异味、有害气体。②发作时绝对卧床休息,取半卧位或端坐位,烦躁时,可加床挡,防跌仆损伤;缓解期适当锻炼,可选太极拳、内养功、散步或慢跑、呼吸操等,增强体质。③保持呼吸道通畅,及时清除口鼻腔分泌物,发作时予吸氧,氧流量 2~4L/min,可配合面罩给氧;缓解后可适当下床活动;哮病持续不解,予持续低流量吸氧,氧流量 1~2L/min。凡见咳痰不利、神情恍惚、烦躁或嗜睡者,多为痰热蒙闭心窍之兆,应立即吸痰,予氧气吸入。④保持口腔清洁,病重者每日 2 次口腔内擦拭,口唇干裂者可用温开水湿润双唇。使用激素类气雾剂吸入时,注意观察口腔内是否有真菌发生,并在吸入后立即漱口。⑤保持皮肤清洁、干燥,汗出较多时,及时擦干并更换汗湿衣被。⑥辨证起居:寒哮或肺虚者,病室宜偏温,遇寒发作或加重者,尤应注意背部保暖;热哮者,病室宜凉爽通风,忌直接当风,发热时,定时测量体温,可用菊花、薄荷等泡水漱口;脾虚者,鼓励患者翻身,经常拍背;肾虚者,起居有常,节制房事,气短喘促发绀时,予低流量间歇吸氧。

(3) 饮食护理:①以清淡、富营养、少量多餐为原则。宜食化痰之品,如白萝卜、丝瓜等,忌辛辣刺激,如辣椒、咖啡等。禁烟酒。禁食过敏食物(俗称"发物"),如水产品中的带鱼、黄鱼、蚶子、蛤蜊、鲤鱼、鲢鱼、螃蟹、虾等;禽畜类中的猪头肉、公鸡或鸡头、羊肉、狗肉、驴肉、马肉、鸡蛋白等;蔬菜中的韭菜、芹菜、笋或笋干、金针菜、花生、芝麻、秋茄子等;调味品中的葱、蒜、椒、甜酒酿;水果中的木瓜;奶及奶制品等。②辨证施食:寒哮者,以温热散寒之品为宜,如豆豉、生姜,忌食生冷、油腻之品,可选干姜茯苓粥(干姜 5g,茯苓 15g,甘草 3g,采用提汁法煮粥)或杏苏莱菔粥(甜杏仁 10g,紫苏子 10g,莱菔子 10g,紫苏叶 6g,大米 100g,采用提汁法煮粥),日服 1~2 次;热哮者,以清热化痰之品为宜,如梨、荸荠、枇杷、川贝母等,可选牛肺萝卜汤(牛肺 1 具,白萝卜 300g,山药 30g,生姜 10g,葱 5g)或丝瓜藤液(剪断取汁或以小丝瓜数条煮烂,取浓汁),日服 1~2 次,每次一小碗或一小杯;风痰哮者,以祛风化痰之品为宜,如紫苏叶、防风、白萝卜、荸荠等;肺虚者,以益气补肺之品为宜,如猪肺、黄芪、灵芝等,平时可服党参红枣汤(党参 50g,红枣 50g,薏苡仁 60g,冰糖 30g),日服 1~2 次;脾虚者,饮食宜软、烂、易消化,以健脾、益气、化痰之品为宜,如山药、红枣、薏苡仁、白扁豆、白萝卜、冬瓜、党参等,平时可服柚子肉炖鸡(柚子 1 个,公鸡 500g)、山药半夏粥(生山药 30g,半夏 30g,采用提汁法煮粥)、参芪粥等;肾虚者,以补肾纳气之品为宜,如核桃、黑豆、桑葚、紫河车等,平时可食黄精虫草粥(黄精 15g,冬虫夏草 10g,瘦猪肉 50g,小米 100g)、紫河车瘦肉粥等。

(4) 用药护理:①发作期,将汤剂的两煎药汁混匀后分成 4 份,日服 3 次,夜间加服 1 次,服药前将药汁放文火上炖热。②发有定时者,可在发作前 1~2 小时服药,以控制发作或减轻症状。一旦发现有鼻喉作痒、喷嚏、咳嗽等先兆症状时,立即遵医嘱给药以防止发作。③严重发作时,正确使用吸入气雾剂,使用时先呼气,然后将吸入器喷嘴放入口中,双唇含住,经口缓慢深吸气,同时按压驱动装置,吸至气道后屏气 5~10 秒,再缓慢呼气,再次吸入应等待至少 1 分钟后,再吸入药液,最好间隔 3~5 分钟。④加强药后观察,服用含有麻黄的汤药后,注意患者心率、血压的变化及汗出情况。⑤辨证施药:寒哮者,汤药宜热服,可用僵蚕 5 条,浸姜汁,晒干,瓦上焙脆,和入细茶适量,共研末,开水送服,以温肺化痰平喘;热哮者,汤药宜温服或凉服,药后观察哮喘发作程度和痰色的改善情况;脾虚者,汤药宜空腹服;肺虚、肾虚者,汤药宜空腹温服,可用淡盐水送服。

(5) 情志护理:①发作期患者多表现为惊恐万分,应多关心、安慰患者及家属,积极寻找诱因,解除其思想负担。②因病情反复,患者易产生悲观、失望情绪,故应多关心、多安慰,鼓励患者培养乐观、豁达、宽容的心态,积极配合治疗及护理,平时可选择聆听《月光奏鸣曲》《十面埋伏》等宫调乐曲,或《荷花映日》《紫竹调》《喜洋洋》等徵调乐曲。

(6) 对症处理

气喘

① 艾灸:a. 穴位:定喘、肺俞、天突、风门、膻中。b. 辨证选穴:寒哮者,加大椎穴;肺虚者,加气海穴;脾虚者,加神阙穴;肾虚者,加关元、肾俞穴。c. 方法:温和灸或隔姜灸,每穴灸 5 分钟,每日 2~3 次。哮病发作时,可艾粒灸少商穴,3~5 壮;缓解期可独取大椎穴,每日上午 9 点开始行温和灸,灸 1 小时,以提高抵抗力。

② 穴位贴敷:a. 穴位:肺俞、脾俞、肾俞、天突、膻中、气海、膏肓、定喘。b. 方法:用白芥子、延胡索各 20g,甘遂、细辛各 10g,共为末,和匀,姜汁调敷,于夏季三伏天共贴敷 3 次,每次贴敷 4~6 小时。c. 辨证贴敷:肾虚者,可用补骨脂研细末,每次取 10g,以生姜调为膏状,敷于双侧涌泉穴,每日 1 次。

③ 穴位按摩:a. 穴位:肺俞、天突、定喘、膻中。b. 辨证选穴:寒哮者,加风门、风池穴;热哮者,加曲池、合谷、尺泽穴;脾虚者,加足三里、气海穴;肾虚者,加肾俞、涌泉穴。c. 方法:指揉法,每日 2 次,

每次 60~100 下。

④ 拔罐：a. 穴位：肺俞、大椎、天突、定喘、膻中，各证配穴同穴位按摩。b. 方法：闪火法拔罐，留罐10 分钟。

⑤ 中药吸入：发作时可用洋金花叶放在纸卷中点火燃烧，作吸入剂用，以平喘止咳。

【健康教育】

1. 避免诱因，减少发作。注意气候变化，防寒保暖，预防感冒；居室保持干净、安全，避免接触刺激性气体、工业有机粉尘、动物皮毛等，加强劳动防护；时值花粉飞扬之季，减少户外活动；戒烟酒；多休息，节制房事。

2. 发作期，掌握自身发病的症状、发作规律、先兆症状、用药情况及药后反应。饮食宜清淡、富营养，少食多餐。调摄情志，努力培养乐观、豁达、宽容的心态。掌握常用支气管舒张剂的用法和用量，随身携带吸入气雾剂。

3. 缓解期，根据个人体质及病情，选择呼吸操、太极拳、内养功、散步或慢跑等方法，适当锻炼，循序渐进，不宜剧烈运动。饮食有节，加强营养，宜多食萝卜、丝瓜、薏米、柑橘等以化痰利湿，忌油腻、过冷、过热、过饱，禁食发物。

（王秋琴）

第四节 喘 证

02章04节 数字内容

 ———————— 导入案例与思考 ————————

张某，男，76 岁，因反复气促、咳嗽、咳痰 30 余年，加重 3 天就诊。

患者 30 余年前开始出现发作性气促，每因天气变化诱发，夜间为多，常因胸闷憋醒，症状可自行缓解。3 天前因天气变化气促加重，活动后明显，咳嗽，痰量多难咳，自行使用止咳平喘药物后，症状稍缓解，但仍有反复，遂来院就诊。刻下：气喘气促，咳嗽，咳白色泡沫痰，量多难出，不能平卧，精神倦怠，焦虑易躁，头身疼痛，恶寒发热，夜寐欠安，纳差，二便调。舌淡红，苔白腻，脉浮紧。

体格检查：T 37.8℃，P 100 次/min，R 29 次/min，BP 137/82mmHg，两肺叩诊呈清音，双肺呼吸音增粗，双肺下部可闻及大量湿啰音，无胸膜摩擦音。

请思考：

1. 该患者目前所患为何病？辨证当属何证？

2. 针对患者目前的气促、咳嗽，应该如何护理？请用思维导图的形式呈现。

喘证是以呼吸困难、短促急迫，甚则张口抬肩，鼻煽，不能平卧为主要表现的病证。喘即气喘、喘息，其症状轻重不一，轻者表现为呼吸困难，不能平卧；重者稍动则喘息不已，甚则张口抬肩，鼻煽；严重者可发生喘脱危象，表现为喘促持续不解，烦躁不安，面青唇紫，肢冷，汗出如珠，脉浮大无根。

凡喘息型支气管炎、肺部感染、肺气肿、肺源性心脏病、心源性哮喘、肺结核、硅肺以及癔症等，以呼吸困难为主要表现者，均属本病证的讨论范围，可参考本节辨证施护。

【经典与沿革】

1. "肺高则上气，肩息咳。"（《灵枢·本脏》）

2. "有所堕恐，喘出于肝。"（《素问·经脉别论》）

3. "实喘者有邪,邪气实也;虚喘者无邪,元气虚也。"(明·张介宾《景岳全书·喘促》)

4. "在肺为实,在肾为虚。"(清·叶天士《临证指南医案·喘》)

【病因病机】

喘证的发生多与外邪侵袭、饮食不当、情志失调、久病劳欲等因素有关。喘证病因病机示意图见图 2-4。

1. **外邪侵袭** 外邪之中以风寒、风热为主,此为实喘之重要病因。外感风寒或风热之邪,未能及时表散,邪蕴于肺,壅阻肺气,肺气不得宣降,因而上逆作喘。风寒之邪袭肺,肺卫为邪所伤,外则郁闭皮毛,内则壅遏肺气,肺气不得宣畅,气机升降失常,上逆为喘。若表寒未解,内已化热,或肺中素有蕴热,寒邪外束,热不得泄,则热为寒郁,肺失宣降,气逆而喘。风热之邪犯肺,肺气壅实,失于宣肃;或邪热内盛,蒸液为痰,痰热蕴肺,清肃失司,肺气上逆,发为喘促。

2. **饮食不当** 过食肥甘,或恣食生冷,或嗜酒伤中,致脾失健运,痰湿内生,上扰于肺,阻遏气道,气机不利,肃降失常,发为喘促;或湿痰久郁化热,或肺火素盛,痰受热蒸,致痰热交阻于肺,肺失清肃,肺气上逆而作喘。

3. **情志失调** 情志不遂,忧思气结,肺气闭阻,气机不利,肺气上逆而喘;或郁怒伤肝,肝气上逆犯肺,肺气不得肃降,升多降少,气逆而喘;或惊恐伤及心肾,气机逆乱,喘出于肺。

4. **劳欲久病** 咳嗽、哮病、肺胀、肺痨等肺系病证,迁延不愈,久病肺虚,致使气阴不足,气失所主而短气喘促。后期,肺之气阴不能下荫,由肺及肾,肾元亏虚,肾不纳气而喘促不已;或劳倦过度伤脾,中气虚弱,肺气失于充养,亦可导致气虚而喘;或纵欲过度伤肾,精气内夺,肾之真元伤损,根本不固,不能助肺纳气,气失摄纳,气逆上奔为喘。若肾阳衰弱,水泛无主,犯肺凌心,肺气上逆,心阳不振,亦可致喘。

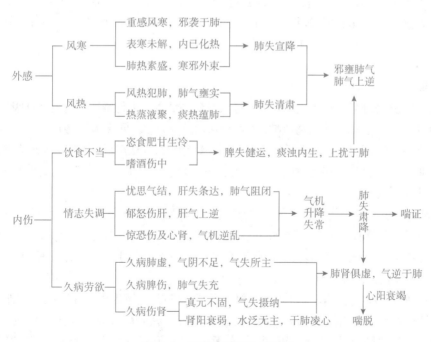

图 2-4 喘证病因病机示意图

喘证病位主要在肺、肾两脏,与脾、肝有密切关系。主要病机为邪犯于肺,肺气上逆或肺肾俱虚,气逆于肺。肺为气之主,若外邪侵袭,或它脏病气犯上,皆可使肺失宣肃,肺气胀满,壅阻气道,呼吸不利,发为喘促;肺虚而气失所主,亦可少气不足以息而为喘。肾为气之根,与肺同司气体之出纳,故肾元不固,摄纳失常则气不归原,阴阳不相续接,气逆于肺,而为喘。此外,如脾失健运,痰浊上犯,以及中气虚弱,土不生金,肺气不足;或肝气上逆乘肺,升多降少,均可致肺气上逆而为喘。喘证病理性质主要有虚实两方面。实喘在肺,为外邪、痰浊、肝郁气逆等,邪壅肺气,宣降不利;虚喘责之于肺、肾两脏,因精气不足,气阴亏耗而致肺肾出纳失常,重点在肾,且以气虚为主。病情错杂者,可虚实夹杂并见。在病情发展的不同阶段,虚实之间有所侧重,或可互相转化。喘证严重时不但肺肾俱虚,在孤阳欲脱之时,病及于心,出现喘脱之证。

喘证的预后与病程的长短、病邪的性质、病位的深浅有关。一般而论,实喘易治,虚喘难疗。实喘由于邪气壅塞,祛邪利肺则愈,故治疗较易,一般预后较佳;虚喘为气失摄纳,根本不固,补之未必即效,且每因体虚易感外邪,导致反复发作,往往喘甚而致汗脱,故较难治愈,一般预后较差。

【诊断与鉴别诊断】

1. 诊断

(1) 症状:以喘促短气,呼吸困难,甚则张口抬肩,鼻煽,不能平卧,口唇发绀为主要临床表现。

(2) 体征:呈桶状胸,叩诊胸部呈过清音,心浊音界缩小或消失,肝浊音界下移,两肺可闻及干、湿性啰音或哮鸣音,肝脾肿大,下肢浮肿,颈静脉怒张。

(3) 发病特点:多有慢性咳嗽、哮病、肺痨、心悸等病史,每遇外感及劳累而诱发。

(4) 相关检查:血白细胞总数及中性粒细胞计数、胸部 X 线、心电图、心肺功能测定、血气分析等检查,有助于喘证的诊断。

2. 鉴别诊断

(1) 喘证与哮病(见本章第三节哮病)

(2) 喘证与气短:二者均可见呼吸异常。喘证以呼吸困难,张口抬肩,甚则不能平卧为特征,实证气粗声高,虚证气弱声低。气短即少气,主要表现为呼吸浅促,或短气不足以息,似喘而无声,尚可平卧,无抬肩撷肚。如气短进一步加重,可呈虚喘表现。

(3) 喘证与咳嗽:二者相互并见,有轻重之别。喘证以呼吸困难、气促为主要表现,较重。咳嗽以气逆有声,咳吐痰涎为基本特征,较轻。咳嗽剧烈时可见短时间气促、喘息不平,喘证常可伴有咳嗽。若久咳不愈,病情由轻到重,可逐渐形成喘证。

【辨证施护】

1. 辨证要点

(1) 辨虚实:主要根据呼吸的气息和声音、脉象及病势缓急等进行辨证。若出现呼吸深长有余,呼出为快,气粗声高,脉数有力,伴痰鸣咳嗽,多为实喘,为外邪侵袭,邪壅肺气、肺气上逆所致或饮食不当,痰湿内生、上扰于肺所致;若出现呼吸短促难续,深吸为快,气怯声低,少有痰鸣咳嗽,脉象微弱,病势徐缓,时轻时重,遇劳则甚,多为虚喘。若邪实正虚、体虚感邪、失治误治等,则会出现虚中有实,实中有虚,虚实夹杂的情况。

(2) 辨外感内伤:实喘当辨外感内伤。主要根据起病缓急、病程长短及有无表证等进行辨证。若出现起病急,病程短,伴有表证者,多为外邪侵袭所致邪壅肺气、肺气上逆,可辨为外感;若出现起病缓,病程长,反复发作,无表证者,多为饮食不当所致痰湿内生、上扰于肺或情志失调、久病劳欲所致气机升降失常、肺肾出纳失常,可辨为内伤。

(3) 辨病变脏腑:虚喘当辨病变脏腑。主要根据喘息特点、加重因素及伴随症状等进行辨证。若出现劳作后气短不足以息,喘息较轻,伴有面色㿠白,自汗,易感冒者,多为肺虚气弱,气失所主,可辨为肺虚;若出现静息时亦有气喘,动则更甚,伴有面色苍白,形寒肢冷,腰膝酸软者,多为久病肺虚及肾,气失摄纳,可辨为肾虚;若出现心气、心阳衰弱时,喘息持续不已,伴有发绀,心悸,浮肿,颈脉怒张,脉结代者,多为肺气欲绝,肾阳虚衰,摄纳无权,可辨为喘脱。

2. 护治原则 护治喘证应分清邪正虚实。实喘重点在肺,当以祛邪利气为主,区别寒、热、痰、气之不同,采用温宣、清肃、化痰、降气等法;虚喘护治在肺、肾,以肾为主,重在培补摄纳。对于虚实夹杂,上实下虚、寒热并见者,又当分清主次,权衡标本,灵活处理。喘脱者护治当以扶阳固脱,镇摄肾气为主。此外,喘证多由其他急、慢性病证发展而来,所以积极治疗原发病是阻断病势发展,提高治疗效果的关键,不能见喘治喘。

3. 证治分类(表2-8)

表2-8　喘证的常见证型及辨证治疗

	证型	临床表现	治法	方药
实喘	风寒袭肺	喘息,呼吸气促,胸部胀闷,咳嗽,痰多色白而稀薄,兼有头身疼痛,喉痒鼻塞,无汗,恶寒,或伴发热,口不渴,舌苔薄白而滑,脉浮紧	祛风散寒,宣肺平喘	主方:麻黄汤 常用药物:麻黄、杏仁、桂枝、炙甘草、半夏、陈皮、前胡、紫苏子等
	表寒里热	喘咳上气,呼吸急促,胸胀或痛,息粗,鼻煽,咳痰色黄而质稠,咳而不爽,烦闷,身痛,有汗或无汗,口渴,舌质红,舌苔薄白或薄黄,脉浮数或滑	外散风寒,兼清里热	主方:麻杏石甘汤 常用药物:麻黄、杏仁、石膏、炙甘草、黄芩、桑白皮、半夏、葶苈子、射干等
	痰热郁肺	喘咳气涌,胸部闷胀,痰稠黏色黄,不易咳出,或夹血色,或目睛胀突,胸中烦热,身热,有汗,口渴喜冷饮,面红,咽干,小便赤涩,大便秘结,舌质红,舌苔黄或腻,脉滑数	清热化痰,宣肺平喘	主方:桑白皮汤 常用药物:桑白皮、黄芩、黄连、栀子、杏仁、贝母、半夏、紫苏子等
	痰浊阻肺	喘而胸中满闷,甚则胸盈仰息,痰多色白黏腻,咯吐不利,纳呆呕恶,口黏不渴,困倦,舌质淡,苔色白厚腻,脉滑	燥湿化痰,降气平喘	主方:二陈汤合三子养亲汤 常用药物:法半夏、陈皮、茯苓、甘草、紫苏子、白芥子、莱菔子等
	肺气郁痹	起病突然,每遇情志刺激诱发喘咳,呼吸短促,息粗气憋,胸闷胸痛,咽中不适,如有异物感,或失眠心悸,平素忧思抑郁,舌质正常或质红,舌苔薄白,脉弦	行气开郁,降逆平喘	主方:五磨饮子 常用药物:木香、沉香、槟榔、枳实、乌药、紫苏子、合欢花、远志、代赭石等
	水凌心肺	咳喘气逆,胸满不能平卧,咳痰稀薄色白,心悸,面目肢体浮肿,怯寒肢冷,小便量少,或面色晦暗,唇甲青紫,舌淡胖,或胖黯,或有瘀斑、瘀点,苔白滑,脉沉细	温阳利水,泻壅平喘	主方:真武汤合葶苈大枣泻肺汤 常用药物:茯苓、芍药、生姜、附子、白术、葶苈子、大枣等
虚喘	肺气虚耗	喘促短气,动则加重,言语无力,气怯声低,喉有鼾声,咳声低弱,咯吐稀痰,自汗,畏风,易感冒,痰少质黏,烦热而渴,咽喉不利,面红,或兼食少,食后腹胀不舒,便溏或食后即便,肌肉瘦削,舌质淡红或有苔剥,脉细弱或细数	补肺益气,敛肺定喘	主方:补肺汤合玉屏风散 常用药物:人参、黄芪、甘草、熟地黄、五味子、紫菀、桑白皮、白术、防风等
	肾虚不纳	喘促日久,气息短促,呼多吸少,动则喘甚,气不得续,形瘦神疲,甚则喘而遗尿,尿后余沥,面红烦躁,口咽干燥,汗出,肢冷,跗肿,舌淡苔薄,脉细无力	温补肾阳,固本纳气	主方:金匮肾气丸合参蛤散 常用药物:桂枝、附子、熟地黄、山茱萸、山药、茯苓、牡丹皮、泽泻、人参、蛤蚧等
	喘脱	喘逆剧甚,张口抬肩,鼻煽,端坐不能平卧,稍动则喘剧欲绝,心慌悸动,烦躁不安,肢体厥冷,面青唇紫,汗出如珠,舌淡无华,或干瘦枯萎,少苔或无苔,脉浮大无根,或见歇止,或模糊不清	扶阳固脱,镇摄肾气	主方:参附汤合黑锡丹 常用药物:人参、附子、黑锡、生硫黄、川楝子、葫芦巴、木香、肉豆蔻、补骨脂、沉香、小茴香、阳起石、肉桂等

4. 主要护理问题

(1) 胸闷气促　与邪气壅肺,肺失宣降或精气不足、肺肾摄纳失常有关。

(2) 咳痰不爽　与邪气壅肺,肺失宣降有关。

(3) 生活自理能力下降　与喘促难平,无力施为有关。

(4) 潜在并发症:喘脱　与心阳暴脱,肾阳虚衰有关。

5. 护理措施

(1) 病情观察:①观察呼吸的频率、节律、深度、呼气与吸气的时间比例等。②观察面色、唇甲发绀程度、气喘发作时间和诱因。如患者出现喘息鼻煽,胸高气促,张口抬肩,汗出肢冷,面色青紫,脉洪大无根为喘脱危象,应及时报告医生。③观察生命体征、神志、汗出、尿量等,发热患者须注意观察热势变化。喘脱患者每 15~20 分钟巡视一次,认真记录。④伴有剧烈咳嗽者,密切观察咳痰的声音、痰的性状及颜色、痰液的气味、咳吐的难易程度等并做好护理记录。

(2) 生活起居护理:①保持病室环境清洁、空气新鲜,避免烟雾、粉尘,禁止吸烟,严格管理探视。②卧床休息,喘息较重者取半卧位或端坐位,并持续吸氧,氧流量为 1~2L/min,必要的功能检查可在床边完成。③不宜疲劳及过量运动,症状缓解后,方可下床适当活动。④轻拍患者背部,并指导其掌握有效咳嗽、咳痰、深呼吸的方法。⑤若痰液黏稠时可频饮温开水,以湿化痰液。在心肾功能正常的情况下,每日饮水 1 500ml 以上,必要时遵医嘱行雾化吸入,痰液黏稠无力咳出者可行机械吸痰。⑥保持口腔卫生,每日清洁口腔 2 次。⑦辨证起居:风寒袭肺者,室温宜略高,平时注意随气候增减衣物,切忌吹对流风,尤其是做好胸背部保暖;水凌心肺者,病室宜温暖,宜采取半卧位;肺气虚耗者,间歇吸氧,做呼吸操、打太极拳;肾虚不纳者,宜劳逸结合,节制房事。

(3) 饮食护理:①饮食有节,以清淡、富营养为原则,宜食化痰之品,如梨、冬瓜、陈皮、橘子等。忌海腥发物、辛辣煎炸、膏粱厚味之品。②辨证施食:风寒袭肺者,宜食温肺散寒之品,如生姜、葱白、豆豉等,忌生冷瓜果;表寒里热者,多饮温开水,宜食宣肺之品,如菊花、莲子,可用鲜芦根 45g 煎煮,采用提汁法,与大米 30g 煮粥食用;痰热郁肺者,宜食清热化痰之品,如荸荠、丝瓜、白萝卜等,可饮梨汁、荸荠汁;痰浊阻肺者,宜食化痰降气之品,如梨、枇杷,可食用橘皮杏仁饮,忌过甜、过凉之品;肺气郁痹者,宜食行气解郁之品,可用木蝴蝶、厚朴花各 3g 泡水代茶饮,忌食壅滞气机之品,如豆类、番薯等;水凌心肺者,宜食温阳化饮之品,如核桃、肉苁蓉等,亦可配合利水消肿之品,如赤小豆等,同时,应限制钠盐和水的摄入,忌饱餐;肺气虚耗者,宜食补肺健脾之品,如党参、黄芪、山药等;肾虚不纳者,宜食补益肾精之品,如核桃、芝麻、猪腰等,饮食宜低盐;喘脱者,待病情稳定后应加强饮食调护,宜食用高热量、高维生素、高蛋白之品,如禽类汤、牛奶、蔬菜汁等,或直接用营养素配制要素饮食。

(4) 用药护理:①汤药一般宜温服。服药后注意观察胸闷、气促、咳痰等症状是否改善。②慎用镇静剂,喘促剧烈时,可遵医嘱使用气雾剂。③辨证施药:表寒里热者,药后以微汗为佳,并注意观察患者的缺氧情况、呼吸的深度和频率;肺气郁痹者,所用药物多属芳香走窜之品,不宜久煎,中病即止,平常可服逍遥丸;痰热郁肺者,可遵医嘱予二陈丸、半夏止咳糖浆,以化痰降气平喘,如出现痰稠难咳,可用鲜竹沥水送服川贝粉 3g,以清热化痰。

(5) 情志护理:本病缠绵难愈,患者精神负担较重,常易出现焦虑、抑郁等情绪,应鼓励家属常陪伴,给予患者情感支持,增强其治疗疾病的信心。肺气郁痹者,每遇情志刺激容易诱发喘咳,故尤须重视情志护理,平时应加强开导、鼓励患者吐露真情,向患者解释本病的成因,指导患者将内心思虑的焦点转移分散,如参加适量的社会、体育活动,增加业余爱好,或聆听具有怡情悦志、疏肝解郁的音乐,如《光明行》《春天来了》《雨打芭蕉》等。喘脱者,应及时稳定患者情绪,缓解其畏惧恐慌的心理。

(6) 对症处理

胸闷气促

① 耳穴贴压:a. 耳穴:取平喘、肺、气管、肾上腺、交感等穴。b. 方法:每日不定时按压,对按或向耳轮方向按压,以耐受为度,每 4~5 天更换一次。

② 穴位按摩:a. 穴位:膻中、列缺、肺俞。b. 方法:根据患者的症状、发病部位、年龄及耐受性,选用适宜的手法和刺激强度。每穴 1 分钟,每次 10~15 分钟,每日 1 次,10 次为 1 疗程。c.辨证按摩:实喘者加定喘、天突;风寒袭肺者加风门;痰热郁肺者加丰隆、大椎;虚喘者加膏肓、气海、肾俞、足三里等。

③ 艾灸:多适合风寒袭肺或肺气虚耗者。a.穴位:肺俞、风门、列缺、膻中。b.方法:温和灸,每穴约5分钟,每天1次;或隔姜灸,每穴灸3壮,每天早晚各1次;或雷火灸,每天1次;或督灸(背部督脉循行线,从大椎到至阳穴),连灸3壮,每次约40~60分钟。c.辨证施灸:实喘者加定喘、大椎、丰隆、合谷等穴;虚喘日久、反复发作者加肾俞、命门、足三里、关元、气海穴。

④ 拔罐:多适合风寒袭肺、痰浊阻肺而胸闷喘促者。a.穴位:定喘、风门、肺俞。b.方法:闪火法拔罐,留罐10~15分钟;若是药罐,则留罐5~10分钟。亦可采用中药竹罐治疗。c.辨证拔罐:风寒袭肺者加大椎;痰浊阻肺者加足三里、中脘、丰隆穴。

【健康教育】

1. 起居有常,增强体质,防外感。

2. 喘证发作时,遵医嘱使用急救气雾剂,并教会患者正确的使用方法。

3. 及时治疗上呼吸道感染等疾病,防止喘证的发作。

4. 恢复期指导患者进行呼吸肌功能锻炼,改善肺功能。

（邓丽丽）

第五节　肺　痨

02章05节　数字内容

 ──────── 导入案例与思考 ────────

杜某,女,25岁。因消瘦、咳嗽数月就诊。

2020年冬,患者怀孕8个月时胎儿夭折,悲伤过度,情怀郁结。日久,食少形瘦。虽经调治,未能复元,反见口噤不能食。盛夏憎寒,不离棉衣,日渐消瘦,咳嗽盗汗。闭经,卧床不起4月余。刻下:咳喘,咳痰,痰中夹血,血色暗淡,潮热,形寒,盗汗,自汗,食少呕逆,大便带血,每便必脱肛,舌淡胖,少苔,脉微细数。

体格检查:查体:T 37℃,P 90次/min,R 18次/min,BP 120/77mmHg。肺部X线检查示右肺浸润型肺结核。

请思考:

1. 该患者目前所患为何病?辨证当属何证?

2. 针对患者目前的盗汗症状,应如何护理?请用思维导图的形式呈现。

───────────────

肺痨是指由正气虚弱,痨虫侵蚀肺脏所致的以咳嗽、咯血、潮热、盗汗及身体逐渐消瘦等为主要特征的具有传染性的慢性消耗性病证。本病发病多慢,初起病情轻,逐渐加重,亦有急性发病,迅速恶化者。病轻者,不一定诸症悉具,重者则每多兼见。

凡肺结核、某些肺外结核等以咳嗽、咯血、潮热、盗汗及身体逐渐消瘦为主要表现者,均属本病证的讨论范围,可参考本节辨证施护。

【经典与沿革】

1. "咳,脱形,身热,脉小以疾。"(《灵枢·玉版》)

2. "死后复传之旁人,乃至灭门。"(晋·葛洪《肘后备急方》)

3. "诸证虽曰不同,其根多有虫。"(宋·陈无择《三因极一病证方论》)

4. "痨瘵主乎阴虚。"(元·朱丹溪《丹溪心法·痨瘵》)

【病因病机】

肺痨病因主要有两个方面：一为感染痨虫，一为正气虚弱。肺痨病因病机示意图见图2-5。

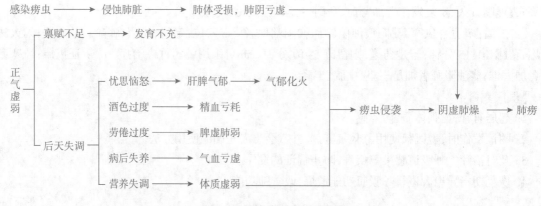

图2-5 肺痨病因病机示意图

1. 感染痨虫 因直接接触本病患者，痨虫侵入人体而成病，如问病吊丧，看护患者，子女亲属与患者朝夕相处等，均可感染痨虫。痨虫侵蚀肺脏，耗伤阴血，肺体受损，肺失滋润，清肃失调而发病。古人所称的"痨虫""瘵虫"即西医学所说的结核杆菌。

2. 正气虚弱 正气虚弱为本病发病的关键。若正气旺盛，虽感染痨虫，但不一定发病，反之则易于致病。

（1）禀赋不足：先天禀赋不强，小儿发育未充，正气不足，痨虫乘虚侵蚀肺脏而致病。清·林佩琴《类证治裁》曰："小儿之劳，得于母胎。"

（2）后天失调：如忧思恼怒，肝脾气郁；或酒色过度，精血亏耗；或劳倦过度，脾虚肺弱；或病后失养，如麻疹、哮喘等病后，或外感咳嗽久延不愈；或产后失于调养等，耗伤气血津液；或平素营养失调，上述原因终致阴血亏虚，正气不足，痨虫侵袭而发病。《名医杂著》曰："男子二十前后，色欲过度，劳损精血，必生阴虚动火之病。"清·沈金鳌《杂病源流犀烛·虚损痨瘵》曰："思虑过度，心气不舒，郁热熏蒸胸中，因生内热，而成痨者。"

本病病位主要在肺，痨虫由口鼻而入，直接侵蚀肺脏。所谓"其邪辗转，乘于五脏"，肺病日久可累及脾、肾、肝、心，其中与脾、肾关系最为密切。脾为肺之母，肺虚耗夺脾气则致脾虚，故可伴见神疲、纳差、便溏等，脾虚失于运化，水谷精微无以上输养肺，终致肺脾同病。肾为肺之子，肺虚则肾失滋生之源，或肾虚上耗母气，则致肺肾两虚，伴见骨蒸、男子遗精、女子月经不调等。若肺虚无以制肝，肾虚不能养肝，可致肝火偏旺。若肺虚治节失司，血脉不畅，病可及心。肺肾阴虚，亦可致心火上炎。基本病机为阴虚肺燥。病理性质主要在阴虚，并可导致气阴两虚，阴阳俱虚。本病病理演变过程一般为：初起肺体受损，阴分先伤，则阴虚肺燥；继则阴虚生内热，而致阴虚火旺；或阴伤气耗，阴虚不能化气，而致气阴两虚，甚则阴损及阳，则阴阳两虚。

凡病情轻浅，为时短暂，早期治疗者可康复。若治疗不及时，迁延日久，全身虚弱症状明显，极度消瘦，肌肤甲错，咳呛声哑，久泻不止，内热不退，汗出如水，气喘，口如鱼口，面浮足肿，面色青晦，脉小数疾，是为难治。此外，少数患者可呈急性发病，出现剧烈咳嗽，喘促，咳吐大量鲜血，寒热如疟等严重症状，俗称"急痨""百日痨"，预后较差。

【诊断与鉴别诊断】

1. 诊断

（1）症状：典型表现为咳嗽、咯血、潮热、盗汗、形体逐渐消瘦。不典型者初期仅感疲乏无力，微有干咳，食欲不振，偶或痰中夹有少量血丝。

（2）体征：病灶部位呼吸音减弱或闻及支气管呼吸音及湿啰音。

(3) 发病特点：发病多慢，一般初起病情轻，逐渐加重，亦有急性发病，迅速恶化者。常有体质虚弱，与肺痨患者密切接触史。

(4) 相关检查：痰涂片或培养结核菌、胸部 X 线、肺部 CT、红细胞沉降率、结核菌素试验等检查有助于诊断。

2. 鉴别诊断

(1) 肺痨与虚劳：二者均可见形体消瘦、盗汗、咳嗽等症。肺痨是正气不足、感染痨虫所致的独立的慢性传染性疾病；虚劳是内伤亏损、元气虚弱所致的多种慢性疾病虚损证候的总称，临床表现多样。二者的不同点见表 2-9。

表 2-9 肺痨与虚劳鉴别

病证名称	病因	病位	病机	传染性	主症
肺痨	痨虫侵袭、正气虚弱	主要在肺	阴血亏虚	有	咳嗽、咯血、潮热、盗汗、消瘦
虚劳	内伤亏损	主要在脾肾	气血阴阳亏虚、脏腑亏损、久虚不复	一般无	形神衰败、身体羸瘦、食少厌食、心悸、气短、自汗盗汗、面容憔悴、脉虚无力

(2) 肺痨与肺痿：二者病位均在肺，均可见咳嗽。但肺痿是肺痈、肺痨、久嗽等肺部多种慢性疾患后期，肺叶痿弱不用而成，临床以咳吐浊唾涎沫为主症。肺痨晚期可转为肺痿。二者的不同点见表 2-10。

表 2-10 肺痨与肺痿鉴别

病证名称	病因	病机	主症
肺痨	痨虫侵袭、正气虚弱	阴血亏虚	咳嗽、咯血、潮热、盗汗、消瘦
肺痿	肺部多种慢性疾患后期转归而成	肺叶痿弱不用	咳吐浊唾涎沫

【辨证施护】

1. 辨证要点 辨病变脏腑及病理性质：主要根据咳嗽特点、痰液情况及伴随症状进行辨证。初起干咳、咳声短促、有力，无痰或痰少而黏，或痰中带血丝、口干咽燥、舌红、脉细数，病位在肺，多为肺阴亏虚；若见干咳无力、痰少、气短声低、盗汗、四肢瘦削，伴神疲、纳差、便溏，病位在肺、脾，多为气阴两虚；若见呛咳气急或咳嗽无力，咯血痰，伴见骨蒸、潮热、男子失精、女子月经不调等，病在肺、肾，多为肺虚及肾或肾虚上耗肺气；若伴见急躁易怒、胁痛等症，病累及肝，多为肺虚不能制肝，肾虚不能养肝，阴虚火旺；若伴虚烦不寐、盗汗等症，病累及心，多为肺肾阴虚，虚火上扰心神；若盗汗自汗并见，稍动即汗出，咳逆喘促气急，咳时乏力，心慌、发绀、两颧高突，肋骨暴露，病位在肺、肾、心，为阴阳两虚，病情严重。

2. 护治原则 补虚培元、抗痨杀虫为本病的护治原则。但尤须重视补虚培元，增强正气，以提高抗痨能力。调补脏腑，重点在肺，兼顾脾肾，并注意脏腑整体关系。

3. 证治分类(表 2-11)

表 2-11 肺痨的常见证型及辨证治疗

证型	临床表现	治法	方药
肺阴亏损	干咳，咳声短促，或咳少量黏痰，或痰中带血丝或血点，色鲜红，午后手足心热，皮肤干灼，胸部隐痛，口干咽燥，或有轻微盗汗，舌边尖红，苔薄，脉细或兼数	滋阴润肺，清热抗痨	主方：月华丸 常用药物：沙参、麦冬、天冬、生地黄、熟地黄、百部、川贝母、獭肝、山药、茯苓、阿胶等

Note：

续表

证型	临床表现	治法	方药
阴虚火旺	呛咳气急,痰少质黏,或黄稠量多,时时咯血,血色鲜红,午后潮热,骨蒸,五心烦热,颧红,盗汗量多,心烦失眠,口渴,急躁易怒,或胸胁掣痛,男子可见遗精,女子月经不调,形体日渐消瘦,舌绛而干,苔薄黄或剥,脉细数	滋阴降火,补肺益肾	主方:百合固金汤合秦艽鳖甲散 常用药物:百合、生地黄、熟地黄、玄参、知母、鳖甲、秦艽、银柴胡、地骨皮、百部、阿胶等
气阴耗伤	咳嗽无力,气短声低,咳痰清稀色白,偶或夹血,血色淡红,午后潮热,神疲乏力,伴纳少,便溏,面色㿠白,自汗与盗汗并见,畏风怕冷,颧红,舌质嫩红,边有齿印,苔薄,脉细弱而数	养阴润肺,益气健脾	主方:保真汤 常用药物:人参、黄芪、白术、茯苓、五味子、甘草、当归、天冬、麦冬、生地黄、熟地黄、赤白芍、厚朴、地骨皮、黄柏、知母、莲子心、陈皮、生姜、大枣等
阴阳两虚	咳逆喘息,痰呈泡沫状或见夹血,血色黯淡,骨蒸,潮热,盗汗,形体羸弱,形寒自汗,声嘶或失音,面浮肢肿,伴心慌,唇紫,或见五更泄泻,口舌生糜,男子滑精、阳痿,女子经少、经闭,舌光质红少津,或舌淡体胖,边有齿痕,脉微细而数,或虚大无力	滋阴温阳	主方:补天大造丸 常用药物:人参、白术、当归、酸枣仁、炙黄芪、远志、白芍、山药、茯苓、枸杞、紫河车、龟甲、鹿角等

4. 主要护理问题

(1) 低热、盗汗 与阴虚内热、营阴外泄有关。

(2) 干咳少痰 与阴虚肺燥、肺失滋润有关。

(3) 咯血 与阴虚火旺,肺络受损有关。

(4) 知识缺乏:缺乏饮食调养相关知识。

(5) 消瘦 与气阴两虚,生化乏源有关。

5. 护理措施

(1) 病情观察:①定时监测体温,观察身热起伏的时间、程度,注意发热的规律,观察盗汗的部位及汗出的多少,尤其要观察午后体温、夜间出汗情况。②观察咳嗽的声音、频率、程度,咳痰与否及难易程度,痰液的色、质、量。准确留取痰标本送检。③观察咯血的色、质、量,以及面色、脉搏、血压、汗出等情况,必要时留取血痰标本送检,以明确诊断。④观察病情变化,若出现喘逆气急、大骨枯槁、大肉陷下、肌肤甲错、面唇青紫、肢体浮肿或大量咯血等,立即汇报医生,配合抢救。

(2) 生活起居护理:①病室保持安静、整洁、空气新鲜,减少探视,每日开窗通风 1 小时,消毒液拖地 2 次,紫外线照射,每日或隔日 1 次,每次 30 分钟至 1 小时。注意气候变化,防止复感外邪。②做好消毒隔离,患者应住专科医院或专科病房,病床之间距离不小于 1.6m,被褥应经常暴晒,餐具、便具做好消毒。使用有盖痰杯,痰血经严格消毒后倒入污物池,痰杯每日消毒或将痰液吐在纸杯内焚烧处理。嘱患者切勿随地吐痰,外出必须戴口罩,减少外出。工作人员亦应做好消毒隔离,防止交叉感染。③忌用力咳嗽,多休息,保证充足睡眠,病情严重者卧床少动,戒房事。病情允许时可适当运动,如晨操、户外散步、太极拳、气功等。④患者宜穿棉质内衣,衣被不宜过暖。汗出湿衣后应及时擦干,避风更衣。温水擦身,保持皮肤清洁。⑤咯血者,指导其将血轻轻咳出,不可咽下,年老体弱、咳嗽无力者,协助其取头低足高俯卧位,及时清除口腔、鼻腔血液,防止窒息,加强口腔护理,可用 20% 一枝黄花液漱口,每日 4~6 次。⑥辨证起居:肺阴亏损者,可用加湿器适当增加病室湿度,痰多难咳时,可协助翻身拍背,必要时雾化吸入;阴虚火旺者,病室宜凉爽;气阴耗伤者,注意保暖,防外感,汗后避风;阴阳两虚者,绝对卧床休息,注意保暖,及时发现咯血先兆,保持大便通畅,远房事。

(3) 饮食护理:①加强营养,以高热量、高蛋白、富含维生素食物为主,饮食宜细软、易消化,忌辛

Note:

辣、香燥、动火之品,禁烟酒。②出血期间饭食忌过热,可服凉藕汁,或用白及粉3g以止血。病情稳定后可选牛奶、鸡蛋、鱼、豆类以补气血。③抗痨杀虫食疗,可服大蒜粥(大蒜约15瓣,小米60g,采用提汁法煮粥);或取紫皮独头蒜(不拘量),以适量食醋浸泡1周,每日服2次,每次服3瓣;或遵医嘱服白果、石榴皮、百部、金银花等。④辨证施食:肺阴亏损者,以滋阴润肺之品为宜,如百合、秋白梨、银耳等,可服雪梨杏仁海蜇饮(雪梨1个,南杏仁10g,海蜇皮60g)、贝母冰糖炖豆腐(贝母9g、冰糖适量,置于豆腐上煮10分钟)、虫草老鸭煲(冬虫夏草60g、老母鸭1只)、双耳羹(白木耳50g、黑木耳30g、百合30g);干咳频频者,可用梨炖白蜜或雪梨膏以润肺止咳;阴虚火旺者,以滋阴润肺降火之品为宜,如甲鱼、百合、鸭肉、海蜇、菠菜、冰糖蒸梨等,亦可用石斛12g煎水代茶或天地粥(生地黄、天冬各30g,粳米100g,采用提汁法煮粥)1日内分顿服用;气阴耗伤者,饮食以补养气阴、益肺健脾为主,如山药、黄芪、白扁豆、莲子肉等,亦可服黄精粥(黄精30g,党参、沙参各10g,粳米60g),食少便溏者宜少食多餐,汗出较多者用浮小麦、碧桃干泡茶代饮;阴阳两虚者,饮食宜滋阴温阳,补益精血,如阿胶、牛奶、黄芪、胡桃肉、海参等,可食五味鸡(母鸡1只,五味子30g)。

(4) 用药护理:①中药汤剂宜早、晚空腹温服,忌苦寒伤胃。②抗痨西药不可擅自减量或停药。③中药抗痨杀虫,用五灵脂、白芥子各15g,生甘草6g,研末,大蒜泥15g,以醋调匀,敷于颈椎至腰椎夹脊旁开1.5寸(约5cm),约1~2小时,每7日1次(清代吴师机《理瀹骈文》,原方有白鸽黄粪15g,麝香0.3g);或用大蒜30~35g捣碎,加水20~40ml,雾化吸入,每次30~60分钟,每周2次,3月为一个疗程。④服药期间可用梨、荸荠等润肺之品,以助药效,禁食辛辣、炙煿之品。⑤观察药后反应,监测肝肾功能。⑥咳剧,可予川贝粉1.5~3g,开水调服。⑦痰中带血,可用鲜藕汁送服三七、白及粉以止血。⑧辨证施药:肺阴亏损者,中药汤剂宜饭后少量多次含咽,干咳较重、咽痒时,可遵医嘱予止咳药或用桔梗6g煎水频频含咽,以利咽宣肺;阴虚火旺者,服药见效后,须持续服1~2个月以巩固疗效;阴阳两虚者,汤剂宜热服,可遵医嘱适当服用紫河车、冬虫夏草、灵芝、蛤蚧等,服药期间忌生冷之品。

(5) 情志护理:重视情志护理,鼓励患者保持心情舒畅,平时可选择聆听《冰雪寒天》《二泉映月》等羽调乐曲,《秋风清露》《广陵散》等商调乐曲。患者悲观失望时,应增进护患沟通,了解其家庭及工作情况,加强心理疏导,消除"被歧视"的顾虑,可选择《春风得意》《胡笳十八拍》《江南好》等角调乐曲,或《喜洋洋》《花好月圆》等徵调乐曲调节情绪。阴阳两虚者,尤应加强鼓励与安慰,帮助患者缓解恐惧和忧虑。

(6) 对症处理

盗汗

① 穴位贴敷:适合各证型所见盗汗者。a. 穴位:神阙穴。b. 药物:五倍子粉。c. 方法:用醋调五倍子粉,制成硬币大小的药饼,每晚睡前30分钟贴敷,每日1次。

② 穴位按摩:a. 穴位:后溪、阴郄、三阴交、太溪。b. 方法:于睡前2小时,指揉法进行按摩,每日1次,每次30分钟。

③ 耳穴贴压:a. 耳穴:肺、交感、内分泌、枕、神门、皮质下、心穴。b. 方法:贴王不留行籽或磁珠,每日不拘时按压,对按或向耳轮方向按压,以耐受为度,每4~5天更换一次。c. 辨证贴压:阴虚火旺者加肝、肾穴,气阴耗伤者加三焦、脾穴。

④ 足部按摩:a. 部位:双足肾、输尿管、膀胱、头部、颈椎、甲状腺、副甲状腺及上下身淋巴腺反射区,复溜、太溪穴。b. 方法:先按摩双足上述各穴区,重点按摩太阳神经丛、心、肺、脾、胃、肝反射区,力度以患者能耐受为宜,每足按摩约15分钟;然后补法按揉复溜、太溪穴,每日或隔日1次。

【健康教育】

1. 重视本病的传染性,熟悉消毒隔离知识,平素重视摄生,适当进行体育锻炼,如太极拳、散步、气功等,增强正气,可身佩安息香,或用雄黄酒擦迎香穴,做好预防。

2. 发病期间,起居有常,心态平和,寒温得当,节制房事,充分休息。加强食疗,忌辛辣动火之品,如辣椒、葱、韭菜等。戒烟酒。同时做好自我卫生管理。

3. 坚持服用抗痨药,严格遵医嘱,不可擅自更改。同时注意药物不良反应,定期检查肝功能。

(王秋琴)

病案分析与思考

02章病案 数字内容

【病案导入】

孙某,男,32岁,公司职员,已婚。2010年3月23日初诊。

发热伴鼻塞流涕2天。

患者于2天前因劳累受凉,当晚开始恶寒,发热,鼻塞,流清涕,睡眠欠佳。次日晨起鼻塞加重,发热不恶寒,午后热甚,微恶风,汗出不多,自测体温38℃。第3天自觉鼻塞,头痛,遂来院就诊。刻下:发热重,恶风,鼻塞,流浊涕,头胀痛,面赤,口渴欲饮,吐黏痰。舌红,苔薄黄,根部略厚,脉浮数。

既往体健,无其他内科疾病史。

否认家族性疾病病史。

否认药物、食物过敏史。

查体:T 38.9℃,P 96次/min,R 24次/min,BP 110/70mmHg。患者神清,咽部轻度充血,扁桃体不肿,心肺正常。

相关检查:血常规:白细胞6.9×10^9/L,中性粒细胞70%,淋巴细胞25%,红细胞4.48×10^{12}/L。胸部X片检查无异常。

【提出问题】

1. 本例患者目前所患的是何病何证?请具体分析。

2. 本例患者存在的护理问题有哪些?如何解决?

【分析思路】

1. 辨病分析　患者以发热、恶风、鼻塞、流浊涕、头胀痛、面赤、口渴欲饮为主要表现,病程短,全身症状不显著,无胸痛、咳嗽等症,发病以来无壮热、寒战,无传变症状,排除温病,故属中医感冒范畴之普通感冒。血常规检查显示有细菌感染,胸部X片检查无异常,排除肺炎,故属西医之上呼吸道感染。

2. 辨证分析　患者既往体健,故可排除体虚感冒。患者有劳累受凉病史,风寒乘虚侵袭,卫表失和,腠理疏松,肺气失宣,故见恶寒、发热、恶风、鼻塞、流涕、吐黏痰;青年男性,阳盛之体,外感风寒有入里化热之势,风热上攻,故见发热重、咽部轻度充血、头痛、舌红、苔薄黄、脉浮数。综上,本病为风寒袭表,卫表不和、肺失宣肃,邪正相争,寒郁化热,辨为风热感冒。

3. 辅助检查　本次血常规提示有细菌感染。可根据病情变化进行进一步检查,如咽拭子培养,以了解病原体情况。

4. 目前存在的护理问题

(1) 发热　与外感风寒,郁热于里,卫表不和有关。

(2) 鼻塞、流涕　与邪犯肺卫,肺气失宣有关。

(3) 头身疼痛　与邪扰清空,脉络闭阻有关。

【行动方案】

1. 每6小时测量1次体温,做好记录。注意体温的变化,尤其是服药后或降温处理后体温的变化。若出现高热持续不退,应警惕神志异常、颈项强直等热极生风之象。若出现嗜睡、表情淡漠等,为神昏先兆。

2. 观察汗出及头身疼痛情况。汗出热退则病退，汗出热不解则病进。若汗出不畅，可配合针刺大椎、曲池穴，以透汗出；若大汗淋漓，口渴欲饮，则津液耗伤，及时汇报医生。若头痛剧烈，有脑膜炎可疑时，立即隔离转院。

3. 观察鼻涕和痰液的色、质、量、气味等。

4. 观察脉象、心律、心率等变化。若出现心慌、悸动不安、胸闷等症状，及时汇报医生，配合抢救。

5. 病室温度为18~22℃，湿度50%~60%。定时开窗通风，忌直接吹风，保持安静。根据气候变化及时增减衣被。

6. 嘱患者静卧休息，减少外出，避免劳累。汗出热退，再适当下床活动。汗出应及时避风更衣。

7. 指导患者掌握擤鼻涕的正确方法。擤鼻涕时，应按住一侧鼻孔，轻轻擤出，不可同时按住两侧鼻孔及用力过猛，防止发生耳咽部、鼻窦部的合并症。鼻涕难以擤出时，可将鼻腔分泌物倒吸至咽喉部由口吐出。

8. 鼓励患者多饮温水。饮食宜清淡、易消化、富营养，如鱼汤、稀饭、蔬菜面条等，以疏风散热之品为宜，如薄荷、桑叶、菊花等。忌食辛辣刺激、油腻、煎炸之品。绿豆汤、清凉果汁等清热之品亦不可过食。

9. 汤药武火快煎，香气大出即取之温服，服后静卧休息，稍加衣被，以周身微微汗出为佳，不可过汗。服药后忌食酸冷之品，忌汗出当风。若汗出热退、脉静身凉，不必尽剂。

10. 温水擦浴退热。水温50~52℃，重点擦腋窝、腘窝、腹股沟等处，不宜擦胸前、腹部。禁用冷敷或乙醇擦浴。

11. 刮痧退热。采用平补平泻法，由上而下刮拭背部督脉循行线（大椎—至阳穴），采用泻法刮拭背部膀胱经第一侧线（大杼—肺俞穴），点刮大椎、肺俞、列缺穴，均以出痧为度。

12. 宣通鼻窍。用桂枝、薄荷等解表药，加入中药气雾治疗仪，以43℃气雾进行熏鼻治疗，每次10分钟，每日1~2次；或双手指推搓面部，取迎香、印堂、素髎穴，用手指逆时针方向按揉50下，每日3~5次；或桂枝、薄荷等药煎汤，毛巾浸药热敷鼻额部。

13. 按摩缓解头身疼痛。从印堂开始，向上沿前额发际推至头维、太阳穴，配合按印堂、鱼腰、太阳、百会等穴；沿膀胱经从头顶拿至项部，再按揉大椎、曲池穴，配合拿肩井、合谷穴；连续拍击背部膀胱经，以皮肤微红为度。

14. 保持口腔清洁，可用淡盐水或银花甘草液漱口。

15. 及时回答患者疑问，安慰患者，帮助其保持心情舒畅。

16. 教育患者慎起居，适寒温，锻炼身体，增强体质，避免过度劳累。

【护理评价】

患者住院1周，通过治疗、护理和评估，本阶段护理目标未全部实现。具体情况如下：

1. 患者症状和体征方面

1）患者主诉鼻塞、流涕症状消失。

2）患者体温未恢复正常：连续3日体温在39~39.6℃。

2. 疾病相关知识方面 患者了解本次发病的原因，熟悉有关感冒的预防、调护及潜在的并发症等知识。

3. 调护技能方面 患者已掌握正确的擤鼻涕方法和按摩迎香穴宣通鼻窍的方法。

【病情进展】

患者住院1周，鼻塞、流涕症状已愈。但近3日持续高热，少汗，伴咳嗽，烦渴，头痛。刻下：高热，不恶寒，汗出，烦渴多饮，咳嗽甚，气短，咯铁锈色痰，胸闷胸痛，纳少，大便三日未解。舌红，苔黄，脉数。

查体：T 39.2℃，稽留热，P 115次/min，R 30次/min，BP 110/70mmHg。面色潮红，口唇疱疹，咽部充血，扁桃体无肿大。胸廓对称，两肺叩诊浊音，听诊呼吸音粗，有湿啰音。

相关检查:血常规:白细胞 $12.6 \times 10^9/L$,中性粒细胞占 83%,淋巴细胞占 20%。胸部 X 线检查示两肺纹理增多且紊乱。

【提出问题】

1. 患者病情为什么会出现上述变化?还应做哪些辅助检查?

2. 患者目前存在的护理问题有哪些?如何解决?

3. 患者病情会有哪些转归?护治原则分别是什么?

【分析思路】

1. 变证分析 患者经治疗护理,表寒虽解,但里热未清,邪热壅肺,故见持续高热、头痛。身热汗出、烦渴、咳嗽较甚,不同于一般的外感风热咳嗽,故属风温而非外感风热咳嗽。刻下肺热郁蒸,迫津外泄,故汗出而烦渴多饮。邪热壅肺,肺失宣降,故咳嗽气短、胸闷胸痛。热伤肺络,故见铁锈色痰。子病及母,损伤脾气,生化乏源,故见气短、纳少。邪热留恋,灼津成痰,津亏肠燥,故大便 3 日未解,舌红苔黄,脉数。体格检查、血常规检查和胸片均提示有肺部感染。综上,患者本阶段当属中医风温病证之邪热壅肺证,属西医学之大叶性肺炎。

2. 辅助检查 上述胸片和血常规检查初步表明肺部有感染。

(1) 为进一步明确感染情况,可进行痰培养及药敏试验。

(2) 检查心电图,以了解心脏是否受累。

3. 目前存在的护理问题

(1) 发热 与邪热炽盛,正邪相争有关。

(2) 咳嗽、咳痰 与邪热壅肺,肺失宣降有关。

(3) 胸痛 与痰热结胸,气机痹阻有关。

(4) 便秘 与热盛伤津,肠道失濡有关。

【行动方案】

1. 每 4 小时测量 1 次体温,必要时随时测量,做好记录。注意发热的热型、时间和程度。警惕壮热稽留不退,引动肝风,出现惊厥抽搐。给药或物理降温 30 分钟后测量体温并记录,注意防止因体温骤降而发生虚脱。

2. 观察咳嗽性质,咳痰的色、质、量,胸痛程度,口渴与饮水量的多少。痰多时用空心掌(似杯状)由外向内、自下而上轻叩患者背部,促进排痰,防止窒息。

3. 密切观察患者神志、面色、脉搏、呼吸、血压、尿量等变化,若发现下列情况,应立即报告医师,医护协作处理:

(1) 汗出热退、烦躁、咳吐血块、血痰、胸痛增剧。

(2) 神昏谵语,痉厥等热入心包者。

(3) 体温骤降,大汗淋漓,面色苍白,四肢厥冷,呼吸浅促,烦躁不安,少尿或无尿,脉微欲绝者。

(4) 皮肤出现斑疹,或瘀斑连成大片,色紫,并伴有其他部位出血或瘀斑,色泽干枯。

4. 降温处理

(1) 刮痧退热:采用平补平泻法,由上而下刮拭背部督脉循行线(大椎—至阳穴),采用泻法刮拭背部膀胱经第一侧线(大杼—肺俞穴),点刮肺俞、大椎、曲池、合谷、外关、膻中穴,均以出痧为度。

(2) 物理降温:以 50~52℃ 水擦浴,或冰敷头部、腋下、腹股沟、腘窝等大血管循行处。

(3) 药物退热:如柴胡注射液 2ml 肌内注射。

5. 侧卧休息,吸氧(氧流量 3~4L/min)。勿深吸气,避免胸痛加重。汗出及时更换衣被,忌汗出当风。病室保持安静,室温 18℃ 左右,湿度 55%~60%。每日定时开窗通风半小时,避免直接当风。定期空气消毒。

6. 饮食以清淡、易消化、富营养为原则,多饮水。以清热宣肺化痰之品为宜,如西瓜、绿豆、梨、白萝卜、川贝母、竹沥水等,可食枇杷叶粥、鲜芦根粥、雪羹汤。忌辛辣、香燥、煎炸等助热动火之品。出汗多时,宜饮用淡盐水,或用鲜芦根煎水代茶饮。

7. 麻杏石甘汤、大承气汤、白虎汤等方中,注意石膏打碎先煎,大黄后下,芒硝冲服。药宜温服,药后多饮水。

8. 指导患者采取正常半蹲姿势排便,排便时顺时针方向轻轻摩腹。可指压长强穴刺激肠蠕动,或指压肛周膨出部位协助排便。

【 转归与护治原则 】

转归一:患者经过及时正确的治疗护理,热痰得解,里热得清,病情趋向恢复,但可见邪退正虚、气阴耗伤的症状,如低热、干咳或痰少而黏、口舌干燥等。护治当益气养阴扶正。

转归二:邪热炽盛,则进一步由气分顺传心营或热盛引动肝风,表现神昏、谵语、抽搐等症,护治当清心凉营、泄热开窍或平肝息风。

转归三:若出现正不胜邪,正气欲脱,即"内闭外脱"的变化,症见面色苍白、四肢厥冷,大汗淋漓、脉细数无力或脉微欲绝。护治当益气敛阴、回阳固脱。

(王秋琴)

思 考 题

1. 如何进行感冒的辨证用药?

2. 如何采用中医适宜技术缓解感冒之恶寒?

3. 如何理解"五脏六腑皆令人咳,非独肺也"?

4. 肺肾两虚之咳嗽如何护理?

5. 哮病的病理因素主要是什么? 它是如何形成的?

6. 哮病发作的先兆症状有哪些?

7. 如何鉴别实喘与虚喘?

8. 如何护理肺痨之咯血患者?

NURSING

第三章

心 脑 病 证

学 习 目 标

- 知识目标：
  1. 掌握各病证的概念、病因病机、护治原则、护理措施。
  2. 掌握中风的辨证要点。
  3. 掌握真心痛的急救处理、中风神志昏蒙的急救处理。
  4. 熟悉各病证的经典文献选摘、主要护理问题、健康教育。
  5. 熟悉以下病证鉴别　惊悸与怔忡，胸痹与胃痛，眩晕与头痛，中经络与中脏腑。
  6. 了解各病证的历史沿革、诊断。

- 能力目标：
  1. 能根据病情资料准确地进行辨病和辨证。
  2. 能采取合适的中医适宜技术缓解患者的症状　穴位按摩治疗心悸，热熨治疗胸闷胸痛，足浴法、穴位敷贴治疗眩晕，穴位按摩、耳穴贴压治疗不寐，经络拍打、艾灸治疗中风半身不遂。

- 素质目标：
  具有尊重患者意愿，主动运用中医护理方法，及时为患者排忧解难的意识。

心为君主之官,位于胸中,有心包围护于外,开窍于舌,其华在面,与小肠相表里。心的主要生理功能是主血脉,藏神明。心的气血阴阳是心进行生理活动的基础。心气、心阳主要推动和温煦血液运行,心阴、心血则可濡养心神。心的病理变化主要反映在心脏本身及其主血脉功能的失常和意识思维等精神活动的异常。脑为"元神之府",深藏于头部,居颅腔之中,外为头面,内为脑髓,是精神活动的枢纽。脑的主要生理功能为主宰生命活动,主司精神活动和感觉运动。脑的病理变化主要反映在意识思维、情志及感觉运动功能失常。心脑病证有虚实之分,虚证多因禀赋不足、久病伤正、思虑过度等原因,导致气血阴阳不足,形成心气虚证、心阳虚证、心阳暴脱证、心血虚证、心阴虚证,实证多因痰、火、寒、瘀等所致,形成心火亢盛证、痰蒙心窍证、痰火扰心证及瘀阻脑络证等。

本章病证以心慌、失眠、多梦、胸闷、胸痛、头晕、目眩、神昏、谵语等临床表现为主。护理上应根据心脑病证的特点,着重观察患者心律、心率、血压、呼吸、神志、脉搏、睡眠、头晕的变化,患者应起居有常,避免过劳,宜食清淡、富营养之品,忌饱餐,忌食辛辣、醇酒、咖啡,注重情志护理,在急性发作时做好急救护理,重视健康教育、肢体功能及语言的康复训练,做好病后调护。

第一节 心 悸

03章01节 数字内容

 ———————————— 导入案例与思考 ————————————

李某,男,62岁。因心慌、气短反复发作3个月、加剧1天就诊。

患者3个月前因劳累后突感心慌、气短,测血压160/100mmHg,心电图示:"窦房传导阻滞、频发房性期前收缩,曾用普萘洛尔、复方硝酸甘油等治疗,病情稍有缓解。昨日以来心慌、气短加重,活动后尤甚,善惊易恐,恶闻声响,唇甲发绀,食欲不佳,夜寐欠安,大便困难,小便正常。舌苔薄白,质暗,促脉、结代脉及弦脉交替。

体格检查:T 36℃,P 88次/min,脉搏不齐,R 18次/min,BP 165/105mmHg,心界不大,心音正常。辅助检查:心电图示:窦性心律,多发性房性期前收缩,频发短阵房性心动过速,发作时心房率150次/min。

请思考:

1. 该患者目前所患何病? 辨证当属何证?

2. 针对患者目前的心慌、气短,应如何护理? 请用思维导图的形式呈现。

心悸是以患者自觉心中悸动,惊悸不安,甚则不能自主为主要表现的病证。每因情志波动或劳累过度而发作,常伴胸闷、气短、失眠、健忘、眩晕、耳鸣等症。心悸一般多呈阵发性,根据病情轻重的不同,分为惊悸和怔忡。惊悸病情较轻,怔忡病情较重,可呈持续性。

凡各种原因引起的心律失常,如心动过速、心动过缓、期前收缩、心房颤动或扑动、房室传导阻滞、病态窦房结综合征、预激综合征及心功能不全、心肌炎、神经症等,以心悸为主要临床表现者,均属本病证的讨论范围,可参考本节辨证施护。

【经典与沿革】

1. "脉绝不至曰死,乍疏乍数曰死。"(《素问·平人气象论》)

2. "伤寒,脉结代,心动悸,炙甘草汤主之。"(汉·张仲景《伤寒论·辨太阳病脉证并治》)

Note:

【病因病机】

心悸的发生多与体虚劳倦、饮食不当、情志内伤、感受外邪、药物损伤等因素有关。心悸病因病机示意图见图3-1。

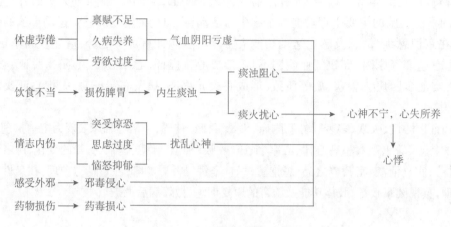

图3-1 心悸病因病机示意图

1. 体虚劳倦 禀赋不足,素体亏虚,或久病伤正,耗损心之气阴,或劳倦太过伤脾,生化乏源,气血阴阳亏虚,脏腑功能失调,致心神失养,发为心悸;或心阳虚衰,血行无力,血脉瘀滞,亦可致心悸;或虚及脾肾之阳,水湿不得运化,成痰成饮,上逆于心,亦成心悸;或肺气亏虚,不能助心以治节,则心脉运行不畅,均可引发心悸。

2. 饮食不当 嗜食膏粱厚味,煎炸炙煿之品,损伤脾胃,脾失健运,痰浊内生,蕴热化火,痰火扰心而致心悸;或因过食生冷,伤脾滋生痰浊,痰阻心脉,而致心悸。

3. 情志内伤 平素心虚胆怯,突遇惊恐,惊则气乱,恐则气下,忤犯心神,心神动摇,不能自主而心悸;或因忧思过度,劳伤心脾,阴血暗耗,心失所养而心悸;或因长期抑郁而致肝气郁结,气滞血瘀,心脉不畅发为心悸;或因大怒伤肝,怒则气逆,大恐伤肾,恐则伤精,阴虚于下,火逆于上,动撼心神亦可发为心悸。

4. 感受外邪 风、寒、湿三气杂至,合而为痹。痹证日久,复感外邪,内舍于心,痹阻心脉,心血瘀阻,发为心悸;或风寒湿热之邪,由血脉内侵于心,耗伤心之气血阴阳,可引起心悸。此外,如温邪、疫毒内侵,邪毒内扰心神,灼伤营阴,心失所养,均可出现心悸。

5. 药物损伤 药物过量或毒性较剧,损及于心,引起心悸,常见药物如中药附子、乌头、雄黄、蟾蜍、麻黄等,西药如奎尼丁、肾上腺素、洋地黄、锑剂等。此外静脉补液过多、过快时,也可发生心悸。

心悸病位主要在心,与肝、脾、肾、肺四脏密切相关。病机为气血阴阳亏虚,心失所养,或邪扰心神,心神不宁。心悸的病理性质主要有虚实两方面。虚者为气血阴阳亏损,心神失养而致。实者多由痰火扰心、水饮凌心及心血瘀阻而引起。虚实之间可以相互夹杂或转化。实证日久,病邪伤正,可分别兼见气、血、阴、阳之亏损,而虚证也可因虚致实,兼见实证表现。临床上阴虚者常兼火盛或痰热,阳虚者易夹水饮、痰湿;气血不足者,易兼气血瘀滞。总之,本病为本虚标实证,其本为气血不足,阴阳亏损,其标是气滞、血瘀、痰火、水饮,临床表现多为虚实夹杂之证。

心悸仅为偶发、短暂、阵发者,一般易治,或不药而解;反复发作或长时间持续发作者,较为难治。本病初起,气血阴阳虚损程度较轻;病久,气血阴阳严重亏虚。若病情发展,可见阴阳俱损、心阳暴脱等危候。

【诊断与鉴别诊断】

1. 诊断

(1)症状:自觉心慌不安,心跳剧烈,时作时止,不能自主,呈阵发性或持续不能缓解。常伴有胸闷不适,易激动、心烦、少寐、多汗、乏力、眩晕等。发作频繁者,可伴有心胸疼痛,甚至喘促,肢冷汗出,或见晕厥。

(2) 脉象:脉象表现或数或迟;或乍疏乍数;或见结脉、代脉、促脉、涩脉等变化。

(3) 诱发因素:常由情志刺激如惊恐、情绪紧张以及劳倦过度、饮酒、饱食等原因诱发。

(4) 相关检查:血常规,红细胞沉降率,心电图、动态心电图及超声心动图、胸部 X 线等检查,有助于明确诊断。

2. 鉴别诊断

(1) 惊悸与怔忡:两者均属于心悸,有病因、病理性质及病情轻重之不同。两者联系:惊悸日久,迁延不愈,可形成怔忡,怔忡患者又易受外惊所扰,而使动悸加重。二者的不同点见表 3-1。

表 3-1　惊悸与怔忡的鉴别

病证名称	发病特点	病因	病理性质	病情
惊悸	发病迅速,多呈阵发性,可自行缓解,不发时如常人	多因情绪因素诱发(如遭遇惊恐、忧思恼怒、悲哀或过度紧张等)	实证居多	较轻,全身情况较好,病势浅而短暂
怔忡	持续的心悸,心中惕惕不安,不能自控,动则加剧,平素亦可见脏腑虚损之证候	因久病体虚、心脏受损所致,无精神因素亦可发生	多属虚证或虚实夹杂	较重,全身情况较差,病势深重

(2) 心悸与奔豚:奔豚又称为奔豚气,隶属肾积。豚,即小猪。因奔豚发作时胸腹如有小猪奔闯,故名。与心悸相比,奔豚发作时亦觉心胸躁动不安,且两者都可由惊恐而诱发。两者的区别在于奔豚发于少腹,上至心下,上下冲逆,心悸则发自于心,以心中悸动不安为特征,无上下冲逆感。

(3) 心悸与卑慄:卑慄是一种以神志异常为主的病证,《证治要诀·怔忡》中描述卑慄的症状为"痞塞不欲食,心中常有所怯,爱处暗,或倚门后,见人则惊避,似失志状"。与心悸相比,两者均会出现自觉心慌不安,但卑慄一般无促、结、代、疾、迟等脉象出现,而心悸无神志异常的表现。

【辨证施护】

1. 辨证要点

(1) 辨虚实:心悸证候特点多为虚实相兼,故当首辨虚实,虚指脏腑气血阴阳的亏虚,实指水饮、瘀血、痰火上扰。若见心悸、气短、乏力、失眠、健忘、头晕,甚则肢冷汗出等,多为思虑劳神太过,或先天不足,脏气虚弱,久病伤正导致心气血阴阳亏虚,心失所养,可辨为虚证;若见心烦、心痛、唇甲青紫、便秘、神昏、谵语等,多为气滞、痰浊、瘀血、水饮等,致心火亢盛、心脉痹阻,痰蒙心神、痰火扰神,可辨为心悸之实证。其次,当分清虚实之程度,在正虚方面,即一脏虚损者轻,多脏虚损者重。在邪实方面,一般来说,单见一种者轻,多种夹杂者重。临床以虚实夹杂者为多,但总属虚多实少。

(2) 辨脉象变化:脉搏的节律异常为本病的特异征象,故辨脉象可以帮助判定心悸的寒热虚实属性。一般认为,数脉主热,迟脉主寒;脉有力为实,无力为虚;阳盛则促,阴盛则结。数滑有力为痰火,涩脉多提示瘀血,迟而无力为虚寒,结脉多提示气血凝滞,代脉常见元气虚衰、脏气衰微。若脉虽数、促而沉细、微细,伴有面浮肢肿,动则气短,形寒肢冷,舌淡者,为虚寒之象。其中凡久病体虚而脉象弦滑搏指者为逆,病情重笃而脉象散乱模糊者为病危之象。

(3) 辨病情轻重:从引起心悸的病因、发作的频率、病程的长短及伴随症状区分心悸病情的轻重。如因惊恐而发,时发时止,伴有痰热内扰,胆气不舒者较轻;心悸频发,病程已久,脏气虚损,痰瘀阻滞心脉者较重。即惊悸较轻,怔忡较重,发作急骤,伴有亡阳者多危重。

2. 护治原则　心悸的治疗应分虚实,虚证以补益气血,调理阴阳为原则,配合应用养心安神之品,促进脏腑功能的恢复。实证以祛火、化痰、涤饮、化瘀之法,并配合应用重镇安神之品。临床上心悸表现为虚实夹杂时,当根据虚实之多少,攻补兼施,或以攻邪为主,或以扶正为主。心悸仅为偶发、阵发者,应当加强护理,从生活起居、饮食、情志等方面调护,可不药而解;反复发作或持续不缓解者较为难治。若病情继续发展,见阴阳俱损,心阳暴脱等危重证候时要及时抢救。

3. 证治分类(表3-2)

表3-2 心悸的常见证型及辨证治疗

证型	临床表现	治法	方药
心虚胆怯	心悸不宁,善惊易恐,恶闻声响,坐卧不安,失眠多梦或易惊醒,食少纳呆,舌质淡红,苔薄白,脉细略数或弦细	镇惊定志,养心安神	主方:安神定志丸 常用药物:龙齿、朱砂、茯苓、茯神、琥珀、磁石、远志、石菖蒲、人参等
心脾两虚	心悸气短,少寐多梦,健忘,头晕目眩,神疲乏力,面色无华,纳呆食少,舌淡红,苔薄白,脉细弱	补血养心,益气安神	主方:归脾汤 常用药物:当归、龙眼肉、炙黄芪、人参、白术、炙甘草、茯神、远志、酸枣仁、木香等
阴虚火旺	心悸易惊,心烦不寐,眩晕耳鸣,急躁易怒,五心烦热,潮热盗汗,口燥咽干,腰膝酸软,舌红少津,苔少或舌质光红无苔,脉细数	滋阴清火,养心安神	主方:天王补心丹合朱砂安神丸 常用药物:生地黄、玄参、麦冬、天冬、黄连、丹参、人参、五味子、朱砂等
心阳不振	心悸不安,胸闷气短,动则尤甚,面色苍白,形寒肢冷,舌质淡,苔白,脉虚弱或沉细无力	温补心阳,安神定悸	主方:桂枝甘草龙骨牡蛎汤合参附汤 常用药物:桂枝、炮附子、人参、黄芪、煅龙骨、枸杞子、炙甘草、生龙齿、生牡蛎等
水饮凌心	心悸,胸闷痞满,下肢浮肿,纳呆食少,渴不欲饮,伴恶心呕吐,眩晕,小便不利,甚则喘促,不得平卧,舌淡胖,苔白滑,脉弦滑或细滑	振奋心阳,化气行水	主方:苓桂术甘汤 常用药物:茯苓、桂枝、炙甘草、白术等
心血瘀阻	心悸不安,胸闷、心痛时作,痛如针刺,唇甲发绀,舌质紫暗,或有瘀斑、瘀点,脉涩或结或代	活血化瘀,理气通络	主方:桃仁红花煎 常用药物:桃仁、红花、丹参、赤芍、川芎、延胡索、香附、生地黄、当归等
痰火扰心	心悸时发时止,烦躁易惊,胸闷,脘腹胀满,失眠多梦,食少纳呆,口苦口干,大便秘结,小便短赤,舌红,苔黄腻,脉弦滑	清热化痰,宁心安神	主方:黄连温胆汤 常用药物:陈皮、半夏、茯苓、枳实、胆南星、黄连、甘草等

4. 主要护理问题

(1) 心悸 与气血阴阳亏虚,心失所养或邪扰心神,心神不宁有关。

(2) 夜寐不安 与气血不足,心神失养;阴虚火旺,心神失宁;焦虑、环境改变有关。(参见本章第三节不寐)

(3) 药物不良反应 与药物的治疗量与中毒量接近、个体差异、缺乏医药知识有关。

(4) 潜在并发症:厥脱 与阴损及阳,心阳暴脱有关。

5. 护理措施

(1) 病情观察:①密切观察心慌、心跳的程度,询问患者的自觉感受。②观察心悸发作的诱因与情志、饮食、体力活动等关系。③观察心率、心律、血压、脉象等变化,必要时给予心电监护。④观察心电图的变化,辨别异常心电图图形,为判断病情提供依据。若心率持续在每分钟120次以上或40次以下或频发期前收缩,应及时报告医生,予以处理。⑤警惕患者出现呼吸不畅、面色苍白、四肢厥冷、血压下降等心阳暴脱的变证,配合做好急救工作。⑥辨证观察:水饮凌心者注意观察水肿、尿量的变化。

(2) 生活起居护理:①病室环境安静,避免一切噪声,工作人员做到说话轻、操作轻,减少对患者的不良刺激。②空气新鲜,温湿度适宜,注意四时气候变化,防寒保暖,以免外邪侵袭诱发或加重心悸。

③起居有节,劳逸适度。心悸发作时宜卧床休息,减少探视,重症者应绝对卧床,待症状好转后,逐渐恢复体力活动。④对年老体弱、长期卧床、活动无耐力的患者,注意皮肤护理,预防压力性损伤。⑤保证睡眠质量,养成良好的睡眠习惯,睡前尽量放松身心,可以听轻松舒缓的音乐或用温水泡脚,不宜看刺激性书刊及影视。⑥保持大便通畅,养成规律的排便习惯,切忌努责,可协助患者进行腹部按摩,必要时遵医嘱予缓泻剂。⑦心慌气急者给予吸氧,氧流量为 2~4L/min。⑧辨证起居:心脾两虚者,病室宜阳光充足,注意随气候变化增减衣物,以防伤及心气;阴虚火旺者,室温宜偏低,通风、凉爽,睡眠时光线宜暗,薄衣薄被,慎房事,以防肾水亏耗,水不济火,加重心悸;心阳不振者,病室宜阳光充足,防寒保暖,预防感冒;水饮凌心者,病室宜温暖,若患者心悸喘咳,胸闷,不得平卧,应采取半卧位。

(3) 饮食护理:①饮食宜低盐、低脂,进食营养丰富而易消化吸收的食物,忌过饱,忌烈酒、浓茶、咖啡、可乐等刺激性饮品。②伴有水肿者,应限制水和钠盐的摄入。③辨证施食:心阳不振者,饮食宜温热服,以温补心阳之品为宜,如羊肉、狗肉等,宜加桂皮、葱、生姜、大蒜等调味,忌过食生冷之品;心脾两虚者,以补益气血之品为宜,如鸡肉、鸽肉、红枣、山药等,以及含铁丰富的食物;阴虚火旺者,以滋阴降火、清心安神之品为宜,如梨、百合、小麦、鸭肉等,忌辛辣炙煿之品;心虚胆怯者,以镇静定志、养心安神之品为宜,可用酸枣仁 5g,加白糖研末,于睡前调服,以镇静安眠,调养精神;心血瘀阻者,以活血化瘀之品为宜,如玫瑰花、山楂、红糖等;痰火扰心者,忌食膏粱厚味,煎炸炙煿之品,可用化痰泻火之品,如苦瓜、莲子心等泡茶,或选用荸荠、甘蔗等;水饮凌心者,应限制钠盐和水的摄入,宜温阳化饮之品,如新鲜的紫河车等,亦可配合一些利水消肿之品,如鲤鱼赤小豆汤。

(4) 情志护理:心悸常因情志刺激诱发,故应注重情志护理。对患者加强说理、劝解、安慰、鼓励,多和患者沟通,使其保持心情愉快,精神乐观,情绪稳定。指导患者心理疏导之法,如移情法、音乐法,或通过谈心释放情绪。如音乐疗法中,可根据心悸的虚实情况进行辨证选乐,实证者可选用《塞上曲》《二泉映月》《秋思》《雁落平沙》等,虚证者,可选用《喜洋洋》《步步高》《金水河》《假日的海滩》等。对心虚胆怯、痰火扰心及阴虚火旺等引起的心悸,应避免惊恐刺激及忧思恼怒等。

(5) 用药护理:①严格按照医嘱的剂量、时间和方法给药,注意观察药物的不良反应。②严格控制输液的量和滴速,可选用输液泵控制速度。观察输液反应。③使用附子或服用洋地黄类药物,应注意观察患者有无心率缓慢、胃纳减退、恶心、色觉异常、心慌不适等中毒症状,服用前测心率低于每分钟60 次时应停药。④伴有水肿者,使用利尿剂时,要准确记录出入量。⑤心悸频作者,指导患者随身携带急救药物,以备急用。⑥辨证施药:心阳不振者中药汤剂应趁热服,补益药宜早晚温服,利水药须浓煎,宜空腹或饭前服用,活血化瘀类中成药宜饭后服用,安神药宜睡前服用;阴虚火旺者,中药汤剂宜浓煎,少量频服,睡前凉服,服药期间忌饮浓茶、咖啡。

(6) 对症处理

心悸

① 穴位按摩:多适合心虚胆怯、心脾两虚、阴虚火旺、心血瘀阻等证候。a. 穴位:神门、内关、心俞、郄门等穴。b. 方法:轻轻按压,指力以穴位产生热、麻、胀、酸、痛为宜,每次每穴按压 2~3 分钟,每日1~2 次。c. 辨证按摩:心虚胆怯者,加胆俞、巨阙穴;心脾两虚者,加脾俞、足三里穴;阴虚火旺者,加厥阴俞、肾俞、太溪穴;心血瘀阻者,加膻中穴。

② 耳穴贴压:多适合心虚胆怯、心脾两虚、阴虚火旺等证候。a. 耳穴:心、交感、神门、皮质下、小肠。b. 方法:每日不拘时按压数次,对按或向耳轮方向按压,每次 1~2 分钟,3~5 日更换 1 次。c. 辨证取穴:心虚胆怯者加胆,心脾两虚者加脾,阴虚火旺者加肾。

③ 穴位贴敷:a. 穴位:内关、心俞、关元、气海、膻中等穴。b. 药物:白芥子、细辛、甘遂、延胡索、干姜等。c. 方法:将中药制成大小合适的药饼,每次贴敷 4~6 小时,以个人皮肤耐受为度,每 1~3 天更换一次,共贴敷 3~4 次。

④ 足浴:a. 药物:党参、黄芪、炙甘草、桂枝、川牛膝、半夏、丹参、乳香、没药、瓜蒌、细辛、白胡椒等。b. 方法:将药物煎汤,睡前足浴,药液浸没足踝,足浴温度在 38~43℃,每次 20~30 分钟,每天 1 次,2 周

Note:

为 1 个疗程。

【健康教育】

1. 避免诱发因素,告知患者及家属过劳、情绪激动、饱餐、寒冷刺激等都是诱因,注意尽量避免。

2. 合理膳食。多食清淡、易消化、低脂、富含纤维素、营养丰富的食品,如茯苓饼、玉米等,避免辛辣刺激的食物,如咖啡、浓茶等,避免饱餐。

3. 指导患者养成每天定时排便习惯,排便时勿过于用力屏气,保持排便通畅。

4. 做好病情自我指导。①教会患者监测脉搏、心率的方法,以利于自我监测病情。若出现心悸频发且重,伴有胸闷、心痛,尿量减少,下肢浮肿,短时间内体重增加较快,呼吸气短或喘促等症状,应及时就诊。②教会家属对反复心悸、心阳暴脱或厥脱等危候的救护方法。③说明坚持服药的重要性,告知患者用药可能出现的情况,注意有无毒性反应。

5. 指导患者合理安排休息与活动,不宜晚睡,睡前不宜过度兴奋。注意选择适量有度的保健锻炼,如散步、打太极拳等,以调息、调心、调身。

6. 指导患者平心静志,避免七情过激和外界不良刺激。消除患者的紧张心理,树立战胜疾病的信心和勇气,以利于疾病的好转或康复。

(严姝霞)

第二节 胸 痹

03章02节 数字内容

 ————————————— 导入案例与思考 —————————————

冯某,男,50 岁。胸痛反复发作 4 年,加重 3 天。

患者近 4 年,反复发作胸部疼痛、胸闷不适。3 天前因过量饮食诱发胸部疼痛,疼痛剧烈且持续不能缓解,胸闷如窒,痛引肩背,同时伴有气喘短促,肢体沉重。舌淡,苔浊腻,脉滑。

患者平素痰多,嗜食肥甘厚味。

查体:T 36.6℃,P 20 次/min,R 22 次/min,BP 117/85mmHg。神清,形体肥胖。心脏听诊:律齐,无杂音。

理化检查:心电图示:Ⅱ、Ⅲ、aVF 导联 ST 段压低,T 波倒置。

请思考:

1. 该患者目前所患何病? 辨证当属何证?

2. 针对患者胸闷如窒的症状,应如何护理? 请用思维导图的形式呈现。

胸痹是以胸部闷痛,甚则胸痛彻背,喘息不得卧为主要临床表现的一种病证。轻者仅短暂轻微的胸部憋闷或隐痛,呼吸不畅,重者则胸痛剧烈呈压榨样绞痛,严重者心痛彻背,背痛彻心,发展为真心痛。

凡冠状动脉粥样硬化性心脏病(心绞痛、心肌梗死),其他如病毒性心肌炎、心包炎、慢性阻塞性肺气肿、慢性胃炎,甚至一些神经症等疾病以膻中及左胸部发作性憋闷疼痛为主要表现者,均属本病证的讨论范围,可参照本节辨证施护。

【经典与沿革】

1. "真心痛,手足青至节,心痛甚,旦发夕死,夕发旦死。"(《灵枢·厥病》)

2."心为诸脏主,其正经不可伤,伤之而痛者,则朝发夕死,夕发朝死,不暇展治。其久心痛者,是心之支别络脉,为风邪冷热所乘痛也,故成疢,不死,发作有时,经久不瘥也。"(隋·巢元方《诸病源候论·久心痛候》)

3."夫思虑烦多则损心,心虚故邪乘之,邪积而不去,则时害饮食,心中愊愊如满,蕴二而痛,是谓之心痹痛。"(宋·王怀隐《太平圣惠方·治心痹诸方》)

【病因病机】

胸痹之病因主要与年老体虚、饮食不当、情志失调、寒邪内侵等因素有关。胸痹病因病机示意图见图 3-2。

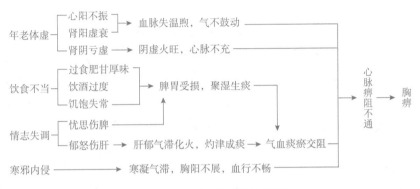

图 3-2 胸痹病因病机示意图

1. **年老体虚** 本病多发于中老年人,年过半百,肾气自半,精血渐衰。肾阳虚衰则不能鼓动五脏之阳,引起心气不足或心阳不振,血脉失于阳之温煦、气之鼓动,则痹阻不通;若肾阴亏虚,则不能滋养五脏之阴,阴虚则火旺,水不涵木,又不能上济于心,因而心肝火旺,耗伤心阴,心脉失于濡养,心脉不充,则为胸痹。

2. **饮食不当** 过食肥甘厚味或饮酒过度或饥饱失常,日久脾胃受损,运化失司,聚湿生痰,上犯心胸,清阳不展,气机不畅,心脉痹阻,遂成胸痹。

3. **情志失调** 忧思伤脾,脾虚运化失健,津液不布,聚而为痰,痰阻气机,气血运行不畅,心脉痹阻,发为胸痹;或郁怒伤肝,肝郁气滞,郁久化火,灼津成痰,气滞痰浊痹阻心脉,而成胸痹。

4. **寒邪内侵** 寒主收引,既可抑遏阳气,又可使血行瘀滞。素体阳虚,胸阳不振,阴寒之邪乘虚而入,寒凝气滞,胸阳不展,血行不畅,心脉痹阻而发胸痹。故在严冬季节,或气候突变转寒时易发病。

胸痹的主要病机为心脉痹阻。病位在心,但与肝、脾、肾三脏功能失调有密切的关系。其病理性质有虚实两方面,总属本虚标实之证。虚者以气虚、阳虚多见;实者多为气滞、寒凝、痰浊、血瘀交互为患,其中又以血瘀、痰浊多见。发作期以标实为主,缓解期以本虚为主,病机转化可因实致虚,亦可因虚致实,或虚实同时并存,交互为患而致病。

胸痹若治疗调理及时得当,患者病情可较长时间稳定缓解;如反复发作,则病情较为顽固;若病情进一步发展,可见心胸卒然剧痛,甚则出现"手足青至节,且发夕死,夕发旦死"的真心痛危重证候。若能及时、正确抢救,可转危为安,如不及时发现、正确处理,甚至可致猝死。

【诊断与鉴别诊断】

1. **诊断**

(1) 症状:左侧胸膺或膻中处突发憋闷而痛,疼痛性质为灼痛、绞痛、刺痛、隐痛或含糊不清的不适感等,疼痛常可引及肩背、前臂、咽喉、胃脘部、左上臂内侧等部位。常伴有心悸、气短、自汗,甚则喘息不得卧,严重者可见胸痛剧烈,持续不解,汗出肢冷,面色苍白,唇甲青紫,脉散乱或微细欲绝等危重证候,可引发猝死。

(2) 发病特点:突然发病,时作时止,反复发作。持续时间短暂,一般几秒至数十分钟,经休息或服药后可迅速缓解。多见于中年以上者,常因情志波动、气候变化、暴饮暴食、劳累过度等诱发,亦有无明显诱因或安静时发病者。

(3) 相关检查:心电图、动态心电图、心电图运动试验、心肌酶谱,必要时冠状动脉造影检查,以进一步明确诊断。

2. 鉴别诊断

(1) 胸痹与胃痛:二者疼痛的部位比较相近,容易混淆。配合 B 超、胃肠造影、胃镜等检查,可以鉴别。某些心肌梗死亦表现为胃痛,应予警惕。两者的不同点见表 3-3。

(2) 胸痹与悬饮:均表现为胸痛。胸部 X 线检查等可助鉴别。两者的不同点见表 3-3。

表 3-3　胸痹与胃痛、悬饮的鉴别

病证名称	疼痛部位	疼痛持续时间	疼痛性质	兼症	诱发因素
胸痹	膻中或左侧胸膺处	历时短暂,休息或用药后可缓解	闷痛或刺痛,痛剧时牵引肩背	心悸、气短、自汗、喘息等	受寒、饱餐、情绪激动、劳累
胃痛	上腹胃脘部	多在食后或饥饿之时易作,持续时间较长	胀痛、灼痛为主	泛酸、嗳气、恶心、呕吐、纳呆、呃逆等	饮食、情志、感受外邪等
悬饮	单侧或两侧胁肋部	持续不已	胸胁疼痛,胀痛持续不解	咳唾、转侧、呼吸时疼痛加重,肋间饱满,并有咳嗽、咳痰	感受外邪、劳累等

【辨证施护】

1. 辨证要点

(1) 辨标本虚实:总属本虚标实证,主要根据临床表现、病机特点进行辨证。若因寒凝、血瘀、气滞、痰浊,痹阻胸阳,阻滞心脉,可辨为标实证;若因气虚、阴伤、阳衰,肺、脾、肝、肾亏虚,心脉失养,可辨为本虚证。标实者症见胸部疼痛如绞,遇寒则发,或得冷加剧,多为寒邪内侵,痹阻胸阳,辨为寒凝心脉证;若症见胸闷重而痛轻,善太息,脉弦者多为气滞血瘀,心脉不畅,辨为气滞心胸证;若胸痛,痛势较剧,痛如针刺,痛有定处,舌暗紫多为气滞血瘀,心脉痹阻,辨为心血瘀阻证。本虚者症见心胸隐隐作痛或闷痛,因劳而发,伴心慌,气短,乏力,舌淡胖嫩,边有齿痕,脉沉细,多为心气不足;若症见绞痛兼有胸闷气短,四肢厥冷,神疲自汗,脉沉细,多为心阳不振;若隐痛时休时止,缠绵不已,动则多发,伴口干,舌淡而少苔,脉沉细而数,多为气阴两虚。

(2) 辨病情轻重:主要根据疼痛持续时间进行辨证。胸痹疼痛持续时间短暂,瞬间即逝者多为轻证,持续不止者多重,若持续数小时甚至数日不休者可辨为重病或危重证候。一般疼痛发作次数与病情轻重程度成正比,即偶发者轻,频发者重。但亦有发作次数不多而病情较重的情况,必须结合临床表现,具体分析判断。若疼痛遇劳发作,休息或服药后能缓解者辨为顺证,若服药后难以缓解者常为危候。

2. 护治原则　以"先护其标,后护其本"为原则,必要时根据标本虚实的主次,兼顾同护。本虚宜补,权衡心之气血阴阳之不足,肺、肝、脾、肾等脏之亏虚,予补心气、温心阳、滋阴益肾,纠正脏腑之偏衰;祛邪护标,针对气滞、血瘀、寒凝、痰浊的不同,常予以疏理气机、活血化瘀、辛温通阳、泄浊化痰等,尤重活血通络、理气化痰之法。

此外,一旦发现脱证之先兆,如疼痛剧烈,持续不解,四肢厥冷,自汗淋漓,神萎或烦躁,气短喘促,脉或速、或迟、或结、或代、或脉微欲绝等,必须尽早使用益气固脱之品,并中西医结合救治。

3. 证治分类(表3-4)

表3-4 胸痹的常见证型及辨证治疗

证型	临床表现	治法	方药
阴寒凝滞	卒然胸痛彻背,背痛彻心,或胸闷心悸气短,形寒肢冷,面色苍白,苔薄白,脉沉紧或促。多因气候骤冷或感寒而发病或加重	辛温通阳,开痹散寒	主方:瓜蒌薤白白酒汤 常用药物:瓜蒌、薤白、桂枝、干姜、白酒、橘皮、细辛、附子等
心血瘀阻	胸痛剧烈,如刺如绞,痛有定处,入夜尤甚。甚则心痛彻背,背痛彻心,或痛引肩背,伴有胸闷,日久不愈,可因暴怒而加重,舌质紫暗,舌下瘀筋,苔薄,脉沉涩或结代	活血化瘀,通脉止痛	主方:血府逐瘀汤 常用药物:当归、赤芍、川芎、红花、柴胡、丹参、三七粉、降香等
痰浊闭阻	胸闷如窒而痛,或痛引肩背,形体肥胖,痰多,气短喘促,遇阴雨天易发作或加重,伴有倦怠乏力,纳呆便溏,口黏,恶心,咳吐痰涎,苔白腻或白滑,脉弦滑	通阳泄浊,豁痰开结	主方:瓜蒌薤白半夏汤加减 常用药物:薤白、桂枝、瓜蒌、半夏、石菖蒲、川厚朴、枳实、竹茹、胆南星、郁金等
气阴两虚	心胸阵阵隐痛,胸闷气短,动则喘息,心中悸动,倦怠乏力,面色少华,头晕目眩,遇劳则甚,或易汗出,感冒,舌偏红或有齿印,脉细弱无力,或结代	益气养阴,活血通络	主方:生脉散合人参养荣汤加减 常用药物:人参、黄芪、麦冬、地黄、当归、白芍、远志、五味子等
心肾阴虚	心胸疼痛时作,心悸怔忡,心烦不寐,头晕耳鸣,五心烦热,口燥咽干,潮热盗汗,舌红少津,苔薄或剥,脉细数或结代	滋阴益肾,养心安神	主方:左归饮 常用药物:熟地黄、山茱萸、枸杞子、山药、茯苓、麦冬、当归、丹参、川芎等
阳气虚衰	胸闷气短,心悸怔忡,神倦怯寒,遇冷心痛加剧,动则更甚,四肢欠温,自汗,舌质淡胖,苔白腻,脉沉细迟	益气温阳,活血通络	主方:参附汤合右归饮 常用药物:人参、附子、肉桂、茯苓、白术、山茱萸、杜仲、枸杞、白芍等

4. 主要护理问题

(1) 胸闷、胸痛 与气滞、血瘀、痰阻、阴寒闭阻胸阳有关。

(2) 潜在并发症:厥脱 与劳累过度、七情过激,心痛剧烈、心阳暴脱有关。

(3) 焦虑 与知识缺乏,家庭、社会、环境影响有关。

5. 护理措施

(1) 病情观察:①密切观察患者胸痛的部位、性质、程度、持续时间、发作情况及诱发因素等,以辨别病情的轻重以及实证和虚证。②观察患者心率、心律、血压、面色、呼吸等变化及有无颈静脉怒张情况。③观察患者心电图、心电监护变化,应注意 ST 段、Q 波的变化,发现问题时,立即报告医生,配合处理。④观察患者 24 小时出入量,发现尿量减少,报告并配合医生处理。

(2) 生活起居护理:①保持病室环境安静,避免噪声刺激或突然的撞击声。②卧床休息,须协助日常生活,避免不必要的翻动,限制探视,防止情绪激动;老年体弱患者可协助其翻身拍背,以助排痰。③及时吸氧,一般宜持续吸入。若患者胸痛剧烈、心慌、气短、唇紫、手足冷,可能为真心痛之征,须立即给予高流量氧气吸入,氧流量以 4~6L/min 为宜,并及时报告医生,做好抢救准备,同时密切观察血压、脉象、面色、肢温变化,配合抢救,做好记录。④辨证起居:阴寒凝滞者,病室宜温暖向阳,室内温度宜偏高,注意保暖御寒,随气候变化调整衣被厚薄,预防感冒;心血瘀阻者,病室宜阳光充足,发作期患者应绝对卧床休息,若病情稳定,第2周可在床上活动四肢,第3周后待病情稳定,可在室内缓步走动,以流通气血,利于减少发作;痰浊闭阻者,病室宜通风,定时开窗,保持空气流通,不宜潮湿;气阴两虚者,发病时宜绝对卧床休息,以减少气血耗损,平时以休息为主,在体力允许的情况下,可适当运动,活动量以不引起胸闷、胸痛发作为度;阳气虚衰者,病室宜向阳,室温偏高,保持安静,空气流通。嘱患者注意防寒保暖,随气候变化调整衣被厚薄,以防寒邪侵袭。

(3) 饮食护理：①饮食以清淡为原则，素食为主，适当增加含粗纤维的食物，如大麦、燕麦等，宜低脂、低胆固醇、低热量、高维生素、易消化的食物，忌烟、浓茶、咖啡及辛辣刺激性、黏滑滋腻之品。饮食应有规律，少食多餐，忌过饱、过饥。②辨证施食：阴寒凝滞者，以辛温通阳为原则，饮食宜温热，可饮少量米酒或低度葡萄酒等，或食用少量干姜、川椒等调味，忌生冷寒凉之品；心血瘀阻者，以活血化瘀为原则，宜食萝卜、橘子、山楂、桃仁等行气活血之品；痰浊闭阻者，以健脾化痰为原则，宜多食竹笋、萝卜、柑橘等，忌食肥甘厚味、生冷之品，肥胖患者须控制食量和体重，以减轻脾胃负担；气阴两虚者，以补气养阴为原则，宜食山药粥、百合粥等；心肾阴虚者，以滋阴益肾为原则，饮食宜清淡滋润，如百合、芝麻、枸杞，亦可食银耳羹、百合绿豆汤等；阳气虚衰者，以益气温阳为原则，宜食温热食品，如羊肉、牛肉、韭菜等。

(4) 用药护理：①汤药一般宜温服。注意服药禁忌，如服用人参、黄芪等补气药时，应禁食萝卜、绿豆等凉性食物，以免降低药效。②胸痹疼痛发作时应立即停止活动，舌下含服硝酸甘油或速效救心丸，拨打急救电话前往医院救治，给药后应注意药物起效的时间长短、疼痛缓解的程度、患者有何不适反应，若患者用药后反应较大或15分钟后胸痛仍然不缓解，应及时通知医生，采取必要的措施。③辨证施药：阴寒凝滞者，胸痛发作时，遵医嘱予以冠心苏合丸1粒，或予沉香、肉桂粉各1g温水调服，或麝香片舌下含服，密切观察患者服药后的神志、心律、心率、呼吸、血压、脉象、胸痛等变化，以及服药后的效果及变化，若病情不缓解，立即报告医生；心血瘀阻者，遵医嘱予温通心阳，活血化瘀之剂，药疗后注意观察胸痛发作的性质、轻重程度、持续时间，监测心率、心律、呼吸、血压、脉搏、神志、脉象等变化，特别要加强夜间巡视；痰浊闭阻者，可予丹蒌片5片以通阳散结，祛痰宽胸，药后注意观察患者胸闷、胸痛的持续时间，气短喘促等变化，咳嗽痰多黏稠者，可予服用竹沥水，每次20ml，每日3次；气阴两虚者，遵医嘱可予服复方丹参片、人参三七粉，利于益气养心活血；心肾阴虚者，遵医嘱予患者口服天王补心丹改善睡眠；阳气虚衰者可予活血化瘀，温阳补气之剂。

(5) 情志护理：七情失调可直接影响气血运行，导致心脉痹阻而诱发胸痹心痛，故应注重情志护理。保持心情平静愉快，消除恐惧焦虑，避免过于激动，减少不良刺激。鼓励患者表达内心感受，针对性给予心理支持。指导患者应用听音乐、转移法等自我排解不良情绪的方法，如选择古琴音乐疗法，可根据人体阴阳的偏盛和音乐属性选择曲目。

(6) 对症处理

胸闷、胸痛

① 艾灸：多适合阴寒凝滞、阳气虚衰者。a. 穴位：心俞、厥阴俞、膻中、内关等。b. 方法：施灸时将艾条的一端点燃，对准应灸穴位，在距皮肤2~3cm处，使患者局部有温热感而无灼痛为宜。一般每处灸5~10分钟，至皮肤出现红晕为度。每天1次，28天为1个疗程。

② 耳穴贴压：a. 穴位：取心、神门、交感、内分泌、肾等穴。b. 方法：穴位贴压，每穴留置3~5天，嘱患者每天自行按压，以有痛感为度，不限次数，两耳交替进行。

③ 穴位敷贴：a. 穴位：内关、心俞、神阙、膻中等穴。b. 药物：没药15g、丹参15g、羌活15g、郁金10g、乳香10g、肉桂6g、附子3g、瓜蒌6g、细辛3g。c. 方法：以上药物碾成粉末，使用时以黄酒调成药糊，制成1.0cm×1.0cm大小的贴剂，每穴1贴，每天1次，每次敷贴4~6小时，以7天为1个疗程，连续干预2个疗程。

【健康教育】

1. 适寒温，慎起居，预防外感。发作期指导患者立即卧床休息，待病情缓解后再适当活动。注意休息，坚持力所能及的活动，做到动中有静，保证充足的睡眠。

2. 合理调整饮食，适当控制进食量。控制热量、脂肪、糖、钠的摄入，保证必须的无机盐和微量元素，少量多餐，忌刺激性食物及烟、浓茶和咖啡，少食动物脂肪及胆固醇含量较高的食物，多吃水果及蔬菜，增加芹菜、糙米等富含膳食纤维食物的摄入。排便不畅时可每天饮蜂蜜水1杯。

3. 指导患者及家属在病情突然变化时可使用的简易应急措施。教会患者及家属胸痹发作的缓解方法。自备急救药物,如速效救心丸、冠心苏合丸等,易取、易用,呼叫器放在伸手可及之处。患者若胸痛剧烈,可迅速用药。指导患者出院后坚持服药,自我监测药物的毒性反应。

4. 康复期指导患者适当进行康复锻炼。如采取散步、打太极拳等方法。积极防治有关疾病,如感冒、消渴、眩晕等,定期门诊复查。

5. 教会患者及家属观察病情变化,定期进行家庭访视,与患者面对面交流,根据患者出现的问题给予针对性的指导。

(马秋平)

第三节 不 寐

03章03节 数字内容

 ————————— 导入案例与思考 —————————

沈某,女,54 岁,公务员。因夜寐不安反复发作,加重 2 月就诊。

患者诉夜寐不安反复发作,入睡困难,多梦易醒,白天精神差,易疲乏,伴头晕,头痛,冬日畏寒。曾就诊于多所医院,诊断为"失眠症",予以口服中药、中成药、推拿理疗等对症治疗,患者症状有所减轻。近 2 月患者自觉症状较前加重。刻下:面部烘热阵作,乍寒乍热,烦闷急躁,伴疲乏,腰酸足软,头晕,耳鸣,健忘,纳便正常,舌淡红、苔薄黄,脉弦细。

体格检查:T 36.9℃,P 79 次/min,R 16 次/min,BP 120/72mmHg,心律齐。

请思考:

1. 该患者目前所患何病? 辨证当属何证?

2. 针对患者目前夜寐不安,入睡困难症状,应如何护理? 请用思维导图的形式呈现。

不寐又称失眠,是以经常不能获得正常睡眠为特征的一类病证。主要表现为睡眠时间、深度的不足,以及不能消除疲劳、恢复体力与精力。轻者入睡困难,或寐而不酣,时寐时醒,或醒后不能再寐,重则彻夜不寐。

凡神经症、更年期综合征、贫血、慢性消化不良、动脉粥样硬化等以不寐为主要临床表现者,均属本病证的讨论范围,可参考本节辨证施护。

【经典与沿革】

1. "今厥气客于五脏六腑,则卫气独卫其外,行于阳,不得入于阴……阴虚,故目不瞑。"(《灵枢·邪客》)

2. "痰火扰乱,心神不宁,思虑过伤,火炽痰郁,而致不眠者多矣。"(明·徐春甫《古今医统大全·不寐候》)

3. "夜以阴为主,阴气盛则目闭而安卧,若阴虚为阳所胜,则终夜烦扰而不眠也。"(清·叶天士述,吴金寿校《医效秘传·不得眠》)

【病因病机】

不寐的发生多与情志失调、饮食不节、劳逸失调、病后体虚等因素有关。不寐病因病机示意图见图 3-3。

1. **情志失调** 五志过极均可影响人的脏腑功能,从而影响睡眠。情志不遂,肝气郁结,肝郁化火,邪火扰动心神,心神不安而不寐;或由五志过极,心火内炽,心神扰动而不寐;或由思虑太过,损伤心

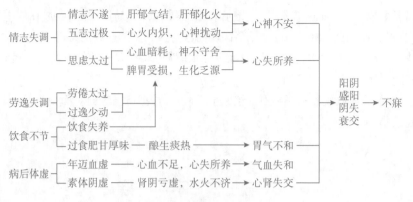

图 3-3　不寐病因病机示意图

脾,脾虚生化乏源,营血亏虚,不能奉养心神,夜不能寐。

2. 饮食不节　过食肥甘厚味或暴饮暴食,宿食停滞,脾胃受伤,酿生痰热,痰热上扰,胃气失和而不寐;或饮食失养,脾胃受损,脾失健运,气血化生不足,心失所养而不寐。此外浓茶、咖啡、酒之类亦是造成不寐的因素。

3. 劳逸失调　劳倦太过伤及脾,脾伤食少,纳呆,气血生化乏源,不能上奉于心,心失所养而致失眠;或过逸少动至脾虚气弱,运化不健,化生气血不足,不能上奉于心,心神失养而致不寐。

4. 病后体虚　久病血虚,心血不足,心失所养,心神不安而不寐;或因年迈血虚,阴阳亏虚而致不寐;或因先天禀赋不足,素体阴虚,兼房劳太过,肾阴耗伤,阴衰于下,不能上奉于心,心肾失交而神志不宁。

不寐病位在心,与肝、脾、肾关系密切。病机为阳盛阴衰,阴阳失交。一为阴虚不能纳阳,一为阳盛不得入阴。心主神明,神安则寐,神不安则不寐。心主火,肾主水,水火相济则相安,心火亢奋,下汲肾水,肾水亏损,水火不济,心肾失交则神不安。脾虚生化乏源,营血不足,心失其养,则神不安。肝体阴而用阳,肝阴不足,相火偏盛,上扰于心,神魂不安则不寐。不寐的病理性质有虚实两个方面。虚证多由心脾两虚,心虚胆怯,阴虚火旺,引起心神失养所致。实证则多由心火炽盛,肝郁化火,痰热内扰,引起心神不安所致。但不寐久病可表现为虚实兼夹,或为瘀血所致。

不寐的预后一般较好,但因病情不同,预后各异。病程短、病情单纯者治疗收效较快;大多患者病程较长,病情复杂,治疗难以速效,而且病因不除或治疗失当,易使病情更加复杂,发生情志异常病变。

【诊断与鉴别诊断】

1. 诊断

(1) 症状:轻者入睡困难或睡而易醒,醒后不寐,连续 3 周以上,重者彻夜难眠。常伴有头痛头昏、心悸健忘、神疲乏力、心神不宁、多梦等症状。

(2) 诱发因素:常见的诱发因素有精神刺激、环境不宁、饮食失当、吸烟饮茶及其他疾病造成的不适,如咳嗽、疼痛、皮肤瘙痒、燥热等。

(3) 相关检查:采用多导睡眠图是目前能全面、客观和量化地反映和诊断不寐的可靠手段。如测定平均睡眠潜伏期时间延长,长于 30 分钟;实际睡眠时间减少,每夜不足 6.5 小时;觉醒时间增多,每夜超过 30 分钟。

2. 鉴别诊断　不寐与暂时性失眠、生理性少寐、因他病不寐相鉴别:三者均可见入睡困难,或彻夜难眠等症。不寐是指单纯以失眠为主症,表现为持续的、严重的睡眠困难。暂时性失眠是指因一时情志影响或生活环境改变引起的短暂性失眠,不属于病态。生理性少寐常见老年人,主要表现为早睡、早醒,寐时易醒。因他病痛苦而引起的失眠,则在祛除相关病因后睡眠得以改善。

【辨证施护】

1. 辨证要点

(1) 辨虚实:主要根据证候表现进行辨证。若症见体质瘦弱,面色无华,神疲懒言,心悸健忘等,多

Note:

为阴血不足、心失所养、阴阳失调,可辨为虚证;若症见心烦易怒,口苦咽干,便秘溲赤等,多为心火亢盛、肝郁化火、痰热内扰、食滞胃脘、胃气上逆,可辨为实证。

(2) 辨病位:主要根据证候表现及舌象等进行辨证。若症见急躁易怒而不寐,苔黄,多为肝火内扰,病在肝;若症见脘闷苔腻而不寐,多为胃腑宿食,痰热内扰,病在胃;若症见心烦心悸,头晕健忘而不寐,舌红少苔,多为阴虚火旺,水火不济,病在心、肾;若症见面色少华,肢倦神疲而不寐,舌淡苔薄,多为脾虚不运,心神失养,病在心、脾;若症见心烦不寐,触事易惊,舌淡,多为心虚胆怯,病在心、胆。

2. 护治原则 以补虚泻实,调整脏腑气血阴阳为原则。实证泻其有余,如疏肝解郁,降火涤痰,消导和中。虚证补其不足,如益气养血,健脾、补肝、益肾。实证日久,气血耗伤,亦可转为虚证,虚实夹杂者,治宜攻补兼施。配合安神定志,分别选用养血安神、镇惊安神、清心安神等具体治法,并注意配合情志护理,以消除紧张焦虑,保持精神舒畅。

3. 证治分类(表3-5)

表3-5 不寐的常见证型及辨证治疗

证型	临床表现	治法	方药
肝火扰心	急躁易怒,心烦,不寐多梦,甚至彻夜不眠,伴有头晕头胀,面红目赤,耳鸣耳聋,口干而苦,便秘溲赤,舌红苔黄,脉弦而数	清肝泻火,镇心安神	主方:龙胆泻肝汤 常用药物:龙胆草、黄芩、栀子、木通、车前子、柴胡、当归、茯神、龙骨、牡蛎、生地黄、泽泻、甘草等
痰热内扰	心烦不寐,胸闷,泛恶,嗳气,伴有头重目眩,口苦,舌红,苔黄腻,脉滑数	清化痰热,和中安神	主方:黄连温胆汤 常用药物:半夏、陈皮、竹茹、茯苓、枳实、黄连、琥珀粉、丹参、远志、神曲、甘草、大枣等
阴虚火旺	心烦不寐,心悸不安,腰酸足软,伴头晕,耳鸣,健忘,遗精,口干津少,五心烦热,舌红少苔,脉细而数	滋阴降火,清心安神	主方:黄连阿胶汤 常用药物:黄连、黄芩、芍药、阿胶、鸡子黄等
心脾两虚	多梦易醒,心悸健忘,神疲食少,头晕目眩,伴有四肢倦怠,面色少华,舌淡苔薄,脉细无力	补益心脾,养心安神	主方:归脾汤 常用药物:人参、白术、黄芪、甘草、远志、酸枣仁、茯神、龙眼肉等
心虚胆怯	心烦不寐,多梦易醒,胆怯心悸,触事易惊,伴有气短,自汗,倦怠乏力,舌淡,脉弦细	益气镇惊,安神定志	主方:安神定志丸合酸枣仁汤 常用药物:人参、茯苓、茯神、远志、龙齿、石菖蒲、酸枣仁、知母等

4. 主要护理问题

(1) 夜寐不安 与环境影响、卧具不适、心绪不宁、舒适改变(疼痛、咳嗽、呼吸困难、脘腹胀满)而致气血亏虚、阴阳失调等有关。

(2) 焦虑、烦躁 与不寐日久有关。

5. 护理措施

(1) 病情观察:①观察患者睡眠状况,如睡眠习惯、睡眠型态和失眠时间起始,失眠是间断性,还是持续性发作,以助辨病。②注意观察患者是否饮用咖啡、浓茶等刺激性饮料,设法消除诱因。③观察护理与治疗效果,及时调整护理计划,采取相应的护理措施。

(2) 生活起居护理:①病室环境宜保持空气清新、安静,光线应柔和稍暗,避免强光刺激和噪声,禁止吸烟。②床铺软硬适度、平整、清洁,枕头高度适宜,放置以舒适为佳,避免颈部悬空而感不适。③生活有规律,睡前不宜过分用脑,切忌睡前看书谈话或集中思考某一问题,少看情节刺激性的文章和电视节目。④辨证起居:阴虚火旺者,注意休息,节制房事,戒怒除忧,适当地进行体育锻炼,如太极拳、散步等;心脾两虚者,注意劳逸结合,鼓励患者多参加体力劳动和体育锻炼,避免思虑过度,睡前不宜多看书、思考。

（3）饮食护理：①饮食宜清淡、易消化，多食调和阴阳气血之品，如百合、莲子、银耳、酸枣仁等，忌烟酒、辛辣和肥甘厚味之品。②晚餐不宜过饥或过饱，睡前忌饮浓茶、咖啡等刺激性的饮料。③辨证施食：肝火扰心者，以清肝泻火为原则，可选择苦寒之品，如苦瓜、黄花菜、芹菜等，或予夏枯草、菊花、桑叶泡水代茶饮，可解郁降火，忌辛辣、炙煿黏腻之品；痰热内扰以清热化痰为原则，饮食勿过饱，宜常食海带、鲜竹笋等，消化不良时可予山楂丸、果丹皮等帮助消化；阴虚火旺者，以滋阴降火为原则，宜多食新鲜蔬菜、水果，再如银耳、百合、甲鱼、海参等，忌辛温香燥、易耗津伤液之品；心脾两虚者，以健脾养心、益气生血为原则，宜多食莲子、山药、龙眼肉、黄芪粥、党参粥或酸枣泡水等；心虚胆怯者，以益气安神定志为原则，宜多食甘味之品，如莲子粥、黄芪粥、红枣等。

（4）用药护理：①服药时间。安神药宜睡前半小时服用，以利于睡眠。如因其他疾病而用麻黄、附子和肉桂等温热助阳药时，应在上午服用，以免因阳亢而影响睡眠。②注意药物的配伍禁忌和不良反应。安神药中有酸枣仁、五味子等酸味药时，要避免同时服用碱性药；西药中苯巴比妥、巴比妥等尽可能不要连续服用，以免成瘾。③年老、肝肾功能差的患者慎用含朱砂的中药及巴比妥类药物。④辨证施药：痰热内扰者，汤药宜少量多次分服，以防呕吐，或服药时口嚼生姜少许；心脾两虚者，汤药宜空腹温服，或睡前服。

（5）情志护理：①重视精神调摄对改善睡眠的重要性，尽量让患者怡情悦志，保持心情舒畅，以放松的、顺其自然的心态对待睡眠，避免过度紧张、兴奋、焦虑、抑郁、惊恐、恼怒等，做到喜怒有节。②教会患者一些简单的排除杂念、集中精神的办法，如安静坐下，身体放松，全程用鼻腔深呼吸并留意呼吸的感觉，凝视某个点2分钟左右直到眼睛疲劳后闭上，使患者在心绪平静后能安然入睡。③辨证施乐：运用中医五音疗法使患者敞开心结，调理情志，消除过度紧张、兴奋、焦虑、抑郁、惊恐、愤怒等不良情绪，使其喜怒有节，精神舒畅，以安然入睡。如心脾两虚不寐患者可选择《春江花月夜》《秋湖月夜》《紫竹调》《花好月圆》《喜相逢》等乐曲以通调血脉，振奋精神，促进睡眠。

（6）对症处理

夜寐不安

① 耳穴贴压：a.穴位：取心、枕、神门、内分泌、皮质下、垂前等穴。b.方法：每天睡前按揉3~5分钟，以患者感酸、麻、胀、痛、热感为度，每3~4天换1次，双耳交替进行，10天为1个疗程。c.辨证贴压：肝火扰心，加肝穴；痰热内扰加脾、三焦穴，配合耳尖放血；心脾两虚，加脾穴；心虚胆怯，加胆穴；阴虚火旺，加肾穴。

② 耳部刮痧：a.部位：全耳。b.方法：先按照由下向上、由外向内的顺序刮拭耳郭前面，即耳垂→耳轮→耳舟→对耳屏→对耳轮→耳甲腔→耳甲艇→三角窝→耳屏；再刮拭耳郭背面，刮拭顺序为耳垂背面→耳轮背面→对耳轮后沟→耳甲腔后隆起→耳轮脚后沟→耳甲艇后隆起→三角窝后隆起；最后重点刮拭心、枕、神门、内分泌、皮质下、垂前等穴，辨证取穴同耳穴贴压，每周刮拭2次。

③ 穴位按摩：a.穴位：三阴交、百会、安眠等穴。b.方法：睡前给予患者头部按摩，循经按摩督脉、心经，点按三阴交、百会、安眠等穴，每天1次。

④ 穴位贴敷：多适合肝火扰心、阴虚火旺者。a.穴位：涌泉穴。b.方法：采用吴茱萸膏敷贴，将吴茱萸20g研末，用米醋调成糊状，敷于涌泉等穴，盖纱布固定，每晚1次，次日早晨取下，3天为1个疗程。

【健康教育】

1. 注意生活起居，不熬夜，定时就寝。睡眠环境要安静，卧室光线要柔和，卧具要舒适，尽量避免各种影响睡眠的不利因素，以保证睡眠质量。

2. 治疗期间指导患者进行自我调护。①睡前热水泡足，或搓揉涌泉穴60~100次，促进睡眠。②加强饮食的调养，晚餐不宜过饥、过饱，宜进食清淡易消化的食物，如红枣莲子粥、银耳羹等。睡前不饮浓茶、咖啡等刺激性饮料。③告知患者长期服用助眠药物的副作用，减少对助眠药物的依赖性。

Note：

3. 恢复期指导患者保持良好的睡眠习惯,讲究睡眠卫生,养成规律的作息。

4. 指导患者进行适度体育锻炼。每日睡前做放松功或睡前散步,增强体质。

5. 嘱患者注意调节情志,避免不良因素的刺激,喜怒有节,保持心情愉快。

(马秋平)

第四节 眩 晕

03章04节 数字内容

 ──────────────── 导入案例与思考 ────────────────

曾某,女,49 岁,教师。因头晕 5 天就诊。

患者 5 天前突然出现头晕,视物旋转,遂前来就诊。刻下:头晕,视物旋转,伴头痛,呕吐痰涎,头昏如蒙,时有胸闷,食少纳呆,口苦,无黑矇、昏厥及胸痛、憋气等症,二便正常。舌体淡胖,苔白厚腻,脉濡滑。

体格检查:T 36.9℃,P 70 次/min,R 16 次/min,BP 155/90mmHg。神志清,精神可。

请思考:

1. 该患者目前所患何病? 辨证当属何证?

2. 针对患者目前的眩晕症状,应如何护理? 请用思维导图的形式呈现。

眩晕是以自觉头晕眼花,视物旋转动摇为临床特征的一类病证。眩为目眩,即视物昏花,模糊不清,或眼前发黑;晕为头晕,即感觉自身或周围景物旋转不定。两者常同时并见,故统称为"眩晕"。其轻者闭目可止,重者如坐车船,旋转不定,不能站立,或伴有恶心、呕吐、汗出、面色苍白等症状,严重者可突然仆倒。

凡良性位置性眩晕、椎基底动脉供血不足、高血压病、梅尼埃病及贫血等以眩晕为主要临床表现者,均属本病证的讨论范围,可参考本节辨证施护。

【经典与沿革】

1. "脑为髓之海,其腧上在于其盖,下在风府……髓海有余,则轻劲多力,自过其度;髓海不足,则脑转耳鸣,胫酸眩冒,目无所见,懈怠安卧。"(《灵枢·海论》)

2. "头眩,痰挟气虚并火,治痰为主,挟补气药及降火药。无痰则不作眩,痰因火动,又有湿痰者,有火痰者。"(元·朱丹溪《丹溪心法·头眩》)

【病因病机】

眩晕之病因主要与情志失调、饮食不节、体虚年高、劳倦肾亏、跌仆损伤等因素有关。眩晕病因病机示意图见图 3-4。

1. 情志失调 长期忧郁恼怒太过伤肝,肝失条达,气郁化火,火盛伤阴,肝阴暗耗,风阳升动,上扰清窍,发为眩晕;或忧思太过,伤及脾胃,气血生化乏源,清窍失养而致眩晕;或惊恐伤肾,肾精亏虚,髓海失养,亦可发为眩晕。

2. 饮食不节 嗜食肥甘厚味,饥饱无度,或过食生冷,损伤脾胃,脾失健运,水湿内停,聚而成痰,痰饮水湿上犯清窍而眩晕;或饮食不节,脾胃亏虚,气血生化乏源,清窍失养发为眩晕。

3. 久病体虚 久病不愈,耗伤气血,或失血之后,虚而不复,或脾胃虚弱,不能健运水谷,生化气血,以致气血两虚,气虚则清阳不升,血虚则清窍失养,故而发为眩晕。

Note:

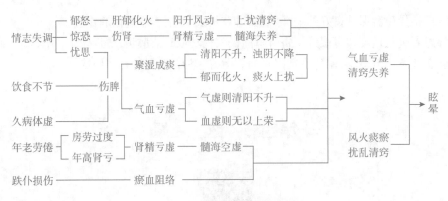

图 3-4　眩晕病因病机示意图

4. 年老劳倦　房劳过度,阴精亏虚,或年高肾精亏损,髓海不足,不能生髓充脑,髓海空虚,清窍失养而致眩晕。

5. 跌仆损伤　跌仆坠损,头颅损伤,血溢成瘀,阻滞经脉,而致气血不能上荣于头目,清窍失养发为眩晕,且多伴见局部疼痛、麻木固定不移,或痛如针刺等症。

眩晕的病位在头窍,病变脏腑与肝、脾、肾密切相关。肝乃风木之脏,其性主动主升,若肝肾阴亏,水不涵木,肝阳偏亢,上扰头目,则发眩晕;脾为后天之本,脾虚不能运化水湿,聚湿生痰,上扰清窍,或痰火上逆,扰动清窍亦致眩晕;肾主骨生髓,脑为髓海,肾精亏虚,髓海空虚,清窍失养亦可发为眩晕。风、火、痰、瘀是导致眩晕的常见病理因素,基本病机为气血亏虚、清窍失养或风火痰瘀,扰乱清窍发为眩晕。眩晕的病性分为虚实两方面,但虚者居多。虚者为肝肾阴虚,肝风内动,或气血亏虚,清窍失养,或肾精亏虚,脑髓失充;眩晕实证多由痰浊阻遏,升降失常,或痰火气逆,上犯清窍。眩晕的发病过程中,各种病因互相影响,各个证候之间相互兼夹或转化,形成虚实夹杂之证。

眩晕可反复发作,妨碍正常工作及生活,预后与病情轻重有关。一般病情较轻者,治疗、护理得当,则预后良好;反之,若病久不愈,发作频繁,病情较重,应加强临床诊疗和观察,以防中风。若肝风痰火横窜经络,蒙蔽清窍,而致中风;或突发气机逆乱,清窍暂闭或失养引起昏厥等危重证候。

【诊断与鉴别诊断】

1. 诊断

(1) 症状:表现为头晕目眩,视物旋转,轻者闭目即止,重者如坐车船,甚则仆倒。严重者伴有恶心呕吐、头痛、眼球震颤、耳鸣耳聋、汗出、面色苍白等症。

(2) 发病特点:男女老幼皆可发病,多见于中老年人,亦可发于青年人,一般呈阵发性发作,慢性起病,逐渐加重,或反复发作。长期精神紧张而缺少体力活动,有家族史、过度肥胖、饮食过咸和大量吸烟者,患病率偏高。

(3) 相关检查:查血红蛋白、红细胞计数是否降低,有无贫血;颈椎 X 线检查有助于诊断颈椎病;经颅多普勒等检查,有助于诊断椎基底动脉供血不足、脑动脉硬化;声导抗测试、耳蜗电图测试及前庭功能检查有助于诊断梅尼埃病;有条件者可做颅脑 CT、MRI,排除颅内肿瘤、血液病等;此外还可通过测血压、心电图、眼底、眼震电图明确诊断。

2. 鉴别诊断

(1) 眩晕与中风:二者均可见昏仆甚至跌倒等症。中风是以猝然昏仆、不省人事、口舌㖞斜、语言謇涩、半身不遂等为主症的一种疾病;或不经昏仆而仅见口舌㖞斜、语言謇涩、半身不遂等症。但眩晕无不省人事、口舌㖞斜、语言謇涩、半身不遂等症,与中风迥异。中年以上患者,肝阳上亢之眩晕,极易肝阳化风,眩晕成为中风之先兆,进而演变为中风。二者的不同点见表 3-6。

(2) 眩晕与厥证:二者均有晕眩欲仆的特征。厥证以突然昏仆、不省人事或伴有四肢逆冷为主,患者一般短时间内逐渐苏醒,醒后无偏瘫等后遗症,但也有一厥不复而死亡者。眩晕则以头晕目眩,甚则如坐舟车、站立不稳、晕眩欲仆或仆倒现象为主,但无昏迷及不省人事的表现,可资鉴别。二者的不同点见表3-6。

表3-6　眩晕与中风、厥证的鉴别

病证名称	发病年龄	昏仆特征	预后转归
眩晕	成人多见	昏仆时无不省人事及半身不遂等症	部分患者可发展为中风
中风	多在 40 岁以上	突然昏仆,有半身不遂或有神志改变	昏迷程度深者可死亡
厥证	任何年龄	突然昏仆,不省人事或伴有四肢逆冷	严重者可一厥不复

(3) 眩晕与头痛:二者常相互兼见。眩晕以头晕眼花为主,而头痛则以头部疼痛为主;在病因方面,眩晕以内伤为主,头痛则有外感和内伤两个方面;在病理性质上,眩晕与头痛均有虚有实,而头痛以实证为多,眩晕以虚证多见。二者的不同点见表3-7。

表3-7　眩晕与头痛的鉴别

病证名称	症状特点	病因	病理性质
眩晕	多见头晕眼花	内伤为主	多见虚证
头痛	多见头部疼痛	外感和内伤均可见	多见实证

【辨证施护】

1. 辨证要点

(1) 辨脏腑:主要根据症状特点等进行辨证。若眩晕兼见头胀痛、面红目赤等,多为肝郁化火,肝阴不足,肝阳上亢,甚至肝风内动,常以肝病为本,以风动为标辨证;若眩晕兼纳呆、乏力、面色淡白、呕恶、头重、耳鸣等,多为脾虚气血生化乏源,气血亏虚,清阳不升,头目失养;若纳呆、呕恶、头晕、苔腻,多为脾虚生痰,上蒙清窍,常以脾为本,以痰为标辨证;若眩晕多兼腰酸腿软、耳鸣如蝉等,多为肾精不足,髓海空虚,常以肾虚为主辨证。

(2) 辨标本虚实:主要根据发病特点、病程及诱发因素等情况进行辨证。若症见眩晕重,视物旋转,体壮者,病程短,呈发作性,常因情志刺激诱发,多为肝阳上亢或痰浊中阻,可辨为实证。若症见头目昏眩但无旋转感,体虚者,病程长,反复或持续发作,每因烦劳发作或加重,多为血虚或肾精不足,可辨为虚证。

2. 护治原则　护治眩晕须分辨虚实。实证以平肝息风,清火化痰,活血化瘀为主;虚证以补益气血,滋养肾肝,填精生髓为主;虚实夹杂者,应区别标本主次。

3. 证治分类(表3-8)

表3-8　眩晕的常见证型及辨证治疗

证型	临床表现	治法	方药
肝阳上亢	眩晕耳鸣,头胀头痛,每因烦劳或恼怒而头晕、头痛加剧,面色潮红,少寐多梦,口干口苦,腰膝酸软,头重足飘或肢体震颤,颜面潮红,舌质红,苔黄,脉弦数	平肝潜阳,清火息风	主方:天麻钩藤饮 常用药物:天麻、钩藤、石决明、川牛膝、益母草、黄芩、栀子、杜仲、桑寄生、夜交藤、茯神等
痰浊中阻	眩晕,头重如裹,胸闷恶心,呕吐痰涎,食少多寐,舌淡胖,苔白厚腻,脉濡滑	燥湿化痰,健脾和胃	主方:半夏白术天麻汤 常用药物:制半夏、白术、天麻、茯苓、陈皮、生姜、代赭石等
气血两虚	头晕目眩,劳累则甚,气短声低,神疲懒言,面色淡白,唇甲色淡,发色不泽,心悸少寐,饮食减少,纳少腹胀;舌淡苔薄白,脉细弱	补益气血,健运脾胃	主方:归脾汤 常用药物:党参、黄芪、白术、茯神、酸枣仁、龙眼、木香、炙甘草、当归、远志、生姜、大枣、夜交藤等

Note:

续表

证型	临床表现	治法	方药
肾精不足	头晕而空,健忘耳鸣,腰酸遗精,齿摇发脱。偏于阴虚者,少寐多梦,颧红咽干,烦热形瘦,舌嫩红,苔少或光剥,脉细数;偏于阳虚者,精神萎靡,四肢不温,形寒肢冷,舌质淡,脉沉细无力	补肾养精,充养脑髓	主方:左归丸 常用药物:熟地黄、山药、山茱萸、菟丝子、枸杞子、川牛膝、鹿角胶、龟甲胶。偏于阴虚内热者可加炙鳖甲、知母、黄柏、牡丹皮、菊花、地骨皮等;偏于阳虚者可加巴戟天、淫羊藿等
瘀血阻窍	眩晕头痛,痛有定处,唇甲紫暗,舌有瘀点、瘀斑,伴有健忘,夜寐不安,心悸,精神不振及肌肤甲错等,脉涩或细涩	祛瘀生新,活血通窍	主方:通窍活血汤 常用药物:赤芍、川芎、桃仁、红花、麝香、老葱、鲜姜、大枣、酒等

4. 主要护理问题

(1) 眩晕　与素体肝肾阴虚、肝阳上亢,或暴怒伤肝、风阳上扰,或脾虚、气血不足,脑髓失养,脑失血荣有关。

(2) 烦躁易怒　与情志刺激,肝阳上亢有关。

(3) 跌仆　与头晕目眩而致动作失衡、不能自主有关。

(4) 潜在并发症:中风　与肝阳上亢,肝风内动有关。

5. 护理措施

(1) 病情观察:①观察眩晕发作或加重的原因以及眩晕的特点,如时间、程度、性质以及伴随症状(如头痛、呕吐)等以助辨病。②注意观察眩晕患者发作前的先兆症状,如胸闷、泛恶、视物昏花等。③严密观察病情变化,定时监测血压,若出现血压升高,头晕加重、头痛、肢体麻木、语言不利等症状时,应及时报告医生。④外伤所致眩晕者,应注意观察血压、瞳孔、呼吸、神志等变化,如出现异常及时报告医生,并处理。

(2) 生活起居护理:①病室环境宜安静,光线柔和,空气新鲜。避免强光、噪声,减少陪客、探视。②发作时要卧床休息,闭目养神,尽量减少头部的转侧活动,特别是不宜突然猛转头,或突然、剧烈的体位改变,平时避免做旋转动作,防止眩晕加重或昏仆。③眩晕轻症患者,可轻度活动,但不宜过度疲劳,应保证充足睡眠。严重眩晕者,绝对卧床休息,防止发生意外。④眩晕伴发呕吐患者宜采取正确体位,以防止发生窒息。⑤经常反复发作的患者,外出不宜乘坐高速车、船,避免登高或高空作业,以免发生危险。⑥呕吐痰涎者做好口腔护理,协助患者用温开水或淡盐水漱口以保持口腔清洁,每日1次。⑦辨证起居:气血两虚者,注意休息,以免过劳耗伤气血,室温宜暖,防止外邪乘虚而入;肾精不足者,应慎房事,劳逸结合。肾阴虚者,病室宜凉爽湿润;肾阳虚者,病室宜温暖向阳。

(3) 饮食护理:①饮食宜清淡,易消化,低脂、低盐饮食,少食多餐,可多食蔬菜、水果、豆类食物,如芹菜、山楂、柚子、黄豆等。忌食辛辣、肥腻、生冷过咸之品,如肥肉、凉菜、咸鱼、葱、姜、椒等,戒烟、限酒。防止暴饮暴食,肥胖患者要适当控制饮食。②辨证施食:肝阳上亢者,以平肝潜阳为原则,宜食海带、山楂、萝卜、芹菜等,忌食辛辣、动物内脏及动火生风之品,如蒜、公鸡等;痰浊中阻者,以健脾化痰为原则,宜多食薏苡仁、茯苓等;气血两虚者,宜进补,以补益气血为原则,宜食富含营养的食物,如蛋类、奶类、鱼类、瘦肉、猪血、红枣、桂圆、黑芝麻等,亦可配合食疗粥,如黄芪粥、党参粥、莲子红枣粥等;瘀血阻窍者,以活血化瘀为原则,宜多食山楂、田七等;肾精不足者,以补肾填精为原则,宜多食胡桃、黑芝麻、黑豆、百合、猪肾、田七瘦肉汤、黄芪鸡汁粥、鳖甲炖鸡等。偏阴虚者,可多食甲鱼、蜂蜜、银耳等补益肾精、滋阴润燥,忌食羊肉等;偏阳虚者,可给羊肉、胡桃仁等补肾助阳,忌生冷。

(4) 情志护理:①情绪激动或忧思恼怒都可诱发或加重眩晕。加强对患者的心理保护,避免不良情志刺激。②教会患者自我调控、制怒的方法:如躲避法、转移法、释放法、理智制怒法等。③可以通过自我心理调整缓解不良情绪,以保持心情舒畅。④辨证选乐:肝阳偏亢者,角调入肝,选《胡笳十

Note:

八拍》《塞上曲》等,有良好制约愤怒和稳定血压的作用;肾精不足者,羽调入肾,可予羽调音乐,滋阴潜阳,如《二泉映月》《寒江残雪》等睡前播放;气血两虚者选《梅花三弄》《春江花月夜》择酉时(17:00—19:00)播宫调入脾,选《十面埋伏》择巳时(9:00—11:00)播放。

(5) 用药护理:①汤药宜温服,早晚各一次,服药时嘱患者少量频服以防呕吐。②眩晕发作前1小时服药,有助于减轻症状。③服药后宜静卧休息,闭目养神,使药物起效。④眩晕伴呕吐严重,服药困难者,可将药液浓缩或采取少量频服的方法,必要时可鼻饲给药。

(6) 对症处理

眩晕

① 耳穴贴压:a.穴位:神门、肝、脾、肾、耳背沟、心、交感等穴。b.方法:穴位贴压,每穴留置3~5日,嘱患者每日自行按揉50次,以有痛感为度,两耳交替进行,5次为1个疗程。

② 穴位按摩:a.穴位:百会、风池、上星、头维、太阳、印堂等穴。b.方法:每次20分钟,每晚睡前1次。

③ 热敏灸:多适合气血两虚、肾精不足者。a.穴位:头维、上星、百会、风池、太冲、太溪等穴。b.方法:经回旋灸、雀啄灸探查所取穴位后,在距离皮肤3cm处施以温和灸,以患者无灼热痛感为度。当患者感受到艾热发生透热、扩热、传热等感觉时,即为产生了腧穴热敏化,施灸时间一般多在20~40分钟。

④ 中药热罨包:适合痰浊中阻患者。a.药物:莱菔子、紫苏子、白芥子、决明子和粗盐。b.方法:四种中药加粗盐做成药包经微波炉加热,使用热罨包揉、搓、擦,热敷脾经、胃经,每日1次,每次20分钟,防烫伤。

【健康教育】

1. 保持病室安静舒适,空气新鲜,光线不宜过强。

2. 眩晕轻者可适当休息,不宜过度疲劳。眩晕急性发作时,应卧床休息,闭目养神,减少头部晃动,切勿摇动床架,症状缓解后方可下床活动,动作宜缓慢,防止跌倒,避免强光刺激,外出时佩戴变色眼镜,不宜从事高空作业。

3. 指导患者自我监测血压,做好记录。

4. 根据患者平衡能力情况,选择性指导其站式或坐式八段锦锻炼。

(马秋平)

第五节　中　风

03章05节　数字内容

 ─────── 导入案例与思考 ───────

曾某,男,54岁。右侧肢体活动不利21天。

患者21天前晚上如厕时突然昏仆,不省人事,在当地医院抢救苏醒后转送住院治疗,行头颅CT检查示:左侧基底节区高密度影。刻下:右侧肢体筋脉拘急,不能自行屈伸,活动受限,言謇,烦躁,无抽搐,便干,夜尿多。舌质黯淡,苔白,脉弦细。

查体:BP 156/86mmHg。神清,语言謇涩,双侧瞳孔等大正圆,对光反应灵敏,眼球运动自如,伸舌右偏,右侧肢体肌力3级,左侧肢体肌力5级,右侧跖反射中性。

请思考:

1. 该患者目前所患何病? 辨证当属何证?

Note:

2. 针对患者目前的右侧肢体筋脉拘急,不能自行屈伸,活动受限、言謇的症状,应该如何护理? 请用思维导图的形式呈现。

中风俗称"脑卒中",是以突然昏仆、不省人事、半身不遂、口眼㖞斜、语言謇涩,或无昏仆,仅见半身不遂及口眼㖞斜为主要特征的一种病证。中风具有起病急、变化快的特点,多见于中老年人。本病一年四季皆可发病,但以冬春两季最为多见。

凡短暂性脑缺血发作、局限性脑梗死、原发性脑出血和蛛网膜下腔出血等,以急性起病,突然昏仆、半身不遂、口眼㖞斜、言语障碍、偏身麻木为主要表现者,均属本病证的讨论范围,均可参照本节辨证施护。

【经典与沿革】

1. "虚邪偏客于身半,其入深,内居荣卫,荣卫稍衰,则真气去,邪气独留,发为偏枯。"(《灵枢·刺节真邪》)

2. "仆击、偏枯……肥贵人则高粱之疾也。"(《素问·通评虚实论》)

3. "夫风之为病,当半身不遂。""络脉空虚,贼邪不泻。"(汉·张仲景《金匮要略·中风历节病脉证并治》)

【病因病机】

中风的病因主要是积损正衰,劳欲过度,饮食不节,情志所伤和气虚邪中。多在内伤积损的基础上,复因劳倦内伤、忧思恼怒、饮酒饱食或外邪侵袭等诱发。中风病因病机示意图见图 3-5。

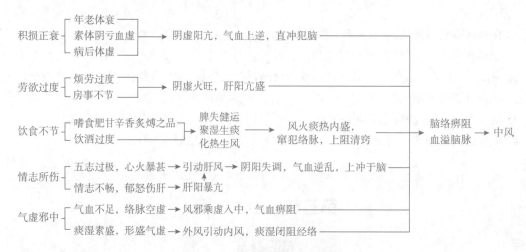

图 3-5　中风病因病机示意图

1. **积损正衰**　年老体衰,肝肾阴虚,肝阳偏亢;或素体阴亏血虚,阳盛火旺,风火易炽;或大病久病之后,元气耗伤,脏腑阴阳失调,若遇诱因致阴虚阳亢,气血上逆,直冲犯脑,发为中风。

2. **劳欲过度**　烦劳过度,耗气伤阴,以致阳气暴张,引动风阳上扰清窍;或房事不节,纵欲伤精,水亏火旺,阴不制阳,发为中风。

3. **饮食不节**　嗜食肥甘厚味、辛香炙煿之物或饮酒过度,致脾失健运,聚湿生痰,痰湿生热,热极生风,致脑脉瘀滞,发为中风。

4. **情志所伤**　五志过极,心火暴甚,引动内风,阴阳失衡,气血逆乱,迫血上涌,冲于脑而发卒中;或素有肝肾阴虚,肝阳上亢,遇暴怒伤肝,肝火引动内风而发为中风。

5. **气虚邪中**　气血不足,脉络空虚,尤其在气候突变之际,风邪乘虚入中,气血痹阻,或痰湿素盛,形盛气衰,外风引动内风,痰湿闭阻经络而发病。

中风发病的常见诱因为情志过激(过喜、过悲、过怒)、过度疲劳(疲倦、房劳、排便用力)、暴饮暴食(饮酒过多、过饱)、跌仆、寒冷刺激等。

本病病位在脑,与心、肝、肾密切相关。其主要病机为阴阳失调,气血逆乱,肝阳上亢,肝风内动,夹痰夹火直冲犯脑,导致血瘀脑脉或血溢脉外发为中风。本病的病理性质属于本虚标实之证。肝肾阴虚,气血衰少为致病之本,风、火(热)、痰、瘀为发病之标,两者互为因果。急性期,多以标实证候为主;恢复期及后遗症期,多虚实夹杂,或以本虚证候为主。轻者中经络,其病理变化为肝风夹痰,横窜经络,一般无神志改变。病重者中脏腑,其病理变化为风阳痰火暴升,气血冲脑,蒙蔽清窍,多神志不清。中脏腑者因邪正虚实之不同,而有闭证与脱证之分及由闭转脱的演变。

中风一病,一旦发生,大多难于治疗,尤其卒中昏迷,预后不佳。恢复期邪虽衰,但正已伤,正虚邪实,虚实夹杂,仍需要长时间辨证治疗和康复护理,使邪祛正复,而获痊愈;若邪祛而正难复,则进入后遗症期。恢复期或后遗症期由于脏腑功能失调,未能完全恢复,遇有诱因,极易复中,复中次数越多,病机越复杂,治疗越难,预后较差。

【诊断与鉴别诊断】

1. 诊断

(1) 症状:突发神志昏蒙,半身不遂,口眼㖞斜,语言謇涩,或头晕、目眩、头痛、行走不稳、呛水呛食、目偏不瞬。发病前出现眩晕、头痛、肢体一侧麻木乏力等先兆症状。

(2) 体征:急性病容,颜面潮红,意识障碍,脉搏缓慢而有力,血压可升高,皮肤湿润。神经系统检查、四肢感觉及运动功能可有不同范围和程度的障碍、肌张力改变及出现病理反射等。

(3) 发病特点:急性起病,发展迅速,发病年龄多在 40 岁以上。

(4) 相关检查:脑脊液检查、血液流变学检查、眼底检查、颅脑 CT 和 MRI 检查,有助于诊断。

2. 鉴别诊断

(1) 中风与痫证:两者均可见突然昏仆,不省人事等症。痫证起病急骤,突然昏仆,但神昏多为时短暂,移时可自行苏醒,醒后如常人,且多口中伴有如猪羊般叫声,肢体抽搐,口吐白沫,四肢僵直,两手握拳,双目上视,小便失禁,而一般无半身不遂,口眼㖞斜等症,发病者以儿童、青少年居多,且有多次相似发作的病史可寻,与中风不难鉴别。但应注意的是少数患者的中风先兆,与痫证的发作表现相似,如年龄在 40 岁以上,首次发作者,应注意观察,并进行脑电图、头颅 CT 等必要的检查,以资鉴别。二者的不同点见表 3-9。

(2) 中风与厥证:两者均可见突然昏仆,不省人事。厥证昏迷时间短暂,同时常伴有四肢逆冷,一般移时苏醒,醒后无半身不遂,口舌㖞斜,言语不利等表现。二者的不同点见表 3-9。

表 3-9 中风与痫证、厥证的鉴别

病证名称	发病年龄	昏仆特征	昏仆时间	后遗症状	预后转归
中风	多在 40 岁以上	口眼㖞斜、半身不遂	较长	口舌㖞斜、偏瘫失语	预后差,昏迷程度深者可死亡
痫证	任何年龄,以儿童、青少年多见	猝倒号叫、四肢抽搐、口吐涎沫、目睛上视	较短	无	发作后予以调理可以控制发作,但是难以根治
厥证	任何年龄	面色苍白、四肢厥冷	较短	无	严重者可一厥不复

(3) 中风与痉证:两者均可见神志昏迷等症。痉证是以四肢抽搐,项背强直,甚至角弓反张为主症,病发中亦可伴有神昏,应与中风闭证相鉴别。痉证之神昏多出现在抽搐之后,而中风多病起即有神昏,而后出现抽搐;痉证者抽搐时间长,中风者抽搐时间短;痉证者无半身不遂,口眼㖞斜等中风特有症状。

(4) 中风与痿证:两者均可见肢体活动无力,肌肉萎缩等症。痿证有肢体软弱,活动无力,但多起病缓慢,以双下肢或四肢为多见,或见患肢肌肉萎缩;中风者肢体瘫痪多起病急骤,且以偏瘫、半身不遂多见。痿证者起病时无神昏;中风者常有不同程度的神昏。据此可鉴别。

【辨证施护】

1. 辨证要点

(1) 辨中经络与中脏腑:主要根据神志改变、发病特点、病位及病情进行辨证。病之初,症见半身不遂、口眼㖞斜、语言謇涩为主症,多为正气虚而不甚,邪虽盛而病位浅,病情尚轻,而无神志障碍者,可辨为中经络。若起病即见神志障碍,突然昏仆,不省人事,半身不遂,口眼㖞斜,语言不利者,多为邪气炽盛,正气虚弱,病情危重,可辨为中脏腑。中经络与中脏腑的鉴别见表 3-10。

表 3-10 中经络与中脏腑的鉴别

鉴别点	中经络	中脏腑
病位深浅	较浅,仅限于血脉经络	较深,常波及有关脏腑
病情轻重	病轻	病重
临床表现	无神志改变,仅表现为口眼㖞斜,语言不利,半身不遂	神志不清,伴口眼㖞斜,半身不遂

(2) 辨中脏腑之闭证与脱证:主要根据肢体、二便及舌脉象等情况进行辨证。若症见神昏,牙关紧闭,口噤不开,两手握固,肢体强痉,多为邪盛内闭所致,属实证,可辨为闭证。若症见神志昏愦,目合口开,四肢瘫软,手撒肢冷,汗多,二便自遗,鼻鼾息微,脉象虚弱或脉微欲绝,属虚证,为正气虚脱,阴阳离决之征兆,可辨为脱证,多从闭证发展变化而来,为五脏真阳散脱于外,临床应防止邪闭正脱,阴阳离决而死亡。中风之闭证与脱证的鉴别见表 3-11。

表 3-11 中风之闭证与脱证的鉴别

鉴别点	闭证	脱证
病机	邪盛内闭	正气虚脱、阴阳离决
症状	神昏,牙关紧闭,口噤不开,两手握固,肢体强痉	神志昏愦,目合口开,四肢瘫软,手撒肢冷,汗多,二便自遗,鼻鼾息微
病性	实证	虚证

(3) 辨中脏腑之阳闭与阴闭:中脏腑中闭证有阳闭和阴闭之分。若症见面赤身热,气粗口臭,躁扰不宁,鼻鼾痰鸣,便秘尿黄,舌苔黄腻,舌质红,脉弦滑数等,多为痰热瘀火之征,可辨为阳闭证。若症见面白唇紫,静卧不烦,四肢不温,痰涎壅盛,舌苔白腻,舌质暗淡,脉沉滑等,多为寒湿痰浊之征,可辨为阴闭证。中脏腑之阳闭与阴闭的鉴别见表 3-12。

表 3-12 中脏腑之阳闭与阴闭的鉴别

鉴别点	阳闭	阴闭
病机	痰热闭郁清窍	寒湿痰浊内闭清窍
神志	躁扰不宁	静卧不寐
症状	面赤身热、气粗口臭、鼻鼾痰鸣	面白唇暗、四肢不温、痰涎壅盛
舌象	舌质红、苔黄腻	舌质暗、苔白腻
脉象	弦滑而数	沉滑或缓

(4) 辨病期:一般将中风分为三期。中经络急性期为发病后 2 周以内,中脏腑急性期为 1 个月;恢复期为发病 2 周至 6 个月内;后遗症期为发病 6 个月后。

2. 护治原则 中风急性期,中经络者,以平肝息风,化痰通络为原则;中脏腑者,当以醒神开窍为治则,对内闭外脱之证,则须醒神开窍与扶正固脱兼用。中风恢复期及后遗症期,多为虚实夹杂,当扶正祛邪,标本兼顾,搜风化痰通络与滋养肝肾,益气养血并用。

3. 证治分类(表3-13)

表3-13 中风的常见证型及辨证治疗

	证型	临床表现	治法	方药
中经络	风痰入络	半身不遂,口眼㖞斜,舌强言謇或不语,偏身麻木,常伴头晕目眩,舌质黯淡,苔薄白或白腻,脉弦滑	息风化痰,活血通络	主方:真方白丸子 常用药物:半夏、胆南星、白附子、天麻、全蝎、当归、白芍等
	风阳上扰	半身不遂、口眼㖞斜、舌强语言謇涩或不语、偏身麻木或手足重滞,常伴眩晕头痛,面红目赤,口苦咽干,心烦易怒,尿赤便干,舌质红,苔薄黄,脉弦有力	平肝潜阳,息风通络	主方:天麻钩藤饮 常用药物:天麻、钩藤、生石决明、夏枯草、赤芍、菊花、杜仲、桑寄生、僵蚕、川牛膝等
	阴虚风动	半身不遂,口眼㖞斜,言语不利,常伴眩晕耳鸣,腰酸膝软,烦躁失眠,五心烦热,手足蠕动,舌质红或暗红,少苔或无苔,脉细弦数	滋阴潜阳,息风通络	主方:镇肝熄风汤 常用药物:牛膝、生赭石、生龙骨、生牡蛎、龟甲、白芍、玄参、天门冬、菊花、天麻、钩藤、生地黄、甘草等
中脏腑	痰热腑实	半身不遂,口眼㖞斜,语言不利,肢体强硬拘急,常伴面红目赤,痰多而黏,心烦易怒,腹胀,便秘,舌质暗红,苔黄腻,脉弦滑或弦涩	清热化痰,通腑泻浊	主方:桃仁承气汤 常用药物:胆南星、全瓜蒌、生大黄、芒硝、枳实、牛膝等
	痰火瘀闭 (阳闭)	突然昏仆,不省人事,牙关紧闭,口噤不开,两手握固,大小便闭,肢体强,常伴面赤身热,气粗口臭,躁扰不宁;舌苔黄腻,脉弦滑而数	清热化痰,开窍醒神	主方:羚羊钩藤汤 常用药物:羚羊角、钩藤、贝母、竹茹、天竺黄、石菖蒲、牡丹皮、远志、珍珠母、川牛膝、甘草等
	痰浊瘀闭 (阴闭)	突然昏仆,不省人事,半身不遂,口噤不开,口吐痰涎,肢体强痉拘急,面白唇暗,四肢不温,甚则四肢厥冷,舌质淡,苔白腻,脉沉滑或沉缓	温阳化痰,开窍醒神	主方:涤痰汤合用苏合香丸 常用药物:胆南星、制半夏、橘红、枳实、茯苓、石菖蒲、竹茹、人参、甘草、生姜、大枣等
	阳亡阴竭 (脱证)	突然昏仆,不省人事,半身不遂,肢体软瘫,口眼㖞斜,语言不利,目合口张,鼻鼾息微,手撒肢冷,冷汗淋漓,大小便自遗,舌萎软,脉细弱或脉危欲绝	回阳固脱	主方:参附汤合生脉散 常用药物:人参、附子、麦冬、五味子等
恢复期	气虚血瘀	半身不遂,肢体软瘫,伴语言謇涩,面色无华,气短乏力;口角流涎,自汗,心悸,便溏;手足或偏身肿胀;舌质暗淡或瘀斑,舌苔薄白或腻,脉沉细	益气养血,化瘀通络	主方:补阳还五汤 常用药物:黄芪、当归、川芎、桃仁、红花、地龙等
	风痰瘀阻	舌强语謇,失语,口眼㖞斜,肢体麻木或半身不遂,心悸、气短,舌质暗紫,脉弦滑	搜风化痰,行瘀通络	主方:解语丹 常用药物:天麻、全蝎、胆南星、白附子、远志、石菖蒲、桔梗、防风等
	肝肾亏虚	半身不遂,患肢僵硬拘挛变形,舌强不语,或偏瘫,肢体肌肉萎缩,舌质红,脉细,或舌质淡红,脉沉细		主方:左归丸合地黄饮子 常用药物:地黄、首乌、枸杞子,山萸、麦冬、石斛、当归、鸡血藤等

4. 主要护理问题

(1) 神志昏蒙 与风阳痰火蒙蔽清窍有关。

(2) 口眼㖞斜 与风痰瘀阻经脉,气血不能濡养颜面有关。

(3) 半身不遂 与风痰阻络,络脉痹阻,或气虚血瘀,络脉失养有关。

（4）语言謇涩 与风痰上阻，或意识改变失语有关。

（5）潜在并发症：窒息 与痰涎壅盛，堵塞气道有关。

（6）潜在并发症：压力性损伤 与长期卧床气滞血瘀有关。

5. 护理措施

（1）病情观察：①观察患者神志状况。应注意观察中风后是否昏迷，以及昏迷的程度与昏迷时间的长短并详细记录。②观察患者瞳孔变化。若瞳孔由大变小，或两侧瞳孔不等大等圆，对光反射迟钝或消失，或出现项背强直、抽搐、面赤、鼻鼾、烦躁不安等情况，说明病情加重；若患者静卧不语，昏迷加深，手足逆冷，应防止脱证。③观察患者的呼吸和痰鸣音的变化。若出现呼吸或鼾声异常，应立即报告医生，采取必要措施，防止痰涎堵塞而窒息。④观察患者血压变化。若血压低于 120/80mmHg，或高于 200/120mmHg，应及时报告医生。⑤观察舌象、脉象、汗出等情况，为辨证提供依据。⑥观察患者有无并发症。若神志昏迷，伴呕吐，常喷射而出，如呕吐紫黑色物或大口吐血，则预后不良；若伴发呃逆、抽搐等症状，则属凶兆。

（2）生活起居护理：①保持病室环境安静，空气流通，以自然光线为主，稍暗，定期消毒，注意保暖，并随天气变化为患者添加衣被和调节室内温度，避免患者直接吹风。②绝对卧床休息，避免不必要的搬动及变动体位，以防脑络出血不止，加重昏迷。患者的枕头不宜太高，15°~20° 为宜，血压稳定者可抬高头部 30°，以利头部静脉回流减轻颅内静脉瘀血及脑水肿。③急性期安置适合的体位，保持瘫痪肢体处于功能位置。上肢功能位是"敬礼位"，即肩关节外展 45°，内旋 15°，使肘关节和胸部持平，拇指指向鼻子，并经常变换位置，以防止畸形，手中可握一个直径 4~5cm 的长形轻质软物；下肢功能位是髋关节伸直，腿外侧可放置沙袋或枕头防止下肢外展外旋位畸形，膝关节伸直，防止屈曲畸形；足与小腿成 90°，防止足下垂。平卧时在肩背部放置垫枕，使肩内收，以防肩下垂，病情稳定后可逐步适量下床活动。④皮肤护理：勤翻身，翻身时避免动作过大。剪短指甲，以免损伤皮肤。偏瘫者患侧要经常按摩，促进血液运行，防止受压。指导家属正确使用便器，避免拖、拉、推，防止擦破皮肤。⑤口腔护理：每日用生理盐水或银花甘草煎煮后取过滤的药液清洗口腔 4 次，防止口臭、口垢和口腔糜烂；口腔糜烂患者可用西瓜霜、冰硼散等涂擦。若患者张口呼吸时，可用生理盐水浸湿纱布或以石菖蒲浸湿纱布覆盖口唇，以保持口腔湿润。⑥眼部护理：眼睑常不能完全闭合者，可按摩上下眼睑，使其尽量闭合。两目上视，目开不合者，可用凡士林纱布、呋喃西林纱布或眼罩覆盖两眼或每天定时用氯霉素眼药水滴眼以保护角膜，防止因眼结膜长期暴露致干燥、损伤。⑦安全防护：床边加用床挡，以免坠床；取下患者义齿，以免误入气管而发生意外。⑧保持呼吸道通畅：喉间痰涎壅盛者，及无咳嗽反射者，协助其翻身、拍背，即由健侧到患侧、由下而上拍背，促进痰液排出；神志昏蒙者，给予氧气吸入，每分钟 4~6L。⑨二便的护理：二便失禁者，协助家属清洗肛周保持皮肤清洁、干燥，若出现脱肛、肛周水肿、皮肤破溃等症状应及时处理；采用留置导尿法者，做好外阴的护理；养成定时排便的好习惯；病情稳定后，适当运动，睡前给予腹部按摩，每日 2 次，每次 15~20 分钟，促使肠蠕动而排便。⑩辨证起居：风火上扰者病室宜凉爽、安静，避免一切噪声，严格限制探视的人数；阴虚风动者，病室宜通风凉爽，避免冷风直接吹入；痰热腑实者，病室温度不宜过高，衣被不可过厚；痰火瘀闭者，病室光线宜稍暗些，注意调节温湿度；痰浊瘀闭者，病室温度宜稍高，安静，避免噪声，注意保暖。

（3）饮食护理：①饮食宜高碳水化合物、高蛋白、低脂、低盐，清淡、富营养食物。神清者予半流质或软食，如面条、粥等。神志不清、昏迷者宜鼻饲流质，如牛奶、米汤、藕粉等。注意食物的量和温度，应少量温服。吞咽困难者，应给予糊状饮食，以免引起咳呛。禁忌肥甘甜腻、辛辣刺激等助火生痰之品，如公鸡肉、猪头肉、海产品等，禁烟酒。大便秘结者，多饮蜂蜜水、淡盐水，多食含纤维素较多的蔬菜、水果、粗粮，如菠菜、韭菜、香蕉、玉米、火龙果。②辨证施食：风痰入络者，宜多食藕、梨等；风火上扰者，宜食甘寒之品，如菊花、芹菜等；阴虚风动者，宜养阴清热，多食百合莲子薏米粥、甲鱼汤和银耳汤等；痰热腑实者，宜清热、化痰、润燥，多食萝卜、绿豆、梨和香蕉等，忌食辣椒、大蒜、海鲜、鸡肉、羊肉等；痰浊瘀闭者，宜偏温性，多食薏米粥、南瓜等，忌食生冷、助湿生痰之品；中风脱证者，可用鼻饲法注入足够的水分和富于营养的流质饮食,如果汁、米汤、牛奶、菜汤、肉汤等。半身不遂者,多食用含维生素C和钾、镁离子的新鲜水果和蔬菜,如香蕉、海带、西红柿、茄子等以助降脂,保护血管。痰火未清者,可用海蜇头30g,荸荠7个,煎水代茶饮。恢复期患者应注意滋补,辅选如参芪乌鸡汤,党参15g、北黄芪15g、田七10g、竹丝鸡1/4只除去皮脂,生姜2片,煲汤;或选山楂、芹菜、苦荞、玉米等。

(4) 用药护理:①汤药宜少量多次频服,可用吸管进药,或浓煎滴入,尽量防止呛咳,神志不清、昏迷者应采用鼻饲法。便秘患者取大黄、芒硝、皂角各15g,加水煎取200ml,用消毒纱布或干棉球蘸药液,涂搽脐腹部,每日1~2次,保持中风患者大便通畅。口噤不开患者,可取胆南星末5分(4g),冰片少许,二药和匀,以中指蘸药揩齿,反复20~30次,以助开噤。②辨证施药:痰热腑实者给予患者服用通腑泄热汤药时,应注意观察服药后反应,若药后3~5小时泻下2~3次稀便,说明腑气已通,不须再服,若服药后,仍未解大便,可报告医生,继续服药,以泻为度;痰火瘀闭者,可鼻饲竹沥水、猴枣散以豁痰镇惊,另服安宫牛黄丸或予醒脑静或清开灵静脉滴注清心开窍,灌服药丸先用温开水化开,然后徐徐喂服,听到药汁咽下声后,再予继续喂服。

(5) 情志护理:①中风急性期神志清楚者,须耐心做好思想工作,安慰患者,解释疾病转归、诊治,让患者感到安全、可信赖。运用语言,鼓励病友间多沟通、多交流。鼓励家属多陪伴患者,家庭温暖是疏导患者情志的重要方法。②中风恢复期者注意做好健康宣教工作,嘱咐患者平时要注意克制情绪激动,戒大怒、大喜、大悲、大恐,尤其是要"制怒",从而使气血运行通畅,减少引起复发的因素。通过戏娱、音乐等手段或设法培养患者某种兴趣、爱好,以分散患者注意力,调节其心境情志。③运用《黄帝内经》情志治疗中的五行相胜疗法。同时,要注意掌握情绪刺激的程度,避免刺激过度带来新的身心问题。④失语者,鼓励其大胆说话,尽量减少使用手语。可请痊愈或治疗效果好的病友现身说教,以树立患者恢复语言功能的信心,克服爱面子、怕困难的不良心理。鼓励亲朋好友探视,提供交流的机会。工作人员耐心、细致、态度和蔼地与患者交流,直至患者听清、听懂。

(6) 对症处理

1) 神志昏蒙

药枕法:a.穴位:风池、风府、哑门、大椎。b.主要药物:取天麻20g,川牛膝60g,全蝎10g,白僵蚕、乌梢蛇、地龙各20g,水蛭、虻虫各20g,乳香、没药、莪术、蒺藜、沙苑子各50g。c.方法:将药物研成碎粗粉,和匀入枕,置于患者枕部,借中药之辛散香窜挥发性刺激头部穴位,醒脑开窍。

2) 半身不遂

① 中药熏蒸:a.主要药物:川椒、艾叶和大青盐各30g,川芎、干姜、丹参、桂枝和牛膝各15g。b.方法:将上述药物用3L水煮沸15分钟后进行熏蒸,并用毛巾蘸取药水为患肢热敷,时间约为30~45分钟,每天1~2次。

② 穴位按摩:a.穴位:患侧上肢肩髃、曲池、内关、外关、合谷等穴;下肢足三里、阳陵泉、丘墟、太冲、行间等穴。b.方法:上肢部手法(5~10分钟)是在上肢做由上至下的揉捏手法,再做滚动手法,在手指及手掌处反复揉捏1~2遍,分别摇动、屈伸肩、肘、腕关节,反复3~5次,双手握其掌指关节处,反复轻抖3~5次;下肢部推拿手法(5~10分钟)包括在下肢足少阳胆经、足厥阴肝经做由上至下的拿捏手法,再做滚动手法,分别摇动、屈伸髋、膝、踝关节,反复3~5次。上、下肢每穴点按10~20次,手法反复2~3遍,每天1次。

③ 恢复期可锻炼手指,做健脑操。

3) 语言謇涩

穴位按摩:a.穴位:廉泉、哑门、承浆、风府、大椎等穴。b.方法:选用按法和揉法,每天2次,每次20分钟,12天为1疗程。

4) 口眼㖞斜

① 一指禅推法按摩:a.穴位:太阳、丝竹、阳白、鱼腰、攒竹、迎香、地仓、承浆、颊车、下关等穴。b.方法:以一手拇指从睛明穴开始,沿眼眶上缘至太阳穴后达下关穴,推按各穴位时稍长,可反复操作约

10分钟,每天2次,12周为1疗程。

② 耳穴贴压:a.耳穴:眼、口、额、面颊、肝、皮质下、上耳根、下耳根,及出现条索、结节病理反应点(每次取5个穴)。b.方法:穴位贴压,每穴留置3~5天,每4小时自行按揉捏1次,每穴每次按压1分钟,隔日换穴,两耳同时进行贴压。

【健康教育】

1. 告知患者中风发作的诱发因素,尽量避免,预防复中。不要过劳。保持良好的情绪,切忌恼怒。饮食宜清淡,忌高盐辛辣肥甘厚味食物,戒除烟酒。

2. 指导患者掌握中风的康复治疗知识与自我护理方法。鼓励和督促患者坚持功能锻炼,防止肩关节僵硬,平时常做健脑操、打太极拳等,增强自我照顾的能力。

3. 指导患者积极治疗原发病,定期门诊检查。积极治疗高血压、高脂血症、糖尿病、心脏病、动脉硬化等疾病,按时服药。发现有头痛,眩晕,肌肉异常跳动,肢体麻木加重等中风先兆,立即到医院就诊,及时治疗。

(马秋平)

病案分析与思考

03章病案 数字内容

【病案导入】

张某,男,67岁,离休干部,已婚。家庭和睦。2009年3月18日初诊。

心慌、心悸屡作10年,复发1天。

患者自诉10年前因劳累后觉心慌、心跳,休息后自行缓解。去年因糖尿病在内分泌科住院治疗,诊断为"风湿性心脏病—心律失常",予以"西地兰"等治疗后好转出院。昨日中午因家务劳累后觉心慌、心悸,时有胸闷,自服药后症状未见好转遂来院就诊。刻下:心慌、心悸,时有胸闷,头晕,口干,自汗,四肢乏力,少寐易醒,多食易饥。舌质暗红,苔少,脉细弱而涩促。

既往有风湿性心脏病病史10年,糖尿病病史2年。

否认家族性疾病病史。

否认药物、食物过敏史。

查体:T 36℃,P 76次/min,R 18次/min,BP 115/65mmHg,体重65kg。患者神志清楚,双侧瞳孔等大、等圆,对光反射存在。双肺无异常。心界不大,心率76次/min,心律不齐,心尖部可触及舒张期震颤,二尖瓣膜听诊区可闻及舒张期隆隆样中晚期杂音,局限,不传导。腹部检查未见异常。

相关检查:心电图检查QRS波群示电轴右偏和右心室肥厚,P波>12秒,伴切迹。X线检查正常。空腹血糖7.0mmol/L。

【提出问题】

1. 本例患者目前所患的是何病何证?请具体分析。

2. 本例患者存在的护理问题有哪些?如何解决?

【分析思路】

1. **辨病分析** 患者以心慌、心悸,时有胸闷为主要表现,病程长,因劳累而诱发,故属中医心悸病证范畴,口干,多食易饥,属消渴病证范畴。心电图检查QRS波群示电轴右偏和右心室肥厚,P波>12秒,伴切迹,空腹血糖7.0mmol/L。西医诊断为风湿性心脏病(二尖瓣狭窄),2型糖尿病。

2. **辨证分析** 患者为老年男性,久病体虚,此次起病因劳累过度,耗伤心气,心失所养故见心慌、心悸,气虚无以行血,气血瘀滞以致胸闷时作。气虚故见自汗,四肢乏力。阴虚则阳亢,扰动心神,故见头晕,少寐易醒。舌质暗红,苔少,脉细弱为气阴两虚之象。综上,本病为气阴两虚,心脉失养,辨为气阴两虚之心悸。

3. 辅助检查 本次心电图检查示:窦性心动过速,电轴右偏和右心室肥厚,P 波 >12 秒,伴切迹。提示患者二尖瓣轻度狭窄,必要时予患者做超声心动图检查,以进一步量化诊断。

4. 目前存在的护理问题

(1) 心悸 与劳累过度,气血阴阳亏虚不能养心有关。

(2) 胸闷 与病久,气虚无以行血,气血瘀滞有关。

(3) 不寐 与气血不足,不能滋养心神有关。

(4) 多食易饥 与素体胃热炽盛有关。

【行动方案】

1. 注意观察心悸、胸闷时间及发病诱因。

2. 行 24 小时心电监护,密切观察心率、心律、脉律变化并做好记录。

3. 嘱患者卧床休息,限制探视,为患者提供安静、舒适的环境。

4. 持续低流量给氧,每分钟氧流量为 1~2L,保持导管通畅。

5. 心悸频发者,嘱患者用西洋参片含服或泡水代茶饮用以益气养阴。

6. 中药汤剂温热服用,观察并记录服药后的效果及反应。告知患者用抗心律失常药物治疗,必须严格掌握剂量和间隔时间,才能得到有效的治疗,说明可能出现的副作用,当脉搏 <60 次/min,应报告医生,及时处理。

7. 教会患者自己数脉搏,以利自我监测病情。

8. 运用音乐疗法对患者进行心理疏导,指导患者选听《喜洋洋》《金水河》《假日的海滩》等音乐以养心安神。

9. 注意选择散步、打太极拳等保健锻炼,以调息、调心、调身。

10. 指导患者就寝前不看电视、小说,睡前不饮浓茶、咖啡等,提供促进睡眠的措施:①睡前予温水泡脚约 20 分钟;②睡前给予患者头部按摩,循经按摩督脉、心经以养心安神。

11. 遵医嘱每日 3 次饭前 15 分钟予患者口服消渴降糖丸降血糖。

12. 遵医嘱予糖尿病饮食。①向患者讲解消渴的病因、病机,使患者正确认识饥饿是消渴病的一种常见症状,经过控制饮食和药物治疗,饥饿感就会随之缓解,饥饿时补充青菜。②认真控制主食量,以小米或玉米面等粗粮为主,每日碳水化合物控制在 250g 以内。禁食糖,忌烟酒、高淀粉的食物,如薯类、香蕉、土豆等,少食煎炸食品,可进食有治疗作用的蔬菜如洋葱、黄瓜等。

【护理评价】

患者住院一周,通过治疗、护理和评估,本阶段护理目标基本实现。具体情况如下:

1. 患者症状和体征方面

1) 患者自诉胸闷减轻,但活动后仍觉胸闷、心悸。

2) 每晚能安静入睡。

3) 多食易饥症状缓解,患者按饮食要求进食。

4) 生命体征平稳,心电监护无异常指征。

2. 疾病相关知识方面 患者能说出所患疾病的病因,但对所用药物的名称、作用与副作用仍较模糊。

3. 调护技能方面 患者已掌握数脉搏的方法。

【病情进展】

患者住院 1 周后,胸闷、心悸症状明显减轻。但 3 月 23 日上午护士长查房时,患者诉昨天上午因家庭矛盾,与亲友发生激烈争执,情绪过于激动,中午 12:00 出现头胀,右侧上、下肢活动不灵,右侧半身麻木。刻下:右侧肢体麻木,活动不灵,头胀,口眼㖞斜,口渴多饮,多食减少,纳可,二便正常。舌质淡苔白,脉细弱而涩促。

查体:T 36℃,P 76次/min,R 18次/min,BP 115/65mmHg。面色正常,神志清楚。双侧瞳孔等大、等圆,对光反射存在。双肺无异常。心界不大,心率76次/min,心律不齐,二尖瓣膜听诊区可闻及舒张期隆隆样中晚期杂音。腹部检查未见异常。上肢活动受限。

相关检查:心电图检查示窦性心动过速,电轴右偏和右心室肥厚,P波 >12秒,伴切迹。提示患者二尖瓣轻度狭窄。空腹血糖 7.0mmol/L。

【提出问题】

1. 患者病情为什么会出现上述变化?还应做哪些辅助检查?

2. 患者目前存在的护理问题有哪些?如何解决?

3. 患者病情会有哪些转归?护治原则分别是什么?

【分析思路】

1. 变证分析　　患者经治疗护理,心悸胸闷之症明显减轻,晚间能安静入睡。但患者原为肝肾阴虚燥热之体,由于情绪过于激动,肝风内动,阴阳失衡,气血逆乱,迫血上涌冲于脑诱发卒中。刻下气虚血瘀,络脉失养故症见右侧肢体麻木,活动不灵,头胀。舌质淡苔白,脉细弱而涩促仍属气阴亏虚之征。患者无神志改变,仅表现为口眼㖞斜,语言不利,半身不遂之症,病位浅,为中经络之证。综上,患者本阶段当属中风中经络之气虚血瘀,肝阳上亢证。

2. 辅助检查

(1) 脑部 CT 或核磁共振等影像学检查,以了解脑部是否受累出血或梗死。

(2) 监测血糖,了解血糖变化情况。

3. 目前存在的护理问题

(1) 半身不遂　与气虚血瘀,络脉失养有关。

(2) 头胀　与肝阳上扰有关。

【行动方案】

1. 密切观察神志、血压、心律、脉搏、肢体活动情况,发现异常及时报告医生,准备好抢救器材、药品。

2. 起居要慎风寒,以防加重病情。予患者安置适合的体位,保持瘫痪肢体处于功能位置。上肢功能位是“敬礼位”,即肩关节外展45°,内旋15°,使肘关节和胸部持平,拇指指向鼻子,并经常变换位置,以防止畸形,手中可握一个直径4~5cm的长形轻质软物。下肢功能位是髋关节伸直,腿外侧可放置沙袋或枕头防止下肢外展外旋位畸形;膝关节伸直,防止屈曲畸形;足要和小腿成90°,防止足下垂。平卧时在肩背部放置垫枕,使肩内收,以防肩下垂。必要时使用被架,以防肢体受压。

3. 保持精神愉快,嘱咐患者平时要注意克制情绪激动,尤其强调“制怒”,从而使气血运行通畅,减少引起复发的因素。

4. 中药热罨包,用晚蚕砂1 000g、装入布袋,蒸20分钟,在患侧肢体相应的穴位上适时来回或旋转药熨15~30分钟,每日1~2次,温经通络,消肿止痛,以助于恢复肢体功能。

5. 加强锻炼,防止肢体失用性萎缩。病情的早期对患者肢体功能应采取综合康复疗法。指导和帮助患者进行被动运动,防止并发症和“废用综合征”。包括肩、肘、髋、膝、踝关节的屈曲、伸展及抬举活动。如握拳、肢体屈伸、推拿按摩等,每日2~3次,幅度由小到大,循序渐进。逐步过渡到自主锻炼,卧床时,抬举、放下、屈伸肢体,握拳、扣纽扣、握筷子,指导患者健侧主动运动或健肢协助患肢被动活动。病情好转,可练习立位,初期,单人或双人搀扶练习站立、坐下、行走;后期,挂拐杖、扶墙、行走、踢腿、下蹲。

6. 饮食宜清淡,避免肥甘油腻之品。宜多食高蛋白、低脂肪食品,多食用含维生素 C 和钾、镁的新鲜蔬菜和水果以助降脂,保护血管。

【转归与护治原则】

转归一:患者情绪过于激动,肝风内动,阴阳失衡,气血逆乱,迫血上涌冲于脑诱发卒中,无神志改变,病位浅,病情轻,经过及时治疗,调理适宜,一般可康复,或好转进入恢复期或后遗症期。护治以平肝潜阳,通络息风为原则。

转归二:若病后护治失宜,病情加重,加之患者正气虚衰,情志失调,肝阳痰火暴升,气血冲脑,蒙蔽心窍,脏腑功能失调仍未能完全恢复,极易复中,复中次数越多,病机越复杂,治疗越难,预后较差。护治以息风清火,祛痰开窍为原则。

(马秋平)

思 考 题

1. 惊悸和怔忡应如何鉴别?
2. 试述穴位按摩在心悸患者中的应用。
3. 简述胸痹与悬饮的鉴别要点。
4. 简述阴寒凝滞型胸痹的护理措施。
5. 不寐心脾两虚证与阴虚火旺证的辨证施护有何异同?
6. 不寐的饮食护理中如何进行辨证施食?
7. 如何理解"无痰则不作眩"之说?
8. 肝阳上亢之眩晕应如何护理?
9. 简述中风病证的预后转归?
10. 中脏腑闭证应如何护理?

Note:

脾 胃 病 证

―――――――――― 学 习 目 标 ――――――――――

- 知识目标：

1. 掌握各病证的概念、病因病机和护治原则。

2. 掌握各病证的病情观察、对症护理和辨证施食。

3. 掌握胃痛的出血护理，泄泻厥脱的先兆症状和处理，痢疾的消毒隔离措施。

4. 熟悉各病证的经典原文、主要的护理问题。

5. 熟悉以下病证鉴别　胃痛与腹痛，泄泻与痢疾。

6. 了解各病证的历史沿革、诊断。

- 能力目标：

1. 能根据病情资料准确地进行辨病和辨证。

2. 能采取合适的中医护理技术缓解患者的症状　穴位按摩、艾灸、拔罐治疗胃痛，穴位贴敷、穴
位注射治疗呕吐、泄泻，中药保留灌肠治疗痢疾、腹痛，耳穴贴压、穴位按摩治疗便秘、腹胀。

- 素质目标：

具有尊重患者意愿，主动运用中医护理方法，及时为患者排忧解难的意识。

脾主运化、升清、统血，主肌肉、四肢；胃主受纳、腐熟水谷，以通为用，以降为顺，与脾相表里。脾胃共处中焦，纳运相得、升降相因、燥湿相济，为"后天之本"、气血生化之源，五脏六腑、四肢百骸皆赖脾胃运化水谷以充实。脾胃与肝肾关系密切，故临证应注意脏腑之间的关联，辨证施护。脾胃病证的病因与感受外邪、饮食不节、情志失调、禀赋薄弱等密切相关。主要的病理变化表现在受纳、运化、升降、统摄等功能的异常，脾病多虚，胃病多实。脾的运化功能失调，则发泄泻、纳呆、便溏、腹胀、倦怠、消瘦；胃气郁滞，胃失和降则发胃痛、痞满；胃失和降，气逆于上则发呕吐、嗳气、呃逆；大肠传导失司，则发便秘；邪滞于肠，气血壅滞，脂络受损，滞下脓血则为痢疾。

本章病证以胃痛、痞满、嗳气、呃逆、恶心、呕吐、泄泻、便秘等为主。护理时应重点观察患者胃痛、恶心、呕吐、大便等的变化；重视饮食调护，宜进清淡、易消化的食物，忌食生冷、油腻、辛辣、刺激的食物，少食多餐，避免暴饮暴食，可配合食疗加以调养；注意起居有常，寒温适宜，劳逸结合，并保持心情舒畅。

第一节 胃 痛

04章01节 数字内容

导入案例与思考

李某，女，51岁，公务员，已婚。因反复胃脘部疼痛2年，加重1天就诊。

患者自绝经2年来，情绪不稳，容易发火，心烦焦虑，面部烘热，口干口苦，夜寐不安，早醒梦多，时觉胃脘灼痛。今早痛势急迫，伴嗳气泛酸，口渴喜冷饮，胃纳尚可，大便偏干，每2日一行。舌质红，苔黄腻，脉弦数。

既往有"高血压"病史，坚持服抗高血压药治疗。

体格检查：T 37.8℃，P 96 次/min，R 20 次/min，BP 120/80mmHg，面红目赤，腹软，中上腹剑突下压痛，肝脾肋下未及，墨菲征(−)。

请思考：

1. 该患者目前所患何病？辨证当属何证？

2. 针对患者目前的胃脘灼痛、嗳气泛酸，应该如何护理？请用思维导图的形式呈现。

胃痛，亦称胃脘痛，是以上腹胃脘部近心窝处经常性疼痛为主要表现的病证。因胃脘部位接近心窝，故历代中医文献中所谓的"心痛""心下痞痛"，多指胃痛。

凡急、慢性胃炎，消化性溃疡，胃下垂，神经症胃癌等疾患，以上腹部疼痛为主要表现者，均属本病证的讨论范围，可参考本节辨证施护。

【经典与沿革】

1. "胃病者，腹膜胀，胃脘当心而痛。"（《灵枢·邪气脏腑病形》）

2. "木郁之发，民病胃脘当心而痛。"（《素问·六元正纪大论篇》）

3. "若饮食失节，寒温不适，脾胃乃伤。"（金元·李杲《脾胃论·脾胃虚实传变论》）

4. "夫通则不痛，理也。但通之之法，各有不同。"（清·高世栻《医学真传·心腹痛》）

【病因病机】

胃痛的病因主要有外邪犯胃、饮食不节、情志失调及脾胃虚弱。胃痛病因病机示意图见图4-1。

1. 外邪犯胃 外感寒、热、湿诸邪，内客于胃，导致胃脘气机阻滞，不通则痛。其中尤以寒邪为多。

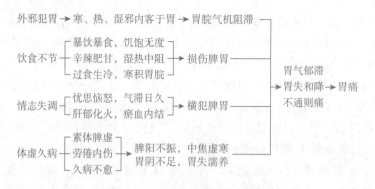

图 4-1 胃痛病因病机示意图

寒性收引,易使气机郁滞,致胃气不和而胃痛暴作。若中阳素虚者,则更易因受寒而发病。

2. 饮食不节 暴饮暴食,饥饱无度,均可损伤脾胃,胃气壅滞,令胃失和降,不通则痛。若过食辛辣肥甘、酒醴之品,致中焦积热,伤脾碍胃,气机壅滞;若过食生冷,则寒积胃脘,气血郁滞,致胃寒作痛。

3. 情志失调 忧思恼怒,伤肝损脾,肝失疏泄,横逆犯胃,脾失健运,胃气阻滞,均致胃失和降,胃痛乃作。气滞日久或久痛入络,胃络血瘀,不通则痛。肝气久郁既化火伤阴,又致瘀血内结,病情至此,则胃痛加重,每每缠绵难愈。

4. 体虚久病 素体脾胃虚弱,或劳倦内伤,或久病不愈,可致脾阳不振,中焦虚寒或胃阴不足,胃失濡养而发胃痛。

本病的病位在胃,与肝脾密切相关。基本病机为胃气郁滞,胃失和降,不通则痛。病理因素主要为气滞、寒凝、热郁、湿阻、血瘀、食积等;病理性质有寒热虚实之异,且可相互转化兼夹。胃痛日久不愈,脾胃受损可由实证转为虚证。若因寒而痛者,寒邪伤阳,脾阳不足可成脾胃虚寒证;若因热而痛,邪热伤阴,胃阴不足,则致阴虚胃痛。虚证胃痛易受邪,如脾胃虚寒者易受寒邪;脾胃气虚者可致饮食停滞,出现虚实夹杂证。

胃为多气多血之腑,胃痛初起,多在气分,若失治误治,则深入血分,胃络损伤,则可见吐血、便血等证;出血量多,气随血脱,常可危及生命。气病较轻,血病较重。急性胃痛多以实证为主,治疗调护及时得当,多能向愈。久病迁延则多由实转虚,形成虚实夹杂,或寒热互结,或气滞血瘀,病情复杂,易反复发作,合理治疗调摄仍能使病情得到缓解或康复。若病情由轻转重,或血不循经,形成便血、吐血;或脾胃衰败,气血生化乏源,形成虚劳;或由痰瘀互结,形成癥积、噎膈等,俱属危重证候,应采取综合措施予以治护。

【诊断与鉴别诊断】

1. 诊断

(1)症状:以上腹胃脘部近心窝处经常性疼痛为特征,常伴有食欲不振,胃脘痞闷胀满,恶心呕吐,吞酸嘈杂等胃气失和的症状。

(2)体征:部分患者可有上腹部剑突下压痛。

(3)发病特点:一年四季均可发生,以中青年居多,多有反复发作史。发病常由饮食不节,情志不遂,劳倦过度,感受寒邪等因素引起。

(4)相关检查:上消化道 X 线钡餐、纤维胃镜及病理组织学等检查,若见胃、十二指肠黏膜炎症、溃疡等病变,则有助于诊断。必要时可做幽门螺杆菌检测、心电图、大便隐血、肝胆 B 超等以助鉴别。

2. 鉴别诊断

(1)胃痛与真心痛:心居胸中,其痛常及心下,与胃痛部位相近,故应高度警惕。真心痛是心系病变引起的心痛证,多发生于中老年,为胸痹之重证。正如《灵枢·厥病》曰:"真心痛,手足清至节,心痛甚,旦发夕死,夕发旦死。"两者的不同点见表 4-1。

(2) 胃痛与胁痛:二者均以疼痛为主要表现,且部位相近,主要从病位、主症及兼症等方面进行鉴别。肝气犯胃的胃痛有时也会攻痛连胁,但仍以胃脘部疼痛为主症。两者的不同点见表4-1。

(3) 胃痛与腹痛:胃处腹中,与肠相连,从大范围看胃痛属于腹部疼痛,胃痛常伴腹痛的症状,腹痛亦常伴胃痛的症状,故有心腹痛的提法,因此胃痛须与腹痛相鉴别。两者的不同点见表4-1。

表4-1　胃痛与真心痛、胁痛、腹痛的鉴别

病证名称	部位	疼痛性质	兼症
胃痛	上腹胃脘部近心窝处	多为胀痛、隐痛	常伴纳差、恶心、呕吐、泛酸、嘈杂等症
真心痛	膻中及左侧胸膺处,当胸而痛,痛常及心下	剧痛,且痛引肩背,绞急如割,动辄加重	常伴心悸、短气、汗出、脉结代等症
胁痛	胁肋部	多为胀痛、刺痛、窜痛等	常伴目黄、肤黄、胸闷、太息等症
腹痛	胃脘以下,毛际以上	疼痛性质各异	常伴腹胀、泄泻或便秘等症

【辨证施护】

1. 辨证要点

(1) 辨寒热:主要根据起病原因、痛势、疼痛加重与缓解因素、口渴情况等进行辨证。若外感寒邪或过食生冷而发病或加重,遇寒痛甚,得温痛减,口淡不渴或渴不欲饮,泛吐清水者,多属寒证;若胃中灼热,痛势急迫,遇热痛甚,得寒痛减,泛吐酸水者,多属热证。

(2) 辨虚实:主要根据起病、疼痛特点、病程、脉象等进行辨证。若见暴痛,痛势剧烈,痛处不移,痛而拒按,得食痛甚,体壮脉盛,多为实证;若见痛缓,痛势绵绵,痛处不定,痛处喜按,得食痛减,体弱脉虚,劳倦加重,病情缠绵难愈,多为虚证。

(3) 辨在气、在血:主要根据病程、疼痛特点、兼症、诱因等进行辨证。若为初病,呈胀痛,痛处游走不定,或攻冲作痛,或涉及两胁,或兼见恶心、呕吐、嗳气频作,与情志密切有关,病多在气;若为久病,疼痛部位固定不移,痛如针刺或刀割,舌质紫暗或有瘀斑,脉涩,或兼见呕血、便血,病多在血。

2. 护治原则　以理气和胃止痛为原则,并须审证求因,辨证施护。胃痛属实者以祛邪为主,属虚者以扶正为先,虚实并见者则扶正祛邪并举。古有"通则不痛"的治痛方法,要从广义的角度去理解和运用"通"法。胃寒者,散寒即为通;气滞者,理气即为通;食滞者,消食即为通;热郁者,泄热即为通;血瘀者,化瘀即为通;阴虚者,益胃养阴即为通;阳弱者,温运脾阳即为通。即正如叶天士所谓"通字须究气血阴阳"。

3. 证治分类(表4-2)

表4-2　胃痛的常见证型及辨证治疗

证型	临床表现	治法	方药
寒邪犯胃	胃痛暴作,甚则拘急作痛,恶寒喜暖,得温痛减,遇寒痛增,口淡不渴,或喜热饮,舌淡,苔薄白,脉弦紧	温胃散寒,行气止痛	主方:香苏散合良附丸 常用药物:香附、紫苏叶、陈皮、炙甘草、高良姜、香附等
饮食停滞	胃脘疼痛,胀满拒按,嗳腐吞酸,或呕吐不消化食物,其味腐臭,吐后痛减,不思饮食,大便不爽,矢气及便后稍舒,舌苔厚腻,脉滑	消食导滞,和胃止痛	主方:保和丸 常用药物:山楂、神曲、半夏、茯苓、陈皮、连翘、莱菔子等
肝胃郁热	胃脘灼痛,烦躁易怒,烦热不安,胁胀不舒,泛酸嘈杂,口干口苦,舌红苔黄,脉弦或数	平逆散火,泻热和胃	主方:化肝煎 常用药物:青皮、陈皮、白芍、牡丹皮、栀子、泽泻、浙贝母等
肝气犯胃	胃脘胀痛,痛连两胁,遇烦恼郁怒则痛作或痛甚,嗳气、矢气则舒,胸闷嗳气,喜长叹息,大便不畅,舌苔多薄白,脉弦	疏肝解郁,理气止痛	主方:柴胡疏肝散 常用药物:柴胡、芍药、川芎、香附、陈皮、枳壳、炙甘草等

Note:

续表

证型	临床表现	治法	方药
湿热中阻	胃脘疼痛,痛势急迫,脘闷灼热,口干口苦,口渴而不欲饮,纳呆恶心,小便色黄,大便不畅,舌红,苔黄腻,脉滑数	清化湿热,理气和胃	方药:清中汤 常用药物:黄连、栀子、半夏、茯苓、陈皮、草豆蔻、炙甘草等
瘀血阻滞	胃脘刺痛,状如针刺刀割,痛有定处,按之痛甚,食后加剧,入夜尤甚,或见吐血、黑便,舌质紫暗或有瘀斑,脉涩	化瘀通络,理气和胃	主方:失笑散合丹参饮 常用药物:蒲黄、五灵脂、丹参、檀香、砂仁等
胃阴亏虚	胃脘隐隐灼痛,似饥而不欲食,口燥咽干,五心烦热,消瘦乏力,口渴思饮,大便干结,舌红少津,脉细数	养阴益胃,和中止痛	主方:一贯煎合芍药甘草汤 常用药物:沙参、麦冬、生地黄、枸杞子、当归、川楝子、芍药、炙甘草等
脾胃虚寒	胃痛隐隐,绵绵不休,空腹痛甚,得食则缓,喜温喜按,劳累或受凉后疼痛发作或加重,泛吐清水,纳差,神疲乏力,手足不温,大便溏薄,舌淡苔白,脉虚弱或迟缓	温中健脾,和胃止痛	主方:黄芪建中汤 常用药物:黄芪、桂枝、白芍、生姜、炙甘草、大枣、饴糖等

4. 主要护理问题

(1) 胃脘疼痛　与邪犯胃腑,胃失和降,不通则痛有关。

(2) 恶心、呕吐　与胃失和降,胃气上逆有关。(参见本章第二节呕吐)

(3) 营养失调　与饮食不节,损伤脾胃,气血生化乏源有关。

(4) 焦虑　与胃痛反复发作迁延不愈有关。

(5) 潜在并发症:呕血、便血　与热伤胃络,血不循经,或脾气虚弱,气不统血有关。(参见第七章第五节血证)

5. 护理措施

(1) 病情观察:①观察胃痛的部位、性质、程度、时间及规律。②观察诱发因素与饮食、气候、情志、劳倦的关系。③观察有无呕血及便血,及时做大便隐血试验。④密切观察患者的疼痛、面色、血压、脉搏等变化,注意出血先兆,若出现面色苍白、大汗淋漓、血压下降等表现,及时报告医生进行抢救。⑤中年以上患者,胃痛经久不愈,经常便血,日渐消瘦,应考虑癌变的可能。⑥辨证观察:饮食停滞者注意观察呕吐及呕吐物情况;肝胃郁热和肝气犯胃者注意观察情志变化;瘀血阻滞者注意观察呕血、黑便情况。

(2) 生活起居护理:①病室环境宜清洁、安静、空气流通,注意休息和生活有规律。②胃脘痛剧或伴有出血症状、急腹症者应绝对卧床休息;平常可适当活动,但应注意劳逸结合,保证充足的睡眠。③保持口腔、皮肤的清洁卫生。④辨证起居:寒邪犯胃、脾胃虚寒者,病室温暖向阳,慎风寒,防外感,不妄作劳,可使用热水袋温熨胃脘部或用保暖背心等保护胃部;肝气犯胃者,病室宜凉爽通风,痛剧时卧床休息,痛减时应参加活动,如广播体操、太极拳、气功等;肝胃郁热、湿热中阻者,病室宜凉爽舒适,注意保持口腔卫生,胃酸过多、口舌生疮者,用淡盐水漱口;瘀血阻滞者,卧床休息,勿令过劳;胃阴亏虚者,病室宜湿润凉爽。

(3) 饮食护理:①饮食以清淡、易消化、富有营养、少食多餐为原则,宜细、软、烂、热、少渣,忌生冷、肥甘、油腻、辛辣、煎炸、香燥、过咸、过酸、硬固食物,忌烟酒、浓茶、咖啡等;注意饮食卫生,避免暴饮暴食。②疼痛、呕吐剧烈,或呕血、便血量多者应暂禁食,胃痛发作时宜进清淡而富有营养的流质或半流质饮食,如牛奶、米汤、藕粉、稀粥等;恢复期改为软饭或面食。③胃酸过多者,不宜食过酸的食物,如柠檬、食醋、梅子等。④辨证施食:寒邪犯胃者,饮食宜温热,宜食姜、葱、胡椒、芥末、大蒜等,忌生冷、油腻之品,食疗方可选生姜红糖茶、高良姜粥(《饮膳正要》取高良姜 15g,粳米 50g);饮食停滞者,应严格控制饮食,痛剧时暂予禁食,食物以宽中和胃、消食导滞之品为宜,如白萝卜、柑橘、山楂、麦芽等,胃脘胀满疼痛欲吐者可用盐汤探吐以涌吐宿食;肝气犯胃者,宜多食行气解郁之品,如香橼、萝卜、柑橘、菊花、佛手、玫瑰花、金橘饼等,忌食南瓜、豆类、红薯等壅阻气机的食物,悲伤郁怒时暂时禁食;肝胃郁热者,饮食应多予疏肝泄热之品,如绿豆汤、金橘饮、荷叶粥、菊花饮、薏米莲子粥、栀子仁粥(《养生食鉴》取栀子仁 3~5g,粳米 50~100g)等,忌辛辣烟酒、烤熏甜腻之品,注意食后不可即怒,怒后不可即食;湿热中阻者,饮食宜清淡,予祛湿除热食物,如薏米粥、绿豆汤等,忌食辛辣、煎炸、油腻之品;瘀血阻滞者,宜食行气活血之品,如果茶、山楂等,忌食煎炸、粗糙、硬固之品;胃阴亏虚者,宜食益胃养阴生津之品,如百合、银耳、甲鱼、雪梨、莲藕、荸荠、麦门冬粥、益胃汤(《温病条辨》取沙参 9g,麦冬 15g,生地黄 15g,玉竹 4.5g,冰糖 3g)等,忌辛香温燥及浓茶、咖啡等,注意补充津液,多饮水或果汁,或以石斛、麦冬煎汤代茶饮;脾胃虚寒者,饮食宜温热,多食温中健脾之品,如桂圆、莲子、大枣、山药、羊肉、狗肉等,胃痛时可饮生姜红糖茶,食疗方可取姜汁羊肉汤、姜橘椒鱼羹(《食医心鉴》取生姜 30g,橘皮 10g,胡椒 3g,鲜鲫鱼 1 条约 250g)。

(4) 情志护理:消除各种不良因素刺激,避免精神紧张,可用转移注意力、做深呼吸等方法,以缓解疼痛。肝气犯胃者,指导患者采用移情易性法,疏导情绪,调摄精神,避免恼怒忧思,主动参加社会及文娱活动,多听轻缓音乐、下棋、读报、登山等,怡情放怀,以使气机顺畅。肝胃郁热者,避免五志化火引起胃热炽盛而致胃痛,可聆听《阳春白雪》《小胡笳》《双声恨》等商调乐曲,或《碧叶烟云》等角调乐曲,使患者心境平和。瘀血阻滞者,患者常因疼痛或出血,精神紧张或悲观,应做好情志护理,安慰患者,树立信心。

(5) 用药护理:①胃药、抑酸药宜饭前服;消导药宜饭后服。②慎用肾上腺皮质激素和非甾体抗炎药等。未明原因前,慎用止痛剂,以免掩盖病情及加重对胃黏膜的损害。③辨证施药:寒邪犯胃者,中药汤剂宜热服,以祛寒止痛;肝气犯胃者,汤药宜温服,若疼痛持续不解,可口服沉香粉、延胡索粉各 1g,以理气止痛;饮食停滞者,中药汤剂宜温服,便秘者可用番泻叶泡水代茶饮,或大黄粉 3~5g 冲服;肝胃郁热、湿热中阻者,中药汤剂宜凉服,痛甚者可用延胡索粉 3g、黄连粉 1g 温水送服,以泻热理气止痛;瘀血阻滞者,中药汤剂宜温服,痛如针刺者,可遵医嘱给三七、延胡索粉各 1.5g 口服,出血者可加服白及粉 1.5g,温开水或藕粉调服;胃阴亏虚者,中药汤剂宜久煎,偏凉服,少量频服;脾胃虚寒者,中药汤剂宜热服,服药后宜进热粥、热饮,以助药力。

(6) 对症处理

胃脘疼痛

① 穴位按摩:a. 穴位:中脘、天枢、气海、胃俞、合谷、足三里等穴。b.方法:每个穴位施术 1~2 分钟,以局部穴位酸胀透热为度,每日 2 次,7 日 1 个疗程。c.胃痛发作时,可指压梁丘、内关、足三里等穴位,直到得气后 5~10 分钟,疼痛缓解、基本消失为止。

② 穴位贴敷:a. 穴位:中脘、胃俞、足三里、梁丘等穴。b. 主要药物:干姜、细辛、延胡索等;或白芍、川辣子、延胡索等。c.方法:一般为 6~8 小时,每日 1 次,5~7 日 1 个疗程。

③ 耳穴贴压:a. 穴位:脾、胃、交感、神门、内分泌等穴。b.方法:每日自行按压 3~5 次,每次每穴 1~2 分钟。

④ 艾灸:多适合寒邪犯胃、脾胃虚寒者。a. 穴位:中脘、神阙、气海、关元、足三里等穴。b.方法:每处灸 10~15 分钟,每日 1~2 次,7~10 日为 1 个疗程。

⑤ 拔火罐:a. 穴位:脾俞、胃俞、肾俞、肝俞等穴。b.方法:留罐时间一般为 10~15 分钟,每日 1 次,7~14 日为 1 个疗程。

⑥ 热敷或药熨:多适合寒邪犯胃、脾胃虚寒者。a. 部位:胃脘部。b.方法:可用中药热奄包热熨,每次 15~30 分钟,每日 1~2 次,至疼痛缓解。

⑦ 足浴:多适合脾胃虚寒者。a.药物:花椒、黄芪各 30g,姜黄、延胡索、红花、制附子片各 15g。b.方法:煎煮泡足,每次 30 分钟,每日 2 次,共 2 周。

⑧ 穴位注射:多适合瘀血型胃痛。a. 穴位:双侧足三里。b.方法:注射当归注射液各 0.5ml,3 日

Note:

1次,7次为1个疗程。

【健康教育】

1. 平时注意饮食有节,慎起居,适寒温,防劳倦,畅情志。

2. 指导患者和家属了解本病的性质,掌握控制疼痛的简单方法。遵医嘱按时服药。

3. 胃痛期间注意饮食调摄,养成良好的饮食习惯,定时进餐,勿过饥过饱、过冷过热,少食生冷、油腻、辛辣、煎炸之物,戒烟酒,并注意饮食卫生。

4. 病愈后须坚持合理饮食,查明胃痛原因,积极治疗原发疾病。若中年以上患者反复发作日久,迁延不愈,应定期检查,以防癌变。

(江　虹)

第二节　呕　吐

04章02节　数字内容

 ────────── 导入案例与思考 ──────────

周某,男,39岁,律师。因呕吐3天就诊。

患者3天前进食冰镇饮料后出现呕吐清水痰涎,自服甲氧氯普胺(每天3次,每次2粒),效果不显,遂来院就诊。平素嗜食生冷,饮食不规律。刻下:呕吐清水痰涎,胸脘痞闷,纳差,饮水即吐,头眩心悸,肠鸣。舌苔白滑而腻,脉弦滑。

体格检查:T 36.7℃,P 102次/min,R 21次/min,BP 120/76mmHg,腹软,上腹部压之不适,无肌紧张及反跳痛,上腹部可闻及振水音,移动性浊音阴性,肝脾肋下未触及。

请思考:

1. 该患者目前所患何病?辨证当属何证?

2. 针对患者目前的呕吐症状,应如何护理?请用思维导图的形式呈现。

呕吐是由于胃失和降,胃气上逆,使胃中之物从口中吐出的一种病证,为多种急慢性疾病常见的症状之一。历代医家以有声有物谓之"呕";有物无声谓之"吐";有声无物谓之"哕"。呕与吐常多兼见,很难截然分开,故统称为呕吐。

凡急慢性胃炎,心因性呕吐,食源性呕吐,贲门痉挛,幽门痉挛及梗阻,肠梗阻,肝炎,胰腺炎,胆囊炎,尿毒症,颅脑疾病及部分传染病等,以呕吐为主要表现者,均属本病证的讨论范围,可参考本节辨证施护。

【经典与沿革】

1. "诸呕吐酸,暴注下迫,皆属于热。"(《素问·至真要大论》)

2. "夫呕家有痈脓,不可治呕,脓尽自愈。"(汉·张仲景《金匮要略·呕吐哕下利病脉证治》)

3. "呕哕之病者,由脾胃有邪,谷气不治所为也,胃受邪,气逆则呕。"(隋·巢元方《诸病源候论·呕吐候》)

4. "凡呕者,多食生姜,此是呕家圣药。"(唐·孙思邈《备急千金要方·呕吐哕逆》)

5. "呕吐一证,最当详辨虚实。实者有邪,去其邪则愈;虚者无邪,则全由胃气之虚也。"(明·张介宾《景岳全书·呕吐》)

【病因病机】

呕吐的发生与外邪犯胃、饮食不节、情志失调、脾胃虚弱有关。呕吐病因病机示意图见图4-2。

Note:

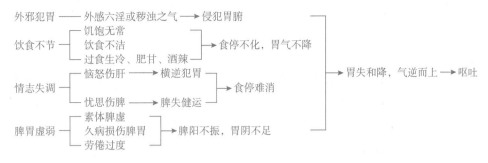

图 4-2 呕吐病因病机示意图

1. 外邪犯胃 外感六淫之邪,或秽浊之气,侵犯胃腑,胃失和降,水谷随气上逆,发生呕吐。

2. 饮食不节 饥饱无常,饮食不洁,偏嗜酒辣,过食生冷油腻,皆可损伤脾胃,致食停不化,胃气不降,上逆而为呕吐。

3. 情志失调 恼怒伤肝,肝失条达,横逆犯胃,胃气上逆,或忧思伤脾,脾失健运,食停难消,胃失和降,均可发生呕吐。

4. 脾胃虚弱 先天禀赋薄弱,脾胃素虚,或劳倦过度,耗伤中气,或久病中阳不振,纳运失常,胃虚不能受纳水谷,脾虚不能化生精微,以致停积胃中,上逆成呕。若脾阳不振,不能腐熟水谷,寒浊内生,气逆而呕;亦可因胃阴不足,失其润降,而致呕吐。

呕吐病位在胃,与肝脾关系密切。基本病机是胃失和降,胃气上逆。胃居中焦,主受纳腐熟水谷,其气以降为顺。胃之和降,有赖于脾气的升清运化及肝气的疏泄条达。若脾失健运,胃气失和,升降失职;或肝气郁结,横逆犯胃,胃失和降,均可导致呕吐。病理性质主要为虚实两大类,实者由外邪、食滞、痰饮、肝气等邪气犯胃,致胃失和降,胃气上逆而发;虚者由气虚、阳虚、阴虚等正气不足,使胃失温养、濡润,不能和降,气逆于上所致。一般来说,初病多实,日久损伤脾胃,可由实转虚;脾胃素虚,复因饮食所伤,或成痰生饮,则因虚致实,出现虚实并见的复杂病机。

一般呕吐并无凶险,如果治疗得当,多能痊愈;但若失治、误治,呕吐日久,耗伤气阴,致脾胃虚弱,则病情缠绵难愈;若呕吐而饮食难进,形体消瘦,脾胃衰败者难治。

【诊断与鉴别诊断】

1. 诊断

(1) 症状:以呕吐食物、痰涎、水液诸物,或干呕无物为主症,一日数次,持续或反复发作。常伴脘腹不适、恶心、纳呆、泛酸、嘈杂等症。

(2) 体征:上腹部可有压痛或振水音,肠鸣音增强或减弱。

(3) 发病特点:起病或急或缓,常先有恶心欲吐之感,多由饮食、气味、情志、冷热等因素而诱发,或由服用化学药物、误食毒物所致。

(4) 相关检查:电子胃镜,腹部立位平片,上消化道钡餐检查等,有助于脏腑病变的诊断。必要时可行全腹部 CT 或 B 超,脑部 CT 或 MRI,心电图,呕吐物检测,血常规及生化检查等。

2. 鉴别诊断

(1) 呕吐与反胃:二者同属胃部病变,均系胃失和降,胃气上逆,故反胃亦可归属呕吐范畴。二者的不同点见表 4-3。

表 4-3 呕吐与反胃的鉴别

病证名称	病因病机	症状特点
反胃	脾胃虚寒,食入不化	食停胃中,经久复出,朝食暮吐,暮食朝吐,宿谷不化,吐后转舒
呕吐	胃失和降,胃气上逆	实证:食入即吐,或不食亦吐,并无规律 虚证:时吐时止,或干呕恶心,但多吐出当日之食

（2）呕吐与噎膈：噎膈可有呕吐症状，二者的不同点见表4-4。

表4-4 呕吐与噎膈的鉴别

病证名称	病位	主症	病程	病情	预后
呕吐	胃	进食顺畅,吐无定时,吐出胃内容物	较短	较轻	多能治愈,预后良好
噎膈	食管	进食梗阻不畅,或食不得入,或食入即吐,甚至因噎废食	较长	深重	治疗困难,预后欠佳

（3）呕吐与呃逆：二者均可见干呕，病机均与胃气上逆有关。呃逆古名为"哕"，是以喉间呃呃连声，声短而频，不能自止为特征，其病位在喉，病机为胃气上逆，膈间不利，与呕吐不同。

【辨证施护】

1. 辨证要点   辨虚实：主要根据病因、起病、病程、呕吐的量及呕吐物特点、兼症、脉象等进行辨证。若由感受外邪，饮食停滞所致，发病较急，病程较短，呕吐量多，呕吐物多有酸臭味，多为实证；若因内伤，有气虚、阴虚之别，发病缓慢，病程较长，时作时止，呕吐物不多，酸臭不甚，常伴精神萎靡，倦怠乏力，脉弱无力等症，多为虚证。

2. 护治原则   以和胃降逆止呕为原则，但应分虚实护治，实者重在祛邪，分别施以解表、消食、理气、化痰之法，辅以和胃降逆之品，以求邪去胃安呕止之效；虚者重在扶正，分别施以益气、温阳、养阴之法，辅以降逆止呕之药，以求正复胃和呕止之功；虚实并见者，则予以攻补兼施。

3. 证治分类（表4-5）

表4-5 呕吐的常见证型及辨证治疗

证型	临床表现	治法	方药
外邪犯胃	突然呕吐,伴有恶寒发热,头身疼痛,胸脘满闷,舌苔白腻,脉濡缓	疏邪解表,和胃降逆	主方:藿香正气散 常用药物:藿香、半夏曲、紫苏、白芷、厚朴、陈皮、茯苓、白术、大腹皮、桔梗、生姜、大枣、甘草等
饮食停滞	呕吐酸腐,脘腹胀满拒按,嗳气厌食,得食更甚,吐后反快,大便或溏或结,气味臭秽,苔厚腻,脉滑实	消食化滞,和胃降逆	主方:保和丸 常用药物:山楂、神曲、莱菔子、半夏、陈皮、茯苓、连翘等
痰饮内停	呕吐清水痰涎,胸脘满闷,不思饮食,头眩心悸,呕而肠鸣,苔白腻,脉滑	温化痰饮,和胃降逆	主方:小半夏汤合苓桂术甘汤 常用药物:半夏、生姜、茯苓、桂枝、白术、甘草等
肝气犯胃	呕吐吞酸,嗳气频作,胸胁胀满,每因情志不遂而加重,舌边红,苔薄腻,脉弦	疏肝理气,降逆止呕	主方:半夏厚朴汤 常用药物:厚朴、紫苏叶、半夏、生姜、茯苓、大枣等
脾胃虚寒	饮食稍不慎,即易呕吐,时作时止,胃纳不佳,脘腹痞闷,口淡不渴,面色少华,倦怠乏力,大便溏薄,舌质淡,苔薄白,脉濡弱	温中健脾,和胃降逆	主方:理中丸 常用药物:人参、干姜、白术、炙甘草等
胃阴不足	呕吐反复发作,时作干呕,呕量少或仅吐唾涎沫,口燥咽干,胃中嘈杂,似饥而不欲食,舌红少津,脉细数	滋养胃阴,和胃降逆	主方:麦门冬汤 常用药物:人参、麦冬、半夏、粳米、大枣、甘草等

4. 主要护理问题

（1）恶心、呕吐   与外邪、气滞、食积、脾虚有关。

（2）饮食调养的需要　与呕吐伤阴、生化乏源有关。

（3）潜在并发症：窒息　与呕吐物误吸有关。

（4）潜在并发症：厥脱　与呕吐势急、量多,耗伤津液有关。

5. 护理措施

（1）病情观察：①观察呕吐物的量、色、质、气味,呕吐发生的诱因、时间、频率及与饮食的关系。②观察皮肤弹性和光泽、口干情况、尿量等,有无失水和亡阴、亡阳征象。③密切观察病情变化,如神志、面色等,并做好记录。④若患者出现呕吐暴急,呈喷射状,伴剧烈头痛,呼吸深快,烦躁不安,嗜睡;或呕吐物为鲜血、咖啡色;或呕吐逐渐加重,暮食朝吐、朝食暮吐或呕吐见粪臭样物,伴腹痛拒按,大便不通无矢气,为腑气不通,应立即汇报医生,配合处理。

（2）生活起居护理：①保持病室环境舒适整洁,通风良好。温度18~22℃,湿度55%左右;并根据病情辨证调节。湿度过大使空气密度增大,空气流通不畅,异味加重导致恶心;空气干燥可引起干咳诱发呕吐。及时清理呕吐物及被污染的衣被,以免污秽之气刺激再发呕吐。②发作期应静卧休息,更换体位宜缓,以免诱发呕吐;呕吐时宜取坐位、半卧位或侧卧位,意识不清者取仰卧位,头偏向一侧,并轻拍背部,以免误吸。吐毕予温开水或淡盐水漱口,保持口腔清洁。③辨证起居：外邪犯胃、脾胃虚寒、痰饮内停者,病室宜温暖向阳,注意胃脘部保暖,避风寒;肝气犯胃者,病室应凉润,光线柔和,环境幽静;胃阴不足者,病室宜凉爽通风,保持一定的湿度。

（3）饮食护理：①饮食以清淡、易消化、少量多餐为原则。呕吐期宜食清淡、细软、温热的素食,如稀粥、面糊,缓解期可增加少油的荤菜,切忌过饱。忌食刺激性的食物,如葱、蒜、酒等,以及肥甘、油腻、海腥之品。②呕吐势暴者暂予禁食,症状好转后给予流质或半流质饮食,逐渐过渡为软食、普食。③进食前可用生姜擦舌或姜汁滴舌,以降逆止呕。④辨证施食：外邪犯胃者,以疏邪解表、和胃降逆为原则,宜食温性之品,如生姜、紫苏叶等,亦可食藿香粥（《医余录》,藿香15g,粳米100g）、芥菜粥（《本草纲目》,鲜芥菜200g,粳米50g）;饮食停滞者,根据食滞轻重,控制饮食。重者禁食24小时,轻者给予半流质或流质,好转后以消食导滞、和胃降逆为原则,可食如陈皮、萝卜、山楂、炒麦芽等,食疗方选焦三仙粥（《粥谱》,神曲、麦芽、山楂各10~15g,粳米50g）;痰饮内停者,以温化痰饮、和胃降逆为原则,可食柿蒂、萝卜、丁香等,亦可服砂仁萝卜饮（《中国药膳学》,砂仁6g,萝卜500g）,忌助湿生痰之品;肝气犯胃者,以疏肝理气、降逆止呕为原则,宜芳香之品,如金橘、陈皮、佛手等,亦可食糖渍金橘（《随息居饮食谱》,金橘500g,白砂糖500g,水适量腌渍）,忌辛温之品;脾胃虚寒者,以温中健脾、和胃降逆为原则,饮食宜温热,如大枣、山药、桂圆等,亦可食羊肉羹（《饮膳正要》,羊肉250g,细萝卜1个,以红萝卜为佳,草果3g,陈皮3g,良姜3g,荜茇3g,胡椒粉3g,葱白3根）;胃阴不足者,以滋阴养胃、和胃降逆为原则,可食甘蔗、石斛等,亦可服藕汁、梨汁或用鲜芦根、麦冬、玄参等煎汤代茶饮,忌香燥之品。

（4）用药护理：①中药汤剂要浓煎,少量频服为宜,应避免油质多或有腥臭气味的药物,如桃仁、瓜蒌仁等,可选用刺激性气味小的药物。②呕吐频繁者,服药前后可在舌面滴2~3滴姜汁,亦可在药液中加姜汁3~5滴;或可服玉枢丹0.3g,以降逆止呕。③呕吐量多可导致津伤,应注意及时补充液体,必要时遵医嘱静脉补液。④辨证施药：外邪犯胃者,尤为寒邪所致者,中药汤剂宜热服,少量渐进,若汤剂不受者,配以生姜止呕;饮食停滞者,中药汤剂宜温服,可予鸡内金粉、山楂粉各1.5g,温开水调服,以消食助运,若腹胀大便不通者可用枳实、生大黄粉各1.5g,温开水调服;痰饮内停者,无明显热证时中药汤剂宜偏热服,若呕吐频繁者用竹沥水30ml,温开水调和频服,若呕吐痰涎较多者用陈皮10g、生姜5片,煎汤饮,以化痰止呕;肝气犯胃者,中药汤剂不宜热服;脾胃虚寒者,中药汤剂宜热服,呕吐持续不解者,可服生姜红糖水或生姜片泡茶饮,以温胃止呕;胃阴不足者,中药汤剂宜少量缓进,频频饮服,若药随呕吐而出,可于汤药中滴入少许姜汁。

（5）情志护理：①患者对疾病、治疗及预后的知识缺乏而引起的焦虑、恐惧等情绪,医务人员应从专业角度给予答疑解惑,安慰疏导患者,消除其不良情绪。②采用移情易性或顺情疏导疗法,转移其注意力,鼓励家属多陪伴,给予患者心理支持。③呕吐与脾胃关系密切,宫音入脾,悠扬沉静、醇厚庄重,可聆听《月光奏鸣曲》《春江花月夜》等宫调乐曲,促进消化,滋养脾胃,安定情绪。④肝气犯胃者,肝阳偏旺,性格多急躁易怒,可聆听《江南丝竹乐》《春风得意》等角调乐曲。

(6) 对症处理

呕吐

① 穴位贴敷:多适用于寒邪犯胃或脾胃虚寒而呕吐者。a.穴位:取神阙、内关、中脘、足三里、膈俞、脾俞、胃俞等穴。b.主要药物:生姜、陈皮、丁香、吴茱萸、半夏等。c.方法:将药物研末,调成膏状或糊状,贴于穴位处,每次贴敷4~6小时,每日1次。

② 穴位按摩:a.穴位:内关、足三里、合谷、中脘、膈俞、胃俞、脾俞等穴为主。b.方法:选用点按法、按揉法、摩法、一指禅法等进行按摩,以感酸胀透热为度,每穴1分钟,一日数次。c.辨证按摩:外邪犯胃者加下脘、水分;饮食停滞者加天枢、梁门;痰饮内停者加丰隆、解溪;肝气犯胃者加太冲、期门;脾胃虚寒者加关元、气海。

③ 穴位注射:a.穴位:足三里。b.药物:甲氧氯普胺10mg,或异丙嗪25mg,或恩丹西酮4mg等。c.方法:用注射器刺入穴位,得气后回抽无回血,再把药物注入穴位。

④ 耳穴贴压:a.穴位:脾、胃、交感、神门、贲门、枕、皮质下等穴。b.方法:每日不拘时按压,对按或向耳轮方向按压,以耐受为度,每4~5日更换一次。c.辨证贴压:肝气犯胃者加肝、三焦;胃阴不足者加内分泌、胰。

⑤ 艾灸:多适合虚证呕吐。a.穴位:中脘、内关、足三里、脾俞、胃俞、神阙等穴。b.方法:温和灸,每穴3~5分钟,每日1次;或隔姜灸,每穴灸3壮,每日早晚各1次;或用脐灸粉进行脐灸,每日1次;或雷火灸,每日1次。

⑥ 刮痧:多适合实证呕吐者。a.部位:背部膀胱经(肝俞—胃俞穴),任脉(膻中—中脘穴),梁门、内关、足三里穴。b.方法:经脉直线刮拭,尽量拉长,穴位点压按揉,以出痧刮透为度,但不强求出痧。任脉用平补平泻法,其余经脉用泻法刮拭。c.辨证刮痧:饮食停滞者加天枢;痰饮内停者加丰隆;肝气犯胃者加太冲。

⑦ 皮内针:a.穴位:内关、中脘、足三里等穴。b.方法:根据取穴部位深浅及患者胖瘦选用不同大小规格的揿针,将针尖对准穴位,轻轻刺入,并用拇指指腹按压1~2分钟。每日不拘时按压,以感酸麻胀等得气感为度,忌用暴力,每24小时更换1次。c.辨证选穴:饮食停滞者加梁门;肝气犯胃者加太冲;痰饮内停者加丰隆;脾胃虚寒者加上脘;胃阴不足者加内庭。

【健康教育】

1. 呕吐期间应适当休息,尽快恢复体力,慎起居,适寒温。起居有时,顺应季节变化,所谓"虚邪贼风,避之有时"。冬春之季,须防寒保暖,尤其应注意胃脘部的保暖。劳逸适度,调摄精神,保持心情舒畅,避免情志刺激而诱发呕吐。

2. 养成良好的饮食习惯,注意饮食卫生。饮食宜清淡、富营养、易消化,避免暴饮暴食,饥饱无度,生冷不忌,恣食厚味,忌食辛辣、香燥之品及腥秽之物。病愈后仍须注意饮食调摄,可食健脾祛湿之品,如山药、芡实、扁豆、薏苡仁等。

3. 学会简便止呕方法,如指压内关、合谷、中脘等穴,或用生姜片擦舌,咀嚼酱生姜等,以降逆止呕,或以手掌自上而下按摩胃脘部,反复按摩20次,每日数次,以增强脾胃功能。

4. 注意锻炼身体,进行有氧运动如散步、慢跑、太极拳、八段锦、气功等。积极治疗原发疾病。若中年以上反复呕吐者,应及时检查就诊。

(管玉香)

第三节 泄 泻

04章03节 数字内容

 ———————— 导入案例与思考 ————————

孙某,女,35岁,自由职业者。因腹泻3年,加重1个月就诊。

患者患慢性结肠炎3年,遇情志不舒及劳累、失眠均可引起泄泻,间断服用中西药治疗,症状时轻时重。近1个月病情加重遂来就诊。刻下:腹泻3~5次,时泻时溏,伴饮食少,食后胃脘痞闷不舒,精神紧张,多虑,小腹冷,喜食热食,舌淡苔白,脉细弱。

体格检查:T 37.9℃,P 85次/min,R 20次/min,BP 120/72mmHg,面色萎黄,神疲倦怠。肠镜诊断:慢性结肠炎。

请思考:

1. 该患者目前所患何病? 辨证当属何证?

2. 针对患者目前的泄泻症状,应如何护理? 请用思维导图的形式呈现。

泄泻是指排便次数增多、粪质稀薄或完谷不化,甚至泻出如水样为主症的病证。古代以大便溏薄而势缓者为泄,大便清稀如水而直下者为泻,现统称为泄泻。

凡各种急、慢性腹泻,如急性肠炎、炎症性肠病、吸收不良综合征、肠道肿瘤、肠结核等,功能性疾病如肠易激综合征、功能性腹泻等以泄泻为主症者,或其他脏腑的病变伴见泄泻者,均属本病证讨论范围,可参照本节辨证施护。

【经典与沿革】

1. "清气在下,则生飧泄。""湿胜则濡泄。"(《素问·阴阳应象大论》)

2. "喜则散,怒则激,忧则聚,惊则动,脏气隔绝,精神夺散,以致溏泄。"(宋·陈无择《三因极一病证方论·泄泻叙论》)

3. "无湿不成泻。"(明·李中梓《医宗必读·泄泻》)

4. "泄泻之本,无不由于脾胃。"(明·张介宾《景岳全书·泄泻》)

【病因病机】

泄泻的病因主要为感受外邪、饮食所伤、情志失调、禀赋不足、病后体虚。泄泻病因病机示意图见图4-3。

1. **感受外邪** 外感寒湿暑热之邪,皆能引起泄泻,但其中以湿邪最为常见。脾喜燥而恶湿,湿邪最易伤脾,使脾失健运,水湿不化,而致泄泻。寒邪和暑热之邪,既可侵袭皮毛肺卫,从表入里,使脾胃升降失司,亦能夹湿为患,直接损伤脾胃,导致脾胃运化失司,清浊不分,发生泄泻。

2. **饮食所伤** 凡食之过饱,宿食内停,或恣食生冷,寒食交阻,或过食辛辣肥厚,湿热内蕴,或误食不洁之物,伤及肠胃,则脾胃运化失常,形成泄泻。

3. **情志失调** 抑郁恼怒,易致肝失调达,肝气郁结,木横乘土,横逆克脾;忧思气结,脾运受制,使脾失健运,清阳不升,完谷不化,遂致本病。

4. **禀赋不足,病后体虚** 年老体弱,脏腑虚弱,脾肾亏虚;或大病久病之后,脾胃受损,肾气亏虚;或先天禀赋不足,脾胃虚弱,肾阳不足,均可导致脾胃虚弱或命门火衰。脾胃虚弱,不能腐熟水谷、运化水湿,积谷为滞,湿滞内生,清浊不分,混杂而下,遂成泄泻。

Note:

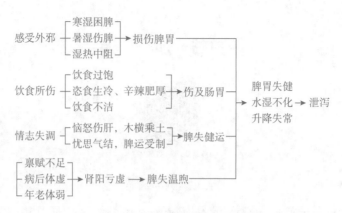

图 4-3 泄泻病因病机示意图

本病的病位在脾,与胃、肝、肾、肠有关。基本病机是脾虚与湿盛致肠道功能失司而发生泄泻。病理因素主要是湿,脾虚湿盛是导致泄泻发病的关键所在。其病理性质有虚实之分,暴泻多属于实,久泻多偏于虚,虚实之间可以相互转化兼夹。暴泻日久,每可由实转虚而成久泻;久泻因感受外邪、饮食所伤,亦可急性发作,表现为虚中夹实的证候。

急性泄泻经及时得当治疗,绝大多数可于短期内痊愈。若急性泄泻迁延日久,或暴泻误治、失治,则由实转虚,变为久泻,病情缠绵,难以奏效,但只要辨证正确,治疗措施得当,多能缓解或痊愈。但若暴泻剧烈,大便清稀如水而直下无度者,极易发生亡阴亡阳之险证,甚至导致死亡;或暴泄不止,致气阴两伤,可成痉、厥、闭、脱等危证,特别是伴有高热、呕吐、热毒甚者均应积极救治。若久泻脾虚及肾,脾肾阳虚,则泄泻无度,病情趋向重笃。

【诊断与鉴别诊断】

1. 诊断

(1) 症状:本病证是以大便次数增多,粪质稀薄,甚至泻出如水样粪便为临床特征的病证,常伴腹胀、腹痛等症。其中以粪质清稀为必备条件。

(2) 体征:部分患者有不同程度的腹部压痛和肠鸣音亢进。

(3) 发病特点:起病或急或缓。暴泻者起病急,泻下急迫而量多,多因外感寒热、暑湿,或饮食所伤,可有暴饮暴食或误食不洁之物的病史;久泻者起病缓,泻下势缓而量少,多有反复发作史,因外邪、饮食、情志、劳倦等因素而诱发或加重。本病一年四季皆可发生,但以夏秋两季为多见。

(4) 相关检查:大便常规、大便细菌培养、X 线钡剂灌肠及纤维肠镜等检查有助于诊断和鉴别诊断。

2. 鉴别诊断

(1) 泄泻与痢疾:两者多发于夏秋季节,均为排便次数增多,皆由外感时邪、内伤饮食所致。临床上两者可以互相转化,有先泻后转痢者,病情加重;亦有先痢后转泻者,病情减轻。两者的不同点见表 4-6。

表 4-6 泄泻与痢疾的鉴别

病证名称	病位	主症特点	腹痛特点及兼症
泄泻	脾	以大便次数增多,粪质稀薄,甚至泻出如水样为主症	腹痛与肠鸣腹胀并现,泻后痛减
痢疾	大肠	以腹痛,里急后重,便下赤白脓血为主症	腹痛与里急后重并见,便后不减

(2) 泄泻与霍乱:霍乱是一种猝然起病,剧烈上吐下泻,吐泻并作的病证,其发病特点是来势急骤,变化迅速,病情凶险,起病时先突然腹痛,继则吐泻交作,呕吐物均为未消化食物,气味酸腐热臭,排泄物多为黄色粪水,或如米泔,常伴恶寒发热,部分患者在吐泻之后,津液耗伤,迅速消瘦,或发生转筋,腹中绞痛。若吐泻剧烈,则见面色苍白,目眶凹陷,汗出肢冷等津竭阳衰之危候。而泄泻以大便次数增多,粪质稀薄,甚至泻出如水样为主症,腹痛不甚,呕吐不甚,一般预后良好。

【辨证施护】

1. 辨证要点

(1) 辨暴泻与久泻：主要根据起病、病程、泄泻的次数与特点等进行辨证。若起病较急，病程较短，在数小时至两周以内，泄泻次数频多，每日三次以上，泻下急迫而量多，以湿盛为主，可辨为暴泻；若起病较缓，病程较长，持续时间多在两个月以上甚至数年，泄泻间歇发作，泻下势缓而量少，以脾虚多见，则为久泻。

(2) 辨轻重：主要根据饮食、营养、是否津液耗伤等进行辨证。若泄泻而饮食如常，说明脾胃未败，多为轻证，预后良好；若泻而不能食，形体消瘦，或久泄滑脱不禁，转为厥脱，津液耗伤，阴阳衰竭，均属重证。

(3) 辨寒热虚实：主要根据病因、粪质、腹痛、兼症等进行辨证。若粪质清稀，或完谷不化，腹痛喜温，多属寒证；若粪便黄褐，泻下急迫，臭味较重，肛门灼热，多属热证。病势急骤，泻下急迫拒按，泻后痛减，多为实证；病程较长，腹痛不甚，喜温喜按，神疲肢冷，多属虚证。

(4) 辨兼夹证候：若粪便清稀如水，腹痛喜温，舌苔白腻，脉濡缓，多为寒湿；若粪便黄褐臭秽，泻下急迫，肛门灼热，舌苔黄腻，脉濡数，多为湿热；若有饮食不当病史，大便溏垢，臭如败卵，完谷不化，腹部胀满，嗳腐吞酸，舌苔厚浊，脉滑实，多为伤食。若为久泻，时溏时泻，完谷不化，稍进油腻之物则甚，伴神疲肢倦乏力，脉细弱，多以脾虚为主，可辨为脾虚泄泻；若泄泻时间更长，五更作泻，完谷不化，腰酸怕冷者，多已深重入肾，可辨为肾阳虚衰；若泄泻易反复，以痛泄肠鸣，胸胁满闷为特点，每因情志郁怒而增剧，多属肝郁犯脾，可辨为肝气乘脾。

2. 护治原则 以运脾化湿为原则。急性暴泻，重用化湿，辅以健脾，根据寒湿、湿热、暑湿的不同，分别采用温化寒湿、清化湿热、清暑祛湿之法。根据兼邪不同，佐以疏表、清暑、消导之剂。慢性久泻以脾虚为主，当予运脾补虚，辅以祛湿；并根据不同证候，分别施以益气健脾、温肾健脾、抑肝扶脾之法；久泻不止者，尚宜固涩。

3. 证治分类(表 4-7)

表 4-7　泄泻的常见证型及辨证治疗

	证型	临床表现	治法	方药
暴泻	寒湿内盛	泻下清稀，甚则如水样，腹痛肠鸣，脘闷食少，或兼恶寒发热，鼻塞头痛，肢体酸痛，苔薄白或白腻，脉濡缓	芳香化湿，解表散寒	主方：藿香正气散 常用药物：藿香、厚朴、紫苏叶、陈皮、大腹皮、白芷、茯苓、白术、半夏、桔梗、甘草、生姜、大枣等
	湿热中阻	腹痛泄泻，泻下急迫，或泻而不爽，粪色黄褐，气味臭秽，肛门灼热，或烦热口渴，小便短赤，苔黄腻，脉滑数或濡数	清热燥湿，分消止泻	主方：葛根芩连汤 常用药物：葛根、炙甘草、黄芩、黄连等
	食滞肠胃	腹痛肠鸣，泻后痛减，泻下粪便臭如败卵，夹有不消化食物，脘腹痞满，嗳腐酸臭，不思饮食，舌苔垢浊或厚腻，脉滑	消食导滞，和中止泻	主方：保和丸 常用药物：山楂、神曲、半夏、茯苓、陈皮、连翘、莱菔子、枳实等
久泻	肝气乘脾	每逢抑郁恼怒，或情绪紧张之时，即发生腹痛泄泻，腹中雷鸣，攻窜作痛，腹痛即泻，泻后痛缓，矢气频作，胸胁胀闷，嗳气食少，舌淡红，苔薄白或薄腻，脉弦	抑肝扶脾	主方：痛泻要方 常用药物：白术、白芍、防风、陈皮等
	脾胃虚弱	大便时溏时溏，迁延反复，稍有饮食不慎，大便次数即明显增多，夹见完谷不化，饮食减少，食后脘闷不舒，面色萎黄，神疲倦怠，舌淡苔白，脉细弱	健脾益气，化湿止泻	主方：参苓白术散加减 常用药物：人参、白术、茯苓、甘草、山药、莲子、白扁豆、砂仁、薏苡仁、桔梗、大枣等
	肾阳虚衰	黎明之前脐腹作痛，肠鸣即泻，完谷不化，泻后痛减，形寒肢冷，腹部喜暖喜按，腰膝酸软，舌淡苔白，脉沉细	温肾健脾，固涩止泻	主方：附子理中丸合四神丸 常用药物：炮附子、人参、白术、炮姜、炙甘草、补骨脂、肉豆蔻、吴茱萸、五味子、生姜、大枣等

Note:

4. 主要护理问题

(1) 泄泻　与脏腑功能失调,大肠传导失司有关。

(2) 腹痛、腹胀　与邪气交阻,气机失畅有关。(参见本章第一节胃痛)

(3) 饮食调养的需要　与泄泻伤阴,生化乏源有关。

(4) 活动无耐力　与泄泻日久,伤津耗气,脾胃虚弱有关。

(5) 潜在并发症:皮肤完整性受损　与泄泻频繁,肛门灼痛、破损、脱肛有关。

(6) 潜在并发症:厥脱　与泄泻量多,津伤阴脱有关。

5. 护理措施

(1) 病情观察:①密切观察泄泻发作的原因,排便的次数、性状、颜色、气味等。②观察并记录腹痛的部位、性质、程度、规律、发作及持续时间。③观察体温、心率、呼吸、血压、神志、面色、小便、舌脉及全身情况等。④若患者暴泻或久泻后出现眼窝凹陷,口干舌燥,皮肤干燥,弹性消失,或呼吸深长,烦躁不安,恶心呕吐,汗出肢冷,少尿或无尿,脉微弱等,立即报告医生予以处理。

(2) 生活起居护理:①保持病室环境舒适安静,空气清新,便后及时清理并开窗通风,及时更换被污染的衣被,妥善处理排泄物。②泄泻频繁、肛门灼痛或破损、脱肛者,便后用软纸擦肛,并用温开水清洗肛周,或用马齿苋60g煎汤坐浴,或1:5 000高锰酸钾溶液坐浴;坐浴后涂无菌凡士林,或黄连油膏,或氧化锌软膏;若有肛门下坠或脱肛者,用软纸或纱布轻轻上托,并嘱患者卧床休息。③辨证起居:寒湿内盛者,病室宜温暖,多着衣被,通风时避免直接吹风,注意腹部保暖;湿热中阻者,病室宜凉爽干燥;肝气乘脾者,病室宜凉爽通风,可添置绿色植物使患者心情舒畅,多参加室外活动如散步、气功、太极拳等,以增强脾胃功能;脾胃虚弱者,病室宜温暖、干燥,阳光充足,慎避风寒,以休息为主,避免劳累,动静结合,劳逸适度;肾阳虚衰者,病室宜温暖向阳,多着衣被,必要时以热水袋保暖,应黎明前如厕,应穿御寒的衣服,以免受凉。④若患者泄泻因传染性疾病引起,应严格执行接触性疾病隔离制度,患者的生活用具专用,用后要消毒。

(3) 饮食护理:①饮食以清淡、易消化、富有营养、少量多餐为原则。宜温热、细软、少油、少渣的流质或半流质食物,如稀粥、面条、藕粉等,忌生冷、辛辣、肥甘、甜腻之品。②泄泻严重者暂禁食,津伤液脱者应予增液补津,可频饮淡糖盐水,或饮乌梅汤、山楂汤,或以鲜芦根60g煎汤代水饮,必要时遵医嘱静脉补充液体。③辨证施食:寒湿内盛者,饮食宜温热,可食炒米粉、炒面粉以燥湿止泻,多饮热开水或生姜红糖水,忌食生冷瓜果,食疗方可选加味防风粥(《百病饮食自疗》,防风10g,藿香5g,葱白3个,白豆蔻3g,粳米100g,趁热服,以微汗出为佳);湿热中阻者,饮食宜清淡爽口,多予果汁或瓜果煎水饮,如五汁饮、梨汁、荸荠汁、西瓜汁等,夏日盛暑泄泻可用荷叶、藿香、香薷、滑石等煎水服,或予六一散泡水饮,或用芦根、竹叶煎水代茶饮;食滞肠胃者,应严格控制饮食,甚至可禁食数小时至一日,待腹中宿食泻净,逐渐自流食开始,并注意少食多餐,可给山楂、萝卜、麦芽、酸梅等以消食化滞,忌食胀气之品,如豆类、红薯、南瓜等,病愈后饮食有节,以防食复,食疗方选焦米粥(《粥谱》,粳米炒至焦黄,加水煮粥);肝气乘脾者,宜食疏肝理气之品,如金橘饼、陈皮等;脾胃虚弱者,饮食宜温热、软烂多食富营养、补中健脾之品,如豆制品、鲫鱼、鳗鱼、黄鱼、牛羊肉、瘦猪肉、鸡肉、牛奶、鸡蛋等,补中健脾的食品可常食山药、薏苡仁、红枣、莲子等,适当用胡椒、姜等调味品以增进食欲,食疗方选山药粥(《饮膳正要》,羊肉100g,山药50g,粳米100g);肾阳虚衰者,饮食宜多食补中益气、温补肾阳之品,如胡桃、山药、狗肉、鸽子、动物肾脏等,并可加胡椒粉、肉桂粉、干姜粉等以温煦脾肾,食疗方可选加味金樱子粥(《饮食辨录》,金樱子10~15g,枳壳、棉花根各30g,粳米或糯米50~100g)。

(4) 情志护理:多与患者交流,关心体贴患者,减轻其不安情绪,避免不良刺激,鼓励患者表达内心感受,针对性给予心理支持。指导患者掌握排解不良情绪的方法,如谈心释怀、移情易性、音乐疗法等。对慢性泄泻患者应告之调养疾病的方法,使其树立战胜疾病的信心。肝气乘脾者,加强情志护理,说明本证与情志的关系,避免抑郁、恼怒或忧虑,保持心情舒畅,怡情放怀,使脾胃功能逐渐恢复。

(5) 用药护理:①遵医嘱按时给药,注意服药方法,一般汤药宜温服,服后安卧,观察服药前后大便的量、色、质、气味的变化。②泄泻便次和便量较多时,慎防津伤阴脱之变,必要时应静脉输液。③辨证施药:寒湿内盛者,中药汤剂宜热服,服后盖被静卧,并使其微微汗出,以解表散寒,表证明显者可用藿香、紫苏叶、生姜煎水饮,或服藿香正气水,腹痛泻剧可用纯阳正气丸3g,本证不宜使用固涩止泻药物;湿热中阻者,中药汤剂宜凉服,因中药苦寒,宜饭后服用,可予香连丸5g,以清热利湿;食滞肠胃、肝气乘脾者,中药汤剂宜温服,食滞肠胃者不宜固涩止泻,腹胀者可给山楂、鸡内金粉各1.5g,水调服,以消食利气,泻下不畅时可用大黄、枳实、神曲煎水内服,以通腑荡积,使积食尽快排出;脾胃虚弱者,中药汤剂宜空腹温服;肾阳虚衰者,中药汤剂宜睡前热服。

(6) 对症处理

泄泻

① 艾灸:a. 穴位:神阙、天枢、足三里、上巨虚等。b. 方法:用悬灸法,每次选2~4穴,每穴灸10~15分钟,以灸后局部皮肤潮红为度,每日1次,10日为1个疗程;或隔姜灸每次3壮,每日1次,7~14日为1个疗程;或热敏灸(具体方法可参考第三章第四节眩晕)。c. 辨证施灸:湿盛者加阴陵泉;脾胃虚弱者加脾俞、公孙、气海;脾肾阳虚者加命门、肾俞、脾俞、关元;肝气乘脾者加脾俞、太冲。

② 热敷:腹部热敷,或葱熨、盐熨,每次15~30分钟,每日1~2次。

③ 捏脊疗法:沿督脉两侧从龟尾穴开始由下向上提捏至大椎穴处为1遍,反复捏3遍,至第3遍时,用捏3提1法,即捏3下后向后上方提1下,至胃俞、脾俞时加强力度刺激,每日1次,共7日。

④ 穴位注射:a. 穴位:足三里、天枢、大肠俞、内关、中脘等穴,及止泻穴。b. 方法:随证注射新斯的明0.5ml,或黄芪注射液0.5ml,或小檗碱2ml等,每日1次,5~7日为1个疗程。

⑤ 穴位贴敷:a. 穴位:中脘、神阙、关元、天枢、气海等穴。b. 方法:取脾胃外敷散(木香10g、肉桂10g、吴茱萸50g及白胡椒40g),每日贴敷1次,持续4~6小时,3日为1个疗程;或脐部外敷豆诃贴(煨肉豆蔻10g,熟诃子10g,肉桂8g,吴茱萸8g,升麻4g,研成粉末,每次用5g,以陈醋5~8ml调成药饼状),每次贴敷20小时,休息4小时后用第2贴,连续3次。

⑥ 拔罐:a. 穴位:双侧天枢、下脘、气海、神阙等穴。b. 方法:每日1次,急性泄泻3次为1个疗程,慢性7次为1个疗程。

⑦ 耳穴贴压:a. 耳穴:大肠、小肠、脾、胃、肝、肾、交感等穴。b. 方法:每次取3~5穴,用王不留行籽贴压,每日按压3~5次,每次1~2分钟,3~5日更换。

【健康教育】

1. 生活起居有节,防止外感风寒暑湿之邪,注意腹部保暖。加强体育锻炼,增强脾胃健运功能。

2. 泄泻期间注意饮食调理,以新鲜、清淡、富于营养而易于消化,流质、半流质饮食为主,如淡盐汤、米粥等,定时定量,少食多餐。忌食生冷、辛辣、肥甘厚味,禁食不洁及腐败食物。注意调畅情志,尤忌怒时进食。讲究个人卫生,饭前便后要洗手,防止"病从口入"。

3. 恢复期注意加强营养,适当休息,以扶助正气,防止复发。

4. 指导患者及家属病证相关知识,如出现泄泻不止、口渴、皮肤弹性下降、尿量减少、高热、心悸、烦躁等症状应立即就医。

(江 虹)

第四节 痢 疾

04章04节 数字内容

 ——————— 导入案例与思考 ———————

王某,男,19岁,大一学生。因腹痛便脓血12小时就诊。

患者前一天中午在小河中游泳,归途遇雷阵雨,晚餐进食了隔夜剩饭。当晚出现腹痛,里急后重,排出脓血便3次,遂来院就诊,其间未用药。刻下:腹痛,里急后重,大便带赤白脓血,口渴喜冷饮,肛门灼热,小便短赤。舌质红,舌苔微黄腻,脉滑数。

体格检查:T 38.5℃,P 96次/min,R 22次/min,BP 120/72mmHg,左下腹轻度压痛,肠鸣音亢进。

请思考:

1. 该患者目前所患何病?辨证当属何证?

2. 针对患者目前的便脓血、腹痛症状,应该如何护理?请用思维导图的形式呈现。

痢疾是以腹痛、里急后重、下痢赤白脓血为主症的病证,是一类具有传染性的疾病,多发于夏秋季节,人群普遍易感。

凡急、慢性细菌性痢疾,阿米巴痢疾,溃疡性结肠炎,过敏性结肠炎等肠道疾病,以腹痛、里急后重、下痢赤白脓血为主症者,均属本病证讨论范围,可参照本节辨证施护。

【经典与沿革】

1. "食饮不节,起居不时者,阴受之……下为飧泄,久为肠澼。"(《素问·太阴阳明论》)

2. "今之所谓痢疾者,古所谓滞下是也。"(南宋·严用和《济生方》)

3. "时疫作痢,一方一家之内,上下传染相似。"(元·朱丹溪《丹溪心法·痢篇》)

4. "至于治法,须求何邪所伤,何脏受病。如因于湿热者,去其湿热;因于积滞者,去其积滞。因于气者调之;因于血者和之。新感而实者,可以通因通用;久病而虚者,可以塞因塞用。"(明·李中梓《医宗必读·痢疾》)

【病因病机】

痢疾病因有外感时邪与内伤饮食两大类。痢疾病因病机示意图见图4-4。

1. 外感时邪 夏秋季节,暑湿秽浊,疫毒易于滋生。若起居不慎,劳作不休,湿热或暑湿之邪内侵肠道,湿热郁蒸,气血与之搏结于肠之脂膜,化为脓血而成湿热痢。疫毒之邪侵及阳明气分,进而内窜营血,甚则进迫下焦厥阴、少阴,而致急重之疫毒痢。素体阳虚之人,感受寒湿,或感受湿邪后,湿从寒化,寒湿伤中,肠胃不和,气血壅滞,发为寒湿痢。

2. 内伤饮食 平素嗜食肥甘厚味者,酿生湿热,在夏秋季节内外湿热交蒸之时,饮食不洁或暴饮暴食,湿热毒邪,直趋中道,蕴结肠之脂膜,邪毒繁衍与气血搏结,腐败化为脓血,则成湿热痢或疫毒痢。若湿热内郁不清,易伤阴血,形成阴虚痢。若平素恣食生冷瓜果,伤及脾胃,中阳不足,湿从寒化,寒湿内蕴,再贪凉饮冷或食用不洁食物,寒湿食积壅塞肠中,气机不畅,气滞血瘀,气血与肠中腐浊之气搏结于肠之脂膜,化为脓血而成寒湿痢。

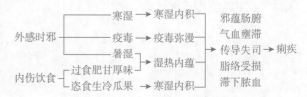

图 4-4 痢疾病因病机示意图

本病病位在肠,与脾、胃相关,可涉及肾;基本病机为邪蕴肠腑,气血壅滞,大肠传导失司,肠道脂络受损,滞下脓血,发为痢疾。病理因素以湿热疫毒为主,病理性质分寒热虚实。初期多为实证,因湿热或寒湿所致。外感湿热或湿热内生或疫毒内侵,壅滞腑气,熏灼肠道,下痢鲜紫脓血,壮热口渴,皆属热证。寒湿阴邪所致者为寒证。下痢日久,可由实转虚或虚实夹杂,寒热并见。如痢疾失治,迁延日久,或收涩太早,关门留寇,正虚邪恋,可发展为下痢时发时止,日久难愈的休息痢。

痢疾的转归预后因患者正气的强弱、感受邪毒的深浅及发病的轻重而不同。体质好、正气盛者,治疗及时正确,调护得当,预后一般良好。而疫毒邪盛者,很快出现热入心营、热盛动风或内闭外脱的危证,甚至死亡,应积极救治。慢性痢疾多由急性痢疾迁延不愈而致,如休息痢、阴虚痢、虚寒痢,一般病情缠绵,难以骤愈,但若辨证正确,治疗得当,多能缓解或痊愈。若不注意调治,病情易逐步加重而转入危途。

【诊断与鉴别诊断】

1. 诊断

(1) 症状:本病证以腹痛,里急后重,便次增多而量少,下痢赤白黏冻或脓血为主症。

(2) 体征:部分患者有左下腹压痛、肠鸣音亢进等。

(3) 发病特点:夏秋流行季节发病,发病前有不洁饮食史,或有与痢疾患者接触史。急性痢疾起病骤急,可伴有恶寒、发热;慢性痢疾则反复发作,迁延不愈。暴痢发病急骤,以突起发热,腹泻,腹痛,里急后重,排脓血便为特点;疫毒痢病情严重而病势凶险,以儿童多见,急骤起病,在腹痛、腹泻尚未出现之时,即有高热,腹痛,神昏,抽搐,四肢厥冷,面色青灰;休息痢则以痢疾日久,长期反复发作的腹部隐痛,里急后重,便溏或便中夹脓血为特点;噤口痢以呕恶不食,下痢频繁,肌肉消瘦为特点;奇恒痢则以腹痛,腹泻暗红色果酱样粪便为特征。

(4) 相关检查:大便常规及培养、血常规检查、X线钡剂造影及直肠、结肠镜检查等有助于诊断。

2. 鉴别诊断

痢疾与泄泻:参见本章第三节泄泻。

【辨证施护】

1. 辨证要点

(1) 辨虚实:主要根据起病、病程、腹痛特点等进行辨证。若发病急,病程短,腹痛胀满,痛而拒按,痛时窘迫欲便,便后里急后重暂时减轻者为实,可辨为暴痢;若发病缓,时轻时重,病程长,腹痛绵绵,痛而喜按,便后里急后重不减,坠胀甚者,常为虚中夹实,可辨为久痢。

(2) 辨寒热:主要根据粪质性状、口渴情况、小便情况、舌苔、脉象等进行辨证。若见痢下脓血,色鲜红,甚则紫黑,稠厚腥臭,腹痛,里急后重明显,口渴,口臭,小便黄赤,肛门灼热,舌质红,苔黄腻,脉数者,属热;若见痢下赤白清稀,白多赤少,腹痛喜按,里急后重不明显,面白肢冷形寒,舌质淡,苔白滑,脉沉细弱者,属寒。

(3) 辨邪正盛衰:主要根据痢下表现、全身情况、舌苔、脉象等进行综合分析。若痢疾经治疗后,痢下脓血次数减少,腹痛,里急后重减轻,为正能胜邪,气血将和,病情向愈;若下痢脓血,兼有粪质者轻,不兼有粪质者重;若下痢脓血次数虽减少,而全身症状不见减轻,甚则出现腹胀,烦躁,精神萎靡,手足欠温,脉症不符,皆提示病情恶化;若下痢次数逐渐减少,而反见腹胀痛,呕吐,气急,烦躁口渴,甚或神昏谵语,为邪毒上攻之象;若下痢,噤口不食,精神萎靡,或呕逆者,为胃气将败;若下痢脓血,烦渴转筋,甚则面色红润,唇如涂朱,脉数疾大者,为阴液将涸或阴阳不交之候;若下痢不禁,或反不见下痢,神萎倦卧,自汗,畏寒肢冷,气息微弱,脉沉细迟,或脉微欲绝,为阳气将脱,阴阳欲离之象。

2. 护治原则　以祛邪导滞、调和气血为原则。热痢清之,寒痢温之,初痢实则通之,久痢虚则补之,寒热交错者温清并用,虚实夹杂者攻补兼施。刘完素所谓"调气则后重自除,行血则便脓自愈"之说,即可在痢疾辨证的基础上加以行气和血,白多重用气药,赤多重用血药。护治过程中注意顾护胃气,调饮食,慎起居,重视预防,控制传播。

3. 证治分类(表4-8)

表4-8 痢疾的常见证型及辨证治疗

证型	临床表现	治法	方药
湿热痢	腹部疼痛,里急后重,痢下赤白脓血,赤多白少,黏稠如胶冻,腥臭,肛门灼热,小便短赤,舌苔黄腻,脉滑数	清肠化湿,调气和血	主方:芍药汤 常用药物:芍药、当归、黄连、槟榔、木香、炙甘草、大黄、黄芩、肉桂等
疫毒痢	起病急骤,壮热口渴,头痛烦躁,恶心呕吐,大便频频,痢下鲜紫脓血,腹痛剧烈,后重感特著,甚者神昏惊厥,舌质红绛,舌苔黄燥,脉滑数或微欲绝	清热解毒,凉血除积	主方:白头翁汤合芍药汤 常用药物:白头翁、黄连、黄柏、秦皮、芍药、当归、黄连、槟榔、木香、炙甘草、大黄、黄芩、肉桂等
寒湿痢	腹痛拘急,痢下赤白黏冻,白多赤少,或为纯白冻,里急后重,口淡乏味,脘胀腹满,头身困重,舌质淡,舌苔白腻,脉濡缓	温中燥湿,调气和血	主方:不换金正气散 常用药物为苍术、陈皮、半夏、厚朴、藿香、甘草、生姜、大枣等
阴虚痢	痢下赤白,日久不愈,脓血黏稠,或下鲜血,脐下灼痛,虚坐努责,食少,心烦口干,至夜转剧,舌红绛少津,苔少或花剥,脉细数	养阴和营,清肠化湿	主方:黄连阿胶汤合驻车丸 常用药物:黄连、黄芩、白芍、阿胶、鸡子黄、当归、炮姜等
虚寒痢	久痢不已,下痢稀薄,夹有白冻,甚则滑脱不禁,或腹部隐痛,食少神疲,四肢不温,腰酸怕冷,舌淡,苔薄白,脉沉细而弱	温补脾肾,收涩固脱	主方:桃花汤合真人养脏汤 常用药物:赤石脂、干姜、粳米、诃子、罂粟壳、肉豆蔻、白术、党参、木香、肉桂、当归、白芍、甘草等
休息痢	下痢时发时止,日久难愈,发则下痢脓血,腹痛,里急后重,饮食减少,神疲乏力,舌淡,苔腻,脉濡软或细数	温中清肠,调气化滞	主方:连理汤 常用药物:党参、白术、附子、干姜、黄连、黄柏、当归、赤芍等

临床上还可见噤口痢,即下痢不能进食,或下痢呕恶不能食者。属于实证者,多由湿热或疫毒,上犯于胃,胃失和降所致,症见下痢,胸闷,呕恶不食,口气秽臭,舌苔黄腻,脉滑数,治宜泻热和胃,苦辛通降,方用开噤散加减。属于虚证者,由脾胃素虚,或久痢伤胃,胃虚气弱,失于和降所致,症见下痢频频,呕恶不食,或食入即吐,神疲乏力,舌淡苔白,脉弱无力,治宜健脾和胃,方用六君子汤加减,以醒脾开胃。若下痢无度,饮食不进,肢冷,脉微,当急用独参汤或参附汤以益气固脱。

4. 主要护理问题

(1) 下痢、腹痛 与外感湿热、疫毒之邪,气血壅滞,肠道脉络受损有关。

(2) 发热 与感受疫毒邪气,里热炽盛有关。

(3) 活动无耐力 与久病体虚,正气损伤有关。

(4) 焦虑 与疾病反复发作有关。

(5) 潜在并发症:皮肤完整性受损 与下痢频繁,肛门灼痛、破损、脱肛有关。

(6) 潜在并发症:厥脱 与下痢量多,津伤阴脱有关。

5. 护理措施

(1) 病情观察:①观察大便的次数、量、色、质、气味等情况,并做好记录,必要时留粪便标本送检。②观察腹痛的性质、程度及与排便的关系,注意观察里急后重的变化。③观察体温、血压、出汗、口渴、饮水、肢温、尿量、舌苔、脉象的变化。④疫毒痢发病急骤,病势凶险,以儿童多见,应密切观察,严防他变。如见大汗淋漓,四肢厥冷,体温、血压下降,脉微细欲绝者为厥脱之征;若见高热、惊厥,则为邪陷心营之危候;若见昏迷、痉厥等症,在腹痛、下痢之前出现,则病情危重,须加以抢救。

(2) 生活起居护理:①病室阳光充足,保持空气新鲜,排便后及时清除,开窗通风。②急性期、发热及重症患者应卧床休息,慢性期多卧床、少劳累,恢复期适当活动,如练气功、散步、打太极拳等,以增强体质。③严格执行消化道传染病隔离制度,对患者的餐具、便器、排泄物等消毒处理,专人使用,防止交叉感染;待临床症状消失,大便培养连续 2 次阴性,方可解除隔离;新入院患者无排便时,可用肛拭子取便检查。④保持臀部清洁,便后用温水清洁肛门;便次增多、肛周红灼热痛者可用苍术、花椒煎水坐浴或涂凡士林软膏或湿润烧伤膏;久痢脱肛者,洗净肛门后用油纱布轻轻托住,亦可用吊巾固定。

(3) 饮食护理:①饮食以清淡、易消化、富有营养、少量多餐为原则。能进食者以高热量、高蛋白、高维生素、少纤维素的流质或半流质饮食为宜,忌肥甘油腻、辛辣煎炸、生冷不洁、坚硬难化之物。②根据病情增加饮水量,可饮淡糖盐水,或含钾饮料(如鲜橘汁),或鲜茅根饮(鲜茅根 100g 加水 2 500ml 煎汤代饮),或遵医嘱静脉补液。③病情严重者暂禁食,静脉补充营养,病情好转后逐渐恢复正常饮食。④辨证施食:湿热痢者,饮食以清凉为宜,可用荸荠粉或藕粉做羹食,或用鲜马齿苋洗烫后做菜,食疗方选马齿苋粥[《食疗本草》,马齿苋 60g(干品 30g),粳米 100g];疫毒痢者暂禁食,但应多饮水,每日2 500~3 000ml 为宜,必要时静脉补液,病情好转后,予高热量、清淡流质和无渣半流质食物,逐渐恢复正常饮食;寒湿痢者,饮食以温热为宜,可适当吃生姜、生大蒜等,忌寒凉、生冷之品;阴虚痢者,饮食宜牛奶、藕粉等,多饮水、橘汁、淡盐水、茶水等,忌食辛辣、煎炸、伤阴动火之品,食疗方选乌梅粥(《圣济总录》,乌梅 20g,粳米 100g);虚寒痢者,饮食宜温热,多食健脾补肾之品,忌油腻、寒凉、生冷之品,食疗方选乌梅姜茶红糖饮;休息痢者,饮食宜少量多餐,可常食大蒜、马齿苋,饮绿茶等。

(4) 情志护理:患者下痢,正气已伤,若加上焦虑、恐惧、忧郁情绪可使脏腑功能失调而促进病情发展,故应劝慰患者,保持乐观、平衡心境,避免情绪波动。适当采用以情胜情、顺情从欲、释疑解惑等方法,因人而异,对患者进行情志疏导。向患者讲明腹痛、里急后重及脓血便的原因和诱因,缓解患者及家属的担忧、紧张情绪,使其积极配合治疗。

(5) 用药护理:①遵医嘱按时给药,注意不同证型的服药方法,观察服药前后大便的量、颜色、性质、气味及腹痛、里急后重等变化。②辨证施药:湿热痢者,中药汤剂宜温服,恶心呕吐者,宜少量频服;疫毒痢者,中药汤剂宜温服,若出现厥脱之证,应急服参附汤,不能口服者,可鼻饲给药,高热神昏者遵医嘱喂服紫雪丹或至宝丹 1~2g;寒湿痢者,中药汤剂宜饭前热服;阴虚痢者,中药汤剂宜凉服;虚寒痢者,中药汤剂宜饭前空腹热服,脱肛者可用五倍子、白矾煎汤熏洗,或诃子、赤石脂、龙骨研粉调敷肛门;休息痢者,中药汤剂宜温服,若下痢时发,色如酱汁,可用鸦胆子仁、龙眼肉包裹,成人每次 15 粒,饭后服用,每日 1 次,连服 7~10 日。

(6) 对症处理

下痢、腹痛

① 中药保留灌肠:多适合湿热痢、疫毒痢者。a. 主要药物:可用芍药汤或白头翁汤,或黄连、黄柏、白头翁、马齿苋等。b. 方法:药物浓煎后取 100~200ml 灌肠,药液温度 39~41℃,保留 1 小时以上,每日 2~3 次,7 日为 1 个疗程。

② 中药敷脐:a. 穴位:神阙穴。b. 方法:用阳和膏加肉桂、丁香粉少许贴脐部,或用白芥子、生姜各 10g 一起捣烂成膏敷脐部,或党参、黄芪、酒制大黄、白芍等比例研末,每次 10g,蜂蜜调糊,24 小时换药,14 日为 1 个疗程,治疗 2 个疗程。

③ 穴位注射:a. 穴位:双侧足三里。b. 方法:穴位注射山莨菪碱 0.5~0.8mg/(kg·d),每日 1~2 次,共 3 日。

④ 艾灸:多适用于虚寒痢、寒湿痢者。a. 穴位:神阙、中脘、关元、天枢、足三里、脾俞、肾俞等穴。b. 方法:每穴灸 10~15 分钟,至皮肤出现红晕为度,每日 1 次,7~14 日为 1 个疗程。

⑤ 耳穴贴压:a. 穴位:直肠下段、大肠、胃、脾、肾、腹等穴。b. 方法:用王不留行籽贴压,每日不定时按压,轻刺激,每 4~5 日更换一次。

【健康教育】

1. 在痢疾流行期间,可适当食用生蒜瓣,每次 1~3 瓣,每日 2~3 次,或将大蒜瓣放入菜食中食用,亦可用马齿苋、绿豆适量,煎汤饮用。若发现大便异常,或恶心、呕吐、腹痛时,及时就医诊治。控制传染源,切断传播途径。早期发现患者及带菌者,及时隔离并彻底治疗,做好环境卫生,保护水源,清除苍蝇滋生的场所。

2. 发病期间注意饮食有节,定时定量,讲究饮食卫生,避免暴饮暴食,忌油腻、肥甘、辛辣刺激之品,忌过食生冷瓜果及进食馊腐不洁之物。

3. 病愈后仍应注意饮食宜清淡、细软,富营养、易消化。起居有节,劳作有度,顺应气候变化,保持心情舒畅。

(江 虹)

第五节 便 秘

04章05节 数字内容

 ——————————————— 导入案例与思考 ———————————————

黄某,女,70岁,退休。因腹部胀满、排便不畅7天就诊。

患者7天前吃炒花生米后,大便7天未解,腹部胀满,曾3次上厕所排便均未排出,且每次排便时汗出湿衣,头晕不适。自诉长期服便秘通口服液(每天早晚各20ml)后能保持3~5天一次大便,但排便困难。此次效果不明显,遂来院就诊。刻下:腹部胀满,气短乏力,心烦失眠,精神倦怠,口干。舌质红,苔薄而少,脉细无力。

体格检查:T 36.5℃,P 70次/min,R 16次/min,BP 129/78mmHg,腹平软,左下腹压痛,可触及条索状包块,肠鸣音减弱,1~2次/min。

请思考:

1. 该患者目前所患何病? 辨证当属何证?

2. 针对患者目前的便秘,应该如何护理? 请用思维导图的形式呈现。

便秘是指大肠传导功能失常,导致大便秘结不通,以排便周期延长,或周期不长,但粪质干结,排便艰难,或粪质不硬,虽有便意,但便而不畅为主要表现的病证。便秘既是一个独立的病证,也是临床多种急慢性疾病的常见症状。

凡功能性便秘、肠易激综合征、肠炎恢复期、直肠及肛门疾病引起的便秘、药物性便秘、内分泌及代谢性疾病引起的便秘等,以肌力减退所致的排便困难为主要临床表现者,均属本病证的讨论范围,可参考本节辨证施护。

【经典与沿革】

1. "其脉浮而数,能食不大便者,此为实,名曰阳结也,期十七日当剧。其脉沉而迟,不能食,身体重,大便反鞕,名曰阴结也,期十四日当剧。"(汉·张仲景《伤寒论·辨脉法》)

2. "若饥饱失节,劳役过度,损伤胃气,及食辛热味厚之物,而助火邪,伏于血中,耗散真阴,津液亏少,故大便结燥。"(金·李东垣《兰室秘藏·卷下·大便结燥门》)

【病因病机】

便秘的发生多与饮食不节、感受外邪、情志失调、劳逸失当、年老体虚等因素有关。便秘病因病机示意图见图4-5。

1. 饮食不节 饮食不节是导致便秘的最常见原因。饮食不节,损伤脾胃。凡阳盛之体,或恣饮酒浆,或过食肥甘厚味,或过食辛辣煎烤之品,或过服热药,导致肠胃积热,故大便干结;或过食生冷,

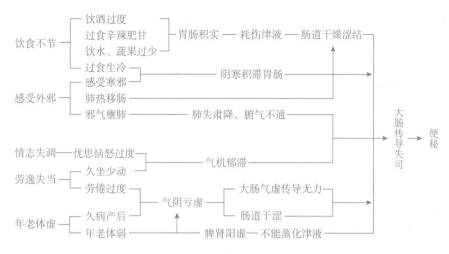

图 4-5　便秘病因病机示意图

或过服寒凉之药,阴寒内结,致阴寒凝滞;或饮水不足,或进食蔬果过少,津伤肠燥,大肠传导失司,造成便秘。

2. 感受外邪　若感受寒邪,内袭肠胃,导致阴寒内盛,凝滞肠胃,失于传导,糟粕不行,而成便秘;若热病之后,邪犯于肺,移热于肠,或内传阳明,肠胃燥热,余热留恋,耗伤津液,大肠失润,亦可致大便干燥,排便困难而成热秘。外邪壅于肺,肺失肃降,腑气不运,传导失常,糟粕内停而成便秘。从六淫外邪所致便秘的特点来看,因风者发为风秘;因寒者发为冷秘;因暑者发为热秘;因湿者发为湿秘;因燥者发为脾约;因火者发为阳结。

3. 情志失调　忧愁思虑过度,或郁怒伤肝,肝失条达,七情不和,情志不舒,每致气机郁滞,不能宣达,于是通降失常,传导失职,糟粕内停,不得下行,"气内滞而物不行也",故成便秘;气郁不解,化火伤津,肠道失润,故大便干结不行;或气郁导致水津不布,肠道不润,故大便干结,或欲便不出。

4. 劳逸失当　贪逸奢卧,久坐少动,气血郁滞,致胃肠运动减弱,大肠传导失司,久则中气暗沉,津液布散失常,气机壅滞,营血不畅,传导失职而为便秘;劳倦内伤,耗伤气血,气虚则大肠传导无力,阴虚血少则肠道干涩,失于濡润,导致大便干结,排出困难。过劳汗出过多,又易伤津,使肠道津亏,亦可导致便秘。

5. 年老体虚　病后、产后正气未复,气血亏虚,寒性病变伤阳,大肠传导无力,可致排便困难而便秘。久病及血,血行不畅,或失血之后,血积不行,或跌仆损伤,致血瘀停积,津停失润,亦可发生便秘。年老体弱之人或气血两亏,气虚阳衰,气虚则大肠传送无力,血虚则津枯肠道失荣,故排便艰难;或真阳不足,或脾肾阳虚,温煦无权,不能蒸化津液,阴寒内结,滞留于肠道,阳气不运,阴津凝而固结,导致传下无力,大便艰涩。

便秘的病位主要在大肠,与脾、胃、肝、肾、肺等脏腑功能失调密切相关。基本病机为大肠传导失司。如胃热过盛,津液耗伤,肠失濡润;脾肺气虚,则大肠传导无力;肝气郁结,气机壅滞,或气郁日久,化火伤津,则腑气通降失常;肾开窍于二阴,主五液,若肾阴不足,则肠道失于濡润;肾阳不足,则阴寒凝滞,津液不通,皆可影响大肠传导,而形成本病。故此五脏功能失调,皆为致秘之由。便秘的病性不外寒、热、虚、实四个方面,胃肠积热者,为热秘;气机郁滞者,为实秘;阴寒积滞者,为冷秘;气血阴阳不足者,为虚秘。四者之中,又以虚实为纲,冷秘、热秘、气秘属实,气虚秘、血虚秘、阴虚秘、阳虚秘属虚。虚实之间可以相互转化或相互兼夹。如热秘日久,津液渐耗,可导致阴津亏虚,肠失濡润,病性由实转虚,转为阴虚秘;若气秘日久化火,则气滞与热结并见;冷秘者,日久伤阳,可转为阳虚秘,阳损及阴,或温燥太过,耗其津液,又可见阴阳俱虚之证。气血不足者,若受饮食所伤或情志刺激,则虚实夹杂。

便秘的转归与预后取决于患者体质的强弱、患病时间的长短、机体正气的盛衰等。若为单纯性便秘,护治得当,预后则佳;若为其他疾病并发便秘者,则须察病情之新久轻重。若为热病之后,余热未

Note:

清,津伤液耗而致,及时调治,热去津复,预后较佳;若为噎膈重症,兼有便秘,且粪质坚硬如羊屎者,预后较差。本病以年老体衰,或久病,或饮食不节者多发,女性多见。老年性便秘与产后便秘,多属虚证,病程较长。老年人便秘日久,正气亏虚,腑气不通,浊气不降,脏腑气机升降失调,以虚证和虚实夹杂证为主;产后妇女因气血不复,阳气不通,阴寒不散,大便难畅,故而便秘,此二者治疗宜缓缓图之,难求速效。长期便秘易引起肛裂、痔疮,用力过度又可诱发疝气。若老年人排便隐忍、久蹲强努,可诱发中风、胸痹、心痛等其他疾病,应注意预防。

【诊断与鉴别诊断】

1. 诊断

(1) 症状:排便次数减少,周期延长,或粪质坚硬,便下困难,或排便无力,出而不畅为主要表现。

(2) 体征:一般情况好,无明显全身体征。由于燥屎内结,触诊腹部较硬实且紧张,可在左下腹扪及质地较硬的条索状包块,肛门指诊直肠内较多干硬粪块。

(3) 发病特点:其发病常与饮食不节、外感寒热、情志失调、坐卧少动及年老体弱等因素有关。起病缓慢,多表现为慢性病变过程。

(4) 相关检查:粪便的望诊、腹部触诊、肛门指诊、胃肠X线钡餐、纤维结肠镜等检查,有助于便秘的诊断。

2. 鉴别诊断

(1) 便秘与积聚:二者均可在腹部出现包块。但二者在出现部位、包块特点、与排便的关系等方面显著不同。便秘与积聚的鉴别见表4-9。

表4-9　便秘与积聚的鉴别

病证名称	包块部位	包块特点	与排便的关系
便秘	左下腹	多可扪及条索状物	粪块内结,通下之后即消失或减少,排便后消失
积聚	腹部各处	形状不定	与排便无关

(2) 便秘与肠结:二者皆为大便秘结不通。便秘多为慢性久病,因大肠传导失常所致,表现为腹部满胀,大便干结艰涩难下,可有矢气和肠鸣音,或有恶心呕吐,食纳减少。肠结多为急病,因大肠通降受阻所致,表现为腹部疼痛拒按,大便完全不通,且无矢气和肠鸣音,严重者可吐出粪便。

(3) 便秘与肛裂:肛裂是排便开始即疼痛,便后有一短暂的间歇时间,疼痛缓解几分钟后,随之出现剧烈、持续性疼痛,可长达数小时,粪便上带血,色鲜红,血量不多,点滴而下,或手纸染血,伴便秘、肛门瘙痒等症状。而便秘多无便血、疼痛等症状。

【辨证施护】

1. 辨证要点

(1) 辨虚实:主要根据粪质、伴随症状及舌苔等进行辨证。若出现大便不干结,排便不畅,或欲便不出,腹胀喜按,舌质淡而苔少,多为气虚,可辨为虚证;若出现粪便干燥,排出艰难,腹胀拒按,舌质红而少津,苔黄燥,多为热结肠腑,可辨为实证。

(2) 辨寒热:主要根据粪质、舌苔及脉象等进行辨证。若出现素体阳虚,排便艰难,舌体胖而苔白滑,脉沉紧,多为阴寒内结,可辨为寒证;若出现大便干燥坚硬,便下困难,肛门灼热,舌质红,舌苔黄厚,脉滑数或弦数,多为肠胃积热,可辨为热证。

(3) 辨病位:主要根据发病原因、伴随症状等进行辨证。如感受时邪,急性起病,或起于急性热病之后者,或素有咳嗽痰喘者,其病在肺;情志所伤,伴见胸胁胀满,情志不舒,心烦易怒,脉象见弦者,其病在肝;饮食失节,伴有纳差食少,嗳腐吞酸者,其病在脾胃;房劳所伤,或年老体弱之人,兼见腰膝酸软,头晕,耳鸣者,其病在肾。

2. 护治原则　便秘的治疗以"通"立法,但绝不可单纯用泻下药,应在辨证论治的基础上辅以下

法,以防愈下愈结。临证当分辨虚实,原则是实秘当祛邪为主,虚秘以养正为先。实秘根据热、冷、气秘之不同,分别施以泻热、温通、理气之法,辅以导滞之品,标本兼治,邪去便通。虚秘依阴、阳、气、血亏虚之不同,主用滋阴养血、益气温阳之法,酌用甘温润肠之药,标本兼治,正盛便通。

3. 证治分类(表4-10)

表4-10　便秘的常见证型及辨证治疗

证型		临床表现	治法	方药
实秘	热秘	大便干结,腹胀腹痛,面红身热,口干口臭,心烦不安,多汗,时欲饮冷,小便短赤,舌质红干,苔黄燥,或焦黄起芒刺,脉滑数,或弦数	泻热导滞,润肠通便	主方:麻子仁丸 常用药物:麻子仁、芍药、枳实、大黄、厚朴、杏仁、白蜜、瓜蒌仁、郁李仁等
	气秘	大便干结,或不甚干结,欲便不出,或便而不畅,肠鸣矢气,腹胀腹痛,胸胁满闷,嗳气频作,食少纳呆,舌苔薄腻,脉弦	顺气导滞,降逆通便	主方:六磨汤 常用药物:木香、乌药、沉香、大黄、槟榔、枳实、厚朴、柴胡、香附、合欢皮、莱菔子
	冷秘	大便艰涩,腹痛拘急,胀满拒按,胁下偏痛,手足不温,呃逆呕吐,舌淡苔白,脉弦紧	温里散寒,通便止痛	主方:温脾汤合半硫丸 常用药物:附子、大黄、木香、党参、干姜、甘草、当归、肉苁蓉、乌药、厚朴、枳实等
虚秘	气虚秘	大便不干,虽有便意,却如厕努挣乏力,排便困难,汗出气短,便后乏力,面白神疲,懒言少动,舌淡苔白,脉弱	益气润肠	主方:黄芪汤 常用药物:黄芪、陈皮、火麻仁、白蜜、党参、白术、升麻、甘草等
	血虚秘	大便干结,排出困难,面色晦涩无华,头晕目眩,心悸短气,失眠健忘,口唇色淡,苔白,脉细	养血润燥	主方:润肠丸 常用药物:当归、生地黄、麻仁、桃仁、枳壳、生何首乌、玉竹、玄参、枸杞子等
	阳虚秘	大便干或不干,排便困难,小便清长,面色㿠白,手足不温,或腹中冷痛,喜热怕冷,腰膝冷痛,舌淡苔白,脉沉迟	温阳通便	主方:济川煎 常用药物:当归、牛膝、附子、火麻仁、肉苁蓉、泽泻、升麻、枳壳等
	阴虚秘	大便干硬,状如羊屎,体形消瘦,头晕耳鸣,两颧红赤,心烦失眠,潮热盗汗,腰膝酸软,舌红少苔,脉细数	滋阴通便	主方:增液汤 常用药物:玄参、麦冬、生地黄、油当归、石斛、沙参、芍药、玉竹、火麻仁、柏子仁等

4. 主要护理问题

(1) 便秘　与热结肠腑,或气阴亏虚等导致肠道传导失司有关。

(2) 腹胀、腹痛　与肠腑热结,肠燥便结,气机通降失常有关。

(3) 肛裂、脱肛　与大便干结,排出困难,临厕努责,损伤肛门组织以及便秘日久,中气虚弱有关。

(4) 潜在并发症:虚脱　与气血亏虚,大便难出,临厕努责有关。

5. 护理措施

(1) 病情观察:①密切观察排便情况,记录每日排便次数、每次排便时间、排便间隔时间、大便性状及颜色等。②评估影响排便的因素:包括心理因素、年龄、日常饮食、活动、疾病、药物使用以及治疗检查等。③观察伴随症状,如有无腹痛、腹胀、头晕、心悸或汗出,便后有无出血,腹部有无硬块等症状。④气虚患者注意防止因努责而出现虚脱。⑤老年患者注意防止出现疝气、虚脱或久蹲起立后跌倒,甚者可诱发中风、胸痹、心痛等发作。

(2) 生活起居护理:①病室保持安静,卫生间应有安全设施,如坐便器、扶手、防滑地板等,排便环境舒适、单独、隐蔽。床上排便者,使用屏风或床帘遮挡,保护隐私。②重建正常的排便习惯,纠正忍便的不良行为。定时排便,排便时应注意力集中,严禁久蹲及用力排便。③根据患者需要拟定规律的活动计划,并协助其从事适量的运动。鼓励患者多散步、做操、打太极拳等,定时进行锻炼腹肌和骨盆肌肉的特殊运动,避免久坐少动。指导患者顺时针方向按摩腹部以促进肠蠕动,每次 10~15 分钟,每日 2~3 次。④采取最佳的排便姿势。病情允许时让患者到卫生间取习惯姿势(蹲姿或坐姿)排便;气血虚弱或年老虚赢需要在床上排便者,除有特别禁忌外,最好采取坐式或酌情抬高床头为宜,以借助重力作用,增强腹内压力,促进排便。⑤保持肛周皮肤清洁。便后用软纸擦拭,温水清洗;有肛门疾患者便后可用 1:2 000 高锰酸钾溶液或五倍子、苦参、花椒煎水坐浴,肛裂者可于坐浴后用黄连膏、痔疮膏外涂。⑥辨证起居:实证患者,病室应凉爽通风,湿度偏高,光线柔和;虚证患者,病室应温暖向阳,注意防寒保暖,充分休息,勿使患者受到突然刺激,如巨响、惊吓、震动等。

(3) 饮食护理:①以清淡易消化、富含营养为原则。宜清淡,多饮水,常吃含纤维素多的食物,忌食辛辣炙煿之品,禁烟酒。②辨证施食:热秘者,饮食宜凉润,多吃新鲜水果及蔬菜,如梨、香蕉、荸荠、火龙果等清热通便之品,津液耗伤者可用麦冬、生地黄煎水代茶,或连续数日食用麻油拌菠菜以润肠通便;气秘者,多食调气之品,如柑橘、萝卜、佛手等,可食用紫苏麻仁粥;气虚秘者,以益气润肠食物为宜,如山药、白薯、白扁豆等;血虚秘者,宜进食养血润燥食物,如黑芝麻、枸杞子、红枣等,可食用松子仁粥,若燥热症状明显者,可用何首乌、玄参煎水代茶饮;阳虚秘者,宜进温阳润肠之品,如牛肉、羊肉、韭菜等,多进热饮,可早晚温热食用肉苁蓉粥,以补肾壮阳,润肠通便。

(4) 用药护理:①通便药物应在清晨或睡前服用,观察服药后大便的次数、性状、量、色等,观察有无腹泻或泻下不止的情况,并做好记录。如有腹痛难耐,腹泻严重时应立即停药,并通知医生处理。②辨证施药:热秘者,中药汤剂宜偏凉服,可每日用生大黄 6g 或番泻叶 3~6g 泡水饮用,以泻热通便;气秘者,可用槟榔或佛手泡水代茶饮,以行气通滞;气阴虚者,可用西洋参、黄芪、麦冬、沙参泡水代茶饮,以补气养阴,润肠通便。

(5) 情志护理:本病缓慢起病,患者因病久痛苦、情志多忧而与病证互为因果,形成恶性循环。关心体贴患者,观察其情绪变化,及时予以劝慰。与患者多加交流,了解其饮食习惯及生活规律,共同分析便秘的原因,解除患者排便时忧虑、恐惧等心理因素影响,消除紧张情绪。对于气秘患者更应加强情志疏导,教会患者采用自我调适情志的方法,如音乐放松法、移情易性法等。采用音乐疗法放松者可选择风格悠扬沉静的乐曲,如《春江花月夜》《月儿高》《月光奏鸣曲》等。此外,鼓励家属多陪伴患者,给予患者支持,避免不良刺激。

(6) 对症处理

1) 便秘

①耳穴贴压:a.耳穴:大肠、小肠、直肠、皮质下。b.方法:用王不留行籽、磁珠或其他药豆贴耳穴,每日不定时按压,对按或向耳轮方向按压,以耐受为度,每 4~5 日更换一次。c.辨证选穴:实秘者加肺、三焦、胃等;虚秘者加脾、肾、内分泌等。

②穴位按摩:多适合实秘者。a.穴位:大肠俞、天枢、中脘等穴。b.方法:根据患者的症状、发病部位、年龄及耐受性,选用适宜的手法和刺激强度。每穴位 1 分钟,每日 1 次,每次 10~15 分钟,10 次为 1 个疗程。c.辨证按摩:热秘者加支沟、合谷、曲池、外关穴;气秘者加太冲、行间、期门穴;虚秘者脾俞、胃俞穴;冷秘者加肾俞、上巨虚穴。

③穴位贴敷:a.穴位:神阙、足三里、合谷、天枢等穴。b.主要药物:大黄。c.方法:将大黄研为粉末,加甘油、醋或乙醇调成糊状,贴敷在穴位,每日 1 次,7 次为 1 个疗程。

④拔罐:a.穴位:天枢、曲池、大肠俞、足三里等穴。b.方法:闪火法拔罐,留罐 10~15 分钟;若是药物竹罐,则留罐 5~10 分钟;亦可直接留罐,每次 10~15 分钟。c.辨证拔罐:实秘者加支沟、太冲等穴;虚秘者取加上巨虚、脾俞、肾俞等穴。

⑤药熨:适合阳虚秘者。可用吴茱萸 500g,加生盐 100g 炒热熨腹部。

2）腹胀

① 耳穴贴压：a. 耳穴：取大肠、小肠、直肠、艇中等穴。b. 方法：用王不留行籽、磁珠或其他药豆，对准穴位紧贴其上，每日不定时按压，对按或向耳轮方向按压，以耐受为度，每4~5日更换一次。c. 辨证选穴：实证加肺、三焦、胃等；虚证加脾、肾、内分泌等。

② 艾灸：多适合冷秘或阳虚秘。a. 穴位：大肠俞、天枢、支沟、神阙等穴。b. 方法：温和灸，每次取4~6穴，每穴10~15分钟，每日1次，7~10次为1个疗程。c. 辨证施灸：虚秘加脾俞、胃俞、足三里等穴；冷秘加肾俞、关元俞、气海俞等穴。

【健康教育】

1. 调摄生活，起居有节。适当增加活动，避免久坐少动。

2. 便秘期间，恰当选食，合理搭配。忌食肥甘厚腻、辛辣煎炸之品。

3. 掌握简单的处理便秘的方法，选择安全的方式排出积便，切勿养成用药通便的依赖思想。

（邓丽丽）

病案分析与思考

04章病案 数字内容

【病案导入】

张某，男，65岁，干部，已婚。2021年2月12日初诊。

反复腹泻、腹痛6个月，加重2周。

患者6个月前无明显诱因出现胸胁胀痛，腹满不适，医生曾予承气汤下之。平素胸胁胀痛，每逢情绪紧张，即发生腹痛泄泻，反复已有半年，发则肠鸣腹痛，痛则泄泻，大便稀溏，无臭味，完谷不化，服"小檗碱或止泻药"可暂时缓解。近2周腹泻有增无减，每于晨起而作或情绪紧张即发，日行3~5次，服中西药无效，遂来院就诊。刻下：腹中雷鸣，大便稀溏，泻后痛缓，胸胁胀闷，伴有四肢乏力，形体消瘦，精神萎靡，胃纳欠佳。无发热，无里急后重，无黏冻血便。舌淡红，苔薄白而腻，脉弦而缓。

既往史：慢性胃炎10年，无其他内科疾病史。

否认家族性疾病病史。

否认药物、食物过敏史。

查体：T 36.9℃，P 76次/min，R 20次/min，BP 110/70mmHg。神清，面色少华，心肺正常，腹部平软，无压痛，未及包块，肝脾肋下未及。

相关检查：大便常规：正常；大便隐血：阴性；血常规：正常。

【提出问题】

1. 本例患者目前所患的是何病何证？请具体分析。

2. 本例患者存在的护理问题有哪些？如何解决？

【分析思路】

1. **辨病分析** 患者以反复大便次数增多、粪质稀溏、腹痛为主要表现入院，体格检查无发热，血常规、大便常规、大便隐血检查正常，每逢情绪紧张发生，故辨病属中医泄泻范畴，西医之肠易激综合征。因情志失调，忧思气结，脾运受制，脾失健运，水湿不化升降失常发生泄泻。本病无下痢赤白脓血，伴里急后重表现，故排除痢疾。

2. **辨证分析** 患者有反复腹泻病史6个月，近2周病情加重，其病因多为情志失调所致。患者平素胸胁胀痛，每逢情绪紧张即发，大便稀溏，泻后痛缓，胸胁胀闷，伴有四肢乏力，形体消瘦，精神萎

Note：

靡,故当辨证为肝气乘脾。患者情志不畅,气机不利,肝郁乘脾,脾失健运,故腹痛泄泻;肝失疏泄,脾虚不运,故胸胁胀闷,四肢乏力,形体消瘦,精神萎靡,胃纳欠佳;肝旺脾虚夹湿故舌苔薄白而腻,脉弦而缓。故本证当属肝气乘脾,肝旺脾虚,属虚实夹杂。

3. 辅助检查 虽然患者血、大便常规检查均正常,但患者已年过六旬,病程缠绵,伴有消瘦,故应行相关检查以排除器质性病变的可能。必要时可行大便细菌培养加药敏试验以排除慢性细菌感染或条件致病菌感染(长期应用抗生素、体质虚弱);做钡剂灌肠造影、肠镜检查以排除肠道疾病;必要时行甲状腺功能检查,以排除甲状腺等其他全身疾病致泻的可能。

4. 目前存在的护理问题

(1) 泄泻 与情志失调,肝郁乘脾,脾失健运,导致大肠传导失司有关。

(2) 腹痛、腹胀 与肝郁气滞,气机失调有关。

(3) 饮食调养的需要 与久泻伤阴,生化乏源有关。

(4) 活动无耐力 与久泻耗伤正气,脾胃虚弱,气血生化乏源有关。

【行动方案】

1. 密切观察腹泻的诱因,排便情况,如大便的次数、性状、颜色、气味等,必要时送检。

2. 观察并记录腹痛的部位、性质、程度、规律、发作及持续时间。

3. 观察体温、心率、呼吸、血压、神志、面色、二便、舌脉及全身情况等。

4. 若出现眼窝凹陷,口干舌燥,皮肤干燥,弹性消失或呼吸深长,烦躁不安,恶心呕吐,汗出肢冷,少尿或无尿,脉微弱等,立即报告医生予以处理。

5. 保持病室环境舒适安静,空气清新,凉爽通风,便后及时清理并开窗通风。

6. 嘱患者静卧休息,避免劳累,待症状减轻或缓解时应适当参加室外活动如散步、气功、太极拳等,以增强脾胃功能。

7. 饮食宜清淡、细软、少油、少渣,选择富有营养、易消化的流质或半流质,如稀粥、面条、藕粉等,忌生冷、辛辣、肥甘、甜腻之品。同时饮食应予疏利气机之物,常食金橘饼、陈皮等以疏肝理气,常食山药粥、薏苡仁、红枣、莲子等以健脾益气。

8. 遵医嘱按时给药,注意服药方法,一般汤药宜温服,服后安卧,观察服药前后大便的量、色、质、气味的变化。

9. 泄泻严重时可频饮淡糖盐水,以补充津液。津伤液脱时可饮乌梅汤、山楂汤,或以鲜芦根60g煎汤代水饮,必要时遵医嘱静脉补充液体。

10. 加强情志护理,解释本病证与情志的关系,嘱患者避免抑郁、恼怒或忧虑,保持心情舒畅,怡情放怀,以促进脾胃功能恢复。及时回答患者疑问,安慰患者,告之调养疾病的方法。

11. 泄泻频繁、肛门灼痛或破损、脱肛,便后用软纸擦拭,并用温开水清洗肛周,或用马齿苋60g煎汤坐浴,或1:5 000高锰酸钾溶液坐浴;坐浴后涂无菌凡士林,或黄连油膏,或氧化锌软膏;若肛门下坠或脱肛,用软纸或纱布轻轻上托,并嘱患者卧床休息。

12. 腹胀明显时可行腹部按揉,并查血清电解质,警惕低血钾引起的腹胀,多食茄子、山楂等,忌食胀气之品,如豆类、红薯、南瓜等。

13. 气滞腹痛时给予白萝卜1个、生姜6g、陈皮6g,水煎服,或按摩天突、中脘、章门、期门、肝俞、胆俞、太冲、天枢、足三里等穴。

14. 腹痛肠鸣者,可行腹部热敷、热熨,或艾灸,或拔火罐,也可做腹部按摩。

15. 教育患者注意饮食调理,调摄精神,起居有节,顺应四时,加强锻炼,以增强脾胃健运功能。

【护理评价】

患者住院1周,通过治疗、护理和评估,本阶段护理目标未全部实现。具体情况如下:

1. 患者症状和体征方面

1) 患者主诉肠鸣、腹痛症状消失。

2) 患者诉大便仍时溏时泻,迁延反复。

2. 疾病相关知识方面 患者了解发病的原因,熟悉有关泄泻的预防、调护及潜在并发症等知识。

3. 调护技能方面 患者已掌握正确的饮食调护、腹部按摩和肛周清洁的方法。

【病情进展】

患者住院 1 周,腹痛、肠鸣症状消失,但大便仍时溏时泻,迁延反复,稍有饮食不慎,大便次数即明显增多。刻下:大便溏泻,夹见完谷不化,纳呆食少,食后脘闷不舒,形体消瘦,面色萎黄,四肢乏力,神疲倦怠。舌淡苔白而腻,脉弱。

查体:T 36.2℃,P 75 次/min,R 22 次/min,BP 110/70mmHg。神清,面色萎黄,心肺正常,腹部平软,无压痛,未及包块,肝脾肋下未及。

实验室检查:大便常规:正常;大便细菌培养:阴性;X 线钡剂灌肠检查:正常。

【提出问题】

1. 患者病情为什么会出现上述变化? 还应做哪些辅助检查?

2. 患者目前存在的护理问题有哪些? 如何解决?

3. 患者病情会有哪些转归? 护治原则分别是什么?

【分析思路】

1. 辨证分析 患者经过治疗、护理,肝木得平,肠鸣腹痛缓解,但因肝木乘土,损伤脾胃,故转为脾虚久泻,则时溏时泻。现患者脾胃虚弱,运化无权,清浊不分,完谷不化,大便溏泄。脾阳不振,运化失常,故饮食减少,脘腹胀闷不舒,稍进油腻食物,则大便次数增多。久泻不止,脾胃虚弱,气血生化乏源,故面色萎黄,神疲倦怠。舌淡苔白,脉弱,为脾胃虚弱之征。综上所述,患者当属泄泻之脾胃虚弱证。

2. 辅助检查

(1) 为进一步明确诊断,可进行肠镜检查。

(2) 可复查血常规了解患者是否贫血。

3. 目前存在的护理问题

(1) 泄泻 与脾胃虚弱,运化失常,大肠传导失司有关。

(2) 饮食调养的需要 与脾胃虚弱,生化乏源有关。

(3) 活动无耐力 与久泻耗伤正气,脾胃虚弱,气血生化无源有关。

【行动方案】

1. 观察患者排便情况,如大便的次数、性状、颜色、气味等;注意腹泻与进食及劳累之间的关系;观察生命体征、神志、面色、二便、舌脉及全身情况等;若出现津伤、厥脱之变,应嘱患者多饮水,必要时静脉输液,如见呼吸深长,烦躁不安,恶心呕吐,汗出肢冷,少尿或无尿等表现,立即报告医生予以处理。

2. 病室宜温暖,干燥,阳光充足,慎避风寒。

3. 嘱患者以休息为主,避免劳累,以通调脏腑,增强体质。

4. 嘱患者注意腹部保暖,按摩腹部,并选用温热疗法,如腹部热敷,或葱熨、盐熨,或拔火罐,或艾灸中脘、足三里、脾俞、胃俞、大肠俞、关元、神阙等穴。亦可隔姜灸或隔药灸神阙,或用脾胃外敷散、豆诃贴敷贴神阙,每日 1 贴,每个疗程 3 日。

5. 饮食宜温热、软烂,少食多餐,多食富营养、补中健脾之品,如豆制品、鲫鱼、鳗鱼、黄鱼、牛羊肉、瘦猪肉、鸡肉、牛奶、鸡蛋等,亦可常食山药粥、薏苡仁、红枣、莲子等以健脾祛湿,益气补血。忌生冷、辛辣、肥甘、油炸等伤脾碍胃之品。

6. 采用捏脊疗法,沿督脉两侧从龟尾穴开始由下向上提捏至大椎穴处为 1 遍,反复捏 3 遍,至第 3 遍时,用捏 3 提 1 法,即捏 3 下后向后上方向提 1 下,至胃俞、脾俞时加强力度刺激,每日 1 次,共 7 日。

7. 中药汤剂宜空腹温服。

8. 其他护理措施同前。

Note:

【转归与护治原则】

转归一:泄泻日久不愈,可进一步发展为脾虚气陷,症见脘腹重坠作胀,食后益甚,便溏或久泄不止,肛门坠胀或脱肛,头晕目眩,气短乏力,倦怠懒言,面白无华,食少纳差等,护治当补中益气,升清举陷。

转归二:气虚可进一步发展为阳气虚,而成脾阳不足,寒湿内困之证,临证可见大便溏薄,脘腹胀满,腹痛绵绵,喜温喜按,手足不温,畏冷肢凉等症,护治当温阳实脾。

转归三:脾病及肾,脾肾阳虚,可见下利清谷或久泻滑脱或五更泄泻,少腹冷痛,腰膝酸软,形寒肢冷等症,护治当温补脾肾,固涩止泻。

(江 虹)

思 考 题

1. 如何理解"若饮食失节,寒温不适,脾胃乃伤"?

2. 久病体虚胃痛如何护理?

3. 如何理解"夫呕家有痈脓,不可治呕,脓尽自愈"?

4. 胃阴亏虚之呕吐如何护理?

5. 如何理解"无湿不成泻"?

6. 试述久泻的饮食护理。

7. 如何理解"时疫作痢,一方一家之内,上下传染相似"?

8. 简述疫毒痢患者的护理。

9. 简述便秘的辨证要点。

10. 简述便秘的饮食护理。

NURSING

第五章

肝 胆 病 证

─────── 学 习 目 标 ───────

知识目标:

1. 掌握各病证的概念、病因病机、护治原则、护理措施。

2. 掌握黄疸、鼓胀的辨证要点。

3. 掌握黄疸的起居护理与饮食护理、鼓胀的用药护理。

4. 熟悉各病证的经典文献选摘、主要护理问题、健康教育。

5. 熟悉以下病证鉴别 胁痛与胃痛、鼓胀与水肿。

6. 了解各病证的历史沿革、诊断。

能力目标:

1. 能根据病情资料准确地进行辨病和辨证。

2. 能采取合适的中医适宜技术缓解患者的症状 穴位注射治疗胁痛,中药外敷、艾灸治疗黄疸,艾灸、穴位敷贴治疗鼓胀。

素质目标:

具有尊重患者意愿,主动运用中医护理方法,及时为患者排忧解难的意识。

肝为刚脏,体阴而用阳,性喜条达而恶抑郁,主疏泄,主藏血,主筋,开窍于目,其华在爪,在志为怒,在液为泪。胆附于肝,内藏"精汁",其经脉属肝络胆,与肝互为表里。肝胆的病理表现主要是气机的调畅、血液的贮藏调节和胆汁疏泄功能的异常。肝络失和,不通或不荣则痛,则成胁痛;湿邪壅滞,肝胆失泄,胆汁泛溢,则生黄疸;气血壅结,肝体失和,腹内结块,形成积聚;肝脾肾失调,气血水互结,酿生鼓胀。

本章疾病的发生多与感受外邪、饮食、情志以及他病之后续发等因素有关,临床以胁肋部疼痛、脘腹胀满疼痛、黄疸等为主要表现。在护理方面,应着重观察胁痛、腹胀、腹痛、腹水、神志、面色、巩膜、大小便、舌苔、脉象等变化,注意起居有常,免受外邪,调畅情志,饮食有节,避免劳累,对具有传染性的疾病,应做好消毒隔离措施。

第一节 胁 痛

05章01节 数字内容

 ────────── 导入案例与思考 ──────────

王某,男,38岁,公司职员。因右胁部疼痛反复发作2年,加重3天就诊。

患者平素性情易怒,近2年来经常出现右胁部疼痛,曾多次治疗,效果不显。3天前因进食油腻后,右侧胁肋部疼痛复发,疼痛较为剧烈,每次发作疼痛持续约1~2小时。刻下:右侧胁肋部胀痛,自觉发热,伴有脘腹胀满,食少纳呆,口苦,口中黏腻,头重如裹,恶心,身体困重,小便黄赤,大便溏薄,舌质暗红,苔黄腻,脉弦滑。

既往史:有胆囊炎病史2年,无烟酒等嗜好。

体格检查:T 37.5℃,P 73次/min,R 18次/min,BP 125/73mmHg。神清,皮肤及巩膜无黄染,腹软,墨菲征(+),肝脾未触及。

相关检查:血尿常规及肝功能检查均正常,胆囊B超显示:胆囊壁欠光滑。

请思考:

1. 该患者目前所患何病? 辨证当属何证?

2. 针对患者目前的右胁部胀痛,应如何护理? 请用思维导图的形式呈现。

胁痛是以一侧或两侧胁肋部位疼痛为主要表现的病证。既可单独为病,又为多种疾病的一个症状。胁指胁肋部,在胸壁两侧,由腋以下至第12肋骨。胁痛古代又称"胁肋痛""季肋痛"和"胁下痛"。

凡急、慢性肝炎,肝硬化,脂肪肝,肝脓肿,肝癌,肝脏寄生虫病以及急慢性胆囊炎,胆道感染,胆石症,胰腺炎,肋间神经痛等,以胁痛为主要临床表现者,均属本病证的讨论范围,可参考本节内容辨证施护。

【经典与沿革】

1. "寒气客于厥阴之脉,厥阴之脉者,络阴器,系于肝,寒气客于脉中,则血泣脉急,故胁肋与少腹相引痛矣。"(《素问·举痛论篇》)

2. "邪在肝,则两胁中痛。"(《灵枢·五邪篇》)

3. "胁痛有内伤外感之辨……有寒热表证者方是外感,如无表证悉属内伤。但内伤胁痛者十居八九,外感胁痛则间有之耳。"(明·张介宾《景岳全书·胁痛》)

4. "因暴怒伤触,悲哀气结,饮食过度,风冷外侵,跌仆伤形……或痰积流注,或瘀血相搏,皆能为

Note:

痛。至于湿热郁火,劳役房色而病者,间亦有之。"(清·李用粹《证治汇补·胁痛》)

【病因病机】

胁痛的发生多与情志不遂、饮食不节、外感湿热、劳欲久病、跌仆损伤等因素有关。病因病机示意图见图 5-1。

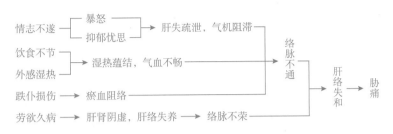

图 5-1　胁痛病因病机示意图

1. **情志不遂**　肝为将军之官,性喜条达而恶抑郁,主调畅气机。暴怒伤肝,肝失条达,气机失调,络脉闭阻,而致胁痛;或抑郁忧思,肝失疏泄,气机阻滞不通,而发为胁痛。正如《金匮翼·胁痛统论》所说:"肝郁胁痛者,悲哀恼怒,郁伤肝气。"若气郁日久,血行不畅,瘀血渐生,阻于胁络,可致瘀血胁痛。《临证指南医案·胁痛》:"久病在络,气血皆窒。"

2. **饮食不节**　长期恣食肥甘炙煿、醇酒辛辣之品,积湿生热,湿热内蕴,火热熏蒸,煎熬胆汁,聚而为石,阻塞胆腑气机,引发胁痛;或过食生冷,损伤脾胃,脾失健运,而致水湿内蕴,日久郁而生热,湿热相搏,壅塞肝经,肝胆失于疏泄,气机阻滞而致胁痛。如《景岳全书·胁痛》:"以饮食劳倦而致胁痛者,此脾胃之所传也。"若素有湿热蕴于肝胆,复加骤食荤腥,内外合邪,胁痛最易剧发。

3. **外感湿热**　湿热之邪外袭,郁于少阳,导致枢机不利,肝胆经气失于疏泄条达,发生胁痛。正如《素问·缪刺论》中所说:"邪客于足少阳之络,令人胁痛不得息。"

4. **劳欲久病**　久病体虚或劳欲过度,精血亏损,均能使肝肾阴虚,水不涵木,血不养肝,肝络失养,不荣而痛,而成胁痛。正如《景岳全书·胁痛》所说:"凡房劳过度,肾虚羸弱之人,多有胸胁间隐隐作痛,此肝肾精虚。"

5. **跌仆损伤**　气为血之帅,气行则血行,因跌仆闪挫,或因强力负重,使胁络受伤,气机阻滞,瘀血停留,阻塞胁络,不通则痛,而致胁痛。《类证治裁·胁痛》曰:"血瘀者,跌仆闪挫,恶血停留,按之痛甚。"

胁痛病位在胁肋,病变脏腑主要责之于肝胆,可涉及脾、胃、肾。因为肝居于胁下,其经脉布于两胁,又因胆附于肝,与肝互为表里关系,其脉循胁里,过季胁,若肝胆疏泄失常,络脉气机阻滞,则可导致胁痛,故胁痛的发生,主要与肝胆相关。同时肝胆与脾胃同居中焦,脾胃运化失常,湿热内蕴,郁遏肝胆,疏泄失常,亦可发为胁痛;肝肾同源,精血互生,若肝肾阴虚,肝脉失于濡养,亦可导致发病。胁痛的基本病机为肝络失和,其病理变化可以归结为"不通则痛"与"不荣则痛"两大类,病理因素以气滞、湿热、血瘀为主,三者常以气滞为先,各种病理因素常相互兼夹,互为因果。一般来说,胁痛初病在气,气滞日久,血行不畅,其病变由气滞转为血瘀,或气滞血瘀并见。病理性质有虚、实之别,临床上以实证为多。因肝郁气滞、湿热蕴结、瘀血停滞所致者多属实证,属"不通则痛";因肝阴不足、肝络失养所致者则为虚证,属"不荣则痛"。虚实之间常可相互转化,实证日久,病邪伤阴,表现为由实转虚或虚中夹实。

胁痛如治疗、护理及时得当,预后大多良好。如失治、误治,久病迁延不愈,病情进一步发展,可逐渐演变为黄疸、积聚、鼓胀,则预后不佳。

【诊断与鉴别诊断】

1. **诊断**

(1) 症状与体征:以一侧或两侧胁肋疼痛为主,可有上腹部压痛、肝区叩击痛等。可伴胸闷、腹胀、

Note:

嗳气、呃逆、急躁易怒、口苦纳呆、厌食恶心等症。疼痛性质可表现为刺痛、胀痛、灼痛、隐痛、闷痛、钝痛或窜痛。

（2）病史：反复发作的病史，常由饮食不节、情志内伤、外感湿热、跌仆损伤或劳欲久病等诱发或加重。

（3）相关检查：血常规、血生化、肝功能、B 超、CT、核磁共振、胆囊造影等检查，均有助于诊断。

2. 鉴别诊断

（1）胁痛与悬饮：悬饮在临床表现上亦可见到胁肋疼痛，但悬饮为饮留胁下，表现为胸胁胀痛，持续不已，伴见咳嗽、咳痰；或有寒热，咳嗽、呼吸时疼痛加重，常喜患侧卧位，患侧肋间饱满，叩诊呈浊音，与胁痛一般不难鉴别。

（2）胁痛与风温、肺痈：风温、肺痈也常伴见胁痛，若起病急，病程短，咳嗽剧烈，高热明显，咳痰带血或咯铁锈色痰者，多属风温；若咳出大量脓血痰，腥臭难闻者，则为肺痈。

（3）胁痛与胃痛、胸痹：三者均以疼痛为主要临床表现，因疼痛部位相近，易引起混淆，可从疼痛部位、放射部位、疼痛特点、伴随症状以及病史等方面进行鉴别，见表 5-1。

表 5-1 胁痛与胃痛、胸痹的鉴别

鉴别点	胁痛	胃痛	胸痹
疼痛部位	一侧或两侧胁肋部位	胃脘部近心窝处	胸骨后或左前胸，偶或连及左胁肋，左肩臂
放射部位	右肩背多见	正后背	左肩背
疼痛特点	以胀痛、刺痛、隐痛、灼痛、绞痛为多，痛剧欲变动体位	以胀痛、刺痛、痞满为主，虚痛喜按、实痛拒按	以闷痛为主，痛时不欲变动体位
伴随症状	多伴有烦躁易怒、嗳气腹胀等	多伴有恶心呕吐、吞酸等	多伴胸闷、气短、心悸、手足发凉等
病史	肝胆病史	脾胃病史	心脏病史

【辨证施护】

1. 辨证要点

（1）辨在气在血：胁痛在病理表现上有气滞与血瘀的不同，主要从疼痛性质、疼痛部位、疼痛时间、加重因素、病程等方面进行辨别，见表 5-2。

表 5-2 胁痛气滞与血瘀的辨别

	疼痛性质	疼痛部位	疼痛时间	加重因素	病程
气滞	胀痛	游走不定，痛无定处	时轻时重	每因情绪变化而增减	多见于病之初起
血瘀	刺痛	固定不移	持续不已	入夜尤甚	多见于病久患者

（2）辨证候虚实：胁痛实证以气滞、湿热、血瘀为主，虚证则多为肝阴不足、络脉失养。若起病急，病程短，痛势剧烈，疼痛拒按，脉实有力，多为实证；若起病缓，病程长，痛势隐隐，疼痛喜按，脉虚无力，并伴见全身阴血亏耗之症，多为虚证。

（3）辨外感内伤：外感胁痛多为湿热外邪侵犯肝胆，肝失疏泄条达所致，其起病急骤，症见喜热恶寒，恶心呕吐，目睛发黄，舌红，苔黄腻，脉浮数或滑数；内伤胁痛多由肝郁气滞、瘀血内阻、肝阴不足所致，起病缓慢，病程长。

2. 护治原则
胁痛的治疗当根据"痛则不通、通则不痛"的理论，以疏肝和络止痛为原则，根据病理性质虚实的不同，实证多采用疏肝理气、清热利湿、活血化瘀等法；虚证以滋阴柔肝为治；虚实夹杂者，当攻补兼施。

3. 证治分类(表5-3)

表5-3 胁痛的常见证型及辨证治疗

证型	临床表现	治法	方药
肝气郁结	胁痛以胀痛为主,走窜不定,甚则引及胸背肩臂,疼痛每因情志而增减,善太息,伴有胸闷气短,脘腹胀满,纳呆,嗳气频作,舌苔薄白,脉弦	疏肝理气	主方:柴胡疏肝散 常用药物:柴胡、川芎、香附、枳壳、芍药、川楝子、郁金等
肝胆湿热	胁肋胀痛或灼痛,触痛明显而拒按,或牵及肩背,常伴有胸闷纳呆,恶心呕吐,口苦,或有黄疸,或有身热恶寒,小便黄赤,大便不爽,舌质红,苔黄腻,脉弦滑数	清热利湿	主方:龙胆泻肝汤 常用药物:龙胆草、黄芩、栀子、木通、车前子、川楝子、郁金、茵陈、半夏等
瘀血停滞	胁肋刺痛,痛处固定而拒按,疼痛持续不已,入夜尤甚,或胁下有癥块,或见面色晦暗,舌质紫暗,或有瘀斑瘀点,脉沉涩	祛瘀通络	主方:旋覆花汤 常用药物:旋覆花、柴胡、桃仁、红花、当归、茜草等
肝阴不足	胁肋隐痛,悠悠不休,绵绵不已,遇劳加重,伴有口干咽燥,心中烦热,头晕目眩,两目干涩,舌红少苔,脉细弦而数	养阴柔肝	主方:一贯煎 常用药物:当归、生地黄、枸杞子、沙参、麦冬、川楝子、佛手、栀子、女贞子、菊花等

4. 主要护理问题

(1) 胁痛 与气滞、湿热、血瘀及肝阴不足有关。

(2) 发热 与湿热蕴结,肝胆失疏有关。

(3) 便秘 与湿热蕴结,腑气不通有关。(参见第四章第五节便秘)

(4) 潜在并发症:黄疸 与久病迁延不愈有关。(参见本章第二节黄疸)

(5) 潜在并发症:积聚 与久病迁延不愈有关。(参见本章第三节积聚)

(6) 潜在并发症:鼓胀 与久病迁延不愈有关。(参见本章第四节鼓胀)

5. 护理措施

(1) 病情观察:①观察胁痛的部位、性质、程度、持续时间、诱因、舌苔、脉象以及伴随症状等,以辨别胁痛的证候。②观察体温、肤色等变化,注意有无合并黄疸及黄疸的进退情况。若见高热寒战、上腹剧痛、腹肌紧张、板状腹、呕吐、便秘等症,提示可能有胆囊、胆道急性化脓、穿孔等并发症,应立即汇报医生,做好抢救或手术前准备工作。③辨证观察:肝胆湿热者,定时测量并记录体温,发热者,根据病情选择降温措施,如温水擦浴、冰袋冷敷等。

(2) 生活起居护理:①病室环境宜安静幽雅、清洁舒适,恶寒发热者及时增减衣被。②"卧则血归于肝",所以要注意卧床休息,轻者可适当活动,如散步、打太极拳等,做到动静适宜,使气血流通,以不疲劳为度。③采取舒适的体位,以偏向患侧卧位为宜,尽量减少不必要的搬动。变动体位要缓慢,避免体位的突然改变而加重疼痛。④起居有常,活动中不要用力过猛,避免碰撞,伤及胁肋。⑤若系急、慢性肝炎,须做好消毒隔离,防止交叉感染。⑥伴有恶心、呕吐者,应及时清除呕吐物,以免引起不良刺激。⑦辨证起居:肝胆湿热者,加强口腔护理,可用淡盐水、2%冰硼散溶液、银花甘草液漱口,每日2~3次;肝阴不足者,指导患者注意休息,忌劳累。

(3) 饮食护理:①饮食宜清淡、易消化,定时定量,多食用水果、蔬菜、瘦肉及豆制品等富有营养的食物,忌食肥甘、辛辣、生冷之品,如动物内脏、肥肉等,忌饮酒。②辨证施食:肝气郁结者,宜食疏肝解郁、行气止痛之品,如梅花粥、橘皮粥、佛手酒,或玫瑰花瓣6~10g泡水代茶日饮,避免食用土豆、南瓜、红薯等胀气之品;肝胆湿热者,鼓励患者多饮水,每日不少于1 500~2 000ml,宜食清热利湿食物,如西瓜汁、绿豆汤、冬瓜汤、荸荠汁等,忌食油腻、海腥、辛辣之品;瘀血停滞者,饮食不宜过冷,可食用藕汁、梨汁,或当归、牡丹花水煎服,桃仁加槟榔煎酒服;肝阴不足者,宜多食滋阴养血之物,如瘦肉、清炖母鸡、沙参枸杞粥、麦冬粥、杞子南枣煮鸡蛋、蘑菇猪瘦肉汤、合欢花蒸猪肝等,亦可多食水果及新鲜蔬菜,如西瓜、梨、藕、百合等。

(4)用药护理:①胁痛时可给服木香粉、郁金粉、玄胡粉各1.5g,用温水调服,以理气止痛;或用芒硝30g,布包后敷于胁肋部,以助止痛。②若疼痛如钻顶样,或呕吐出蛔虫,可能为胆道蛔虫症,可服食醋50~100ml,或用乌梅10枚,煎服,以安蛔止痛。③伴有恶心、呕吐者,可用丁香、柿蒂煎水代茶服,或汤剂中加姜汁同服。④辨证施药:肝气郁结者,汤药宜饭前温服,指导患者平素可服用中成药逍遥丸或越鞠丸,每日2次,每次9g,以疏肝理气止痛;肝胆湿热者,汤药宜饭前稍凉服用,可用金钱草30g,煎水代茶,每日1次,以清肝利胆;瘀血停滞、肝阴不足者,汤药宜饭前温服。

(5)情志护理:告知患者胁痛随情志变化而增减,做好疏导解释工作,指导患者保持心情舒畅,避免过怒、过悲及过度紧张等不良情绪刺激,可根据患者的兴趣爱好、文化素养,选择适宜的乐曲欣赏,以分散注意力,或指导患者采用放松术,如缓慢深呼吸、全身肌肉放松等。肝气郁结者,尤应保持情绪乐观,使肝气条达,以利病情康复;肝阴不足者,戒恼怒,以防动火伤阴。

(6)对症处理

胁痛

① 穴位敷贴:a.穴位:取章门、期门、肝俞、脾俞、足三里等穴。b.药物:选用柴胡、川芎、桃仁、红花等理气、活血、止痛的中药。c.方法:将药物研成粉末后,进行穴位敷贴,每日1次,5~7日1个疗程。

② 耳穴贴压:a.穴位:肝、胆、神门等穴。b.方法:用王不留行籽或磁珠贴压,每次按压1~2分钟,每日3~5次。

③ 穴位注射:a.穴位:实证选用期门、阳陵泉、太冲、三阴交、支沟等穴行穴位注射,以疏肝理气、活血止痛;虚证选用肝俞、肾俞、期门、三阴交等穴行穴位注射,以补益肝肾。b.方法:用10%葡萄糖注射液10ml加维生素 B_1 或维生素 B_{12} 注射液1ml,每穴注入0.5~1ml,隔日1次。

④ 拔罐:a.部位:背部膀胱经。b.方法:选择合适的火罐,用闪火法将罐拔于患者的背部大杼穴处,然后自上而下,由内向外沿两侧膀胱经循环走罐,直到背部皮肤潮红并出现明显的瘀血为止。

⑤ 按摩:a.自我按摩法,每天早晚在两侧胁肋部自上而下按摩1次,每次10分钟。b.足部反射区按摩。部位:取肝、胆、脾、肋、淋巴腺等足部反射区。方法:根据患者具体情况,每日按摩1次,每次30分钟,5次一个疗程。

⑥ 热熨:a.用物:可用生姜、葱白、韭菜、艾叶,加盐同炒。b.部位:热敷于患处。

【健康教育】

1. 保持精神乐观,戒烦躁,禁忧郁。

2. 饮食有节,少食辛辣、海腥、油腻之品,禁饮酒。

3. 起居有常,避免过于劳倦。

4. 注意个人卫生,防止外邪入侵。

5. 劳动中不可用力过猛,避免碰撞伤及胁肋。

(严姝霞)

第二节 黄 疸

05章02节 数字内容

 　　　　　　　　　　　　　　导入案例与思考

李某,男,45岁,公务员。因皮肤巩膜黄染2天就诊。

患者2天前因上腹部不适服用中药汤剂后出现皮肤巩膜黄染,遂来院就诊。刻下:周身皮肤及巩膜黄染,黄色鲜明,伴有上腹部隐痛,腹胀,口干口苦,乏力,恶心欲吐,无皮肤瘙痒、发热腹泻等症,小便短少黄赤,大便干。舌质紫暗,苔黄腻,脉滑。

既往有胆囊炎病史,行"腹腔镜胆囊切除术",有"慢性萎缩性胃炎"病史3余年,长期服用中药汤剂(含法半夏、川楝子等)治疗。平素嗜食肥甘厚腻之品,无烟酒等嗜好。

体格检查:T 36.9℃,P 72次/min,R 17次/min,BP 120/70mmHg,神清,全身皮肤巩膜中度黄染,无出血点,未见肝掌、蜘蛛痣。全身浅表淋巴结未扪及,心肺无异常,腹平软,上腹部剑突下轻度压痛,无肌紧张及反跳痛,肝脾未触及,肝区、脾区无叩击痛,无移动性浊音。

请思考:

1. 该患者目前所患何病? 辨证当属何证?

2. 针对患者目前的皮肤巩膜黄染,应如何护理?请用思维导图的形式呈现。

黄疸是以目黄、身黄、小便黄为主症的一种病证,其中尤以目睛黄染为本病的重要特征。根据其病机特点和临床表现,黄疸有阳黄、阴黄之分,急黄乃阳黄之重证。

凡病毒性肝炎、肝硬化、胆囊炎、胆石症、钩端螺旋体病、某些消化系统肿瘤以及出现黄疸的败血症等,以目黄、身黄、小便黄为主要表现者,均属本病证的讨论范围,可参照本节辨证施护。

【经典与沿革】

1. "溺黄赤,安卧者,黄疸……目黄者曰黄疸。"(《素问·平人气象论》)

2. "黄家所得,从湿得之。""诸病黄家,但利其小便。"(汉·张仲景《金匮要略·黄疸病脉证并治》)

3. "每夜小便里浸少许帛,各书记日,色渐退白则瘥。"(唐·王焘《外台秘要》)

4. "胆伤则胆气败,而胆液泄,故为此证。"(明·张介宾《景岳全书·黄疸》)

5. "又有天行疫疠,以致发黄者,俗称之瘟黄,杀人最急。"(清·沈金鳌《沈氏尊生书·黄疸》)

【病因病机】

黄疸的发生多与外感湿热疫毒、饮食不节、脾胃虚寒、他病继发、砂石或虫体阻滞胆道等因素有关。黄疸病因病机示意图见图5-2。

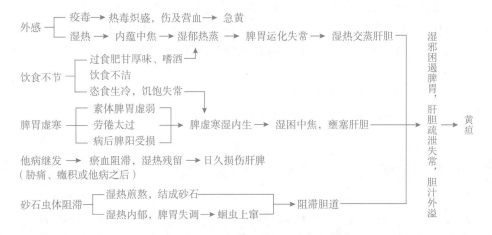

图5-2 黄疸病因病机示意图

1. 外感湿热疫毒 夏秋季节,暑湿当令,外感湿热之邪,由表入里,内蕴中焦,湿郁热蒸,不得泄越,脾胃运化功能失常,湿热交蒸于肝胆,肝失疏泄,胆液不循常道而致黄疸。若湿热夹时邪疫毒伤人,则病势尤为暴急,具有传染性,表现为热毒炽盛,伤及营血的危重现象,称为急黄。

2. 饮食不节 长期过食肥甘厚味之品或嗜酒无度,或饮食污染不洁,脾胃受损,运化失职,湿浊内生,郁而化热,湿热熏蒸肝胆,胆汁不循常道,外溢而发为黄疸;或因恣食生冷、长期饥饱失常,以致脾虚寒湿内生,困遏中焦,土壅木郁,肝失疏泄,胆汁外溢而为黄疸。

3. 脾胃虚寒 素体脾胃虚弱,或劳倦太过,或病后脾阳受损,运化转输失常而生湿,湿从寒化,寒湿阻滞中焦,胆液被阻,不循常道而发黄疸。

4. 他病继发 胁痛、癥积或其他疾病之后,瘀血阻滞,湿热残留,日久损伤肝脾,湿热瘀阻胆道,胆汁泛溢而发为黄疸。

5. 砂石、虫体阻滞胆道 湿热煎熬,结成砂石,留于胆府,阻于胆道;或湿热内郁,脾胃功能失调,蛔虫不伏于肠而上窜,阻滞胆道,胆汁外溢而发为黄疸。

本病的病位在脾胃肝胆,且往往由脾胃涉及肝胆,"脾胃不病则无湿,肝胆不病则不黄"。病理因素以湿为主,湿邪亦是形成黄疸的关键,亦有寒邪、热邪、疫毒、瘀血等。黄疸的基本病机是湿邪困遏脾胃,肝胆疏泄失常,胆汁外溢。其病理表现有湿热和寒湿两端,由于致病因素有寒热的不同以及个体体质有阴阳偏盛偏衰的差异,湿邪可从热化或从寒化。因于湿热所伤或过食肥甘酒热,或素体胃热偏盛,则湿从热化,湿热交蒸,发为阳黄,由于湿和热偏盛的不同,阳黄有热重于湿和湿重于热的区别。若湿热疫毒深重,充斥三焦,深入营血,内陷心肝,则发为急黄。若因寒湿伤人,或素体脾胃虚寒,或病后脾阳受损,湿从寒化,寒湿郁滞,中阳不振,脾虚失运,表现为阴黄证。阳黄、急黄、阴黄在一定条件下可以相互转化,如阳黄治疗不当,病情发展,或复感疫毒之邪,症状急剧加重,侵犯营血,内蒙心窍,引动肝风,则可转为急黄;如阳黄失治误治,迁延日久,脾阳受损,湿从寒化,则可转为阴黄;如阴黄复感外邪,湿郁化热,又可呈阳黄表现,使病情转为复杂。

黄疸的预后转归,一般说来,阳黄病程较短,消退较易,治疗及时,预后较好;但阳黄湿重于热者,消退较缓,应防其迁延为阴黄;急黄为阳黄的重证,病情重笃,常危及生命,若救治得当,亦可转危为安。阴黄病程缠绵,预后较差,如迁延不愈,气血瘀滞,常会导致癥积和鼓胀。

【诊断与鉴别诊断】

1. 诊断

(1)症状:以目黄、身黄、小便黄为主症,其中目睛黄染是出现最早、消退最晚且最易发现的指征,也是最具特征的症状。常伴食欲减退、恶心呕吐、心中懊恼、体倦乏力、胁痛腹胀等。

(2)体征:查体有肝脾肿大,伴有压痛或触痛。

(3)病史:常有饮食不节或饮食不洁、肝炎接触史或使用化学制品、药物等病史。

(4)相关检查:血清总胆红素、结合胆红素、非结合胆红素、尿胆红素、尿胆原、肝功能、肝炎病毒指标以及 B 超、CT、MRI、胃肠钡餐、消化道纤维内镜、内镜逆行胰胆管造影、肝穿刺活检等均有助于诊断。

2. 鉴别诊断

(1)黄疸与萎黄:萎黄是皮肤黄而干萎无泽的一种病证,常伴有头昏倦怠、心悸少寐、纳少便溏等症状。与黄疸相比较,两者均会出现皮肤发黄,但在病因、病机以及临床主症等方面有所不同,具体见表5-4。

表5-4 黄疸与萎黄的鉴别

病名	病因	病机	主症
黄疸	感受外邪、饮食、劳倦、病后	湿困脾胃,肝胆失疏,胆汁外溢	目黄、身黄、小便黄
萎黄	饥饱劳倦、食滞虫积、病后失血	脾胃虚弱,气血不足,肌肤失养	肌肤萎黄不泽,目睛及小便不黄

(2)黄疸与黄胖:黄胖多与虫证有关,由于虫居肠腑,久之耗伤气血,脾虚生湿,致肌肤失养,水湿渐停而引起面部肿胖色淡,身带带白,但目珠不黄,虚弱无力。患者多为农民,在江、浙诸省植桑区域为盛,故又有"桑叶黄"之称。小儿则多是赤脚或坐地感染虫毒而患此病,症见头大项小,多啼,爱酸、咸之品。

【辨证施护】

1. 辨证要点

(1)辨阳黄与阴黄:黄疸的辨证应以阴阳为纲,阳黄以湿热为主,阴黄以寒湿为主,临床应根据黄疸色泽,结合病势、病程、病理性质以及伴随症状、舌脉、预后等,区别阳黄、阴黄,具体见表5-5。

表5-5　辨阳黄与阴黄

鉴别点	阳黄	阴黄
病势	较急	缓慢
病程	较短	较长
病理因素	湿热为主	寒湿为主
病理性质	多属热证、实证	多属寒证、虚证
黄疸色泽	黄色鲜明如橘皮	黄色晦暗如烟熏
伴随症状	身热,口干苦	形寒神疲,腹胀便溏
舌脉	舌苔黄腻,脉弦数	舌质淡,苔白腻,脉濡缓或沉迟
预后	治疗及时,预后良好	病情缠绵,不易速愈

(2) 阳黄应辨湿热轻重:阳黄属湿热为患,由于感受湿邪与热邪程度的不同以及机体体质的差异,有湿重于热、热重于湿的不同,两者的区别见表5-6。

表5-6　阳黄辨湿热轻重

鉴别点	阳黄热重于湿	阳黄湿重于热
黄疸色泽	身目俱黄,黄色鲜明	身目俱黄,其色不如热重者鲜明
兼症	发热口渴,恶心呕吐,溲赤,便秘	头身困重,胸脘痞闷,呕恶便溏
舌脉	舌苔黄腻,脉弦滑	舌苔厚腻微黄,脉弦滑

(3) 辨黄疸的真假,以识别灯黄、老黄、假黄、药黄:要在自然光线下观察黄疸,不要在日光灯、白炽灯下观察,以别"灯黄";"老黄"是指球结膜下脂肪堆积,以目内眦较为明显,虽颜色发黄,但分布不均,稍凸出,高低不平,面身不黄;"假黄"主要是多食含胡萝卜素丰富的瓜果,如橘子、南瓜等,出现皮肤发黄,发黄部位多在手掌、足底、前额及鼻部皮肤,目睛不黄;"药黄"是长期服用阿的平、呋喃类药物等致皮肤、巩膜黄染,但以角膜周缘最为明显,停服以后黄染会自行消退。

2. 护治原则　黄疸以化湿邪,利小便为主要护治原则。正如《金匮要略》所说:"诸病黄家,但利其小便。"化湿可以退黄,如属湿热,当清化,以清热化湿为主,必要时还应通利腑气,以使湿热下泻,同时注意保护阴液;如属寒湿,当温化,以温中化湿为主,结合淡渗利湿,同时注意保护阳气;若属急黄热毒炽盛,邪入心营者,又当以清热解毒、凉营开窍为主。同时均要注意调整肝脾功能,还可配合活血化瘀。

3. 证治分类(表5-7)

表5-7　黄疸的常见证型及辨证治疗

证型		临床表现	治法	方药
阳黄	热重于湿	身目俱黄,黄色鲜明,发热口渴,或见心中懊恼,脘腹胀满,口干而苦,恶心欲吐,小便短少黄赤,大便秘结,舌苔黄腻,脉弦数	清热利湿,通腑泻下	主方:茵陈蒿汤 常用药物:茵陈、栀子、大黄、黄柏、连翘、垂盆草、蒲公英、茯苓、滑石、车前草等
	湿重于热	身目俱黄,但黄色不如热重者鲜明,不发热或身热不扬,口黏不渴,头重身困,胸脘痞满,食欲减退,恶心呕吐,腹胀,小便短黄,或大便溏垢,舌苔厚腻微黄,脉弦滑或濡缓	利湿化浊,佐以清热	主方:茵陈五苓散合甘露消毒丹 常用药物:茵陈、猪苓、茯苓、泽泻、白术、桂枝、藿香、白蔻仁、佩兰、黄芩、滑石、木通等

续表

证型		临床表现	治法	方药
阳黄	急黄	发病急骤,黄疸迅速加深,其色如金,高热烦渴,胁痛腹满,神昏谵语,烦躁抽搐,或见衄血、便血,或肌肤出现瘀斑,舌质红绛,苔黄而燥,脉弦滑数或细数	清热解毒,凉营开窍	主方:犀角散 常用药物:犀角(以水牛角代替)、黄连、升麻、栀子、茵陈、生地黄、牡丹皮、玄参、石斛等。如神昏谵语可配服安宫牛黄丸或至宝丹以凉开通窍
阴黄	寒湿阻遏	身目俱黄,黄色晦暗,或如烟熏,纳少脘闷,或见腹胀,大便溏薄或不实,神疲畏寒,口淡不渴,舌质淡苔腻,脉濡缓或沉迟	健脾和胃,温化寒湿	主方:茵陈术附汤 常用药物:茵陈、附子、白术、干姜、甘草、郁金、川厚朴、茯苓、泽泻等
	脾虚湿滞	面目及肌肤发黄,其色浅淡,甚或晦暗无泽,伴心悸气短,肢软乏力,纳呆便溏,小便黄,舌淡,苔薄白,脉濡细	健脾温中,补养气血	主方:黄芪建中汤 常用药:黄芪、桂枝、白术、当归、白芍、茵陈、茯苓、党参、酸枣仁等

4. 主要护理问题

(1) 目黄、身黄、小便黄　与湿邪困遏脾胃,肝胆疏泄失常,胆汁外溢有关。

(2) 潜在并发症:昏迷　与湿热疫毒炽盛,内陷营血有关。

(3) 皮肤瘙痒　与湿热熏蒸皮肤有关。

(4) 恶心呕吐　与湿蕴中焦,胃气上逆有关。(参见第四章第二节呕吐)

(5) 腹胀便溏　与湿邪中阻,脾失健运有关。(参见第四章第二节呕吐、第三节泄泻)

(6) 便秘　与热壅津伤,肠失传导有关。(参见第四章第五节便秘)

5. 护理措施

(1) 病情观察:①观察患者黄疸的部位、色泽、程度、消长情况以及尿色深浅和大便颜色变化,以辨黄疸的顺和逆。其中黄疸颜色的深浅是病情进退的主要指征,如黄疸逐渐消退,为顺;反之,则为逆。②观察患者神志的变化,警惕急黄的出现。③观察患者有无皮肤瘙痒以及皮肤瘙痒的部位、程度等。④观察患者恶心呕吐、腹胀、便溏的情况,呕吐物的内容、颜色、量、气味及呕吐时间、次数等,观察大便的色、质、量等,必要时留取标本送检,并做好记录。⑤辨证观察:急黄者,一是应密切注意病情变化,观察并记录神志、瞳孔以及生命体征,随时做好抢救的准备;二是要观察有无"尿黄挂盆":急黄其色如金,小便染黄便器,摇晃后上层出现黄色泡沫层,称为"尿黄挂盆"。

(2) 生活起居护理:①保持病室安静、整洁,空气新鲜,做好空气消毒,可用紫外线灯照射、食醋熏蒸等法。②多卧床休息,保证充足的睡眠,尽量避免活动,待到黄疸消退,症状明显好转后,可逐渐恢复活动,如散步、打太极拳等,但勿劳倦,以不疲劳为度。③做好消毒隔离工作,尤其做好消化道隔离和血源隔离。一切生活用具(如便器等)、注射器、手术器械及排泄物等都要严格消毒。患者的衣物、被褥应经常在阳光下暴晒2小时以上。患者急性期禁止探视。④保持皮肤、口腔清洁。皮肤瘙痒者,勤剪指甲,嘱患者不要搔抓,每日用温水擦浴,勿重抓或用热水烫洗;指导患者经常用淡盐水、温开水、银花甘草液漱口,预防口腔感染。⑤保持患者大便通畅,有助于退黄。大便秘结者,参考便秘病证处理。⑥辨证起居:阳黄热重于湿者,病室宜凉爽;急黄者,病室应凉爽,患者绝对卧床,烦躁、神昏者加床挡,危重者单人房间,专人特护,同时做好基础护理;阴黄寒湿阻遏者,因湿为阴邪,得寒则聚,故病室宜温热,阳光充足,避免对流风,同时应注意防寒保暖,随季节变化而增减衣被,避免受凉及过度疲劳,加重病情。

(3) 饮食护理:①以清淡、易消化、富营养的饮食为主,忌辛辣、肥甘厚味、海腥发物,禁饮酒。同时应适当控制饮食量,勿恣食,以免病情反复。随病情好转,宜逐步增加高蛋白饮食,如豆类、鱼类、瘦肉等。②辨证施食：阳黄热重于湿者，饮食宜偏凉，鼓励患者多饮水，可取鲜芦根、金钱草煎水代茶饮，多食蔬菜、水果，宜选西瓜、冬瓜、芹菜、赤小豆、薏米等清热利湿食物，可选用食疗方黄花菜饮（《中国药膳》，黄花菜根 30g，水煎服），或栀子仁粥（《养生食鉴》，栀子仁 3~5g，粳米 30~60g，煮粥）。阳黄湿重于热者，可选用食疗方柚皮散（《食物与治疗》，柚皮 2 个，烧炭研末，饭后米汤送服），或泥鳅炖豆腐（《泉州本草》，泥鳅，去内脏，100g，鲜豆腐 100g，炖汤，亦可将泥鳅去内脏，烘干，研末，每次取 10g，日服 3 次），或芹菜煮汁饮服（《本草纲目》）。急黄者，予以流质饮食，好转后再改为半流质，以清凉生津为宜，多食水果和清凉饮料；要严格限制蛋白质的摄入或禁食蛋白质；神昏者，予以鼻饲。阴黄寒湿阻遏者，饮食宜温热，忌生冷、甜腻碍胃之品，可食茵陈粥、干姜粥、薏米粥等利湿退黄，汤汁不宜过多以免水湿停聚，可选用食疗方杏仁霜，或茵陈附子粥（《百病饮食治疗》，茵陈 20g，制附子 10g，生姜 15g，红枣 5~10 枚，粳米 100g，甘草 10g，煮粥）。阴黄脾虚湿滞者，予健脾利湿退黄之品，饮食需温热、熟、软，可选用食疗方泥鳅炖豆腐。

（4）情志护理：安慰患者，耐心解释病情，倾听患者的倾诉，认同患者感受，消除患者的焦虑、恐惧心理，劝导患者保持心情舒畅，情绪稳定，使肝气条达，有利于疾病康复。

（5）用药护理：①禁止使用对肝脏有损害的药物，中药如朱砂、山慈菇、猫爪草等，西药如异烟肼、利福平、避孕药等。②辨证施药：阳黄热重于湿者，中药的汤剂宜偏凉服，可用大黄 15g 煎水，待凉后，灌肠，起到排毒、泻浊的功能，亦可用保健药枕，如菊花枕、碎石枕、夏枯草枕等。急黄者，中药浓煎，少量频服，或鼻饲灌入，亦可用食醋加水（以 3∶1 的比例）200ml 进行保留灌肠，可起到退黄去氨的作用。急黄，衄血、便血、肌肤出现瘀斑者，按血证处理。阴黄寒湿阻遏者，汤药宜温热服。

（6）对症处理

1）退黄处理

① 中药外敷法：a. 药物：茵陈 1 把、生姜 1 块。b. 方法：将茵陈、生姜捣烂，敷于胸前、四肢，可以协助退黄。

② 灸法：a. 穴位：阳黄者取胆俞、阴陵泉、太冲、内庭等穴；阴黄者取胆俞、脾俞、阴陵泉、三阴交等穴。b. 方法：温和灸，每次 15~30 分钟，每日 1 次。或用艾灸灸腹部，以脐为中心，进行十字灸，或回旋灸。

③ 耳穴贴压：a. 穴位：肝、胆、脾、胃等穴。b. 方法：中等强度刺激，每日按压数次，3~5 日更换 1 次。

④ 穴位注射法：a. 穴位：胆俞、肝俞、期门、阳陵泉、阴陵泉、至阳等穴。b. 方法：每次选 2~3 穴，用板蓝根注射液，或丹参注射液，或维生素 B_1、B_{12} 注射液，每穴注入 0.5~1ml。

2）皮肤瘙痒

① 中药外洗：用苦参 30g 煎汤外洗，每日 1 次。

② 中药外涂：局部可涂冰硼水止痒，亦可用大枫子酊或止痒酊（主要成分为白鲜皮、土荆皮、苦参等）外搽，每日 2~3 次。

【健康教育】

1. 慎起居，勿作劳，节饮食，畅情志，远房帏。

2. 注意卫生管理，做好消毒工作。

3. 坚持服药，定期复诊。

4. 积极治疗原发病。

5. 流行期间可注射疫苗或预防给药。

（严姝霞）

第三节 积 聚

05章03节 数字内容

 ————————————— 导入案例与思考 —————————————

王某,女,42岁。因腹部满胀、下腹部肿块1月,加重2天就诊。

患者2年前因暴饮暴食出现腹部满胀,下腹部肿块,诊断为"胃肠功能紊乱",经治疗后症状减轻。2天前因饮食不慎,症状加重,遂来院就诊。刻下:腹胀痛,腹部时有条索状物聚起,按之胀痛更甚,畏食生冷,纳呆,小便尚可,大便干。舌质淡,苔白腻,脉弦滑。

既往有胆囊炎、阑尾炎、过敏性鼻炎病史。平素畏风。

体格检查:T 36.5℃,P 75次/min,R 16次/min,BP 110/70mmHg,神清,下腹部扪及硬块。

请思考:

1. 该患者目前所患何病? 辨证当属何证?

2. 针对患者目前的腹部胀满,应如何护理? 请用思维导图的形式呈现。

积聚是腹内结块,或痛或胀的病证。分别言之,积属有形,日积渐累而成,结块固定不移,痛有定处,病在血分,是为脏病;聚属无形,包块聚散无常,痛无定处,病在气分,是为腑病。因积与聚关系密切,故两者往往一并论述。

凡各种原因引起的肝脾肿大、增生性肠结核、腹腔及盆腔肿瘤、多囊肾等,多属于"积证"范畴;胃肠功能紊乱、不完全性肠梗阻、肠痉挛、肠扭转、肠套叠、幽门梗阻等疾病,多与"聚证"关系密切。总之,凡以腹内结块,或胀或痛为主要临床表现的疾病,均属本病证的讨论范围,可参考本节辨证施护。

【经典与沿革】

1. "坚者削之……结者散之,留者攻之。"(《素问·至真要大论篇》)

2. "积者五脏所生,聚者六腑所成。""肝之积名曰肥气……心之积名曰伏梁……脾之积名曰痞气……肺之积名曰息贲……肾之积名曰奔豚。"(《难经·五十六难》)

3. "其病不动者,直名为癥;若病虽有结瘕而可推移者,名为瘕,瘕者假也。"(隋·巢元方《诸病源候论·癥瘕病诸候》)

4. "总其要不过四法,曰攻,曰消,曰散,曰补,四者而已。"(明·张介宾《景岳全书·积聚》)

5. "晨起,两手抱肩,闭气鼓腹,澄心下视脐轮,待气促,缓缓呵之,如此九次,又紧抱其肩左右扭之,各七次,名曰搅辘,腹中自然快利,能消积聚。"(清·马齐《陆地仙经》)

【病因病机】

积聚的发生多与情志失调,饮食所伤,感受寒邪,他病转归等因素有关。病因病机示意图见图5-3。

1. 情志失调 郁怒忧思,肝气不舒,脏腑失和,气机阻滞,脉络受阻,继而气滞血瘀,日积月累,而成积聚。如《金匮翼·积聚统论》篇曰:"凡忧思郁怒,久不能解者,多成此疾。"《济生方》:"忧思喜怒之气,人之所不能无者,过则伤乎五脏……留结而为五积。"

2. 饮食所伤 酒食不节、嗜食辛辣肥甘或生冷之品,或因饥饱失常,脾胃受损,运化失健,水谷精微不布,食滞湿浊凝聚成痰,或食滞、虫积与痰气交阻,气机壅结,则成聚证。如痰浊气血搏结,气滞血阻,脉络瘀塞,日久则可形成积证。如《景岳全书·痢疾论》所说:"饮食之滞,留蓄于中,或结聚成块,

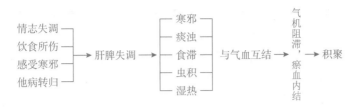

图 5-3 积聚病因病机示意图

或胀满硬痛,不化不行,有所阻隔者,乃为之积。"

3. 感受寒邪 寒邪侵袭,脾阳不运,湿痰内聚,阻滞气机,气血瘀滞,积聚乃成。如《景岳全书·积聚》所说:"以食遇寒,以寒遇食,或表邪未清,过于饮食,邪食相搏,而积斯成矣。"此外,内外合邪亦可形成本病,如外感寒邪,复因情志内伤,气因寒遏,脉络不畅,阴血凝聚而成积聚。

4. 他病转归 胁痛、黄疸等病后,湿浊留恋,气血蕴结,或久疟不愈,湿痰凝滞,脉络痹阻;或虫毒感染,肝脾不和,气血凝滞;或久泻、久痢之后,脾气虚弱,营血运行涩滞,均可导致积聚的形成。

因肝主疏泄,司藏血;脾主运化,司统血。若因情志、饮食、寒湿、病后等因素,引起肝失疏泄,脾失健运,肝脾失调,气滞血瘀,壅塞不通,便可导致腹内积块,遂成积聚,故本病病位主要在肝脾,病理因素有寒邪、痰浊、食滞、虫积、湿热等,其主要病机是气机阻滞,瘀血内结。积与聚相比较,积证以血瘀为主,聚证以气滞为主。病理性质有虚实之分,本病初起,气滞血瘀,邪气壅塞,正气未虚,以实证为主;日久,耗伤正气,多见虚实错杂;病至晚期,气血衰少,体质羸弱,则以正虚为主。

聚证病程较短,若治疗得当,一般预后良好,但也有少数聚证反复发作,日久不愈,可以由气及血转为积证。积证治疗较为困难,预后较差,病至后期,还可以出现黄疸、鼓胀、出血等严重变证。

【诊断与鉴别诊断】

1. 诊断

(1) 症状:腹部胀闷或疼痛不适,常伴有倦怠乏力、纳呆、形体消瘦等症。

(2) 体征:腹腔内有可扪及的包块,大小、软硬不一。

(3) 病史:常有情志失调、饮食不节、感受寒邪,或胁痛、黄疸、虫毒、久疟、久泻、久痢等病史。

(4) 相关检查:腹部 X 片、B 超、CT、MRI、胃镜、肠镜、病理学检查及有关血液、生化检查等,均有助于本病的诊断。

2. 鉴别诊断

(1) 积聚与痞满:痞满是指脘腹部痞塞胀满,为患者自觉症状,无论病之轻重,均无块状物可扪及。积聚则是腹内结块,或痛或胀的病证,不仅患者有自觉症状,而且有结块可扪及,两者可从主症、切诊、病位等方面进行鉴别,具体见表 5-8。

表 5-8 积聚与痞满的鉴别

病证名称	主症	切诊	病位
积聚	腹部胀闷或疼痛不适	按之有积块或条索状物	肝、脾
痞满	自觉脘腹痞闷	按之柔软	肝、胃、肠

(2) 积聚与鼓胀:鼓胀以肚腹胀大,叩之如鼓为临床特征,其与积聚相同的是腹内均有可能见到积块,但鼓胀的积块,多位于胁肋部,且鼓胀除腹内积块外,更有水液停聚,肚腹胀大。

【辨证施护】

1. 辨证要点

(1) 辨积与聚:积亦称癥,聚亦称瘕。积是指腹内结块固定不移,痛有定处,病属血分,多为脏病,病程较长,病情较重;聚是指腹内结块聚散无常,痛无定处,病在气分,多为腑病,病程较短,病情较轻。

（2）辨虚实：聚证多属实证。积证初起，正气未虚，以邪实为主；中期，积块较硬，正气渐伤，邪实正虚；后期日久，瘀结不去，则以正虚为主。

（3）辨积证初、中、末三期的不同表现：积证大体可分为初、中、末三期，初期邪实而正未虚，表现为积块较小、质地较软，虽有胀痛不适，而一般情况尚可；中期邪实正虚，表现为积块增大、质地较硬，疼痛持续，伴有倦怠乏力，饮食日渐减少，形体逐渐消瘦等；末期以正虚为主，表现为积块较大、质地坚硬、疼痛剧烈，伴有神疲乏力，面色萎黄或黧黑，形体消瘦，饮食大减等。

2. 护治原则　聚证重在调气，积证重在活血。积证治疗宜分初、中、末三个阶段：积证初期属邪实，治疗以攻邪为主，应予消散；中期邪实正虚，治宜攻补兼施；末期以正虚为主，治宜养正除积。聚证多实，治疗以行气散结为主。无论积证、聚证，在治疗上始终要注意顾护正气，攻伐药物不可过用。正如《素问·六元正纪大论》所说："大积大聚，其可犯也，衰其大半而止。"

3. 证治分类（表5-9）

表5-9　积聚的常见证型及辨证治疗

	证型	临床表现	治法	方药
聚证	肝气郁结	腹中结块柔软，时聚时散，攻窜胀痛，脘胁胀闷不适，苔薄，脉弦	疏肝解郁，行气散结	主方：逍遥散、木香顺气散 常用药物：柴胡、当归、白芍、薄荷、川楝子、枳壳、木香、白术、苍术、茯苓、川芎等
	食滞痰阻	腹胀或痛，腹部时有条索状物聚起，按之胀痛更甚，纳呆，便秘，苔腻，脉弦滑	导滞散结，理气化痰	主方：六磨汤 常用药物：大黄、槟榔、枳实、沉香、木香、乌药、陈皮、半夏、茯苓等
积证	气滞血阻	腹部积块质软而不坚，固定不移，胀痛不适，苔薄，脉弦	理气消积，活血散瘀	主方：柴胡疏肝散和失笑散 常用药物：柴胡、青皮、陈皮、香附、川楝子、延胡索、郁金、丹参、川芎、莪术、蒲黄、五灵脂等
	瘀血内结	腹部积块明显，质地较硬，固定不移，隐痛或刺痛，形体消瘦，面色晦暗黧黑，纳减乏力，面颈胸臂或有血痣赤缕，女子可见月事不下，舌质紫暗或有瘀斑瘀点，脉细涩	祛瘀软坚，扶正健脾	主方：膈下逐瘀汤、鳖甲煎丸合六君子汤 常用药物：当归、川芎、桃仁、红花、赤芍、香附、乌药、枳壳、党参、茯苓、白术、半夏、陈皮等
	正虚瘀结	久病体弱，积块坚硬，疼痛逐渐加剧，神疲乏力，面色萎黄或黧黑，甚则面肢浮肿，肌肉瘦削，饮食大减，舌质淡紫，或光剥无苔，脉细数或弦细	补益气血，活血化瘀	主方：八珍汤合化积丸 常用药物：党参、白术、茯苓、甘草、当归、白芍、地黄、川芎、三棱、莪术、瓦楞子、五灵脂、香附等

4. 主要护理问题

（1）腹胀腹痛　与气机阻滞，瘀血内结有关。

（2）纳呆　与脾运失健，气机不畅有关。

（3）焦虑　与积聚日久，迁延不愈有关。

5. 护理措施

（1）病情观察：①密切观察腹胀、腹痛的原因、时间、部位、性质、程度，腹肌紧张度、有无包块及伴随症状，与饮食、劳累等的关系等。②若扪及包块，应注意观察包块的部位、大小、性质、硬度、活动度及其发展趋向，有无压痛，边缘是否光滑等。③如腹部突然出现剧痛，并伴有恶心、呕吐，腹部及结块有明显压痛，或出现呕血、便血，面色苍白，汗出肢冷，头痛，心悸，血压下降，脉细弱等，应立即报告医生，做好紧急处理。④辨证观察：女性积证瘀血内结者，应注意观察其月经情况，包括色、质、量、周期、有无闭经等。

（2）生活起居护理：①保持病室环境安静、整齐，温暖舒适，空气新鲜，定时通风，定期用紫外线照射消毒或用食醋熏蒸。②根据病情轻重、预后及有无传染性，分别安置病室。③根据病情安排休息与活动，避免剧烈活动或劳动；腹胀腹痛较重者，协助患者取半卧位，以改善呼吸，同时注意因腹痛发作而躁动坠床的危险；病情许可者，可适当活动，以助气血流通，减少疼痛。④辨证起居：积证瘀血内结者，宜取侧卧位，翻身宜缓慢，切忌顶压；积证正虚瘀结者，长期卧床不起者，应注意防止压力性损伤的发生。协助患者定时翻身，保持皮肤的清洁、干燥。

（3）饮食护理：①饮食以营养丰富而易于消化的食物为宜，如藕粉、牛奶、瘦肉等，少食多餐，避免暴饮暴食，鼓励患者多食新鲜水果和蔬菜，忌油腻、生冷、辛辣、粗糙、坚硬难消化之物以及壅滞气机之品，忌烟酒。纳呆者，注意食物品种多样化、可口，以增加患者的食欲。②辨证施食：聚证肝气郁结者，饮食宜清淡疏导之品，如薤白粥、佛手姜汤、香橼浆，或橘叶煎汁服以宽胸顺气，菊花泡水代茶饮以清解疏肝，也可用川楝子或佛手、陈皮泡水代茶；聚证食滞痰阻者，饮食宜常食消食化滞、行气开胃之品，如山楂、韭菜、萝卜、柑橘，亦可橘皮或生姜半夏水煎服等，忌土豆、红薯等产气之物；积证气滞血阻者，饮食以清淡为原则，宜食软坚消积之物，如海带、海藻、紫菜、桃仁粥、梅花粥、玫瑰膏、川芎茶等，可少量饮用淡酒以温通血脉，慎食辛辣、滋腻之品；积证瘀血内结者，宜食行气活血之品，如油菜粥、大麦饭、牛膝酒、丹参酒、黑豆红花煎、益母草煎鸡蛋等；积证正虚瘀结者，饮食以稀、软、温、熟为宜，忌生冷、硬固、煎炸炙烤之品，宜食益气养血、活血化瘀之品，如酸枣粥、茯苓汤、三七藕蛋羹等。

（4）情志护理："忧思喜怒之气，人之所不能者，过则伤乎五脏……乃留结为五积。"对患者阐明情志不遂是诱发本病的主要因素，应指导患者避免焦虑、恐惧或悲观、失望等不良情绪，保持心情舒畅，医务人员及家属要注意耐心倾听患者的诉求，消除一切不良刺激，尽量避免暗示，以免增加患者的痛苦和恐惧。病情较轻者，可让患者了解治疗措施及不彻底治疗的危害，让患者放心地接受治疗；病情较重者，可根据年龄给予不同的心理指导，对年轻患者，须加强引导，积极鼓励，对中年患者，以宣教为主，讲解疾病以及如何正确对待疾病，对老年患者，加以安慰，热情关怀，尽量帮助他们减轻心理负担。针对患者的不同情绪，可进行辨证施"乐"。神情抑郁者，以喜疗为主；多眠懒言者，宜选择节奏明快、旋律流畅而优美的音调；对神情虚亢、焦虑不安者，宜选择节奏徐缓的乐曲，使患者心悦神宁，气机舒畅，以利于疾病康复。

（5）用药护理：①中药汤剂宜浓煎，并分次少量进服，以饭前、饭后1小时温服为宜，以免影响食欲。对胃有刺激的药宜饭后服，补益药宜饭前服。疼痛甚者，必要时遵医嘱给予止痛药。②辨证施药：聚证肝气郁结者，可用玄胡粉、木香粉各1.5g，温水调服，以疏肝行气止痛；积证瘀血内结者，可用七叶一枝花根研细调敷，以软坚散结止痛。

（6）对症处理

腹胀腹痛

① 药物敷贴：适用于积证气滞血阻、瘀血内结者。a. 药物：积证气滞血阻者，可用川芎、香附、柴胡、芍药、青皮、枳壳等适量；瘀血内结者，可用三棱、莪术等。b. 方法：将中药研细，调拌麻油，贴于痛处，或用凡士林调贴痛处；亦可局部敷贴止痛药，如用蟾酥膏敷贴患处，以活血止痛。

② 耳穴贴压：a. 穴位：肝、胆、脾、三焦、腹、艇中等穴；食滞痰阻者，配胃、肺穴；气滞血阻、瘀血内结者，配交感、皮质下、热穴；正虚瘀结者，配肾、交感、皮质下、热穴。b. 方法：每日不拘时按压，以耐受为度，每4~5天更换一次。

③ 腹部按摩：腹胀者可暂禁食，行腹部顺时针按摩，以促进排气排便。

④ 穴位按摩法：适用于聚证食滞痰阻者、积证正虚瘀结者。a. 穴位：聚证食滞痰阻者取中脘、天枢及双侧足三里，积证正虚瘀结者，取期门、章门、三阴交、关元、气海等穴。b. 方法：患者仰卧位，用手掌掌面或手指指腹着于穴位行摩法或揉法，操作时肘关节自然弯曲，腕部放松，动作宜缓和而协调。

【健康教育】

1. 饮食有节,富营养、易消化,避免暴饮暴食,忌食生冷、油腻、辛辣、醇酒之品。

2. 保持情绪乐观,避免情志刺激。

3. 起居有常,注意冷暖,防止外感。劳逸适度,加强锻炼,增强体质。如练气功、打太极拳、散步等,以不疲劳为度。

4. 坚持服药,定期复查。

5. 积极治疗胁痛、黄疸、泄泻、疟疾等原发病。

6. 在血吸虫流行地区,要做好防护工作,避免感受虫毒。

(严姝霞)

第四节 鼓 胀

05章04节 数字内容

导入案例与思考

李某,男,55岁,农民。因腹部胀大,四肢消瘦月余就诊。

患者因酗酒致肝硬化腹水复发月余,遂来院就诊。刻下:神疲体倦,腹部胀大,面色晦暗,发焦枯燥,两目发黄、满布红丝瘀斑,口渴不喜饮,纳食减少,畏寒,大便稀,小便短少,尿如茶色。舌体胖,边暗红,苔薄白水滑,脉弦缓。

平素嗜烈酒,日饮白酒约250~300ml,5年前曾因发烧误服兽用"安痛定"并饮酒诱发暴发性肝衰竭、肝硬化腹水。

体格检查:T 36.5℃,P 80次/min,R 21次/min,BP 120/80mmHg,腹部膨隆,青筋隐现,状如蛙腹,按之如囊裹水。肝大,剑突下10cm,右肋缘下5cm,质硬,脾下缘超过肋缘2cm,质硬,有移动性浊音,肝掌,四肢消瘦,皮肤干涩。

请思考:

1. 该患者目前所患何病?辨证当属何证?

2. 针对患者目前的腹部胀大,应如何护理?请用思维导图的形式呈现。

鼓胀是指腹大胀满如鼓,皮色苍黄,脉络显露的病证。"鼓"指腹大皮急,其状如鼓;"胀"指腹部胀满不适,鼓胀二字,简要概括了本病的临床表现。因该病仅腹部胀大而肢体无恙,故又名单腹胀。

本病主要相当于西医学的肝硬化腹水,常见于肝炎后肝硬化、血吸虫肝硬化、酒精性肝硬化及营养不良性肝硬化的腹水形成期;另外,结核性腹膜炎腹水、腹腔内晚期恶性肿瘤、慢性缩窄性心包炎、肾病综合征等,凡出现鼓胀临床表现的,均属本病证的讨论范围,可参考本节辨证施护。

【经典与沿革】

1. "有病心腹满,旦食则不能暮食,此为何病? 岐伯对曰:名为鼓胀……治之以鸡矢醴,一剂知,二剂已。"(《素问·腹中论》)

2. "鼓胀何如? 岐伯曰:腹胀,身皆大,大与肤胀等也,色苍黄,腹筋起,此其候也。"(《灵枢·水胀篇》)

3. "单腹胀者,名为鼓胀……肢体无恙,胀惟在腹,故又名为单腹胀。"(明·张介宾《景岳全书·杂证谟》)

4."胀病亦不外水裹、气结、血凝……"(清·喻昌《医门法律·胀病论》)

【病因病机】

本病的发生多与酒食不节、情志刺激、虫毒感染、他病续发等因素有关。病因病机示意图见图 5-4。

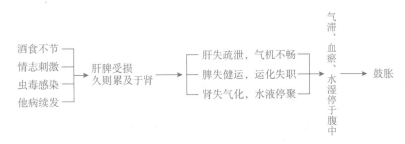

图 5-4 鼓胀病因病机示意图

1. **酒食不节** 平素嗜酒过度,或恣食肥甘厚味,脾失健运,酿湿生热,湿热蕴聚于中焦,水谷精微失于输布,以致湿浊内聚,壅阻气机,水停于腹;进而土壅木郁,脾病及肝,使肝脾两伤,肝失疏泄,气滞血瘀,终至气滞、血瘀、水停腹中,而成鼓胀。

2. **情志刺激** 郁怒忧思,伤及肝脾,肝失疏泄,气机郁滞,久而由气及血,血络瘀阻,肝病乘脾,脾运失健,则水湿内停,气血水壅结,形成鼓胀。

3. **虫毒感染** 多因接触疫水,感染血吸虫,未及时治疗,晚期肝脾两伤,虫阻经隧,脉道衍塞,气滞血瘀,清浊相混,水液停聚,乃成鼓胀。

4. **他病续发** 黄疸、胁痛、积聚、久泻久痢等病,迁延日久,损伤肝脾,导致肝失疏泄、脾失健运,均有续发本病的可能。如黄疸日久,湿邪内蕴,肝脾受损,气滞血瘀;或癥积不愈,气滞血结,脉络壅塞,水湿不化;或久泻久痢,气阴耗伤,肝脾两虚,生化乏源,气血涩滞,水湿内聚,均可形成鼓胀。

鼓胀的病位主要在肝脾,久则及肾。因肝主疏泄,司藏血,病则气机失畅,疏泄不利,气不化水,气滞血瘀,瘀血内结,血滞为水,水湿内停;脾主运化,病则运化失健,清阳不升,浊阴不降,水湿内聚,进而土壅木郁,以致肝脾俱病;肾主水,司开合,病延日久,累及于肾,肾关开阖不利,水湿不化,则胀满愈盛。鼓胀主要病机为肝脾肾失调,气血水互结,病理因素为气滞、血瘀、水湿,气、血、水三者在疾病的不同时期,既有各自的侧重或偏盛的不同,又常相互为因,错杂同病。其病理性质多属本虚标实,虚实夹杂,由于肝、脾、肾功能彼此失调,脏腑虚者愈虚,气、血、水壅结腹中,水湿不化,实者愈实,故本虚标实,虚实夹杂。初期,肝脾失调,气滞血瘀水停,以邪实为主,正损不著;后期肝脾损伤,久则及肾,以正虚为主,肾阳虚,无以温养脾土,使脾阳愈虚,而成脾肾阳虚,肾阴虚,肝木失其滋荣,而成肝肾阴虚。如攻伐太过,实胀可转为虚胀,如复感外邪,或过用滋补壅塞之剂,虚胀亦可出现实胀的症状。

由于鼓胀病情易于反复,属于中医风、痨、鼓、膈四大难症之一。若病在早期,正虚不著,经适当调治,腹水可以消失,病情可趋缓解;如延至晚期,邪实正虚,腹水反复发生,可致出血、神昏、痉厥、癌病之变,预后较差。若患者出现腹大如瓮,脉络怒张,脐心突起,便如鸭溏,四肢瘦削,或见脾肾亏虚证,或见肝肾阴虚证,多提示预后不良。

【诊断与鉴别诊断】

1. **诊断**

(1) 症状:以腹大胀满,绷急如鼓,皮色苍黄,脉络显露为主要临床特征。常伴有乏力、纳呆、尿少、牙龈出血、皮肤紫癜等出血倾向。

(2) 体征:初起脘腹作胀,食后尤甚,叩之呈鼓音,继则腹部胀满高于胸部,有移动性浊音,重者腹壁青筋暴露,脐心突出。四肢瘦削,或伴下肢浮肿,面色萎黄,黄疸,手掌殷红,面颈胸部血痣赤缕。

(3) 病史:常伴有酒食不节、情志内伤、虫毒感染或黄疸胁痛、癥积等病史。

Note：

（4）相关检查：血常规、血清学检查、腹部 B 超、X 线食管钡餐造影、CT 检查和腹水检查等，均有助于诊断。

2. 鉴别诊断

（1）鼓胀与水肿：两者均为体内津液的输布和排泄发生异常的病证，均可出现腹大胀满或水肿，但在肿胀特点、皮肤色泽、病史、病位及病机等方面有所不同，具体见表 5-10。

表 5-10　鼓胀与水肿的鉴别

	鼓胀	水肿
肿胀特点	单腹胀大，青筋暴露，四肢一般不肿，后期可见下肢水肿	全身水肿，可从头面、眼睑或下肢开始，严重者伴腹大有水
皮肤色泽	苍黄，面部有赤缕，颈部见红斑，后期面色黧黑	皮肤鲜泽光亮，后期灰黑黯，面色多㿠白
病史	以肝病为主	以心肾疾病为主
病位	肝、脾、肾	肺、脾、肾
病机	肝脾肾失调，气血水互结	肺失通调、脾失转输、肾失开合

（2）鼓胀与积聚：积聚乃指腹内结块，或胀或痛；鼓胀以肚腹胀大，叩之如鼓为特征。两者均有可能见腹内有积块，不同的是鼓胀更有水液停聚，腹大如鼓，但腹内结块常是诱发鼓胀的重要病因。《医门法律》指出："凡癥瘕、积块、痞块者即是胀病之根。"

（3）鼓胀与痞满：痞满是指腹中自觉有胀满之感，但外无胀急之象，腹内摸不到有形之物；鼓胀亦有腹满，必外苦胀急，且青筋暴露，病久腹内常可扪及有形包块。

【辨证施护】

1. 辨证要点

（1）辨气鼓、血鼓、水鼓：腹部膨隆，按之中空，叩之如鼓，少量腹水，无明显移动性浊音，情志刺激则病情加重，嗳气或矢气则舒者，以肝郁气滞为主，是为气鼓；腹部胀满膨大，或如蛙腹，按之如囊裹水，腹水量多，叩之有明显的移动性浊音，或伴下肢浮肿者，多属脾虚湿阻，是为水鼓；脘腹坚满，腹壁青筋暴露，腹内有癥积疼痛，面颈部有血痣赤缕，舌质紫暗者，多为肝脾血瘀，是为血鼓。

（2）辨病情缓急：鼓胀大多为缓慢起病，但缓慢发病中又有缓急之分，若鼓胀在半月至一月之间不断进展，则属缓中之急，病情较重；若反复迁延数月，则为缓中之缓，病情相对稳定。

（3）辨虚实：鼓胀虽属虚中夹实，虚实错杂，但虚实在不同阶段各有侧重。一般初起为肝脾失调，肝郁脾虚；继则肝脾损伤，正虚邪实；终则肝脾肾三脏俱损。所以，实证多见气滞湿阻、湿邪困脾、肝脾血瘀以及虫积；虚证多见脾肾阳虚和肝肾阴虚。从临床表现来看，热者多实，寒者多虚；脉滑有力者多实，脉浮微细者多虚；形色憔悴、声音短促者多虚，年轻力壮、气血壅滞者多实；中衰积劳，神倦气怯者多虚。

（4）辨病位：腹大胀满，按之不坚，胁肋或胀或痛，攻窜不定者，病位在肝；腹大胀满，食少脘痞，四肢困重，疲倦无力者，病位在脾；腹大坚满，腹部有青筋显露，胁腹疼痛或积块者，病位在肝脾；腹大胀满，精神颓废，下肢浮肿，尿少者，病位在脾肾。

2. 护治原则　本病为本虚标实之证，以攻补兼施为总则。根据标本虚实的主次，标实者根据气、血、水偏盛的不同，采用行气、活血、祛湿利水之法，必要时亦可暂用峻剂逐水；本虚者根据脾肾阳虚与肝肾阴虚的不同，分别给予健脾温肾、滋养肝肾等法，同时配合行气活血利水。早期以祛邪为主，中期和晚期，均宜攻补兼施，中期以利水消肿为目的，晚期应重视严重并发症的防治。治疗中，补虚不忘实，泻实不忘虚，攻伐不宜过猛，必须遵循《素问·六元正纪大论篇》所谓"衰其大半而止"的原则。

Note:

3. 证治分类(表5-11)

表5-11 鼓胀的常见证型及辨证治疗

证型	临床表现	治法	方药
气滞湿阻	腹部胀大,按之不坚,胁下胀满或疼痛,纳呆食少,食后作胀,得嗳气、矢气后稍减,小便短少,舌苔薄白腻,脉弦	疏肝理气,行湿散满	主方:柴胡疏肝汤合胃苓汤 常用药物:柴胡、川芎、赤芍、白芍、枳壳、香附、郁金、青皮、陈皮、苍术、川厚朴、茯苓等
寒湿困脾	腹大胀满,按之如囊裹水,甚则颜面微浮,下肢浮肿,脘腹痞胀,得热稍舒,精神困倦,怯寒懒动,周身困重,小便短少,大便溏薄,舌苔白腻水滑,脉缓、脉弦迟	温中健脾,行气利水	主方:实脾饮 常用药物:附子、干姜、苍术、白术、厚朴、陈皮、草果、木香、茯苓、泽泻等
湿热蕴结	腹大坚满,脘腹撑急,外坚内胀,拒按,扪之灼手,烦热口苦,渴不欲饮,或有面目、肌肤发黄,小便赤涩,大便秘结或溏垢,舌边尖红,苔黄腻或兼灰黑而润,脉象弦数	清热利湿,攻下逐水	主方:中满分消丸合茵陈蒿汤 常用药物:茵陈、栀子、黄柏、金钱草、砂仁、川厚朴、苍术、猪苓、泽泻、车前子、滑石等;若腹胀急甚,暂用舟车丸
肝脾血瘀	腹大坚满,按之下陷而硬,青筋显露,脉络怒张,胁下癥结痛如针刺,面色晦暗鳖黑,面颈胸臂有血痣赤缕,呈丝纹状,手掌赤痕,唇色紫褐,口渴,饮水不欲下咽,大便色黑,舌质紫暗或有瘀斑,脉细涩	活血化瘀,行气利水	主方:调营饮 常用药物:当归、赤芍、桃仁、五灵脂、莪术、三棱、九香虫、鳖甲、大腹皮、赤茯苓、马鞭草、益母草、泽兰等
脾肾阳虚	腹大胀满不舒,形如蛙腹,朝宽暮急,面色苍黄,或呈㿠白,脘闷纳呆,神倦怯寒,肢冷或下肢浮肿,小便短少不利,便溏,舌体胖边有齿痕,舌质色淡,苔腻水滑,脉沉弱无力	温补脾肾,化气行水	主方:附子理中丸合五苓散、济生肾气丸 常用药物:附片、干姜、党参、白术、茯苓、泽泻、陈葫芦、鹿角片、葫芦巴等
肝肾阴虚	腹大胀满,甚则青筋暴露,形体反见消瘦,面色晦滞,唇紫,口燥咽干,心烦,失眠,牙宣出血,鼻时衄血,小便短少,舌质红绛少津,苔少或光剥,脉弦细数	滋养肝肾,凉血化瘀	主方:六味地黄丸或一贯煎合膈下逐瘀汤 常用药物:沙参、麦冬、石斛、生地黄、山茱萸、何首乌、枸杞子、楮实子、猪苓、泽泻等

4. 主要护理问题

(1) 腹胀、腹水 与肝、脾、肾三脏受损,水湿内停有关。

(2) 营养失调 与酒食所伤、络伤血溢或脏腑虚损、生化乏源有关。

(3) 皮肤瘙痒 与湿浊毒气、熏蒸肌肤有关。(参见本章第二节黄疸)

(4) 潜在并发症:出血 与实热、虚火灼伤血络有关。(参见第七章第五节血证)

(5) 潜在并发症:神志昏蒙 与湿热毒邪蒙蔽清窍有关。(参见本章第二节黄疸)

(6) 潜在并发症:皮肤完整性受损 与卧床日久、久病正虚有关。(参见第三章第五节中风)

5. 护理措施

(1) 病情观察:①密切观察腹胀的情况以及腹水的消长情况,定期测量腹围、体重、血压、呼吸、脉搏,估计腹水量,观察尿量,协助患者准确记录24小时液体的出入量。②观察患者的饮食情况,若患者病至后期,出现朝宽暮急,渐不能食,甚至出现腹大如瓮、脐心突起、神昏、呕血、抽搐等则提示预后不良。③观察肝昏迷的先兆表现,注意神志、呼吸、血压、舌象、脉象等变化,观察口腔有无烂苹果味。若患者出现性格改变,举止反常,吐字不清,动作缓慢,睡眠异常或嗜睡等肝性脑病先兆表现,应及时报告医生处理。④观察肝掌、蜘蛛痣、腹壁静脉曲张等变化。⑤肝肾阴虚者,注意观察患者的出血倾向,有出血者,参考血证护理。

(2) 生活起居护理:①休息与体位:患者应卧床休息,轻者可适当活动,以促进气血运行。使患者保持舒适的体位,轻度腹水的患者,尽量采取平卧位,以增加肝肾血流量;大量腹水的患者,卧床时尽量采取半卧位,以减少呼吸困难,必要时氧气吸入。久卧患者宜经常变换体位,防止压力性损伤的发生。②指导患者安心静养,注意减少言语以养气,节欲保精而护肝肾。③做好皮肤护理:注意保持皮肤清洁,定期用温水擦身,避免擦伤、抓伤皮肤,防止皮肤破溃。保持床单元清洁干燥。背部及阴囊水肿患者,注意保护局部皮肤。腹腔穿刺患者,若腹水从针眼冒出,胶布不宜贴太多,以防撕破皮肤,造成感染。④指导患者养成良好的卫生习惯,做好口腔护理,禁止抠鼻、剔牙,防止出血。躁动不安者,床边加护栏,保持大便通畅。⑤辨证起居:寒湿困脾者、脾肾阳虚者,病室宜温暖、向阳,注意保暖,防止外感;湿热蕴结者,病室宜干燥凉爽,并注意保持大便通畅,可给予蜂蜜水或缓泻剂;肝肾阴虚者,病室应偏凉、湿润。

(3) 饮食护理:①原则:以营养丰富、易消化、无渣、少渣的食物为宜,少食多餐,忌辛辣、煎炸、粗糙、硬固、生冷、海腥食物,忌饮酒,避免接触或食用对肝脏有害的毒性物质,避免引起胀气的食物,如牛奶、豆类、南瓜、薯类及过甜的食物。②水与钠盐的摄入:适当控制饮水量,腹水严重者,应严格控制水钠盐的摄入,每日饮水量一般不超过1 000ml,食盐控制在每天2g以下。③肝昏迷或血氨高时应给低蛋白质饮食。④使用利水剂后的饮食注意:运用利水剂、峻下逐水剂或长期使用西药利尿剂的患者,应注意水和电解质平衡,适当多食钾含量高的食物,如蘑菇、香蕉等。⑤辨证施食:气滞湿阻者,饮食宜疏利,勿过饱,可多食白萝卜、大蒜、柑橘、佛手、薏苡仁、山药、扁豆等理气健脾食物;寒湿困脾者,常食鲤鱼、鲫鱼、乌鱼、赤小豆、薏苡仁等健脾利湿之品,多用葱姜做调料,以利驱除寒湿之邪,忌生冷黏腻食物,可选用食疗方鲤鱼赤小豆汤(《外台秘要》)利水消胀;湿热蕴结者,饮食以清热利湿为宜,多食新鲜水果、蔬菜,如冬瓜、黄花菜、鲤鱼、赤小豆、慈菇、芥菜等;肝脾血瘀者,以行气活血、软坚散结为宜,如萝卜、橘子、桃仁等,可选用食疗方,大枣鳖甲汤,(大枣10枚,鳖甲15g,食醋2匙,白糖适量,煎汤服);脾肾阳虚者,可食黄芪粥、党参粥、核桃仁粥等健脾益肾之品,辅以扁豆、山药、莲子、龙眼、大枣等,忌生冷瓜果;肝肾阴虚者,饮食以滋养肝肾、润燥生津为主,可多加瘦肉、牛奶、甲鱼、木耳、鸡蛋、淡菜等及新鲜水果、果汁,如梨汁、荸荠汁、藕汁、甘蔗汁、番茄等。

(4) 情志护理:向患者宣讲本病相关知识,介绍成功康复的病例,增强患者战胜疾病的信心。关心体贴患者,对患者态度和蔼可亲,多与患者交谈,给予安慰、同情及鼓励,讲明本病的发生、发展、转归与情志的关系,使其减少易怒、烦躁、忧虑、恐惧的心理,改善身心状态,积极配合治疗。气滞湿阻者,尤其注意调节情绪,避免肝气郁滞,加重病情。

(5) 用药护理:鼓胀患者在运用十枣汤、舟车丸、控涎丹等峻下逐水剂时的注意事项如下:

1) 治疗前向患者解释用药方法、作用、用药后可能出现的反应及注意事项。

2) 用药方法:①汤药宜浓煎,清晨空腹顿服或短时间内分次服下。②年老体虚者,可用枣汤送服,粉剂装胶囊或用桂圆肉包裹吞服。③食管静脉曲张者,丸剂应研碎后服。④服药后安静休息,2~3小时后可进食一些稀粥。

3) 药后观察:①服药后一般1~2小时开始腹泻,要观察并记录腹泻起始和终止的时间,腹泻的次数、量、性质,有无恶心呕吐及腹痛的程度。一般以泻下稀水便为佳,约泻5~6次为宜。②若患者出现严重吐泻、腹痛剧烈、心慌烦躁,要立即停药,报告医生,及时处理。

4) 用药前后测量并记录腹围、体重、血压、脉搏各1次,观察用药效果。

5) 要中病即止,遵循"衰其大半而止"的原则,时间不宜过长,药量不宜过大,以防发生昏迷、出血等病变。若患者正虚体弱,有发热、出血倾向,均不宜使用峻下逐水剂。

辨证施药:气滞湿阻者,可用大蒜、车前草各15g,捣烂贴脐,每日1剂,以理气化湿;寒湿困脾、脾肾阳虚者,汤剂宜温热服;湿热蕴结、肝肾阴虚者,汤剂宜偏凉服;肝脾血瘀者,因血得热易散,故汤药宜温服,胁下刺痛者,可临时给予延胡索粉、三七粉各1.5g,温水冲服,以理气活血止痛。

(6) 对症处理

腹胀、腹水

① 穴位贴敷:a. 穴位:神阙穴。b. 药物:沉香 3g,甘遂 3g,木香 6g,小茴香 6g,牵牛子 6g,吴茱萸 6g,刘寄奴 10g,三棱 10g。c. 方法:将上述中药研磨成粉末,并搅拌均匀。每次取上述药粉 3g,用适量的清水调成稠糊状,贴敷于神阙穴上,每次贴敷 8~12 小时,7 日为一个疗程。

② 中药灌肠:a. 药物:选用大黄、枳实、芒硝、厚朴、桃仁、泽泻、黄芪、茯苓、白术等中药。b. 方法:取中药煎煮取汁 150ml 左右,保留灌肠,每日 2 次。

③ 艾灸:适用于寒湿困脾者、脾肾阳虚者。方法:寒湿困脾者可用艾条灸腹部,以脐为中心,从左到右,从上至下,进行十字灸,每次 30 分钟,以温阳利水;脾肾阳虚者,可取关元、神阙、中极等穴,隔姜灸或隔附子饼灸,以温阳利水。

【健康教育】

1. 注意调节情志,保持乐观的情绪,避免抑郁恼怒。

2. 饮食有节,忌饮酒,注意营养。

3. 生活起居有常,避免劳倦,适当锻炼,如散步、打太极拳等,以增强抗病能力,加速病体康复。

4. 及时治疗黄疸、积聚等原发病。

5. 避免接触疫水,远离疫区。生活在血吸虫疫区者,注意防止再感染。

(严姝霞)

病案分析与思考

05章病案 数字内容

【病案导入】

李某,男,28 岁,公司职员,已婚。2015 年 04 月 25 日初诊。

目黄、身黄、小便黄 3 天。

患者 1 周前无明显诱因下出现发热,食欲减退,乏力,自测 T:38.5℃,自认为感冒,服感冒药和消炎药后热渐退。3 天前出现目睛黄染,继而周身皮肤发黄,尿如红茶,遂来院就诊。刻下:身目俱黄,黄色鲜明如橘皮样,皮肤瘙痒,烦热口渴,恶心呕吐,腹胀,纳呆,小便短少黄赤,大便秘结。舌质红,苔黄腻,脉弦数。

既往体健,无其他内科疾病史。

否认家族性疾病病史。

否认药物、食物过敏史。

查体:T 38.6℃,P 90 次 /min,R 20 次 /min,BP 110/70mmHg。患者神清,中等形体,巩膜黄染,全身皮肤黄染,腹部轻度胀气,肝肋下 3cm,质软,轻压痛,肝区叩击痛(+),未见其他阳性体征。

相关检查:肝功能:谷丙转氨酶 1 523IU/L,谷草转氨酶 1 236IU/L,总胆红素 125μmol/L。乙肝病原学检查:HBsAg(+),HBeAg(+),抗 HBc(+),抗 HBcIgM(+)。B 超:肝大,光点略粗,脾不大。

【提出问题】

1. 本例患者目前所患的是何病何证?请具体分析。

2. 本例患者存在的护理问题有哪些?如何解决?

【分析思路】

1. 辨病分析 患者以目睛黄染、周身皮肤发黄、小便短少黄赤为主要表现入院,体格检查见有巩膜及皮肤黄染,肝肿大、压痛及肝区叩击痛,肝功能、乙肝病原学检查及B超等相关检查出现异常,故辨病属中医黄疸范畴,西医之乙型病毒性肝炎。因外感湿热之邪,从表入里,熏蒸肝胆,胆汁外溢肌肤,下注膀胱,使身目小便俱黄,而成黄疸。本病身、目、小便俱黄,非仅有肌肤呈黄色而两目、小便不黄,故不属于萎黄。

2. 辨证分析 患者既往无黄疸病史,当为新发,其病因多为感受外邪所致。具体分析,该患者起病较急,病程较短,身目俱黄,黄色鲜明,非色黄晦暗如烟熏,且无畏寒、便溏等寒湿表现,故当辨证为阳黄。因外感湿热之邪,热为阳邪,故黄色鲜明;湿热熏蒸皮肤,故皮肤瘙痒;热耗津液,膀胱为邪热所扰,气化不利,则烦热口渴,小便短少黄赤;阳明热盛则大便秘结;腑气不通,则腹部胀满;湿热中阻,脾失健运,故纳呆;湿热熏蒸,胃气上逆则恶心呕吐;湿热蕴结,肝胆热盛,故舌质红、苔黄腻、脉弦数。故本证当属阳黄,湿热蕴蒸,热重于湿,阳明腑实证。

3. 辅助检查 本次实验室检查具有特殊的临床意义。患者谷丙转氨酶、谷草转氨酶升高,总胆红素升高,均提示肝功能受损。乙肝病原学检查对于现代医学诊断本病具有特异性。患者的体格检查结果、B超检查结果亦符合乙型病毒性肝炎的诊断。必要时可行腹部CT、腹水检查,以排除肝硬化、腹腔积液的可能。

4. 目前存在的护理问题

(1) 目黄、身黄、小便黄 与湿热熏蒸肝胆,胆汁外溢有关。

(2) 发热 与外感湿热之邪,熏蒸阳明有关。

(3) 恶心、呕吐 与湿热中阻,胃气上逆有关。

(4) 腹胀、纳呆 与湿热中阻,脾失健运有关。

(5) 便秘 与热结肠腑、腑气不通有关。

【行动方案】

1. 观察皮肤、巩膜黄染的情况,黄疸色泽有无变化、黄疸的程度、消长情况以及尿色深浅,辨别黄疸的顺和逆。其中黄疸颜色的深浅是病情进退的主要指征,如黄疸逐渐消退,为顺;反之,则为逆。

2. 观察体温的变化,每6小时测量一次体温。

3. 注意患者神志的变化,警惕急黄的出现。

4. 观察恶心、呕吐、腹胀、食欲等情况,注意呕吐物的内容、颜色、量、气味及呕吐时间、次数等。

5. 观察大便的色、质、量等,必要时留取标本送检,并做好记录。

6. 保持病室安静、凉爽,通风要好,做好空气消毒,可用紫外线灯照射、食醋熏蒸等法。

7. 嘱患者卧床休息,保证充足的睡眠,尽量避免活动,待到黄疸消退,症状明显好转后,可逐渐恢复活动,如散步、打太极拳等,但勿劳倦,以不疲劳为度。

8. 做好消毒隔离工作,一切生活用具(如便器等)、注射器、手术器械及排泄物等都要严格消毒。患者的衣物、被褥应经常在阳光下暴晒2小时以上。

9. 饮食以清淡、易消化、富营养的饮食为主,宜偏凉,忌辛辣、肥甘厚味、海腥发物,禁饮酒。鼓励患者多饮水,多食蔬菜、水果,宜选西瓜、冬瓜、芹菜、赤小豆、薏米等清热利湿食物,亦可选用黄花菜饮、栀子仁粥等。

10. 中药汤剂宜偏凉服,亦可取鲜芦根30g、金钱草60g煎水代茶饮。

11. 指导患者保持心情舒畅,情绪稳定,使肝气条达,有利于疾病康复。

12. 保持皮肤清洁,每天用温水擦浴,亦可用苦参30g煎汤外洗,勤换内衣,勤剪指甲,勿用指甲重抓或热水烫洗。

13. 保持口腔清洁,可用淡盐水或银花甘草液漱口。

14. 保持患者大便通畅,可用大黄15g煎水,待凉后,灌肠,起到排毒、泻浊的功能。

15. 退黄处理 ①中药外敷法:用茵陈1把、生姜1块,捣烂,敷于胸前、四肢,以协助退黄。②灸法:取胆俞、阴陵泉、太冲、内庭等穴,每日1次,每次15~20分钟。③耳穴贴压:肝、胆、脾、胃等穴,每日按压 3~5 次,每次 3~5 分钟,以患者耐受为度。

16. 指导患者坚持服药,定期复诊。

【护理评价】

患者住院 1 个月,通过治疗、护理和评估,本阶段护理目标基本实现。具体情况如下:

1. 患者症状和体征方面

1) 目黄、身黄、小便黄基本消退。

2) 体温恢复正常。

2. 实验室检查方面 肝功能恢复正常,乙肝病原学检查示:HBsAg(−),HBsAb(+),HBeAg(−),抗 HBc(+),抗 HBcIgG(+)。

3. 疾病相关知识方面 患者了解与本病相关的致病因素,熟悉有关黄疸的预防、调护及潜在的并发症等知识。

4. 调护技能方面 患者掌握日常生活用具的消毒方法。

【病情进展】

患者经 1 个月的住院治疗及护理,病情基本缓解,出院。出院后,因公司业务繁忙,经常出差,体力、脑力等方面均过度消耗,未得到及时、充分休息。之后,黄疸症状时有反复,肝功能时有异常,经常感到神疲乏力,肌肤面目发黄,黄色晦暗。患者几度希望至医院行全面检查与治疗,但迫于工作压力大,未能如愿。如此反复,5 年有余。近 2 周,腹胀不适、乏力、食欲减退持续加重,遂来院复诊。刻下:腹部胀痛,时有针刺样疼痛,痛处固定,腹部积块软而不坚,饮食不振,食后作胀,嗳气后稍减。舌质紫暗有瘀斑,脉弦涩。

查体:神清,形体消瘦,面色晦暗,手掌般红,面颈胸部血痣赤缕。腹部望诊:外形如常。腹部触诊:轻压痛,肝在右肋下触及 1.0cm,质稍硬,脾在左肋下触及 2.5cm。

相关检查:血常规示:白细胞和血小板计数减少。肝功能检查:白蛋白 35g/L,球蛋白 36g/L。肝脾 B 超示:肝表面不光滑,肝区光点粗密,分布不均,并可见多个小结节,门静脉内径 1.3cm,脾厚 4.6cm,未见明显腹水。肝穿刺活组织检查:见有假小叶形成。

【提出问题】

1. 患者病情为什么会出现上述变化? 还应做哪些辅助检查?

2. 患者目前存在的护理问题有哪些? 如何解决?

3. 患者病情会有哪些转归? 护治原则分别是什么?

【分析思路】

1. 变证分析 患者 5 年前曾患黄疸,经治后虽病情缓解,但由于出院后,近 5 年来,劳累过度,导致黄疸反复发作,迁延不愈,由阳黄转化为阴黄。刻下患者主要表现为腹部胀痛,时有针刺样疼痛,痛处固定,且病程较长,结合体格检查和相关检查,提示已由黄疸进一步发展为积聚,因患者腹部望诊外形如常,B 超示未见明显腹水,故不属于鼓胀的范畴。患者病程虽然较长,但虚象不显,其症状以腹胀痛,痛处固定为主,为气滞血瘀之候;舌质紫暗有瘀斑,脉弦涩亦为气血瘀阻之象。综上,患者本阶段当属积聚之气滞血瘀证。

2. 辅助检查 上述肝功能检查和肝脾 B 超检查、肝穿刺活组织检查结果提示为肝硬化早期。进一步行肝脏 CT 检查,以判断是否有占位性病变。

3. 目前存在的护理问题

(1) 腹胀痛 与肝脾失调,气滞血瘀有关。

(2) 食欲减退 与肝脾失调,运化失常有关。

【行动方案】

1. 观察腹胀的情况,疼痛的部位、性质、程度、发作的时间、伴随症状以及与饮食、情志、劳倦的关系,避免疼痛的诱发因素。

2. 观察患者的饮食情况,饮食与腹胀的关系,避免胀气食物,如牛奶、豆类、南瓜、薯类等,忌饮酒。

3. 测量腹围及体重,每日 1 次,警惕腹水的出现。

4. 指导患者卧床休息,病室宜安静,减少外界不良刺激。疼痛缓解时可适当活动,以促进气血运行。

5. 指导患者饮食以营养丰富、易消化、无渣、少渣的食物为宜,少食多餐,可选用藕粉、瘦肉末等,并可多食桃仁粥、玫瑰膏、梅花粥、川芎茶等活血化瘀食物。

6. 中药汤剂可浓煎,少量多次频服。

7. 指导患者坚持服药,定期复查。

8. 关心体贴患者,向患者讲解本病的发生、发展、转归及预后情况,调节患者的情绪,改善患者的精神状态。

9. 保持大便通畅,腹部行顺时针方向按摩,每日 2 次,每次 15 分钟,以助消胀。

10. 腹胀腹痛部位遵医嘱选用理气活血类中药行热敷或热熨。

11. 行穴位贴敷,取神阙、肝俞、章门、阳陵泉等穴,用川芎、香附、柴胡、芍药、青皮、枳壳等适量,研细,调拌麻油,贴于腧穴处。

12. 可用艾灸法,取脾俞、中脘、足三里、天枢等穴,行艾条灸,每日 1 次,每次 15~30 分钟。

【转归与护治原则】

转归一:本证患者之积聚由黄疸迁延不愈发展而来,但目前尚属积聚初期,若治疗、护理得当,病情较易控制。

转归二:若治疗、护理不当,病情发展,可由积聚转为鼓胀。护治当以利水化湿为主,可根据患者的具体情况,适当选用峻下逐水剂。

转归三:若病情迁延至晚期,气血水互结,转为血鼓,使病情进一步加重,甚至出现鼓胀出血、神昏等变证。护治当以活血化瘀,行气利水为主。

转归四:若病情进一步迁延,亦可形成肝部占位性病变。

(严姝霞)

思 考 题

1. 胁痛如何辨气滞与血瘀的不同?

2. 试述 1~2 种中医适宜技术在胁痛患者中的应用。

3. 阴黄和阳黄应如何鉴别?

4. 试述中医适宜技术在黄疸退黄中的应用。

5. 如何辨别积证初、中、末三期不同的临床表现?

6. 试述积聚和痞满的鉴别要点。

7. 鼓胀如何辨气鼓、水鼓、血鼓的不同?

8. 试述鼓胀的用药护理。

NURSING

第六章

肾膀胱病证

学 习 目 标

知识目标：

1. 掌握各病证的概念、病因病机和护治原则。

2. 掌握水肿的生活起居护理，水肿、淋证的辨证施食。

3. 掌握水肿、排尿困难、淋证之腰腹疼痛的处理。

4. 熟悉各病证的经典原文，主要护理问题、健康教育。

5. 熟悉以下病证鉴别　阳水与阴水，淋证与癃闭。

6. 了解各病证的历史沿革、诊断。

能力目标：

1. 能根据病情资料准确地进行辨病和辨证。

2. 能采取合适的中医适宜技术缓解患者的症状　中药外敷、中药保留灌肠治疗水肿，艾灸、穴位按摩缓解腰腹疼痛，艾灸、热熨治疗排尿困难。

素质目标：

具有尊重患者意愿，主动发现问题，思考并运用中医护理方法，关心同情患者，及时为患者排忧解难的意识。

肾藏精,主水,主纳气,开窍于耳和二阴,其华在发,与膀胱相表里。肾藏精,为人体生长、发育、生殖之源,生命活动之根,藏真阴而寓真阳,故称先天之本。肾主水,有开阖作用,在调节人体水液平衡方面起着极为重要的作用。此外,肾主纳气,气根于肾而归于肺,有助于肺的宣发和肃降。膀胱主蓄津液,有贮尿和排尿的功能。因此,肾膀胱病证的病因主要有外感、内伤两个方面,病理变化主要为肾和膀胱气化失司,若肾的蒸腾气化失司,可导致水液的运化障碍,出现水肿、癃闭等病证;肾与膀胱相通,若肾与膀胱气化失司,水道不利则可导致小便频急、淋漓不尽及尿道涩痛的淋证;此外,若肾的藏精功能减退,不仅可因精关不固而致遗精、早泄,还可由于精气不足而致阳痿、不育;若肾不纳气,气不归元,可致哮喘。临证时应注意肾与其他脏腑的关联,随证处理。肾病以虚为主,一般分阴虚和阳虚两类,而膀胱病证有虚有实。

本章病证以身体局部或全身浮肿、小便异常等为主症。护理应重点观察水肿的起始部位、程度、消长规律及小便的量、色、质、次数等,准确记录24小时出入量;注意劳逸结合,寒温适宜,预防感冒;饮食宜清淡、富营养、低盐或无盐、消肿利湿,根据证候合理选择清热利湿通淋、健脾益肾的食物和食疗方;重视病证预防和压力性损伤的防范;预防危重并发症的发生。

第一节 水 肿

06章01节 数字内容

 ————————————— 导入案例与思考 —————————————

张某,男,39岁,教师。因全身浮肿5日入院。

患者5日前因运动后汗出,受凉感冒,出现眼睑及颜面浮肿,继之四肢及全身皆肿,小便不利,遂来院就诊。刻下:全身浮肿,下肢尤甚,恶寒发热,肢节酸楚,小便不利,舌淡红,苔薄白,脉浮滑。

体格检查:T 37.8℃,P 96次/min,R 24次/min,BP 128/76mmHg。患者神志清楚,皮肤黏膜无出血和黄染,两肺呼吸音正常。全身浮肿,咽红。

相关检查:尿常规:尿蛋白(+++),24小时尿蛋白定量3.4g。肾功能检查:血肌酐92μmol/L,血尿素氮7.4mmol/L。

请思考:

1. 该患者目前所患何病? 辨证当属何证?

2. 针对患者目前的全身浮肿症状,应如何护理? 请用思维导图的形式呈现。

水肿是指体内水液潴留,泛溢肌肤,引起以头面、眼睑、四肢、腹背,甚至全身浮肿为主要特征的一类病证。

凡急、慢性肾小球肾炎、肾病综合征、继发性肾小球疾病等,以眼睑、头面、四肢、腹背,甚至全身浮肿为主要表现者,均属本病证的讨论范围,可参考本节辨证施护。

【经典与沿革】

1. "诸湿肿满,皆属于脾。"(《素问·至真要大论》)

2. "勇而劳甚,则肾汗出,肾汗出逢于风,内不得入于脏腑,外不得越于皮肤,客于玄府,行于皮里,传为胕肿。"(《素问·水热穴论》)

3. "诸有水者,腰以下肿,当利小便,腰以上肿,当发汗乃愈。"(汉·张仲景《金匮要略》)

4. "瘀血化水亦发水肿,是血病而兼水也。"(清·唐容川《血证论·阴阳水火气血论》)

【病因病机】

水肿的发生多与风邪袭表、疮毒内犯、外感水湿、饮食不节及禀赋不足、久病劳倦有关。水肿病因病机示意图见图 6-1。

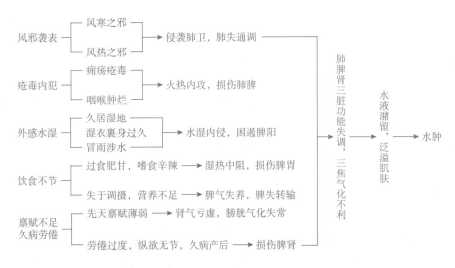

图 6-1 水肿病因病机示意图

1. **风邪袭表** 风为六淫之首,风寒或风热之邪,侵袭肺卫,肺失通调,风水相搏,泛溢肌肤,发为水肿。

2. **疮毒内犯** 身患痈疡疮毒,或咽喉肿烂,火热内攻,损伤肺脾肾,致津液气化失常,发为水肿,青少年多见。

3. **外感水湿** 久居湿地,冒雨涉水,湿衣裹身过久,水湿内侵,困遏脾阳,脾胃失其升清降浊之能,水无所制,肾失渗泄,水溢肌肤,发为水肿。

4. **饮食不节** 过食肥甘,嗜食辛辣,久则湿热中阻,损伤脾胃;或饮食失于调摄,营养不足,脾气失养,以致脾运不健,脾失转输,水湿壅滞,发为水肿。

5. **禀赋不足,久病劳倦** 先天禀赋薄弱,肾气亏虚,膀胱开阖不利,气化失常,水泛肌肤,发为水肿。或因劳倦久病,脾肾亏虚,津液转输及气化失常,发为水肿。

本病病位在肺、脾、肾,关键在肾。基本病机为肺失通调,脾失转输,肾失开阖,三焦气化不利,水液潴留,泛溢肌肤。病理因素为风邪、水湿、疮毒、瘀血。风邪犯肺,肺气失于宣肃,不能通调水道,风水相搏,发为水肿。脾主运化水液,若外感水湿,脾阳被困,或饮食劳倦等损及脾气,致脾失转输,水湿内停,乃成水肿。肾主水,有蒸腾气化、开阖作用,禀赋不足、久病劳欲,损及肾脏,则肾失蒸化,开阖不利,水液泛溢肌肤,则为水肿。总之,肺、脾、肾三脏相互联系,相互影响,三脏中无论哪一环节失调,都可引发水肿。三脏之中,以肺为标,以肾为本,以脾为制。由于致病因素及体质的差异,水肿的病理性质有阴水、阳水之分,并可相互转换或兼杂。阳水属实,多由外感风邪、疮毒、水湿而成,病位在肺、脾;阴水属虚或虚实夹杂,多由饮食劳倦、禀赋不足、久病体虚所致,病位在脾、肾。阳水迁延不愈,反复发作,正气渐衰,脾肾阳虚,或因不守禁忌、失治误治,损伤脾肾,阳水可转为阴水。反之,若阴水复感外邪,或饮食不节,或劳欲过度而使肿势加剧,呈现阳水证候,成本虚标实之证。其次,水肿各证候之间亦互有联系,如阳水的风水相搏之证,若风去湿留,可转化为水湿浸渍证。

水肿转归,一般而言,阳水易消,阴水难治。阳水患者若属初发,体质尚好,脏气未损,护理治疗及时,则病可向愈;阴水患者若先天禀赋不足,或他病久病,或得病之后拖延失治,可致正气大亏,肺、脾、肾三脏严重受损,后期则能影响心、肝,则病难向愈。若水邪内壅或阴水日久,脾肾衰微,水气上犯,则可见水饮凌心犯肺之重证;若久病之后,肾阳衰败,气化不行,浊毒内闭,则由水肿发展为关格;若肺、脾、肾三脏功能失调,致膀胱气化无权,可见小便点滴或闭塞不通,则由水肿转为癃闭;若阳损及阴,导致肝肾阴虚,肝阳上亢,则可兼见眩晕之证。

【诊断与鉴别诊断】

1. 诊断

(1) 症状:水肿先从眼睑或下肢开始,继及四肢、全身。轻者仅眼睑或足胫浮肿,重者全身皆肿;甚则腹大胀满,气喘不能平卧。严重者可见尿闭或尿少,恶心呕吐,口有秽味,鼻衄,甚则出现头痛、抽搐、神昏谵语等危象。

(2) 发病特点:多发生在组织松弛部位,常反复发作,病程较长,多伴有高血压、蛋白尿、血尿及管型尿等征象。

(3) 相关检查:应做尿常规、血常规、肾功能(肌酐、尿素氮)、肝功能(包括血浆蛋白)、电解质、心电图、肝肾 B 超等检查。肾源性水肿应再查尿蛋白定性和定量、血脂、蛋白电泳、补体 C3 及 C4、免疫球蛋白、抗核抗体等。此外,肾穿刺活检有助于明确病理类型。

2. 鉴别诊断　水肿与鼓胀:二者都是水液不化,潴留体内所致,均可见肢体浮肿,腹部膨隆。二者的不同点见表6-1。

表6-1　水肿与鼓胀鉴别

病证名称	病位	主要病机	症状	腹壁特点
水肿	肺、脾、肾	气化不利,水气通调失职,水泛肌肤	水肿自头面或下肢开始,甚者全身浮肿,皮色鲜泽光亮或萎黄灰滞,按之凹陷,小便不利,严重者伴腹大有水	无青筋暴露
鼓胀	肝、脾、肾	气滞、血瘀、湿热相乘,水湿聚积腹中	单腹胀大,皮色苍黄,颜面颈胸可见赤缕红痣,四肢瘦削,病重时或兼下肢肿,或先有积聚后成鼓胀,可伴小便减少	青筋暴露

【辨证施护】

1. 辨证要点

(1) 辨阴阳:主要根据病因、发病缓急、病程长短及水肿开始部位等进行辨证。若有风邪、疮毒、水湿侵袭等诱因,且起病急骤,每成于数日之间,肿多由头面部开始,自上而下,继及全身,肿处皮肤绷急光亮,按之凹陷即起,兼有寒热并见等表证,病程较短者,属表、属实,可辨为阳水;若有饮食不节,先天或后天因素所致的脏腑亏损等诱因,发病缓慢,肿多由足踝开始,自下而上,继及全身,肿处皮肤松弛、萎黄、灰滞,按之凹陷不易恢复,甚则按之如泥,病程较长者,属里、属虚或虚实夹杂,可辨为阴水。

(2) 辨虚实:主要根据病邪及证候的阴阳属性进行辨证。若是风水相搏、水湿浸渍、湿热蕴结、湿毒浸淫等证,则为阳水,属实证;若由脾阳不振、肾阳衰弱导致的瘀阻水停,则为阴水,多属本虚标实。此外,阳水病久,由实转虚,可形成阴水;阴水复感外邪而致水肿加剧,则兼夹阳水,多属本虚标实。

2. 护治原则　以发汗、利尿、泻下逐水为基本原则。阳水多实,当予祛邪,常用发汗、利尿、攻逐之法;阴水多虚或本虚标实,可扶正祛邪,以扶正为主,健脾温肾而利水;若肿久不退,有瘀血征象者,宜配用活血化瘀法。

3. 证治分类(表6-2)

表6-2　水肿的常见证型及辨证治疗

证型		临床表现	治法	方药
阳水	风水相搏	眼睑及颜面浮肿,继则四肢及全身皆肿,来势迅速,可兼恶寒发热,肢节酸楚,小便不利等症。偏于风寒者,兼恶寒,咳喘,舌苔薄白,脉浮滑或浮紧;偏于风热者,兼咽喉红肿疼痛,舌红苔黄,脉浮滑数	疏风解表,宣肺行水	主方:越婢加术汤 常用药物:麻黄、生石膏、白术、生姜、大枣、甘草。风热偏盛,可加连翘、桔梗、板蓝根、鲜芦根;风寒偏盛,去石膏,加紫苏叶、桂枝、防风

Note:

续表

	证型	临床表现	治法	方药
阳水	湿毒浸淫	眼睑浮肿,延及全身,皮肤光亮,尿少色赤,身发疮痍,甚则溃烂,伴恶风发热,舌质红,苔薄黄,脉浮数或滑数	宣肺解毒,利湿消肿	主方:麻黄连翘赤小豆汤合五味消毒饮 常用药物:麻黄、杏仁、桑白皮、赤小豆、金银花、野菊花、蒲公英、紫花地丁、泽泻等
	水湿浸渍	起病缓慢,病程较长,全身水肿,下肢明显,按之没指,小便短少,身体困重,胸闷,纳呆,泛恶,苔白腻,脉沉缓或濡	运脾化湿,通阳利水	主方:五皮饮合胃苓汤 常用药物:桑白皮、陈皮、大腹皮、茯苓皮、生姜皮、苍术、厚朴、桂枝、白术、泽泻、猪苓等
	湿热壅盛	遍体浮肿,肿势多剧,皮肤绷急光亮,胸脘痞闷,烦热口渴,小便短赤,大便干结,舌红,苔黄腻,脉沉数或濡数	清热利湿,疏理气机	主方:疏凿饮子 常用药物:秦艽、羌活、防风、大腹皮、商陆、泽泻、赤小豆、木通、茯苓皮、椒目、槟榔等
阴水	脾阳虚衰	身肿日久,腰以下为甚,按之凹陷不易恢复,脘腹胀闷,纳减便溏,面色不华,神疲乏力,四肢倦怠,小便短少,舌质淡,苔白腻或白滑,脉沉缓或沉迟	温阳健脾,利水去湿	主方:实脾饮 常用药物:干姜、附子、草果、桂枝、白术、泽泻、木香、茯苓、厚朴、大腹皮等
	肾阳衰微	水肿迁延,面浮身肿,腰以下肿甚,按之凹陷不起,尿量减少或反而增多,腰酸冷痛,四肢厥冷,怯寒神疲,甚至心悸胸闷,喘促难卧,腹大胀满,面色苍白,舌淡胖,苔白,脉沉细弱或沉迟无力	温肾助阳,化气行水	方药:济生肾气丸合真武汤 常用药物:附子、白术、茯苓、泽泻、芍药、生姜、肉桂、车前子、丹参、五味子等
	瘀水互结	水肿延久不退,肿势轻重不一,四肢或全身浮肿,以下肢为主,或有皮肤瘀斑,腰部刺痛,或伴血尿,舌紫暗,苔白,脉沉细涩	活血祛瘀,化气行水	主方:桃红四物汤合五苓散 常用药物:当归、赤芍、川芎、熟地黄、丹参、益母草、红花、凌霄花、路路通、桃仁、桂枝、附子、茯苓、泽泻、车前子等

4. 主要护理问题

(1) 水肿　与肺失通调、脾失转输、肾失开阖,水液潴留有关。

(2) 营养失调　与脾失健运,水液潴留以及知识缺乏有关。

(3) 皮肤完整性受损　与肺、脾、肾功能失调,水液潴留,泛溢肌肤有关。

(4) 潜在并发症:心悸　与肾阳亏虚,水气上凌心肺有关。

(5) 气喘　与肾阳亏虚,水气上凌心肺有关。

5. 护理措施

(1) 病情观察:①观察水肿的部位、起始时间、程度及消长规律,辨别阳水和阴水。②观察小便的色、质、量、味等情况,尤其注意尿中泡沫消长及每日尿量的变化。准确记录24小时出入量,尤其是瘀水互结者更应加强24小时出入量的观察。③定期测量血压和体重,如有腹水,定时测腹围;并观察各项理化检查的变化,及时记录以判断水肿消长情况。④辨证观察:肾阳衰微、瘀水互结者,须观察有无心悸、喘促、呕恶、尿闭等症。如患者出现每日尿量少于400ml或尿闭,表情淡漠,腹胀,呼吸深长,胸满气喘,恶心,呕吐;或气息短促,吐白色泡沫痰,面白唇紫,冷汗肢厥,烦躁心悸等症状,应立即报告医生,及时处理。⑤行肾组织活检者应注意观察有无血尿及腰痛等情况发生。

(2) 生活起居护理:①保持病室整洁舒适,定时开窗通风,保持空气清新并根据病情辨证调节。②注意病室环境,避免外邪侵袭。随季节交替增减衣被,以预防感冒,遇感冒流行季节,要加强病室消毒,每日用醋熏1次,或用中西药消毒剂熏蒸或喷洒,防止交叉感染。③取舒适体位,眼睑及头面水肿

Note:

较甚者应将头部抬高,下肢水肿明显者可适当抬高下肢,严重者取半坐卧位,以减轻症状。轻型或恢复期患者可根据体力情况适当活动,但不宜劳累,重度浮肿者宜卧床静养,待病情允许后再适当锻炼,以不感疲劳为度。④做好皮肤护理,保持床单位清洁、干燥、平整,衣着应宽大柔软,长期卧床或重度水肿患者应定时更换体位,在骨突出部位加海绵垫等,以防止皮肤擦伤及压力性损伤的发生。每日用温水清洗皮肤;严重水肿者,清洗皮肤时动作一定要轻柔。勤剪指甲,皮肤瘙痒者注意防止患者抓破皮肤,以免感染。⑤有会阴部水肿的患者,每日应做好会阴部护理,防止尿路感染;阴囊水肿时可用脱脂棉置于两侧腹股沟,并用托带托起阴囊,以免磨破发生交叉感染。⑥尽量避免在水肿部位行各种穿刺和注射,以免流水不止,导致感染。⑦辨证起居:湿热壅盛者病室宜通风凉爽,安静;脾阳虚衰、肾阳衰微者病室宜温暖向阳,防寒保暖,避免外邪侵袭。

(3) 饮食护理:①以清淡、易消化、富营养、低盐或无盐为原则,少食多餐,戒烟限酒,宜食具有利尿作用的食物,如西瓜、冬瓜、薏苡仁等,忌辛辣、肥甘、海腥之物,尤忌发物,如海腥、鱼虾、鹅肉等,以防水肿复发。②若患者血浆蛋白低下,而肾功能正常,应每天给予每千克体重 0.8~1.0g 的优质蛋白饮食,若患者肾功能明显减退,则应给予低蛋白饮食,以减轻肾脏负担。③限制盐的摄入,给予的食盐量应根据水肿程度而定,每天以 2~3g 为宜。尿闭者应限制摄入橘子、蘑菇等含钾较多的食物。④限制入液量,根据小便量而定,若每天小便量达 1 000ml 以上,一般不需要严格限水。若每天小便量小于 500ml 或严重水肿者须限制水的摄入,重者应量出为入,每天液体入量不超过前一天的小便量加500ml 为宜,如伴有高热、呕吐或腹泻者可酌情增加。⑤辨证施食:风水相搏者,以疏风解表、宣肺行水为原则,偏风寒者可食用五神汤(《惠直堂经验方》);湿毒浸淫者,以宣肺解毒、利湿消肿为原则,可食赤豆鲤鱼汤(《外台秘要》)或麻黄连翘赤小豆汤(《伤寒论》);水湿浸渍者,以运脾化湿、通阳利水为原则,可食鲫鱼、薏苡仁等,忌食生冷瓜果;湿热壅盛者,以清热利湿、疏利气机为原则,如金银花、西瓜等,亦可用冬瓜粥(《粥谱》)或茅根赤豆粥(《肘后备急方》),烦渴者可用五汁饮(《温病条辨》,取麦冬汁 10g,鲜芦根汁 25g,梨汁 30g,荸荠汁、藕汁各 20g 混匀),大便干结时可用苋粥(《养老奉亲书》苋菜 150g,粳米 100g)以清热通便;脾阳虚衰者,以温阳健脾、利水祛湿为原则,可食薏米粥(《本草纲目》)或干姜粥(《百病饮食自疗》);肾阳衰微者,以温肾补阳、化气行水为原则,饮食宜温热,如鲤鱼、乳类、核桃等,亦可用姜桂仁汤(《中医食疗学》,干姜 15g,益智仁 15~30g,肉桂 5~10g,茯苓 30~60g,冬瓜皮 30~60g,枸杞子 15~30g,桑椹 15g)。

(4) 用药护理:①使用峻下逐水剂时,药宜浓煎,空腹少量频服,注意药量、方法、时间的准确,并观察用药后反应。若无效,患者体质尚可支持者,次日或隔日再服,注意血压监测,观察小便及大便次数和量,中病即止。②用药期间每日准确记录 24 小时尿量,并观察水肿有无消退,伴随症状是否减轻或好转以估计疗效。并定期检查血清电解质,观察有无恶心、心悸等症状,若发现异常,及时报告医生进行处理。③辨证施药:风水相搏者,汤药不宜久煎,武火快煎,宜热服,服后盖被安卧,以助发汗,取微汗,忌大汗,汗出后应及时擦干汗液或更换衣服,防止因受凉而使病情反复,咽喉红肿疼痛者,可用金喉健喷雾剂喷于患处,每次适量,一日数次;水湿浸渍者,服药时易犯恶欲吐,应少量多次服药或在服药前滴生姜汁数滴于舌面上以防止呕吐;湿热壅盛者,汤药宜饭前温服,以防呕吐;脾阳虚衰者,汤药浓煎,饭前温服,以免加重水肿。

(5) 情志护理:①护理人员应主动关心患者,答疑解惑,向其讲解水肿的相关知识及转归情况,使患者情绪稳定,积极配合治疗和护理。②帮助患者树立战胜疾病的信心,可采用顺情从欲、说理开导、移情易性、以情胜情等方法,消除焦虑、恐惧、抑郁等不良情绪。③水肿与肺脾肾关系密切,商音入肺,风格高亢悲壮、铿锵雄伟,代表曲目有《江河水》;宫音入脾,悠扬沉静、醇厚庄重,可聆听《月光奏鸣曲》;羽音入肾,风格清纯、苍凉柔润,如《梅花三弄》等。

(6) 对症处理

水肿

① 耳穴贴压:a. 耳穴:肾、输尿管、膀胱、三焦等穴。b. 方法:每日不拘时按压,以耐受为度,每 4~5

Note:

日更换一次。c. 辨证选穴：风水相搏者加肺、脑干、肾上腺等；湿毒浸淫者加脾，耳尖放血。

② 中药外敷：多适合实证偏寒、偏瘀者，或脾虚证水肿者。a. 药物：实证者可用麻黄 9g、细辛 3g、杏仁 6g、葶苈子 15g、椒目 10g、商路 9g、水蛭 6g 等，研末后加入 30g 冰片；虚证者可用薏苡仁 20g、砂仁 6g、大戟 12g、芫花 12g、泽泻 10g 等，研末后加入樟脑粉 30g 混匀。腹水甚者可用芒硝外敷。b. 方法：将中药置于布袋中，加热至 50℃以下，平敷于双肾区，每次外敷 30 分钟，每日 2 次。

③ 艾灸：多适合风水相搏偏于风寒、肾阳衰微或脾肾阳虚者。a. 穴位：肾俞、脾俞、命门、足三里、涌泉、阴陵泉穴。b. 方法：采用艾盒灸，每次 20 分钟，每日 1~2 次；或温和灸，每穴 3~5 分钟，每日 1 次。c. 辨证施灸：肾阳衰微者加中极、至阳、水道穴；脾肾阳虚者加水分、气海、关元、等穴；风寒者加风门穴；痰湿者加丰隆穴。

④ 中药熏洗：多适合肾阳衰微、瘀水互结者。a. 药物：大黄、黄芪、麻黄、防风、羌活、苍术、土茯苓、红花、白鲜皮、地肤子等。b. 方法：将药物水煎取汁后进行足部或全身熏洗。水温在 46℃以下，每次 30 分钟，以全身微出汗为宜，每日 1 次。c. 头面部浮肿甚者可用浮萍煎水熏蒸以促汗消肿。

⑤ 中药热奄包：多适合阴水患者。a. 穴位：脾俞、肾俞、足三里、三阴交、命门、阳陵泉、委中等穴。b. 药物：薏苡仁 20g、红花 15g、砂仁 6g、大戟 12g、芫花 12g、泽泻 10g 等。c. 方法：将中药置于布袋中，加热至 50℃以下，热敷于穴位处，每次热敷 30 分钟，每日 2 次。

⑥ 中药保留灌肠：a. 药物：生大黄 20g、煅牡蛎 30g、蒲公英 30g、煅龙骨 30g、土茯苓 30g、槐花 30g、丹参 20g 等。b. 方法：将药物浓煎成 150~200ml 灌肠液，温度约 39~41℃，抬高臀部 10cm，药液液面高于臀部不超过 30cm，插入深度约 15~20cm，进行高位保留灌肠，保留时间在 1 小时以上，每日 1 次。

⑦ 中药离子导入：a. 药物：大黄、桂枝、水蛭、川芎、当归、赤芍、桃仁、红花、细辛各 15g。b. 方法：将药物浓煎取汁，浸透以上药剂的衬垫置于背部两侧肾区进行离子导入，每次 30 分钟，每日 1 次。

【健康教育】

1. 适寒温，避风邪，注意保暖，调适生活起居，减少去公共场所，防止外邪侵袭。平时应避免冒雨涉水，或湿衣久穿不脱，以免湿邪外侵。注意个人卫生，保持皮肤清洁，预防疖肿、疮痈，一旦发现，及时治疗。节欲保精，勿妊娠。劳逸结合，动静相宜，可适当参加太极拳、八段锦、五禽戏等健身运动，提高机体抗病能力。

2. 戒烟、限酒，注意饮食调摄，饮食宜清淡有节，忌食鱼、虾、蟹等发物以及肥甘厚腻辛辣刺激之品。肿势重者应在短期内给予无盐饮食；轻者予低盐饮食；若因营养不足而致水肿者，不必过于忌盐。

3. 严格遵医嘱用药，每日记录尿量、血压和体重。水肿而尿少者，每日准确记录出入量。

4. 调畅情志，释放不良情绪，培养愉悦心情，以利于体质改善。

5. 定期复查肾功能、电解质、尿液等检查。积极治疗心悸、鼓胀、癃闭等原发病，早发现，早治疗。

（管玉香）

第二节　淋　　证

06章02节　数字内容

 导入案例与思考

陈某，女，20 岁，学生。因小便频数，淋漓刺痛，腰痛 5 天就诊。

患者5天前运动后劳累,开始出现小便频数,淋漓刺痛,腰痛,遂来院就诊。刻下:小便频数,短涩,灼热刺痛,溺色黄赤,腰痛拒按,口苦,大便秘结。舌质红,苔黄腻,脉滑数。

体格检查:T 37.2℃,P 84 次/min,R 21 次/min,BP 120/70mmHg,肾区叩击痛(++)。

请思考:

1. 该患者目前所患何病? 辨证当属何证?

2. 针对患者目前的小便频数短涩、灼热刺痛、腰痛症状,应如何护理? 请用思维导图形式呈现。

淋证是以小便频数短涩,淋漓刺痛,欲出未尽,小腹拘急,或痛引腰腹为主要临床表现的病证。

凡急、慢性尿路感染,泌尿道结核,尿路结石,急、慢性前列腺炎,乳糜尿及尿道综合征等具有淋证表现者,均属本病证的讨论范围,可参考本节辨证施护。

【经典与沿革】

1. "淋之为病,小便如粟状,小腹弦急,痛引脐中。"(汉·张仲景《金匮要略·消渴小便不利淋病脉证并治》)

2. "淋之为病,种凡有五,气、石、血、膏、劳是也。"(南宋·严用和《济生方》)

3. "初则热淋、血淋,久则煎熬水液,稠浊如膏、如砂、如石也。"(清·尤怡《金匮翼·诸淋》)

【病因病机】

淋证的发生多与外感湿热、饮食不节、情志失调、禀赋不足或劳伤久病有关。淋证病因病机示意图见图 6-2。

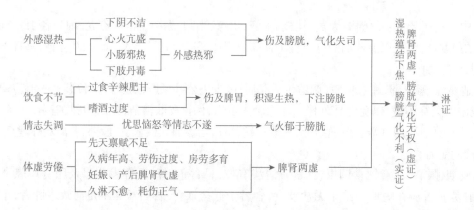

图 6-2　淋证病因病机示意图

1. **外感湿热**　下阴不洁,秽污之邪侵入机体,上犯膀胱;或由心火亢盛,小肠邪热,下肢丹毒等外感之热邪传入膀胱,发为淋证。

2. **饮食不节**　过食辛辣肥甘之品,或嗜酒过度,伤及脾胃,积湿生热,下注膀胱,乃成淋证。

3. **情志失调**　忧思恼怒等情志不遂,使肝气郁结或气郁化火,气火郁于膀胱,导致淋证。

4. **禀赋不足或劳伤久病**　先天禀赋不足,或年高久病、劳伤过度、房劳多育,或妊娠、产后脾肾气虚,或久淋不愈,耗伤正气,膀胱易感受外邪而发淋证。

本病病位在膀胱与肾,亦与肝、脾有关。淋证的基本病机,实证为湿热蕴结下焦,肾与膀胱气化不利;虚证为脾肾两虚,膀胱气化无权。肾主水,维持机体水液的代谢;膀胱乃州都之官,有贮尿和排尿功能。当湿热蕴结膀胱,或久病脏腑功能失调,均可导致肾和膀胱气化不利而致淋证。其病理因素主要为湿热之邪。由于湿热所致病理变化不同,且累及脏腑存在差异,故淋证又有六淋之分。若热结膀胱,小便灼热刺痛为热淋;若热熬尿液,日积月累,聚砂成石,尿中有砂石排出,尿液变细或中断则成石淋;若湿热蕴久,阻滞经脉,脂液不循常道,小便混浊不清,则为膏淋;若肝气失于疏泄,气火郁于膀胱,少腹坠胀,尿出不畅为气淋;若久淋不愈,湿热留恋膀胱,由腑及脏,继则由肾及脾,脾肾俱损,正虚邪弱,遂成劳淋;热盛伤络,小便涩痛有血,则是血淋。中气不足,气虚下陷,膀胱气化无权亦成气淋虚证;肾气亏虚,下元不固,脂液下泄,尿如脂膏者为膏淋虚证;肾阴亏耗,虚火灼络或气虚阳衰,统摄失常,血不归经者为血淋虚证。淋证的病理性质有虚实之分,且多见虚实夹杂。初起多因湿热为患,正气尚未虚损,多属实证,湿热日久伤正,导致脾肾两虚,膀胱气化无权,则由实转虚,若邪气未尽,正气渐伤,则为虚实夹杂之证。淋证虽有六淋之分,但各种淋证之间存在着虚实转化关系,如实证的热淋、血淋、气淋可转化为虚证的劳淋,反之虚证的劳淋亦可兼夹实证的热淋、血淋、气淋。此外,同一淋证本身同样存在着虚实转化的情况,也存在有某些淋证之间的相互转换或同时并见等情况。

淋证的预后往往与其类型及病情的轻重缓急有关。初起者因病情较轻,若护治得当多可治愈;若久病不愈或反复发作不仅可转为劳淋,还可转变成水肿、癃闭、关格等证。石淋因结石阻塞水道亦可出现水肿、癃闭、关格等证;膏淋日久可致气血大亏,最终成为虚劳病证。

【诊断与鉴别诊断】

1. 诊断

(1) 症状:小便频数,淋漓涩痛,小腹拘急引痛,为各种淋证的主症,是诊断淋证的主要依据。根据各种淋证的不同临床特征,确定淋证的类型。病久或反复发作者,常伴有低热、腹痛、小腹坠胀及疲乏无力等表现。

(2) 发病特点:多见于已婚女性,每因疲劳、情志变化、不洁房事或感受外邪等诱发。

(3) 相关检查:尿常规、中段尿细菌培养、尿沉渣抗酸杆菌检查、尿脱落细胞检查、前列腺液检查、静脉肾盂造影、腹部 X 线检查、泌尿道 B 超及膀胱镜等,根据检查结果明确诊断。

2. 鉴别诊断

(1) 血淋与尿血:血淋与尿血均有小便出血、尿色红赤,甚至溺出纯血等症状。血淋者见小便滴沥而疼痛难忍,尿血多无疼痛之感,或有轻微的胀痛或热痛。

(2) 膏淋与尿浊:膏淋与尿浊均有小便混浊,白如米泔水等共同特征,但尿浊在排尿时无疼痛滞涩感。

【辨证施护】

1. 辨证要点

(1) 辨淋证类别:若起病急骤,或伴有发热,小便赤热,溲时灼痛,多为热淋;若以小便排出砂石为主症,或排尿时突然中断,尿道窘迫疼痛,或腰腹绞痛难忍,多为石淋;若小腹胀满较明显,小便艰涩疼痛,尿后余沥不尽,多为气淋;若溺血而痛,多为血淋;若小便混浊如米泔水或滑腻如脂膏,多为膏淋;若久淋,小便淋漓不已,遇劳即发,多为劳淋。

(2) 辨虚实:一般情况下,若在初起或急性发作阶段,以膀胱湿热、砂石结聚、气滞不利为主,多属实证;若久病,病在脾肾,以脾虚、肾虚为主,多属虚证。

2. 护治原则 以实则清利、虚则补益为基本原则。实证以膀胱湿热为主者,治宜清热利湿;以热灼血络为主者,治宜凉血止血;以砂石结聚为主者,治宜通淋排石;以气滞不利为主者,治宜利气疏导。虚证以脾虚为主者,治宜健脾益气;以肾虚为主者,治宜补虚益肾。同时应正确掌握标本缓急,对虚实夹杂者,又当通补兼施,审其主次缓急,兼顾治疗。

淋证的治法,古有忌汗、忌补之说,临床应根据实际情况而定。对于淋证忌汗,若淋证确因外感诱发,或新感外邪,仍可适当运用解表发汗之剂。至于淋证忌补之说,是针对实热之证而言,而脾肾亏虚者不在此列,因此,"忌补"应理解为"慎补"。

3. 证治分类(表6-3)

表6-3　淋证的常见证型及辨证治疗

证型	临床表现	治法	方药
热淋	小便频数短涩,灼热刺痛,溺色黄赤,少腹拘急胀痛,或有寒热,口苦,呕恶,或有腰痛拒按,或有大便秘结,苔黄腻,脉滑数	清热利湿通淋	主方:八正散 常用药物:瞿麦、萹蓄、车前子、滑石、栀子、灯心草、大黄、甘草等
石淋	尿中夹砂石,排尿涩痛,或排尿时突然中断,尿道窘迫疼痛,少腹拘急,往往突发,一侧腰腹绞痛难忍,甚则牵及外阴,尿中带血,舌红,苔薄黄,脉弦或带数	清热利湿,排石通淋	主方:石韦散 常用药物:石韦、冬葵子、滑石、瞿麦、车前子、金钱草、鸡内金等
血淋	小便热涩刺痛,尿色深红,或夹有血块,疼痛满急加剧,或见心烦,舌尖红,苔黄,脉滑数	清热通淋,凉血止血	主方:小蓟饮子 常用药物:小蓟、生地黄、木通、淡竹叶、栀子、滑石、当归、甘草等
气淋	郁怒之后,小便涩滞,淋漓不宣,少腹胀满疼痛,苔薄白,脉弦;或见少腹坠胀,尿有余沥,面色苍白,舌质淡,脉虚细无力	理气疏导;通淋利尿	主方:沉香散 常用药物:沉香、石韦、滑石、当归、白芍、冬葵子、王不留行等
膏淋	小便混浊,乳白或如米泔水,上有浮油,置之沉淀,或伴有絮状凝块物,或混有血液、血块,尿道热涩疼痛,尿时阻塞不畅,口干,苔黄腻,舌质红,脉濡数	清热利湿,分清泄浊	主方:程氏萆薢分清饮 常用药物:萆薢、石菖蒲、黄柏、车前子、莲子心、茯苓、白术、丹参等
劳淋	小便淋漓不已,赤涩溺痛不甚,时轻时重,时作时止,遇劳即发,腰膝酸软,神疲乏力,病程缠绵,舌质淡,脉细弱	补脾益肾	主方:无比山药丸 常用药物:山药、地黄、山茱萸、肉苁蓉、菟丝子、杜仲、巴戟天、赤石脂、五味子、茯神、泽泻、牛膝等

4. 主要护理问题

(1) 小便频数灼热,淋漓涩痛　与湿热蕴结下焦,膀胱气化不利有关。

(2) 腰腹疼痛　与湿热蕴结下焦,瘀血、结石、败精阻滞有关。

(3) 有反复发作的危险　与劳累、复感外邪、治疗不彻底有关。

(4) 恶寒、发热　与湿热壅结,正邪交争有关。

5. 护理措施

(1) 病情观察:①严密观察小便情况,如小便的色、质、量变化,还应注意观察尿常规和肾功能的变化情况。②观察伴随症状,如排尿时有无疼痛,是否通畅等情况。③观察有无导致淋证反复发作的诱因,如过度劳累、治疗不彻底及复感外邪等。④如伴有消瘦、乏力,且年龄在40岁以上者,应当警惕泌尿系统肿瘤的可能,及时进行膀胱镜检查。⑤辨证观察:热淋者,应观察体温、脉搏、血白细胞计数等情况;石淋者,观察肾绞痛的性质,排尿有无中断,结合腹部X线摄片及B超检查,确定结石的部位,使用排石药后,应注意观察尿中有无砂石排出;血淋者,观察血尿的性质、量、小便通畅程度,防止血块阻塞尿路;膏淋者,观察尿液混浊程度、成分的变化,以区分乳糜尿、乳糜血尿、乳糜脓尿等,观察有无乳糜凝块阻塞尿道以及患者用药后尿色、排尿情况的变化。

(2) 生活起居护理:①急性期患者应卧床休息,慢性期注意休息,避免劳累。一般不宜从事重体力劳动和剧烈活动,若病情许可,可选择适当的锻炼方式,循序渐进增强体质。适当散步,练习八段锦、太极拳等。②病室宜安静整洁,空气新鲜。避时邪,尤其夏秋之际,应防止病情反复发作。③保持会阴部清洁卫生,洗澡以淋浴为主。每天用温水清洗会阴部,或用具有清热解毒功效的中草药进行中药熏洗,尤其是月经期、妊娠期和产后妇女,应穿棉质宽松内衣裤,并经常更换,及时治疗妇科疾病。在淋证尚未痊愈时,禁止性生活。④尽量避免不必要的泌尿道及妇科器械侵入性操作,如导尿、留置导尿管等,以防感染。⑤小儿急性发病期应保证休息与睡眠,防止过度劳累和兴奋,小儿在小便时不要突然惊吓,以防出现尿频,甚至尿失禁。⑥辨证起居:热淋者,病室宜凉爽、干燥,避免对流风,腰痛者应卧床休息,鼓励患者多饮水,严密观察患者体温、汗出、二便及舌脉变化;急性期有发热者应按发热护理。石淋者,根据砂石的部位配合适当的运动,如输尿管结石者,鼓励其多做跳跃运动以利石排出,肾下盏结石可倒立、翻跟头;泌尿系结石每日饮水量应大于 2 000ml,膀胱充盈时,鼓励患者用力排尿,以便于排出砂石;绞痛急性发作时应及时报告医生,安静卧床,腰下垫软枕,如绞痛不缓解,可遵照医嘱,适量予镇痛解痉剂。气淋虚证者多休息。膏淋者,若有乳糜凝块阻塞尿道,造成排尿困难者,嘱患者用腹式呼吸,增加腹内压,使膏脂物随尿排出。劳淋者,病室宜温暖向阳,适当休息,避免过度劳累或复感外邪,节制房事,并及时治疗妇科疾病,以免反复发作,影响肾功能。

(3) 饮食护理:①以清淡、富有营养、易消化为原则。宜食新鲜水果和蔬菜,如萝卜、西瓜、莲藕等,忌辛辣、煎炸、肥甘厚腻之品,如肥肉、辣椒、油条等,戒烟酒。②辨证施食:热淋者,以清热利湿通淋为原则,宜食味苦、性凉之品,如青菜、冬瓜、莲子、丝瓜等,可用金银花 10g,蒲公英 15g,煮汤代茶饮,亦可用青豆橘皮汤(《养老奉亲书》绿豆 60g,橘皮 10g)或芹菜汁(《太平圣惠方》);石淋者,以清热利湿、排石通淋为原则,针对结石成分不同给予相应饮食护理,含钙盐结石患者,忌食高钙食物,如牛乳、豆浆等,尿酸盐结石者,避免摄入过多高嘌呤类食物,如动物内脏、肉汤、海产品等,草酸盐结石者,避免摄入草酸含量高的食物,如菠菜、豆类、茶叶等,可用薏苡仁汤(《杨氏经验方》薏苡仁 50g)或鸡内金粉(《医林类证集要》鸡内金粉 15~30g);血淋者,以清热通淋、凉血止血为原则,宜食性凉之品,如小蓟、藕节、白茅根等,同时应食用富含维生素 C 的食物,如橘子汁、番茄汁等,可用鲜小蓟根汤(《医学衷中参西录》鲜小蓟根 50g)或用茅根粥(《食疗百味》鲜白茅根 200g,粳米 30g);气淋者,以理气疏导、通淋利尿为原则,宜食芳香之品,如橘皮、山楂等,忌产气食物,如番薯、芋头等;膏淋者,以清热利湿、分清泄浊为原则,宜食低脂、低蛋白饮食,实证可用小蓟 15g、蒲公英 15g、金银花 10g,水煎代茶饮以清热利湿,虚证可用黄精 15g、黄芪 15g 泡水代茶饮;劳淋者,以补脾益肾为原则,宜食性温、味甘之品,如瘦肉、山药、枸杞子等。

(4) 用药护理:①急性发作期多为实证,汤药宜温服或凉服。②久病虚证汤药宜久煎、饭前服用,以增强药效。③遵医嘱按疗程用药,有尿路感染者待小便培养连续 3 次阴性后方可停药。④辨证施药:热淋者中药汤剂宜空腹凉服;石淋者中药汤剂宜饭前温服;血淋者中药汤剂宜在饭后 1~2 小时温服;膏淋者中药汤剂宜饭后服用;劳淋者中药汤剂宜空腹温热服。

(5) 情志护理:①指导患者保持情绪稳定,心情舒畅,正确对待疾病,积极配合治疗和护理。②排尿涩痛或绞痛者,应给予安慰和鼓励,消除思想顾虑,增强康复信心,可聆听《喜洋洋》《花好月圆》《紫竹调》等徵调乐曲。③气淋者应顺情疏导,劝慰开导,避免抑郁、恼怒。可采用以情制情法,适当播放悲情影视剧,或聆听《平沙落雁》《胡笳十八拍》《江南好》等角调乐曲。④劳淋者勿忧思劳倦,纵欲无度。可聆听《梁祝》《二泉映月》等羽调乐曲。

(6) 对症处理

腰腹疼痛

① 穴位按摩:a.穴位:三阴交、阴陵泉、肾俞、膀胱俞等穴。b.方法:根据患者耐受程度选用点按法、一指禅推法、大鱼际按揉法、穴位提捏法等;或采取少腹、膀胱区按摩法。c.辨证取穴:虚者可加关元、气海等穴。

② 耳穴贴压:a. 耳穴:交感、神门、膀胱、肾、腹等穴。b. 方法:每日不拘时按压,对按或向耳轮方向按压,以耐受为度,每 4~5 天更换一次。c.辨证取穴:热淋者,加输尿管、耳尖穴;血淋者,加内分泌、耳中穴;气淋者,加肝、皮质下穴;膏淋者,加三焦、内分泌穴;劳淋者,加脾、口、肾上腺穴。

③ 艾灸:多适合除热淋、血淋外的腰腹痛者。a.穴位:足三里、三阴交、关元、气海、肾俞等穴。b.方法:温和灸,每穴 3~5 分钟,每天 1 次。c.辨证施灸:石淋者加中封、蠡沟、天枢、水道、水泉;血淋者加行间、蠡沟;气淋者加脾俞、阴陵泉;膏淋者加膀胱俞;劳淋者加脾俞、血海。

④ 穴位贴敷：多适合膀胱湿热或劳淋者。a. 穴位：关元、命门、气海、三阴交(双侧)、膀胱俞(双侧)、肾俞(双侧)。b. 药物：党参 20g、黄芪 50g、附子 10g、牛膝 20g、丹参 20g、当归 20g、桑寄生 20g、红花 10g、肉桂 10g、车前子 30g、金钱草 30g 等。c. 方法：将药物研末，调成膏状或糊状，贴于穴位处，每次贴敷 4~6 小时，每天 1 次，共贴敷 5 次。

⑤ 中药热奄包：多适合除血淋外的腰腹痛者。a. 穴位：双侧脾俞、肾俞、膀胱俞，足三里、三阴交、命门、阳陵泉等。b. 主要药物：桑寄生 30g、透骨草 30g、川芎 10g、威灵仙 30g、红花 15g、川牛膝 30g、杜仲 20g、独活 20g 等。c. 方法：将中药置于药袋中，加热至 60℃左右，每次热熨 15~30 分钟，以免灼伤皮肤，每天 1~2 次。

【健康教育】

1. 劳逸适度，勿过劳，根据病情配合锻炼，以提高抗病能力。肾虚腰痛者以卧床休息为主。注意个人卫生，保持外阴清洁。纠正忍尿不解、纵欲过度等不良生活习惯。

2. 保持心情愉快，切忌忧思恼怒。

3. 纠正患者的饮食习惯，饮食宜清淡、富营养、易消化，鼓励多饮水，勤排尿，忌肥腻、辛辣、煎炸、动火之品。

4. 遵医嘱用药。积极治疗消渴、腹泻、妇科病等原发病。

5. 指导患者恢复期应注意劳逸结合，以防复发。

(管玉香)

第三节　癃　闭

06 章 03 节　数字内容

 ────────── 导入案例与思考 ──────────

吴某，男，70 岁，退休工人。因小便不利，小腹胀满 3 天就诊。

患者 3 天前出现小便滴沥不畅，短赤灼热，无小便涩痛，小腹胀满，每天尿量约 300ml，遂来院就诊。刻下：小便点滴不通，小便量少，短赤，灼热，小腹胀满疼痛，口干口苦。舌质红，苔黄腻，脉数。

体格检查：T 36.9℃，P 86 次/min，R 21 次/min，BP 132/78mmHg，下腹膨隆，叩诊膀胱区充盈，腹水征(+)。

请思考：

1. 该患者目前所患何病？辨证当属何证？

2. 针对患者目前的小便不利、小腹胀满症状，应如何护理？请用思维导图的形式呈现。

───────────────────────────────

癃闭是以小便量小，排尿困难，甚则闭塞不通为主要临床表现的病证。小便不畅，点滴而短少，病势较缓者称为癃；小便闭塞，点滴不通，病势较急者称为闭。癃和闭虽有程度上的区别，但均指排尿困难，故合称为癃闭。

凡神经性尿闭、膀胱括约肌痉挛、尿道结石、尿道肿瘤、尿道损伤、尿道狭窄、前列腺增生症、脊髓炎等病所致的尿潴留以及各种肾功能不全引起的少尿、无尿，均属本病证的讨论范围，可参考本节辨证施护。

【经典与沿革】

1. "其病癃闷，邪伤肾也。"(《素问·五常政大论》)

2. "膀胱不利为癃,不约为遗溺。"（《素问·宣明五气》）

3. "三焦者……实则闭癃,虚则遗溺。"（《灵枢·本输》）

【病因病机】

癃闭的发生多与外邪侵袭、饮食不节、情志内伤、瘀浊内停、体虚久病等因素有关。癃闭病因病机示意图见图 6-3。

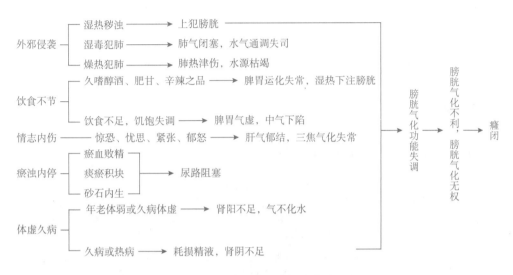

图 6-3　癃闭病因病机示意图

1. **外邪侵袭**　下阴不洁,湿热秽浊,上犯膀胱,膀胱气化不利则为癃闭;或湿热犯肺,热邪壅滞,肺气闭塞,肃降失司,水道通调失职,津液不能下输膀胱;亦可因燥热犯肺,肺燥津伤,水源枯竭,而成癃闭。

2. **饮食不节**　过食辛辣香燥、肥甘厚味之品,或嗜酒过度,导致脾胃运化功能失常,湿自内生,酿湿生热,阻滞于中,下注膀胱,气化不利,乃成癃闭;或饮食不足,饥饱失调,脾胃气虚,中气下陷,无以气化则生癃闭。

3. **情志内伤**　七情所伤引起的肝气郁结,疏滞失利,三焦水液的运化及气化功能失常,则上焦肺不能敷布津液,中焦脾不能运化水湿,下焦肾不能蒸腾气化水液,致使水道通调受阻,形成癃闭。

4. **瘀浊内停**　瘀血败精阻塞于内,或痰瘀积块、或砂石内生,尿路阻塞,小便难以排出,而成癃闭。

5. **体虚久病**　年老体弱或久病体虚,肾阳不足,命门火衰,气不化水,是以"无阳则阴无以生",而致尿不得出;或因久病、热病,耗损津液,导致肾阴不足,所谓"无阴则阳无以化",乃致水府枯竭而无尿。

本病病位主要在膀胱与肾,与三焦、肺、脾、肝密切相关。基本病机为膀胱气化功能失调。水液的代谢,以三焦为通道,依赖于肺的通调,脾的转输,肾的气化以及肝的疏泄。故肺、脾、肾、肝功能失调,均可致癃闭。若肾阳不足,命门火衰,气化不及州都,则膀胱气化无权,发生癃闭。肺热壅盛,气不布津,通调失职;或热伤肺津,肾失滋源;或湿热壅阻,下注膀胱;或中气不足,升降失度;或肝气郁结,疏泄不及,以及砂石、痰浊、瘀血阻塞尿路,均可导致膀胱气化失常,而成癃闭。其病理性质有虚实之分,膀胱湿热,肺热气壅,肝郁气滞,尿路阻塞,以致膀胱气化不利者为实证;脾气不升,肾阳衰惫,导致膀胱气化无权者为虚证。但各种原因引起的癃闭,常互相关联,或彼此兼夹。

癃闭的转归及预后,取决于病情的轻重与治疗和护理是否及时有效。若病情轻浅,且救治及时者,则可见尿量逐渐增多,此为好转的标志,可痊愈。若病情深重,邪气壅盛者,则可由"癃"至"闭",更生变证。随着病情的发展亦可并发喘证、心悸、水肿、呕吐,还可导致关格,预后不良。

Note:

【诊断与鉴别诊断】

1. 诊断

(1) 症状:小便不利,点滴不畅,甚或小便闭塞,点滴全无,小腹胀满,每日尿量明显减少。

(2) 体征:触叩小腹部可发现膀胱明显膨隆等水蓄膀胱证候,有振水音者,是为尿潴留;触叩膀胱区无明显充盈征象,甚或伴有水肿、头晕及喘促等肾元衰竭证候,无振水音者,是为肾功能衰竭所引起的少尿或无尿。

(3) 发病特点:多见于老年男性或产后妇女及腹部手术后患者,或患有水肿、淋证、消渴等病,迁延日久不愈者。

(4) 相关检查:泌尿道或前列腺 B 超、尿流动力学、尿道及膀胱造影、肾功能、血常规、血电解质等检查可协助诊断。

2. 鉴别诊断

(1) 癃闭与淋证:二者均有小便量少、排尿困难的特征。癃闭复感湿热,常可并发淋证,而淋证日久不愈,亦可发展成癃闭。二者的不同点见表 6-4。

表 6-4　癃闭与淋证鉴别

病证名称	病位	主要病机	临床特征
癃闭	膀胱、肾	膀胱气化功能失调	每日尿量少于正常,甚则无尿,无尿痛
淋证	膀胱、肾、肝、脾	湿热蕴结下焦,膀胱气化不利(实证);脾肾两虚,膀胱气化无权(虚证)	每日尿量多为正常,有小便频数短涩,滴沥刺痛

(2) 癃闭与水肿:二者均有小便不利,小便量少。二者的不同点见表 6-5。

表 6-5　癃闭与水肿鉴别

病证名称	浮肿	水蓄膀胱
癃闭	多无浮肿	部分兼有小腹胀满膨隆,小便欲解不得,或点滴而出的水蓄膀胱之证
水肿	多有头面、眼睑、四肢的浮肿,甚者可有胸腔积液或腹水	无水蓄膀胱之证

(3) 癃闭与关格:二者都有小便量少或闭塞不通的临床表现。二者的不同点,见表 6-6。

表 6-6　癃闭与关格鉴别

病证名称	病因	临床特征
癃闭	外邪侵袭、饮食不节、情志内伤、尿路阻塞、体虚久病等	小便量少、不通,不伴呕吐,进一步恶化可转变为关格
关格	由水肿、淋证、癃闭等病证经久不愈发展而来	小便不通与呕吐并见,常伴有皮肤瘙痒、口中尿味、四肢抽搐,甚或昏迷等

【辨证施护】

1. 辨证要点　辨虚实:主要根据病因、起病缓急及病程长短等进行辨证。因脾气不升、肾阳亏虚、命门火衰、气化不及州都,起病较缓,病程较长,体质较弱,排尿无力,神疲乏力,舌质淡,脉沉细者,可辨为虚证;因湿热蕴结、浊瘀阻滞、肝郁气滞、肺热壅盛所致,起病较急,病程较短,体质较好,尿意急迫,小便短少色黄,涩滞不畅,苔黄腻,脉弦数者,可辨为实证。

2. 护治原则　以"腑以通为用"为原则,着眼于通。但通利之法,又根据证候的虚实而不同,实证者以治标为主,宜清邪热,散瘀结,利气机而通水道;虚证者则以治本为法,宜补脾肾,助气化,使气化得行,小便自通。不可不经辨证滥用通利小便之品。若小腹胀急,小便点滴不下,内服药物缓不济急者,应配合针刺、艾灸、取嚏、探吐、导尿等法以急通小便。

3. 证治分类(表6-7)

表6-7 癃闭的常见证型及辨证治疗

证型	临床表现	治法	方药
膀胱湿热	小便点滴不通,或量极少而短赤灼热,小腹胀满,口苦口黏,或口渴不欲饮,或大便不畅,舌质红,苔黄腻,脉数或濡数	清热利湿,通利小便	主方:八正散 常用药物:瞿麦、萹蓄、车前子、滑石、栀子仁、大黄、灯心草等
肺热壅盛	小便涓滴不通,或点滴不爽,咽干、烦渴欲饮,呼吸短促,或有咳嗽,舌红,苔薄黄,脉数	清泄肺热,通利水道	主方:清肺饮 常用药物:桑白皮、黄芩、麦冬、车前子、泽泻、木通等
肝郁气滞	情志抑郁,或多烦善怒,小便不通或通而不畅,胁腹胀满,舌红,苔薄黄,脉弦	疏利气机,通利小便	主方:沉香散 常用药物:沉香、石韦、滑石、王不留行、当归、冬葵子、橘皮、甘草、白芍等
浊瘀阻塞	小便点滴而下,时有排尿中断,或尿如细线,甚则阻塞不通,小腹胀满疼痛,舌质紫暗,或有瘀点、瘀斑,脉涩	行瘀散结,通利水道	主方:代抵当丸 常用药物:当归尾、穿山甲片、桃仁、大黄、芒硝、肉桂、生地黄等
脾气不升	小腹坠胀,时欲小便而不得出,或量少而不畅,神疲乏力,食欲不振,气短而语声低细,舌质淡,苔薄,脉细弱	升清降浊,化气利水	主方:补中益气汤合春泽汤 常用药物:人参、黄芪、党参、桂枝、肉桂、柴胡、升麻、猪苓、茯苓、车前子等
肾阳衰惫	小便不通或点滴不爽,排出无力,面色㿠白,神气怯弱,畏寒肢冷,腰膝冷而酸软无力,舌质淡,苔白,脉沉细或弱	温补肾阳,益气通窍	主方:济生肾气丸 常用药物:附子、肉桂、山药、山茱萸、牛膝、车前子、茯苓、泽泻等

4. 主要护理问题

(1) 小便不利　与膀胱气化不利有关。

(2) 尿闭　与肾脏气化失常有关。

(3) 腹胀　与尿液潴留,膀胱充盈有关。

5. 护理措施

(1) 病情观察:①观察小便的性状、颜色及有无混浊等,准确记录24小时排尿次数及小便量,如24小时小便量少于100ml且伴有全身严重症状者为危险征象,应及时报告医生救治。②观察伴随症状,如小腹是否膨隆胀满疼痛,有无排尿感,尿道有无涩痛,并观察患者的神志、食欲及有无恶心呕吐等情况。

(2) 生活起居护理:①病室宜安静整洁,通风良好,保持室内空气新鲜。冬居温密,保暖防寒,预防感冒。夏居虚敞,远避温热燥邪侵袭,消除诱因。保护患者隐私,必要时应为患者提供私密的排尿环境,使患者在放松的环境下排尿。②劳逸结合,注意卧床休息,经常改变体位,避免劳累。一般不宜从事重体力劳动和剧烈活动,若病情许可,可选择适当的锻炼方式,循序渐进增强体质。如散步、练习八段锦或太极拳等。卧床患者排尿时可略抬高上身或帮助患者坐起,尽量以其习惯的姿势排尿,以免因排尿姿势不习惯而致尿潴留。③排尿困难者可诱导排尿,如让患者听流水声、用温水冲洗会阴部、热敷会阴部及按摩膀胱法促使排尿。④保持会阴部清洁,术后、产后者尤其注意预防感染,每天用温水,或具有清热解毒功效的中草药煎汤,进行会阴部冲洗。给予导尿或留置导尿术时,应严格执行无菌技术原则,严防感染。⑤辨证起居:膀胱湿热者,病室宜凉爽,避免对流风;肺热壅盛、肝郁气滞者,病室宜凉爽、湿润,避免强光射入;脾气不升、肾阳衰惫者,病室宜温暖向阳,慎避风寒。

(3) 饮食护理:①以清淡、富营养、易消化为原则。忌辛辣肥甘助火生湿之物,慎收敛、收涩之品。

Note:

②急性发作期患者应给予流质饮食或软食,宜选低盐、低钠之品,如玉米糊、绿豆粥等,少食多餐;恢复期可适当进补,如奶制品、鱼、精瘦肉等强壮体质。③有尿不得解者应根据"量出为入"的原则,控制饮水量。每日摄水量为前一日小便量加 500ml。④辨证施食:膀胱湿热者,以清热利湿、通利小便为原则,可食丝瓜、冬瓜皮、淡竹叶等,可用赤小豆粥(《本草纲目》),亦可用萹蓄 10g、淡竹叶 10g 泡水代茶饮(《中医食疗学》);肺热壅盛者,以清泄肺热、通利水道为原则,宜食清淡凉润之品,如西瓜汁、梨汁、白藕汁等,亦可食用蒲公英、鱼腥草、桑叶等;肝郁气滞者,以疏利气机、通利小便为原则,可食玫瑰花、香橼等,可用陈皮瘦肉粥(《中国药膳学》陈皮 9g,海螵蛸 12g,瘦肉 50g,白米适量);浊瘀阻塞者,以行瘀散结、通利水道为原则,应保证摄入充足水分,可用金钱草煎水代茶饮,配合核桃仁粥(《中国药膳学》,核桃仁 50g,粳米 100g),也可用通淋排石汤(《中医食疗学》,车前子 15~30g,小蓟 16~30g,生甘草梢 10g,鸡内金 15~30g,藕节 100g,冬瓜皮 50g,煎煮饮用);脾气不升者,以升清降浊、化气利水为原则,可食山药、黄芪、大枣等,可选用黄精粥(《饮食辨录》)或二黄山汤(《中医食疗学》,黄精、黄芪各 15g,山药 50g,山楂 5g,冬瓜皮 50g,煎煮饮用);肾阳衰惫者,以温补肾阳、益气通窍为原则,宜食温补之品,如桂圆、枸杞、羊肉等,忌食生冷寒凉之物,可用杜仲腰花(《老年百病防治》,杜仲 15g,羊腰或猪腰两个,炖熟)。

(4) 用药护理:①注意观察服药后的排尿情况,并做好记录。②辨证施药:实证者中药汤剂宜饭前凉服;虚证患者服用补益药宜久煎、饭前温服;肝郁气滞者,除辨证用药外,可吞服粉剂,如沉香粉、琥珀粉各 1g,每日 2 次;若小便点滴不通,小腹胀满难忍者,可另用麝香粉 0.15~0.3g 吞服,以疏肝理气、通利小便;浊瘀阻塞者避免使用导致砂石结晶的药物。

(5) 情志护理:①医护人员应给予释疑解惑,安慰疏导患者,消除其紧张、恐惧等不良情绪,保持情志调和。②向患者讲解七情过激对人体健康的影响,肝郁气滞者多因病情急而痛苦,难以名状而紧张不安,更加重病情,故当加强情志护理,避免不良刺激,抑郁者疏导,善怒者稳定情绪。可采用以情胜情法,适当播放悲情影视剧,或聆听《江南竹丝乐》《春风得意》《碧叶烟云》等角调乐曲,以缓解恼怒之情。③可配合内养功和放松功,保持恬淡心境,也可通过听音乐、读书看报等方法移情易性,消除思想顾虑。④肺热壅盛者,适当听《阳春白雪》《走西口》等商调乐曲。

(6) 对症处理

排尿困难

① 艾灸:多适合脾肾虚弱者。a.穴位:神阙、关元、气海、中极、足三里、脾俞、肾俞、膀胱俞、三阴交、阴陵泉等穴。b.方法:采用艾盒灸,每次 20 分钟,每天 1~2 次;或艾条温和灸,每穴 3~5 分钟,每天 1 次。

② 刮痧:多适合实证者。a.刮拭经脉及穴位:督脉、任脉、足太阴脾经、中极、膀胱俞、三阴交、阴陵泉等穴。b.刮拭方法:经脉直线刮拭,尽量拉长,穴位点压按揉,均以出痧为度;督脉用平补平泻法,其余经脉用泻法刮拭。c.辨证刮痧:膀胱湿热者加八髎穴;浊瘀阻塞者加膈俞、血海等穴位。d.刮拭顺序:先刮背部,再刮腹部,最后刮下肢。

③ 穴位贴敷:多适合膀胱湿热者。a.穴位:神阙、关元、气海、中极、肾俞、膀胱俞等穴。b.药物:葱白、车前草、独头蒜、栀子仁、淡豆豉、冰片、芒硝等,盐少许。c.方法:打碎成粉,摊纸贴敷,以利于小便通泄,为防止蒜头刺激皮肤引起水疱,可先用凡士林涂抹皮肤后再敷。每次贴敷 4~6 小时,每天 1 次,共贴敷 5~7 次。

④ 取嚏或探吐法:亦称提壶揭盖法,用消毒棉签刺激患者的鼻腔或咽喉,使其打喷嚏或呕吐,开上以通下,使潴留膀胱的尿液排出。但对于因肾衰竭所致的无尿者禁用此法。

⑤ 穴位按摩:a.穴位:足三里、中极、三阴交、阴陵泉等,亦可采取少腹、膀胱区按摩法。b.方法:选用点按法、按揉法、摩法、一指禅法等进行按摩,以感酸胀透热为度,每穴按摩 1 分钟,每天数次。

⑥ 足浴:多适合膀胱湿热者。可用瓜蒌汤(瓜蒌 30~60g,煎汤备用)或紫苏汤(《续名医类案》)熏洗,或用梧桐皂角蒸熏方(《中国民间疗法》梧桐子、皂角各 120g)。每晚睡前用 38~40℃的中药泡足,以达温通之效,时间不宜超过 30 分钟。

⑦ 热熨法:a.部位:脐腹、涌泉穴。b.方法:用食盐 250g,炒热,布包熨脐腹,冷后再炒热敷之;或

用葱白 3 斤切细,布包,炒热后交替熨脐腹;亦可取白矾 30g,研末,醋调,包脚心,以通为度。

⑧ 耳穴贴压:a. 穴位:膀胱、肾、尿道、三焦等穴。b. 方法:每天不拘时按压,对按或向耳轮方向按压,以耐受为度,每 4~5 天更换 1 次。c. 辨证取穴:膀胱湿热者加交感;肝郁气滞者加肝、身心等;浊瘀阻塞者加脾、交感、热穴等。

【健康教育】

1. 起居顺应季节变化,适寒温,避时邪,改变忍尿不解、冷暖失宜、纵欲过劳等不良生活习惯。保持个人卫生,防止感染。

2. 指导患者饮食有节,勿过饥饱,宜清淡、富营养、易消化,忌辛辣肥甘助火生湿之物。

3. 积极治疗水肿、结石、淋证等疾患,以防癃闭的发生。

4. 保持乐观情绪,遵医嘱用药。

5. 指导患者恢复期应注意锻炼身体,生活起居规律,戒烟、限酒,减少复发。

(管玉香)

病案分析与思考

06 章病案　数字内容

【病案导入】

赵某,男,21 岁,某高校大二学生,未婚。2019 年 5 月 11 日初诊。

全身浮肿反复发作 2 年,加重 1 周入院。

2 年前因全身浮肿在某省级医院住院,诊断为肾病综合征,服用强的松后尿蛋白转阴、病情缓解,但强的松仍维持 10mg/d。1 周前因吹冷风后感冒,诱发病情加重,先出现眼睑及颜面浮肿,伴恶风发热,肢节酸楚,随之四肢及全身浮肿,小便不畅,咽喉红肿疼痛,口渴,遂来院就诊。刻下:全身浮肿,恶风,发热,头身疼痛,肢节酸楚,咽喉疼痛,小便不畅。舌质红,苔薄黄,脉滑数。

既往体健,无其他内科疾病史。

否认家族性疾病病史。

否认药物、食物过敏史。

查体:T 37.9℃,P 92 次/min,R 22 次/min,BP 128/76mmHg。患者神志清楚,皮肤黏膜无出血和黄染,两肺呼吸音正常。全身浮肿,咽喉红肿。

相关检查:尿常规:尿蛋白(+++),24 小时尿蛋白定量 3.7g。血常规:红细胞 $4.5×10^{12}$/L,血红蛋白 125g/L,血浆清蛋白 27g/L。肾功能检查:血肌酐 86μmol/L,血尿素氮 7.9mmol/L。

【提出问题】

1. 本例患者目前所患的是何病何证? 请具体分析。

2. 本例患者存在的护理问题有哪些? 如何解决?

【分析思路】

1. **辨病分析**　患者有肾病综合征的既往病史,因外感诱发颜面及全身浮肿症状加重,结合其颜面及全身浮肿、尿少等主要临床表现及实验室检查结果,故辨病属中医水肿范畴,西医之肾病综合征。

2. **辨证分析**　患者因外感风邪犯肺,肺失宣降,不能通调水道,下输膀胱,水液内停,外溢肌肤,故见恶风发热,肢节酸楚,小便不利,颜面及全身浮肿等症;风热结于咽喉,故见咽喉红肿热痛;舌质红,苔薄黄,脉滑数,乃风邪兼热所致。故本证当属阳水中的风水相搏证。

3. **辅助检查**　本次实验室检查中尿蛋白(+++),24 小时尿蛋白定量 3.7g,血浆清蛋白 27g/L,提示肾脏有病变,其余检查结果无特殊临床意义。为进一步明确水肿的病理类型,可做肝肾B超及肾组织穿刺活检等。

4. 目前存在的护理问题

(1) 水肿　与肺失通调,水液潴留有关。

(2) 潜在并发症:皮肤完整性受损　与肺功能失调,水液潴留,泛溢肌肤有关。

【行动方案】

1. 观察患者水肿的部位、起始时间、程度及消长规律,观察有无胸腔积液、腹水和心包积液。

2. 观察患者小便的色、质、量、味等情况,尤其注意尿中泡沫消长,注意观察尿液是否混浊或血尿,准确记录小便量,并注意观察大便是否通畅。若每日尿量少于400ml或尿闭,则应立即报告医生,给予及时处理。

3. 定期测量体温、血压、体重,如有腹水,定时测腹围;密切观察患者的神志情况,若患者出现表情淡漠,呼吸深长,胸满气喘等,应立即报告医生;并密切监测各项理化检查结果的变化,如尿常规、血清电解质、肾功能和B超、X线等检查结果,及时记录以判断水肿消长情况。

4. 病室要保持整洁、舒适、向阳、空气清新。做好空气消毒,可用紫外线灯照射、食醋熏蒸等法。

5. 嘱患者绝对卧床静养,待水肿消退、病情允许后再适当锻炼。根据温度变化情况及时增减衣被,以防感冒。

6. 保持患者床单位清洁干燥、平整,衣着应宽大柔软,勤剪指甲。协助患者更换体位时不能拖拉,以防皮肤擦伤及压力性损伤的发生,每日用温水清洗皮肤,动作轻柔,并做好口腔护理,防止感染。

7. 严格遵医嘱指导患者用药,注意药量、方法和时间的准确,并观察用药后反应,若发现异常,及时报告医生进行处理。

8. 指导患者饮食以清淡、易消化、富营养、低盐或无盐为原则,以疏风利水消肿之品为宜,如西瓜、冬瓜、赤豆、薏苡仁、桑叶、菊花等,避免辛辣肥甘海腥之物。限制钠盐的摄入,根据水肿程度可短期内给予无盐低钠饮食。

9. 限制患者的入液量,入液量应根据小便量而定,一般以前一天的小便量加500ml为宜,并向患者说明原因。

10. 可对患者采用中药外敷以促进水肿的消散,将中药置于布袋中,加热至50℃以下,平敷于双肾区。

11. 患者的头面部可用浮萍煎水熏蒸以促汗消肿,或全身中药熏洗。

12. 咽喉红肿疼痛,可用金喉健喷雾剂喷于患处,或用银翘散以消肿止痛。

13. 中药汤剂宜热服,服后盖被安卧,以助发汗。

14. 主动关心患者,帮助患者树立战胜疾病的信心,解除焦虑、恐惧、抑郁等不良情绪。

15. 指导患者调适生活起居,注意保暖,防止外邪侵袭。教会患者及家属正确测量每日出入液量和体重的方法。

【护理评价】

患者住院7日,通过治疗、护理和评估,本阶段护理目标部分实现。具体情况如下:

1. 通过向患者讲解有关水肿的相关知识,患者对水肿的发生原因和转归有了初步的了解,并熟悉水肿的日常预防措施和注意事项。

2. 通过治疗和护理,患者的体温恢复正常,恶风发热、咽喉肿痛症状缓解。

3. 患者掌握了每日出入液量和体重的正确测量方法及正确的头面部熏蒸方法。

4. 患者的浮肿明显消退,但每日尿量进一步减少,主诉有口苦口干。

【病情进展】

患者入院7日,体温恢复正常,恶风发热、咽喉肿痛症状已缓解,浮肿也明显消退。近日,患者由于饮食不节,过食肥甘、辛辣之品,出现小便量少、点滴而出且短赤灼热,小腹胀满,口苦口黏,大便不畅。舌质红,苔黄腻,脉数。

查体:T 36.8℃,P 96 次/min,R 20 次/min,BP 116/72mmHg。

相关检查:尿常规:尿蛋白(++),24 小时尿蛋白定量2.7g。肾功能检查:血肌酐 80μmol/L,血尿素氮 7.5mmol/L。

【提出问题】

1. 患者病情为什么会出现上述变化? 还应做哪些辅助检查?

2. 患者目前存在的护理问题有哪些? 如何解决?

3. 患者病情会有哪些转归? 护治原则分别是什么?

【分析思路】

1. 变证分析　患者过食肥甘、辛辣之品,导致脾胃运化功能失常,湿自内生,酿湿生热,体内积聚的湿热壅积于膀胱,故见小便量少而短赤灼热。湿热内盛故见口苦口黏。湿热互结,膀胱气化无权,患者由水肿转为癃闭,故见小腹胀满。因下焦湿热故见舌质红,苔黄腻,脉数及大便不畅。综上,患者本阶段当属癃闭之膀胱湿热证。

2. 辅助检查　上述尿常规及肾功能检查无特殊临床意义。应进一步进行体格检查及 B 超、腹部 X 线检查、膀胱镜检查等,以明确癃闭发病原因。

3. 目前存在的护理问题

(1) 小便不利　与湿热下注,膀胱积热有关。

(2) 腹胀　与尿液潴留,膀胱充盈有关。

【行动方案】

1. 密切观察每天小便的次数、量、性状、颜色等;并准确记录24 小时出入量,24 小时尿量少于100ml 则为危险征象,若同时伴有全身严重症状者应立即报告医生进行处理。

2. 观察排尿时的症状,如小腹是否膨隆胀满,有无排尿感,尿道有无涩痛等。

3. 注意观察患者的神志、食欲等情况。

4. 患者的病室宜安静,温湿度适宜,为患者提供私密的排尿环境,使其在放松状态下排尿。

5. 有效缓解患者的排尿困难

(1) 可让患者听流水声或用温水冲洗会阴部、热敷会阴部及按摩膀胱法等诱导患者排尿。

(2) 根据患者病情采用取嚏或探吐法,用消毒棉签刺激患者的鼻腔或咽喉,使其打喷嚏或呕吐,开上以通下,使潴留膀胱的尿液排出。

(3) 按摩患者的足三里、中极、三阴交、阴陵泉等穴位,亦可采取少腹、膀胱区按摩。每晚睡前中药或热水泡脚以达温通之目的。

(4) 酌情选用热熨法,如食盐半斤炒热,布包敷熨脐腹;或葱白3 斤切细包布,炒热交替熨脐腹;或白矾30g,研末,醋调包脚心,以通为度。

(5) 用葱白、独头蒜、栀子仁、淡豆豉、冰片等贴敷穴位,以利于小便通泄。

(6) 必要时遵医嘱予患者留置导尿术,严格执行无菌技术原则,留置导尿期间注意观察排尿情况,注意会阴部清洁和消毒,防止继发感染。

6. 指导患者饮食清淡、富营养和易消化,宜清热利湿、通利小便的食物,如丝瓜、冬瓜皮、淡竹叶、黄瓜、空心菜、藕等,忌辛辣肥甘助火生湿之物,慎收敛、收涩之品,如白果、乌梅、柿子等。亦可用萹蓄10g、淡竹叶 10g 泡水代茶饮以清热利尿。患者有尿不得解时应根据“量出为入”的原则适当控制饮水量。

7. 遵医嘱服用药物,中药汤剂宜饭前凉服。密切观察服药后的排尿情况,并做好记录。

8. 向患者讲解癃闭的发生原因及预后转归,消除患者的紧张、恐惧心理。

【转归与护治原则】

转归一:患者经过及时有效的治疗,可见尿量逐渐增多,病情趋向好转,应继续清利湿热,通利小

Note:

便,直至痊愈。

转归二:若病情较重,正气衰惫,邪气壅盛者,则可由"癃"至"闭",上凌心肺,表现出喘证、心悸等,应滋阴降火、养心安神。

转归三:若脾肾衰败,气化不利,湿浊内雍,则可导致关格,症见小便短少甚则尿闭,面色晦滞、形寒肢冷、神疲乏力、浮肿、泛恶呕吐等,应温补脾肾,化湿降浊。

(管玉香)

思 考 题

1. 如何理解"阳水"与"阴水"?

2. 肾阳衰微之水肿应如何护理?

3. 如何理解"淋之为病,小便如粟状,小腹弦急,痛引脐中"?

4. 淋证者腰腹疼痛如何护理?

5. 如何理解"情志内伤"致癃闭?

6. 脾气不升之癃闭者如何护理?

N URSING

第七章

气血津液病证

学 习 目 标

知识目标：

1. 掌握各病证的概念,病因病机和护治原则。

2. 掌握郁证、瘿病的情志护理,消渴、血证的辨证施食。

3. 掌握消渴的自我管理与病情监测,厥证的应急处理。

4. 熟悉各病证的经典原文,主要护理问题、健康教育。

5. 熟悉病证鉴别　咳血与吐血,厥证与中风。

6. 了解各病证的历史沿革、诊断。

能力目标：

1. 能根据病情资料准确地进行辨病和辨证。

2. 能采取合适的中医护理技术缓解患者的症状　能运用指压疗法促使厥脱苏醒,穴位按摩止
鼻衄,耳穴贴压调解抑郁。

素质目标：

具有尊重患者意愿,主动运用中医护理方法,及时为患者排忧解难的意识。

气、血、津液是构成人体的基本物质,是脏腑、经络等组织器官进行生理活动的物质基础,同时,它的生成和代谢,又依赖于脏腑、经络等组织器官的正常生理活动。因此,无论在生理还是病理方面,气、血、津液和脏腑、经络等组织器官之间,始终存在着互为因果的关系。气血津液的运行失常或生成不足,是气血津液病证的基本病机。

气血津液病证是指在外感或内伤等致病因素的影响下,引起气、血、津、液的运行失常,输布失度,生成不足,亏损过度,从而导致的一类病证。内科的多种病证均不同程度地与气血津液有关,本章着重讨论与气、血、津、液失常密切关联的病证,包括气机郁滞引起的郁证,水停、血瘀引起的瘿病,气机逆乱、气血阴阳不相顺接引起的厥证,阴津亏耗引起的消渴,血溢脉外引起的血证等。护理方面,应注意调节情志,宜食清热降火、滋阴生津之品,忌食辛辣温燥之品,避免伤食劳倦,可进行适当的活动,如散步、做广播操、打太极拳等,重视健康教育,掌握自护知识,按时服药,定期复查。

第一节　郁　证

07章01节　数字内容

 ────────────── 导入案例与思考 ──────────────

王某,女,45 岁。因精神恍惚、善哭 3 天就诊。

患者平素性情急躁,3 天前与家人争吵后突发精神恍惚,心神不宁,悲忧善哭,遂来就诊。刻下:精神恍惚,心神不宁,自觉左侧肢体麻木,时有气从项背部冲向头,项强,活动受限,彻夜不眠。舌质淡,苔薄白,脉弦细。

体格检查:T 36.9℃,P 78 次/min,R 16 次/min,BP 109/80mmHg,咽部无充血,扁桃体无肿大,心律齐,未闻及病理性杂音。

请思考:

1. 该患者目前所患何病？辨证当属何证？

2. 针对患者目前的心神不宁、悲忧善哭症状,应如何护理？请用思维导图的形式呈现。

──

郁证是由于情志不舒、气机郁滞所致,以心情抑郁、情绪不宁、胸部满闷、胁肋胀痛、易怒喜哭,或咽中如有异物梗塞等为主要临床表现的病证。郁证有广义和狭义之分。广义的郁,包括外邪、情志等因素所致之郁。狭义的郁,单指情志不舒所致之郁。本节主要讨论的是情志之郁。

凡现代医学的癔症、焦虑症、抑郁症、更年期综合征及反应性精神病,以郁证为主要临床表现时,均属本病证的讨论范围,可参考本节辨证施护。

【经典与沿革】

1. "气血冲和,万病不生,一有怫郁,诸病生焉。故人身诸病,多生于郁。"(元·朱丹溪《丹溪心法·六郁》)

2. "凡五气之郁,则诸病皆有,此因病而郁也;至若情志之郁,则总由乎心,此因郁而病也。"(明·张介宾《景岳全书·郁证》)

3. "七情内起之郁,始而伤气,继必及血,终乃成劳。"(清·林佩琴《类证治裁》)

【病因病机】

郁证的病因主要包括情志内伤和体质因素两方面。郁证病因病机示意图见图 7-1。

1. **情志内伤**　七情过极,刺激过于持久,超过机体的调节能力,导致情志失调,尤以悲忧恼怒最

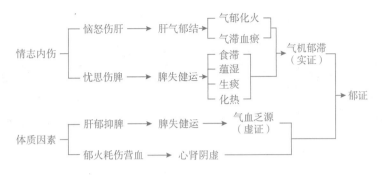

图 7-1　郁证病因病机示意图

易致病。若恼怒伤肝,肝失条达,气失疏泄,而致肝气郁结。气郁日久化火,则为火郁;气滞血瘀则为血郁;谋虑不遂或忧思过度,久郁伤脾,脾失健运,食滞不消而蕴湿、生痰、化热等,则又可成为食郁、湿郁、痰郁、热郁。

2. 体质因素　原本肝旺,思虑过深,更兼脏气弱,复加情志刺激,肝郁抑脾,饮食渐减,生化乏源,日久气血不足,心脾失养,或郁火暗耗营血,阴虚火旺,心病及肾,而致心肾阴虚。

郁证的病位主要在肝,与心、脾、肾密切相关。病机为气机郁滞,肝失疏泄,脾失健运,心失所养,脏腑阴阳气血失调。病理性质主要有虚实两方面。初起以气机郁滞为先,气郁日久,则可引起血瘀、火旺、痰结、食滞、湿停等变化,多属实证;日久则易由实转虚,随其影响的脏腑不同及损伤气血阴阳的不同,而形成肝、心、脾、肾亏虚的不同病变。

本病虽然大多预后良好,多数患者经过积极治疗后,可恢复如常。但必须重视情志调护,避免精神刺激,防止病情反复波动,迁延难愈,解除致病原因,促使患者及早治愈。

【诊断与鉴别诊断】

1. 诊断

(1) 症状:忧郁不畅,情绪不宁,胸胁胀满疼痛,或易怒易哭,或咽中如有炙脔,吞之不下,咯之不出。

(2) 发病特点:多发于青中年女性。有忧愁、焦虑、悲哀、恐惧等情志内伤病史。常反复发作,时轻时重,并且病情的反复常与情志因素密切相关。

(3) 相关检查:各系统检查和实验室检查无明显异常,可排除器质性疾病。

2. 鉴别诊断

(1) 郁证之梅核气与虚火喉痹、噎膈:三者均有自觉异物梗塞感。梅核气是自觉咽中有异物,咽之不下,咯之不出。咽中梗塞的感觉与情绪波动有关,在心情愉快,工作繁忙时,症状可减轻或消失,而当心情抑郁或注意力集中于咽部时,则梗塞感觉加重。虚火喉痹由虚火上灼所致,以咽部红肿疼痛,或咽干、异物感、咽痒不适等为主要表现,咽部症状与情绪无关,但过度辛劳或感受外邪则易加剧。噎膈是指吞咽食物梗噎不顺,饮食难下,或纳而复出的病证。三者的不同点见表 7-1。

表 7-1　郁证之梅核气与虚火喉痹、噎膈的鉴别

病证名称	好发人群	诱因	自觉梗塞部位	症状特点	相关检查
梅核气	中青年女性	情志抑郁	咽喉	有异物感,无咽痛、吞咽困难	喉镜、食管镜检查无异常
虚火喉痹	中青年男性	感冒、烟酒、嗜食辛辣	咽喉	有异物感、咽干、灼热、无吞咽困难	喉镜检查有异常
噎膈	中老年男性	酒食不节,年老久病	胸骨后	吞咽困难渐重	食管镜检查有异常

（2）郁证之脏躁与癫证：二者均有精神异常表现。二者的不同点见表 7-2。

表 7-2 郁证之脏躁与癫证的鉴别

病证名称	发病特点	好发人群	临床表现
脏躁	间歇性发作，可以自控	中青年女性	情绪不稳定，烦躁不宁，易怒善哭
癫证	一般难以自行缓解，无法自控	多发于青壮年，无性别差异	表情淡漠，静而欢喜，语无伦次或喃喃自语

【辨证施护】

1. 辨证要点

（1）辨受病脏腑与六郁：主要根据临床表现进行辨证。若伴见胸胁胀满，痛无定处者，为气郁；胸胁胀痛，痛有定处，舌有瘀点，则为血郁；性情急躁易怒，口苦咽干，便秘，舌红苔黄者，为火郁；气郁、血郁、火郁，病位主要在肝。若伴见胸胁满闷，咽中如有异物梗塞者，为痰郁；身重，脘腹胀满，口腻，便溏者为湿郁；胃脘胀满，嗳腐吞酸，不思饮食者，为食郁；痰郁、湿郁、食郁，病位主要在脾。若伴见心神不宁，心悸胆怯，或心烦失眠，健忘等症，多为虚证，病位主要在心。

（2）辨虚实：主要根据病程与临床表现进行辨证。若见精神抑郁，胸胁胀痛，咽中梗塞，时欲太息，脉弦或滑，病程较短，多为实证；若见精神不振，心神不宁，心慌，虚烦不寐，悲忧善哭，久病迁延，多为虚证。

2. 护治原则 郁证基本的护治原则为理气开郁、调畅气机、怡情易性。实证者，首当理气开郁，并应根据是否兼有血瘀、火郁、痰结、湿滞、食积等而分别采用活血、降火、祛痰、化湿、消食等法。虚证者则应根据损及的脏腑及气血阴精亏虚的不同情况而补之，或养心安神，或补益心脾，或滋养肝肾。对于虚实夹杂者，则又当视虚实的偏重而虚实兼顾。

3. 证治分类（表 7-3）

表 7-3 郁证的常见证型及辨证治疗

证型	临床表现	治法	方药
肝气郁结	精神抑郁，情绪不宁，胸部满闷，胁肋胀痛，痛无定处，脘闷嗳气，不思饮食，大便不调，苔薄腻，脉弦	疏肝解郁，理气畅中	主方：柴胡疏肝散加减 常用药物：柴胡、香附、枳壳、陈皮、郁金、青皮、紫苏梗、合欢皮、川芎、芍药、炙甘草等
气郁化火	性情急躁易怒，胸胁胀满疼痛，口苦而干，或头痛，目赤，耳鸣，或嘈杂吞酸，大便秘结，舌质红，苔黄，脉弦数	疏肝解郁，清肝泻火	主方：丹栀逍遥散加减 常用药物：柴胡、薄荷、郁金、制香附、当归、白芍、白术、茯苓、牡丹皮、栀子等
痰气郁结	精神抑郁，胸部闷塞，胁肋胀满，咽中如有物梗塞，吞之不下，咯之不出，苔白腻，脉弦滑	行气开郁，化痰散结	主方：半夏厚朴汤加减 常用药物：厚朴、紫苏、半夏、茯苓、生姜等
心神失养	精神恍惚，心神不宁，多疑易惊，悲忧善哭，喜怒无常，或时时欠伸，或手舞足蹈，叫骂喊叫等，舌质淡，苔薄白，脉弦细	甘润缓急，养心安神	主方：甘麦大枣汤加减 常用药物：甘草、小麦、大枣、郁金、合欢花、百合等
心脾两虚	多思善疑，头晕神疲，心悸胆怯，失眠健忘，纳差，面色不华，舌质淡，苔薄白，脉细	健脾养心，补益气血	主方：归脾汤加减 常用药物：党参、茯苓、白术、甘草、黄芪、当归、龙眼肉、酸枣仁、远志、茯苓、木香、神曲等
心肾阴虚	情绪不宁，眩晕，心悸，健忘，失眠，多梦，心烦易怒，五心烦热，盗汗，口咽干燥，或遗精腰酸，妇女月经不调，舌红少津，脉细数	滋阴清热，镇心安神	主方：滋水清肝饮加减 常用药物：熟地黄、山药、山茱萸、茯苓、当归、牡丹皮、白芍、酸枣仁、柴胡、栀子、泽泻等

4. 主要护理问题

(1) 抑郁　与肝郁气滞,疏泄不畅或忧郁不解,心气耗伤,心神失养有关。

(2) 胸胁胀闷　与气机不畅,肝络失和有关。

5. 护理措施

(1) 病情观察:①严密观察患者精神、情绪的变化,提高警惕,防止患者伤人、毁物和自伤行为的发生。②观察胸胁胀闷的时间、性质、程度、诱发因素、缓解方式等。③观察体温、脉搏、血压、呼吸、心率、饮食、睡眠、二便等情况,以判断病情的轻重缓急和病势的进退。

(2) 生活起居护理:①病室环境整洁、安静,避免一切噪声,工作人员做到说话轻、操作轻,减少对患者的不良刺激。②保持室内空气新鲜,温湿度适宜,摆放些花草,避免放置刀具、绳索等危险品,光线宜暗,避免强光刺激。③起居有常,劳逸有度,保证有足够的睡眠时间,休息时少打扰,活动时不要人多嘈杂。④指导患者根据自身的年龄、喜好以及身体情况,选择适合自己的运动项目,如气功、健身操等,帮助制订工作、生活作息制度,既要遵守药物治疗规定,更要重视劳动锻炼。⑤辨证起居:气郁化火者,要避免室温过高,最好安排在阴凉舒适的病室;心神失养者宜居宽敞明快、空气流通、色彩艳丽的房间;心肾阴虚者要注意劳逸结合,早睡早起,注意摄生,节制房事。

(3) 饮食护理:①以理气开郁,调畅气机为原则,宜清淡易消化,多食蔬菜水果,忌辛辣刺激、肥甘厚腻,烟酒之物。②安排合适的就餐环境,保持就餐时心情愉快。③辨证施食:肝气郁结、痰气郁结者,以理气疏肝、解郁化痰之品为宜,如玫瑰花、柑橘、梨、荸荠、柠檬、陈皮、茉莉花等,少食多餐,勿过饱;心神失养者,以养血安神之品为宜,如红枣桂圆汤、桂圆粥等;心脾两虚者,以滋养气血、补益心脾之品为宜,如桂圆、莲子、荔枝、大枣、黄芪等;气郁化火者,以疏肝解郁、清肝泻火之品为宜,如芹菜、苦瓜、芥菜、苦丁茶、菊花茶等;心肾阴虚者,以滋养心肾之品为宜,如麦冬、西洋参、酸枣仁粥、银耳粥等。

(4) 用药护理:①严格按照医嘱的剂量、时间和方法给药,不可随意增减或停用药物,注意观察药物的不良反应。②辨证施药:肝气郁结者,服柴胡疏肝散时避免与碳酸钙、硫酸镁、氢氧化铝等西药合用,以免降低药效;心脾两虚者中药汤剂应饭前温热服;气郁化火和心肾阴虚者,中药汤剂宜浓煎,少量频服,睡前凉服,服药期间忌饮浓茶、咖啡。

(5) 情志护理:郁证常因情志内伤引起,可应用安慰、诱导、暗示、解说、转移注意力等方法开导患者,使其情志愉悦,心情舒畅。①肝气郁结者,对事物较为敏感,护理人员态度要和蔼,每天抽出一定时间与患者交谈,多加说明和鼓励,培养乐观情绪。②气郁化火者,采用言语诱导的方法转移患者的注意力,消除烦恼,以保持稳定平和的心态。③痰气郁结者,心胸多较狭窄,故平时说话时应谨慎,注意语调和用词,避免造成不必要的猜疑和错觉,指导患者学会自我排解。④心神失养者,应避免惊吓和过于兴奋、激动,必要时采用暗示疗法,对有消极言行者应热情关怀,提高警惕,防止伤人毁物或自伤行为的发生。音乐疗法:根据郁证的证治分类进行辨证选乐,肝气郁结者可选听角调曲目《江南丝竹乐》《百鸟朝凤》《卡门》等;心脾两虚者可选听《北国之春》《花好月圆》等;心肾阴虚者选听《小夜曲》《春江花月夜》。

(6) 对症处理

① 穴位按摩:a. 穴位:膻中、太冲、行间、三阴交。b. 方法:每穴点按2分钟。

② 耳穴贴压:a. 穴位:心、神门、肾、皮质下为主穴,肝气郁结者加肝,痰气郁结者加三焦,心脾两虚加脾,心肾阴虚者加交感。b. 方法:每次选取2~3穴,每日按压数次,3~5日更换1次。

③ 穴位贴敷:a. 穴位:足三里、中脘、神阙、胃俞。b. 主要药物:丁香、沉香、六月菊等。c. 方法:将上述中药加入500ml水中煎煮30分钟后,加入适量淀粉、醋,充分搅拌后制成药膏,取适量药膏均匀涂在规格为60mm×70mm的医用敷贴中央部位,贴敷于患者穴位,用胶布固定,防止脱落,敷贴持续时间6~8小时,每日1次,干预3个月。

【健康教育】

1. 避免诱发因素,告知患者及家属情绪激动、忧思、恼怒等都是诱因,及时释放不良情绪,正确对待各种事物。

2. 合理膳食。多食易消化、清淡、营养丰富的食品,如茯苓饼、山药等,避免辛辣刺激的食物,忌烟酒。

3. 指导患者养成良好的生活习惯,生活起居有规律,劳逸适度,保证充足休息和睡眠。适当参加体力劳动及体育活动,如练八段锦、打太极拳等以调和气血。

4. 指导患者自我心理调节,避免七情过激和外界不良刺激。正确认识和对待疾病,树立战胜疾病的信心和勇气,以利于疾病的康复。

(马秋平)

第二节　瘿　病

07章02节　数字内容

 ────── 导入案例与思考 ──────

陈某,女,32岁,某厂工人。因颈前肿大1周就诊。

患者自诉平素工作不顺,1周前照镜子时发现颈前肿大,无明显心悸多汗,无手颤及体重下降等,无疼痛,无发热,遂来院就诊。刻下:颈前肿大,稍烦躁,余无不适,纳可,睡眠一般,二便正常。舌质淡暗,苔白,脉弦。

体格检查:T 36.5℃,P 72次/min,R 20次/min,BP 120/72mmHg。甲状腺Ⅱ度肿大,右甲状腺可触及一直径约1.2cm类圆形结节,质软无痛,活动可。HR 72次/min,律齐,无杂音。

请思考:

1. 该患者目前所患何病? 辨证当属何证?

2. 针对患者颈部肿大的症状,应如何护理? 请用思维导图的形式呈现。

瘿病是以颈前喉结两旁结块肿大为主要临床特征的一类病证。一般肿块皮色如常,不痛不溃,随吞咽而上下移动,逐渐增大,缠绵难消。瘿病古称瘿气、瘿瘤、瘿囊等。

凡单纯性甲状腺肿大、甲状腺结节、甲状腺功能亢进症、甲状腺炎、甲状腺腺瘤、甲状腺癌等,以颈前喉结两旁结块肿大为主要临床表现者,均属本病证的讨论范围,可参考本节辨证施护。

【经典与沿革】

1. "发愤生瘿。"(《三国志·魏书》)

2. "诸山水黑土中出泉流者,不可久居,常食令人作瘿病,动气增患。"(隋·巢元方《诸病源候论·瘿候》)

3. "石瘿、泥瘿、劳瘿、忧瘿、气瘿是为五瘿。石与泥则因山水饮食而得之,忧、劳、气则本于七情。"(宋《圣济总录·瘿瘤门》)

【病因病机】

瘿病的发生多与情志内伤、饮食及水土失宜、体质等因素有关。瘿病病因病机示意图见图7-2。

1. **情志内伤**　由于长期忿郁恼怒或忧思郁虑,肝气失于条达,使气机郁滞。津液的正常运行及输布均有赖气的统帅,气机郁滞,津停成痰。气滞痰凝,壅结颈前,则形成瘿病。痰气凝滞日久,气血运行障碍,瘀血凝滞,则瘿肿较硬或有结节。

2. **饮食及水土失宜**　饮食失调,或居住在高山地区,水土失宜,一是影响脾胃的功能,使脾失健

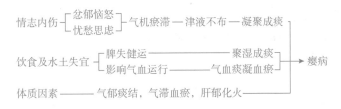

图 7-2 瘿病病因病机示意图

运,不能运化水湿,聚而生痰;二是影响气血的正常运行,致气滞、痰凝、血瘀壅结颈前而发为瘿病。

3. 体质因素 妇女以肝为先天,妇女的经、孕、产、乳等生理特点与肝经气血有密切关系,遇情志、饮食等致病因素,常引起气郁痰结、气滞血瘀及肝郁化火等病理变化,故女性易患瘿病。另外,素体阴虚之人,痰气郁滞之后易于化火伤阴,常使病机复杂,病程缠绵难愈。

本病病位主要在肝脾,与心有关。病机为气滞、痰凝、血瘀壅结颈前。病理性质主要有虚实两方面。初期以实证居多,多为气机郁滞,津凝痰聚,痰气搏结颈前所致,日久引起血脉瘀阻,气、痰、瘀三者合而为患。实证日久,痰气郁结,久郁化火,耗伤阴津,阴虚火旺,由实致虚,可见气虚、阴虚等虚证或虚实夹杂之证。

瘿病的预后大多良好。瘿肿小、质软、病程短、治疗及时者,多可治愈。但瘿肿较大者,不容易完全消散。若肿块坚硬、移动性差、增长迅速、结节高低不平者,可能恶变,预后不佳。肝火亢盛及心肝阴虚的轻、中症患者,疗效较好;重症患者则阴虚火旺的各种症状随病程的延长而加重和增多,若出现烦躁不安、谵妄神昏、高热、大汗、脉疾等症状时,为病情危重的表现。

【诊断与鉴别诊断】

1. 诊断

(1) 症状:以颈前喉结两旁结块肿大为临床特征,可随吞咽动作而上下移动。初期可如樱桃或指头大小,一般生长缓慢,大者可如囊如袋,触之多柔软,光滑,病程日久则质地较硬,或可扪及结节。早期多无明显的伴随症状,发生阴虚火旺的病机转化时,可见低热、多汗、心悸、眼突、手抖、多食易饥、面赤、脉数等。

(2) 体征:甲状腺可触及大小不等的圆形结节,质中,可随吞咽动作而上下移动。

(3) 发病特点:多发于女性,常有饮食不节、情志不舒病史,发病有一定的地域性。

(4) 相关检查:甲状腺激素和促甲状腺激素水平测定、甲状腺摄碘率、甲状腺 B 超、放射性核素甲状腺显像、基础代谢率等检查有助于瘿病的诊断和鉴别。

2. 鉴别诊断 瘿病与瘰疬:二者均可在颈项部出现肿块。二者的不同点见表 7-4。

表 7-4 瘿病与瘰疬的鉴别

病名	部位	质地	大小	压痛	活动度
瘿病	颈部正前方	柔软或坚硬	较大,一侧或两侧	可有可无	随吞咽活动
瘰疬	颈项两侧或颌下	稍硬	较小,个数多	有	不随吞咽活动

【辨证施护】

1. 辨证要点

(1) 辨在气与在血:主要根据肿块特点进行辨证。颈前喉结两旁结块肿大,质软不痛,颈部觉胀,胸闷,喜太息,属气郁痰阻,病在气分;病久肿块质地较硬,甚则质地坚硬,表面高低不平,属痰结血瘀,病在血分。

(2) 辨火旺与阴伤:本病常表现为肝火旺盛及阴虚火旺之证。主要根据兼症进行辨证。如兼见烦热,易汗,性情急躁易怒,眼球突出,手指颤抖,面部烘热,口苦,舌红苔黄,脉数者,为肝火旺盛;如见心悸不宁,心烦少寐,易出汗,手指颤动,两目干涩,头晕目眩,倦怠乏力,舌红,脉弦细数者,为阴虚火旺。

Note:

2. **护治原则** 以理气化痰,消瘿散结为原则。瘿肿质地较硬及有结节者,应适当配合活血化瘀;肝火亢盛及火热伤阴者,则当以清肝泻火及滋阴降火为主。

3. **证治分类**(表7-5)

表7-5 瘿病的常见证型及辨证治疗

证型	临床表现	治法	方药
气郁痰阻	颈前喉结两旁结块肿大,质软不痛,颈部觉胀,胸闷,喜太息,或兼胸胁窜痛,病情的波动常与情志因素有关,苔薄白,脉弦	理气舒郁,化痰消瘿	主方:四海舒郁丸 常用药物:昆布、海带、海藻、海螵蛸、海蛤壳、青木香、青陈皮等
痰结血瘀	颈前喉结两旁结块肿大,按之较硬或有结节,肿块经久未消,胸闷,纳差,舌质暗或紫,苔薄白或白腻,脉弦或涩	理气活血,化痰消瘿	主方:海藻玉壶汤 常用药物:海藻、昆布、海带、青皮、陈皮、半夏、浙贝母、连翘、甘草、当归、独活、川芎等
肝火旺盛	颈前喉结两旁轻度或中度肿大,一般柔软光滑,心烦,怕热,容易出汗,性情急躁易怒,眼球突出,手指颤抖,面部烘热,口苦,舌质红,苔薄黄,脉弦数	清肝泻火,消瘿散结	方药:栀子清肝汤合消瘰丸 常用药物为柴胡、栀子、牡丹皮、当归、白芍、牛蒡子、川芎、茯苓、玄参、牡蛎、浙贝母等
心肝阴虚	颈前喉结两旁结块或大或小,质软,病起较缓,心悸不宁,心烦少寐,易出汗,手指颤动,眼干,目眩,倦怠乏力,舌质红,苔少或无苔,舌体颤动,脉弦细数	滋阴降火,宁心柔肝	主方:天王补心丹或一贯煎 常用药物:生地黄、玄参、麦冬、天冬、人参、茯苓、当归、丹参、酸枣仁、柏子仁、五味子、远志、桔梗、朱砂、北沙参、川楝子、枸杞子等

4. **主要护理问题**

(1) 颈部肿大 与气滞、痰凝、血瘀有关。

(2) 潜在并发症:心悸 与心脉不畅,气血瘀阻有关。(参见第三章第一节心悸)

5. **护理措施**

(1) 病情观察:①注意观察患者颈部肿块的大小、范围、质地、活动度等,若肿块迅速长大、疼痛、吞咽困难、声音嘶哑等,应立即报告医生。②密切观察体温、脉搏、血压、呼吸、心率、心律、舌苔和脉象等变化。③注意观察和测量患者的突眼度、视力、视野等变化。④辨证观察:气郁痰结、肝火旺盛、心肝阴虚者注意观察情志变化;重症者则阴虚火旺随病程延长症状加重,当出现烦躁不安、谵妄神昏、高热、大汗、脉疾等症状时,为病情危重的表现,应立即报告医生,配合抢救。

(2) 生活起居护理:①病室环境安静,避免噪声,工作人员做到"四轻",减少对患者的不良刺激。②室内保持空气新鲜,通风良好,温湿度适宜,夏天使用空调,保持室温凉爽而恒定。③注意休息,保证充足睡眠,适当活动,如散步、打太极拳等,活动以不疲劳为度;重症者应严格卧床休息,待症状好转后,逐渐恢复体力活动。④做好皮肤护理,汗出较多时及时更换衣服、被褥,防止受凉。腹泻较重者,注意保护肛周皮肤,保持清洁干燥。⑤眼球突出者,取高枕卧位,以减轻局部水肿;外出戴深色眼镜以防强光及灰尘刺激;眼睑不能闭合者睡觉时用油纱布或眼罩覆盖双眼;少看书和电视,勿向上凝视,以免加重突眼和诱发斜视;经常做眼球运动,使眼部肌肉放松;必要时遵医嘱滴眼药水。

(3) 饮食护理:①以理气化痰,消瘿散结为原则,宜食清淡、富营养、易消化的食物,多食蔬菜水果,忌暴饮暴食,忌肥甘辛辣之品,避免烟酒、浓茶、咖啡等刺激之品。②辨证施食:气郁痰阻者,以理气舒郁,化痰之品为宜,如陈皮、茉莉花、玫瑰花、杏仁等;痰结血瘀者,以理气活血、化痰消瘿之品为宜,如蒲公英、牡蛎等;肝火旺盛者,宜食清肝泻火之品,如茵陈、苦瓜、菊花等,或用菊花5g、石决明10g泡茶饮;心肝阴虚者,以滋阴降火,宁心柔肝之品为宜,如莲子、酸枣仁、银耳、桂圆等。气郁痰阻、痰结血瘀者根据检测结果可适当摄取含碘食物,尽量少食容易引起甲状腺肿大的食物,如萝卜、黄豆、卷心菜等,尽量饮用自来水或蒸馏水,少用井水;肝火旺盛、心肝阴虚者出现心烦易汗,消瘦、腹泻可适当进食高蛋白、高热量、高维生素及矿物质丰富的食物,多饮水,多吃新鲜绿叶蔬菜;忌食紫菜、海带及其他含碘丰富的食物。

(4) 情志护理:瘿病常因情志内伤而诱发或加重,故应做好情志护理。①保持心情愉快,遇事勿恼怒、避免情志刺激扰动五志之火。②关心、爱护和尊重患者,鼓励患者表达自己的感情,不要压抑自己的不良情绪,建立良好的护患关系。③多与患者交流,介绍瘿病的治疗及护理措施,消除患者的思想顾虑,树立战胜疾病的信心。④引导患者多与康复病友交流,逐渐恢复其与人交往的正常心态。⑤指导患者做好自我心理调节,保持心境平和。

(5) 用药护理:①严格按照医嘱的剂量、时间和方法给药,不可擅自停药或间断、变更药物剂量。②注意观察患者服药后症状改善情况,如出现高热、喉咙疼痛等,应立即就诊。③定期复查相关检查,了解用药后相关指标变化。④辨证施药:气郁痰阻者服用中药汤剂,应注意观察有无恶心、呕吐等不良反应;痰结血瘀者中药宜热服;肝火旺盛者中药汤剂宜浓煎,少量频服,饭后凉服,服药期间忌饮浓茶、咖啡;心肝阴虚者,中药宜睡前服用。

(6) 对症处理

颈部肿大

① 耳穴贴压:a. 穴位:神门、内分泌、交感、皮质下、甲状腺、对屏尖、心等穴。b. 方法:每次选取2~3穴,每日按压数次,3~5日更换1次。

② 中药外敷:a. 主要药物:道光散(当归、海藻、昆布等)10g,少量淡盐水调匀至湿润即可,加鲜鸡肝1只,捣成糊状。b. 方法:每晚沐浴后敷于颈部气瘿穴或阿是穴(或肿块中心点),翌晨除去,温水洗净,连用6日,停1日。

【健康教育】

1. 保持心情愉快,防止情志内伤,以免诱发或加重病情。

2. 发病期间,保持环境舒适、凉爽,合理安排休息与活动,以调心、调身。上衣领宜宽松,避免挤压甲状腺。饮食宜清淡、富营养、易消化,多食蔬菜水果,忌肥甘辛辣之品,避免烟酒、浓茶、咖啡等刺激之品,根据病情适当给予或忌食含碘食物。

3. 缓解期继续调节情志,指导患者及家属做好病情自我观察。①观察瘿肿的形态、大小、质地及活动度等。②妇女妊娠、生产前后注意病情变化。③坚持遵医嘱按时服药。

4. 定期复查甲状腺超声、甲状腺功能、血常规和肝功能。如出现高热、恶心、呕吐、不明原因腹泻、突眼加重等,应及时就医诊治。

(江 虹)

第三节 厥 证

07章03节 数字内容

 ———— 导入案例与思考 ————

王某,女,28岁,销售员。因"突发晕厥半小时"就诊。

一年前初产后失血较多,遂感心悸。半年前突然昏仆,不省人事,面色苍白,移时苏醒,复如常人,无手足抽搐、口眼㖞斜、痰涎上涌、二便失禁等症。初起1~2月发作一次,继则发作频繁。半小时前来院就诊,在排队时突发昏仆。刻下:呼之不应,呼吸微弱、面色苍白无华,四肢厥冷。舌质淡,苔薄白,脉沉细。

体格检查:T 36.0℃,P 60 次/min,R 16 次/min,BP 90/56mmHg,双侧瞳孔等大等圆,直径约3.0mm,对光反射灵敏,肌张力减低,腱反射(++),病理征未引出。

请思考:

1. 该患者目前所患何病? 辨证当属何证?

2. 针对患者目前的晕厥症状,应如何护理? 请用思维导图的形式呈现。

厥证是由于气机逆乱,气血运行失常所引起的以突然昏倒,不省人事,或伴有四肢厥冷为主要临床表现的一种急性病证。病情轻者,一般在短时间内苏醒,醒后无偏瘫、失语及口眼㖞斜等后遗症;但病情重者,昏厥时间较长,甚至一厥不复而导致死亡。

鉴于厥的含义较多,本节厥证所论范围是以内伤杂病中具有突然发生的一时性昏倒不省人事为主症,或伴有四肢逆冷的病证。至于外感病中以手足逆冷为主,不一定伴有神志改变的发厥,或由感受暑热之邪而发病的暑厥,不属于本节讨论范围。凡现代医学中多种原因所致之晕厥,如癔症、高血压脑病、脑血管痉挛、低血糖、出血性或心源性休克等,均属本病证的讨论范围,可参考本节辨证施护。

【经典与沿革】

1. "大怒则形气绝,而血菀于上,使人薄厥。"(《素问·生气通天论》)

2. "暴厥者,不知与人言。"(《素问·大奇论篇》)

3. "厥逆也,手足因气血逆而冷也。"(元·朱丹溪《丹溪心法·厥》)

【病因病机】

厥证的发生多与情志内伤、体虚劳倦、亡血失津和饮食不节等因素有关。厥证病因病机示意图见图 7-3。

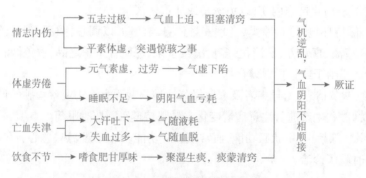

图 7-3　厥证病因病机示意图

1. **情志内伤**　七情中尤以暴怒致厥最为多见。若所愿不遂,肝气郁结,郁久化火,肝火上炎,或因大怒而肝气暴涨,气血上迫清窍等,致气血郁滞,阴阳不相顺接而发为厥证。此外若平素体弱胆怯,突遇惊骇之事,亦可使气血逆乱而致厥。

2. **体虚劳倦**　久病体虚,或元气素弱,复加空腹劳累,以致元气不足,髓海失养而致厥;或睡眠长期不足,阴阳气血暗耗而发为厥。

3. **亡血失津**　如因大汗吐下,气随液耗,或因创伤出血,或血证失血过多,以致气随血脱,阳随阴消,神明失主而致厥。

4. **饮食不节**　嗜食酒酪肥甘,脾胃受损,脾失健运,以致聚湿生痰,痰浊阻滞气机不畅,日积月累,痰愈多则气愈阻,气愈滞则痰更盛,如一时痰浊上壅,清阳被阻,则可发为昏厥。

本病病位主要在心、肝,与脾、肺、肾密切相关。基本病机为气机突然逆乱,升降乖戾,气血阴阳不相顺接。病理因素主要为气、痰和血。病理性质有虚实之别。情志变动,最易影响气机运行,轻则气郁,重则气逆,而引起气厥。气盛有余之人,骤遇恼怒惊骇,气机上冲逆乱,清窍壅塞而发为气厥实证;

素来元气虚弱或久病体虚,陡遇恐吓,清阳不升,气虚下陷,神明失养而发为气厥虚证。由于情志、饮食、外邪而致气的运行逆乱,或痰随气升而发为痰厥。气为阳,血为阴,气为血之帅,血为气之母,气与血阴阳互根,相互依存,气血的病变也是互相影响的。若素有肝阳偏亢,遇暴怒伤肝,肝气上逆,血随气升,气血逆乱于上,发为血厥实证;同样大量失血,气随血脱,气血不能上达清窍而昏不知人,发为血厥虚证。

厥证的病理转归主要有三。一是阴阳气血相失,进而阴阳离决,发展为一厥不复之死证。二是阴阳气血失常,或为气血上逆,或为中气下陷,或气血痰浊内闭,气机逆乱而阴阳尚未离绝,此类厥证之生死,取决于正气来复与否及治疗措施是否及时、得当。若正气来复,治疗得当,则气复返而生,反之,气不复返而死。三是表现为各种证候之间的转化。如气厥和血厥之实证,常转化为气滞血瘀之证;失血致厥的血厥虚证,严重者转化为气随血脱之脱证等。厥证的预后,主要取决于正气的强弱、病情的轻重,以及抢救治疗是否及时、得当。发病之后,若呼吸比较平稳,脉象有根,表示正气尚强,预后良好。反之,若气息微弱,或见昏聩不语,或手冷过肘,足冷过膝,或脉象沉伏如一线游丝,或如屋漏,或散乱无根,或人迎、寸口、跌阳之脉全无,多属危候,预后不良。

【诊断与鉴别诊断】

1. 诊断

(1) 症状:突然昏仆,不省人事,或伴四肢厥冷,伴恶心、汗出。

(2) 体征:发作时一般无特殊体征。

(3) 发病特点:患者在发病前有明显情志刺激,或有大失血病史,或有暴饮暴食史,或有痰盛宿疾。发病前常有先兆症状,如头晕、视物模糊、面色苍白、出汗等,而后突然发生昏仆,不省人事,移时苏醒,醒后感头晕、疲乏、口干,但无失语、瘫痪等后遗症。

(4) 相关检查:检测血压、血糖、血脂、心电图、脑电图、脑干诱发电位、颅脑 CT、MRI、心脏彩超等检查有助于明确诊断。

2. 鉴别诊断

厥证与中风、眩晕、痫证:四者均可见突然昏仆,其中血厥之实证重者可发展为中风。四者的不同点,见表 7-6。

表 7-6 厥证与眩晕、中风、痫证的鉴别

鉴别点	厥证	眩晕	中风	痫证
病因	情志内伤、体虚劳倦、亡血伤津、饮食不节等	情志失调、跌仆损伤、饮食不节、体虚劳倦	在内伤积损的基础上,复因劳逸过度、情志不遂,饮酒饱食或外邪侵袭而发病	情志失调、先天因素、脑部外伤等
病机	气机逆乱,升降乖戾,气血阴阳不相顺接	虚者为髓海不足或清窍失养;实者为风、火、痰、瘀扰乱清空	阴阳失调,气血逆乱	痰聚气逆,风痰闭阻
神志	神昏,时间较短,重者一厥不复而亡	昏仆,但神清	神昏,时间较长	神昏时间较短
其他症状	四肢厥冷	恶心呕吐,耳鸣耳聋,汗出,面色苍白	口眼㖞斜,半身不遂,言语謇涩	两目上视,抽搐,口吐涎沫,口中作猪羊叫声
后遗症	无	无	口眼㖞斜,半身不遂,言语謇涩	无

【辨证施护】

1. 辨证要点

(1) 辨虚实:主要根据面色、肢体活动、出汗、舌苔、脉象进行辨证。若见突然昏仆,面红气粗,声高息促,口噤握拳,或挟痰涎壅盛,或身热谵妄,舌红苔黄腻,脉洪大有力,多为气盛有余,气逆上冲,血

随气逆,或痰浊上扰清窍,属实证;若见眩晕昏厥,面色苍白,声低息微,口开手撒,或汗出肢冷,舌胖或淡,脉细弱无力,多为气虚,清阳不升,或大量出血,气随血脱,血不上达,神明失养,属虚证。

(2) 辨气血:厥证以气厥、血厥为多见。主要根据面色、舌苔、脉象等辨证。若见突然昏仆,呼吸气粗,口噤握拳,头晕头痛,舌红苔黄,脉沉而弦,多为肝气上逆,可辨为气厥实证,多见于体质壮实者。若见突然昏仆,牙关紧闭,四肢厥冷,面赤唇紫,或鼻衄,舌质暗红,脉弦有力,多为肝阳升亢,血随气升,气血逆乱于上,可辨为血厥实证。

2. 护治原则 厥证乃危急之候,当及时救治为要,醒神回厥是主要的治疗原则。实证以开窍、化痰、辟秽而醒神为原则。虚证以益气、回阳、救逆而醒神为原则。对于失血、失津过急过多者,还应配合止血、输血、补液等措施,以挽其危。

3. 证治分类(表7-7)

表7-7 厥证的常见证型及辨证治疗

证型		临床表现	治法	方药
气厥	实证	由情志异常、精神刺激而发作,突然昏倒,不知人事,或四肢厥冷,呼吸气粗,口噤握拳,舌苔薄白,脉伏或沉弦	开窍,顺气,解郁	主方:通关散合五磨饮子 常用药物:沉香、乌药、皂角、细辛、槟榔、枳实、木香、檀香、丁香、藿香等
	虚证	发病前有明显的情绪紧张、恐惧、疼痛或站立过久等诱发因素,发作时眩晕昏仆,面色苍白,呼吸微弱,汗出肢冷,舌淡,脉沉细微	补气,回阳,醒神	主方:四味回阳饮 常用药物:人参、附子、炮姜、黄芪、白术、茯苓、陈皮、炙甘草等
血厥	实证	多因急躁恼怒而发,突然昏倒,不省人事,牙关紧闭,面赤唇紫,舌暗红,脉弦有力	平肝潜阳,理气通瘀	主方:羚角钩藤汤或通瘀煎 常用药物:羚角钩藤汤的常用药物为羚羊角、石决明、钩藤、牛膝、菊花、牡丹皮、龙胆草、泽泻等。通瘀煎的常用药物为当归、红花、山楂、乌药、香附、木香、青皮、陈皮等
	虚证	因失血过多而发,突然昏厥,面色苍白,口唇无华,四肢震颤,自汗肢冷,目陷口张,呼吸微弱,舌质淡,脉芤或细数无力	补养气血	方药:急用独参汤灌服,继服人参养荣汤 常用药物:人参、黄芪、当归、熟地黄、白芍、五味子、白术、茯苓、远志、甘草、肉桂、生姜、大枣、陈皮等
痰厥		素有咳喘宿痰,多湿多痰,恼怒或剧烈咳嗽后突然昏厥,喉有痰声,或呕吐涎沫,呼吸气粗,舌苔白腻,脉沉滑	行气豁痰	主方:导痰汤 常用药物:半夏、陈皮、胆南星、枳实、茯苓、瓜蒌、紫苏子、白芥子、竹茹等

4. 主要护理问题

(1) 潜在并发症:厥脱 与气机逆乱,气血阴阳不相顺接等因素有关。

(2) 潜在并发症:窒息 与分泌物阻塞气道,无力排出有关。

(3) 有外伤的危险 与昏厥、意识障碍有关。

5. 护理措施

(1) 病情观察:①密切观察患者的面色、神志、瞳孔、肤温、汗出、脉搏、呼吸、血压、心率、心律、舌象、二便等,必要时给予心电监护。②观察昏厥发作的诱因、持续时间、次数、程度和伴随症状,并详细记录,及时报告医生。③有痰者,注意痰的色、质、量、咳吐难易程度及喉中有无痰声辘辘,痰壅气塞及其程度。④若患者厥逆时间较长而不复返,同时伴有呼吸异常,肢体左右两侧肌力不等时,多有昏迷、中风等证之变,其护理参见昏迷、中风等证。

(2) 急救处理:①厥证发作后立即平卧,略抬高下肢,头偏向一侧,解开衣领裤带,取下假牙,清除口腔内异物、痰液或分泌物,保持呼吸道通畅,不要随意搬动患者。痰鸣重者,必要时吸痰,并迅速做好气管切开准备等。②实证者立即指压或针刺人中、十宣、涌泉等穴,血厥实证亦可针刺十宣放血;虚证者灸百会、关元等穴,针刺内关。③气厥实证及痰厥者可用搐鼻散取嚏,促其苏醒。④牙关紧闭,口噤不开,可用乌梅肉擦牙或用开口器开启牙齿,但不可强撬,有舌根后坠者,应用拉舌钳,以防舌根后坠阻塞气道。⑤面唇发绀者,立即高流量吸氧。⑥肢体抽搐者,不可按压,防止肢体骨折。⑦仔细检查患者晕厥后有无外伤引起的其他症状体征。及时了解厥证发作的诱因,如因低血糖而致晕厥者,应及时喂服糖水或静脉推注50%葡萄糖;因失血过多而致晕厥者,应及时给予输血、输液、止血等治疗;因窦房结功能障碍导致的晕厥可应用起搏器治疗。

(3)生活起居护理:①病室环境安静,避免各种声光刺激,光线宜暗。虚证患者要保暖,室温应偏高。②病情危重者单人间,设专人守护。必要时加床挡保护,防止坠床。对躁动者进行保护性约束。③为患者做好洗漱、进食、二便等各项护理,减少探视,注意休息,保证充分的睡眠。④指导患者大便勿努责,便秘者可用芦荟或番泻叶煎汤服用。⑤加强口腔护理,出现张口呼吸时,可用生理盐水湿纱布敷盖口鼻,以保持湿润,并防止感染。⑥注意眼睛保护,眼睑不能闭合者,可用生理盐水洗眼或生理盐水浸湿纱布遮盖双眼,防止角膜干燥。⑦注意保持皮肤清洁、干燥,剪短指甲,有义齿、发夹者取下,以免自伤或者义齿脱落堵塞气道。⑧禁止患者意识恢复后立即下床活动,防止再次发生跌仆,鼓励患者自行洗漱、进食等,护士在旁协助,逐步恢复生活自理能力。

(4)饮食护理:①宜食营养丰富、易消化吸收的流质或半流质,发作时应暂禁食。忌烟酒及辛辣香燥、肥甘厚味之品,避免浓茶、咖啡等刺激性食物,不宜过饥或过饱。②辨证施食:气厥实证者,以开窍、顺气、解郁为原则,宜辛温、芳香之品,如佛手、芹菜、薄荷等,亦可服佛手茶(《本草再新》,佛手5g,花茶3g,用200ml开水泡饮,冲饮至味淡);气厥虚证者,以补气、回阳、醒神为原则,宜温热、滋补之品,如粳米、乌鸡、大枣等,亦可服黄芪枣姜茶(《中医良药良方》,炙黄芪10g,红枣5枚,生姜2片);血厥实证者,以平肝潜阳、理气通瘀为原则,宜性凉之品,如芹菜、番茄、菊花等,亦可服山楂决明茶(《食疗本草学》,山楂30g,决明子60g,水煎代茶饮);血厥虚证者,以补养气血为原则,宜血肉有情之品,如瘦肉、羊肉、红枣等,亦可选用当归生姜羊肉汤(《金匮要略》,当归30~60g,生姜30g,羊肉250g);痰厥者苏醒之后,以行气豁痰为原则,宜性温、芳香之品,如柑橘、枇杷、白萝卜等,忌生冷、甜食、肥腻、煎炸、酒类、鱼腥、黏滑之品,以免助热生痰,可服祛痰宽胸茶(《中医良药良方》,炒枳壳4g,紫苏子10g,炙甘草5g)。

(5)用药护理:①严格按照医嘱的剂量、时间和方法给药,注意观察药物的不良反应。②急救中药汤剂灌服时,宜温服,可少量频服或鼻饲,以防误入气管。③辨证施药:气厥实证者给服苏合香丸1粒,吞服,以控制发作;气厥虚证者急性发作时可静脉滴注参麦或参附注射液,或可根据情况喂服糖开水后急服独参汤;血厥实证者若吞咽反射存在者,可分次频服羚羊角粉、牛黄清心丸等开窍药,吞咽反射消失者,可鼻饲给药;血厥虚证者急投独参汤,要按时正确服用,可少量多次缓慢喂服;痰厥患者可频服竹沥水,为预防吐药可加少许姜汁,以和胃止呕,服药后饮热粥以和胃气,痰涎黏稠者,可先行雾化吸入,稀释痰涎。

(6)情志护理:①患者发病常与情志过极有关,故应注重情志护理。多与患者交流,做好心理疏导。向患者讲解七情对人体健康的影响,使之保持稳定情绪,避免恼怒、激动、抑郁等不良刺激。切忌在患者面前议论病情。②患者急躁恼怒,可采用以情胜情法,适当播放悲情影视剧,可聆听《月儿高》《月光奏鸣曲》等宫调乐曲,或《蓝色多瑙河》《春之声圆舞曲》等角调音乐以入肝,使患者心境平和;如因突遭惊吓而致突发厥证者,应安慰患者,消除紧张恐惧心理,使患者有安全感,避免看恐怖片等。③对癔症性晕厥者,适当使用暗示疗法,可终止发作;因过度郁怒、悲痛而发者,应鼓励患者放声大哭,以解心中之郁闷。

(7)对症处理

厥脱

①穴位按摩:a.穴位:人中、合谷、内关、百会、足三里、中冲、涌泉穴。b.方法:紧急情况下用掐法,拇指重力掐人中、百会、合谷穴,以患者出现疼痛反应并苏醒为度;以拇指轻柔结合点按手法,取穴足

三里、中冲、内关穴,各1分钟;横擦涌泉穴,以透热为度。c.辨证按摩:气厥实证加掐太冲穴,按揉肝俞穴1分钟,以得气为度,斜擦两肋,以透热为度;气厥虚证加按揉气海、关元穴各1分钟,以得气为度,擦督脉,以透热为度;血厥实证加掐太冲穴,按揉印堂、太阳穴各1分钟,以得气为度;血厥虚证加按揉中脘、气海穴各1分钟,以得气为度;痰厥证加按天突、丰隆穴各1分钟,以得气为度,擦胸肋部,以透热为度。

② 艾灸:多适合虚证厥证者。a.穴位:气厥虚证者可灸百会、膻中、关元等穴;血厥虚证可灸太溪、气海、神阙、百会等穴。b.方法:用艾条灸(温和灸)或艾炷灸(隔盐或隔姜灸),亦可用陈艾叶捻条在穴位处烧灯火,以肢温脉起为度。

③ 耳穴贴压:a.耳穴:肾上腺、心、交感、神门、皮质下、缘中等穴。b.方法:强刺激按压,以患者出现反应并苏醒为度。

④ 穴位放血:多适合实证厥证者。a.穴位:十宣穴。b.方法:用三棱针点刺出血,对准穴位迅速刺入0.3cm,随即将针退出,轻轻挤压使出血少许。

【健康教育】

1. 避免各种诱发因素,如情志内伤、体虚劳倦、饮食不节等,特别宣教避免情绪过激诱发疾病,同时避免高危执业环境如高空作业、驾驶等。

2. 合理膳食。饮食有节,饥饱适宜,宜食清淡、营养丰富、易消化的食品,忌食肥甘、油腻、生冷、辛辣之品,戒烟酒。

3. 指导患者养成每天定时排便习惯,排便时勿过于用力屏气,保持排便通畅。

4. 起居有常,劳逸结合,保证充分睡眠。注意选择适量有度的体育锻炼,如散步、打太极拳、八段锦等,以增强体质。避免过劳、饥饿、久站。

5. 告知患者及家属,若出现头晕、注意力不集中、出汗、恶心、面色苍白、打哈欠等厥证发作先兆症状时,家属切勿惊恐,保持情绪稳定,立即让患者平卧,头侧向一边,以缓解症状,防止昏厥发生。

6. 积极治疗原发病,遵医嘱定时、定量服药,定期门诊随访。

(管玉香)

第四节 消 渴

07章04节 数字内容

 ———————————— 导入案例与思考 ————————————

李某,男,45岁,会计。因多饮、多尿、多食、体重减轻半年就诊。

患者体检发现空腹血糖7.6mmol/L,未予重视,近半年来无明显诱因下出现口渴多饮、尿频量多、体重下降10kg、视物模糊,间断性服用降血糖药(具体不详),效果不显,遂来院就诊。刻下:尿频量多、口干多饮、视物模糊、多食易饥、四肢乏力。舌质淡红,苔白而干,脉弱。

体格检查:T 36.6℃,P 76次/min,R 19次/min,BP 130/80mmHg,身高172cm,体重63kg,体质指数21.3kg/m²,腰臀比0.8,随机血糖13.8mmol/L,神清,精神可,心肺正常。

请思考:

1. 该患者目前所患何病?辨证当属何证?

2. 针对患者目前的视物模糊症状,应该如何护理?请用思维导图的形式呈现。

消渴是以口渴多饮、多食易饥、多尿、乏力、消瘦,或尿有甜味为主要临床表现的病证。

凡现代医学的糖尿病、尿崩症、精神性多饮多尿症等,以多饮、多尿、多食为主要临床表现者,均属本病证的讨论范围,可参考本节辨证施护。

【经典与沿革】

1. "五脏皆柔弱者,善病消瘅。"(《灵枢·五变》)

2. "渴而饮水多,小便数,……甜者,皆是消渴病也。"又曰:"每发即小便至甜""焦枯消瘦。"(唐·王焘《外台秘要·消中消渴肾消》)

3. "夫消渴者,多变聋盲,疮癣、痤痱之类。"(金·张从正《儒门事亲·三消论》)

【病因病机】

消渴病之病因多与禀赋不足、饮食不节、情志失调、劳欲过度等因素有关。消渴病因病机示意图见图 7-4。

1. **禀赋不足**　肾为先天之本,寓元阴元阳,主藏精。先天禀赋不足是本病的重要内因。禀赋不足,先天肾精亏虚,五脏柔弱,虚火内生,消灼津液,发为消渴,其中尤以阴虚体质最易罹患。

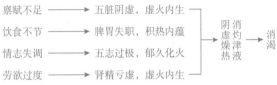

图 7-4　消渴病因病机示意图

2. **饮食不节**　长期过食肥甘,醇酒厚味,辛辣香燥,煎炸烧烤,损伤脾胃,致脾胃运化失职,积热内蕴,化燥伤津,消谷耗液,发为消渴。

3. **情志失调**　长期过度的精神刺激,如郁怒伤肝,肝气郁结,郁久化火,郁热伤阴耗气;或劳心竭虑,营谋强思等,阳气过用,五志化火,消灼阴津,而发为消渴。

4. **劳欲过度**　房室不节,劳欲过度,肾精亏损,虚火内生,则火因水竭而愈烈,水因火烈而愈干,终致肾虚肺燥胃热俱现,发为消渴。

本病病位主要在肺、胃、肾,尤以肾为关键。病机为阴虚燥热,而以阴虚为本,燥热为标,两者互为因果,阴愈虚则燥热愈盛,燥热愈盛则阴愈虚。病理性质主要为本虚标实,虚实夹杂。肺受燥热所伤,则津液不能敷布而直趋下行,随小便排出体外,故小便频数量多;肺不布津则口渴多饮。脾胃受燥热所伤,胃火炽盛,脾阴不足,则口渴多饮,多食善饥;脾虚不能转输水谷精微,则水谷精微向下流注,见小便频多,且有甜味;水谷精微不能濡养肌肉,故形体日渐消瘦。肾阴亏虚则虚火内生,上燔心肺则烦渴多饮,中灼脾胃则胃热消谷,又因肾失濡养,开阖固摄失权,则水谷精微直趋下泄,随小便而排出体外,故尿多味甜。消渴病虽有在肺、胃、肾的不同,但常常互相影响,如肺燥津伤,津液失于敷布,则脾胃不得濡养,肾精不得资助;脾胃燥热偏盛,上可灼伤肺津,下可耗伤肾阴;肾阴不足则阴虚火旺,亦可上灼肺胃,终至肺燥胃热肾虚,故"三多"之症常可相互并见。

消渴病日久,则易发生以下两种病变:一是阴损及阳,阴阳俱虚。由于阴阳互根,若病程日久,阴伤气耗,阴损及阳,则致阴阳俱虚,其中以肾阳虚及脾阳虚较为多见,严重者可因阴液极度耗损,虚阳浮越,而见烦躁,头痛、呕恶,呼吸深快等症,甚则出现昏迷,肢厥,脉细欲绝等阴竭阳亡危象。二是病久入络,血脉瘀滞。阴虚内热,耗伤津液,则血脉虚涩而成血瘀。气阴两虚或阴阳俱虚,血液运行无力,亦生瘀血。血瘀又进一步致血脉不畅,脏腑失养。

消渴病常病及多个脏腑,出现多种变证。如气阴双亏,肺失滋养,痨虫感染,日久可并发肺痨;肾阴亏损,肝失濡养,肝肾精血不能上承于耳目,则可并发白内障、雀目、耳聋;燥热内结,营阴被灼,脉络瘀阻,蕴毒成脓,则发为疮疖痈疽;阴虚津亏,久致血热,皮肤失养,则发为疮癣、痤痱;阴虚血瘀,气血不能达于四末,筋脉失养,则发为肢麻、肢痛;瘀毒阻塞,肢端失养,则发为脱疽;阴亏血瘀,心脉闭阻,则发为真心痛;阴虚燥热,炼液成痰,以及血脉瘀滞,痰瘀阻络,蒙蔽心窍,则发为中风偏瘫;阴损及阳,脾肾衰败,水湿潴留,泛溢肌肤,则发为水肿;热灼肺津,肺叶枯痿则发为肺痿;若津液极度耗损,阴竭阳乏,则可见阴阳离决危候。消渴病病变影响广泛,未及时医治及病情严重的患者,常可并发多种变证,影响预后。

【诊断与鉴别诊断】

1. 诊断

(1) 症状:口渴多饮、多食易饥、多尿、形体消瘦,尿有甜味为主要表现。部分患者在发病初期"三多"症状不显著,常以并发眩晕、肺痨、胸痹、中风、雀目、疮痈为首发症状。

(2) 体征:早期轻症,大多无体征。久病者出现并发症而出现各种体征。

(3) 发病特点:由于本病的发生与禀赋不足有较为密切的关系,故家族史可供诊断参考。

(4) 相关检查:空腹、餐后2小时血糖,糖化血红蛋白,葡萄糖耐量试验等,有助于明确诊断。必要时查尿酮体、尿素氮、肌酐、血钾、钠、钙、氯、胰岛 β 细胞功能、甘油三酯等。

2. 鉴别诊断

(1) 消渴与口渴症:二者均有口渴、多饮症状。口渴症是指口渴饮水的一个临床症状,可出现于多种疾病过程中,尤以外感热病为多见,但这类口渴随其所患病证的不同而出现相应的临床症状,不伴多食、多尿、尿甜、消瘦等消渴的特点。

(2) 消渴与瘿病:瘿病中的多食易饥、消瘦类似消渴病的中消。二者的不同点见表7-8。

表7-8　消渴与瘿病鉴别

病证名称	临床特征	病证特点
消渴	多饮,多尿,尿甜	病因与禀赋不足、饮食不节较为密切,病变影响广泛,涉及多个脏腑,多有家族史
瘿病	心悸,眼突,颈部一侧或两侧肿大	多发生于女性,常有饮食不节、情志不舒的病史,或发病有一定的地域性

【辨证施护】

1. 辨证要点

(1) 辨病位:消渴病的"三多"症状多同时存在,但根据其表现程度的轻重不同,有上、中、下三消之分即肺燥、胃热、肾虚之别。若见烦渴多饮、口干舌燥、舌边尖红、苔薄黄、脉洪数者,多为肺燥,属上消;若见多食易饥、形体消瘦、大便干燥、苔黄、脉滑实有力者,多为胃热,属中消;若见尿频尿多、混浊如脂膏、或尿甜、头晕耳鸣、皮肤干燥、瘙痒、舌红少苔、脉细数者,多为肾虚,属下消。

(2) 辨标本:本病以阴虚为本,燥热为标,主要根据病程长短、兼症及病情轻重进行辨证。若为初病,伴见口舌干燥,烦热,舌红苔黄,多为燥热;若病程较长,伴见口舌干燥,烦热多汗,头晕耳鸣,舌红少苔,多为阴虚与燥热并见;若为久病,以腰膝酸软,头晕耳鸣,舌红少苔,脉细数为主要表现,多为阴虚;若伴见腰膝酸软,四肢欠温,畏寒肢冷,舌淡而干,苔白,脉沉细无力,多为阴损及阳,阴阳两虚。

2. 护治原则　以养阴生津、清热润燥为原则。根据病位的偏重不同,立足于肾,分别予润肺、清胃、滋肾等方法。另外,由于本病常发生血脉瘀阻、阴损及阳等病变,应根据病情,合理选用活血化瘀、滋阴补阳、健脾益气等护治方法。

3. 证治分类(表7-9)

表7-9　消渴的常见证型及辨证治疗

	证型	临床表现	治法	方药
上消	肺热津伤	口渴多饮,口干舌燥,尿频量多,烦热多汗,舌边尖红,苔薄黄,脉洪数	清热润肺,生津止渴	主方:消渴方 常用药物:天花粉、黄连末、生地黄汁、藕汁、葛根、麦冬、知母等

续表

	证型	临床表现	治法	方药
中消	胃热炽盛	多食易饥,口渴,尿多,形体消瘦,大便干燥,苔黄,脉滑实有力	清胃泻火,养阴增液	主方:玉女煎 常用药物:生石膏、知母、熟地黄、麦冬、牛膝等
	气阴亏虚	口渴引饮,能食与便溏并见,或饮食减少,精神不振,四肢乏力,体瘦;舌质淡红,苔白而干,脉弱	益气健脾,生津止渴	主方:七味白术散 常用药物:人参、茯苓、白术、甘草、木香、葛根、藿香、乌梅、砂仁、鸡内金等
下消	肾阴亏虚	尿频量多,混浊如脂膏,或尿甜,腰膝酸软,乏力,头晕耳鸣,口干唇燥,皮肤干燥、瘙痒,舌红苔少,脉细数	滋阴固肾,润燥止渴	主方:六味地黄丸 常用药物:熟地黄、山茱萸、山药、茯苓、泽泻、牡丹皮等
	阴阳两虚	小便频数,混浊如膏,甚至饮一溲一,面色黧黑,耳轮干枯,腰膝酸软,四肢欠温,畏寒肢冷,阳痿或月经不调,舌淡苔白,脉沉细无力	滋阴温阳,补肾固涩	主方:金匮肾气丸 常用药物:附子、桂枝、干地黄、山茱萸、山药、茯苓、泽泻、牡丹皮等

4. 主要护理问题

(1) 口渴多饮、多食易饥 与燥热炽盛、耗伤津液,胃热炽盛、消耗水谷有关。

(2) 潜在并发症:低血糖 与胰岛素用量不规范、进食量不足或运动量过大等有关。

(3) 潜在并发症:酮症酸中毒 与感染、创伤、胰岛素突然中断等有关。

(4) 潜在并发症:皮肤感染 与热毒壅结、脉络瘀阻、外邪侵袭等有关。

(5) 焦虑 与对疾病认识不足,担心病久难愈,或担心并发症等有关。

5. 护理措施

(1) 病情观察:①密切观察患者的口渴程度,饮水量、进食量、尿量及体重等变化,并做好记录。②定期监测患者的血糖、尿糖、尿比重、糖化血红蛋白及各项生化指标。③注意观察有无低血糖反应,如头晕、心慌、出汗、全身软弱无力等,若有应及时报告医生。④观察患者生命体征变化,视力、皮肤及全身情况,有无雀目、眩晕、耳鸣、皮肤瘙痒、水肿等并发症的发生。⑤警惕出现头痛头晕、恶心呕吐、烦躁不安,皮肤干燥,或潮红、口渴、心慌,甚或出现嗜睡、呼吸深快、呼气有烂苹果味等酮症酸中毒的症状,配合做好抢救工作。⑥注意观察患者足部皮肤温度、感觉、触觉等的变化。⑦注意观察使用胰岛素有无过敏反应,如局部皮肤出现硬块、红晕、疼痛,或全身出现荨麻疹等,应及时报告医生。

(2) 生活起居护理:①保持室内清洁,空气流通,顺应四时,防寒保暖,以免感冒诱发或加重病症。②保持口腔清洁,选用软毛牙刷,刷牙时动作轻柔。饭前饭后要用生理盐水或银花甘草液漱口。③指导患者注意皮肤和会阴部清洁,衣着宽松、棉质,勤换衣服。清洗皮肤时以温水为宜,避免用力擦搓。皮肤瘙痒者,指导患者洗澡忌用刺激性强的皂液,洗后皮肤涂抹润肤露;瘙痒甚者,遵医嘱予以清热燥湿洗剂,如苦参、苍术、黄柏、白花蛇舌草、连翘等煎汤外洗,亦可涂尿素乳膏防止皮肤干燥。④保持足部清洁,穿合适鞋袜,鞋底较厚而鞋内柔软无接缝,透气良好,浅色棉袜。坚持每日温水洗足,水温37~40℃,不超过10分钟,及时擦干,尤其注意擦干趾间,检查双脚有无破损、烫伤、水疱等,不宜用热水袋、电热器等直接暖足;避免赤足;勿自行修剪或用化学制剂处理胼胝;穿鞋前先检查鞋内有无异物或异常。定期按摩足部穴位,如涌泉、三阴交、足三里、阳陵泉等穴。⑤劳逸适度,根据自身情况选择合理的运动,如快步走、练太极拳、八段锦、骑自行车、游泳、爬楼梯等,时间安排在饭后1小时左右,以不感疲劳为度。⑥养成良好的排便习惯,保持大便通畅。⑦辨证起居:肾阴亏虚和阴阳两虚者,应注意休息,减少活动,节制房事。重症患者应卧床休息。

(3) 饮食护理:①饮食控制是治疗消渴的基础,以合理控制总热能为原则。宜混合餐,细嚼慢咽,忌肥甘厚味、辛辣刺激之品,戒烟限酒。②辨证施食:肺热津伤者,以清热润肺、生津止渴为原则,宜食性凉之品,如银耳、麦冬、芦根、荸荠、枇杷等,可饮用五饮汁(《温病条辨》,麦冬 10g,鲜芦根汁 25g,梨汁 30g,荸荠汁 20g,藕汁 20g,混合均匀,温服、冷饮均可),忌辛辣之品;胃热炽盛者,以清胃泻火、养阴增液为原则,宜食苦寒之品,如苦瓜、马齿苋、乌梅、冬瓜、豆腐等,可食竹茹饮(《圣济总录》,竹茹 30g,乌梅 6g,甘草 3g,加水煎煮,取汁代茶饮,乌梅可食),忌肥甘厚腻之品;气阴亏虚者,以益气健脾、生津止渴为原则,宜食性平之品,如山药、鸡肉、胡萝卜、豆腐、黑木耳等,可食用野鸡羹(《饮膳正要》,野鸡肉 100g);肾阴亏虚者,以滋阴固肾、润燥止渴为原则,宜食性平之品,如栗子、黑枸杞、黑豆、甲鱼、山药等,可食用桑椹醪(《本草纲目》,桑椹 1 000g,糯米 500g);阴阳两虚者,以滋阴温阳、补肾固涩为原则,宜食温热之品,如羊肉、山药、韭菜、狗肉、虾仁等,可食用滋膵饮(《医学衷中参西录》,黄芪 30g,山药 30g,生地黄 15g,山茱萸 15g)。

(4) 用药护理:①遵医嘱用药,观察用药后反应;口服降血糖药遵医嘱饭前或饭时第一口或饭后,定时、定量服用,防止低血糖发生,备水果糖以急用。②正确掌握短效、中效、长效胰岛素的使用方法,正确掌握胰岛素笔、二肽基肽酶 4 抑制剂注射笔或胰岛素泵的使用方法、部位选择、无菌操作及储药方法等。③中药汤剂根据证型宜饭后 30 分钟服;中西药之间间隔 30 分钟以上。注意部分中药的特殊用法,如人参宜另炖、砂仁宜后下。若服药后出现头晕、心慌、乏力、汗出、饥饿甚至神昏等,立即汇报医生并配合抢救。④辨证施药:肺热津伤、胃热炽盛者宜偏凉服;气阴亏虚、肾阴亏虚者宜温凉服;阴阳两虚证者宜温服。

(5) 情志护理:①患者病程长易出现焦虑、悲观、恐惧等情绪,医务人员及家属应劝慰开导,消除其思想顾虑,使患者保持情绪平和。胃热炽盛、气阴亏虚者可聆听《秋湖月夜》《春江花月夜》等宫调乐曲;肺热津伤者可聆听《阳春白雪》《十五的月亮》等商调乐曲;肾阴亏虚、阴阳两虚者可聆听《梅花三弄》等羽调乐曲。②向患者宣传本病的有关知识,组织形式多样、寓教于乐的病友活动,开展同伴支持教育,介绍成功的病例,鼓励其参与社会活动。培养有意义的兴趣和爱好,如练习书法、八段锦、太极拳、健身操、游泳等,增添生活乐趣,分散患者对疾病的注意力,使其心情愉快,情绪稳定。③可采用放松疗法,改变患者的认知。患者舒适地靠坐在沙发或椅子上,闭目减少视觉刺激;从足部开始,顺次从小腿、大腿、腹部、胸部、上肢,直至头顶部使全身肌肉完全放松;鼻呼吸,要意识到自己在呼吸,当呼气时可静静默念"一",持续 10~20 分钟,每天放松 1~2 遍,睡前做 1 遍。

(6) 对症处理

1) 尿频量多

① 艾灸:多适合肾阴亏虚、阴阳两虚者。a. 穴位:脾俞、胰俞、肾俞、神阙、关元、中极、三阴交等穴。b. 方法:艾盒灸,暴露施灸部位,下肢采用单孔艾灸盒,系好松紧带,使点燃的艾条端距离患者皮肤约 3~4cm;背部及腹部用大艾灸盒,施灸部位垫纱布棉垫。每天 1 次,每次 15~25 分钟(长期卧床、年老体弱、皮肤角质层薄弱者时间为 15 分钟)。

② 耳穴贴压:a. 耳穴:皮质下、内分泌、糖尿病点、脾、胰、肾。b. 方法:每天不拘时按压,对按或向耳轮方向按压,以耐受为度,4~5 天更换一次。

2) 口干多饮

① 穴位按摩:a. 穴位:照海、列缺、太溪、中府、承浆等穴。b. 方法:患者采取放松、舒服姿势,暴露按摩处皮肤。选用点按法进行按摩,以透热为度,每次每穴 1 分钟,一天数次。

② 耳穴贴压:a. 耳穴:皮质下、内分泌、糖尿病点、脾、胰、三焦等。b. 方法:同尿频量多耳穴贴压。

3) 肢体麻木、挛急、疼痛

① 穴位按摩:a. 穴位:足三里、地机、太溪、涌泉等穴。b. 方法:患者采取放松、舒服姿势,暴露下肢皮肤,冬季注意保暖。从趾尖开始向上按摩足部及下肢,采用点、按、揉等指法,进行柔和、平稳的按摩,至穴位有热麻酸胀感为止,每次每穴 1 分钟,一天数次。

② 中药泡洗:多适合气阴亏虚、肾阴亏虚、阴阳两虚者。a. 主要药物:红花、川芎、细辛、川牛膝、丁香、鸡血藤、桂枝等。b. 方法:水温以 37~40℃为宜,水位没至三阴交穴位以上为宜,时间 20~30 分钟,

Note:

每天 1 次,严防烫伤。

③ 艾灸:多适合肾阴亏虚、阴阳两虚者。a. 穴位:足三里、三阴交、涌泉、地机等穴。b. 方法:艾灸盒每天灸 1 次,每次 15~25 分钟;或温和灸,每穴 3~5 分钟,每天 1 次。

④ 穴位贴敷:a. 穴位:脾俞、肾俞、足三里、三阴交、涌泉等穴。b. 主要药物:黄芪、丁香、柿蒂、鸡血藤、威灵仙、延胡索、葛根、当归、生地黄等。c. 方法:每次贴敷 4~6 小时,每天 1 次。

⑤ 中药离子导入:多适合气阴亏虚、肾阴亏虚、阴阳两虚者。a. 穴位:足三里、地机、太溪、涌泉等。b. 主要药物:川乌、草乌、白芥子、鸡血藤、川牛膝、红花、透骨草等。c. 方法:评估离子导入部位皮肤,将棉衬垫浸湿中药液后拧至不滴水为度,放在患处,并选择好正负电极,调节电流强度,如有不适及时调整电流强度。每次 20~30 分钟,每天 1 次。

4) 视物模糊

① 中药眼部雾化:适合消渴伴视物模糊、目睛干涩者。a. 药物:遵医嘱选用活血化瘀类中药注射剂,如灯盏花素 10mg,6~8ml 生理盐水。b. 方法:将配制好的雾化液注入雾化器下半部中,与雾化器的上半部衔接好后出口处连接面罩,用空气导管一端连接中心供氧源或氧气筒,另一端插入喷雾器的底部接口。嘱患者尽量睁开双眼,将面罩佩戴在患者眼部,氧流量为 2~4L/min,调节氧气流量灵活改善雾量大小。每天 1 次,每次 15~20 分钟。

② 穴位按摩:a. 穴位:睛明、丝竹空、四白、攒竹、鱼腰等穴。b. 方法:取坐位或仰卧位,双目微闭,用拇指或示指点按或点揉穴位,每穴 1 分钟,一天数次。

5) 腰膝酸软

① 穴位按摩:a. 穴位:胰俞、肾俞、膀胱俞、命门、腰骶部、八髎、三阴交、太溪等穴。b. 方法:患者采取放松姿势,暴露按摩处皮肤,冬季注意保暖。选用点按法进行按摩,每次每穴 1 分钟,一天数次。用小鱼际斜擦八髎穴,用擦法在腰骶部治疗,以透热为度。

② 耳穴贴压:a. 耳穴:皮质下、内分泌、糖尿病点、腰、肾、胰等。b. 方法:每天不拘时按压,对按或向耳轮方向按压,以耐受为度,每 4~5 天更换一次。

③ 艾灸:多适合肾阴亏虚、阴阳两虚者。a. 穴位:肾俞、关元、气海、三阴交等穴。b. 方法:温和灸,每穴 3~5 分钟,每天 1 次。

④ 中药保留灌肠:多适合阴阳两虚者。a. 主要药物:生大黄、煅牡蛎、蒲公英、煅龙骨、土茯苓、槐花、丹参等。b. 方法:抬高臀部,遵医嘱选解毒泄浊中药,煎汤,待 39~41℃,缓慢灌肠,指导患者保留 1 小时以上。

【健康教育】

1. 消渴是终身疾病,须长期坚持治疗,提高自我管理能力,做好自我病情监测。①学会规范监测血糖、尿糖、血压、体重、腰臀围等,养成良好的记录习惯。②每 3 个月检查 1 次糖化血红蛋白、心电图;每 6 个月检查肝肾功能、血脂、尿微量蛋白等;每年至少筛查 1 次眼底、外周血管、周围神经病变及足部检查等。③患者及家属掌握低血糖、酮症酸中毒的诱因、临床表现及应急救护措施。④坚持服药,不擅自停用胰岛素及口服降血糖药,了解用药可能出现的情况,注意有无不良反应。⑤随身带低血糖急救卡,注明姓名、住址、病名、紧急第一联系人、第二联系人、急救方法等,以便发生低血糖时获得及时抢救。

2. 平衡膳食,定时定量进餐。根据身高、体重、年龄、体力活动强度,计算每日的总热量,合理分配餐次;伴有高血压、水肿者每日摄入盐量不超过 2g;少食坚果类、油炸类食物及甜食;戒烟限酒。

3. 选择合适的有氧运动方式,如太极拳、气功、八段锦、五禽戏、散步、快走、慢跑、游泳等;推荐每周行 1~2 次抗阻运动,如拉弹力绳、举哑铃、划船等,也可适当行平衡运动,如单腿站立等。运动选择在饭后 1 小时(第一口饭记时)左右,运动频率和时间为每周至少 150 分钟,如一周运动 5 天,每次 30 分钟,运动后脉搏宜控制在(170 – 年龄)次/min 左右,以周身发热、微微出汗、微微气喘、精神愉悦为宜。

Note:

4. 注意个人卫生,保持眼、口腔、会阴、皮肤等清洁干燥,勤洗澡、理发、平剪趾甲;内衣、鞋袜要柔软宽松;肢端要保暖。

5. 注意调养情志,心境平和、乐观,避免七情过激和外界不良刺激,积极参与糖尿病教育等社会活动。

(管玉香)

第五节 血 证

07章05节 数字内容

 ———————— 导入案例与思考 ————————

王某,女,49岁,工人。因咳嗽、咯血3天就诊。

患者3天前因天气变化,受凉感冒后,出现反复咳嗽、咯血,面部浮肿,午后低热,头晕目眩,未服用药物,因症状无好转,遂来院就诊。刻下:咳嗽咯血,胸闷气短,咽喉干燥,心烦盗汗,小便黄少,大便干结。舌红少苔,脉细数。

体格检查:T 37.6℃,P 83次/min,R 19次/min,BP 128/70mmHg,咽部充血,扁桃体无肿大,肺部湿啰音。

请思考:

1. 该患者目前所患何病?辨证当属何证?

2. 针对患者咯血表现,应如何护理?请用思维导图的形式呈现。

血证是因火热熏灼或气虚不摄等所致,以血液上溢于口鼻诸窍,或下泄于前后二阴,或渗出于肌肤为主要表现的病证。根据出血部位的不同,血证可分为鼻衄、齿衄、咯血、吐血、便血、尿血、紫斑等。

凡以出血为主要临床表现者,均属本病证的讨论范围,可参考本节辨证施护。

【经典与沿革】

1. "脉至而搏,血衄身热者死。"(《素问·大奇论》)

2. "心气不足,吐血、衄血,泻心汤主之。"(汉·张仲景《金匮要略·惊悸吐衄下血胸满瘀血病脉证治》)

3. "所致之由,因大虚损,或饮酒过度,或强食过饱,或饮啖辛热,或忧思恚怒。"(南宋·严用和《济生方·失血论治》)

【病因病机】

血证的发生多与感受外邪、情志过极、饮食不节、劳倦过度、体虚久病等因素有关。血证病因病机示意图见图7-5。

1. **感受外邪** 外邪侵袭,损伤脉络而引起出血,其中以感受热邪所致者为多。如风、热、燥邪损伤上部脉络,则引起衄血、咯血、吐血;热邪或湿热损伤下部脉络,则引起尿血、便血。

2. **情志过极** 忧思恼怒过度,肝气郁结化火,肝火上逆犯肺则引起衄血、咯血;肝火横逆犯胃则引起吐血。

3. **饮食不节** 饮酒过多以及过食辛辣厚味,或滋生湿热,热伤脉络,引起衄血、吐血、便血;或损伤脾胃,脾胃虚衰,气不摄血,而引起吐血、便血。

4. **劳倦过度** 劳倦过度会导致心、脾、肾气阴的损伤。心主神明,神劳伤心;脾主肌肉,体劳伤脾;

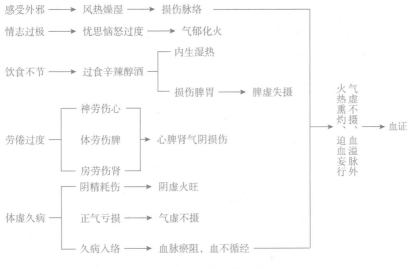

图 7-5 血证病因病机示意图

肾主藏精,房劳伤肾。若损伤于气,则气虚不能摄血,以致血液外溢,而形成衄血、吐血、便血、紫斑;若损伤于阴,则阴虚火旺,迫血妄行,而致尿血、紫斑。

5. 体虚久病 久病或热病使阴精耗伤,以致阴虚火旺,迫血妄行而致出血;久病或热病使正气亏损,气虚不摄,血溢脉外而致出血;久病入络,使血脉瘀阻,血行不畅,血不循经而致出血。

本病病位在血分,病机为火热熏灼、迫血妄行及气虚不摄、血溢脉外。在火热之中,又有实火及虚火之分,外感风热燥火、湿热内蕴、肝郁化火等,均属实火;而阴虚火旺之火,则属虚火。气虚之中,又有仅见气虚和气损及阳、阳气亦虚之别。从证候的虚实来说,由火热亢盛所致者,属于实证;由阴虚火旺及气虚不摄所致者,属于虚证。但在疾病发展变化的过程中,又常发生实证向虚证的转化,如开始为火盛气逆,迫血妄行,但在反复出血之后,则会导致阴血亏损,虚火内生;或因出血过多,血去气伤,以致气虚阳衰,不能摄血。因此,在某些情况下,阴虚火旺及气虚不摄,既是引起出血的证候特征,又是出血所导致的结果。

血证的预后,主要与下述三个因素有关:一是引起血证的原因,外感易治,内伤难治,新病易治,久病难治;二是与出血量的多少密切有关,出血量少者病轻,出血量多者病重,甚至形成气随血脱的危急重症;三是与兼见症状有关,出血伴有发热,咳喘,脉数等症者,一般病情较重。

【诊断与鉴别诊断】

1. 诊断

(1)症状:血自鼻道外溢而非外伤、倒经所致者,为鼻衄;血自齿龈或齿缝外溢而非外伤所致者,为齿衄;血由肺、气道而来,经咳嗽而出,或觉喉痒胸闷,一咯即出,血色鲜红,或夹泡沫,或痰血相兼、痰中带血,为咯血;血随呕吐而出,血色多为咖啡色或紫暗色,常伴有食物残渣等胃内容物,大便呈暗红色,为吐血;大便色鲜红、暗红或紫暗,或黑如柏油样,次数增多,为便血;小便中混有血液或夹有血丝,排尿时无疼痛,为尿血;肌肤出现青紫斑点,小如针尖,大者融合成片,压之不褪色,重者可伴有鼻衄、齿衄、尿血、便血及崩漏,为紫斑。

(2)体征:出血为突出表现,涉及多个脏腑组织,血液或从口、鼻,或从尿道、肛门,或从肌肤而外溢。

(3)发病特点:以出血为主要表现,根据病因、病位的不同表现为鼻衄、齿衄、咯血、吐血、便血、尿血、紫斑。随病情轻重及原有疾病的不同,则有出血量或少或多、病程或短或长及伴随症状的不同。

(4)相关检查:红细胞沉降率、痰液细菌培养、胸部X线摄影、支气管镜检或造影、胸部CT等检查,有助于咯血的诊断;呕吐物、大便潜血试验、纤维胃镜、上消化道钡餐造影、B超等检查,有助于吐血的诊断；大便潜血试验、直肠指检、直肠乙状结肠镜等检查，有助于便血的诊断；肉眼血尿、镜下血尿等检查，有助于尿血的诊断；血小板计数、出凝血时间、血管收缩时间、凝血酶原时间、毛细血管脆性试验、骨髓穿刺等检查，有助于紫斑的诊断。

2. 鉴别诊断

（1）咯血与吐血：咯血是指喉部以下的呼吸器官（即气管、支气管或肺组织）出血，并经咳嗽从口腔而出的病证；吐血是指血由胃来，从口中随呕吐而出的病证。二者血液均经口出，但二者在血的来源、特点、前驱症状、痰与大便等方面有所不同。二者鉴别见表 7-10。

表 7-10　咯血与吐血的鉴别

病证名称	血的来源	出血的特点	前驱症状	痰与大便
咯血	由肺而来，经气道随咳嗽而出	鲜红，常混有痰液	多有咳嗽、胸闷、喉痒等	痰中带血数天，大便一般不呈黑色
吐血	由胃而来，经呕吐而出	多为紫暗，常伴胃内容物	多有胃脘不适或胃痛、恶心等	无痰中带血，大便多呈黑色

（2）咯血与肺痈：二者均有咯血表现。肺痈患者的咯血多由风温转变而来，常为脓血相兼，气味腥臭，初期也可见风热袭于肺卫的证候，当演变到吐脓血阶段时，多伴壮热、烦渴、胸痛、舌质红、苔黄腻、脉滑数等热毒炽盛证候，可与咯血相区别。

（3）便血与痢疾：二者均有大便出血。痢疾初起有发热恶寒等症状，其便血为脓血相兼，且有腹痛、里急后重、肛门灼热等症。便血无里急后重，无脓血相兼，与痢疾不同。

（4）便血与痔疮：二者均有大便出血。痔疮属外科疾病，其大便下血的特点为便时或便后出血，常伴有肛门异物感或疼痛，作肛门直肠检查时，可发现内痔或外痔，与内科便血不难鉴别。

（5）尿血与血淋：二者均可见血随尿出。以小便时痛与不痛为其鉴别要点，不痛者为尿血，痛者为血淋。

（6）尿血与石淋：二者均可见血随尿出。但石淋尿中时有砂石夹杂，小便涩滞不畅，时有小便中断，或伴腰腹绞痛等症状，若砂石从小便而出，则痛止。尿血者小便不痛。

（7）紫斑与出疹：二者均有局部肤色的改变。紫斑呈点状者须与出疹的疹点区别。紫斑隐于皮内，压之不褪色，触之不碍手。疹高出于皮肤，压之褪色，摸之碍手，可以鉴别。

【辨证施护】

1. 辨证要点

（1）辨虚实：主要根据病之新久和兼症等进行辨证。若为初病，大多起病较急，痰中带血，血色鲜红或紫暗，伴身热，口干口苦，烦躁易怒，脘腹胀闷，便秘，尿黄，舌红苔黄，脉弦数或滑数等症状，多为火热迫血妄行，可辨为实证；若病久迁延，血色淡红或紫暗，伴面色不华，气短声低，神疲乏力，头晕耳鸣，食欲不振，舌淡苔少，脉细弱等症状，多为气不摄血或阴虚火旺，可辨为虚证。

（2）辨病位：同一血证，可以由不同的脏腑病变引起，应注意辨别。如同属鼻衄，病变脏腑有在肺、在胃、在肝之别；同属吐血，病变脏腑有在胃、在肝之别；同属齿衄，病变脏腑有在胃、在肾之别；同属尿血，病变脏腑有在膀胱、在肾或在脾之别。

2. 护治原则　血证的护治可归纳为治火、治气、治血三个原则。治火者，应分清证候虚实，实火当清热泻火，虚火当滋阴降火。治气者，实证当清气降气，虚证当补气益气。治血者，宜凉血止血、收敛止血或祛瘀止血。

3. 证治分类(表7-11)

表7-11　血证的常见证型及辨证治疗

	证型	临床表现	治法	方药
鼻衄	热邪犯肺	鼻燥衄血,口干咽燥,或兼有身热,头痛,恶风,咳嗽,舌质红,苔薄,脉数	清泻肺热,凉血止血	主方:桑菊饮 常用药物:桑叶、菊花、杏仁、连翘、薄荷、桔梗、甘草、芦根、牡丹皮、白茅根、墨旱莲、侧柏叶
	胃热炽盛	鼻干鼻衄,血色鲜红,面赤,口渴喜饮,口臭,便秘,舌红,苔黄,脉数	清胃泻火,凉血止血	主方:玉女煎 常用药物:石膏、熟地黄、麦冬、知母、牛膝、大蓟、小蓟、白茅根、藕节
	肝火上炎	鼻衄,头痛,眩晕,目赤,烦躁易怒,口干口苦,舌红,苔黄,脉弦数	清肝泻火,凉血止血	主方:龙胆泻肝汤 常用药物:龙胆草、黄芩、栀子、泽泻、木通、车前子、当归、生地黄、柴胡、甘草、白茅根、蒲黄、大蓟、小蓟、藕节
	气血两虚	鼻衄,或兼齿衄、皮下紫斑,神疲乏力,头晕,面色㿠白,耳鸣,心悸,夜寐不宁,舌质淡,苔白或白腻,脉细无力	补气摄血	主方:归脾汤 常用药物:白术、茯神、黄芪、龙眼肉、酸枣仁、人参、木香、炙甘草、当归、远志、阿胶
齿衄	胃火炽盛	齿衄,血色鲜红,头痛,齿龈红肿疼痛,口臭,便秘,舌红,苔黄,脉洪数	清胃泻火,凉血止血	主方:加味清胃散合泻心汤 常用药物:生地黄、当归、牡丹皮、黄连、升麻、大黄、黄芩、水牛角、连翘、甘草、白茅根、大蓟、小蓟、藕节
	阴虚火旺	齿衄,血色淡红,齿摇不坚,起病较慢,常因受热及烦劳而诱发,舌质红,苔少,脉细数	滋阴降火,凉血止血	主方:六味地黄丸合茜根散 常用药物:熟地黄、山茱萸、山药、泽泻、牡丹皮、茯苓、茜草根、黄芩、侧柏叶、阿胶
咯血	燥热伤肺	喉痒咳嗽,痰中带血,口干鼻燥,舌质红,少津,苔薄黄,脉数	清热润肺,宁络止血	主方:桑杏汤 常用药物:桑叶、杏仁、沙参、浙贝母、淡豆豉、栀子皮、梨皮、白茅根、茜草根、藕节、侧柏叶
	肝火犯肺	阵发咳嗽,痰中带血或纯血鲜红,烦躁易怒,胸胁胀痛,口苦,舌质红,苔薄黄,脉弦数	清肝泻肺,凉血止血	主方:泻白散合黛蛤散加减 常用药物:地骨皮、桑白皮、甘草、青黛、蚌粉、生地黄、墨旱莲、白茅根、大蓟、小蓟
	阴虚肺热	咳嗽痰少,痰中带血或血色鲜红,口干咽燥,颧红,潮热盗汗,舌质红,少苔或无苔,脉细数	滋阴润肺,宁络止血	主方:百合固金汤 常用药物:熟地黄、生地黄、当归、白芍、甘草、桔梗、玄参、百合、贝母、麦冬、白及、藕节、白茅根、茜草根
吐血	胃热壅盛	脘腹胀痛,吐血色红或紫暗,常夹杂食物残渣,口臭,便秘,大便色黑,舌质红,苔黄腻,脉滑数	清胃泻火,化瘀止血	主方:泻心汤合十灰散 常用药物:大黄、黄芩、黄连、大蓟、小蓟、荷叶、侧柏叶、白茅根、茜草根、栀子、牡丹皮、棕榈炭
	肝火犯胃	吐血色红或紫暗,心烦易怒,口苦胁痛,寐少梦多,舌质红绛,苔黄腻,脉弦数	泻肝清胃,凉血止血	主方:龙胆泻肝汤 常用药物:龙胆草、黄芩、栀子、泽泻、木通、车前子、当归、生地黄、柴胡、甘草、白茅根、藕节、墨旱莲、茜草根
	气虚血溢	吐血缠绵不止,时轻时重,血色黯淡,神疲乏力,心悸气短,面色苍白,舌质淡,脉细弱	健脾养心,益气摄血	主方:归脾汤 常用药物:白术、茯神、黄芪、龙眼肉、酸枣仁、人参、木香、甘草、当归、远志、阿胶、仙鹤草、白及、乌贼骨、炮姜炭等

Note:

续表

	证型	临床表现	治法	方药
便血	肠道湿热	便血色红,大便不畅或稀溏,或腹痛,舌质红,苔黄腻,脉濡数	清化湿热,凉血止血	主方:地榆散合槐角丸 常用药物:地榆、黄连、茜草、黄芩、栀子、槐角、防风、当归、黄芩、枳壳、茯苓等
	脾胃虚寒	便血紫暗,甚则黑色,腹部隐痛,喜热饮,神倦懒言,面色不华,便溏,舌质淡,脉细	健脾温中,养血止血	主方:黄土汤 常用药物:甘草、地黄、白术、炮附子、阿胶、黄芩、灶心土、白及、乌贼骨、三七、花蕊石等
尿血	下焦湿热	小便黄赤灼热,尿血鲜红,面赤口疮,心烦口渴,夜寐不安,舌质红,苔黄,脉数	清热利湿,凉血止血	主方:小蓟饮子 常用药物:生地黄、小蓟、滑石、木通、蒲黄、藕节、淡竹叶、当归、栀子、甘草等
	肾虚火旺	小便短赤,或带血,头晕耳鸣,神疲乏力,颧红潮热,腰膝酸软,舌质红,苔少,脉细数	滋阴降火,凉血止血	主方:知柏地黄丸 常用药物:熟地黄、山茱萸、山药、泽泻、牡丹皮、茯苓、知母、黄柏等
	脾不统血	久病尿血,甚则兼见齿衄、肌衄,食少,面色不华,体倦乏力,气短声低,舌质淡,苔薄,脉细弱	补中健脾,益气摄血	主方:归脾汤 常用药物:白术、茯神、黄芪、龙眼肉、酸枣仁、人参、木香、甘草、当归、远志、仙鹤草、棕榈炭、地榆、蒲黄、茜草根、紫草等
	肾气不固	久病尿血,血色淡红,精神疲惫,头晕耳鸣,腰脊酸痛,舌质淡,苔薄,脉沉弱	补益肾气,固摄止血	主方:无比山药丸 常用药物:山药、肉苁蓉、熟地黄、山茱萸、茯神、菟丝子、五味子、赤石脂、巴戟天、泽泻、杜仲、怀牛膝、仙鹤草、蒲黄、槐花、紫珠叶等
紫斑	血热妄行	皮肤出现青紫斑点或斑块,甚则伴有鼻衄、齿衄、尿血、便血,或有发热,口渴,便秘,舌质红,苔黄,脉滑数或弦	清热解毒,凉血止血	主方:十灰散 常用药物:大蓟、小蓟、侧柏叶、荷叶、茜草根、栀子、茅根、大黄、牡丹皮、棕榈皮等
	阴虚火旺	皮肤出现青紫斑点或斑块,时发时止,常伴鼻衄、齿衄或月经过多,颧红,心烦,口渴,或有潮热,盗汗,舌质红,苔少,脉细数	滋阴降火,宁络止血	主方:茜根散 常用药物:茜草根、黄芩、阿胶、侧柏叶、生地黄、甘草等
	气不摄血	肌衄反复发生,久病不愈,体倦乏力,头晕目眩,面色苍白或萎黄,纳差,舌质淡,苔薄白,脉细弱	补气摄血	主方:归脾汤 常用药物:白术、茯神、黄芪、龙眼肉、酸枣仁、人参、木香、甘草、当归、远志、仙鹤草、棕榈炭、地榆、蒲黄、茜草根、紫草等

4. 主要护理问题

(1) 鼻衄 与热邪犯肺、胃热炽盛、肝火上炎、气血两虚有关。

(2) 齿衄 与胃火炽盛、阴虚火旺有关。

(3) 咯血 与肺络受损、血不循经有关。

(4) 吐血 与胃络损伤、血不循经有关。

(5) 便血 与肠道湿热、脾胃虚寒有关。

(6) 尿血 与下焦湿热、阴虚火旺、脾肾亏虚有关。

(7) 紫斑 与血热妄行、阴虚火旺、气不摄血有关。

(8) 焦虑 与反复出血、病情危重或迁延有关。

(9) 潜在并发症:血脱 与出血不止、气随血脱有关。

(10) 潜在并发症：窒息 与血块堵塞气道有关。

5. 护理措施

(1) 病情观察：①密切观察出血部位、血量、颜色、性质以及病势缓急。②密切观察生命体征、神志、面色、尿量等变化，注意有无出血的诱发因素。如有头痛头晕，面色苍白，出冷汗，脉速，血压下降等休克症状时，及时报告医生，迅速建立有效的静脉通路，做好抢救准备。③辨证观察：鼻衄者注意观察口、鼻、咽喉干燥的程度，询问患者有无发热、恶风、头痛、眩晕等情况；齿衄患者出血时应防止血液或用于止血的填塞物脱落误入气管，引起窒息；咯血患者注意有无口中怪味感、干咳、胸闷或胸部异样感或辛辣感、失眠、情绪异常等先兆，防止血块阻塞气道发生窒息；吐血患者注意有无恶心、胃脘不适、头晕等先兆，高度警惕血脱现象的发生，密切观察大便的色、质、量，留取标本，正确做好大便隐血试验检查，出血期间改变体位时要防止发生昏厥；便血患者观察大便的次数、性状、颜色及量，必要时留取标本送检，观察患者的神志、面色、血压、心率、脉搏的变化，判断病情轻重；尿血患者注意观察小便的色、质、量，有无滴沥不尽或刺痛、小便中断等情况，注意有无砂石排出；紫斑患者注意观察紫斑的部位、面积、数量、出血颜色的深浅，以判断病情轻重和证候。

(2) 生活起居护理：①病室环境应保持安静、清洁，室内温湿度适宜，避免噪声，减少探视人员，保证患者充足的休息时间。②保持二便通畅。③患者可适当活动，出血时应卧床休息，更换血污的衣被，及时清理、倾倒呕吐物和排泄物，减少对患者的不良刺激。④鼻衄患者禁挖鼻孔，出血时取平卧低枕位，或坐位头偏向一侧，头部可冷敷以止血。⑤齿衄患者注意口腔卫生，经常以银花甘草液漱口，或用冰水漱口。⑥咯血严重者暂禁食。⑦便血、尿血患者便后及时更换内裤，保持会阴部皮肤清洁、干燥。⑧紫斑患者活动时注意自我保护，防止皮肤受到磕、碰、压、撞等外力诱发或加重出血，沐浴时水温不可过高。⑨辨证起居：气血两虚患者应安排温暖向阳病室，室温宜偏高；热证、阴虚火旺患者室温宜偏低、清净凉爽，睡眠时室内光线宜暗，戒妄想，避房事。

(3) 饮食护理：①饮食宜清淡富含营养，忌食肥甘厚味、辛辣炙煿之品，禁烟酒、浓茶、咖啡等刺激之品。②吐血严重患者应禁食，出血减少或停止后，可进食温凉流质或半流质，逐渐向软食、普食过渡，普食宜温、软、高蛋白、高热量、富含维生素，逐步增加新鲜蔬菜水果，忌坚硬、粗糙之品。③紫斑患者忌食海鱼、虾、蟹等海腥发物，如明确其发病与某些特殊食物有关，应禁止食用。④辨证施食：热邪犯肺、胃热炽盛、肝火上炎型鼻衄患者及胃火炽盛型齿衄患者，宜食清热泻火凉血之品，如鲜藕汁、芹菜、菠菜、苦瓜、绿豆粥等；燥热伤肺型咯血患者，宜食清热润燥之品，如梨、麦冬、玉竹、荸荠等；肠道湿热型便血患者，宜食清热利湿之品，如马齿苋、薏苡仁、赤小豆、泥鳅等；脾胃虚寒型便血患者，宜食补脾益胃，温阳散寒之品，如黄芪、山药、红枣等，忌生冷食物；下焦湿热型尿血患者，可用茅根竹蔗水煎代茶饮，以清热止血；气血两虚型鼻衄患者及脾不统血、肾气不固型尿血患者，宜食益气养血之品，如黄芪粥、山药粥、人参汤、核桃粥等；阴虚火旺型齿衄患者、阴虚肺热型咯血患者及肾虚火旺型尿血患者，宜食滋阴清热之品，如甲鱼、枸杞等；阴虚火旺型紫斑患者，可食龟肉红枣汤、猪皮红枣汤。

(4) 用药护理：①患者出现大出血时，严格按照医嘱的时间、剂量和方式给药，配合医生的抢救工作。②辨证施药：鼻衄之热邪犯肺、胃热炽盛、肝火上炎者，中药汤剂宜凉服，出血时可用棉球蘸焦栀子粉、云南白药、三七粉等塞鼻；鼻衄之脾不统血者，中药汤剂宜温服，出血时可用茜草根、艾叶各30g，研末蜜丸，以乌梅煎水送服。齿衄患者，中药汤剂宜凉服，胃火炽盛者可用大黄、生地黄切片，贴于牙龈出血处，或小蓟或白茅根煎水服以凉血止血；阴虚火旺者经常以西洋参切片含于口内，或用地骨皮15~30g煎水代茶饮。咯血患者，中药汤剂宜凉服，燥热伤肺者可用白茅根60g，仙鹤草30g煎水代茶饮，或以鲜小蓟60g煎汤代茶饮；肝火犯肺者可以生萝卜汁50ml，生藕汁50ml，加盐少许内服，或以墨旱莲、白茅根各60g煎水代茶饮；阴虚肺热者可用新鲜仙鹤草250g，捣汁加入藕汁10ml，煎煮后待凉服，或以白及20g、血余炭20g、小蓟25g，共研细末，每次5g，每日3次，温开水冲服。吐血患者，胃热壅盛、肝火犯胃者，中药汤剂宜凉服，出血时可采用大黄粉3~5g，加冰水喂服，或可采用三七粉、白及粉各1.5g，以藕汁调成糊状吞服止血；气虚血溢者，中药汤剂宜温服，出血时可采用白及、乌贼骨按 1∶2 制成粉剂,每次 2~4g,每日 3~4 次,温开水冲服,若出现血脱之象可予以独参汤服用,以益气固脱。便血患者,慎用大黄、芒硝等对胃肠有刺激性的药物,肠道湿热者,中药汤剂宜凉服,可用槐花 60g、丝瓜络 10g,烧炭研细末,每次 6g,每日 3 次,温开水冲服,或侧柏叶、白及各 30g,共研细末,每次 3~6g,每日 2 次。尿血患者,肾虚火旺者,中药汤剂宜凉服,可用白茅根 30~60g,煎服,每日 1 剂;脾不统血、肾气不固者,中药汤剂宜温服。紫斑患者,血热妄行、阴盛火旺者,中药汤剂宜凉服,血热妄行者可用连翘 30g,水煎,分 3 次服,或用地肤子、紫草、野菊花、仙鹤草各 30g,水煎服,或以鲜藕 500g,洗净绞汁,每服 10~50ml,每日 2 次;阴盛火旺者可用鸡血藤 50g、生地 30g、紫河车粉 20g,水煎,每日 1 剂,气不摄血者,中药汤剂宜温服。

(5) 情志护理:患者出血时容易恐慌,护士应安慰患者,使其情绪安定,消除恐惧、紧张心理,指导配合治疗。对个性急躁,常与人争吵、发怒生气、激动不已的患者,在护理中更应耐心,指导患者读书、看报、听音乐或培养兴趣爱好,分散注意力,比如学书法、绘画、插花等。做好家属和探视者的工作,给予患者精神上的支持。实事求是地向患者讲解疾病治疗的难易和规律,让患者正确对待疾病,坚定治疗信心。

(6) 对症处理

1) 鼻衄

① 穴位按摩:多适合热邪犯肺而鼻衄者。a. 穴位:迎香、孔最、尺泽、少商、合谷等穴。b. 方法:每穴位 1 分钟,每日 1 次,每次 10~15 分钟,10 次为 1 疗程。

② 穴位贴敷:多适合气血两虚而鼻衄者。a. 穴位:涌泉穴。b. 方法:将大蒜捣碎如泥作饼,或用吴茱萸粉调成糊状进行贴敷,每穴 2~4 小时,每日 1~2 次。

2) 齿衄

穴位按摩:多用于阴虚火旺者。a. 穴位:肾俞、合谷、太溪等穴。b. 方法:每穴位 1 分钟,每日 1 次,每次 10~15 分钟,10 次为 1 疗程。

3) 咯血

① 穴位按摩:多用于燥热伤肺者。a. 穴位:迎香、大椎、尺泽、孔最等穴。b. 方法:每穴位 1 分钟,每日 1 次,每次 10~15 分钟,10 次为 1 疗程。

② 穴位贴敷:a. 穴位:涌泉穴。b. 方法:将大蒜捣碎成茸,贴敷涌泉穴,每穴 2~4 小时,每日 1~2 次。

4) 吐血

穴位按摩:多用于胃热壅盛者。a. 穴位:取上脘、曲池、内关、合谷等穴。b. 方法:每穴位 1 分钟,每日 1 次,每次 10~15 分钟,10 次为 1 疗程。

5) 便血

穴位按摩:多用于肠道湿热者。a. 穴位:取下脘、血海、足三里、太冲等穴。b. 方法:每穴位 1 分钟,每日 1 次,每次 10~15 分钟,10 次为 1 疗程。

6) 尿血

穴位按摩:多用于下焦湿热者。a. 穴位:取肾俞、膀胱俞、中极、合谷等穴。b. 方法:每穴位 1 分钟,每日 1 次,每次 10~15 分钟,10 次为 1 疗程。

【健康教育】

1. 指导患者掌握出血性疾病的相关知识,避免诱发、加重因素。

2. 起居有常,劳逸适度。适当锻炼。注意个人卫生,养成良好的生活习惯。

3. 调摄精神,保持积极乐观的情绪,避免情志过极和各种不良刺激。

4. 按时服药,定期复查血常规、肝肾功能等。

(邓丽丽)

病案分析与思考

07章病案　数字内容

【病案导入】

王某,男,67岁,退休干部,已婚。2019年11月22日初诊。多食易饥、多尿,形体消瘦,乏力2个月,加重2天。

患者近2个月来,无明显诱因出现多食易饥,口渴多饮,尿频量多等症状。2个月内体重减轻约8kg。曾去某中医诊所就诊,服中药(不详)后症状有所减轻。2天前,因食用过量辛辣刺激的食物后,上述症状加重,遂来院就诊。刻下:多食易饥,口渴,尿多,形体消瘦,寐可,大便干燥。苔黄,脉滑实有力。

既往体健,无其他内科疾病史。否认家族性疾病病史。否认药物、食物过敏史。

查体:T 37.1℃,P 90次/min,R 23次/min,BP 126/83mmHg。身高174cm,体重53kg,体重指数17.5kg/m²。患者神志清,精神可,心肺正常,腹部平软,无压痛,未及包块,肝脾肋下未及。

相关检查:空腹血糖12.0mmol/L,餐后2小时血糖19.6mmol/L,糖化血红蛋白9.1%,尿糖(+++)。

【提出问题】

1. 本例患者目前所患的是何病何证? 请具体分析。

2. 本例患者存在的护理问题有哪些? 如何解决?

【分析思路】

1. 辨病分析　患者以多食易饥、多尿,形体消瘦,乏力为主要表现入院,相关检查出现异常,故辨病属于中医消渴病的范畴,西医之糖尿病。

2. 辨证分析　患者年高体弱,因饮食不节,致脾胃失职,胃火炽盛,脾阴不足故多饮多食易饥;肺主治节,燥热伤肺,治节失职,水不化津,直趋于下,故多尿;胃火炽盛,中土不健,消谷而不化,水谷精微既乏源泉又失输布,机体失于充养,故形体消瘦;胃津不足,大肠失其濡润,故大便干燥;苔黄,脉滑实有力,是胃热炽盛之象。

3. 辅助检查　本次实验室检查具有特殊的临床意义。患者空腹血糖12.0mmol/L,餐后2小时血糖19.6mmol/L,糖化血红蛋白9.1%,尿糖(+++),符合现代医学糖尿病的诊断。在明确诊断糖尿病的基础上,建议进行全面的检查。

(1) 做谷氨酸脱羧酶抗体和胰岛细胞抗体的检测,明确糖尿病的类型。

(2) 做C肽或胰岛素释放试验,以判断β细胞的功能。

(3) 查肝功能、肾功能、血脂、心电图,测定四肢神经传导速度、血管彩超及眼部的相关检查,以了解是否有并发症存在。

4. 目前存在的护理问题

(1) 多尿　与燥热伤肺,治节失职,水不化津,直趋于下有关。

(2) 多食易饥　与脾胃失职,胃火炽盛,脾阴不足有关。

【行动方案】

1. 监测患者三餐前及餐后2小时、睡前、凌晨3点的血糖,及时报告医生。

2. 记录患者的口渴程度,饮水量、进食量、尿量及尿的颜色和气味,记录24小时出入量,每周测2次体重,记录变化。

3. 告知患者注意个人卫生,保持眼、口腔、会阴、皮肤等清洁干燥,勤洗澡、理发、修剪指甲;内衣、鞋袜要柔软宽松；清洗皮肤时选用性质柔和的中性洗剂，以温水为宜，避免用力擦搓；皮肤瘙痒者，勿用指甲搔抓，避免损伤皮肤；趾端要保暖，每天用温水泡脚，促进血液循环。不宜用热水袋、电热器等直接暖足，以免发生烫伤。

4. 注意观察有无低血糖表现，如见头晕、心慌、出汗、面色苍白、全身软弱无力、视物模糊等，应及时报告医生。立即给予糖水或果汁，也可食用巧克力、饼干等，或根据血糖情况给予口服或静脉注射50% 葡萄糖注射液救治。

5. 注意观察病情变化，如出现头痛头晕、恶心呕吐、烦躁不安，皮肤干燥或潮红、口渴、心动过速，甚至有嗜睡、呼吸深快，皮肤弹性差，呼气有烂苹果味等为酮症酸中毒征兆，应立即报告医生。

6. 按医嘱进食，严格控制主食量，每日主食以粗粮为主，用餐定时定量，少量多餐。饮食宜清淡，宜用瘦肉、番茄汤、萝卜汤、石斛汤等。宜食清胃泻火，养阴增液之品。如黄瓜、鳝鱼等。可用黄连10g，知母12g，天花粉30g水煎顿服，或用石斛15g、麦冬15g泡水代茶饮；禁忌辛辣食物以及含糖饮料、口服液及烟酒。外出检查或治疗时携带含糖饮料或水果、饼干、面包等。

7. 注意休息，饭后1小时开始散步、打太极拳或爬楼梯半小时，以运动后脉搏在110次/min左右，且不感疲劳为宜。

8. 指导患者严格执行医嘱，掌握口服降血糖药的用法或胰岛素的注射方法等事项。

9. 组织患者之间进行交流，请治疗效果良好的患者讲解亲身体会或介绍个人经验，提高治疗信心。

10. 保持室内清洁，空气流通，温湿度适宜，为患者创造一个良好的环境。

11. 中药适宜温凉服。

【护理评价】

患者住院2周，通过治疗、护理和评估，本阶段护理目标基本实现。具体情况如下：

1. **患者症状和体征方面**　①患者主诉多食易饥、多尿等症状明显缓解。②患者大便干燥明显改善。

2. **实验室检查方面**　空腹血糖控制在6.0~7.0mmol/L，餐后2小时血糖控制在8.0~9.0mmol/L，尿糖（−）。

3. **疾病相关知识方面**　患者了解与本病相关的知识，熟悉有关糖尿病的血糖检测方法、低血糖的简单处理、相关并发症的检查时间、中药治疗等知识。

4. **调护技能方面**　患者掌握糖尿病饮食控制、合理运动的方法。

【病情进展】

患者住院2周，多食易饥、多尿等症状明显改善，血糖控制平稳出院。因天气寒冷运动量减少，近3日出现尿频量多，小便混浊，夜尿次数增多，全身乏力，伴有头晕耳鸣，皮肤瘙痒等症。刻下：尿频量多，小便混浊，夜尿次数增多，口渴多饮，口干舌燥，腰膝酸软疼痛，头晕耳鸣，视物模糊，眠可，大便干结。舌红苔少，脉细数。

查体：T 36.5℃，P 80次/min，R 21次/min，BP 120/75mmHg。

相关检查：患者空腹血糖9.5mmol/L，餐后2小时血糖14.5mmol/L，糖化血红蛋白8.4%，尿糖（++），尿蛋白（+）。

【提出问题】

1. 患者病情为什么会出现上述变化？还应做哪些辅助检查？

2. 患者目前存在的护理问题有哪些？如何解决？

3. 患者病情会有哪些转归？护治原则分别是什么？

【分析思路】

1. **辨证分析**　患者经住院治疗护理后，胃火炽盛症状得到缓解和改善。但患者年高体弱，肾阴日渐亏虚，无权约束小便，故尿频量多；肾失固摄，水谷精微下注，故小便混浊如膏；肾虚阴亏，清空失

Note:

养,肾腑不济,故头晕耳鸣,腰膝酸软,乏力;阴精亏虚,肌肤失养,故皮肤干燥,瘙痒;口干唇燥,舌红苔少,脉细数,均为肾阴亏虚之象。综上,患者本阶段当属消渴之肾阴亏虚证。

2. 辅助检查　主要内容同前面【分析思路】中的"辅助检查"。

(1) 为进一步明确肾脏损伤情况,可进行肾功能、微量尿蛋白等相关检测。

(2) 检查四肢神经传导速度,以了解周围神经是否存在病变。

(3) 眼底拍片,以了解是否存在视网膜病变。

3. 目前存在的护理问题

(1) 尿频量多、小便混浊　与肾阴亏虚,肾脏开阖固摄失权有关。

(2) 视物模糊　与肝肾阴虚,肝失濡养,肝肾精血不能上承于目有关。

(3) 皮肤瘙痒　与阴精亏虚,肌肤失养有关。

【行动方案】

1. 记录24小时出入量,记录患者尿的颜色和气味,每周测2次体重变化。

2. 监测患者三餐前及餐后2小时、睡前、凌晨3点的血糖,及时汇报医生。

3. 观察瘙痒发作的时间、性质、程度。注意不要抓挠瘙痒部位,修剪指甲,穿棉质宽松舒适的衣物,如有皮肤破损应及时用药。

4. 观察四肢末端皮肤颜色、温度的变化、有无破溃及足背动脉搏动情况。注意肢体及足部保暖,鞋袜要宽松、柔软,透气良好,每天用温水泡脚,以促进血液循环。不宜用热水袋、电热器等直接暖足。

5. 观察患者视物模糊或变形的程度,评估跌倒的高危因素,悬挂标识,加装护栏,督促其更换防滑鞋。若患者突然出现眼前全黑或漂浮的圆形黑影等眼底出血症状时,立即报告医生。

6. 注意观察病情变化,如出现头痛头晕、恶心呕吐、烦躁不安、皮肤干燥或潮红、口渴、心动过速,甚至有嗜睡、呼吸深快,皮肤弹性差,呼气有烂苹果味等为酮症酸中毒征兆,应立即报告医生。

7. 注意观察有无低血糖表现,如患者出现头晕、心慌、出汗、面色苍白、饥饿、全身软弱无力等,应及时报告医生。立即给予糖水或果汁,也可食用巧克力、饼干等,或根据血糖情况给予口服或静脉注射50%葡萄糖注射液救治。

8. 按医嘱进食,严格控制饮食,每日主食以粗制米面和适量杂粮为主,用餐定时定量,忌烟酒、油腻、甜食、辛辣等。外出检查或治疗时携带含糖饮料或水果、饼干、面包等。

9. 注意休息,保持室内清洁,空气流通,温湿度适宜,为患者创造一个良好的环境。

10. 起居有常,劳逸适度,可适当进行轻体力劳动,或散步、打太极拳等,以不感疲劳为宜。节制房事。

11. 注意调养情志,心境平和、乐观,避免七情过激和外界不良刺激。

12. 行穴位按摩,取鱼际、太溪、气海、关元、涌泉穴等穴。

13. 行中药擦浴或中药熏洗,先将药加水浸泡60分钟,再煮40分钟,取药汁量1 000ml。每天1~2次,每次30分钟,药汁温度38℃左右,严防烫伤。

14. 可用艾灸法,取三阴交、委中等穴。

【转归与护治原则】

转归一:患者经过及时正确的治疗和护理,胃热炽盛症状得到缓解和改善,病情趋向恢复,但可见肾阴亏虚症状,如腰膝酸软疼痛,头晕耳鸣,视物模糊等。护治当继续滋阴固肾,润燥止渴治疗。

转归二:肾阴虚加重,出现阴阳两虚的变化,症见小便频数,混浊如膏,甚至饮一溲一,面容憔悴,耳轮干枯,腰膝酸软,四肢欠温,畏寒肢冷,阳痿或月经不调,舌苔淡白而干,脉沉细无力等,护治当温阳滋阴,补肾固摄。

转归三:可能出现瘀血阻络症状,出现四肢麻木、胸痹、中风等情况,护治当益气活血、化瘀通络。

(邓丽丽)

Note:

思 考 题

1. 简述郁证受病脏腑与六郁的辨证要点。

2. 如何做好不同证型郁证的情志护理?

3. 如何理解"石瘿、泥瘿、劳瘿、忧瘿、气瘿是为五瘿。石与泥则因山水饮食而得之,忧、劳、气则本于七情"?

4. 心肝阴虚型瘿病应如何护理?

5. 如何理解"厥逆也,手足因气血逆而冷也"?

6. 气厥实证患者如何进行护理?

7. 如何理解"五脏皆柔弱者,善病消瘅"?

8. 消渴伴肢体麻木、挛急、疼痛患者如何护理?

9. 简述血证的病因病机。

10. 简述鼻衄应该如何进行护理。

N
URSING

第八章

肢体经络病证

知识目标:

1. 掌握各病证的概念、病因病机和护治原则。

2. 掌握头痛和痹证的对症护理和辨证施食。痿证的生活起居护理。

3. 掌握痉证患者惊厥发作时的处理措施。

4. 熟悉各病证的经典原文,主要护理问题、健康教育。

5. 熟悉以下病证鉴别 痹证与痿证,痉证与痫证。

6. 了解各病证的历史沿革、诊断。

能力目标:

1. 能根据病情资料准确地进行辨病和辨证。

2. 能采取合适的中医护理技术缓解患者的症状 推拿治疗头痛、痹证和痿证,局部温热疗法和中药贴敷治疗痹证,熏洗和捏脊疗法治疗痿证的肢体失用。

素质目标:

具有尊重患者意愿,主动运用中医护理方法,及时为患者解决问题的意识。

经络是经脉和络脉的总称,经脉纵行人体上下,沟通脏腑表里,络脉横行经脉之间,交错分布在全身各处。经络通过内联五脏六腑,外络四肢百骸,完成人体气血运行营养输布的功能。经络与脏腑、骨骼、筋脉、肌表等有机相联,既是躯体各部的联络系统,运行气血的循环系统,主束骨而利关节的运动系统,又是疾病传变的反应系统,抗御外邪的防卫系统。在病理状态下,经络受邪,痹阻不通;脏腑损伤,脉络受病,均可导致疾病的发生。肢体经络病证是由于外感或内伤等因素,导致机体病变,出现肢体经络相关症状,甚或肢体功能障碍、结构失常的一类病证。肢体经络病证的主要病理变化以郁痹与亏虚为主,郁痹为实,是邪壅经络或痹阻经络,气血运行不畅所致;亏虚乃气血津液亏虚,导致筋脉失养,属虚。但在虚的基础上又可形成标实,如络塞血瘀、筋脉刚而不柔等。临床所见以虚实夹杂者为多。其病变虽然主要表现在经络肢体机能的失调,但同脏腑功能和气血津液的失常密切相关。

本章病证以疼痛、关节屈伸不利、关节肿大变形、肢体抽搐、项背强直、肌肉萎缩、瘫痪等临床表现为主。护理上应重点观察肢体、筋脉、头痛、抽搐的情况和体温、呼吸、血压、神志、舌象、脉象等变化,加强基础护理和安全保护措施,慎起居,适寒温,调饮食,畅情志,根据病情适当活动,并配合针灸、按摩、推拿、拔火罐、药熨、熏洗、局部外敷等护治方法,同时重视健康教育,做好肢体功能的康复训练。

第一节 头 痛

08章01节 数字内容

 ————————————— 导入案例与思考 —————————————

陈某,女,大三学生。因头痛2天就诊。

患者2天前洗澡后头部感受风寒之邪,开始出现头痛,疼痛较剧烈,感觉头部拘急收紧,连及项背部,因学习任务比较紧张,自服"去痛片"缓解。今日为寻进一步诊断与治疗,遂来院就诊。刻下:头痛剧烈,恶风畏寒,遇风尤剧,肢体酸楚,无汗,偶尔咳嗽,口不渴。舌苔薄白,脉浮紧。

体格检查:T 36.5℃,P 76次/min,R 16次/min,BP 110/74mmHg,咽部无充血,扁桃体无肿大,两肺呼吸正常。

请思考:

1. 该患者目前所患何病?辨证当属何证?

2. 针对患者目前的头痛症状,应该如何护理?请用思维导图的形式呈现。

头痛是指因外感六淫或内伤杂病,致使脉络绌急或失养,清窍不利所引起的以患者自觉头部疼痛为主要临床表现的病证。可单独出现,亦可见于多种急慢性疾病过程中。头痛是临床常见的自觉症状,有时亦是某些相关疾病加重或恶化的先兆。

头痛之证范围甚广,涉及内、外、神经、精神、五官等各种疾病。本节重点讨论内科疾病以头痛为主症的病患。现代医学中的偏头痛、三叉神经痛、枕神经痛、血管神经性头痛、高血压病、动脉硬化、贫血及神经症等,凡头痛为主要临床表现者,均属本病证的讨论范围,可参考本节辨证施护。

【经典与沿革】

1. "新沐中风,则为首风。""风气循风府而上,则为脑风。"(《素问·风论》)

2. "头痛多主于痰,痛甚者火多。""如不愈,各加引经药,太阳川芎,阳明白芷,少阳柴胡,太阴苍术,少阴细辛,厥阴吴茱萸。"(元·朱丹溪《丹溪心法·头痛》)

3. "气血俱虚,风邪伤于阳经,入于脑中,则令人头痛。"(明·朱橚《普济方》)

【病因病机】

头痛的病因包括外感与内伤两类。外感多因六淫邪气侵袭,内伤多与情志失调、久病体虚、饮食不节、劳倦过度、跌仆损伤或久病入络等因素有关。头痛病因病机示意图见图8-1。

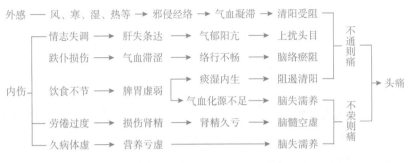

图 8-1　头痛病因病机示意图

1. 外感头痛　多因起居不慎,坐卧当风,感受风、寒、湿、热等外邪,而以风邪为主。所谓"巅高之上,唯风可到"。外邪自表侵袭于经络,上犯巅顶,清阳之气受阻,气血凝滞,而致头痛。风为百病之长,多夹寒、湿、热邪而发病。

2. 内伤头痛

(1) 情志失调:忧郁恼怒,情志不遂,肝失条达,气郁阳亢,上扰头目,发为头痛;或肝火郁久,耗伤阴血,肝肾亏虚,精血不承,也可引发头痛。

(2) 久病体虚:病后体虚,体质虚弱;或慢性久病;或失血之后,营血亏虚,不能上荣于脑髓脉络,可致头痛的发生。

(3) 饮食不节:脾胃虚弱,气血化源不足,营血不足,不能上荣于脑髓脉络;过食肥甘或辛辣炙煿、饥饱失常、嗜酒太过,伤及脾胃,运化不健,痰湿内生,阻遏清阳,上蒙清窍,发为头痛。

(4) 劳倦过度:烦劳太过或房事不节,损伤肾精,肾精久亏,脑髓空虚,脑失所养,发为头痛。

(5) 跌仆损伤或久病入络:跌仆闪挫,头部外伤;或久病入络,气血滞涩,络行不畅,瘀血阻于脑络,不通则痛,发为头痛。

头痛可分为外感和内伤两大类。外感头痛多为外邪上扰清空,壅滞经络,络脉不通。所谓"伤于风者,上先受之",头痛的部位在头窍。内伤头痛之病机多与肝、脾、肾三脏的功能失调有关。肝主疏泄,性喜条达,头痛因于肝者;或因肝失疏泄,气郁化火,阳亢火升,上扰头窍而致;或因肝肾阴虚,肝阳偏亢而致。肾主骨生髓,脑为髓海,头痛因于肾者,多因房劳过度;或禀赋不足,使肾精久亏,无以生髓,髓海空虚,发为头痛。脾为后天之本,气血生化之源,头窍有赖于精微物质的滋养。头痛因于脾者,或因脾虚化源不足,气血亏虚,清阳不升,头窍失养而致头痛;或因脾失健运,痰浊内生,阻塞气机,浊阴不降,清窍被蒙而致头痛。若因头部外伤,或久病入络,气血凝滞,脉络不通,亦可发为瘀血头痛。外感头痛之病性多属表属实,内伤头痛之中,气血两虚、肾精不足者多属虚证,肝阳、痰浊、瘀血所致头痛者多属实证。虚实之间在一定条件下可相互转化。

外感头痛,一般病程短,治疗较易,痛可随外感之解除而消失,预后较好;内伤头痛,一般病程较长,反复不愈,治疗较难,其病情发展与休息、情绪、饮食等因素密切相关。

【诊断与鉴别诊断】

1. 诊断

(1) 症状:以头痛为主症,头痛部位可发生在前额、两颞、巅顶、枕部或全头部。

（2）体征：头痛的性质多为跳痛、刺痛、胀痛、重痛、空痛、昏痛、隐痛或头痛如裂等。有突然而作，其痛如破而无休止者；也有反复发作，久治不愈，时痛时止者。头痛每次发作可持续数分钟、数小时、数天或数周不等。

（3）病史及发病特点：外感头痛者多有起居不慎，感受外邪的病史；内伤头痛者常有饮食不节，劳倦过度、房事不节、病后体虚等病史。

（4）相关检查：血常规，血压，必要时做脑脊液、脑电图、经颅多普勒成像、颅脑 CT 和 MRI 检查，以明确诊断。

2. 鉴别诊断

（1）头痛与眩晕：头痛与眩晕可单独出现，也可同时并见。如头痛甚，兼有眩晕者，可诊断为头痛；若以眩晕为主，兼见头痛者，可诊断为眩晕。二者的不同点见表 8-1。

表8-1　头痛与眩晕鉴别

病证名称	临床特征	病因	病理性质
头痛	头痛甚，可兼有眩晕	外感或内伤	实证居多
眩晕	以眩晕为主，可兼头痛	内伤为主	虚证为主

（2）头痛与类中风：二者均有头痛。但类中风多见于 45 岁以上，表现为眩晕反复发作，头痛突然加重，常兼半身肢体活动不灵，或舌謇语涩，为风痰壅盛所致。头痛发作时也可兼有眩晕，但无肢体及语言障碍。

（3）头痛与真头痛：二者均有头痛。但真头痛多呈突然剧烈头痛，常表现为持续痛而阵发性加重，甚至呕吐如喷不已，以至肢厥、抽搐，多见于脑部疾患。而头痛发作时不会兼有上述表现。

【辨证施护】

1. 辨证要点

（1）辨外感头痛与内伤头痛：主要根据发病情况和疼痛特点进行辨证。外感头痛因外邪致病，属实证，起病较急，一般痛势剧烈，多表现为掣痛、跳痛、灼痛、胀痛、重痛，痛无休止。内伤头痛以虚证或虚实夹杂证为多见，如起病缓慢，疼痛较轻，表现为隐痛、空痛、昏痛，痛势悠悠，遇劳加重，时作时止，多属虚证；如因肝阳、痰浊、瘀血所致属实证，表现为头昏胀痛，或昏蒙重痛，或刺痛钝痛，痛处固定，常伴有肝阳、痰浊、瘀血的相应证候。

（2）辨头痛之相关经络：主要根据头痛部位进行辨别，见表 8-2。

表8-2　头痛与经络的关系

头痛部位	所属经络
头后部，下连于项	太阳经头痛
前额部及眉棱骨	阳明经头痛
头之两侧，并连及耳	少阳经头痛
巅顶部位，或连目系	厥阴经头痛

2. 护治原则　以调神利窍、缓急止痛为基本原则。外感者宜祛邪活络，以祛风为主，兼以散寒、清热、祛湿；内伤头痛虚证者以滋阴养血、益肾填精为主，实证者以平肝、化痰、祛瘀为要，虚实夹杂者，酌情兼顾并治。

3. 证治分类(表8-3)

表8-3　头痛的常见证型及辨证治疗

	证型	临床表现	治法	方药
外感头痛	风寒头痛	头痛起病较急,其痛如破,痛势较剧烈,常有拘急收紧感,连及项背,恶风畏寒,遇风尤剧,口不渴,苔薄白,脉浮紧	疏风散寒,止痛	主方:川芎茶调散 常用药物:川芎、荆芥、薄荷、羌活、细辛、白芷、甘草、防风等
	风热头痛	头痛而胀,甚则头痛如裂,发热恶风,面红目赤,口渴欲饮,便秘溲黄,舌尖红,苔薄黄,脉浮数	疏风清热,止痛	主方:芎芷石膏汤 常用药物:川芎、白芷、石膏、菊花、藁本、羌活等
	风湿头痛	头痛如裹,肢体困重,身热不扬,纳呆胸闷,小便不利,大便溏薄,苔白腻,脉濡滑	祛风胜湿,止痛	主方:羌活胜湿汤 常用药物:羌活、独活、川芎、蔓荆子、甘草、防风、藁本等
内伤头痛	肝阳头痛	头胀痛而眩,心烦易怒,夜眠不宁,或兼胁痛,面红口苦,舌红,苔薄黄,脉弦有力	平肝潜阳,止痛	主方:天麻钩藤饮 常用药物:天麻、钩藤、石决明、川牛膝、桑寄生、杜仲、栀子、黄芩、益母草、朱茯神、夜交藤等
	肾虚头痛	头痛而空,眩晕耳鸣,腰膝酸软,神疲乏力,遗精带下,少寐,舌红少苔,脉细无力	养阴补肾,止痛	方药:大补元煎 常用药物:人参、炒山药、熟地黄、杜仲、枸杞子、当归、山茱萸、炙甘草等
	血虚头痛	头痛隐隐,绵绵不休,时时昏晕,面色少华,头晕,心悸失眠,遇劳加重,舌淡苔薄白,脉细弱	滋阴补血,止痛	主方:加味四物汤 常用药物:生地黄、当归、白芍、蔓荆子、川芎、黄芩、菊花、炙甘草等
	痰浊头痛	头痛昏蒙,胸脘满闷,呕恶痰涎,舌胖大有齿痕,苔白腻,脉滑或弦滑	化痰降逆,止痛	主方:半夏白术天麻汤 常用药物:半夏、白术、天麻、陈皮、茯苓、甘草、生姜、大枣等
	瘀血头痛	头痛经久不愈,痛如锥刺,痛处固定不移,日轻夜重,或头部有外伤史,舌紫或有瘀斑,苔薄白,脉细或细涩	活血化瘀,行气止痛	主方:通窍活血汤 常用药物:赤芍、川芎、桃仁、红花、麝香、老葱、鲜姜、大枣、酒等

4. 主要护理问题

(1) 头痛　与风、寒、湿、热、痰、火、瘀侵扰清空,阻闭脉络或气血亏虚,不能上荣脑髓脉络有关。

(2) 潜在并发症:眩晕、中风　与风火上扰或阳亢化风有关。

5. 护理措施

(1) 病情观察:①密切观察头痛的部位、性质、程度、发作时间及与气候、饮食、情志、劳倦等的关系,以辨别外感头痛和内伤头痛。②头痛兼发热者,应定时观察体温变化,观察发热与头痛的关系,如果身热已退,而头痛不减;或身热不退,头痛加重,甚至神志不清,为危重症;瘀血头痛,应定时测量生命体征,若头痛持续或加重,瞳孔散大,血压下降或增高,意识障碍等,应及时报告医生,做好急救准备。

(2) 生活起居护理:①病室环境安静整洁、空气流通、光线柔和、温湿度适宜。②头痛较重时应卧床休息,待疼痛缓解后方可下床活动。③平时注意保证充足的睡眠,避免长时间用脑或思虑过度。④注意气候变化,及时增减衣被,防复感外邪而加重病情。⑤辨证起居:风寒头痛者,头部注意避风,可用毛巾包裹或戴帽,衣被适宜,避风寒,汗出时尤忌当风,以免复感风寒;风湿头痛者,病室温暖干燥;肝阳头痛者,病室光线偏暗;肾虚头痛者,注意避免劳累,保证足够的睡眠,尤应节制或禁房事;血虚头痛者,病室宜温暖,阳光充足;痰浊头痛者,病室温暖干燥、避免潮湿,头胀痛时,可采取半卧位,必要时协

Note:

助生活护理,外出检查、如厕时需要有人陪同;瘀血头痛者,注意头部保暖,用毛巾裹扎,或戴柔软的帽子。

(3) 饮食护理:①饮食以清淡、易消化为原则,注意补充营养,忌辛辣刺激、肥甘厚腻、动风之品,避免高脂食物、浓茶等。②辨证施食:风寒头痛者,以疏风散寒,缓急止痛为原则,宜食温热之品,如姜苏红糖茶、川芎糖茶、葱白萝卜汤、葱豉粥(《太平圣惠方》,豆豉 30g,葱白 1 握去须,粳米 60g)、防风粥(《医方类聚》,防风 10~15g,葱白 2 茎,粳米 30~60g)等;风热头痛者,以疏风清热,缓急止痛为原则,宜食味苦、性凉之品,如绿豆、藕粉、菊花水、鲜芦根水、西瓜、苦瓜等;风湿头痛者,以祛风胜湿止痛为原则,宜食芳香化湿之品,如荷叶粥(《民间方》,新鲜荷叶 1 张,粳米 100g,冰糖适量)、茯苓饼、杏仁霜、藿香芦根饮、苍耳子粥等;肝阳头痛者,以平肝潜阳为原则,宜食低脂、低胆固醇清淡饮食,如海带、紫菜、淡菜、蚌肉、天麻鱼头汤、芹菜粥(《本草纲目》,新鲜芹菜 60g,粳米 50~100g)、菊花粥、夏枯草粥等,亦可用菊花、决明子泡水代茶;肾虚头痛者,以补肾填精为原则,宜食核桃、黑芝麻、黑豆、甲鱼、紫河车、海狗肾、羊髓羹、猪髓羹等;血虚头痛者,以补益气血为原则,宜食猪肝、瘦肉、蛋类、红枣桂花茶、芝麻养血茶、参枣汤、黄芪粥(《岳美中医案集》,生黄芪 30g,生薏苡仁 30g,赤小豆 15g,鸡内金末 9g,金橘饼 2 枚,糯米 30g)、阿胶粥(《圣济总录》,阿胶 1 两,捣碎,炒令黄燥,捣为末,糯米半斤)、桂圆红枣粥等;痰浊头痛者,以补益脾胃,化痰降浊为原则,宜食山药、莲子、桂圆、白萝卜、乳类、瘦肉、薏米粥、莲米粥、杏仁霜等;瘀血头痛者,以清淡疏利、活血化瘀为原则,可选用川芎花茶、川芎酒、菊花醪等。

(4) 用药护理:①遵医嘱用药,服药后注意休息,观察疗效及反应,做好记录。②顽固性头痛,可遵医嘱给服全蝎粉、蜈蚣粉,并注意观察用药后反应。③辨证施药:风寒头痛者,中药汤剂不宜久煎,趁热服下,药后饮热粥或热饮以助药力;风热头痛、风湿头痛者,中药汤剂宜武火快煎,偏温服;肝阳头痛、肾虚头痛、血虚头痛者,中药汤剂宜文火久煎,温服。

(5) 情志护理:患者容易产生急躁情绪,护理人员要耐心倾听患者的心声并给予支持,主动与患者交流,帮助其转移注意力;要了解患者的心理状态,察其苦忧、避其所恶,使患者达到精神内守、心境平和,解除情志郁结,保持平和乐观的心态,积极配合治疗和护理工作。

(6) 对症处理

头痛

① 推拿按摩:a. 穴位:印堂、头维、太阳、百会、四神聪、风池、风府、肩井、大椎。b. 手法:一指禅推法、按法、拿法、击法等。c. 辨证按摩:外感头痛可重点按揉肺俞、风门,拿肩井 30 次;风寒头痛可用小鱼际擦法直擦背部两侧膀胱经,以透热为度;风热头痛可按拿曲池、合谷,以酸胀为度,拍击两侧膀胱经,以皮肤微红为度;暑湿头痛除与风热头痛方法一致外,可提捏印堂及项部皮肤,以皮肤微红为度。肝阳头痛可按揉肝俞、太冲、行间,每穴约 1 分钟;血虚头痛按揉中脘、气海、关元、足三里,每穴约 1 分钟;痰浊头痛用一指禅推法推中脘、天枢,每穴约 2 分钟,按揉脾俞、胃俞、足三里、丰隆,每穴约 1 分钟;肾虚头痛按揉肾俞、命门、腰阳关、气海、关元、太溪,每穴 1~2 分钟,擦背部督脉、腰骶部,以透热为度;瘀血头痛分抹前额 1~2 分钟,按揉攒竹、血海,每穴 1~2 分钟,按揉合谷、血海、太冲,每穴 1 分钟,擦前额部,以透热为度。

② 刮痧:多适合风热头痛者。a. 部位和穴位:头部,风池、风府、大椎等穴。b. 方法:使用刮痧梳从前额发际处,即双侧太阳穴处向后发际处做有规律的单向刮拭,如梳头状。

③ 热敷法:多适合瘀血头痛者。a. 药物:红花、川芎、赤芍、当归。b. 方法:将药物置于布袋内,扎紧袋口,放入锅内,加适量清水加热煮沸数分钟,将毛巾在药液中浸透后拧干,外敷于头部,待毛巾偏温时,及时更换,一般换 2~4 次即可。

④ 药熨法:多适合瘀血头痛者。a. 药物:红花、川芎、赤芍、当归等。b. 方法:用白酒或食醋将中药搅拌后炒热,装入布袋中,在头部来回推熨或平移。

【健康教育】
1. 避免诱发本病的因素,如外感、劳累、情志刺激、饮食不节、跌仆外伤等。

2. 养成良好的生活习惯,保证充足的睡眠。适当锻炼,增强体质。保持心情舒畅,情绪稳定,以减少头痛发作。

3. 合理膳食,避免能诱发或加重头痛的食物。有高血压者应低盐饮食。

4. 积极治疗头痛的原发病,并注意观察血压变化。

(闫　力)

第二节　痹　证

08章02节　数字内容

 ───────── 导入案例与思考 ─────────

李某,女,51 岁,工人。因"多关节肿痛 14 年,加重 7 天"于 2019 年 03 月 14 日入院。

患者于 14 年前无明显诱因出现双手掌指关节、双手腕及双足趾关节灼热肿痛,于当地医院就诊,诊断为"类风湿关节炎",口服"硫酸羟氯喹片、非甾体抗炎药"病情控制尚可。6 个月前出现上述症状加重,来医院就诊,给予艾拉莫德片、风湿骨痛胶囊、雷公藤多苷片,病情好转出院,出院后自行停用药物。7 天前,患者无明显诱因开始出现上述症状加重,得冷稍舒,为求系统诊治而收入院。刻下:右腕关节肿痛,活动受限,右手示指近端指间关节肿痛,右手中指近端指间关节、右肩及右膝双关节疼痛,易汗出,纳差,寐差,易惊醒,小便、大便正常。舌质暗红,苔薄黄,脉数。

体格检查:查体:T 37℃,P 104 次/min,R 18 次/min,BP 133/77mmHg。右腕关节肿胀,活动受限,压痛阳性,右手示指近端指间关节肿痛,压痛阳性,胸椎棘突压痛阴性,右手中指近端指间关节、右肩及右膝双关节压痛阳性,双侧椎间孔挤压试验阳性,双侧臂丛神经牵拉实验阳性,双侧直腿抬高试验阳性。

请思考:

1. 该患者目前所患何病? 辨证当属何证?

2. 针对患者目前的多关节肿痛症状,应该如何进行护理? 请用思维导图的形式呈现。

───────────────────────────

痹证是由于风、寒、湿、热等邪气闭阻经络,影响气血运行,导致肢体筋骨、关节、肌肉等处发生疼痛、重着、酸楚、麻木,或关节屈伸不利、僵硬、肿大、变形等症状的病证。轻者病在四肢关节肌肉,重者可内舍于脏。

凡风湿性关节炎、类风湿性关节炎、骨关节炎、风湿热、坐骨神经痛、骨质增生等,以痹证为主要临床表现者,均属本病证的讨论范围,可参考本节辨证施护。

【经典与沿革】

1. "风寒湿三气杂至合而为痹也。其风气胜者为行痹,寒气胜者为痛痹,湿气胜者为著痹也。"（《素问·痹论》）

2. "心痹者,脉不通,烦则心下鼓,暴上气而喘。"（《素问·痹论》）

3. "治风先治血,血行风自灭。"（明·李中梓《医宗必读·痹》）

4. "皆因体虚,腠理空疏,受风寒湿气而成痹也。"（南宋·严用和《济生方·痹》）

【病因病机】

痹证的病因包括内因和外因。外因多与感受风寒湿邪、风湿热邪有关,内因多与劳逸失度、久病体虚有关。痹证病因病机示意图见图 8-2。

Note:

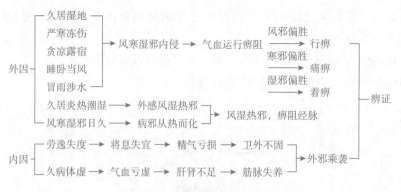

图 8-2　痹证病因病机示意图

1. 外因

(1) 感受风寒湿邪:久居潮湿之地、贪凉露宿、冒雨涉水、睡卧当风、气候寒冷潮湿、严寒冻伤、水中作业或汗出入水等,外邪注于肌腠经络,滞留于关节筋骨,导致气血痹阻而发为风寒湿痹。若素体阳气偏盛,内有蓄热,复感风寒湿邪,可从阳化热;或风寒湿痹经久不愈,亦可蕴而化热。

(2) 感受风湿热邪:久居炎热潮湿之地,外感风湿热邪,袭于肌腠,壅于经络,痹阻气血经络,滞留于关节筋骨,发为风湿热痹。或素体阳气偏盛,内有蓄热,或阴虚阳亢之体,复感风寒湿邪,可从阳化热;或风寒湿痹经久不愈,亦可蕴而化热,出现关节红肿疼痛、发热等症而成热痹。

2. 内因

(1) 劳逸失度:劳欲过度,将息失宜,精气亏损,卫外不固;或剧烈活动后体力下降,防御机能降低,汗出肌疏,腠理开合失司,外邪乘袭。

(2) 久病体虚:年老体虚,气血亏虚,肝肾不足,肢体筋脉失养;或病后、产后气血不足,腠理疏松,外邪乘虚而入。

此外,本病的发生与体质因素、气候条件、生活环境及饮食等有密切关系。恣食肥甘厚腻或海腥发物,或用药不当,导致脾运失健,湿热痰浊内生;或跌仆外伤,损及肢体筋脉,气血经脉痹阻,亦与痹证发生有关。

痹证初起病位在肢体、皮肉、经络,久病则深入筋骨、脏腑。基本病机为风、寒、湿、热、痰、瘀等邪气滞留肢体筋脉、关节、肌肉,导致经脉闭阻,不通则痛。病机关键是经络闭塞,气血不通,脉络绌急。本病初起以邪实为主,邪在经络,累及筋骨、肌肉、关节。邪痹经脉,络道阻滞,影响气血津液运行输布,血滞为瘀,津停为痰,痰浊瘀血在疾病的发展过程中起着重要作用。痹证日久,耗伤气血,损及肝肾,病理性质虚实相兼;部分患者肝肾气血大伤,而筋骨肌肉疼痛酸楚症状较轻,表现为以正虚为主的虚痹。

痹证日久,容易出现三种病理变化:一是风寒湿痹或热痹日久不愈,气血运行不畅日甚,瘀血痰浊阻闭经络,出现皮肤瘀斑、关节周围结节、关节肿大畸形、屈伸不利等症;二是病久耗伤正气,呈现不同程度的气血亏损或肝肾不足证候;三是痹证日久不愈,病邪由经络而累及脏腑,出现脏腑痹的证候。其中以心痹较为常见,《素问·痹论》曰:"五脏皆有合,病久而不去者,内舍于其合也。"病程短的实证,若治疗得当,多可治愈。若病情缠绵,反复发作,日久不愈变成虚实夹杂之证,治疗则难,预后亦差。

【诊断与鉴别诊断】

1. 诊断

(1) 症状:肢体关节肌肉疼痛,屈伸不利,或疼痛游走不定,甚则关节剧痛、肿大、强硬、变形。

(2) 体征:患者可有低热,四肢环形红斑,或结节性红斑,常有心脏受累。

(3) 发病特点:发病及病情的轻重常与劳累以及季节、气候寒冷、涉水淋雨、久居湿地及饮食不当有关。

(4) 相关检查:抗链球菌溶血素 O 试验、红细胞沉降率、C 反应蛋白、黏蛋白、血清免疫球蛋白、类风湿因子、血清抗核抗体、血清蛋白电泳、血尿酸盐等检查有助于痹证的诊断。病变相关部位的 X 线和 CT 等影像学检查有助于了解骨关节疾病的病变部位与损伤程度。

2. 鉴别诊断　痹证与痿证：二者均有肢体活动障碍。鉴别要点首先在于痛与不痛。两者的区别点见表8-4。

表8-4　痹证与痿证鉴别

病证名称	临床特征	肢体活动	肌肉萎缩
痹证	关节疼痛	因痛而影响活动	由于疼痛甚或关节僵直不能活动,日久废而不用导致肌肉萎缩
痿证	肢体力弱	无力运动	部分痿证病初即有肌肉萎缩

【辨证施护】

1. 辨证要点

（1）辨病邪和病性：痹证的证候特征因感受风、寒、湿、热邪的不同而表现不同。主要根据疼痛的特点,关节活动情况进行辨证。痹痛游走不定者为行痹,属风邪盛;痛势较甚,痛有定处,遇寒加重者为痛痹,属寒邪盛;关节酸痛、重着、漫肿者为着痹,属湿邪盛;关节肿胀,肌肤焮红,灼热疼痛为热痹,属热邪盛。痹证日久,有痰重和瘀重之别,若出现关节疼痛日久,肿胀局限,或见皮下结节者,多为痰;若出现关节肿胀,僵硬,疼痛不移,肌肤紫暗或瘀斑者,多为瘀。

（2）辨证候虚实：主要根据病程以及主症进行辨证。若为新病,痹痛游走不定或痛有定处,或关节酸痛、重着,或关节灼热疼痛,多为风、寒、湿、热之邪侵袭,多属实证;若痹证日久,关节屈伸不利,肌肉瘦削,腰膝酸软,或有阳痿,遗精,五心烦热,则为气血耗伤,脏腑受损,肝肾不足,多为虚证;若病程缠绵,日久不愈,关节肌肉刺痛,固定不移,或关节僵硬,屈伸不利,伴胸闷痰多,眼睑浮肿等,为痰瘀互结,肝肾亏虚之虚实夹杂证。

2. 护治原则　治疗应以祛邪通络止痛为基本原则,根据邪气的偏盛,分别予祛风、散寒、除湿、清热、化痰、行瘀,兼顾"宣痹通络"。痹证的治疗,治风宜重视养血活血,即所谓"治风先治血,血行风自灭";治寒宜结合温阳补火,即所谓"阳气并则阴凝散";治湿宜结合健脾益气,即所谓"脾旺能胜湿,气足无顽麻"。久痹正虚者,应重视扶正,补肝肾、益气血是常用之法。

3. 证治分类（表8-5）

表8-5　痹证的常见证型及辨证治疗

证型		临床表现	治法	方药
风寒湿痹	行痹	肢体关节、肌肉疼痛酸楚,屈伸不利,可涉及肢体多个关节,疼痛呈游走性,初起可见恶风、发热等表证,舌苔薄白,脉浮或浮缓	祛风通络,散寒除湿	主方:防风汤 常用药物:防风、当归、赤茯苓、杏仁、黄芩、秦艽、葛根、麻黄、肉桂、生姜、炙甘草、大枣等
	痛痹	肢体关节疼痛,痛势较剧,痛有定处,遇寒则痛甚,得热则痛缓,关节屈伸不利,局部皮色不红,触之不热,舌质淡,苔薄白,脉弦紧	散寒通络,祛风除湿	主方:乌头汤 常用药物:川乌、麻黄、芍药、黄芪、炙甘草等
	着痹	肢体关节、肌肉酸楚、重着、疼痛,肿胀散漫,关节活动不利,肌肤麻木不仁,舌质淡,苔白腻,脉濡缓	除湿通络,祛风散寒	主方:薏苡仁汤 常用药物:薏苡仁、川芎、当归、麻黄、桂枝、羌活、独活、防风、川乌、苍术、炙甘草、生姜等
风湿热痹（热痹）		游走性关节疼痛,可涉及一个或多个关节,活动不便,局部灼热红肿,痛不可触,得冷稍舒,可有皮下结节或红斑,常伴有发热、恶风、汗出、口渴、烦躁不安等全身症状,舌质红,苔黄或黄腻,脉滑数	清热通络,祛风除湿	主方:白虎加桂枝汤合宣痹汤。前方以清热宣痹为主,适用于风湿热痹,热象明显者;后方重在清热利湿,宣痹通络,适用于风湿热痹,关节疼痛明显者 常用药物:知母、甘草、石膏、粳米、桂枝、连翘、防己、杏仁、薏苡仁、滑石、赤小豆等

4. 主要护理问题

(1) 关节疼痛 与风、寒、湿、热邪痹阻经络,气血运行不畅有关。

(2) 生活自理能力下降 与痹证久治不愈,肢体疼痛、关节畸形、活动困难有关。

(3) 焦虑 与对疾病缺乏正确认识或肢体疼痛、活动困难影响生活质量有关。

(4) 潜在并发症:痿证 与肝肾精血亏虚,筋脉肌肉失养,久痹成痿有关。

(5) 潜在并发症:心悸 与痹证日久,内舍于心有关。(参见第三章第一节心悸)

5. 护理措施

(1) 病情观察:①观察疼痛的部位、性质、程度及与气候变化的关系。②观察皮肤、汗出、体温、脉搏、舌象、伴随症状变化等,以辨别病邪的偏盛,了解关节是否有强直畸形及活动受限的程度。③辨证观察:风湿热痹者,观察有无胸闷、心悸、水肿、脉结代等症状,以识别是否出现"心痹"重证。

(2) 生活起居护理:①病室清洁干燥,阳光充足,空气流通,温度适宜,避免阴暗潮湿。注意保暖,随气候变化及时增衣添被。②急性期应卧床休息,减少关节活动。肢体疼痛可用软垫保护,采取舒适卧位,以减轻患者的疼痛。③患者睡硬板床为宜,注意经常变换卧位,同时保持关节功能位置,避免受压发生畸形。④病情稳定,疼痛减轻后,应鼓励和协助患者进行肢体活动。关节不利或强直者,应定时做被动活动,然后从被动到主动,由少而多,由弱而强,循序渐进,以加强肢体功能锻炼,恢复关节功能。⑤长期从事水上作业及出入冷库者,要尽量改善工作环境。⑥辨证起居:行痹者,病室应温暖向阳,避风干燥;痛痹者,病室温度可稍高,阳光充足;着痹者,病室宜温暖而通风干燥,避免阴暗潮湿;风湿热痹者,病室宜凉爽,温度不宜过高。

(3) 饮食护理:①饮食应以高热量、高蛋白、高维生素、易消化、祛邪通络为原则,忌生冷、肥甘厚腻之品。②痹证急性期特别是兼有发热时,饮食应以清淡为主,久病正气亏虚时可适当滋补。③辨证施食:风寒湿痹者,宜食温热食物,忌食生冷之品。行痹者,以祛风除湿为原则,如豆豉、丝瓜、蚕蛹、荆芥粥、葱头粥等,可常饮用药酒,如五加皮酒、国公酒、木瓜酒、蛇酒等;可以服用药膳"防风薏米煎"(薏米 30g,防风 10g,加水 300ml 煮沸后,文火煎 30~40 分钟,取药液 200ml,分 1~2 次服,每日 1 剂)。痛痹者,以温经散寒通络为原则,如食当归羊肉汤、狗肉、乌头粥,或加用茴香、桂枝、生姜、花椒等调料,可食用药膳"附片蒸羊肉"等。着痹者,以健脾祛湿为原则,如食扁豆、茯苓粥、车前饮、赤小豆粥(《本草纲目》,赤小豆、粳米煮粥服)、鳝鱼、鲤鱼等。风湿热痹者,以清热疏利为原则,如芹菜、绿豆、马兰头、苋菜、冬瓜、香蕉、苦瓜、菊花茶等,忌辛辣刺激、煎炒、油腻和烟酒等食品。

(4) 情志护理:不良情绪可导致疼痛加重,故应加强情志护理,关心、体贴、耐心帮助患者,减轻患者的心理压力,使患者情绪稳定、心境良好、精神放松,树立战胜疾病的信心。痹证病程较长,缠绵难愈,加之还需要一定时间的绝对卧床休息,生活自理困难,患者易出现情绪消沉,忧思抑郁,甚至悲观失望,应积极给予情志疏导,消除悲观忧伤的情绪,增强信心,积极配合治疗。

(5) 用药护理:①严格按医嘱给药,并严密观察用药后的反应。②应用生川乌、草乌、附子等有毒性的药物时,应从小剂量开始,逐渐增加,并须先煎乌头 30~60 分钟后,再与其他药物合煎。③服药方法:取药汁加白蜜稍煎,分两次温服。服后要加强巡视,观察有无毒性反应,如发现患者唇舌发麻、头晕、心悸、脉迟、呼吸困难、血压下降等症状时则为乌头中毒反应,应立即停药,并报告医生及时抢救。④应用全蝎、蜈蚣等药性峻猛、毒副作用较大的虫类药物,可研末装入胶囊内吞服。⑤辨证施药:行痹者,可用热粥或黄酒为引,以助药力;着痹者,服药后加服薏米粥以除湿和胃。

(6) 对症处理

关节疼痛

① 穴位按摩:多适合于行痹、痛痹、风湿热痹者。a. 穴位:行痹和痛痹者,上肢可取肩髃、曲池、尺泽、合谷、外关,下肢可取环跳、阳陵泉、足三里、三阴交、膝眼、委中、风市;着痹者,可加用足三里、商丘等;风湿热痹见发热者,可按摩曲池、大椎、合谷等穴。b. 方法:采取按法、摩法、点法、推法、拿法、揉法、拍打法等。

② 隔姜灸:a.穴位:足三里、肾俞、阿是穴。b.方法:每次每穴各灸3壮,隔日1次,30日为1个疗程。

③ 中药熏蒸:a.药物:红花、当归、炙川乌、草乌、透骨草、秦艽、狗脊、伸筋草、丹参、防风、田七、羌活、独活、骨碎补等药物。b.方法:将药物制成药袋,放入熏蒸床下的熏蒸锅内清水煮沸,熏蒸时间一般每次30分钟。

④ 中药贴敷:可用于风寒及风热湿痹者。a.药物:风寒湿痹者可用生川乌、生半夏、生南星各15g,肉桂、樟脑各10g;风湿热痹者,可用青敷膏、双柏散、金黄散、四黄散等,也可用活地龙10余条,加白糖适量捣烂。b.方法:将药物研成细末,每次取适量摊在普通膏药中,敷贴患处,此外还可贴狗皮膏、麝香止痛膏或伤湿止痛膏等。

【健康教育】

1. 避免诱发本病的原因,如季节变化、受寒着凉、冒雨涉水、汗出当风、久居湿地等,注意防寒保暖,改善生活及工作环境,保持室内干燥、阳光充足。

2. 积极防治外感疾病,如感冒、扁桃体炎、牙龈炎等。

3. 加强体育锻炼,如八段锦、太极拳等,以增强体质。加强肢体功能锻炼,防止痹证的发生或迁延复发。

(闫　力)

第三节　痉　证

08章03节　数字内容

 ──────── 导入案例与思考 ────────

陈某,女,38岁。2021年8月10日初诊。

患者主诉:自述从生完孩子之后感觉身体疲惫,一开始偶尔有头疼、双肩酸楚情况,产后一年,头疼情况有减轻,逐渐恢复工作,工作期间有时候加班或需要提高工作效率时就会出现,上下牙会不自觉地紧密。刻下:项背疼痛伴活动受限,四肢抽搐,头目昏眩,近1个月加重,舌质淡,脉细数。

体格检查:查体:T 38℃,P 105次/min,R 18次/min,BP 130/87mmHg。

请思考:

1. 该患者目前所患何病? 辨证当属何证?

2. 针对患者目前低热、四肢抽搐症状,应该如何做好护理? 请用思维导图的形式呈现。

痉证是以项背强直,四肢抽搐,甚至口噤、角弓反张为主要临床表现的一种病证,可见于多种疾病。

凡由各种原因引起的高热惊厥以及某些中枢神经系统病变,如流行性脑脊髓膜炎、流行性乙型脑炎、中毒性脑病、脑血管意外、脑肿瘤、脑寄生虫病、肝昏迷、尿毒症、低血钙等,符合痉证临床特征者,均属本病证的讨论范围,可参考本节辨证施护。

【经典与沿革】

1. "诸痉项强,皆属于湿。""诸暴强直,皆属于风。"(《素问·至真要大论》)

2. "督脉为病,脊强反折。"(《素问·骨空论》)

3. "太阳病,发热无汗,反恶寒者,名曰刚痉。""太阳病,发热汗出,而不恶寒者,名曰柔痉。"(汉·张仲景《金匮要略》)

【病因病机】

痉证的发生多与感受外邪、久病体虚、失治误治等因素有关。痉证病因病机示意图见图8-3。

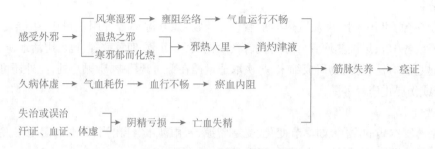

图 8-3 痉证病因病机示意图

1. 感受外邪 风寒湿邪侵袭人体,壅阻经络,气血运行不畅,筋脉失养,拘挛抽搐成痉;外感温热之邪,或寒邪郁而化热,邪热入里,消灼津液,筋脉失养,引起痉证;或热病邪入营血,引动肝风,扰乱神明,而发为痉证。

2. 久病体虚 素体阴血亏虚,或久病不愈,气血耗伤,气虚血行不畅,瘀血内阻,血虚不能濡养筋脉,发为痉证;久病脏腑功能失调,或脾虚不化水湿,或肝火灼伤津液,或肺气不宣,蒸灼肺津等,均可产生痰浊,痰浊阻滞经脉,筋脉失养而致痉。

3. 失治误治 误用或过用汗、吐、下法,如表证过汗及产后失血,风寒误下,疮家误汗等,导致阴精亏损,筋脉失养而致痉;汗证、血证、体虚等病证失治,伤精损液,导致津伤液脱,亡血失精,筋脉失养,均可致痉证发生。

痉证病位在筋脉,属肝所主。筋脉有约束联系和保护骨节肌肉的作用,有赖于肝血的濡养而保持刚柔相兼之性。如阴血不足,肝失濡养,筋脉刚劲太过,失却柔和之性,则发为痉证。病变脏腑除肝之外,尚与心、脾、胃、肾等脏腑密切相关。主要病机是阴亏血虚,筋脉失养。病理性质有虚实两个方面,外感风寒湿热致痉者,以实为主;久病体虚、误治失治致痉者,以虚为主。邪气往往伤正,常呈虚实夹杂。

本病多感邪轻浅,一般只犯皮毛,少有传变,病程短而易愈。但如感邪深重,时行疫气伤人、老人、婴幼儿、体弱者或原有某些慢性肺系疾病者,病邪由表入里,传变迅速,可引发他病,如外邪内合于心,可发心悸之疾。

【诊断与鉴别诊断】

1. 诊断

(1) 症状:以项背强急,四肢抽搐,甚至角弓反张为其特征。

(2) 病史及发病特点:突然起病,发病前多有外感或内伤病史,部分危重患者可有神昏谵语等意识障碍。

(3) 相关检查:血常规、血培养、血电解质、血钙等检查明确原因。必要时行颅脑CT、MRI等检查,有助于明确诊断。

2. 鉴别诊断

(1) 痉证与痫证:二者均有四肢抽搐。痉证的抽搐、痉挛发作多呈持续性,不经治疗难以自行恢复,且多伴发热、头痛等症。痫证多为突然发病,其抽搐、痉挛症状发作片刻可自行缓解,既往有类似发病史;大发作的特点为突然昏仆,不省人事,口吐涎沫,两目上视,四肢抽搐,或口中如作猪羊声。

(2) 痉证与厥证:二者均有突然昏仆,不省人事。厥证发作时以突然昏仆,不省人事,四肢厥冷为主要表现,甚至也有一厥不复者,一般无四肢抽搐和项背强急等表现。

(3) 痉证与中风:中风以突然昏仆,不省人事,或不经昏仆而表现为以半身不遂,口舌喎斜为主要特点。痉证以项背强急,四肢抽搐,无偏瘫症状为临床特点。

(4) 痉证与破伤风:二者均有项背强直,四肢抽搐,角弓反张。破伤风发痉多始于头面部,肌肉痉挛,逐渐延及四肢或全身,伴有苦笑面容,病前有外伤不洁病史,可与痉证鉴别。

【辨证施护】

1. 辨证要点

(1) 辨外感与内伤:外感致痉多有恶寒、发热、脉浮等表证,即使热邪直中,可无恶寒,但必有发热。内伤发痉,则多无恶寒、发热。

(2) 辨证候虚实:主要根据证候特点进行辨证。若出现颈项强直,牙关紧闭,角弓反张,四肢抽搐频繁有力而幅度较大者,多属实证,多由外感或瘀血、痰浊所致;若出现手足蠕动,或抽搐时休时止,神疲倦怠,多属虚证,多由内伤气血,阴津亏虚所致。

2. 护治原则　急则舒筋解痉治其标,缓则扶正益损治其本。治标应针药并施,舒筋解痉;感受风寒湿热之邪而致痉者,以祛邪为主,祛风散寒,清热除湿,择而用之。病势较缓则治其本,滋阴养血,舒筋止痉;津伤血少在痉证的发病中具有重要作用,故滋养营血是痉证的重要治疗方法。

3. 证治分类(表8-6)

表8-6　痉证的常见证型及辨证治疗

证型	临床表现	治法	方药
邪壅经络	头痛,项背强直,恶寒发热,无汗或汗出,肢体酸重,甚至口噤不开,四肢抽搐,舌苔薄白或白腻,脉浮紧	祛风散寒,燥湿和营	主方:羌活胜湿汤 常用药物:羌活、独活、川芎、蔓荆子、藁本、防风、甘草等
肝经热盛	高热头痛,口噤齘齿,手足躁动,甚则项背强急,四肢抽搐,角弓反张,舌质红绛,舌苔薄黄或少苔,脉弦细而数	清肝潜阳,息风镇痉	主方:羚角钩藤汤 常用药物:水牛角、钩藤、桑叶、菊花、川贝母、竹茹、茯神、白芍、生地黄、甘草等
阳明热盛	壮热汗出,项背强急,手足挛急,口噤齘齿,甚则角弓反张,腹满便结,口渴喜冷饮,舌质红,苔黄燥,脉弦数	清泄胃热,增液止痉	主方:白虎汤合增液承气汤 常用药物:生石膏、知母、玄参、生地黄、麦冬、大黄、芒硝、粳米、炙甘草
心营热盛	高热烦躁,神昏谵语,项背强急,四肢抽搐,甚则角弓反张,舌质红绛,苔黄少津,脉细数	清心透营,开窍止痉	主方:清营汤 常用药物:水牛角、莲子心、淡竹叶、连翘、玄参、生地黄、麦冬等
痰浊阻滞	头痛昏蒙,神志呆滞,项背强急,四肢抽搐,胸脘满闷,呕吐痰涎,舌苔白腻,脉滑或弦滑	豁痰开窍,息风止痉	主方:导痰汤 常用药物:半夏、石菖蒲、陈皮、胆南星、姜汁、竹沥、枳实、茯苓、白术、全蝎、地龙、蜈蚣等
阴血亏虚	项背强急,四肢麻木,抽搐或筋惕肉瞤,直视口噤,头目昏眩,自汗,神疲气短,或低热,舌质淡或舌红无苔,脉细数	滋阴养血,息风止痉	主方:四物汤合大定风珠 常用药物:当归、白芍、川芎、熟地黄、阿胶、生龟甲、生地黄、火麻仁、五味子、生牡蛎、麦冬、炙甘草、鸡子黄、生鳖甲等

4. 主要护理问题

(1) 惊厥　与邪热津伤,热盛动风或阴虚血少,虚风内动有关。

(2) 有外伤的危险(舌伤、骨折、跌伤、碰伤)　与痉作时昏厥、牙关紧闭、四肢抽搐不能自控等有关。

(3) 潜在并发症:窒息　与痉病发作时喉部痉挛、呼吸道分泌物排出受阻或舌根后坠等有关。

5. 辨证施护

(1) 病情观察:①密切观察发痉的次数、持续时间,发作时和发作后的情况及体温、呼吸、血压、舌象、脉象、神志、面色、出汗、二便等变化,并做好记录。②若发现双目不瞬、口角抽动、指/趾抽动等痉证发作的先兆表现时,应立即报告医生并协助及时处理。③痉发时守护患者身旁,随时观察记录病情,防止身体受伤等意外发生。④当惊厥发作时,立即帮助患者去枕平卧,头偏向一侧,解开衣领、纽扣,以利呕吐物排出,随时清除口咽部分泌物,保持呼吸道通畅;如有义齿应取下;抽搐较重、面色紫绀者应立即给氧,同时用舌钳将舌牵出,以防舌根后坠,阻塞呼吸道而致窒息;患者抽搐时肢体拘急挛缩,切忌强拉强压,以免造成骨折;病情较重者可用裹以纱布的压舌板或开口器塞入上下臼齿间,以防患者咬伤舌头。

(2) 生活起居护理:①病室整洁安静,通风良好,光线柔和,避免噪声和强光等刺激。②神昏谵语者,应派专人守护,加设床挡,防止坠床。痉病发作后应绝对卧床休息,床铺平整松软,待病情稳定 3 天以上不发作,且原发病的症状已减轻时,可适当下床活动。③对发痉较甚者,安置在单人病室,准备开口器、舌钳、吸引器、气管切开包、气管插管和呼吸机等急救物品。④长期卧床者,加强口腔护理、皮肤护理、大小便护理,协助生活护理等,预防压力性损伤等并发症的发生。⑤辨证起居:邪壅经络者,病室宜向阳,温湿度适宜,避风寒湿邪,保暖,防外感,避免一切噪声,尤其是突然发生的强噪声;肝经热盛、阳明热盛、心营热盛者,病室宜凉爽,室内光线应暗,避免强光刺激,温度偏低,湿度偏高,汗多时及时擦干,防止汗湿受凉,以利于患者休息和治疗,从而减少发痉次数;阴血亏虚者,病室应温暖舒适,保证患者充分休息,以减少气血的耗损,注意劳逸结合,加强锻炼,提高机体抗病能力。

(3) 饮食护理:①痉证发作时暂禁食,一般痉证发作初止者,食欲不佳,应给半流饮食或软食。痉止后根据证型给予相宜的饮食。必要时予以鼻饲,以保证营养供给。②辨证施食:邪壅经络者,以辛温散寒之品为宜,如苏叶水、厚朴水,或服用葱、姜、韭菜等,忌食生冷之品;肝经热盛者,以清肝泻热之品为宜,如苦瓜、芹菜、绿豆等,忌食肥甘辛辣之品;阳明热盛者,以清淡性凉之品为宜,如西瓜汁、藕汁、绿豆汤、苦瓜汤、梨汁等,忌食辛辣之品;心营热盛者,以清泻心火之品为宜,如莲子心、灯心草等,不宜食用温热辛辣之品;痰浊阻滞者,以化痰降浊之品为宜,如金橘、枇杷、白萝卜、薏米粥等,少食甜食、黏滑之品;阴血亏虚者,以营养丰富、易于消化以及甘润多汁之品为宜,如梨、银耳、百合、甲鱼、海参等,并坚持服用紫河车、龟甲胶、阿胶等以补益精血,濡养筋脉。

(4) 情志护理:患者常因发痉而感到紧张和恐惧,指导患者采用移情相制疗法,转移其注意力,淡化甚至消除不良情志,尤其是热证者,更易心烦急躁,应耐心安慰患者,使之情绪安定。同时应告知患者和家属注意防范不良的心理状态,以避免诱发或加重病情。

(5) 用药护理:①遵医嘱按时准确给药。病情较轻者,可根据辨证口服汤剂,吞咽困难者,鼻饲给药,用药后注意药效及反应。②若病情较重者,立即选用紫雪丹、羚羊角粉,并采取相应的急救措施。③辨证施药:邪壅经络者,中药汤剂宜轻煎热服,药后覆盖衣被并进食热粥,以和胃气,助药力;肝经热盛者和心营热盛者中药汤剂宜用水煎服;阳明热盛者,中药汤剂宜用水煎服,煎取三杯,分温三服,病退减后服,不知再作服;热甚发痉者,中药汤剂宜温凉分次服;阴血亏虚者,中药汤剂宜久煎,饭前温服。④热甚腹部胀满硬痛便秘者,予大承气汤等灌肠通便,以通腑泄热,或给予生大黄浸液或番泻叶泡水饮服。

(6) 对症处理

惊厥

① 穴位按摩:a. 穴位:人中、合谷、内关及涌泉,对于体温下降不明显的患者,可追加十宣及大椎。b. 方法:可采取按法、揉法、指掐法等。

② 刮痧:a. 穴位:合谷、曲池、大椎、三关及大肠经等。b. 方法:采用泻法进行刮痧,也可以对患者的肘窝、腘窝进行刮痧,刮至出痧或刮拭部位微微发热即可。

③ 刺络拔罐:a. 穴位:大椎、肺俞。b. 方法:先于以上两穴进行刺络拔罐,每穴放血量约 10ml,然后沿膀胱经及督脉排列拔罐,均留罐 10 分钟。

④ 中药药浴:a. 药物:荆芥、蝉蜕、金银花、钩藤、石膏、薄荷、玄参、防风。b. 方法:以上药物煎成汤液,稀释后沐浴,洗浴全身,水温 35~39℃,洗浴时间为 15 分钟左右。

Note:

【健康教育】

1. 生活起居规律,根据气候变化随时增减衣被,避免感受外邪或外伤感染,劳逸结合,加强锻炼,增强体质。

2. 保持情志舒畅,心情乐观,避免不良的情志刺激,可以经常听舒缓的音乐。

3. 加强饮食调养,阴血亏虚者,可多食多饮生津养阴之品,以使津液充足,筋脉得养。

4. 积极治疗颅内及颅外感染性疾病,按医嘱定时、定量服药,定期门诊随访。

(闫　力)

第四节　痿　证

08章04节　数字内容

 ──────── 导入案例与思考 ────────

吴某,男,时年21岁。

双下肢痿软、无力2年。2年前有一次过度疲劳,劳动中感受风寒发热,经治疗感冒迅速恢复,但是感冒愈后逐渐出现下肢麻痹无力,继则痿软,且逐渐加重,1月后已不能下床活动,2020年12月23日于县人民医院,诊断为"脊髓炎",经过20余天治疗未见好转。出院后病情逐渐加重,下肢痿软、萎缩。刻下,双下肢痿软不用,腰脊酸软,头晕目眩,失眠多梦,时有遗尿,大便溏,舌淡红,脉细无力。

体格检查:双侧下肢肌肉萎缩,肌力0级,比弗征阳性,双侧下肢一切神经反射消失,深浅感觉消失。血常规:白细胞11.2×10^9/L,淋巴细胞占比51%。

请思考:

1. 该患者目前所患何病? 辨证当属何证?

2. 针对患者肌肉萎缩无力的症状,应该如何做好护理? 请用思维导图的形式呈现。

痿证是指以肢体筋脉弛缓,软弱无力,不能随意运动,或伴有肌肉萎缩为主要表现的一种病证。临床以下肢痿弱较为常见,亦称"痿躄"。"痿"是指肢体痿弱不用,"躄"是指下肢软弱无力,不能步履之意。

凡多发性神经炎、运动神经元疾病、脊髓病变、重症肌无力、周期性瘫痪、癔症性瘫痪和中枢神经系统感染后遗症等,以痿证为主要临床表现者,均属本病证的讨论范围,可参考本节辨证施护。

【经典与沿革】

1. "治痿独取阳明。"(《素问·痿论》)

2. "因于湿,首如裹,湿热不攘,大筋缫短,小筋弛长,缫短为拘,弛长为痿。"(《素问·生气通天论》)

3. "痿证断不可作风治,而用风药。"(元·朱丹溪《丹溪心法·痿》)

【病因病机】

痿证的发生多与感受温毒、湿热浸淫、饮食所伤、久病房劳、跌仆瘀阻、药物损害等因素有关。痿证病因病机示意图见图8-4。

1. 感受温毒　温热毒邪内侵,或病后余邪未尽,低热不解,或温病高热持续不退,皆令内热燔灼,伤津耗气,肺热叶焦,津伤失布,不能润泽五脏,遂致四肢筋脉失养,痿弱不用。

2. 湿热浸淫　久居湿地或涉水冒雨,感受外来湿邪,湿邪浸淫经脉,营卫运行受阻或郁遏生热,

Note:

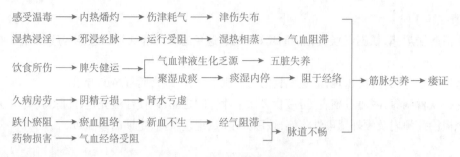

图 8-4 痿证病因病机示意图

或痰热内停,蕴湿积热,导致湿热相蒸,浸淫筋脉,气血运行不畅,筋脉失于滋养而成痿。

3. 饮食所伤 素体脾胃虚弱,或饮食不节,或久病致虚,中气受损,脾胃受纳运化失司,气血津液生化之源不足,无以濡养五脏,以致筋骨肌肉失养;或嗜食肥甘辛辣之品,损伤脾胃,运化失职,湿热内生,均可致痿。

4. 久病房劳 先天不足,或久病体虚,或房劳太过,伤及肝肾,精损难复;或劳役太过而伤肾,耗损阴精,肾水亏虚,筋脉失于灌溉而成痿证。

5. 跌仆瘀阻 跌打损伤,瘀血阻络,新血不生,气血运行不利,脑之神明失用,发为痿证;或产后恶露不尽,瘀血流注于腰膝,以致气血瘀阻不畅,脉道不利,四肢失其濡润滋养而成痿证。

6. 药物损害 服用或接触毒性药物,损伤气血经络,气血运行不利,脉道失畅,亦可致痿。

痿证病位在筋脉肌肉,其根本在于五脏虚损。肝主筋,心主血脉,脾主肌肉,肺主皮毛,肾主骨,五脏病变,皆能致痿。上述致病因素,耗伤五脏精气,致使精血津液亏损。而五脏受损,功能失调,生化乏源,又加重了精血津液的不足,筋脉肌肉因之失养而弛纵,不能束骨而利关节,以致肌肉软弱无力,消瘦枯萎,发为痿证。痿证的病机是因津液、气血、精髓亏耗,不能濡养肌肉、筋脉所致。病理性质一般是热证、虚证居多,虚实夹杂者亦不鲜见,实证、寒证则较少。

起病急者,若诊治无误,部分病例可获治愈,预后亦佳;若失治或治之不当,以及缓慢起病者,预后亦差。同时痿证各证候间常互相转化,如外感湿热,热盛伤津,可转化为肺胃阴伤;若湿热浸淫,迁延日久,下注肝肾,而致肝肾亏损;如肝肾阴虚,日久不复,阴损及阳而出现阳虚证候或阴阳两虚之证。痿证日久,影响气血正常运行,经络瘀滞,而致筋骨失于濡养,关节不利,肌肉萎缩,多难治而预后较差。

【诊断与鉴别诊断】

1. 诊断

(1) 症状:肢体筋脉弛缓不收,下肢或上肢,一侧或双侧,软弱无力,甚则瘫痪,部分患者伴有肌肉萎缩。由于肌肉痿软无力,可有睑废、视歧、声嘶低暗、抬头无力等症状,甚则影响呼吸、吞咽。

(2) 病史与发病特点:部分患者发病前有感冒、腹泻病史,有的患者有神经毒性药物接触史或家族遗传史。

(3) 相关检查:脑脊液检查、肌电图检查、肌肉活组织检查等,有助于对与痿证有关的神经系统疾病的定位性诊断;CT、MRI 检查有助于疾病的鉴别诊断。

2. 鉴别诊断

(1) 痿证与痹证:二者均有筋骨、关节活动障碍。痹证后期由于肢体关节疼痛,不能运动,肢体长期废用,亦会出现痿证之瘦削枯萎等症状。二者的不同点见表 8-7。

表 8-7 痿证与痹证鉴别

病证名称	临床特征	病因
痿证	肌肉萎缩	内伤致病
痹证	关节疼痛	外感风寒湿热

(2)痿证与偏枯:偏枯亦称半身不遂,是中风症状,症见一侧上下肢偏废不用,常伴有语言謇涩、口眼㖞斜,久则患肢肌肉枯瘦,其瘫痪是由于中风而致,二者临床不难鉴别。

【辨证施护】

1. 辨证要点

(1)辨证候虚实:痿证以虚为本,或本虚标实。凡起病急,病程发展较快,肢体痿软无力,伴呛咳少痰,咽干不利,或肢体困重,多为肺热津伤或湿热浸淫,属实证;热邪最易耗津伤正,故疾病早期就常见虚实错杂;若久病不愈,病情渐进发展,肢体迟缓,伴有神疲乏力,纳少便溏,多为脾胃虚弱;若见腰膝酸软,眩晕耳鸣,多为肝肾亏损,属虚证,但又常兼夹郁热、湿热、痰浊、瘀血,而虚中有实。

(2)辨脏腑病位:痿证初起,症见发热,咳嗽,咽痛,或在热病之后出现肢体软弱不用者,病位多在肺;凡见四肢痿软,食少便溏,面浮,下肢微肿,纳呆腹胀,病位多在脾胃;凡以下肢痿软无力明显,甚则不能站立,腰膝酸软,头晕耳鸣,遗精阳痿,月经不调,咽干目眩,病位多在肝肾。

2. 护治原则

护治痿证,一是要补益后天,即重视调理脾胃功能;二是要去阳明之热邪,即清阳明之热。实证者,护治当祛邪为主,虚证者,护治当补养为主。若虚实夹杂,则宜分清主次兼顾护治。

3. 证治分类(表8-8)

表8-8 痿证的常见证型及辨证治疗

证型	临床表现	治法	方药
肺热伤津	发病急,病起发热,或热退后突然出现肢体软弱无力,可较快发生肌肉瘦削,皮肤干枯,心烦口渴,呛咳少痰,咽干不利,小便黄赤或热痛,大便干结,舌质红,苔黄,脉细数	清热润肺,养阴生津	主方:清燥救肺汤 常用药物:桑叶、生石膏、苦杏仁、甘草、麦冬、人参、阿胶、炒胡麻仁、炙枇杷叶等
湿热浸淫	起病较缓,逐渐出现肢体困重,痿软无力,尤以下肢或两足痿弱为甚,兼见微肿,手足麻木,扪及微热,喜凉恶热,或有发热,胸脘痞闷,小便赤涩热痛,舌质红,苔黄腻,脉濡数或滑数	清热利湿,通利筋脉	主方:加味二妙散 常用药物:黄柏、苍术、当归、牛膝、防己、萆薢、龟甲等
脾胃虚弱	起病缓慢,肢体痿软无力逐渐加重,神疲肢倦,肌肉萎缩,少气懒言,纳呆便溏,面色无华或萎黄,舌淡苔薄白,脉细弱	补中益气,健脾升清	主方:参苓白术散合补中益气汤 常用药物:人参、茯苓、白术、桔梗、山药、甘草、白扁豆、莲子肉、砂仁、薏苡仁、大枣、黄芪、当归、陈皮等
肝肾亏损	起病缓慢,渐见痿软无力,尤以下肢明显,腰膝酸软,不能久立,甚至步履全废,腿胫大肉渐脱,或伴眩晕耳鸣,舌咽干燥,遗精早泄,或妇女月经不调,舌红少苔,脉细数	补益肝肾,滋阴清热	主方:虎潜丸 常用药物:龟甲、黄柏、知母、熟地黄、白芍、锁阳、当归、陈皮、虎骨、干姜等
脉络瘀阻	久病体虚,四肢痿弱,肌肉瘦削,手足麻木不仁,四肢青筋显露,可伴有肌肉活动时隐痛不适,舌痿不能伸缩,舌质暗淡或有瘀点、瘀斑,脉细涩	豁痰祛瘀,益气养营	主方:圣愈汤合补阳还五汤 常用药物:人参、黄芪、当归、川芎、熟地黄、白芍、川牛膝、地龙、桃仁、红花、鸡血藤等

4. 主要护理问题

(1)生活自理能力下降 与五脏内虚,肢体失养,筋脉弛缓、软弱无力等有关。

(2)潜在并发症:重症肌无力危象 与吞咽困难、呼吸肌麻痹有关。

(3)潜在并发症:废用综合征 与筋肌痿软,无力活动,长期卧床,肢体废用等因素有关。

(4)饮食调养的需要 与脾胃虚弱、咀嚼无力、吞咽困难等有关。

5. 护理措施

(1)病情观察:①观察痿证发生的部位、肌肉萎缩的程度、皮肤的感觉、肢体活动及躯体活动能力等,并做好记录。②观察患者肢体自主运动的能力是否减退或丧失。③若在短时间内见下肢痿软明显加重,上延至腹部、胸部肌肉,甚则出现呼吸困难、呼吸肌麻痹等情况,应立即报告医生并协助抢救工作。

(2) 生活起居护理:①保持病室整洁安静,室内应有防护设施,以利于患者活动和防止跌倒。②病床不宜过高,保持床铺的平整,被褥不宜过重过紧。③指导和协助患者将生活用品放于易取处,教会患者使用便器。④辨证起居:肺热伤津者,病室宜凉爽,通风良好;湿热浸淫者,病室应通风干燥;脾胃虚弱者,病室应温暖向阳,湿度适宜;肝肾亏损者,病室宜湿润阴凉、通风良好;脉络瘀阻者,病室宜温暖向阳,通风干燥。⑤肢体置于功能位置,患足上应避免放物受压,以防导致垂足;长期卧床患者定时翻身,防止并发症的发生;急性期或病情发展加重时应卧床休息。病情稳定或进入恢复期时应鼓励患者进行功能锻炼。从被动运动开始,待恢复一定的肌力再进行主动运动;痿软者活动量和幅度要由小到大,循序渐进,不宜过于疲劳,要持之以恒和确保安全;行走不稳者可选用三角手杖等辅助工具,并有人陪伴,防止受伤。⑥对伴有感觉障碍的患者,患部注意保暖,防止冻伤和烫伤。

(3) 饮食护理:①饮食宜以富有营养、清淡易消化、补益脾胃之品为原则。忌辛辣肥腻之品。②辨证施食:肺热伤津者,以滋养肺胃阴津之品为宜,如雪梨、西瓜、荸荠、绿豆、番茄等,忌食辛辣及肥甘厚味;湿热浸淫者,以清热利湿之品为宜,如冬瓜、鲤鱼、赤小豆、薏苡仁等,忌食刺激性食物;脾胃虚弱者,以健脾益胃之品为宜,如鸡蛋、瘦猪肉、鱼类、牛奶、红枣、桂圆等,忌食辛燥之品;肝肾亏损者,以滋补肝肾之品为宜,如猪牛羊脊髓、蹄髈、芝麻、核桃、枸杞、银耳、甲鱼、海参等;脉络瘀阻者,以活血化瘀,健脾化痰之品为宜,如川芎花茶、海蜇皮、白萝卜等。

(4) 用药护理:①遵医嘱正确服药,观察药物的作用及不良反应。②中药汤剂以空腹服用为佳,服药期间忌服辛辣、油腻、生冷之品。③辨证服药:肺热伤津者,中药汤剂不宜久煎,宜饭前偏凉服;湿热浸淫者、脾胃虚弱者,中药汤剂宜久煎,温服;肝肾亏损者,中药汤剂宜久煎,午后服。

(5) 情志护理:痿证患者因部分肢体丧失功能,生活不能自理,会随着病程的延长和病情的加重而产生悲观情绪,应多与患者交流,鼓励患者表达自己的感受,消除忧郁、恐惧心理,保持乐观的情绪,坚持治疗和功能锻炼。向患者说明疾病的发展和预后,帮助患者树立战胜疾病的信心,积极配合治疗。

(6) 对症处理

肢体废用

① 按摩:a. 穴位:足三里、三阴交、涌泉、阳陵泉等穴。b. 方法:每个穴位按摩40次左右,以顺时针方向进行穴位按压,动作轻柔直至患者有酸胀感为宜,于每日睡前按摩20分钟左右。

② 走罐:a. 部位:下肢内侧的足三阴经。b. 方法:走向为下肢由下至上,依次循经为足厥阴肝经、足少阴肾经、足太阴脾经交替进行,反复进行直至刺激部位呈红色或紫红色为度,每次3~5分钟,每2日1次,2个月为一个疗程。

③ 艾灸:a. 穴位:肩井、阳溪、足三里、三阴交、合谷、天井、肾俞、环跳等穴。b. 方法:将艾炷一端点燃,在距离患者3cm位置进行治疗,以患者出现温热感为宜,每个穴位停留3分钟。

④ 砭石疗法:a. 上肢取穴:肩髎、曲池、外关、合谷、手三里;下肢取穴:阳陵泉、悬钟、三阴交。b. 方法:沿上肢三阳经由上向下,使用推法、擦法、点按法等手法施治,以皮肤发红、发热为度,持续3~5分钟,同法沿下肢三阳经由下向上施治,患侧与健侧交替进行,隔日1次,2个月为1个疗程。

⑤ 刮痧:a. 穴位:大椎、大杼、膏肓、神堂等穴。b. 方法:患侧上肢沿内侧手三阴经从上至下刮,再从手三阳经从上至下刮;患侧下肢沿足三阴经从上至下刮,再从足三阳经从上至下刮,7日一次,连续3次为一个疗程。

【健康教育】

1. 避免诱发本病的原因。如外感湿热、饮食不节、房劳过度、劳累太过等。告知患者避免在潮湿的环境里生活、工作。

2. 饮食宜清淡、富营养、易消化,多食紫河车、甲鱼、牛猪蹄筋等血肉有情之品。

3. 坚持服药治疗及早期功能锻炼,以主动锻炼为主,注意避免过于疲劳。

4. 保持情绪稳定,树立战胜疾病的信心。

(闫　力)

第五节　腰　痛

08章05节　数字内容

 ──────── 导入案例与思考 ────────

李某,女,65 岁,教师。因腰骶部疼痛不适 2 个月就诊。

患者 2 个月前因劳累出现腰骶部疼痛不适,弯腰活动受限,夜间尤甚,翻身时疼痛加重,无肢体麻木乏力,活动不利,外院就诊症状略缓解,用药不详,今为进一步治疗遂来我院就诊。刻下:腰骶部疼痛拒按,活动受限,精神欠佳,睡眠尚可,食纳差。舌质暗,脉涩。

体格检查:T 36.6℃,P 79 次/min,R 21 次/min,BP 135/77mmHg,腰椎生理弯曲存在,无明显侧凸畸形,双侧 L_3-L_4,L_4-L_5 椎旁压痛(+),叩击痛(-),椎旁肌肉紧张,右腿直腿抬高试验(+),四肢肌力及肌张力正常,病理反射未引出。

请思考:

1. 该患者目前所患何病? 辨证当属何证?

2. 针对患者目前的腰痛症状,应该如何护理? 请用思维导图的形式呈现。

腰痛又称“腰脊痛”,是指腰部因感受外邪、跌仆闪挫等,导致腰部气血运行不畅,或失于濡养,引起以腰部一侧或两侧疼痛为主要表现的病证。腰部指背部十二肋骨以下、髂嵴以上。腰痛常是多种疾病的一个症状,亦可作为一个独立病证。

凡腰肌筋膜炎、强直性脊柱炎、腰椎骨质增生、腰椎间盘病变、腰肌劳损等腰部病变以及某些内脏疾病,以腰痛为主要临床表现者,均属本病证的讨论范围,可参考本节辨证施护。

【经典与沿革】

1. “腰者,肾之府,转摇不能,肾将惫矣。”(《素问·脉要精微论》)

2. “腰以下冷痛,腹重如带五千钱,甘姜苓术汤主之。”(汉·张仲景《金匮要略·五脏风寒积聚病脉证并治》)

3. “劳损于肾,动伤经络,又为风冷所侵,血气击搏,故腰痛也。”(隋·巢元方《诸病源候论·腰背病诸候》)

【病因病机】

腰痛的发生多与感受外邪、跌仆闪挫、劳欲体虚等因素有关。腰痛病因病机示意图见图 8-5。

1. **感受外邪**　风寒湿热是外感腰痛的重要致病因素,其中以湿邪致病者为多。多由居处潮湿,或劳作汗出当风,衣着单薄,或冒雨着凉,湿衣裹身,或暑夏贪凉,腰府失护,风寒湿热之邪乘虚侵入,留着腰部,寒邪凝滞收引,湿邪黏聚不化,致腰部经脉阻滞,气血运行不畅,故发生腰痛。或长夏季节,劳作于湿热交蒸之地,感受其邪,或膀胱湿热,由脏及腑,以及寒湿日久,郁而化热,则湿热内蕴,阻遏经脉,伤及腰府,亦可引起腰痛。

2. **跌仆闪挫**　暴力扭转,坠堕跌打,或体位不正,腰部用力不当,屏气闪挫,跌仆外伤,损伤肾和经络,劳损腰府筋脉气血,气血运行不畅,腰府气机壅滞,瘀血留着而致腰痛。

Note:

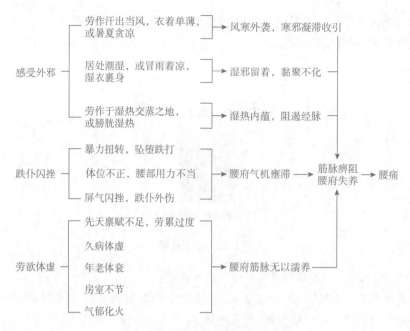

图 8-5　腰痛病因病机示意图

3. 劳欲体虚　先天禀赋不足,加之劳累过度,或久病体虚,或年老体衰,或房事不节,或气郁化火,耗伤真阴,以致肾精亏损,无以濡养腰府筋脉而致腰痛。此外,外邪侵袭、外伤及劳累等,均可在肾虚的基础上诱发或加重本病。

腰痛的病位主要在肾及腰部经络,与足太阳、足少阴、任、督、带等经脉密切相关。病机可以归结为经脉痹阻,腰府失养。外感腰痛发病较急,其主要发病机制是外邪痹阻经脉,气血运行不畅;内伤腰痛发病缓慢,其主要发病机制是肾精亏虚,腰府失其滋润濡养。外感及外伤腰痛以邪实为主,病位较浅,在经在络,继则入血伤正,进而入肾,病机复杂,病性可由实转虚,逐渐加重。内伤腰痛病位较深,病在于脏,以肾为主,亦可影响到腰部经络,病由内到外,呈虚证或因虚致实而形成的虚实夹杂之证。总之,本病为本虚标实,虚实夹杂,本虚以肾虚为主,涉及脾、肝;标实常是风寒、风热、风湿、寒湿、湿热、瘀血、气滞等,两者相因为患,一般而言,腰痛以虚为多。

腰痛患者发病后若能得到及时正确的治疗,一般预后良好。外感腰痛,及早治疗,祛邪外出,一般多可向愈;但若未能及时治疗,尤其是湿邪,其性黏滞,较难祛尽,邪留腰府,久而入络,由实转虚,则病情迁延难愈。外伤腰痛,闪挫坠堕较轻者,经活血化瘀、理气止痛治疗,瘀祛络通,亦可向愈,但坠堕外伤较重,损及腰髓骨骼者,则往往因此留有终身残疾。肾虚腰痛的预后取决于引起本证的原发病证。腰痛若失治误治,迁延日久,痛久入络,气郁血阻,经络不通,肢节失荣,则可转化为痿证等,预后欠佳。

【诊断与鉴别诊断】

1. 诊断

(1) 症状:以自觉一侧或两侧腰痛为主要表现,或痛势绵绵,时作时止,遇劳则剧,得逸则缓,按之则减;或痛处固定,胀痛不适;或如锥刺,按之痛甚。急性腰痛病程较短,轻微活动后常常加重,慢性腰痛病程较长,缠绵难愈,腰部多隐痛或酸痛。

(2) 体征:脊柱两旁常有明显的按压痛。

(3) 发病特点:患者常有居处潮湿阴冷、跌仆闪挫、久病劳损等相关病史,常因体位不当、劳累过度、天气变化等因素而加重。

(4) 相关检查:血常规、抗链球菌溶血素 O 试验、红细胞沉降率、类风湿因子、X 线摄片、CT 等检查,有助于腰痛的诊断。

2. 鉴别诊断

（1）腰痛与痹证：腰痛是以腰部一侧或两侧部位的疼痛为主，部位集中，肢体其他部位常无明显疼痛，病因除外感风寒湿邪外，可因肾虚、闪挫等引起，病性有外感、内伤之分。痹证疼痛部位广泛，可不局限于腰部，行痹表现为游走性疼痛，主要是外感风寒湿邪等外邪，痹阻经脉，无肾虚、闪挫等诱因，病性只有外感而无内伤。二者的不同点见表 8-9。

表 8-9 腰痛与痹证的鉴别

病证名称	部位	病因	疼痛特点
腰痛	腰部	外感风寒湿邪、肾虚、闪挫	部位集中，腰部一侧或两侧疼痛
痹证	痛无定处	外感风寒湿邪	部位广泛，可不局限于腰部

（2）腰痛与淋证：腰痛是以腰部疼痛为主，病位主要在肾，属肢体经络病证。淋证是以尿频、尿急、尿短赤、尿道灼热刺痛为特征，病位以膀胱为主，属肾与膀胱病证。淋证可伴见腰痛，而腰痛则无小便异常。淋证虽有腰痛，但不属于腰痛范畴。

（3）腰痛与腰酸：二者均与肾虚有密切关系。腰痛是指腰部疼痛，腰酸是指腰部酸楚不适，在临床上，腰痛常伴腰酸，腰酸则不一定有腰痛。肾虚腰酸可视为肾虚腰痛的初始阶段，肾虚腰痛是其进一步发展的结果。

【辨证施护】

1. 辨证要点

（1）辨外感内伤：主要根据疼痛性质及伴随症状等进行辨别。若出现起病较急，病程较短，腰痛明显，以刺痛或钝痛为主，且痛无歇止，常伴有不同程度的功能障碍，多为感受风、寒、湿、热等外邪所致，可辨为外感腰痛；若出现起病较缓，病程较长，甚则迁延不愈，以腰部酸痛为多见，或表现为腰部隐痛或沉重不适，症状时轻时重，并多伴有不同程度的脏腑虚损或痰瘀内阻的症状，多为劳欲体虚所致，可辨为内伤腰痛。在临床中，外感与内伤之区分有时并不明显，二者常交织在一起，相互影响。外邪所伤，多先因肾虚，而客邪久羁亦可损伤肾气，故两者亦多夹杂为病。

（2）辨病邪性质：主要根据伴随症状进行辨别。若出现腰痛酸胀重着，卧时不能转侧，行时重痛无力者，多为湿；若出现腰痛兼有冷感，得热则舒，四肢倦怠，足寒肢冷，洒淅拘急者，多为寒湿；若出现腰痛兼有灼热感，身热汗出，小便热赤，苔黄腻者，多为湿热；若出现腰痛如刺入锥，难以转侧，动则痛剧者，多为瘀血；若出现腰痛酸软无力，劳则更甚者，多为肾虚。

（3）辨脏腑虚实：主要根据疼痛性质、发病特点及症状等进行辨别。若出现痛势剧烈，痛而拒按，病程短，发病急骤，以邪气痹阻经脉为主要病机，多为感受外邪、跌仆损伤所致者，可辨为表实证；若出现痛势较缓，痛而喜按，病程长且反复，多为劳欲体虚所致者，可辨为里虚证；久病腰痛多虚实夹杂，一般以肾精不足、气血两虚为本，邪气内阻、经络壅滞为标。

（4）辨在气在血：主要根据疼痛性质进行辨别。若出现胀痛，病势时作时止，痛无定处，聚散无常，走窜作痛，痛处可按，多昼重夜轻，可辨为病在气分者；若出现刺痛，病势绵绵不绝，痛处固定，痛不可按，或可触及条块状物，痛无休止，多昼轻夜重，可辨为病在血分者。

（5）辨经络部位：主要根据疼痛部位进行辨别。腰痛引背者，可辨为病在太阳经；腰痛不可以俯仰者，可辨为病在少阳经；腰痛不可前后转动者，可辨为病在阳明经；腰痛引脊者，可辨为病在少阴经；腰痛引少腹，上至胁者，可辨为病在太阴经；腰痛引阴器者，可辨为病在厥阴经。

2. 护治原则 腰痛治疗当分清标本虚实，扶正祛邪。感受外邪属实者，治宜祛邪通络，根据寒湿、湿热的不同，分别予以散寒行湿、清热利湿；外伤腰痛属实者，治宜理气通络，活血化瘀为主；内伤致病则多属虚，治宜补肾为主，兼顾肝脾；虚实兼见者，宜辨主次轻重，标本兼顾。

3. 证治分类(表8-10)

表8-10 腰痛的常见证型及辨证治疗

证型		临床表现	治法	方药
寒湿腰痛		腰部冷痛重着,转侧不利,逐渐加重,静卧痛不减,每遇阴雨天或腰部感寒后加剧,痛处喜暖,得热为舒,体倦乏力,或肢末欠温,食少腹胀,舌质淡,苔白腻,脉沉而迟缓	散寒除湿,温经通络	主方:甘姜苓术汤 常用药物:炙甘草、干姜、茯苓、炒白术、狗脊、骨碎补、汉防己等
湿热腰痛		腰部疼痛,重着而热,每于夏季或腰部着热后痛剧,遇冷痛减,活动后或可稍轻,口渴不欲饮,口苦烦热,身体困重,尿色黄赤,或午后身热,微汗出,舌红,苔黄腻,脉濡数或弦数	清热利湿,舒筋活络	主方:四妙丸 常用药物:苍术、黄柏、牛膝、薏苡仁、萆薢、汉防己、当归、炙甘草等
瘀血腰痛		腰痛如刺,痛处固定,痛处拒按,日轻夜重,轻者俯仰不便,重则不能转侧,面晦唇暗,或伴血尿,舌质青紫,或暗紫,或有瘀斑,脉涩	活血化瘀,理气止痛	主方:身痛逐瘀汤 常用药物:秦艽、川芎、桃仁、红花、炙甘草、羌活、没药、香附、五灵脂、牛膝、地龙、当归等
肾虚腰痛	肾阴虚	腰部隐隐作痛,酸软无力,喜按喜揉,缠绵不愈,心烦少寐,口咽干燥,面色潮红,手足心热,舌红少苔,脉弦细数	滋补肾阴,濡养经脉	主方:左归丸 常用药物:熟地黄、山药、山茱萸、菟丝子、枸杞子、牛膝、鹿角胶、龟甲胶等
	肾阳虚	腰痛隐隐,腰膝酸软无力,喜按喜揉,遇劳则甚,卧则减轻,常反复发作,伴畏寒肢冷,少气乏力,面色㿠白,少腹拘急,舌质淡胖,脉沉细无力	补肾壮阳,温煦经脉	主方:右归丸 常用药物:熟地黄、山药、山茱萸、枸杞子、杜仲、菟丝子、附子、肉桂、当归、鹿角胶、炙甘草等

4. 主要护理问题

(1) 腰痛 与感受外邪,经脉受阻,或久病体弱,肝肾亏虚,或跌仆闪挫,损伤筋脉有关。

(2) 肢体麻木 与寒湿凝滞,或筋脉损伤,气滞血瘀有关。

(3) 生活自理能力下降 与腰部疼痛,活动受限有关。

(4) 焦虑 与反复腰痛、病情危重或迁延有关。

5. 护理措施

(1) 病情观察:①对急性发作期的患者,观察和评估疼痛发作的部位、时间、特点、性质与强度,有无牵涉痛及诱发疼痛,疼痛剧烈者遵医嘱及时用药缓解疼痛。②观察腰痛与气候变化的规律,是否与冷、热、阴、晴等气候因素相关,并做好记录。③检查疼痛部位有无红、肿、热、血液循环障碍,观察疼痛时有无伴随症状,准确记录患者病情,发现异常立即报告医生。

(2) 生活起居护理:①病室环境安静,保证患者充足的休息时间。②腰部不可过度负重,改变体位时注意保护腰部。取放物品时应避免大幅度的弯腰和旋转,动作宜慢,养成屈膝下蹲的习惯以保护腰部。③注意腰背部保暖,可适当按摩或拍打腰部以促进血液循环,避免因感受外邪而诱发腰痛。④将日常物品置于患者伸手可取的地方。⑤辨证起居:寒湿腰痛患者病室防湿防寒,宜向阳温暖、干燥且避风,鼓励患者多晒太阳,温差变化大时要适当增减衣被,活动后若出汗较多及时更换湿冷衣服;湿热腰痛患者病室宜清爽、通风,避免高温、潮湿的环境,尤其是夏末秋初,湿热较重,尽量不在户外进行较剧烈的活动和锻炼,忌腰部热敷;瘀血腰痛患者病室宜清净、舒适,避免腰部负重,防闪挫等,忌久坐或久卧;肾阴虚腰痛患者病室宜清洁、安静,避免对流风,以防感冒;肾阳虚腰痛患者病室宜阳光充足,温暖避风,房事有节,注意劳逸结合,适当锻炼,可选择散步、打太极拳等健身运动。

(3) 饮食护理:①饮食宜清淡易消化,忌油腻、辛辣及厚味之品。②急性发作期饮食宜清淡,多食含纤维素丰富的蔬菜和水果,防止便秘;慢性缓解饮食宜滋补肝肾的食物,如羊肉、大枣等,禁烟酒,忌浓茶、咖啡等刺激食物。③多饮水,每日尿量维持在 1 500ml 左右,特别是外感湿热腰痛或内伤腰痛兼下焦湿热者,可促使湿热之邪从小便排出。④辨证施食:寒湿腰痛患者,宜食用温性食品,如排骨、鸡肉、蛋类等,亦可配利湿之品,如扁豆、薏苡仁、鳝鱼等;湿热腰痛患者,宜食用清热祛湿之品,如白菜、芹菜、马齿苋、丝瓜、茄子等,可食用冬瓜薏苡仁汤;瘀血腰痛患者,宜食用活血食物,如红糖、山楂、韭菜、黑木耳等,可食用三七丹参粥、桃仁粥;肾虚患者,宜食用补肾之品,如核桃肉、山药、莲子、黑豆、芝麻等,肾阴虚患者多食滋阴之物,如虫草、甲鱼等,可食用甲鱼汤、猪骨虫草汤,肾阳虚患者多食温阳补肾之品,如羊肉、大枣、花生等,可食用羊肉炖山药。

(4) 用药护理:①急性发作期患者,应遵医嘱及时给予患者药物止痛。②遵医嘱服药,勿随意增减药量或停药。③辨证施药:寒湿腰痛者,中药汤剂宜饭后热服;湿热腰痛及瘀血腰痛者,中药汤剂宜饭后温服;肾虚腰痛者,中药汤剂宜饭前空腹服用。

(5) 情志护理:由于腰痛影响活动,患者极易悲观生愁,护士应鼓励患者积极乐观,配合治疗。关注患者情绪变化,进行思想疏导,使用言语开导法做好安慰工作,使患者保持情绪平和。加强患者的健康宣教,向患者介绍疾病相关知识及本病治愈的实例,让患者了解用药、治疗的作用及注意事项,树立战胜疾病的信心。与患者多交流沟通,用移情疗法转移或改变患者的焦虑情绪,舒畅气机、怡养心神。疼痛剧烈出现情绪烦躁者,可指导患者运用安神静志法,让其闭目静心,全身放松,平静呼吸,以使周身气血流通舒畅。

(6) 对症处理

腰痛

① 穴位按摩:a. 穴位:腰阳关、肾俞、委中、阿是穴等穴。b. 方法:根据患者的症状、发病部位、年龄及耐受性,选用适宜的手法和刺激强度。每穴位 1 分钟,每天 1 次,每次 10~15 分钟,10 次为 1 个疗程。c. 辨证按摩:寒湿、湿热者加腰阳陵泉、阴陵泉、脾俞、足三里等穴;瘀血者配血海、膈俞等穴;肾虚者加命门、志室、太溪等穴。

② 艾灸:a. 穴位:肾俞、腰阳关、委中、阿是穴等穴。b. 方法:温和灸,每穴 3~5 分钟,每天 1 次;或隔姜灸,每穴灸 3 壮,每天早晚各 1 次;或火龙灸,每 3 天 1 次。c. 辨证施灸:寒湿、湿热者配阳陵泉、阴陵泉、脾俞、足三里等穴,瘀血者配血海、膈俞等穴,肾虚者加命门、志室、太溪等穴。

③ 拔罐:多适合寒湿腰痛、湿热腰痛和瘀血腰痛者。a. 穴位:肾俞、腰阳关、委中、阿是穴等穴。b. 方法:闪火法拔罐,留罐 10~15 分钟;负压吸引法拔罐,留罐 20~30 分钟;若是药物竹罐,则留罐 5~10 分钟;亦可直接留罐,每次 10~15 分钟。c. 辨证拔罐:寒湿、湿热者加足三里、阳陵泉、阴陵泉、脾俞等穴,瘀血者加血海、膈俞等穴。

④ 药熨:a. 药熨部位:腰部。b. 药物:吴茱萸 60g、菟丝子 60g、莱菔子 60g、紫苏子 60g、粗盐 1 000g,共炒热后装袋。c. 方法:将药袋放到患处或相应穴位用力来回推熨,力量要均匀,速度可稍快,随着药袋温度的降低,可增加力度,并减慢速度,每次 15~30 分钟,每天 2 次。

【健康教育】

1. 注意在日常生活中保持腰椎的正确姿势。

2. 劳逸适度,不可强力负重,避免在腰椎侧弯及扭转时突然用力。

3. 暑季湿热郁蒸之时,应避免夜宿室外,贪冷喜凉。

4. 掌握正确咳嗽、打喷嚏的方法,避免腹内压增大而诱发或加重疼痛。

(邓丽丽)

Note:

第六节　项　痹

08章06节　数字内容

━━━━━━━━━━ 导入案例与思考 ━━━━━━━━━━

秦某,男,50岁,公司职员。因颈部疼痛5天就诊。

患者于5天前受风着凉后觉左侧颈根部、肩部、上臂疼痛,咳嗽、喷嚏时加重,颈部僵硬,活动受限,自行贴风湿止痛膏(每天睡前1贴),症状未有明显好转,遂来院就诊。刻下:颈肩压痛,咳嗽频作,痰少。舌淡红,苔薄白,脉弦紧。

体格检查:T 36.5℃,P 90次/min,R 21次/min,BP 132/80mmHg,咽部充血,无扁桃体肿大,两肺呼吸音粗,颈部僵硬,颈肩压痛,向左上肢反射。X线显示颈曲有轻度侧弯,椎间孔变窄。

请思考:

1. 该患者目前所患何病?辨证当属何证?

2. 针对患者目前的颈部疼痛,应该如何护理?请用思维导图的形式呈现。

────────────────────────────

项痹是指颈部因风、寒、湿等邪气闭阻经络,影响气血运行,导致筋脉失养,引起以颈部关节、肌肉或筋膜疼痛、酸楚、麻木、重着、变形、僵直及活动受限为主要表现的病证,甚者可累及脏腑。

凡现代医学中各种原因引起的颈椎椎间盘组织退行性改变及病理改变累及其周围组织结构,以项痹为主要临床表现者,均属本病证的讨论范围,可参考本节辨证施护。

【经典与沿革】

1. "骨痹,是人当挛节也。"(《素问·逆调论》)

2. "病在骨,骨重不可举,骨髓酸痛,寒气至,名曰骨痹。"(《素问·长刺节论》)

3. "太阳病,项背强几几,反汗出恶风者,桂枝加葛根汤主之。"(汉·张仲景《伤寒论》)

【病因病机】

项痹的发生多与感受外邪、劳累外伤、痰湿阻络、年老体虚、气血不足等因素有关。项痹病因病机示意图见图8-6。

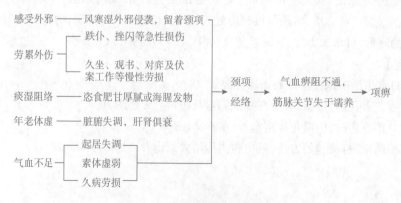

图 8-6　项痹病因病机示意图

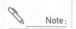

1. **感受外邪**　感受风、寒、湿等外邪是导致项痹的最常见原因。风为百病之长,风邪伤人,则颈项强痛、营卫失和。阴邪易伤阳气,寒邪凝滞,主收引,易致经脉不通,不通则痛,筋失濡养,则肌肉挛缩。加之若感受湿邪,其性重着黏腻,则缠绵难愈。风寒湿乘虚内袭,正气为邪气所阻;寒湿之邪,侵袭颈部,留着筋骨肌肉,痹阻经络,气血不畅,故经脉痹阻,颈肩疼痛,麻木不仁。

2. **劳累外伤**　由于颈部筋肉急性损伤或慢性劳损,如跌仆、闪挫、久坐、观书、对弈及伏案工作等,皆可导致项痹。由闪挫及久坐而致颈项不可转移者,皆由肾气不能生肝,肝虚无以养筋,故机关不利。观书、对弈及伏案工作等慢性劳损,均可引起颈部筋骨受损,瘀阻不行,气机失宣,气滞血瘀,痰壅湿困,故清窍失养,颈项疼痛,发为项痹。

3. **痰湿阻络**　恣食肥甘厚腻或海腥发物,导致脾失运化,湿聚成痰,流注经脉,气滞血瘀,气血痰湿交阻,瘀痰乃成。瘀痰既成,则胶着于颈部筋骨、关节,闭阻经络,遂致颈部僵凝疼痛,头晕目眩等。

4. **年老体虚**　年老体衰,脏腑失调,肝肾俱衰,筋合肝,骨合肾,故筋骨衰退,筋失健,筋弛骨痿,气血不足,循行不畅,筋骨失其濡养,阻碍气血运行。若加之迁延劳损,邪恋筋骨,营卫不调,经脉不利,精气不复而致颈项疼痛。

5. **气血不足**　起居失调,或素体虚弱,或久病劳损,正气不足,卫气不固,气虚无力行血,以致气血虚弱,不能濡养经筋,营行不利,相搏而痛;肌肉、筋脉失于濡养,则可使肩、臂麻木不仁,血虚不能上荣,则可见头晕,面色不华。

项痹的病位主要在筋骨,与肝、脾、肾等脏腑功能失调密切相关,同时可牵涉头部、四肢等部位。病机为气血痹阻不通,筋脉关节失于濡养。肝藏血,血属阴,故血虚则肝阴不足,阴不制阳,肝阳上亢,亢极化风,上扰头目,发为项痹。脾气虚则清阳不振,清气不生;生血无力,血虚则脑失所养;气虚则运血无力,瘀血阻络,血不能荣于头目;脾为生痰之源,脾虚则痰湿中阻,清阳不升,清空之窍,失其所养,故头目眩晕,颈项疼痛。肾为先天之本,主骨藏精生髓,肾精不足,无以生髓,脑髓失充,遂致本病。项痹的病性有虚实之分,实证主要由于风寒湿邪客于筋脉,注于经络,留于关节,气血失和而痹阻,久之瘀血痰痹阻经络,导致颈部麻木、疼痛;虚证主要由于肝肾不足,气血亏损,筋骨衰退,故头晕,四肢疲软无力。总之,本病乃是本虚标实之证,多由虚实兼夹合而为病。其本为肝肾亏虚、气血不足,标为风寒湿邪侵袭、瘀血阻滞,同时劳损、外伤等亦是本病发病的重要因素。

项痹预后不一,其中以麻木为主要症状者若及早治疗,预后尚好,且一般经保守治疗后可治愈。若继续增加颈部负荷,尤其颈部常有不良工作姿势或久坐低头,或失治误治等,则可使病程延长,病邪深入,甚者损及脏腑,病情缠绵难愈,预后较差。

【诊断与鉴别诊断】

1. **诊断**

(1) 症状:以疼痛为主,表现为一侧或两侧颈部剧烈疼痛,颈痛向肩、上臂、前臂及手指放射,颈部僵硬,同时可伴有肢体麻木。疼痛可为窜痛、刺痛、隐痛或酸痛,严重时患者头重如裹,头晕目眩,无法入睡。

(2) 体征:检查颈部活动功能受限、发僵,病变颈椎常有压痛。

(3) 发病特点:起病可呈急性或慢性,可发生于任何年龄,通常见于中老年人,多有慢性劳损或外伤史,发病及病情的轻重常与劳累及季节、气候等天气变化有关。

(4) 相关检查:X 线检查、CT、核磁共振等检查,有助于项痹的诊断。

2. **鉴别诊断**

(1) 项痹与肩痹:二者均有疼痛。二者的区别点见表 8-11。

Note：

表 8-11 项痹与肩痹的鉴别

病证名称	疼痛部位	疼痛特点	活动受限部位
项痹	颈部	一侧或两侧颈痛,可向肩、上臂、前臂及手指放射,同时可有上肢无力及手指麻木	颈部活动受限,肩关节活动正常
肩痹	肩部	肩关节疼痛、重着、酸楚及关节屈伸不利,疼痛可放射到手,但无感觉异常	肩关节活动受限,颈部活动正常

(2) 项痹与落枕:二者均有颈痛。项痹呈急性或慢性发作,表现为剧烈的颈痛,甚者可有肩部及上肢放射性疼痛,同时伴有上肢无力及手指麻木,病情容易反复。落枕是因睡眠时头颈姿势不当所致,起床后感项强作痛,无放射痛及感觉异常,病程短而易愈。

【辨证施护】

1. **辨证要点** 辨虚实:主要根据病程、病因以及临床表现等进行辨证。项痹新发,风寒湿之邪明显者,可辨为实证;病久入深,气血亏耗,损及脏腑,肝肾亏损,筋骨失养,可辨为虚证;若出现颈项窜痛或刺痛,头晕目眩,头有沉重感,伴有肢体麻木,舌质红或者暗红,多为风寒、血瘀、痰湿留着颈项,可辨为实证;若出现颈肩隐痛,眩晕头痛,耳鸣耳聋,失眠多梦,多为肝肾不足,可辨为虚证;若出现颈肩酸痛,头晕目眩,面色㿠白,心悸气短,多为气血亏虚,可辨为虚证。临床往往虚实夹杂,以邪实为主者多见。

2. **护治原则** 项痹治疗当分清标本虚实,基本原则是祛邪通络,根据病邪的偏盛而酌情选用祛风散寒、行气活血、除湿化痰等,同时配合舒筋活络的药物。此外,项痹日久,常出现痰瘀阻络、气血亏虚、肝肾不足等病变,应扶正祛邪,标本兼顾。

3. **证治分类**(表 8-12)

表 8-12 项痹的常见证型及辨证治疗

证型	临床表现	治法	方药
风寒痹阻	颈、肩、上肢窜痛麻木,颈部僵硬,头有沉重感,活动不利,恶寒畏风,舌淡红,苔薄白,脉弦紧	祛风除湿,温经通络	主方:羌活胜湿汤 常用药物:羌活、独活、藁本、防风、炙甘草、蔓荆子、川芎等
血瘀气滞	颈、肩、上肢刺痛,痛处固定,伴有肢体麻木,舌质暗红,脉弦	行气活血,化瘀通络	主方:活血舒筋汤 常用药物:当归尾、赤芍、片姜黄、伸筋草、松节、海桐皮、积雪草、路路通、羌活、独活、防风、续断、甘草等
痰湿阻络	头晕目眩,头重如裹,颈、肩、臂痛如锥刺,四肢麻木,纳呆,舌暗红,苔厚腻,脉弦滑	除湿化痰,蠲痹通络	主方:天麻钩藤饮 常用药物:天麻、钩藤、生石决明、栀子、黄芩、川牛膝、杜仲、益母草、桑寄生、夜交藤、朱茯神等
肝肾不足	眩晕头痛,耳鸣耳聋,失眠多梦,面红目赤,颈臂隐痛,肢体麻木,舌红少苔,脉弦	补益肝肾,活血通络	主方:六味地黄丸 常用药物:熟地黄、山茱萸、山药、泽泻、牡丹皮、茯苓等
气血两虚	颈肩酸痛,头晕目眩,面色㿠白,心悸气短,四肢麻木,倦怠乏力,舌淡苔少,脉细弱	益气养血,活血通络	主方:黄芪桂枝五物汤 常用药物:黄芪、桂枝、芍药、生姜、大枣等

4. **主要护理问题**

(1) **疼痛** 与感受外邪,经脉受阻有关,或与劳累外伤,气滞血瘀有关,或与肝肾亏虚,气血不足,筋脉失养有关。

(2) **眩晕** 与肝阴不足,肾精亏虚,精血不足,不能上荣于头面有关。

(3) **肢体麻木** 与风寒痹阻有关,或与筋骨受损,气滞血瘀有关。

(4) 生活自理能力下降　与颈项疼痛,活动受限有关。

(5) 焦虑　与反复颈痛、病情迁延有关。

5. 护理措施

(1) 病情观察:①评估颈疼痛:包括诱因、性质、部位、持续时间以及与体位的关系,并做好记录。②评估眩晕:包括性质、发作或持续时间以及与体位的关系,并做好记录。③评估肢体麻木:包括范围、性质、程度以及与体位的关系,并做好记录。④评估颈肩及上肢活动受限程度:包括活动受限的范围和患者生活自理能力,并做好记录。⑤如有行颈椎牵引者,须定时巡视,观察患者有无不适,如有麻木加重、疼痛加重、头晕、恶心、心慌等不适,及时通知医生,适当调整牵引角度、重量、时间等。

(2) 生活起居护理:①病室保持安静、整洁,经常开窗通风。②养成良好的起居、生活习惯,如避免高枕睡眠,睡觉时避免俯卧;伏案工作者定时改变头部体位;谈话、看书时要正面注视;头颈应不负重,避免过度疲劳;劳动、行走时防止闪挫伤;避免诱发或加重眩晕的姿势或体位,动作应缓慢,避免快速转头、低头,防跌倒。③指导患者正确佩戴颈托。选择合适型号和材质的颈托,颈托的大小、高低要适宜,松紧以能放入 2 个手指为宜,高度为限制颈部活动,保持平视为宜。密切观察患者的颈部皮肤状况,防止颈部及耳郭、下颌部皮肤受压,必要时可在颈托内衬垫小毛巾、软布等,定时清洁颈托和局部皮肤。④指导患者正确的体位移动,按摩受限肢体,协助患者行四肢关节功能锻炼,防肌肉萎缩。⑤辨证起居:风寒痹阻患者,病室宜阳光充足、干燥,室温宜偏暖,注意颈部保暖,忌吹风受寒或淋雨受湿;血瘀气滞患者,多做有益的运动,如太极拳、八段锦、保健按摩操等,以助气血运行;痰湿阻络患者,如有肢体麻木不仁,或手足无力,指导患者行被动活动,防止肌肉萎缩和关节挛缩;肝肾不足患者,如有心烦不寐、口苦咽干,可指导患者睡前用热水泡脚;气血两虚患者,病室宜偏温暖,起居有常,宜卧床休息,避免过劳。

(3) 饮食护理:①饮食宜清淡富营养,多饮水,多食纤维素含量高的食物,如粗粮、蔬菜、瓜果,忌肥甘厚味、生冷寒凉之品,禁饮酒。②辨证施食:风寒痹阻者,宜食祛风散寒、温性之品,如大豆、羊肉、胡椒、花椒等,茶饮宜温热,可食用姜葱羊肉汤;气滞血瘀者,宜食行气活血、化瘀解毒之品,如山楂、白萝卜、木耳等,可饮用玫瑰花茶;痰湿阻络者,宜食健脾除湿之品,如山药、薏苡仁、赤小豆等;肝肾阴虚者,宜食滋阴填精、滋养肝肾之品,如枸杞、虫草等,可食用甲鱼汤、猪骨虫草汤;气血两虚者,宜食补益气血之品,如瘦肉、鱼类、莲子、红枣、桂圆等,可食用参枣粥或参芪龙眼粥。

(4) 用药护理:①急性发作期颈痛剧烈患者,遵医嘱正确应用镇痛药,并观察用药后效果及副作用。②遵医嘱服用药物,勿随意增减药量或停药。③辨证施药:风寒痹阻者,中药宜温服,以祛风散寒、除湿通络;血瘀气滞者,中药宜午后温服、顿服;痰湿阻络者、肝肾不足者及气血两虚者,中药宜温服。

(5) 情志护理:本病病程缠绵,反复发病,患者常因行动不便、生活质量下降而心情忧郁,故应向患者介绍本疾病的发生、发展及转归,介绍成功康复病例,帮助患者树立战胜疾病的信心。多与患者沟通,鼓励家属爱护和体贴患者,及时消除其不良情绪。平常多听轻柔、舒缓的音乐,如选择《二泉映月》《军港之夜》《春江花月夜》《假日的海滩》等曲目,以转移对疾病的注意力,保持积极乐观的心态。

(6) 对症处理

疼痛

① 中药竹罐:多适合风寒痹阻、血瘀气滞者、痰湿阻络者。a. 根据不同证候遵医嘱选择祛风散寒化湿、行气活血、健脾化湿等不同中药,煎汤煮竹罐。b. 穴位:肩井、大椎、天柱,风寒痹阻者加风池,血瘀气滞者加膈俞、太冲,痰湿阻络者加脾俞、阴陵泉、丰隆。c. 方法:将药罐吸附于相应穴位,留罐 10 分钟,做好观察,每日一次。

② 刮痧:多适合风寒痹阻、血瘀气滞、痰湿阻络者。a. 刮痧部位:颈项部、脊椎两侧、胸部及四肢,肩井、大椎等穴位。b. 方法:刮痧板或其他边缘钝滑的器具,从上至下,由内向外朝单一方向反复刮动,用力轻重以患者能耐受为度,每个部位重刮 30 次或每次 15~20 分钟,以出痧为度。c. 辨证刮痧:风寒痹阻者加风池、天柱、昆仑等穴;血瘀气滞者取昆仑、血海、膈俞等穴;痰湿阻络者取阴陵泉、脾俞、足三

里等穴。

③ 艾灸:多适合风寒痹阻、血瘀气滞、肝肾不足和气血两虚者。a.艾灸部位:手臂大肠经循行线(肩髃—商阳穴),手臂小肠经循行线(少泽—听宫穴),背部膀胱经第一线(大杼—肺俞穴)。b.穴位:天柱、大椎、阿是穴、合谷、外关等穴。c.方法:温和灸,每穴3~5分钟,每天1次;或隔姜灸,每穴灸3壮,每天早晚各1次。d.辨证施灸:风寒痹阻者加风门;血瘀气滞者加血海、膈俞,上肢麻木疼痛者加曲池、腕骨、肩髃等;肝肾不足者加肾俞、肝俞、太溪等;气血两虚者加神阙、气海、足三里等。

④ 药熨:a.药熨部位:颈部。b.药物:吴茱萸60g、菟丝子60g、莱菔子60g、紫苏子60g、粗盐1 000g,共炒热后装袋。c.方法:取将药袋放到患处或相应穴位用力来回推熨,力量要均匀,速度可稍快,随着药袋温度的降低,可增加力度,并减慢速度,每次15~30分钟,每日2次。

⑤ 穴位按摩:a.穴位:风池、天柱、肩井、百会、曲池等穴。b.方法:根据患者的症状、发病部位、年龄及耐受性,选用适宜的手法和刺激强度。每穴位1分钟,每日1次,每次10~15分钟,10次为1个疗程。c.辨证按摩:风寒痹阻者加天宗、肩髃、臂臑等穴,血瘀气滞者取颈百劳、巨骨等穴,气血两虚者加颈百劳、夹脊、中府等穴。

【健康教育】

1. 注意颈部保暖,防外感风寒。

2. 急性期卧床制动,头部前屈,枕头后部垫高,避免患侧卧位。

3. 进行日常保健,改变不良的睡眠习惯。

4. 佩戴颈托时须配合颈部肌肉锻炼,以保持颈部的稳定性。

(邓丽丽)

病案分析与思考

08 章病案　数字内容

【病案导入】

李某,女,45岁,工人,已婚育有一子。2019年1月22日初诊。

阵发性头胀痛6月余,加重2天。

患者,头痛症状明显,以阵发性头胀痛为主。时轻时重3月余,每遇情绪不宁,恼怒后加重。2天前因工作变动与同事发生口角,头痛症状加重,服用营养神经药无效后遂来就诊。现症:患者头胀痛而眩,目赤咽干,面红口苦,心烦易怒,夜眠不宁,两胁胀痛,舌红苔薄黄,脉弦有力。

既往史:既往有偏头痛、颈椎第7横突紊乱,否认青光眼、鼻窦炎、脑血管畸形病史。否认药物、食物过敏史。

家族史:有家族性高血压病史。

查体:T 37.2℃,P 90次/min,R 20次/min,BP 160/100mmHg。无框上压痛,神志正常,瞳孔等大,对光反射(−),锥体束征(−),第七颈椎双侧压痛,头部按压实验(+),双肺听诊呈清音,肝脾未触及。

相关检查:颅CT:未见异常。颈部CT:C7~T1椎间盘向后膨出,硬膜囊轻度受压;有轻微骨质增生。脑电图正常。脑血管造影提示有血管壁斑块,无血管畸形。

【提出问题】

1. 本例患者目前所患的是何病何证?请具体分析。

2. 本例患者存在的护理问题有哪些?如何解决?

【分析思路】

1. 辨病分析　患者以头痛症状为主诉就诊,故辨病属中医头痛范畴,西医高血压性头痛。

2. 辨证分析　"诸风掉眩,皆属于肝",肝失条达,肝阳偏亢,上扰清空,故头痛而眩;肝胆气火偏亢,扰乱心神,故心烦易怒,夜眠不宁;胁为肝之分野,肝火内郁,故见胁痛;面红口苦,为肝胆郁火内炽之征;舌红苔薄黄,脉弦有力为肝阳偏盛之象。故本证当属肝阳头痛证。

3. 辅助检查　CT 检查对本病有确诊意义。结合体格检查结果,可确诊为头痛、颈椎病。此次头痛发作与血压升高有关,近 6 个月头痛考虑与脑血管血流供应不足有关。

4. 目前存在的护理问题

(1) 头痛　与情志不遂,肝失条达,气郁阳亢,上扰头目有关。

(2) 潜在眩晕或中风　与风火上扰或阳亢化风有关。

【行动方案】

1. 密切观察头痛的部位、性质、程度、发作时间及诱发因素,以及血压、脉搏、呼吸、瞳孔及体位的变化,四肢的活动情况。如发现头痛加重,伴有口眼㖞斜、肢体麻木、感觉异常等表现时应及时报告医生。

2. 保持病室安静,光线柔和,空气清新,避免直接受风。

3. 平时注意要保持足够睡眠,避免长时间用脑过度或思虑过度。

4. 避免精神刺激,特别是暴怒和忧思。应多给患者精神安慰,保持精神愉快,心情舒畅,安心治疗,促进疾病康复。

5. 饮食以清淡、易消化、平肝潜阳为原则,忌辛辣刺激、肥甘厚腻、辛辣、动风之品,避免高脂食物、浓茶、红酒等。可食芹菜、菊花;亦可食芹菜粥、菊花粥、夏枯草粥等;亦可用菊花、决明子泡水代茶饮。

6. 指导患者按医嘱服药。本病常以天麻钩藤饮加减,其中石决明打碎先煎,钩藤后下,若有加减用药时,治疗内伤所致头痛的药物要久煎,对具有重镇安神之类药物如磁石、龙骨、牡蛎等应先煎,阿胶要烊化。嘱患者口服降压药应注意定时定量,不可补服漏服。同时嘱患者定期检查肝、肾功能。

7. 穴位按摩法　点按印堂、头维、太阳、百会、四神聪、风池、风府、肩井、大椎、肝俞、太冲、行间,每穴约 1 分钟,每天 1 次。

【护理评价】

患者住院两周后,通过治疗、护理及评估,本阶段护理目标基本实现。具体如下:

1. 患者症状和体征方面

1) 头痛症状改善,胁痛、面红、口苦症状缓解。

2) 头痛持续时间减少,趋于正常。

2. 查体　血压平稳,保持平均血压 135/90mmHg。

3. 疾病相关知识方面　患者了解与本病相关的致病因素,熟悉头痛及其相关症状的调护、并发症预防等知识。

4. 调护技能方面　患者掌握日常饮食、活动、卫生保健及中药调理相关注意事项。

【病情进展】

患者住院两周,头痛症状明显减轻,应患者本人要求自动出院。此后治疗情况不详。2019 年 4 月 12 日患者因头痛复发再次来我院就诊,此时,患者主要表现头痛而空,眩晕耳鸣,腰膝酸软,神疲乏力,少寐,舌红少苔,脉细无力。

查体:T 37.1℃,P 75 次/min,R 20 次/min,BP 130/85mmHg。神志清楚,神经系统检查阴性。头部后颈部有明显按压疼痛点,第四腰椎左右两侧旁开三寸左高右低处有明显叩击痛。

辅助检查:血常规:白细胞 $3.6×10^9/L$,尿蛋白(+),肝功正常,心电图未见异常。

Note:

【提出问题】

1. 患者现在的病情和两年前比较发生了什么变化？请分析原因？

2. 患者目前存在的护理问题有哪些？如何解决？

3. 患者病情会有哪些转归？护治原则分别是什么？

【分析思路】

1. 变证分析　患者此次就诊,主要是以肾虚为主。肾主藏精生髓,脑为髓之海,肾虚则精髓不足,髓海空虚,故头痛而空,眩晕耳鸣;腰为肾之府,肾虚精关不固则腰膝酸软,神疲乏力,遗精带下;少寐,舌红少苔,脉细无力为肾阴不足,心肾不交之象。故本证当属肾虚头痛。

2. 辅助检查　脑脊液检查,颜色澄清,无浑浊,无感染。颈椎 CT:C7~T1 椎间盘向后突出,压迫经神经及椎管。做脑脊液、颅脑多普勒、颅脑 CT 检查均正常。

3. 目前存在的护理问题

(1) 头痛　与肾虚导致精髓不足、髓海空虚有关。

(2) 不寐　与肾阴不足,心肾不交有关。

(3) 腰膝酸软　与肾虚精关不固有关。

【行动方案】

1. 加强病情观察　密切观察头痛的部位、性质、发生时间及伴随的症状等。定时测量生命体征,若有异常及时汇报医生,做好急救准备。

2. 生活起居　保持居室安静、整洁、空气流通、光线柔和、温湿度适宜,避免因噪声、空气窒闷等环境因素加重头痛。肾虚头疼者,注意避免劳累,保证足够的睡眠。卧时宜取舒适体位。注意气候变化,及时增减衣被,适寒湿,慎防复感外邪而加重病情。

3. 饮食　宜清淡、易消化的食物为原则,注意补充营养,但应避免进食辛辣、动风之品,如浓茶、辣椒、牛肉等。肾虚头疼者,多食营养丰富、补肾填精药膳食品。如核桃、黑芝麻、黑豆、甲鱼、紫河车、海狗肾、羊髓羹等,忌辛辣、酒类。

4. 用药护理　按医嘱服药,服后注意休息,观察疗效及反应,并记录。不要见痛止痛,防止掩盖病情。肾虚头疼者,中药汤剂宜武火快煎,偏温服。发热较甚,可予柴胡注射液肌内或穴位注射,保持大便通畅。

5. 情志护理　除了避免对患者的精神刺激外,还要耐心做好解释劝导工作,使患者解除思想顾虑并了解情绪与头痛的关系,从而保持平和、乐观的心态,积极配合治疗、护理。

6. 对症处理　头痛:针刺或穴位按摩止痛效果较好。常用穴位有太阳、风池、合谷、大椎等。前额痛加印堂、攒竹,偏头痛加头维、外关、足临泣,后头痛加天柱、后溪、涌泉等。

【转归与护治原则】

转归一:脾虚头痛　脾的运化是有赖于肾气及肾阴肾阳的资助和促进的,肾精亏虚,则资助和促进力减,脾的运化功能受阻则水谷精微不能正常输布,发为头痛。

转归二:血虚头痛　肝藏血,肾藏精,肝肾同源,精血同源,精与血都是由水谷精微化生和充养,化源相同:两者之间又相互滋生,相互转化,并都具有濡养和化神等作用,肾虚则精亏,精亏则血亏,发为血虚头痛。

转归三:心脾两虚型不寐　脾虚血亏,心神失养。精神互用,心藏神,肾藏精。精能化气生神,为气、神之源,肾虚则精亏,化气生神力弱,则心神不宁,精亏则血虚,心主血脉,血虚气血生化失职,则心与心神失于濡养,出现不寐症状。

护治原则:滋阴养血、益肾填精。

(闫　力)

思 考 题

1. 如何理解头痛"不通则痛"和"不荣则痛"？
2. 如何运用推拿按摩的方法缓解头痛？
3. 简述痹证关节疼痛的穴位按摩方法。
4. 如何辨痹证的证候类型与病邪的关系？
5. 如何辨痉证之虚实？
6. 试述痉证惊厥的护理措施。
7. 如何理解"治痿独取阳明"？
8. 如何鉴别痿证与痹证？
9. 简述腰痛的辨证要点。
10. 讲述如何进行腰痛的生活起居护理。
11. 如何理解"骨痹,是人当挛节也"？
12. 如何对项痹患者进行健康指导。

疮疡病证及周围血管病证

学习目标

- 知识目标：

1. 掌握各病证的概念、病因病机、护治原则和护理措施。

2. 掌握疖、疔疮、痈、有头疽的鉴别诊断。

3. 熟悉各病证的临床表现、病因、主要护理问题、健康教育。

4. 了解各病证的经典与沿革、诊断。

- 能力目标：

提高中医适宜技术在疮疡及周围血管病证中的应用能力，能够运用中药外敷、湿敷、熏洗技术等治疗局部皮肤症状，能够运用穴位按摩、耳穴贴压等方法缓解疼痛。

- 素质目标：

树立爱伤观念，提高中医人文素养和人文关怀能力。

　　疮疡是各种致病因素侵袭人体后引起的体表化脓性病证,包括急性和慢性两大类。其病因分外感(外感六淫邪毒、感受特殊之毒等)和内伤(情志内伤、饮食不节等)两大类。外邪引发的疮疡,尤以热毒、火毒表现最为常见;内伤引起的疮疡大多因虚致病且属慢性者居多。主要的病理变化为气血凝滞、营卫不和、经络阻塞,从而产生肿痛症状。病情进一步发展,热盛肉腐成脓,导致脓肿形成。若疮疡毒邪炽盛,还可影响或侵犯脏腑,导致脏腑功能失调。轻则发热、口渴、便秘、溲赤等;重则高热寒战、恶心呕吐、烦躁不安、神昏谵语等;甚则危及生命。临床常见急性疮疡,主要表现为肿块疼痛、结块坚实、色红灼热、化脓感染。护理应着重观察患者的局部及全身情况,保持环境及个人卫生,饮食宜清淡,忌食辛辣刺激之物,预防发生走黄内陷等危证。

　　周围血管病证是指发生于心、脑血管以外的血管病证。中医称周围血管为经脉、脉管,故将周围血管病证统称为脉管病。其病因分外因与内因两大类。外因包括外感六淫、特殊毒邪(烟毒)、外伤等;内因包括饮食不节、情志内伤、脏腑经络功能失调、劳伤虚损等。除此之外尚有遗传因素、禀性不耐、冲任失调等也可成为致病因素。主要病理变化为血脉瘀滞。常见临床表现为肢体疼痛,皮色苍白、发绀或潮红,伴有潮热或寒冷感、倦怠感、麻木感、针刺感或蚁行感,出现溃疡和坏疽等。护理应着重观察患者神志、体温、肢体疼痛特点,加强情志护理,强调疼痛护理,注意防寒保暖,避免外伤,禁止吸烟,少食辛辣及醇酒之品,重视健康教育,适当进行患肢运动锻炼,积极预防并发症。

第一节　疖、疔疮、痈、有头疽

09章01节　数字内容

 ─────────────── 导入案例与思考 ───────────────

　　李某,男,21岁。因头皮反复散在毛囊性丘疹1年余,加重1周就诊。

　　患者1年前无明显诱因头皮出现散在红色毛囊性丘疹,数天后丘疹出脓结痂,伴疼痛,偶有瘙痒,曾口服抗生素类药物治疗后好转,此后仍有反复发作,食辛辣、肥甘厚味容易诱发,1周前患者丘疹较前明显增多。刻下:头皮可见多发性毛囊性丘疹,伴疼痛,丘疹周围有红晕,中央有脓头,部分破溃后形成黄痂,可见散在点片状脱发,身体其他部位皮肤未见异常,伴口干口渴,纳食可,夜寐欠佳,小便短赤,大便秘结。舌质红,苔黄,脉数。

　　查体:T 36.5℃,P 77次/min,R 18次/min,BP 110/70mmHg。

　　血常规:白细胞$9.5×10^9$/L,中性粒细胞72%,淋巴细胞21%。

　　请思考:

　　1. 该患者目前所患何病? 辨证当属何证?

　　2. 针对患者头皮散在丘疹伴疼痛,应如何护理? 请用思维导图的形式呈现。

一、疖、疔疮、痈、有头疽概述

疖

　　疖是指发生在肌肤浅表部位,范围较小的急性化脓性病证。其特点是肿势局限,范围多小于3cm,突起根浅、色红、灼热、疼痛、易脓、易溃、易敛。好发于夏秋季节。根据病因、证候不同又可分为有头疖、无头疖、蝼蛄疖、疖病等。

凡现代医学中皮肤浅表的急性化脓性疾病均属本病证的讨论范围,可参考本节疖病证辨证施护。

【经典与沿革】

"肿结长一寸至二寸,名之为疖,亦如痈热痛,久则脓溃,捻脓血尽便瘥。"(隋·巢元方《诸病源候论·卷五十·小儿杂病诸候·疖候》)

【病因病机】

疖之病因主要是感受外邪,内郁湿火,脓毒潴留。疖病因病机示意图见图9-1。

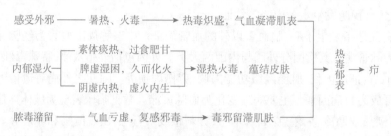

图 9-1　疖病因病机示意图

1. **感受外邪**　多由夏秋季节天气炎热或在日光下暴晒,感受暑毒而生;或因天气闷热,汗泄不畅,暑湿热毒蕴蒸肌肤,引起痱子,复经搔抓,破伤染毒而成。

2. **内郁湿火**　多因素体肥胖,痰湿过剩,或恣食生冷,过食肥甘,内伤脾胃致使脾失健运,湿浊内生,久而化火,蕴阻肌肤所致。

3. **脓毒潴留**　多因素体虚弱,气血两亏,患疖后处理不当,疮口过小,引流不畅,脓毒潴留所致;或搔抓染毒,导致脓毒旁窜,相互蔓延,腐蚀肌肉所致。

本病病位在皮肤浅表部位。火热为阳邪,聚于局部,燔灼皮肤。病机特点为气血凝滞,阻滞肌肤。因热毒郁结,脉络肌肤热聚不散,气血瘀阻于肌肤而发病。病理性质多属于阳证、实证、热证。因外邪强弱以及体质差异,在临床病理表现为热毒蕴结、暑热浸淫、体虚毒恋之证。

本病中暑疖因感邪轻浅,一般只侵犯皮肤浅表部位,少有传变,病程多短而易愈。但如处理不当,搔抓挤压,面部疖可转变为疔疮重症,头顶部疖可转变为蝼蛄疖,腿部疖可转变为发。若伴消渴、习惯性便秘等慢性疾病阴虚内热者,或脾虚便溏、正气虚者,更易染毒发病,并可反复发作,缠绵难愈而成疖病。

【诊断】

1. **症状**　局部皮肤红肿疼痛,可伴有发热、口干、便秘、苔黄、脉数等症状。

(1) 有头疖:患处皮肤有一红色结块,范围多小于3cm,灼热疼痛,突起根浅,中心有一脓头,出脓即愈。

(2) 无头疖:患处皮肤有一红色结块,范围多小于3cm,无脓头,灼热疼痛,2~3天化脓,溃后多迅速愈合。

(3) 蝼蛄疖:多发于儿童头部。临床常见两种类型,一种是坚硬型,疮肿势虽小,但根脚坚硬,溃破出脓而坚硬不退,疮口愈合后还会复发,常为一处未愈,他处又生;一种是多发型,疮大如梅李,相连三五枚,溃破脓出而不易愈合,日久头皮窜空,如蝼蛄串穴之状。不论何形,局部皮厚且硬者较重,皮薄成空壳者较轻。若护理不当则迁延日久,腐蚀颅骨,如以探针或药线探之,可触及粗糙的骨质,死骨脱出,方能收口。

(4) 疖病:好发于项后发际、背部、臀部。几个至数十个,反复发作,缠绵不愈。也可在身体各处散发疖肿,一处将愈,他处又起,或间隔周余、月余再发。患消渴病、习惯性便秘或营养不良者易患本病。

2. **体征**　病位表浅,色红,肿势局限,范围多小于3cm,触之疼痛、灼热感。

3. **病史/发病特点**　一般只犯皮肤浅表部位,少有传变,病程多短而易愈。

4. **相关检查**　必要时可进行血常规、血糖、免疫功能等方面的检查。

【辨证要点】　辨虚证与实证:主要根据红肿疼痛程度、疖肿大小、发热、口渴情况及舌苔、脉象等进行辨证。若皮肤红肿,灼痛明显,疖肿局限,创面易脓、易溃,伴发热、口渴、便秘、溲赤,舌苔黄或苔腻,脉数有力或滑,多为实证;若疖肿散大、红肿疼痛不著、创面成脓且收口时间长、时好时发、反复难愈、发热不甚,伴面色萎黄、神疲乏力、纳少便溏、舌质淡或边有齿痕、苔薄、脉濡或口干唇燥、舌红苔薄、脉细数,多为虚证。

【护治原则】 内治以清热解毒为原则,暑疖与蝼蛄疖须兼清暑化湿,疖病须扶正固本与清热解毒并施,兼养阴清热或健脾和胃;外治初期箍毒消肿,脓成则切开排脓,脓尽则生肌收口。

【证治分类】（表9-1）

表9-1 疖的常见证型及辨证治疗

证型	临床表现	治法	方药
热毒蕴结	常见于气实火盛患者,好发于项后发际、背部、臀部。轻者疖肿只有一两个,多则可散发全身,或簇集一处,或此愈彼起,局部肿胀突起,红肿疼痛,或起脓头,可见发热、口渴、溲赤、便秘、苔黄、脉数	清热解毒	主方:五味消毒饮合黄连解毒汤 常用药物:金银花、野菊花、紫花地丁、天葵子、蒲公英、黄连、黄芩、黄柏、栀子等
暑热浸淫	发于夏秋季节,以小儿及产妇多见,局部皮肤红肿结块,灼热疼痛,根脚很浅,范围局限,可伴发热、口干、便秘、溲赤等,舌苔薄腻,脉滑数	清暑化湿,解毒	主方:清暑汤 常用药物:连翘、天花粉、赤芍、甘草、滑石、车前子、金银花、泽泻、淡竹叶等
体虚毒恋	疖肿散发至全身各处,常此愈彼起,不断发生。由阴虚内热染毒所致,疖肿较大,易转变成有头疽,常伴口干唇燥,舌红苔薄,脉细数;由脾胃虚弱染毒所致,成脓、收口时间均较长,脓水稀薄,常伴面色萎黄、神疲乏力、纳少便溏、舌淡或边有齿痕、苔薄、脉濡	养阴清热,扶正解毒	主方:阴虚内热者,仙方活命饮合增液汤;脾胃虚弱者,五神汤合参苓白术散 常用药物:金银花、防风、白芷、当归、天花粉、浙贝母、穿山甲、皂角刺、赤芍、乳香、没药、陈皮、甘草、玄参、麦冬、生地黄等;或茯苓、金银花、牛膝、车前子、紫花地丁、人参、白术、白扁豆、莲子、山药、薏苡仁等

疔 疮

疔疮是一种发病迅速,易于变化而危险性较大的急性化脓性病证。其特点是疮形虽小,但根脚坚硬,有如钉丁之状,病情变化迅速,容易造成毒邪走散。多发生在颜面和手足等处。若处理不当,发于颜面部的疔疮很容易走黄而有生命危险;发于手足部的疔疮则易损伤筋骨而影响功能。本节主要讨论临床常见的颜面部和手足部疔疮。

凡现代医学中疖、痈、化脓性指头炎（又称瘭疽）、气性坏疽、皮肤炭疽及急性淋巴管炎等,表现疔疮特征者均属本病证的讨论范围,可参考本节辨证施护。

【经典与沿革】

1. "高粱之变,足生大丁。"（《素问·生气通天论》）

2. "五疔者,皆由喜怒忧思,冲寒冒热,恣饮醇酒,多嗜甘肥,毒鱼醋酱,色欲过度之所为也。蓄其毒邪,浸渍脏腑,久不摅散,始变为疔……五疔之候,最为巨疾"。（汉·华佗《中藏经·卷中·论五疔状候第四十》）

【病因病机】

1. 颜面部疔疮的病因主要为感受外邪,脏腑蕴热。颜面疔疮病因病机示意图见图9-2。

（1）感受外邪:由于感受火热之邪,或烈日暴晒,毒邪内侵,或因昆虫咬伤,或抓破皮肤染毒,毒蕴肌肤,经络阻塞,气血凝滞,火毒结聚,热盛肉腐而成。

（2）脏腑蕴热:由于素体热盛,恣食膏粱厚味,醇酒辛辣炙煿之品,脏腑蕴热,火毒内生,火毒结聚所致。

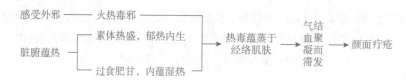

图9-2　颜面疔疮病因病机示意图

颜面部疔疮病位在颜面。火为阳邪,其性炎上,易伤头面。病机特点为火毒蕴结。头面乃诸阳之首,火毒蕴结于此,气血凝滞,结聚而发。病理性质属于阳证、实证、热证。若头面火毒积聚,内燔营血,则反应剧烈,变化迅速,毒邪易于扩散,成走黄重证。

2. 手足部疔疮的病因主要为感染邪毒、脏腑蕴热、经络传导、湿热下注。手足疔疮病因病机示意图见图9-3。

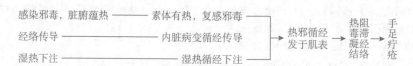

图9-3　手足疔疮病因病机示意图

（1）感染邪毒,脏腑蕴热:常有外伤诱因,如针尖、竹、木、鱼骨刺伤或昆虫咬伤等,感染邪毒,或外感火热毒邪。内因为脏腑蕴热蓄积,两邪相搏,以致气血凝滞,经络壅阻而热盛肉腐。

（2）经络传导:通过经络的传导,内脏病变可以反映至体表。如托盘疔还可由手少阴心经、手厥阴心包经火毒炽盛,气血凝滞而成。

（3）湿热下注:足底疔多由湿热下注,毒邪壅结,气血凝滞而成。

手足部疔疮病位在手足。热毒随经络循行,发于四末。病机特点为热毒蕴结,血凝毒滞。因湿热火毒壅滞,与气血搏结,凝滞经络,发于四肢。病理性质属于阳证、实证、热证,临床病理表现有火毒凝结,热盛肉腐,湿热下注。手足为人体之末,易受外来伤害,如不及时治疗或处理不当,可致腐筋蚀骨,或毒邪内传,发为疔毒走黄。

【诊断】

1. 症状

（1）颜面部疔疮症状表现为:初期,颜面部忽起粟米样脓头,或麻或痒,继则红肿热痛,根脚坚硬,有如钉丁之状,重者有恶寒、发热等全身症状;中期,约5~7天,肿势逐渐增大,四周浸润明显,疼痛加剧,脓头破溃,伴有发热、口渴、便干、溲赤等症状;后期,约7~10天,肿势局限,顶高根软溃脓,脓栓(疔根)随脓外出,肿痛渐消,身热减退,收口而愈。若处理不当,或因挤压碰伤,或因过早切开等,可致疔毒走散,发为"走黄",表现为疮顶陷黑无脓、肿势扩散、皮色暗红,伴壮热烦躁、神昏谵语、舌红绛、苔黄燥等。

（2）手足部疔疮因发病部位和形态不同而出现不同的症状表现。

1）蛇眼疔:初起多局限于指/趾甲一侧边缘的近端,有轻微的红肿疼痛,2~3天成脓,可在指/趾甲背面透现一点黄色或灰白色,或整个甲身内有脓液。待出脓后即肿退痛除,迅速愈合;严重者脓出不畅,甲下溃空或有胬肉突出,甚或指/趾甲脱落。

2）蛇头疔:初起指端麻痒而痛,继而刺痛,灼热肿胀,红色不明显,肿势逐渐扩大;中期肿势更大,手指末节呈蛇头状肿胀,疼痛剧烈,呈搏动性,患肢下垂时疼痛更甚,局部触痛明显;10天左右成脓,此时多伴有阵发性啄痛,常影响食欲和睡眠。伴恶寒发热、头痛、全身不适等症状。一般脓出黄稠,逐渐肿退痛止,趋向痊愈。若未及时处理,任其自溃,溃后脓水臭秽,经久不尽,余肿不消,多是损筋伤骨的征象,必待死骨取出后,方能愈合。

3）蛇腹疔:发于指腹部,整个患指红肿,呈圆柱状,形似小红萝卜,关节轻度屈曲,不能伸展,如强行扳直,即觉剧痛。诸症逐渐加重,约 7~10 天成脓。因指腹部皮肤厚韧,不易测出波动感,也难自溃。溃后脓出黄稠,症状逐渐减轻,2 周左右愈合。若损伤筋脉,则愈合缓慢,常影响手指的屈伸。

4）托盘疔:整个手掌肿胀高突,失去正常的掌心凹陷,形如托盘之状,手背肿势通常更为明显,甚至延及手臂,疼痛剧烈。伴恶寒发热、头痛、纳呆等症状。14 天左右成脓,因手掌皮肤坚韧,虽内已化脓,但不易向外透出,可向周围蔓延,损伤筋骨或并发走黄。

5）足底疔:初起时足底部疼痛,不能着地,按之坚硬。3~5 天有啄痛,修去老皮后可见到脓点。重者肿势蔓延足背,痛连小腿,不能行走。全身伴恶寒发热、头痛、纳呆等症状。溃后脓出黄稠,肿消痛止,全身症状也随之消失。

2. **体征** 根深坚硬,如钉丁之状,肿势范围为 3~6cm。

3. **发病特点** 颜面疔疮多发于唇、鼻、眉、颧等处;手足疔疮发病部位常有创伤史,若处理不当,常易损筋蚀骨。

4. **相关检查** 血常规。必要时可行脓液或血液细菌培养加药敏实验,X 线摄片。

【辨证要点】

（1）辨火毒盛衰:初期,疮头如粟粒,或麻或痒,红肿热痛,肿势 3~6cm,顶突根深坚硬,或伴恶寒发热、舌边尖红、苔薄黄、脉数,为火毒蕴结之证。成脓期,疔疮肿胀范围增大,四周浸润明显,疼痛加剧,脓头出现,伴有发热口渴、便秘溲赤、舌质红、苔黄腻、脉弦数等为火毒炽盛之证。

（2）辨顺逆:疔疮是火热毒邪为病,属阳证、实证、热证,病势急,病情变化快。若根束顶高,红肿热痛,溃破脓出后肿消痛止是为顺证;若顶陷无脓,根脚散漫,肿势平塌,皮色暗红或紫黑,且有壮热烦躁,胁痛气急,神昏谵语,此为走黄逆证。

【护治原则】 内治以清热解毒为原则,外治根据初起、成脓、溃后,分别采用箍毒消肿、提脓祛腐、生肌收口治疗。手足疔疮发于下肢者应注重清热利湿,脓成后应尽早切开排脓,愈后须加强功能锻炼。

【证治分类】（表 9-2、表 9-3）

（1）颜面疔疮

表 9-2 颜面疔疮的常见证型及辨证治疗

证型	临床表现	治法	方药
热毒蕴结	红肿高突热痛,肿势范围 3~6cm,顶突根深坚硬,根脚收束,或伴发热头痛,舌红,苔黄,脉数	清热解毒	主方:五味消毒饮、黄连解毒汤 常用药物:金银花、野菊花、紫花地丁、天葵子、蒲公英、黄连、黄芩、黄柏、栀子等
火毒炽盛	疮形平塌,肿势散漫,皮色紫暗,焮热疼痛,伴高热、头痛、烦渴、呕恶,溲赤,舌红,苔黄腻,脉洪数	凉血清热,解毒	主方:犀角地黄汤、五味消毒饮、黄连解毒汤 常用药物:水牛角、生地黄、牡丹皮、赤芍、金银花、野菊花、天葵子、紫花地丁、黄连、黄芩、黄柏、栀子、当归、生黄芪等

（2）手足疔疮

表 9-3 手足疔疮的常见证型及辨证治疗

证型	临床表现	治法	方药
火毒凝结	局部红肿热痛,麻痒相兼,伴畏寒发热,舌质红,苔黄,脉数	清热解毒	主方:五味消毒饮、黄连解毒汤 常用药物:金银花、野菊花、紫花地丁、天葵子、蒲公英、黄连、黄柏、黄芩、栀子等
热盛肉腐	红肿明显,疼痛剧烈,痛如鸡啄,肉腐为脓,溃后脓出肿痛消退,若溃后脓泄不畅,则肿痛不退,胬肉外突,甚者损筋蚀骨,舌质红,苔黄,脉数	清热透脓,托毒	主方:五味消毒饮合透脓散 常用药物:金银花、野菊花、紫花地丁、天葵子、蒲公英、当归、生黄芪、川芎、皂角刺、炙山甲等

续表

证型	临床表现	治法	方药
湿热下注	足底部红肿热痛、伴恶寒、发热、头痛、纳呆,舌质红,苔黄腻,脉滑数	清热解毒,利湿	主方:五神汤合草薢渗湿汤 常用药物:茯苓、金银花、牛膝、车前子、紫花地丁、草薢、薏苡仁、黄柏、赤芍、牡丹皮、泽泻、滑石、通草等

痈

痈是一种发生于体表皮肉之间的急性化脓性病证。其特点是局部光软无头,红肿热痛(少数初起皮色不变),结块范围多在 6~9cm,发病迅速,易肿、易脓、易溃、易敛,或伴有恶寒、发热、口渴等全身症状,一般不会损伤筋骨或造成陷证。

凡现代医学中皮肤浅表脓肿、急性化脓性淋巴结炎表现痈之特征者均属本病证的讨论范围,可参考本节痈辨证施护。

【经典与沿革】

"痈者,其皮上薄以泽,此其候也。""热胜则肉腐,肉腐则为脓,然不能陷,骨髓不为燋枯,五脏不为伤,故命曰痈。"(《灵枢·痈疽》)

【病因病机】

痈的常见病因是感受外邪,饮食不节,外伤染毒。痈病因病机示意图见图 9-4。

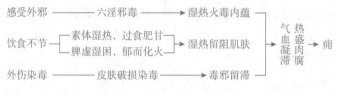

图 9-4 痈病因病机示意图

1. **感受外邪** 外感六淫邪毒,郁于肌表,而六气皆可化火,致使湿热火毒内蕴,气血凝滞,热盛肉腐而成。

2. **饮食不节** 多由恣食膏粱厚味,内郁湿热火毒或由饮食不节,脾胃失调,传化失司,湿浊内生,郁结不散,化热化火。

3. **外伤染毒** 常由皮肤破损,局部瘀血阻络,气血失运,复染毒邪,或有疮疡等病灶,毒邪循经流窜所致。

痈之病位在皮肉之间。火热之邪,聚于局部皮肉,腐蚀血肉发为痈肿。病机特点为营卫不和,气血凝滞于局部皮肉,热盛肉腐。病理性质多属于实证、阳证、热证。因发病部位的不同,临床病理表现各异。

一般痈发无定处,随处可生,因发病部位不同而有不同名称,生于颈部者称为颈痈,生于腋下者称为腋痈,生于胯腹部者称为胯腹痈,生于委中穴者称为委中痈等。痈之病位浅,发病迅速,易肿、易脓、易溃、易敛,预后良好,一般不会损伤筋骨,也不会造成陷证。

【诊断】

1. **症状** 可发生于体表的任何部位。初起患处皮肉之间突然肿胀,光软无头,迅速结块,表皮嫩红,灼热疼痛,少数病例初起皮色不变,到酿脓时才转为红色,灼热疼痛。轻者无全身症状,重者可伴有恶寒发热、头痛、泛恶、口渴、舌苔黄腻、脉弦滑或洪数等全身症状。发病后 7~10 天,如不消散,即欲成脓,此时结块处皮色转红,肿势高突,疼痛加剧,痛如鸡啄,按之中软而有波动感;溃后脓出黄白稠厚,肿退痛减,愈合。

2. **体征** 色红肿胀,光软无头,结块范围为 6~9cm。

3. **发病特点**　常有病变部位附近皮肤黏膜破损史。

4. **相关检查**　血常规等检查可协助诊断。

【辨证要点】

(1) 辨实证与虚证：根据起病缓急、肿痛程度、脓液性质及舌苔脉象等进行辨证。若起病急，局部红肿灼痛，化脓后脓液黄稠，溃口易收，舌苔黄或腻，脉数有力或滑数，为实证。若起病较缓，局部暗红疼痛，脓成难溃，或溃后脓水稀薄或臭秽，溃口久不收敛，精神倦怠，舌质淡，苔少，脉沉细无力为虚证。

(2) 辨湿热与风热：主要根据伴随症状及舌苔脉象进行辨证，若红肿伴有胸闷纳呆、身体困重、苔黄腻或白腻、脉濡数，可辨为湿热；若红肿伴发热、恶寒、头痛、咽痛、舌红、苔黄、脉浮数，可辨为风热。

【护治原则】　以清热解毒和营消肿为原则，结合发病部位辨证用药。外治按一般阳证疮疡治疗。

【证治分类】（表9-4）

表9-4　痈的常见证型及辨证治疗

证型	临床表现	治法	方药
火毒凝结	局部突然肿胀，光软无头，迅速结块，皮肤掀红，灼热疼痛，日后逐渐扩大，高肿发硬；重者可伴有恶寒发热、头痛、泛恶、口渴，舌苔黄腻，脉弦滑或洪数	清热解毒，行瘀活血	主方：仙方活命饮 常用药物：白芷、贝母、防风、赤芍、当归、甘草、皂角刺、穿山甲、天花粉、乳香、没药、金银花、陈皮等
热盛肉腐	红热明显，肿势高突，疼痛剧烈，痛如鸡啄，溃后脓出则肿痛消退，舌红，苔黄，脉数	合营清热，透脓托毒	主方：仙方活命饮合五味消毒饮 常用药物：白芷、贝母、防风、赤芍、当归、甘草、皂角刺、穿山甲、天花粉、乳香、没药、金银花、陈皮、野菊花、蒲公英、紫花地丁、天葵子等
气血两虚	脓水稀薄，创面新肉不生，色淡红而不鲜或暗红，愈合缓慢；伴面色无华，神疲乏力，纳少，舌质淡胖，苔少，脉沉细无力	益气养血，托毒生肌	主方：托里消毒散 常用药物：人参、黄芪、当归、川芎、芍药、白术、陈皮、茯苓、金银花、连翘、白芷、甘草等

有头疽

有头疽是发生在肌肤间的急性化脓性病证，其特点是初起皮肤即有粟粒样脓头，掀热红肿胀痛，迅速向深部及周围扩散，脓头相继增多，溃烂之后状如莲蓬、蜂窝。范围常超过9cm，大者可在30cm以上。好发于项后、背部等皮肤厚韧之处，多见于中老年及消渴病患者，并容易发生内陷。

凡痈中表现为有头疽特征者均属有头疽的讨论范围，可参考本节有头疽辨证施护。

【经典与沿革】

1. "疽者，初生白粒如粟米，便觉痒痛……此疽始发之兆……便觉微赤肿痛。三四日后，根脚赤晕展开，浑身壮热微渴，疮上亦热……疽顶白粒如椒者数十，间有大如莲子蜂房者，指捺有脓不流……"（明·汪机《外科理例·疮名有三》）

2. "对疽、发背必以候数为期，七日成形，二候成脓，三候脱腐，四候生肌。"（清·高秉钧《疡科心得集·辨脑疽对口论》）

【病因病机】

有头疽的病因为感受外邪，脏腑蕴热，正气虚弱、复感毒邪。有头疽病因病机示意图见图9-5。

1. **感受外邪**　外感风温、湿热之邪，邪毒凝聚肌肤，以致经络阻塞，气血运行失常。

Note:

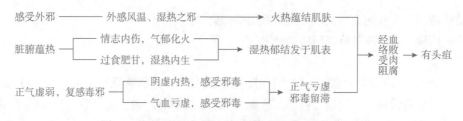

图 9-5　有头疽病因病机示意图

2. **脏腑蕴热**　情志内伤,气郁化火;或由于平素恣食膏粱厚味、醇酒炙煿,以致脾胃运化失常,湿热火毒内生,以上二者皆可致脏腑蕴毒而发。

3. **正气虚弱,复感毒邪**　由于房事不节,劳伤精气,以致肾水亏损,水火不济,阴虚则相火炽盛,感受毒邪之后,往往毒滞难化;气血虚弱之体,正虚毒滞难化,不能透毒外出,如病情加剧,极易发生疽毒内陷。

本病病位在肌肤,火毒之邪蕴结肌肤或随经络发于肌表。病机特点为营卫不和,气血凝滞。因郁热湿毒蕴结,正邪相争,致气血瘀滞,血败肉腐。病理性质有实证、虚证之分。因体质差异,有火毒凝结、湿热壅滞、阴虚火炽、气虚毒滞之证。

本病的发生与风、湿、热、毒、虚关系密切。患者正气的盛衰,热毒的轻重,是本病顺与逆、陷与不陷转归的决定因素。素体虚弱者、消渴患者常易伴发本病。阴虚之体,每因水亏火炽,而使热毒蕴结更甚;气血虚弱之体,每因毒滞难化,不能透毒外出,以致病情加剧,甚至出现内陷。

【诊断】

1. **症状**　皮肤坚韧、肌肉丰厚之处均可发生,以项、背部为多见。局部症状分为四候,每候 7 日左右。一候成形,局部红肿结块,肿块上有粟粒状脓头,作痒作痛,脓头逐渐增多;二候成脓,肿块增大,从中心开始化脓溃烂,状如蜂窝或莲蓬;三候脱腐,坏死皮肉逐渐脱落,红肿热痛逐渐减轻;四候生肌,腐肉脱落,脓液减少,新肉生长逐渐愈合。伴有恶寒、发热、头痛、口渴、脉数等。

一般而言,发于项背部的病情较重,不易透脓,内陷变证多见;发于四肢部的病情较轻,容易透脓,内陷变证少见。若兼见神昏谵语、气息急促、恶心呕吐、腰痛、尿少、尿赤、发斑等严重全身症状者,为合并内陷。

2. **体征**　初起粟粒样脓头,色红肿胀,触之灼热胀痛,范围常超过 9cm,易向深部和周围扩散。

3. **发病特点**　多见于夏秋季,以中老年男性、体弱多病、消渴患者为多见,好发于项后及背部。

4. **相关检查**　血常规,消渴患者须检测血糖,必要时做脓液细菌培养。

【辨证要点】

(1) 辨实证与虚证:根据肿势、皮色、脓液性质及舌苔、脉象等进行辨证,若局部红肿高突,根脚紧束,皮色鲜亮,脓液稠黄,舌苔黄或腻,脉数有力或濡数,为实证。若肿势平塌,根脚散漫,色暗不泽,脓水稀少,舌苔黄燥或微黄,脉细弦数而无力为虚证。

(2) 辨湿热与火毒:主要根据发热情况,伴随症状及舌苔脉象进行辨证。若壮热,朝轻暮重,伴有胸闷呕恶,苔黄腻或白腻,脉濡数为湿热之证。若高热,口渴,尿赤,无胸闷不适,苔黄,脉数有力为火毒之证。

【护治原则】　应明辨虚实,分证论治,谨防疽毒内陷。内治以和营托毒为原则,外治初期与溃脓期应箍毒、束毒,提脓祛腐,收口期应生肌收口。

【证治分类】(表 9-5)

表9-5 有头疽的常见证型及辨证治疗

证型	临床表现	治法	方药
火毒凝结	局部红肿高突,灼热疼痛,根脚收束,脓液稠黄,能迅速化脓脱腐;伴发热,口渴,尿赤,苔黄,脉数有力	清热泻火,和营托毒	主方:黄连解毒汤合仙方活命饮 常用药物:黄芩、黄连、黄柏、栀子、穿山甲、皂角刺、当归尾、甘草、金银花、赤芍、乳香、没药、天花粉、陈皮等
湿热壅滞	局部症状与火毒凝结证相同;伴全身壮热,朝轻暮重,胸闷呕恶;苔白腻或黄腻,脉濡数	清热化湿,和营托毒	主方:仙方活命饮 常用药物:穿山甲、皂角刺、当归尾、甘草、金银花、赤芍、乳香、没药、天花粉、陈皮、防风等
阴虚火炽	肿势平塌,根脚散漫,皮色紫滞,疼痛剧烈,脓腐难化,脓水稀少或带血水;伴发热烦躁,口渴多饮,大便燥结,小便短赤,舌红,苔黄燥,脉细弦数	滋阴生津,清热托毒	主方:竹叶黄芪汤 常用药物:人参、黄芪、石膏、半夏、麦冬、白芍、川芎、当归、黄芩、生地黄、甘草、淡竹叶等
气虚毒滞	肿势平塌,根脚散漫,皮色灰暗不泽,胀重木痛,腐肉不化,脓液稀少,易成空腔;伴高热,或身热不扬,小便频数,口渴喜热饮,精神萎靡,面色少华;舌淡红,苔白或微黄,脉数无力	扶正托毒	主方:八珍汤合仙方活命饮 常用药物:人参、川芎、当归、白芍、白术、茯苓、熟地黄、金银花、赤芍、白芷、穿山甲、皂角刺、乳香、没药、天花粉、陈皮、甘草等

二、疖、疔疮、痈、有头疽鉴别诊断

疖、颜面疔疮、痈与有头疽四者局部均可出现红肿疼痛,不同点见表9-6。

表9-6 疖、颜面疔疮、痈、有头疽的鉴别

病证名称	好发部位	范围	局部症状	伴全身症状
疖	头面部、枕部、臀部	≤3cm	病位表浅,局部皮肤红肿疼痛	一般无
颜面疔疮	颜面部	3~6cm	初起有粟粒状脓头,脓头根脚较深,状如钉丁,肿势散漫,出脓日期较晚而且有脓栓	多伴有全身症状
痈	体表任何部位	6~9cm	初起无头,局部顶高色赤,表皮紧张光亮,肿势范围较大,溃后脓出黄白稠厚,肿退痛减	伴明显全身症状
有头疽	项背部	≥9cm	初起时即有粟米样脓头,脓头相继增多,易向深部及周围扩散,溃后状如蜂窝,病程较长	伴明显全身症状

三、疖、疔疮、痈、有头疽的护理

1. 主要护理问题

(1) 局部红肿疼痛 与热毒蕴结,营卫不和,气血凝滞,热盛肉腐有关。

(2) 发热 与外邪侵袭,火毒炽热,正邪交争,湿热郁蒸有关。

(3) 皮肤受损 与火毒蕴结,阻于肌肤,或热盛肉腐,成脓破溃有关。

(4) 焦虑 与反复发作,疼痛难忍,缠绵不愈,担心继发感染和预后有关。

(5) 便秘 与热病津伤,肠燥便结有关。

(6) 活动受限 与痈经络阻塞,气血凝滞有关。

(7) 潜在并发症:疔疮走黄 与疔疮火毒积聚,处理不及时或不当有关。

(8) 潜在并发症:损筋蚀骨 与疔疮热毒发于四末,治疗不及时或不当有关。

(9) 潜在并发症:疽毒内陷 与气血虚弱,毒滞难化,不能透毒外出有关。

2. 护理措施

(1) 病情观察:①观察局部情况:病变发生部位、疮性、疮围、数量、形态、颜色、温度、肿势、深浅,以及病变周围局部组织的情况;疼痛的部位、性质、程度;观察出脓后脓腐的量、色、气味及疮周皮肤的颜色,以及排脓是否通畅,有无死骨。②观察全身情况:生命体征、舌象、脉象、二便,以及伴随症状,如患者出现高热不退、烦躁不安等,应及时报告医生;伴有消渴病患者还须观察血糖变化。③观察有无变证:细心观察头顶皮肉较薄之处的疖,如脓成不予早泄,或切口太小、引流不畅,可致头皮窜空,转变成蝼蛄疖;密切观察颜面部疖,如伴有恶寒、发热、口渴、便干、溲赤、肿势扩大、疼痛加剧,可能转变成颜面部疔疮,应立即报告医生,配合救治;手足疔疮若肿胀不见消退、愈合较慢,可能为损筋蚀骨,应及时处理;颜面部疔疮若出现疮顶陷黑无脓、根脚走散、皮色紫暗,伴寒战高热、神昏谵语、舌红绛、苔黄燥等,为火毒炽盛,有走黄的危险;有头疽若出现肿势平塌、根脚散漫、疮色晦暗、疮口脓少或无脓或脓水呈灰绿色、腐肉难脱、新肉难生,伴精神不振、神疲乏力等全身症状,为疽毒内陷之危证,此时应密切观察病情变化,一旦发现异常,立即报告医生,做好急救护理。

(2) 生活起居护理:①保持病室清洁安静,空气清新,通风凉爽,病室温度保持在 18~22℃,湿度为 50%~60%;切忌在阳光下暴晒。②注意个人卫生,勤洗澡更衣、勤理发、勤修剪指甲,保持皮肤清洁干燥,衣服以宽大、柔软、舒适、棉质为宜。疮疡周围有毛发者,应剃除,便于换药和盖贴敷料。③保持患处清洁,禁忌用手挤压、搔抓、碰撞、挑剔病变部位。④保持二便调畅。⑤病重急性期伴发热、头痛等全身症状者应减少活动,根据病情选择合适的体位卧床休息。⑥疖肿发于四肢、腰、臀部位者,宜限制活动。⑦疔疮患处忌灸、忌挤脓,忌早期切开及针挑;颜面疔疮患者宜减少咀嚼、谈笑等颜面部活动,并防止碰撞伤口,以免毒邪扩散,转成疔疮重证;手足疔疮患者应适当限制肢体活动,忌持重物和剧烈活动;手部疔最好用三角巾悬吊于胸前,使手处于功能位;托盘疔患者手掌宜保持向下,未溃者可减少脓液浸淫,已溃者可使脓毒易泄,疮口收敛后应加强上肢功能锻炼;足部疔疮宜抬高患肢,避免多走路。⑧颈痈应保持口腔清洁,可用淡盐水或金银花煎水漱口;痈发于胯腹部或腘窝者,限制患侧下肢活动,减少行走。

(3) 饮食护理:①饮食以清淡、易消化、富营养为原则。宜食清凉解毒之品,如绿豆汤,多食新鲜蔬菜及水果。忌肥甘厚味、炙煿助火之物、辛辣刺激之品及海腥发物。②便秘者,宜食富含膳食纤维的食物,如粗粮、杂豆类、蔬菜、水果等。③颜面部疮疡患者宜食流质或半流质饮食,如果汁、赤豆汤、丝瓜汤、冬瓜汤等,以减少咀嚼,防止病灶扩散。④消渴患者应给予消渴病饮食。⑤辨证施食:火毒凝结与热盛肉腐者,宜食清热解毒之品,如金银花、菊花、绿豆、蒲公英、马齿苋等;暑热浸淫者,宜食清解暑热之品,如金银花露、荷叶粥、竹叶茶、西瓜汁等;湿热壅结、湿热下注者,宜食清热利湿之品,如赤小豆、薏苡仁、冬瓜等;阴虚火炽者,宜食滋阴生津之品,如百合、石斛、麦冬、银耳等;气虚毒滞、气血两虚者,饮食以健脾益气养血为主,可用黄芪、当归炖鸡,或给予红枣、山药、西洋参等。

(4) 情志护理:让患者充分了解病情,做好心理疏导,关心、体贴、鼓励、安慰患者,消除顾虑,稳定情志,让其保持积极乐观心态,帮助患者树立战胜疾病的信心。火热之毒蕴结的患者,应避免七情刺激,防止五志过极化火,加重病情;对于正虚亏虚的患者,应避免思虑过度;疼痛严重者,易出现烦躁情绪,可借助移情法,如聆听音乐等,改变患者的情绪,转移注意力。

(5) 用药护理:①按照医嘱的剂量、时间和方法给药,给药后注意观察体温、肿疡消散、托毒外出或收口情况,以及外用药物有无过敏等不良反应,如瘙痒等。②应用油膏制剂时,涂在疮的周围,范围大于疮疡部位 2cm 以上,摊药应薄,不堵塞疮的中心部位。③使用掺药者,注意不能将药撒在正常皮肤上,并观察局部用药后的反应。④使用拔脓祛腐药时,注意有无过敏反应,过敏者禁用;病变在眼部、唇部附近,应慎用,以免腐蚀皮肤,影响美观;脓毒未清,腐肉未尽时不宜使用生肌收口药。⑤外敷膏药应紧贴患处,范围应大于创面,箍围敷药宜保持湿润,调敷时干湿要适宜,宜厚敷,同时根据部位采取相应的措施,注意保护眼、鼻、口正常功能,固定稳妥,避免脱落。⑥药线引流时应垂直方向进入,使用药粉收口应将药粉撒在膏药或油膏上,对准疮口敷贴。⑦生肌散可掺布于创面上应用,生肌玉红膏可做成纱条使用。⑧辨证施药：清热解毒药煎熬时间宜短，一般武火煮沸后 15~20 分钟即可，并宜饭后冷服；和营托毒药，煎煮时间不宜过长，一般武火煮开后转文火 20~30 分钟即可，宜饭后凉服；气虚毒滞患者服用中药汤剂宜饭后温服。

（6）对症处理

1）局部红肿疼痛

① 中药外敷：a. 疖初起小者用千捶膏盖贴或三黄洗剂外搽；大者用金黄散或玉露散，以金银花露或菊花露调成糊状敷于患处，或紫金锭水调外敷；疔疮初起用金黄膏或玉露膏外敷，收口期脓尽用生肌散、白玉膏外敷；若胬肉高突，修剪胬肉后，用平胬丹或枯矾粉外敷；痈初起用黄金膏，或用金黄散以冷开水调成糊状外敷，热盛者可用玉露膏、玉露散或太乙膏外敷，掺药均可用红灵丹或阳毒内消散；有头疽初起未溃，患部红肿，脓头尚未溃破，属火毒凝结证或湿热壅滞证，用金黄膏或千捶膏外敷；阴虚火炽证或气虚毒滞证用冲和膏外敷。b. 方法见用药护理部分。疮疡破溃处不宜中药外敷。

② 中药湿敷：a. 药物：2%~10% 黄柏溶液。b. 方法：药液置凉后湿敷患处，每次 30 分钟，每日 2 次。c. 疮疡脓肿迅速扩散者不宜湿敷。

③ 中药溻渍：取葱归溻肿汤或五倍子汤药液加热至适宜温度，将无菌敷布在药液内浸泡，热溻患处。

④ 切开排脓、药线引流：局部脓已成熟宜切开排脓；深者及脓出不畅者宜药线引流；脓尽可用垫棉法压迫止血；螻蛄疖宜做十字形切开，如遇出血，可用棉垫加多头带缚扎以压迫止血。

⑤ 垫棉法：痈伴袋脓可先用垫棉法加压包扎，如无效可扩创引流；有头疽腐肉已脱，但脓水较多，可用垫棉法加压，一则可防止袋脓的发生，二则可使皮肉黏合，促进疮口愈合。

⑥ 耳穴贴压：a. 耳穴：神门、枕、内分泌、肝、脾、疼痛部位对应的耳穴。b. 方法：每日按压 3~5 次，每次每穴按压 1~2 分钟，或不拘时按压，对按或向耳轮方向按压，以耐受为度，每 4~5 日更换一次。

⑦ 刺络拔罐：适用于火毒或湿热毒邪炽盛的实证患者。结合局部肿痛部位选穴，三棱针、毫针或七星针叩刺所选穴位放血，再用闪火法或抽吸法拔罐以泻火解毒，消肿排脓，一般以出血 3ml 为宜，若血出如涌，应立即撤罐。

2）活动受限

① 中药熏洗：适用于筋脉受损导致手指屈伸障碍者，待伤口愈合后使用。a. 主要药物：桂枝、红花、丝瓜络、伸筋草等。b. 方法：将药物煎煮，过滤去渣后倒入浴具中，将患病部位置于药物蒸汽上直接熏蒸。待药液温度降低（以不烫为度）时，将患部浸入药液中进行洗浴。也可使用中药熏蒸机，设定程序后自动熏蒸，熏洗完毕后，迅速用干毛巾拭去药液或汗液。每次 20~30 分钟，每日 2 次。

② 手指关节功能锻炼：适用于蛇肚疔和托盘疔，防止愈后影响手指屈伸功能。方法是创面痊愈后可以两枚核桃或圆球置掌中滚捏。

③ 下肢功能训练：适用于下肢疮疡导致患肢筋缩难伸者。患者坐在靠背椅上，脚踏在玻璃瓶或竹筒上，做屈伸活动锻炼，每日 2~3 次，每次 20~30 分钟，幅度逐渐由小增大，直至患肢恢复。

四、疖、疔疮、痈、有头疽的健康教育

1. 保护皮肤不受损伤。修剪指甲不宜过深；避免阳光暴晒、蚊虫叮咬、搔抓碰伤；防针尖、竹、木、鱼骨刺伤；忌赤足劳动；彻底治疗手足癣，保持皮肤清洁，防止感染。

2. 平素饮食宜清淡，多食蔬菜水果，忌膏粱厚味，忌食海腥发物，忌烟酒。

3. 劳逸结合，锻炼身体。进行太极拳、保健功等锻炼，增强体质，调和气血，以增强机体抵抗力，抵御外邪。

4. 调畅情志，保持积极乐观心态，避免急躁情绪，树立战胜疾病的信心。

5. 患病期间应注意适当休息，切勿用手抓挠伤口，以免损伤，遵医嘱用药。

6. 恢复期注意加强营养，以促进伤口愈合，保护患处，防止感染反复。

7. 伴有消渴等慢性病者,须积极治疗原发病。

（李卫红）

第二节 丹 毒

09章02节 数字内容

────────── 导入案例与思考 ──────────

张某,男,24 岁。颜面红肿伴恶寒,发热 7 天。

7 天前患者出现前额及鼻梁部红肿,两目肿胀难睁,伴恶寒、发热、咽痛、心烦,经服用解热镇痛药物治疗,体温略降,但面部仍然红肿。自述平素前额及鼻部生粉刺,常自行挤压。刻下:前额、鼻梁及两侧眼睑皮肤肿胀,颜色鲜红,边界清楚,触之有灼热感,鼻梁中央部有多个小水疱,发热,微恶寒,咽痛,大便干,小便短赤,舌质红,苔黄腻,脉浮数。

查体:T 38.5℃,P 90 次/min,R 21 次/min,BP 120/75mmHg。血常规:白细胞 14.5×10^9/L,中性粒细胞 83%,淋巴细胞 13%。

请思考:

1. 该患者目前所患何病? 辨证当属何证?

2. 针对患者颜面部皮肤的红肿及水疱症状,应该如何护理? 请用思维导图的形式呈现。

丹毒是患部皮肤突然发红成片、色如涂丹的急性感染性病证。其特点是起病突然,恶寒发热,局部皮肤忽然变赤,色如涂丹染脂,焮热肿胀,边界清楚,迅速扩大,发无定处,数日内可愈,但容易复发。根据其发病部位的不同,有不同的病名,如发于头面部者称抱头火丹;发于躯干部者称内发丹毒;发于下肢者称流火;新生儿多发于臀部,称赤游丹毒。

凡急性网状淋巴管炎表现丹毒特征者属本病证的讨论范围,可参考本节辨证施护。

【经典与沿革】

"丹者,人身忽然焮赤,如丹涂之状,故谓之丹。或发手足,或发腹上,如手掌大,皆风热恶毒所为。重者,亦有疽之类,不急治,则痛不可堪久乃坏烂。"(隋·巢元方《诸病源候论·丹毒病诸候·丹候》)

【病因病机】

丹毒之病因为血分热毒,破损染毒。丹毒病因病机示意图见图 9-6。

1. **血分热毒** 素体血分有热,加之外受火毒,热毒搏结,郁阻肌肤而发。

2. **破损染毒** 肌肤破损,如鼻腔黏膜、耳道皮肤或头皮等破伤、脚癣糜烂、毒虫咬伤、臁疮等,湿热火毒之邪乘隙而入。

本病病位在皮内淋巴管,热毒之邪循经络流注。病机特点为火毒炽盛,气血壅滞。因所发部位、经络不同,其火热稍有差异,如发于头面部者,多挟风热;发于躯干部者,多挟肝脾郁火;发于下肢者,多挟湿热;发于新生儿者,多由胎热火毒所致。病理性质属实证、热证,因感邪不同,临床有热毒、湿热、胎火之证。

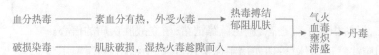

图 9-6 丹毒病因病机示意图

本病发于下肢者易复发;新生儿及年老体弱者、四肢流向胸腹或头面攻向胸腹者,可引起毒邪内攻,出现壮热烦躁、神昏谵语、恶心呕吐等全身症状,甚至危及生命。

【诊断与鉴别诊断】

1. 诊断

(1)症状:初起先有突然恶寒发热、头痛骨楚、胃纳不香、便秘溲赤,舌质红,苔薄白或薄黄,脉浮数或滑数等全身症状。随即局部皮肤出现小片红斑,并迅速蔓延成大片鲜红。一般预后良好,约5~6天后消退,皮色由鲜红转暗红或棕黄色,最后脱屑而愈。

(2)体征:局部可见稍高出皮肤表面的大片红斑,边界清楚,压之皮肤红色减退,放手即恢复;若热重出现紫斑时,则压之不褪色。患部表面紧张光亮,摸之灼手,皮肤肿胀、触痛明显。病情严重者,红肿处可见瘀点、紫斑、水疱或血疱,偶有化脓或皮肤坏死,患处附近淋巴结可发生肿痛。亦有一边消退,一边发展,连续不断,缠绵数周者。

(3)病史/发病特点:多数发生于下肢,其次为头面部,可有皮肤或黏膜破损等病史,新生儿丹毒常为游走性。

(4)相关检查:血常规等检查可协助诊断。

2. 鉴别诊断

(1)丹毒与发:二者均可见患部皮肤红肿热痛,均有恶寒发热,胃纳不香,便秘溲赤等全身症状。二者不同点见表9-7。

(2)丹毒与接触性皮炎:二者均可见局部肿胀。二者不同点见表9-7。

表9-7 丹毒与发、接触性皮炎的鉴别

病证名称	发病史	局部症状	全身症状
丹毒	起病突然,可有皮肤或黏膜破损等病史	小片红斑,迅速蔓延成大片鲜红,稍高出皮肤表面,边界清楚	全身症状较重
发	起病突然	红肿,色紫或暗红,中央显著并隆起,周边较轻而边界不清,稍发硬而坚实,疼痛呈持续性胀痛,化脓时呈跳痛,大多化脓溃烂	全身症状明显
接触性皮炎	有接触过敏史	皮损以肿胀、水疱、丘疹为主,伴焮热、瘙痒	一般无明显全身症状

【辨证施护】

1. 辨证要点辨风毒与湿热 本病素体血分有热,风毒者多发于头面,皮肤红肿灼痛,伴恶寒、发热、头痛等,严重者有水疱。舌质红,苔薄黄,脉浮数乃风热火炽之证。湿热蕴阻于肝脾者,多发于胸腹腰胯部,皮肤红肿蔓延,摸之灼手,肿胀疼痛,伴口干口苦,舌红,苔黄腻,脉弦滑数等肝脾湿热之证;湿热下注则多发于下肢,局部红肿热痛,多有脓水,伴胸闷不适,四肢困重。舌红,苔黄腻,脉滑数乃湿热毒蕴之证。

2. 护治原则 以凉血清热、解毒化瘀为原则,内治结合中药外敷、熏洗等外治法,能提高疗效,缩短疗程,减少复发。若出现毒邪内攻之证,须中西医综合救治。

3. 证治分类(表9-8)

表9-8 丹毒的常见证型及辨证治疗

证型	临床表现	治法	方药
风热毒蕴	发于头面部,皮肤焮红灼热,肿胀疼痛,甚则发生水疱,眼胞肿胀难睁,伴恶寒、发热、头痛,舌质红,苔薄黄,脉浮数	疏风清热,解毒	主方:普济消毒饮 常用药物:牛蒡子、黄芩、黄连、陈皮、甘草、玄参、连翘、板蓝根、马勃、薄荷、升麻、柴胡、桔梗等

Note:

续表

证型	临床表现	治法	方药
肝脾湿火	发于胸腹腰胯部,皮肤红肿蔓延,摸之灼手,肿胀疼痛,伴口干口苦,舌红,苔黄腻,脉弦滑数	清肝泻火,利湿	主方:柴胡清肝汤、龙胆泻肝汤或化斑解毒汤 常用药物:川芎、当归、白芍、生地黄、柴胡、黄芩、栀子、天花粉、防风、牛蒡子、连翘、甘草、龙胆草、泽泻、木通、车前子、玄参、知母、石膏等
湿热毒蕴	发于下肢,局部红赤肿胀、灼热疼痛,或见水疱、紫斑,甚至结毒化脓或皮肤坏死,或反复发作,可形成大脚风,伴发热,胃纳不香,舌红,苔黄腻,脉滑数	利湿清热,解毒	主方:五神汤合草薢渗湿汤 常用药物:茯苓、金银花、连翘、牛膝、车前子、紫花地丁、草薢、薏苡仁、黄柏、赤芍、牡丹皮、泽泻、滑石、通草等
胎火蕴毒	发于新生儿,多见于臀部,局部红肿灼热,可呈游走性,伴有壮热烦躁,甚则神昏谵语、恶心呕吐	凉血清热,解毒	主方:犀角地黄汤合黄连解毒汤 常用药物:水牛角屑、生地黄、牡丹皮、芍药、黄芩、黄柏、黄连、栀子等

4. 主要护理问题

(1) 疼痛　与湿毒内侵,血脉受阻,或风热毒邪侵袭肌肤有关。

(2) 壮热　与风热火炽,肝经郁火,湿热火盛,毒邪内侵有关。

(3) 皮肤完整性受损　与风热湿毒犯于肌肤有关。

(4) 潜在并发症:毒邪内陷　与治疗不及时或护理不当,毒邪内攻有关。

5. 护理措施

(1) 病情观察:①观察局部情况,如皮肤色泽,肿胀程度,疼痛部位、性质、程度等。②观察全身情况,如神志、生命体征、脉象、舌象、面色及有无恶寒、肢冷、发热、头痛、口渴、汗出等,并做好记录。③辨证观察:若红肿斑片由头面或四肢向胸腹蔓延者多为逆证;若出现全身壮热、烦躁、神昏谵语、恶心呕吐等邪毒内攻之象,应立即报告医生,并积极配合抢救。

(2) 生活起居护理:①定时开窗通风,每日2次,每次30分钟,保持病室空气新鲜,环境安静。②急性期卧床休息,病情稳定可适当活动。③安置患者适宜体位,避免患处皮肤受压、摩擦而增加疼痛。④做好床边隔离,以防接触性传染。⑤保持皮肤清洁干燥,衣裤要宽松,勤换衣,多洗澡。⑥发于唇颊部者,应嘱患者少讲话,勿食生硬食物,同时做好口腔护理。⑦辨证起居:风热毒蕴者切忌吹风、日晒,注意抬高患者头部;肝脾湿火者,指导患者采取健侧卧位,环境保持清凉干燥;湿热毒蕴者,可抬高患肢30°~40°以利消肿,避免劳累及久站;胎火蕴毒者居室宜安静、凉爽,注意保护患儿皮肤,勤修剪患儿指甲,避免挠抓。

(3) 饮食护理:①饮食以清淡、易消化为原则。宜多饮水及清凉饮料,如绿豆汤、芦根汤或金银花、麦冬、板蓝根、玄参泡水频饮,多食新鲜蔬菜、水果,忌食辛辣油腻及海腥发物。②辨证施食:风热毒蕴者,宜食疏风清热解毒之品,如菊花、蒲公英、绿豆等;肝脾湿火者,宜食清肝泻火利湿之品,如苦瓜、西瓜、芹菜、苦地丁等;湿热毒蕴者,宜多食清热利湿解毒之品,如赤小豆、薏苡仁、冬瓜等;新生儿胎火蕴毒者,若母乳喂养,母亲可多食清热解毒之品,如金银花、菊花、蒲公英、绿豆等。

(4) 情志护理:①以加强护患沟通,帮助患者树立信心为原则。②疼痛紧张的患者,采用放松疗法,并指导患者练习各种养生保健操,如放松操、拍打操、太极拳等。③风热毒蕴者易出现头痛、焦虑、抑郁等,可采用言语开导法及移情疗法,改善患者的精神状态;肝脾湿火者常烦躁易怒,应劝慰患者戒怒,避免言语刺激,使其保持心平气和,心情舒畅;湿热毒蕴者常因反复发作而出现烦躁、沮丧情绪,可开展同伴支持教育,鼓励病友间多沟通交流防治疾病的经验,介绍成功的病例,增强患者战胜疾病的信心;胎火蕴毒患儿常烦躁哭闹,家属应多怀抱安抚,给予患儿安全感。

(5) 用药护理:①口服中药汤剂宜凉服,服药后观察局部红肿消退情况及体温变化。服药后注意观察胃肠反应及大便情况。②外敷药物时应注意,敷药范围稍大于病变面积,厚薄均匀,如局部出现红疹、瘙痒,则为过敏现象,应暂停药物外敷。③病变波及眼眶周围者,外涂药物时,应妥当包扎、固定,并做好眼部护理。④每次更换剂型或改用其他外用药时,应用石蜡油或植物油擦去原药迹,切忌用水洗及乙醇擦拭,以免加重皮损。⑤患侧肢体严禁进行静脉输液给药。

（6）对症处理

1）局部红赤肿胀

① 中药外敷:适用于周围皮肤瘙痒、渗出较多或伴有水疱糜烂者。a. 药物:玉露散或金黄散,以鲜丝瓜叶捣汁或金银花露调敷,或鲜野菊花叶、鲜蒲公英、鲜地丁草、鲜马齿苋、鲜冬青树叶等择一捣烂湿敷。b. 方法:敷药时药物涂抹厚度约1~2mm,面积应超过红肿部位1~2cm,一般敷药4~6小时;干后调换,或以冷开水不断湿润,温度以24~31℃为宜。

② 中药熏蒸:a.肢体肿胀、疼痛、溃疡创面不敛、久不收口者,选用金银花、黄柏、知母、贝母等,方法是将药物煎汤,加入熏蒸治疗仪加热熏蒸,喷气口与皮肤之间最佳距离为25~30cm,防止烫伤。b.下肢复发性丹毒形成大脚风者,则选用大蒜一大把,煮水半桶;或乌桕叶、鲜樟树叶、松针各60g,生姜30g,切碎煎汤;或紫苏100g,葱白100g,鲜凤仙花带茎叶100g煎汤,方法是将药液倒入木桶中,趁热将患肢先熏(外盖棉被)后温洗,每晚1次,每次20~30分钟。

③ 中药泡洗:适用于丹毒未溃者。a.药物:牡丹皮、金银花、蒲公英、紫花地丁、野菊花等。b.方法:中药煎汤泡洗,每日1~2次,每次30分钟。

④ 砭镰法:适用于下肢丹毒,能减少复发。抱头火丹、赤游丹或伴血液病患者禁用。方法是将患处消毒后用七星针或三棱针叩刺患部皮肤,放血排毒,或再配合拔火罐,令出恶血,任其自流,待血止后,敷玉露散。

⑤ 切开排脓:皮肤坏死者若有积脓,可在坏死部位作小切口引流,切口外掺九一丹,外敷红油膏。

2）疼痛

① 中药离子导入:a.药物:乳香、没药、川芎、川乌、威灵仙、蒲公英等共煎汤剂。b.方法:应用离子导入治疗机,每日1次,每次20分钟。

② 耳穴贴压:a.耳穴:皮质下、神门、枕、三焦以及疼痛部位对应的耳穴。b.方法:每日按压3~5次,每次每穴按压1~2分钟,或不拘时按压,对按或向耳轮方向按压,以耐受为度,每4~5日更换一次。

③ 微波治疗:距离病灶表面35cm,直接照射局部,温度以温热舒适为宜,常用功率为80~100W,照射时间20~30分钟,每周3次,10次为1疗程。

④ 紫外线照射:患者取卧位,照射部位为病灶及周围3cm处,非照射部位用消毒巾遮盖,照射时采用Ⅱ~Ⅲ级红斑量,灯距50cm,以活血止痛。

3）水疱

中药外敷:a.药物:黄连油膏。b.方法:在水疱处进行中药外敷,观察用药后的反应及水疱吸收情况。c.水疱超过3cm者,遵守无菌原则抽吸疱液。

【健康教育】

1. 积极治疗原发灶及皮肤黏膜破损,避免毒邪入侵。及时治疗鼻腔或口腔溃疡,避免手指挖鼻孔,防止颜面丹毒发生;妥善处理皮肤破损,及时治疗足癣,防止发生下肢丹毒(流火)。

2. 饮食宜清淡、易消化,忌食肥甘、海鲜及辛辣刺激性食物,保持大便通畅。

3. 调畅情志,避免气郁化火或暴怒导致肝火内炽,加重病情。

4. 患病期间取适当体位,避免患处皮肤受压、摩擦而增加疼痛。腿部丹毒反复发作者,不宜从事长期站立的工作。

5. 注意与他人隔离,洁具专用,忌用热水烫洗患处。

6. 症状改善、局部红肿消退后,应遵医嘱继续用药,巩固治疗,防止复发。

(李卫红)

第三节　脱　疽

09章03节　数字内容

 ———————————— 导入案例与思考 ————————————

赵某,女,67岁。右下肢麻凉痛伴间歇性跛行1年,加重2个月。

患者1年前无明显诱因出现右下肢疼痛、时有凉感、麻木伴间歇性跛行,曾就诊于当地医院对症治疗,病情无好转,2个月前因天气转冷,病情加重,间歇性跛行日渐加重,跛行距离逐渐缩短,甚则不能行走,遂来院就诊。刻下:患足疼痛难忍,抱膝而坐,右小腿肌肉瘦削,患足皮色苍白,紫暗相兼,以足部远端为重,汗毛脱落,皮肤干燥,趾甲增厚,皮温冰冷,触痛明显,趺阳脉搏动消失,纳食尚可,夜眠不安,大便正常,小便频多。舌质暗红,苔白,脉涩。

查体:T 36.1℃,P 72次/min,R 17次/min,BP 135/85mmHg。

请思考:

1. 该患者目前所患何病?辨证当属何证?

2. 针对患者右足疼痛,跛行甚则不能行走,应该如何护理?请用思维导图的形式呈现。

脱疽是指四肢末端疼痛、坏疽,严重时趾/指节脱落的一种慢性周围血管病证,又称脱骨疽。临床上好发于四肢末端,尤以下肢多见。初起患肢末端发凉、怕冷、苍白、麻木,可伴间歇性跛行,继则疼痛剧烈,日久患趾/指坏死变黑,甚至趾/指节脱落。本病具有病程长,疼痛剧,易致残的特点。好发于青壮年男子、老年人或消渴病患者。

凡现代医学中血栓闭塞性脉管炎、动脉硬化性闭塞症和糖尿病足表现脱疽特征者均属本病证的讨论范围,可参照本节辨证施护。

【经典与沿革】

1. "发于足指,名脱痈,其状赤黑,死不治;不赤黑,不死。不衰,急斩之,不则死矣。"(《灵枢·痈疽》)

2. "此症发生于手指或足趾之端……宜用生甘草研成细末,麻油调敷……内服药用金银花三两,玄参二两,当归二两,甘草一两,水煎服。"(汉·华佗《神医秘传》)

【病因病机】

脱疽的主要内因为脾运不健,肝肾不足;主要外因为寒湿侵袭,内外合因,而致经脉阻塞,气血凝滞。脱疽病因病机示意图见图9-7。

1. **脾运不健,肝肾不足**　饮食不节,思虑过度,致脾运不健,化生不足;先天禀赋不足或房劳过

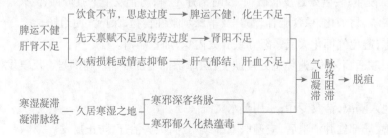

图9-7　脱疽病因病机示意图

度,则肾阳不足;脾肾阳气不足,不能温养四肢,复感寒湿之邪,则气血凝滞,经络阻塞,不通则痛;久病损耗或情志抑郁,肝气郁结,则肝血不足,气血不充,则内不能濡养脏腑,外不能充养四肢,故皮肉枯槁,坏死脱落。

2. 寒湿侵袭,凝滞脉络 久居寒湿之地,寒邪外迫,阳气不能达于四末,致寒邪深客络脉,气血运行不畅,而致气血凝滞,经络阻塞;寒邪郁久化热蕴毒,湿热浸淫,脉络阻塞,肢末无血供养,而致坏死脱落。

本病病位主要在血脉,发病以脾肾亏虚为本,寒湿外侵为标。病机特点为经脉阻塞、气血凝滞。脉道空虚,加之受寒,寒主收引,则气血瘀滞,瘀久化热,阻塞经络而成。病理性质有虚有实,因病程长短及患者身体素质不同,在临床表现有寒湿、血瘀、湿热毒盛、热毒伤阴、气阴两虚之证。

本病发展缓慢,病程较长,病位较深,若寒邪久蕴,日久化热,湿热浸淫,则患趾/指红肿溃脓。热邪伤阴,阴虚火旺,病久可致阴血亏虚,肢节失养,坏疽脱落,治愈后又可复发,易致残。如病邪由表入里,可引起疳毒内陷甚至死亡。

【诊断与鉴别诊断】

1. 诊断

(1) 症状:初期(局部缺血期):患肢麻木、发凉、怕冷、沉重、有针刺痛,小腿肌肉痉挛疼痛,间歇性跛行。中期(营养障碍期):患肢麻木、发凉、怕冷,间歇性跛行加重,并出现静息痛,夜间痛甚;可有情绪不安,头晕腰痛,筋骨痿软。后期(坏死期):中期表现进一步加重,患足疼痛剧烈。坏疽可先为一趾或多趾,逐渐向上发展,合并感染时足趾紫红肿胀,溃烂坏死,呈湿性坏疽,或足趾发黑,干瘪,呈干性坏疽,坏疽的足趾脱落后,常遗留溃疡经久不愈。经治疗红肿可消退,溃疡可愈合,坏疽可局限。若坏疽继续发展至足背及踝部以上,周围红肿、发热、剧痛难以控制,且持续时间较长者,可出现不欲饮食,口干渴,重者可见乏力倦怠,形体消瘦等症状,甚则壮热神昏。

(2) 体征:患肢肌肉萎缩,皮肤干燥,皮色略淡或淡红,皮温略低于健侧,患足足背动脉搏动可减弱或消失,部分患者小腿出现游走性红硬条索(游走性血栓性浅静脉炎)。严重者,毳毛脱落,足不出汗,趾甲肥厚变形,生长缓慢,皮色苍白、淡红或紫红,足背动脉搏动消失,足趾出现肿胀、溃疡或坏疽,或出现干性坏疽,坏疽可向近端蔓延。足趾坏疽局限后,坏死组织脱落,疮面久之也可愈合。

(3) 病史/发病特点:好发于青壮年男性或消渴病患者,下肢多见。

(4) 相关检查:肢体超声多普勒成像、血流图、甲皱微循环、计算机体层摄影血管造影、动脉造影等影像学检查及血脂、血糖等实验室检查,可进一步明确诊断,了解病情严重程度。

2. 鉴别诊断 动脉硬化性闭塞症、糖尿病足和血栓闭塞性脉管炎均表现脱疽临床特征。其鉴别见表9-9。

表9-9 脱疽相关疾病的鉴别

鉴别点	动脉硬化性闭塞症	糖尿病足	血栓闭塞性脉管炎
发病年龄	40岁以上	40岁以上	20~40岁
浅静脉炎	无	无	游走性
高血压	大部分有	大部分有	极少
冠心病	有	可有可无	无
血脂	升高	多数升高	基本正常
血糖、尿糖	正常	血糖高,尿糖阳性	正常
受累血管	大、中动脉	大、微血管	中、小动脉

【辨证施护】

1. 辨证要点

(1) 辨实虚:一般新病多实,久病多虚。疼痛剧烈,或伴有肢体肿胀多为实证;痛势不剧,皮肤干燥,毳毛脱落,趾/指甲增厚变形,肌肉萎缩,趾/指呈干性坏疽,坏死组织脱落后疮面久不愈合,或伴面容憔悴,萎黄消瘦,神情倦怠者多属虚证。

（2）辨寒热:趾/指苍白冰凉,麻木疼痛,遇冷加重,舌苔白腻,脉沉细,多属寒证;患肢红肿痛剧,喜凉怕热,或伴发热,烦躁不安,口渴欲饮,便秘,溲赤,舌红,苔黄,脉数,多属热证。

2. 护治原则　本病轻症可单用中药或西药治疗,重症应中西医结合治疗。中医以辨证论治为主,但活血化瘀法贯穿始终,常配合静脉滴注活血化瘀药物,以建立侧支循环,改善肢体血运。

3. 证治分类（表9-10）

表9-10　脱疽的常见证型及辨证治疗

证型	临床表现	治法	方药
寒湿阻络	患趾/指喜暖怕冷,肤色苍白,触之冰凉,麻木疼痛,遇冷痛剧,步履不利,常伴有间歇性跛行,多走则疼痛加剧,小腿酸胀,稍歇则痛缓,足背动脉搏动减弱或消失,舌淡,苔白腻,脉沉细	温阳散寒,活血通络	主方:阳和汤 常用药物:麻黄、熟地黄、白芥子、炮姜炭、甘草、肉桂等
血脉瘀阻	患趾/指酸胀疼痛加重,彻夜难寐,步履沉重乏力,活动艰难,患趾/指肤色暗红,下垂时更甚,抬高则见苍白,小腿可有游走性红斑、瘀斑、结节或硬索,皮肤干燥,肌肉萎缩,足背动脉搏动消失,舌暗红或有瘀斑,脉弦或涩	活血化瘀,通络止痛	主方:桃红四物汤 常用药物:当归、赤芍、生地黄、川芎、桃仁、红花等
湿热毒盛	患肢剧痛,日轻夜重,喜凉怕热,局部皮肤紫暗,肿胀,渐变紫黑,浸润蔓延,溃破腐烂,气秽,疮面肉色不鲜,甚则五趾相传,波及足背,或伴有发热等症,舌红,苔黄腻,脉弦数	清热利湿,解毒活血	主方:四妙勇安汤 常用药物:玄参、当归、金银花、甘草等
热毒伤阴	皮肤干燥,毳毛脱落,趾/指甲增厚变形,肌肉萎缩,趾/指多呈干性坏疽,舌红,苔黄,脉弦细数	清热解毒,养阴活血	主方:顾步汤 常用药物:黄芪、石斛、当归、牛膝、紫花地丁、人参、甘草、金银花、蒲公英、菊花等
气阴两虚	病程日久,坏死组织脱落后疮面久不愈合,肉芽暗红或淡红而不鲜,伴面容憔悴,形体消瘦,倦怠乏力,五心烦热,舌淡尖红,少苔,脉细无力	益气养阴	主方:黄芪鳖甲汤 常用药物:人参、肉桂、桔梗、生地黄、半夏、紫菀、知母、赤芍、黄芪、炙甘草、桑白皮、天冬、鳖甲、秦艽、茯苓、地骨皮、柴胡等

4. 主要护理问题

（1）趾/指端疼痛　与气血凝滞,经络阻塞有关。

（2）不寐　与趾/指端疼痛有关。

（3）活动受限　与趾/指端疼痛,功能障碍有关。

（4）焦虑　与久病不愈有关。

（5）潜在并发症:热毒内陷　与病邪由表入里有关。

5. 护理措施

（1）病情观察:①观察患者疼痛的部位、性质、程度、持续时间,患趾/指有无坏死、溃疡及脓腐颜色、气味;定期记录间歇性跛行距离,以了解疾病进展。②观察患肢皮肤色泽、冷热变化和局部毛发情况,观察患肢肌肉是否萎缩,比较两侧肢体动脉搏动情况以判断血脉是否流通。③注意观察腹主动脉、髂动脉、股动脉、腘动脉及胫后动脉的搏动情况,警惕突发性高位广泛坏疽。若间歇性跛行症状突发加重,并出现肢体剧痛,皮色苍白、发凉时,应及时报告医生,遵医嘱采取紧急措施。④观察神志、体温、脉搏、呼吸、舌苔等变化及伴随症状,如发生神昏、谵语或烦躁不安、脉细数,及时报告医生,做好急救准备。

（2）生活起居护理：①病室宜安静，光线柔和，注意通风换气，禁烟，春冬季节注意肢体保暖。②劳逸结合，注意休息，不宜做剧烈运动，禁用冷水足浴。③急性期，绝对卧床休息，抬高患肢，不宜行走，注意保暖，但应避免用热水袋或热水给患肢直接加温。鞋袜以宽大、柔软、暖和、透气为宜，保持足部干燥。棉被宜软、轻，必要时放置保护架，避免患肢受压。④注意患肢卫生，保持局部清洁，常修剪趾/指甲及清除趾间的污垢，避免足部外伤，尤防跌倒碰伤而促发的患趾溃疡。⑤辨证起居：寒湿阻络者，室温宜温，避免局部摩擦损伤，可穿宽大舒适、较厚的棉袜或棉套御寒；血脉瘀阻者，室温宜温，避免潮湿和寒凉，随气候变化及时增减衣服；湿热毒盛、热毒伤阴者，病室光线宜偏暗，室温宜凉，每日用紫外线灯照射 1 次，保持患足局部皮肤清洁，避免感染；气阴两虚者，长期卧床时应做好皮肤护理，避免复感其他病症。

（3）饮食护理：①饮食以低脂肪、低热量、高蛋白、高维生素、高膳食纤维、富营养为原则，宜食蔬菜、瘦肉、豆类等，忌辛辣、肥甘、生冷食物，禁烟忌酒；糖尿病患者应低糖、低盐饮食。②辨证施食：寒湿阻络者，宜食温阳健脾之品，如羊肉、狗肉、鸡、等，但肉类一次不宜进食过多；血脉瘀阻者，宜食活血通络之品，如山楂、黑木耳、藕等，或玫代二花枣；湿热毒盛者，宜食清利湿热之品，如赤小豆、薏苡仁、冬瓜等，夏季可用鲜车前草、荷叶、竹叶煎汤代水；热毒伤阴者，宜食清热解毒养阴之品，金银花、菊花、蒲公英、绿豆、百合等，鼓励多饮水，可适当进食水果，如梨、苹果、西瓜、桑葚等；气阴两虚者，宜食益气养阴之品，如牛奶、鸡蛋、海参、银耳、瘦肉、大枣、莲子肉等，亦可用人参、黄芪、西洋参炖鸡、鸭等。

（4）情志护理：①原则为保持舒畅乐观的心情，避免思虑过度或恼怒生气。②加强护患沟通，做好健康教育。经常安慰和鼓励患者，使其消除悲观、失落情绪，树立战胜疾病的信心；注意观察患者情绪变化，防止意外发生。③对于截肢患者，术前应讲解截肢的必要性和术后注意事项，消除患者顾虑，术后逐步介绍假肢的使用方法，可请使用假肢患者现身说法，不断鼓励，帮助患者调整心态，使其逐步适应以至生活自理。

（5）用药护理：①中药汤剂一般在空腹或饭后 1 小时服用，服药后观察患肢疼痛、酸麻缓解情况。②应用溶栓剂时，注意观察有无出血倾向，定期监测出凝血时间。使用血管扩张剂和止痛剂时，观察疗效及不良反应，发现异常立即报告医生。③糖尿病、高血压患者应督促其按时定量服药，不可随意中断，定时检测血糖和血压，如有异常，应立即报告医生。④辨证施药：寒湿阻络者，汤剂宜热服，服后盖被，服药期间如出现咽喉疼痛、舌红、咽干等症，为虚火上炎，应及时通知医生；血脉瘀阻者，汤剂宜空腹热服，注意观察有无出血倾向；湿热毒盛者，汤剂宜凉服，服药期间忌食辛辣、焦燥、助火之品，少食油腻，禁酒；热毒伤阴者，汤剂宜凉服，服药期间观察大便次数是否增多；气阴两虚者，汤剂宜空腹温服，若服用后见饮食减少，舌苔腻，可能为脾胃虚弱，运化乏力，应及时通知医生。

（6）对症处理

1）趾/指端疼痛

① 穴位按摩：a. 病在上肢，取穴曲池、合谷、内关、外关；病在下肢，取穴足三里、阳陵泉。b. 方法：由轻而重，每次按摩 30 分钟，早晚各一次。

② 中药熏洗：适用于寒湿阻络型或血脉瘀阻型患者未溃期。a. 药物：毛冬青 100g，半枝莲 30g，虎杖 30g；或当归 15g、独活 30g、桑枝 30g、威灵仙 30g。b. 方法：水煎熏洗患肢，每日 1 次，熏洗时药液温度以患部感到舒适为度，切勿烫伤。

③ 中药涂擦：适用于脱疽未溃期。a. 药物：红灵酒。b. 方法：取少许揉按患肢，每次 20 分钟，每日 2 次。

④ 中药外敷：a. 未溃期局部可选用冲合膏、红灵丹油膏外敷。b. 已溃期溃疡面小者，可用毛冬青煎水浸泡后，外敷生肌玉红膏保护伤口。

⑤ 耳穴贴压：a. 耳穴：神门、枕、内分泌、三焦、指、趾。b. 方法：每日按压 3~5 次，每次每穴按压 1~2 分钟，或不拘时按压，对按或向耳轮方向按压，以耐受为度，每 4~5 日更换一次。

⑥ 穴位注射：a. 穴位：同穴位按摩。b. 方法：在上述穴位注射当归注射液或丹参注射液 0.2~0.5ml，

隔日 1 次,双侧交替进行。

2) 活动受限

① 肢体按摩:适用于早期或恢复期卧床患者。每日协助患者在床上进行患肢屈伸、旋转活动,同时指导患者自行按摩患肢,做肌肉收缩与放松活动,每日 3~4 次。

② 中药涂药:可用红花油涂擦或湿敷揉搓,以促进下肢血液运行,防止发生失用性肌萎缩及关节强直。

③ 运动锻炼:适用于寒湿阻络与血脉瘀阻者。方法:患者平卧,抬高患肢 45°~60°,维持 2~3 分钟,然后患足下垂 3~5 分钟,再放置水平位 2~3 分钟。另作踝关节伸屈、内外翻和足趾伸屈运动 4 次,休息 2 分钟,如此循行 5 次,根据个体差异,每日 3~5 次。局部坏死溃烂的热毒证者,禁止锻炼。

【健康教育】

1. 居室安静,保持阳光充足,温湿度适宜,多通风。

2. 注意保暖,避免肢体受寒。保护患肢,防止外伤或挤压,宜穿宽大、舒适、不过紧的鞋袜,积极治疗足癣,预防感染。

3. 饮食清淡、易消化,少食辛辣炙煿及醇酒之品。禁烟,节制房事。

4. 积极治疗糖尿病、冠心病、脑缺血、高脂血症、高血压等原发病。

5. 修剪趾/指甲时,避免修剪过度,以防受损染毒,从而诱发本病。局部出现溃疡和坏疽应及时就医,不可在家自行处理,以免造成不良后果。

6. 恢复期对患者进行康复指导,使其了解坚持下肢运动的意义,并共同制订训练计划。卧床制动患者,应鼓励其做足背屈伸活动。注意劳逸适度,视病情适当活动。避免长时间维持同一姿势,如久坐久立等。

(李卫红)

第四节　臁　疮

09 章 04 节　数字内容

导入案例与思考

李某,女,58 岁。主诉:反复左小腿溃疡 2 年余,加重 3 个月。

患者自诉于 10 年前开始出现下肢静脉曲张,曾于当地医院就诊治疗,具体不详,2 年前左小腿开始出现瘙痒,挠破皮肤后开始出现溃烂,在当地服中药汤剂治疗两个月后基本痊愈,但仍有绿豆大小的溃疡面持续不愈。三个月前患者溃疡开始加重,继服原有汤药半月无效,遂来院就诊。刻下:左小腿内侧下 1/3 处有大片溃疡面,大小约 7cm×6cm,疮面附有黄绿色脓液,皮损周围色素沉着明显,疮面微臭,局部疼痛麻木。无恶寒、发热等不适,精神疲惫,面色晦暗,纳食一般,睡眠尚可,大便不爽,小便清长。舌暗淡、苔白腻,脉细滑。

查体:T 36.5℃,P 75 次/min,R 18 次/min,BP 120/75mmHg。

请思考:

1. 该患者目前所患何病? 辨证当属何证?

2. 针对患者左小腿大片溃疡面伴黄绿色脓液,应该如何护理? 请用思维导图的形式呈现。

臁疮是指发生于小腿胫骨嵴两旁(臁部)的慢性皮肤溃疡,俗称老烂脚,属于现代医学慢性下肢溃

疡的范畴。其临床特点是好发于久立久行者,溃疡经久难愈,或愈合后每易因损伤而复发,与季节无关,常为筋瘤的后期并发症。主要发于双小腿内、外侧的下 1/3 处,多伴下肢青筋暴露。

凡各种原因引起的小腿皮肤营养性改变和溃疡形成均属本病症的讨论范围,可参照本节辨证施护。

【经典与沿革】

"臁疮者,风热湿毒相聚而成,有新久之别,内外之殊。新者,只用三香膏、乳香法纸贴之自愈;稍久,紫黑者,以解毒紫金膏搽扎渐可。又年久顽臁,皮肉乌黑下陷,臭秽不堪者,用蜈蚣饯法去风毒、化瘀腐,方可得愈。外臁多服四生丸,内臁多服肾气丸。"(明·陈实功《外科正宗·臁疮论第七十四》)

【病因病机】

臁疮多由久立、久行或过度负重,禀赋不足,脾失健运,变生湿浊,小腿皮肤破损染毒所致。臁疮病因病机示意图见图 9-8。

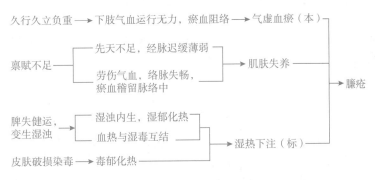

图 9-8　臁疮病因病机示意图

1. **久立、久行或过度负重**　久行、久立或过度负重,导致气血运行不畅,又劳倦伤气,下肢气血运行无力,瘀血阻络,致身体气虚血瘀。

2. **禀赋不足**　先天不足,筋脉迟缓薄弱,加之劳累耗伤气血,气虚不能行血,络脉失畅,局部气血运行障碍,瘀血稽留于脉络之中,肌肤遂失所养。

3. **脾失健运,变生湿浊**　劳倦伤脾,湿浊内生,湿郁化热;瘀血长期稽留于脉络,郁久生热,热灼脉络,或湿热下注,血(瘀)热与湿毒互结浸润为患,致皮损筋腐肉烂,形成溃疡。

4. **皮肤破损染毒**　腿部皮肤受破伤、虫咬、湿疹等染毒,导致毒郁化热,湿热下注而诱发。

本病病位主要在双小腿内、外侧的下 1/3 处。病机特点为湿热下注、气虚血瘀。久立、久行或过度负重、过度劳累,小腿筋脉横解,青筋显露,以致下肢气血运行不畅,气血瘀滞于肌肤,肌肤失养,久而化热,或小腿皮肤破损染毒,湿热下注而成。臁疮的病理性质主要有虚实两个方面。虚者为气血阴阳亏损,下肢筋脉失养所致。实者为毒邪侵染,湿热下注,瘀血阻络所引起。虚实之间可以相互夹杂或转化。临床上气虚者常兼津亏、血瘀;湿热者常夹邪毒;气血不足者,易兼气血瘀滞。总之,本病为本虚标实之证,其本为气虚,其标是邪毒、湿热、瘀血,临床表现多为虚实夹杂之证。

本病长年累月反复发作,可致气血津液耗损,若正气虚弱,复感湿毒之邪,内传脏腑,甚至危及生命。少数溃疡多年不愈,疮口呈菜花状,可转变成皮肤癌。

【诊断】

1. **症状**　初起时小腿下段肿胀,兼有色素沉着及沉重感,可见局部青筋怒张,呈朝轻暮重,逐年加重的趋势,可出现一系列静脉功能不全表现,如浅静脉炎、淤积性皮炎、湿疹等;继而在小腿下 1/3 处(足靴区)持续漫肿,苔藓样变的皮肤出现裂缝,因自行破溃或抓破后糜烂而形成溃疡,当溃疡扩大到一定程度时,边缘趋于稳定,周围红肿;后期疮口下陷、边缘高起,形如缸口,疮面秽暗肉色灰白,滋水秽浊,疮面周围皮肤呈暗红或紫黑,亦可见四周起湿疹而痒,经久不愈。严重时溃疡可扩大,上至膝,

Note:

下到足背,深达骨膜。少数患者因缠绵数年不愈,蕴毒深沉而导致岩变。

2. 体征 初起患肢皮肤出现褐色或青紫色瘀斑,皮肤脱屑、粗糙、色素沉着。随着疾病的发展,可出现皮肤破溃、糜烂。

3. 病史/发病特点 长期负重、久立久行、伴筋瘤(下肢静脉曲张)者多见。其发病特点是溃疡经久难愈,愈后易复。

4. 相关检查 血常规、超声多普勒成像、下肢静脉造影、细菌培养、药敏实验等。

【辨证施护】

1. 辨证要点

(1) 辨虚实:局部发痒、红肿、疼痛,继而破溃,滋水淋漓,溃疡疮面腐暗,四周漫肿灼热,舌红,苔黄腻,脉滑数为实证;溃疡疮面苍白无华、肉芽色淡,周围皮色黑暗、板硬、肢体沉重,倦怠乏力,舌淡紫,苔白,脉细涩无力为虚证;脓液黄白稠厚者多属实证,稀薄者多属虚证。

(2) 辨预后:疮面肉色转红,脓由稀薄转稠厚,为将敛之象;创面肉色灰暗,脓由稠厚转稀薄,为正气渐衰,一时难敛;脓色绿黑稀薄,为毒滞难化,有损筋伤骨的可能。

2. 护治原则 本病以内外治疗相结合。初期以清热利湿解毒为主,后期以益气活血生肌为主。对病程短,全身情况良好者,可单纯应用外治法。

3. 证治分类(表9-11)

表9-11 臁疮的常见证型及辨证治疗

证型	临床表现	治法	方药
湿热下注	小腿青筋怒张,局部发痒、红肿、疼痛,继而破溃,滋水淋漓,疮面腐暗,或上附脓苔,脓水浸淫,四周漫肿灼热,甚者恶寒发热,舌红,苔黄腻,脉滑数	清热利湿,和营解毒	主方:二妙丸合五神汤 常用药物:苍术、黄柏、茯苓、金银花、牛膝、车前子、紫花地丁等
气虚血瘀	病程日久,疮面苍白,肉芽色淡,周围皮色暗黑、板硬,肢体沉重,倦怠乏力,舌淡紫或有瘀斑,苔白,脉细涩无力	益气活血,祛瘀生新	主方:补阳还五汤合四妙汤 常用药物:黄芪、桃仁、红花、当归、川芎、赤芍、地龙、黄芪、当归、金银花、甘草等

4. 主要护理问题

(1) 疮面腐肉未脱或新肌不生 与小腿静脉怒张,或外伤染毒,皮肤破溃糜烂有关。

(2) 疮周痒痛 与溃疡形成、扩大,日久不愈,经常复发或疮周湿疹有关。

(3) 活动受限 与小腿疼痛,溃疡日久不愈有关。

(4) 焦虑 与小腿疼痛、溃疡加剧,担心预后有关。

(5) 感染加剧 与皮肤破溃经久不愈,外邪继续入侵有关。

(6) 潜在并发症:臁疮恶变 与臁疮经久不愈有关。

5. 护理措施

(1) 病情观察:①观察局部情况:疮面大小、色泽、脓腐、疮缘形状、疼痛程度、疮周有无湿疹皮炎,以及患肢肿胀、静脉曲张程度等。②观察全身情况:生命体征,舌质,舌苔,脉象及二便,有无头痛、口渴、发热等。③辨证观察:湿热下注者,密切观察疮面脓液色、质、量,必要时做脓液细菌培养;气虚血瘀者,观察患肢皮温、肤色的变化,足背动脉搏动、趾端血运情况,发现异常及时报告医生。

(2) 生活起居护理:①保持病室清洁安静,光线柔和,空气清新,通风良好,被褥经常暴晒,定期更换床单、被罩。②注意个人卫生,勤洗澡更衣、勤修剪指/趾甲,保持皮肤清洁干燥,衣服以宽大、柔软、舒适为宜。③以休息为主,辅以适当运动,增强体质,提高抗邪能力。④辨证起居:湿热下注者,室温、湿度宜偏低,肿胀明显者,宜卧床休息,患肢抬高15°~30°,以利静脉回流;气虚血瘀者,室温宜偏高,须加强生活护理,长期卧床者做好皮肤护理,避免复感其他病证。

(3) 饮食护理:①饮食以清淡、易消化、富营养为原则,宜进食高蛋白、高维生素食物。忌食辛辣、肥甘、海腥发物,忌烟酒。②便秘患者可多食香蕉、蜂蜜、芝麻等润肠通便之品,或富含膳食纤维的食物,如粗粮、绿叶蔬菜、水果等,养成定时排便的习惯。③辨证施食:湿热下注者,予新鲜马齿苋、绿豆煎汤服用,亦可食冬瓜排骨汤;气虚血瘀者,宜益气活血化瘀之品,如瘦肉、山楂、大枣、藕、三七、黄芪、红花等,亦可食薏苡仁黄豆汁、黄鳝粥等。

(4) 情志护理:①加强护患沟通,做好健康教育,消除患者对愈后生活质量的担忧与顾虑;详细介绍病情和治疗方法,使其积极配合治疗和护理,树立战胜疾病的信心。②关心体贴患者,了解其心理状态,及时予以心理疏导,采用暗示疗法、说理开导法等,引导患者自觉戒除不良心理因素。③鼓励家属多陪伴患者,亲朋好友给予情感支持。④鼓励病友间相互交流治疗与护理的体会,提高认知,增强信心。

(5) 用药护理:①湿热下注者,汤剂宜饭后温服;气虚血瘀者,汤剂宜饭后热服,服药期间注意患肢保暖,勿受风,禁食生冷,戒烟酒,忌恼怒。服药后观察创面颜色、脓水渗出等情况。②局部瘙痒者,切忌搔抓,水洗,保持疮面清洁干燥;疮面出血时掺桃花散,如出血不止者,宜予结扎止血。③急性继发感染,脓性分泌物多时,用10%黄柏溶液湿敷,或用黄金膏掺九一丹或八二丹外敷。④外用药涂抹时,如出现瘙痒、皮疹等过敏反应,立即停药并及时处理。⑤臁疮患者外用药换药不宜过勤,急性炎症期或浸液多者可每日1换,后期收口愈合阶段可3~5日换1次,换药动作宜轻,以免损伤新生皮肤。⑥患处皮肉较薄,忌用强烈的腐蚀药,若有癌变及时告知医生,应做进一步处理。⑦注射给药时,若应用活血化瘀药物,应注意患者有无出血倾向。

(6) 对症处理

1) 疮面腐肉未脱

① 中药湿敷:a. 疮面渗出较多者,遵医嘱用青黛散、三石散外敷;或用清热解毒利湿收敛的中药煎液湿敷患处,如黄连、马齿苋、土槿皮等,以六层纱布浸透药液,不滴水为宜。b. 局部红肿,渗液较多时,宜先用马齿苋60g,黄柏30g,蒲公英30g,煎水外洗湿敷,每日1~2次。

② 中药外敷:初期湿热瘀阻,腐肉较多难以清疮者,可遵医嘱短期外用八二丹提脓祛腐,薄贴红油膏,药膏厚度约0.1~0.2mm,部位准确,固定松紧适宜;在腐肉将脱尽,脓水已少时,可外用九一丹。

③ 中药熏蒸:脓水多而臭秽,引流通畅者,可用土茯苓、马齿苋、苦参、明矾、黄连、重楼等煎汤,熏蒸局部疮面,每日1次。

2) 疮面新肌不生

① 中药贴敷:疮面较干燥者,遵医嘱予补虚活血生肌中药油膏贴敷,如生肌膏;或外掺生肌散,盖贴红油膏或白玉膏,贴药宜薄。

② 中药湿敷:若溃疡色泽苍白、不红活,新生肉芽及上皮生长缓慢者,遵医嘱给予补虚活血通络生肌中药煎剂湿敷,如黄芪水煎液等;若胬肉高突不易长新皮时,可剪去胬肉,外用平胬丹或高渗盐水湿敷。

③ 中药熏蒸:适用于疮面不敛,久不收口,新肌难生或不生者。a. 药物:五倍子、当归、马齿苋、黄柏、苦参、大黄、芒硝、皂角刺等。b. 方法:将药物煎煮,过滤去渣后倒入浴具中,患病部位置于药物蒸汽上直接熏蒸。待药液温度降低(以不烫为度)时,将患部浸入药液中进行洗浴。

④ 艾灸:适用于疮面不敛,久不收口者。方法:灸时距疮面5~10cm,以回旋灸方式施灸疮面10分钟,及时弹去艾灰,防止烫伤。

⑤ 缠缚疗法:每次换药后,再用宽弹力绷带缠缚整个小腿,每2~3日换1次,脓液多者不宜用本法。方法:晨起时抬高患肢,排空浅静脉内血液。从足心开始,将弹力绷带向上缠绕至膝下,粘贴固定。弹力绷带缠绕松紧适度,特别注意足踝部,因此处位置最低,若松紧度不适易造成局部水肿。包扎弹力绷带后,活动时应自觉舒适,无酸胀、疼痛等不适。

⑥ TDP局部照射:适用于疮面不敛者,每次换药前照射20分钟,照射时TDP距疮面25~30cm。

⑦ 胶布粘贴法：将胶布剪成宽为 2cm，长为小腿周径一圈半的胶布若干条，先用等渗盐水清洗患处，胶布自小腿溃疡面上缘 2cm 处开始包扎，第二条胶布宽度的一半贴在第一条胶布上，另一半贴在疮面上，如叠瓦状把疮面封住，直到超过疮面下缘 2cm 处为止，包扎须稍用力，使胶布的中段正贴疮面。若分泌物少，可每周更换 1 次，若分泌物多而腥臭，3~4 日换 1 次。伴有湿疮或对胶布过敏者，不适合用本法。

3）疮周痒痛

中药涂擦：疮周发湿疹，局部瘙痒者，遵医嘱予清热利湿收敛药物或止痒洗剂外涂，如紫草油、三黄洗剂、三石散、青黛散或青黛膏、黄连膏、黄芩与黄柏水等，以收涩止痒，减少皮肤浸渍。

【健康教育】

1. 抬高患足，减少走动，使之得到充分休息，使血流通畅，以加速疮口愈合。勤剪指甲，避免搔抓，并注意肢体保暖。每日清洗疮面和疮周皮肤，保持局部清洁、干燥。

2. 指导患者正确使用弹力绷带，以保护疮面和疮周皮肤。

3. 疮口愈合后，可常穿医用弹力袜保护，应尽量避免久立、久行、肩头负重、赤足涉水、跷二郎腿等，同时注意避免蚊虫叮咬和局部损伤，以免复发。

4. 平素饮食清淡，多饮水，忌食膏粱厚味、辛辣炙煿之品及海腥发物。

5. 患有静脉曲张者，可嘱其手术或行病因治疗。

6. 指导患者进行坐式八段锦、简化太极拳锻炼，劳逸结合，增强体质，提高抗邪能力。

（李卫红）

病案分析与思考

09 章病案　数字内容

【病案导入】

张某，男，38 岁。公司职员，已婚。2015 年 9 月 8 日初诊。

左下肢小腿外侧红肿、疼痛 5 天，加重伴发热 1 天。

患者 5 天前户外活动时不慎被蚊虫叮咬，出现局部皮肤瘙痒、发红，未引起注意，后皮肤瘙痒、发红进行性加重，1 天前进食烧烤、饮酒后，患者突发寒战高热，自测体温 39.0℃，左下肢小腿外侧皮肤表面红斑，边界清楚，皮温高，局部肿痛，未见明显破溃，遂来院就诊。刻下：寒战、高热，左下肢疼痛不适，便秘，口渴，胃纳不香。舌红，苔薄黄腻，脉浮数。

既往体健，无其他疾病史。平素喜食辛辣之物，嗜烟酒。

否认家族性疾病病史。

否认药物、食物过敏史。

查体：T 39.1℃，P 105 次/min，R 24 次/min，BP 110/70mmHg。患者神清，左下肢小腿外侧红肿，表皮紧张光亮，压痛明显，摸之灼手，未见明显破溃。

相关检查：血常规：白细胞 $12.8×10^9$/L，中性粒细胞 86%，淋巴细胞 15%，红细胞 $4.7×10^{12}$/L。

【提出问题】

1. 本例患者目前所患的是何病何证？请具体分析。

2. 本例患者存在的护理问题有哪些？如何解决？

【分析思路】

1. 辨病分析　患者以寒战高热，左下肢疼痛不适为主要表现入院。体格检查见左下肢小腿外侧红肿,表皮紧张光亮,压痛明显,皮温高,未见明显破溃,舌红,苔薄黄腻,脉浮数。故辨病属中医丹毒范畴,西医之急性网状淋巴管炎。可与发相鉴别。本病因蚊虫叮咬,皮肤黏膜受损,破损染毒,湿热火毒之邪乘隙而入,致火毒炽盛,气血壅滞而发为丹毒。本病小腿外侧疼痛部位边界清楚,无化脓现象,故不属于发。

2. 辨证分析 患者为青年男性,加之平素喜食辛辣之物,嗜烟酒,久之素体血分有热,脏腑蕴热,蕴蒸肌肤,经络阻塞,湿热下注。湿热者多发于下肢,蚊虫叮咬后,湿热火毒之邪乘机入侵,故见寒战、高热、下肢肿胀疼痛等;湿热内蕴,故见舌红,苔薄黄腻,脉浮数。综上所述,本病属湿热毒蕴之证。

3. 辅助检查 实验室检查白细胞及中性粒细胞增高,均提示急性感染。患者体格检查结果亦符合急性网状淋巴管炎的诊断。

4. 目前存在的护理问题

(1) 疼痛 与湿毒内侵,血脉受阻有关。

(2) 壮热 与湿热火盛,毒邪内侵有关。

(3) 皮肤完整性受损 与湿毒犯于肌肤有关。

【行动方案】

1. 观察皮肤色泽,肿胀程度,疼痛部位、性质、程度等局部情况,以及患者全身情况,辨别丹毒的顺和逆。

2. 定时开窗通风,每天2次,每次30分钟,保持病室空气新鲜,环境安静,温湿度适宜。

3. 安置患者适宜体位,避免患处皮肤受压、摩擦而增加疼痛;保持皮肤清洁干燥,穿宽松衣裤。

4. 卧床休息,抬高患肢30°~40°,以利消肿,避免劳累及久站。

5. 饮食以清淡、易消化为原则。多饮水,可用金银花、麦冬、板蓝根、玄参代茶饮,嘱患者多食新鲜蔬菜、水果,忌食辛辣油腻及海腥发物,禁烟酒。

6. 给予清热利湿、活血解毒的口服中药,汤剂宜凉服,服药后观察局部红肿消退情况、退热效果及反应。

7. 遵医嘱给予左下肢中药湿敷,可用玉露散或金黄散,以鲜丝瓜叶捣汁或金银花露调敷,或鲜野菊花叶、鲜蒲公英、鲜地丁草、鲜马齿苋、鲜冬青树叶等择一捣烂湿敷,干后调换,或以冷开水不断湿润,每天2次,每次4~6小时,温度以24~31℃为宜;敷药时注意范围稍大于病变面积,厚薄均匀。

8. 观察疼痛的性质、程度,可行耳穴贴压,取皮质下、神门、肾上腺、三焦等穴,以及额、枕等部位。

9. 定时测量体温,做好记录,高热时进行降温护理。保持口腔及皮肤的清洁。可行穴位按摩,取合谷、曲池、大椎等穴,手法用泻法。

【护理评价】

患者住院3天,通过治疗、护理,本阶段护理目标未全部实现。具体情况如下:

1. 患者症状和体征方面

(1) 患者主诉局部疼痛未减轻。

(2) 壮热烦渴,体温在38.9~39.8℃。

2. 实验室检查方面 血常规:白细胞16.2×10^9/L,中性粒细胞85%,淋巴细胞15%。

3. 疾病相关知识方面 患者了解本次发病的原因,熟悉有关丹毒的预防、调护及潜在的并发症等知识。

4. 调护技能方面 患者已掌握饮食及生活起居调护的方法。

【病情进展】

患者住院1周,左下肢小腿外侧肿势扩散,左下肢小腿、大腿部至下腹部遍布红肿斑片,红肿处可见瘀点,全身壮热、烦躁、神昏谵语。刻下:左下肢小腿、大腿部至下腹部红肿,疼痛加剧,寒战高热,烦躁、神昏谵语。舌红,苔黄腻,脉滑数。

查体:T 39.8℃,稽留热,P 120次/min,R 32次/min,BP 125/85mmHg。左下肢小腿、大腿部至下

腹部遍布红肿斑片,腹股沟淋巴结可触及。

相关检查:血常规:白细胞$20.6×10^9$/L,中性粒细胞84%,淋巴细胞15%。

【提出问题】

1. 患者病情为什么会出现上述变化? 还应做哪些辅助检查?

2. 患者目前存在的护理问题有哪些? 如何解决?

3. 患者病情会有哪些转归? 护治原则分别是什么?

【分析思路】

1. 辨证分析　患者入院后虽经积极治疗,但因青年男性,平素喜食辛辣之物,嗜烟酒,阳盛生热,火毒炽盛,气血壅滞,挟湿热。本病患者素体血分有热,感受风热毒邪,火侵脉络,郁阻肌肤。红肿斑片由左下肢向胸腹蔓延者多为逆证;出现全身壮热、烦躁、神昏谵语,为邪毒内攻之象。

2. 辅助检查　上述血常规检查初步表明感染加剧。

(1) 为进一步明确感染情况,可进行血液细菌培养及药敏检查。

(2) 为及时发现病情变化,可每天常规检验血常规、尿常规,观察白细胞总数和中性粒细胞比例,尿蛋白等。可根据情况做肝、肾功能及电解质测定、心电图、胸部X线摄片、B超等检查。

3. 目前存在的护理问题

(1) 寒战高热　与火毒炽盛,正邪交争有关。

(2) 烦躁　与火毒炽盛,热扰营血有关。

(3) 疼痛　与火毒阻络,气血凝滞有关。

(4) 潜在并发症:昏迷　与邪毒内攻,毒盛入血有关。

【行动方案】

1. 密切观察体温变化。每2小时测量1次体温,必要时随时测量,做好记录。注意发热的热型、时间和程度。警惕壮热稽留不退,引动肝风,而出现惊厥抽搐。

2. 密切观察原发病灶处皮肤及全身情况,注意血压、神志、尿量的变化,判断病情进展和治疗效果,出现神志昏迷,呓语谵妄,目暗,四肢厥冷,全身汗出如油,尿少或无尿,腹部痛胀,呕恶等情况,应立即报告医生,医护协作处理。

3. 观察局部疼痛性质、持续时间、程度。积极处理原发病灶,局部换药时,禁忌挤压,防止毒素扩散。

4. 绝对卧床休息。壮热恶寒无汗时,勿袒露胸腹和当风受凉;壮热不恶寒,头昏烦躁,气急脉数者,头部可用冰袋冷敷;壮热汗多口渴时,可给予西瓜汁、梨汁等。

5. 饮食宜清淡,根据病情酌情给予流质或半流质饮食,忌辛辣荤腥发物及甜腻之品,多饮新鲜蔬菜汁及水果汁。

【转归与护治原则】

转归一:患者经过积极的治疗护理,及时控制毒势,病情趋向恢复,但可见邪退正虚、余毒未尽的症状,如低热口干、身疲、脉数、肿痛渐消等。护治当凉血清热解毒。

转归二:热毒炽盛,毒邪进一步扩散,内侵脏腑,则恶证频现。如昏迷、胸闷、抽搐、呕恶、便秘或腹泻等。护治当清肝泻脾,解毒化瘀。

转归三:若出现毒邪内攻,正不胜邪,正气欲脱,即"孤阳欲脱之证",症见汗出肢冷,嗜卧语低。护治当回阳固脱,中西医结合救治。

(李卫红)

思　考　题

1. 如何鉴别疖、疔疮、痈、有头疽?

2. 颜面疔疮与手足疔疮在护理措施上有何异同？

3. 下肢丹毒患者局部红斑肿胀伴有小水疱,如何进行对症护理？

4. 脱疽患者下肢疼痛伴功能障碍时,可采取哪些护理措施？

5. 臁疮患者,如何进行辨证护理？

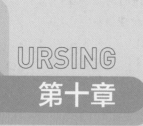

第十章

乳房及肛门病证

知识目标：

1. 掌握各病证的概念、病因病机和护治原则。

2. 掌握各病证的临床症状、围手术期护理措施。

3. 熟悉各病证的经典原文，主要的护理问题、健康教育。

4. 熟悉以下病证鉴别　乳痈与炎性乳癌，乳癖与乳岩，内痔与直肠脱垂，内痔与直肠息肉，混合痔与肛管直肠癌，肛漏、肛门部汗腺炎与毛囊炎，肛痈与肛门旁脂瘤。

5. 了解各病证的历史沿革、诊断。

能力目标：

1. 能根据病情资料准确地进行辨病和辨证。

2. 能采取合适的中医适宜技术缓解患者的症状　经穴推拿促进术后排便，穴位埋针缓解术后疼痛，耳穴贴压、中药贴敷、艾灸缓解乳房肿胀疼痛。

素质目标：

具有保护患者隐私，主动运用中医护理方法为其排忧解难的意识。

乳房位于胸前第二和第六肋骨水平之间,左右对称,分乳房、乳晕、乳头和乳络四个部分。在五脏六腑之气血津液中,以肾的先天之精气、脾胃的后天水谷之气和肝的藏血及调畅气机对乳房的影响最大。感染性的乳房病症发病的主要原因有肝郁胃热,感受外邪,乳汁瘀积久而化热,腐肉为脓;肿块性的乳房病证发病的主要原因有肝肾不足,肝肾阴虚或肝郁化火,冲任失调,气滞血瘀痰凝。

乳房病证的治疗以疏肝理气、化瘀散结、调节气血为原则。同时因乳房病证与足少阴肾经、足阳明胃经、足厥阴肝经及任冲二脉的循行与作用密切相关。故中医认为治疗本病宜"疏通经络,促进气血循行"。

乳房病证以乳房局部结块、红肿热痛、伴有恶寒发热等为主症。护理时应重点观察体温、乳房肿痛、乳房结块等情况;注意乳头清洁;饮食宜多食清淡、富营养、疏肝理气、化瘀散结的食物及食疗方;乳痈者应注意休息,乳癖者应适当控制脂肪类食物的摄入;重视病证的预防。

肛门病证是指一切与肛门直肠有关的病证,常见有痔、肛裂、肛漏、肛痈等,中医文献统称为痔疮、痔瘘。肛门直肠为消化道的末端,是通于体外的出口。直肠生发于内胚层,肛管生发于外胚层。齿线为其分界,是临床上区分内痔与外痔的重要因素。其主要生理功能是排便,吸收水分和部分药物。肛门病证发病的主要原因有风、湿、热、燥、气虚、血虚等,有的因素可单独致病,有的可多种因素同时出现。

肛门病证以便血、肿痛、脱垂、流脓、便秘、分泌物等为主症。护理时应注意重点观察排便、肛周疼痛、体温等情况;避免久坐久立、过度劳累;注意饮食,宜食清淡、易消化、健脾和胃的食物及食疗方;重视病证的预防和术后肛门功能的康复。

第一节 乳 痈

10章01节 数字内容

 ——————— 导入案例与思考 ———————

谢某,女,24 岁。因产后左乳房局部硬结,肿胀疼痛就诊。

患者产后 3 周,因夜间频繁起坐哺乳而受寒,次日即感不适,恶寒发热、头痛、左乳房局部肿胀疼痛,自用蒲公英煎服,效果欠佳,故来院就诊。刻下:全身感觉不适,头痛,口渴,便秘,左侧乳房局部肿胀疼痛有硬结。舌红,苔薄,脉数。

体格检查:T 37.7℃,P 85 次/min,R 20 次/min,BP 120/72mmHg,左侧乳房局部肿胀疼痛,有结块,伴有压痛,皮肤微热,皮色微红。

请思考:

1. 该患者目前所患何病?辨证当属何证?

2. 针对患者目前的局部肿胀疼痛症状,应如何护理?请用思维导图的形式呈现。

乳痈是由热毒侵入乳房所引起的一种急性化脓性病证,其特点是乳房局部结块,红肿热痛,伴有全身发热,且容易"传囊"。本病好发于产后 3~4 周的哺乳妇女,尤以初产妇多见,也可在怀孕期,或非哺乳期及非怀孕期发生。根据本病发病时期的不同,在哺乳期发生的称"外吹乳痈",在怀孕期发生的称"内吹乳痈",在非哺乳期和非怀孕期发生的称"不乳儿乳痈"。临床上以外吹乳痈最为常见。

凡急性乳腺炎,以乳房局部结块,红肿热痛,伴有全身发热为主要表现者,均属本病证的讨论范围,可参考本节辨证施护。

【经典与沿革】

1. "妇女乳痈妒肿,削柳根皮,熟捣,火温,帛囊贮,熨之。"(晋·葛洪《肘后备急方》)

2. "新产之人,乳脉正行,若不自乳儿,乳汁蓄结,气血蕴结,即为乳痈。"(宋《圣济总录》)

3. "外吹乳者,小儿吮乳,吹风在内故也;内吹乳者,女人腹中有孕,其胎儿转动,吹风在外故也。"(明·窦梦麟《疮疡经验全书》)

【病因病机】

乳痈之病因主要有乳汁瘀积、肝郁胃热及感受外邪三大类。病因病机示意图,见图10-1。

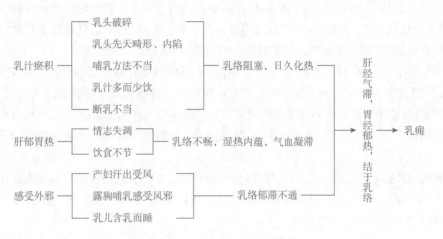

图 10-1　乳痈病因病机示意图

1. 乳汁瘀积　乳汁瘀积是最常见的原因。初产妇乳头较易破碎,或乳头先天性畸形、内陷而影响充分哺乳,或哺乳方法不当,或乳汁多而少饮,或断乳不当,均可出现乳汁瘀积,导致乳络阻塞成块,郁久化热酿脓而成痈肿。

2. 肝郁胃热　女子乳头属肝,乳房属胃,妇女产后情志失调,肝气郁滞,乳络不畅,乳汁瘀积成块;或产后饮食不节,脾胃运化失司,湿热蕴结于胃络,气血凝滞,阻塞乳络,而成乳痈。

3. 感受外邪　产妇体虚汗出受风,或露胸哺乳外感风邪;或乳儿含乳而睡,口中热气从乳窍吹入,导致热邪蕴结于肝胃之经,均可使乳络郁滞不通,化热成痈。

另外,妊娠期间,胎气上冲,气机失于疏泄,与邪热结于阳明之络而成内吹乳痈。女子在非哺乳期给儿女假吸可诱发不乳儿乳痈。

乳痈病位在乳络,与肝、胃等脏腑关系密切。基本病机为肝郁胃热,气血壅滞。病理因素主要为风、热和痰。病理性质有虚有实,实者因乳汁阻塞乳管或外邪入侵而表现的实证、热证;虚者因部分产后的患者仍未复元,有气虚、血虚的表现。证候以实证、热证为主。

从初起、成脓期、溃脓期到溃后期,病程较短,早期应重视调理脏腑,调和气血,后期重视补益,顾护脾胃,预后良好,但若治疗不当,也会使病程迁延,可形成传囊乳痈、乳漏。

【诊断与鉴别诊断】

1. 诊断

(1) 症状:初起常有乳头皲裂,哺乳时感觉乳头刺痛,伴有乳汁郁积不畅或结块,乳房局部肿胀疼痛,皮色不红或微红,皮肤不热或微热,成脓时乳房红肿疼痛加重,皮肤焮红灼热,肿块变软,有应指感;溃破或切开引流后肿痛减轻。若溃后脓出不畅,肿势不消,疼痛不减,身热不退,可能形成袋脓,或脓液波及其他乳络形成传囊乳痈。亦有溃后乳汁从疮口溢出,久治不愈,形成乳漏。患者多伴恶寒发热、头痛、周身不适、食欲不振等症状。

(2) 体征:腋下可有淋巴结肿大疼痛。

(3) 发病特点:外吹乳痈好发于产后3~4周的哺乳期妇女,乳头破碎或乳汁瘀滞者更易发生;内

Note:

吹乳痈多发生在妊娠后期;不乳儿乳痈多有假吸诱因。

（4）相关检查:血常规、局部诊断性穿刺、钼靶 X 线摄片、B 超等检查,有助于明确诊断。

2. **鉴别诊断**　乳痈与炎性乳癌:二者均多发于妇女哺乳期,均可见乳房肿大,腋下可有淋巴结肿大。二者的不同点见表 10-1。

表 10-1　乳痈与炎性乳癌的鉴别

病症名称	好发人群	主要症状	全身症状	转归
乳痈	哺乳期妇女	乳房红肿疼痛	恶寒发热、头痛、周身不适等	预后良好
炎性乳癌	妊娠期或哺乳期妇女	成脓期乳房逐渐增大,并波及对侧局部皮肤呈暗红色或紫红色,毛孔深陷呈橘皮样改变,患乳迅速肿胀变硬,常累及整个乳房的 1/3 以上,有轻触痛	较轻	预后不良

【辨证施护】

1. **辨证要点**

（1）辨初起、成脓期与溃后期:如乳房局部肿胀疼痛,或有结块,伴有压痛,皮肤不热或微热,皮色不红或微红,全身症状不明显,为乳痈初起;如患乳肿块不消或渐增大,呈持续性剧痛或搏动性疼痛,伴有明显的触痛,皮肤灼热,皮色焮红,并明显伴有壮热、口渴、便秘等全身症状,为乳痈成脓期;如急性脓肿成熟后,自行破溃出脓,或手术切开排脓,若脓出通畅,则局部肿消痛减,寒热渐退,疮口逐渐愈合,此为溃后期。

（2）辨虚实:实证病程短,乳房肿胀疼痛,皮色不变或微红,排乳不畅,伴恶寒发热,全身不适者为气滞热壅证;乳房肿痛加重,结块增大,皮肤焮红灼热,肿块变软,有应指感,或脓出不畅,红肿热痛不消,伴壮热不退,便秘溲赤者为热毒炽盛证。虚证病程较长,溃后乳房肿痛减轻,脓液清稀,淋漓不尽,日久不愈,伴面色少华,神疲乏力,或低热不退者为正虚毒恋证。

2. **护治原则**　治疗乳痈应分期治疗。未成脓者,以清热解毒、理气消肿为主;成脓者,以通乳散结,托毒外出为主;溃后期,以调和营血,消散瘀滞为主。治疗以"通"为原则,并辅以疏肝理气,通腑泄热之品。

3. **证治分类**（表 10-2）

表 10-2　乳痈的常见证型与辨证治疗

证型	临床表现	治法	方药
气滞热壅	乳汁瘀积结块,皮色不变或微红,皮肤不热或微热,肿胀疼痛,或伴有恶寒发热,头痛,全身感觉不适,口渴,便秘,苔薄,脉数	疏肝清胃,通乳消肿	主方:瓜蒌牛蒡汤 常用药物:瓜蒌仁、牛蒡子、天花粉、黄芩、栀子、金银花、连翘、皂角刺、青皮、陈皮、柴胡、生甘草等
热毒炽盛	患乳肿块不消或逐渐增大,乳房肿痛加重,皮肤焮红灼热,肿块变软,有应指感,或脓出不畅,红肿热痛不消,有"传囊"现象,壮热、口渴、便秘溲赤,舌红,苔黄腻,脉洪数	清热解毒,托里透脓	主方:透脓散 常用药物:黄芪、川芎、当归、皂角刺等
正虚毒恋	溃脓后乳房肿痛虽轻,但疮口脓水不断,脓汁清稀,愈合缓慢或形成乳漏,全身乏力,面色少华,或低热不退,饮食减少,舌淡,苔薄,脉弱无力	益气和营托毒	主方:托里消毒散 常用药物:人参、川芎、白芍、黄芪、当归、白术、茯苓、金银花、白芷、甘草、连翘、陈皮等

4. 主要护理问题

(1) 乳房疼痛　与乳络阻塞,不通则痛有关。

(2) 壮热　与乳汁瘀积日久化热,或肝郁胃热,或感受外邪、郁久化热有关。

(3) 便秘　与热盛伤津,肠失濡润有关(参见第四章第五节便秘)。

(4) 潜在并发症:传囊乳痈　与脓液波及其他乳络有关。

(5) 潜在并发症:乳漏　与溃后乳汁从疮口溢出,久治不愈有关。

5. 护理措施

(1) 病情观察:①密切观察痈的疮形、肿势、色泽、脓液、疼痛和全身症状的变化。②定时测量体温,做好记录。③在溃后期要观察脓液的量、色、质、气味,注意是否有袋脓、传囊乳痈、乳漏的出现;若溃后脓出不畅,肿势不消,疼痛不减,身热不退,可能形成袋脓,或脓液波及其他乳络形成传囊乳痈,亦有溃后乳汁从疮口溢出,久治不愈,形成乳漏。

(2) 生活起居护理:①保持病室空气新鲜,环境整洁,安静,光线柔和,经常开窗通风。②保持足够休息和睡眠,避免劳累。③保持口腔、皮肤清洁,可用淡盐水或金银花煎水漱口。④暂停哺乳,定时用吸乳器吸尽乳汁,防止乳汁瘀积。⑤使用三角巾或宽松的内衣托起患乳,减少上肢活动。⑥保持大便通畅,可进行腹部顺时针按摩。⑦辨证起居:热毒炽盛者,病室温度宜稍低;正虚毒恋者,病室宜阳光充足,随气候变化增减衣被,在病室通风换气前宜先穿衣盖被,而后通风,时间不宜太长,以防受凉感冒。

(3) 饮食护理:①以清淡、低脂肪、易消化、富营养、益胃生津为原则。忌辛辣油腻或腥味食物,如肥肉、烟酒、鱼虾等。②鼓励患者多饮汤水,使乳源充足,防止乳汁浓稠难出。③辨证施食:气滞热壅者,以行气消肿止痛为原则,可食白萝卜,亦可用厚朴花 3~5g 泡水代茶饮;热毒炽盛者,以清热解毒、托里透脓为原则,可食鲜蒲公英、绿豆、马齿苋等,或饮蒲公英茶;正虚毒恋者,以益气合营托毒为原则,可食蛋、鱼肉、豆制品、牛奶等,亦可用红枣 10 枚、鲜山药 100g、粳米 200g 煮粥,日服 2 次,连服 5 日。

(4) 情志护理:保持心情舒畅,使肝气条达通顺尤为重要。多与患者及其家属交流,了解其思想动态,关心、体贴,劝其有耐心,勿急躁,帮助患者合理安排好孩子的饮食以代母乳,以解除患者后顾之忧,避免过度紧张、忧虑悲伤的情绪,保持愉悦良好的心态配合治疗。

(5) 用药护理:①遵照医嘱的时间、剂量和方法给药,注意观察药物的不良反应。②疼痛剧烈者,可遵医嘱予镇静止痛药物,并观察用药后疗效。③服用中药断乳时,记录断乳时间。④断乳可用炒麦芽 500g,煎水代茶饮,连服 3 日。刚开始断乳时乳房可能发生胀痛,此时应忍痛克服,不要再挤奶,否则挤空后会再生乳汁,影响回乳效果。⑤辨证施药:气滞热壅、热毒炽盛者,汤剂宜稍凉服;正虚毒恋者,汤剂宜早晚温服,服药期间忌饮浓茶。

(6) 对症处理

乳房疼痛

① 中药贴敷:多适合气滞热壅、正虚毒恋而疼痛者。a. 药物:气滞热壅者,可用金黄膏或玉露膏外敷;或用鲜菊花叶、鲜蒲公英、仙人掌去刺捣烂外敷;或用六神丸研细末与适量凡士林调敷。正虚毒恋者,可用八二丹或九一丹提脓拔毒,并用药线引流,外敷金黄膏;待脓净仅有黄稠滋水时,改用生肌散收口,并用红油膏或生肌玉红膏盖贴。b. 方法:根据敷药面积,将药物均匀平摊于大小合适的棉垫或纱布上,厚度以 2~5cm 为宜,涂布范围应超出病灶 2~3cm,然后贴敷在结块明显的点位,用医用胶布固定,松紧适宜,每日 1 次。

② 艾灸:多适用于未成脓而疼痛者。a. 穴位:期门、足三里(双侧)、乳根(患侧)、膻中等。b. 方法:用艾条悬灸 10~20 分钟,每日 2 次。施灸过程中须观察患者局部皮肤及病情变化,询问患者有无不适,保证安全。

③ 耳穴贴压:a. 耳穴:取胸、胃、肝、乳腺、三焦、神门、枕穴。b. 方法:每日按压 3~5 次,每次每穴

Note:

按压 1~2 分钟,或不拘时按压,对按或向耳轮方向按压,以耐受为度,每 4~5 日更换一次。

【健康教育】

1. 指导患者按需哺乳,哺乳后排空剩余乳汁;高热或脓肿形成时停止哺乳。

2. 保持乳房及乳头清洁,如出现乳头皲裂,可用蛋黄油、麻油或橄榄油外涂。

3. 哺乳期间应保持心情舒畅,情绪稳定。饮食宜清淡、易消化、富营养,少食肥甘厚腻之品;忌食海腥发物、辛辣炙煿之品。

4. 注意休息,保证充足睡眠,可用宽松的内衣或三角巾托起患乳。

5. 怀孕 6 个月后,用木梳沿乳腺导管方向梳理,可预防乳痈。

(杜培欣)

第二节　乳　癖

10 章 02 节　数字内容

 ────────────── 导入案例与思考 ──────────────

王某,女,42 岁。因双侧乳房胀痛半年就诊。

患者半年来双侧乳房胀痛,曾连续服"乳块消颗粒"2 个月无效,反增腰酸乏力,神疲倦怠,经前期乳房胀痛加重。月经先后无定期,量少色淡,遂来院就诊。刻下:双侧乳房胀痛,面色㿠白,神疲体倦,腰骶酸痛,心烦易怒。舌淡,苔白,脉沉细。

体格检查:T 37.7℃,P 85 次/min,R 20 次/min,BP 120/72mmHg,乳房周围皮下存在泛发性扁平状小结节,推之可移动。

请思考:

1. 该患者目前所患何病? 辨证当属何证?

2. 针对患者目前的肿胀疼痛症状,应如何护理? 请用思维导图的形式呈现。

───

乳癖是以乳房出现肿块,且肿块和疼痛与月经周期相关为主要表现的一种病证,它是乳腺组织的既非炎症也非肿瘤的良性增生性疾病。其特点是单侧或双侧乳房发生单个或多个大小不等的肿块,压痛或胀痛,肿块形态不一,边界清楚,推之移动。乳痛和肿块与月经周期及情志变化密切相关。本病好发于中青年妇女,其发病率约占乳房疾病的 75%,是临床上最常见的乳房疾病。

凡乳腺小叶增生、乳房囊性增生、乳房纤维瘤等,以乳房出现肿块,且肿块和疼痛与月经周期相关为主要表现者,均属本病证的讨论范围,可参考本节辨证施护。

【经典与沿革】

1. "忧郁伤肝,思虑伤脾,积想在心,所愿不得志者,致经络痞涩,聚结成核。"(明·陈实功《外科正宗》)

2. "乳中结核,形如丸卵,不疼痛,不发寒热,皮色不变,其核随喜怒而消长,此名乳癖。"(清·高秉钧《疡科心得集》)

3. "乳癖乃乳中结核,形如丸卵,或坠重作痛,或不痛,皮色不变,其核随喜怒消长,多由思虑伤脾,恼怒伤肝,郁结而成也。"(清·顾世澄《疡医大全》)

Note:

【病因病机】

乳癖之病因有肝郁气滞和冲任失调两大类。乳癖病因病机示意图见图 10-2。

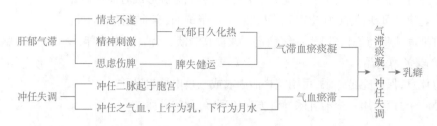

图 10-2　乳癖病因病机示意图

1. **肝郁气滞**　由于情志不遂,久郁伤肝,或受到精神刺激,急躁恼怒,可导致肝气郁结,气血不畅,蕴结于乳络。肝气郁结日久则化热,热灼津液为痰;或思虑伤脾,脾失健运,酿痰生浊,气滞痰凝血瘀即可形成乳房肿块,乳络经脉阻塞不通,则引起乳房疼痛。

2. **冲任失调**　冲任二脉起于胞宫,冲任之气血,上行为乳,下行为月水。冲任失调,则气血瘀滞,积聚于乳房、胞宫,导致乳房肿块疼痛,或月经不调。

本病病位在乳房,与肝、脾、胃三经及冲任二脉密切相关。足厥阴肝经至乳下,足太阴脾经行乳外、足阳明胃经过乳房。病理因素为气滞、痰凝和血瘀。基本病机为肝郁气滞、脾肾亏虚、冲任失调。病理性质为本虚标实,其中冲任失调为发病之本,肝气郁结、痰凝血瘀为发病之标。外感邪热入里,壅结胃肠,导致气机升降失常,热结腑实,肝脾久郁蕴热,以致气滞血瘀,郁结成毒,可造成乳癖。

乳癖患者通过治疗大部分可获痊愈,预后良好;部分患者不经治疗,通过适当调护可自愈;少部分患者可发展成为乳岩,预后较差。

【诊断与鉴别诊断】

1. **诊断**

(1) 症状:乳房疼痛以胀痛为主,也有刺痛或牵拉痛。乳痛主要以乳房肿块处为甚,常涉及胸胁部或肩背部,少数患者可出现乳头溢液。乳痛与肿块常在月经前加重,月经后减轻,常伴有月经失调、心烦易怒等症状。

(2) 体征:乳房肿块可发生于单侧或双侧,大多位于乳房的外上象限,也可见于其他象限。肿块的质地中等或质硬不坚,表面光滑或呈颗粒状,活动度好,大多伴有压痛。肿块大小不一,直径一般在1~2cm 左右,大者可超过 3cm。肿块的型态常可分为以下四种:

1) 片块型:肿块呈厚薄不等的片块状、圆盘状或长圆形,数目不一,质地中等或有韧性,边界清,活动度良好。

2) 结节型:肿块呈扁平、串珠或串珠状结节,形态不规则,边界欠清,质地中等或偏硬,活动度好。亦可见肿块呈米粒或砂粒样结节。

3) 混合型:肿块呈结节、条索、片块、砂粒样等多种形态混合存在者。

4) 弥漫型:肿块呈颗粒状分布乳房三个象限以上者。

(3) 发病特点:好发年龄为 25~45 岁妇女。

(4) 相关检查:乳房钼靶 X 线检查、超声波检查等有助于诊断与鉴别诊断,对于乳房肿块较硬或较大者,可考虑做活组织病理检查有助于诊断。

2. **鉴别诊断**　乳癖与乳岩:二者均可见乳房肿块。二者的不同点见表 10-3。

表10-3　乳癖与乳岩的鉴别

病证名称	性质	好发人群	肿块特点	乳头改变	皮肤改变	淋巴结肿大
乳癖	乳腺良性增生	25~45岁妇女	肿块质地、大小不一,形态不一,边界清楚,活动度好	无	无	无
乳岩	乳腺恶性肿瘤	绝经前后妇女	肿块坚硬,表面不平,边界不清,后期溃破呈菜花样,活动度差	内缩或抬高	有典型橘皮样变	有,坚硬或固定

【辨证施护】

1. **辨证要点**　辨虚实:单侧或双侧出现乳房肿块、疼痛,与情志及月经周期关系密切。若伴胸闷胁胀,善郁易怒,失眠多梦,心烦口苦,苔薄黄,脉弦数者为实证;若伴腰酸乏力,神疲倦怠,月经失调,量少色淡,或闭经,舌淡,苔白,脉沉细者为虚证。

2. **护治原则**　治疗乳癖应分清标本虚实。肝郁气滞、痰瘀互结所致实证,治宜理气、化痰、祛瘀;素体阳虚、气血亏虚所致虚证,治宜和阳通腠、温补气血。

3. **证治分类**(表10-4)

表10-4　乳癖的常见证型与辨证治疗

证型	临床表现	治法	方药
肝郁痰凝	多见于青壮年妇女,乳房肿块质韧不坚,胀痛或刺痛,随喜怒消长,伴有胸闷胁胀,善郁易怒,失眠多梦,心烦口苦,苔薄黄,脉弦滑	疏肝解郁,化痰散结	主方:逍遥蒌贝散 常用药物:柴胡、当归、白芍、茯苓、白术、瓜蒌、贝母、半夏、胆南星、生牡蛎、山慈菇等
冲任失调	多见于中年妇女,乳房肿块月经前加重,经后减缓,伴有腰酸乏力,神疲倦怠,月经失调,量少色淡,或闭经,舌淡,苔白,脉沉细	调摄冲任	主方:二仙汤合四物汤 常用药物:仙茅、淫羊藿、巴戟天、当归、黄柏、知母、当归、川芎、芍药、熟地黄等

4. **主要护理问题**

(1) 乳房疼痛　与气血阻塞于乳络,不通则痛有关。

(2) 肿块　与气滞痰凝,瘀血结聚于乳房有关。

(3) 焦虑/恐惧　与乳房肿块性质不明,担心治疗效果及预后有关。

5. **护理措施**

(1) 病情观察:①观察乳房疼痛的性质、程度、发生时间、疼痛发生与情绪的关系等。②观察乳房肿块发于单侧还是双侧、范围大小、质地、表面是否光滑、是否与周围组织分界不清、活动度、是否有压痛,以及肿块的增大速度等。③观察患者是否伴有月经不调、乳房溢液等症状。④辨证观察:肝郁痰凝者,须观察胸闷胁胀情况和情绪变化;冲任失调者,需重点观察月经的色质量及变化。

(2) 生活起居护理:①保持病室空气新鲜,经常开窗通风,温度18~22℃,湿度50%~60%,并根据病情辨证调节。②病室安静整洁,避免烦杂噪声,减少不良刺激。③生活起居有规律,保证足够的睡眠。④劳逸结合,适当进行体育锻炼。⑤避免触碰乳房肿块,可用宽松的乳罩托起乳房,以减轻疼痛。⑥乳头溢液者应及时清洁乳头,勤换内衣,定期沐浴,保持局部皮肤洁净干燥。⑦辨证起居:冲任失调伴气血亏虚不足者,病室宜阳光充足,嘱患者随气温变化增减衣被,注意休息,避免劳累伤正。

(3) 饮食护理:①以清淡、低脂肪、低蛋白、易消化,养肝益肾为原则。多吃绿色蔬菜、水果。忌食咖啡、可可、巧克力等,忌雌激素、催乳素含量较高的食物,忌肥甘厚味、辛辣刺激之品。②辨证施食:肝郁痰凝者,以疏肝解郁,化痰散结为原则,可用佛手3~5g泡水代茶饮,或用干玫瑰花瓣6~10g泡水代茶饮,亦可经常含服金橘饼(或九制陈皮);冲任失调者,可常食豆制品、海带、鱼类、乌鸡、黑豆、制何首乌等;气血不足者可食大枣、瘦肉、牛奶等。

（4）情志护理：本病常与肝气郁结有关,故平时需加以心理调摄,鼓励患者保持心情舒畅,避免精神过度紧张。可听角调式音乐,如《蓝色多瑙河》《江南丝竹乐》《江南好》等;也可通过与患者聊天、播放舒缓的音乐等方法使其放松心情,消除焦虑和抑郁,及时帮助患者疏导不良情绪。

（5）用药护理：①本病疗程较长,要督促患者按时服药。②活血化瘀药物在月经期间暂停服用,经后可继续服用。③用外敷药时须注意有无皮肤过敏,若有过敏应及时停药。④观察患者服药后乳房肿块的变化情况。

（6）对症处理

乳房疼痛

① 中药贴敷：适合所有证型的肿块疼痛者。a.药物：阳和解凝膏掺黑退消盖贴,或金黄散适量研细,用凡士林少许调匀,外敷于患处。b.方法：同本章第一节乳痈中药贴敷法。

② 耳穴贴压：多适合冲任失调而肿块疼痛者。a.部位：神门、内分泌、卵巢、乳腺等穴。b.方法：每日按压3~5次,每次每穴按压1~2分钟,或不拘时按压,对按或向耳轮方向按压,以耐受为度,每4~5日更换一次。

③ 药物乳罩法：a.药物：丁香、郁金、地龙、丝瓜络各15g,赤芍20g。b.方法：将上述药物共研细末,装入6cm×5cm白棉布袋中,一面加一层软塑料膜。将药袋置于乳罩夹层内,非塑料膜一面紧贴乳房并完全覆盖患处。c.频次：每周换药袋1次,4周为1个疗程。

④ 中药离子导入：a.药物：柴胡、当归、红花各20g,黄药子5g,丹参30g。b.方法：将上述中药饮片煎熬成汤剂,药垫浸泡后,置于患处,再取中药离子导入。c.频次：每次20分钟,每周3次,12次为1疗程。

【健康教育】

1. 起居有常,劳逸适度,注意休息,避免压力过大。

2. 调摄情志,保持心情舒畅,避免不良情绪。消除紧张心理,树立战胜疾病的信心。

3. 清淡、易消化、低脂饮食,忌烟酒。慎用富含雌激素高的美容养颜之品。

4. 应在专科医生指导下进行治疗,定期复查,病重者可考虑手术治疗。

5. 指导患者经常自我检查乳房,宜在月经干净后排卵前检查,以便早期诊治。

6. 注意防止乳房外伤。及时治疗月经失调等妇科疾患。

（杜培欣）

第三节 痔、肛漏、肛裂、肛痈

10章03节 数字内容

痔

 ———— 导入案例与思考 ————

潘某,男,42岁,公司职员。因反复肛门块物脱出伴便血1周余就诊。

患者7天前解大便后发现便中带血,且肛门有一柔软肿物脱出,难以回纳肛门,遂来院就诊。刻下：便后肛门块物脱出难以自行回纳,便血量多,色鲜红。舌质红,苔薄黄,脉滑。

体格检查：T 36.5℃,P 80次/min,R 20次/min,BP 120/72mmHg,后阴肿物柔软。

入院后在会阴阻滞麻醉下行"痔切除术",术毕安返病房。

请思考:

1. 该患者目前所患何病? 辨证当属何证?

2. 为促进患者术后排便,应如何护理? 请用思维导图的形式呈现。

痔是直肠末端黏膜下和肛管皮下的静脉丛发生扩大、曲张所形成柔软的静脉团的病证。本病发病率占肛门直肠疾病的首位,是临床常见病、多发病,多见于成年人。根据发病部位的不同,可分为内痔、外痔和混合痔。发生在肛门齿状线以上的为内痔;发生在齿状线以下的为外痔;两者同时发生的为混合痔。

凡内痔、外痔、混合痔等,以便血和/或痔核脱出为主要表现者,均属本病证的讨论范围,可参考本节辨证施护。

【经典与沿革】

1. "因而饱食,筋脉横解,肠澼为痔。"(《素问·生气通天论》)

2. "痔者,皆因脏腑本虚,外伤风湿,内蕴热毒……以故气血下坠,结聚肛门,宿滞不散,而冲突为痔也。"(元·朱丹溪《丹溪心法》)

3. "痔生于肛门,或在外,或在内。有似鼠乳者,有似樱桃者,其形不一。其病有痛有痒,有软有硬,有脓溃者,有不溃者。有肿痛便难者,有随大便下清血不止者,有穿窍出血如线者。"(明·董宿原《奇效良方》)

4. "不论老幼男妇皆然,盖有生于肛门之内,又有突出于肛门之傍。"(明·陈实功《外科正宗》)

【病因病机】

痔之病因有饮食不节、大便失调、劳累过度、情志内伤、妊娠多产和外感六大类。痔病因病机示意图见图 10-3。

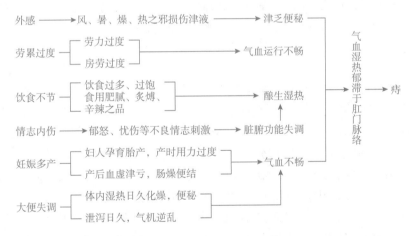

图 10-3 痔的病因病机示意图

1. **外感** 外受风、暑、燥、热之邪,均伤津液,津乏便秘,瘀血浊气阻于魄门,发生痔疾。

2. **劳累过度** 劳力过度,久坐久立,或负重远行,气血暗耗,血行不畅;房劳过度,损伤阴精,筋脉交错,经络瘀阻不散,均可发生本病。

3. **饮食不节** 饮食过多、过饱或食用肥腻、炙煿、辛辣之品,容易生湿积热,湿热下注肛门,使肛门充血灼痛,引发痔疮。

4. **情志内伤** 郁怒、忧伤,久郁化火,肝火旺盛,使肝失疏泄,致脾失健运,生湿生热,湿热下注肛门,则发为痔。

5. **妊娠多产** 妇人孕育胎产,产时用力过度均可使气血不畅,魄门阴络纵横,血脉瘀滞,或产后血虚津亏,肠燥便结,肛门努责而发本病。

Note:

6. 大便失调 体内素有湿热,日久化燥,肠胃燥结,久则腑气不通,便秘难下;或日久泄泻,气机逆乱,气血不畅,阻于肛门脉络。

本病病位在肛门直肠,与肺、脾、胃、肾等脏腑关系密切。基本病机为气血湿热郁滞于肛门脉络。病理性质为本虚标实。本虚标实是发病基础,而饮食、劳累、情志等为诱因。

本病若早期诊断治疗者,正气较强,病情较轻,一般预后良好;若病情较重,正气不足者,部分患者可出现贫血、肛瘘、肛隐窝炎等并发症。

【诊断与鉴别诊断】

1. 诊断

(1) 内痔

1) 症状:①便血:初发常以无痛性便血为主要症状,排便时可出现滴血、射血或手纸带血。出血呈间歇性,饮酒、过食辛辣醇酒厚味、过劳、便秘、腹泻等诱因常使症状加重,严重时可出现继发性贫血。②痔核脱出:随着痔核的增大,轻者在排便时可脱出,便后自行回纳,或用手推助其回纳;重者在咳嗽、活动时可脱出,甚至持续脱出于肛门外。③大便秘结:患者因出血而人为控制排便,久之造成习惯性便秘,并可有肛门重坠感,干燥粪便又极易擦伤痔核表面黏膜而出血,形成恶性循环。④肛周潮湿、瘙痒:痔核反复脱出,肛门括约肌松弛,常有分泌物溢出,因分泌物长期刺激肛周皮肤,易发湿疹,瘙痒不适。⑤内痔嵌顿:随着痔核的增大,在排便时可脱出,若不及时回纳,可形成内痔嵌顿。

2) 体征:截石位肛门外观无异常,肛门指检可触及柔软、表面光滑、无压痛的黏膜隆起,肛门镜下可见齿状线上黏膜半球状隆起,肿物脱出。

3) 分期:①Ⅰ期:痔核较小,不脱出,以便血为主。②Ⅱ期:痔核较大,大便时可脱出肛外,便后自行回纳,便血或多或少。③Ⅲ期:痔核更大,大便时痔核脱出肛外,甚至行走、咳嗽、喷嚏时也会脱出,不能自行回纳,须平卧、热敷或用手推时才能回纳,便血较少。④Ⅳ期:痔核脱出,不能及时回纳,嵌顿于外,因充血、水肿和血栓形成,以致肿痛、糜烂和坏死,即嵌顿性内痔。

4) 专科检查:肛门指诊、肛门镜检查等有助于诊断。

(2) 外痔

1) 症状:主症为肛门坠胀、疼痛、有异物感。

2) 体征:截石位见肛缘处赘生皮瓣,质地柔软。

3) 发病特点:表面被皮肤覆盖,不易出血。

外痔发生于肛管齿线以下部位,可分为结缔组织外痔、静脉曲张性外痔、血栓性外痔。①结缔组织外痔:指肛门缘皱襞的皮肤发生结缔组织增生、肥大,质地柔软,不出血,痔内无曲张的静脉丛。②静脉曲张性外痔:局部胀痛或坠痛,便后或久蹲时,可见曲张的静脉团,有异物感,不能立即消散,便后或按摩后肿物缩小变软,一般不痛,多伴有内痔。③血栓性外痔:因排便时用力过猛,或用力负重,或剧烈运动后,致痔静脉破裂,血块凝结而形成血栓。可出现肛门部突发剧烈疼痛,肛缘皮肤表面可出现暗紫色肿物,与周围皮肤分界明显,稍一触碰即引起疼痛。

4) 专科检查:肛门指诊有助于诊断。

(3) 混合痔

1) 症状:具有内、外痔的临床表现,可见便血及肛门部肿物,可有肛门坠胀、疼痛或异物感,并伴有局部分泌物或瘙痒。

2) 体征:截石位见肛缘处赘生皮瓣隆起、有肿物脱出,质地柔软。

3) 发病特点:同内、外痔发病特点。

4) 专科检查:肛门指诊、肛门镜检查等有助于诊断。

2. 鉴别诊断

(1) 内痔与直肠脱垂:两者均可见肛门脱出物。两者的不同点见表10-5。

表 10-5 内痔与直肠脱垂鉴别

病证名称	脱出物	便血
内痔	痔核分颗脱出	无痛性便血
直肠脱垂	黏膜自肛门脱出	一般无便血

（2）内痔与直肠息肉：两者均可见肛门脱出物及便血表现。两者的不同点见表 10-6。

表 10-6 内痔与直肠息肉鉴别

病证名称	脱出物	便血
内痔	痔核分颗脱出，无蒂，基底较宽	便血较多
直肠息肉	一般为单个，有长蒂，头圆，表面光滑，质地较痔核硬	易出血，但无射血、滴血现象

（3）内痔与直肠癌：两者均可见便血。两者的不同点见表 10-7。

表 10-7 内痔与直肠癌鉴别

病证名称	好发人群	便血	排便情况
内痔	成年人	带血或滴血，有时射血且量多	大便形态没有改变
直肠癌	中年以上人群	便血血色暗晦，量不多，血与黏液或脓液相混，并有臭味	大便变形，便次增多

（4）结缔组织外痔与肛乳头肥大：两者均有肛门异物感。前者有赘皮且形状不规则，质软；后者多呈三角形或有蒂，质硬色灰白。

（5）混合痔与肛管直肠癌：两者均可见便血及肛门部肿物。两者的不同点见表 10-8。

表 10-8 混合痔与肛管直肠癌鉴别

病证名称	便血	排便情况
混合痔	便血色鲜	无大便性状改变
肛管直肠癌	黏液血便	大便性状改变、大便次数增多

【辨证施护】

1. 辨证要点

（1）辨虚实：主要根据病势、兼症、便血特点等进行辨证。如症见下血色鲜，或便前便后，或量多量少，或如射如滴，可辨为实证；如症见下便血色淡而清，或晦而不鲜，可辨虚证。若见痔核脱出不纳，肛门有下坠感，伴有气短懒言，食少乏力，舌质淡红，脉弱无力者，可辨为气虚；若出现痔核脱出，伴有头晕目眩，面白，心悸，唇舌色淡，脉细者，可辨为血虚。

（2）辨内外痔：主要根据发生位置及主要症状进行辨证。若于肛管齿状线以上的为内痔；于肛管齿状线以下的为外痔。内痔的主要症状为便血，较大的内痔伴有脱垂；外痔的主要症状为肛门坠胀、疼痛和异物感。

2. 护治原则 消除痔的病因。内痔治疗的重点在于缓解症状，减轻痛苦，同时根据病人的症状和体征决定痔的治疗方法和手术方法；外痔以外治为主，亦可采用手术治疗，药物治疗主要在于缓解其症状；混合痔则结合前两者，选择适宜的治疗方法。

3. 证治分类(表10-9)

表10-9 痔的常见证型及辨证治疗

证型		临床表现	治法	方药
内痔	风热肠燥	大便带血、滴血或喷射状出血,血色鲜红,大便秘结或有肛门瘙痒感,舌红,苔薄黄,脉浮数	清热凉血,祛风润燥	主方:凉血地黄汤 常用药物:当归尾、生地黄、赤芍、黄连、枳壳、黄芩、槐角、地榆、荆芥、升麻、天花粉、甘草、生侧柏等
	湿热下注	便血色鲜红,量较多,肛内肿物外脱,可自行回纳,肛门灼热,重坠不适,苔黄腻,脉弦数	清热利湿止血	主方:脏连丸 常用药物:猪大肠、黄连、黄芩、地黄、赤芍、当归、槐角、槐花、荆芥穗、地榆炭、阿胶等
	气滞血瘀	肛内肿物脱出,甚或嵌顿,肛管紧缩,坠胀疼痛,甚则内有血栓形成,肛缘水肿,触痛明显,舌质红,苔白,脉弦细涩	行气活血,逐瘀通络	主方:止痛如神汤 常用药物:秦艽、防风、苍术、黄柏、泽泻、槟榔、桃仁、皂角、当归、熟大黄等
	脾虚气陷	肛门松弛,内痔脱出不能自行回纳,需用手还纳,便血色鲜或淡,伴头晕,气短,面色少华,神疲自汗,纳少便溏,舌淡,苔薄白,脉细弱	补中益气,升阳举陷	主方:补中益气汤 常用药物:黄芪、人参、白术、陈皮、炙甘草、当归、升麻、柴胡等
外痔	湿热下注	便后肛缘肿物隆起不缩小,坠胀明显,甚则灼热疼痛,便秘溲赤,舌红,苔黄腻,脉滑数	清热利湿,活血散瘀	主方:萆薢渗湿汤合活血散瘀汤 常用药物:萆薢、薏苡仁、茯苓、牡丹皮、泽泻、通草、滑石、黄柏等
	血热瘀结	肛缘肿物突起,其色暗紫,疼痛剧烈难忍,肛门坠胀,伴口渴便秘,舌紫,苔薄黄,脉弦涩	清热凉血,散瘀消肿	主方:凉血地黄汤合活血散瘀汤 常用药物:生地黄、当归、赤芍、地榆、槐角、黄连、川芎、苏木、牡丹皮、枳壳等
混合痔	风伤肠络	大便带血,滴血或喷射状出血,血色鲜红,大便秘结或有肛门瘙痒,舌质红,苔薄黄,脉数	清热凉血祛风	主方:凉血地黄汤 常用药物:当归尾、生地黄、赤芍、黄连、枳壳、黄芩、槐角、地榆、荆芥、升麻、天花粉、甘草、生侧柏等
	湿热下注	便血色鲜,量较多,肛内肿物外脱,可自行回纳,肛门灼热,重坠不适,舌质红、苔黄腻,脉弦数	清热利湿	主方:脏连丸 常用药物:猪大肠、黄连、黄芩、地黄、赤芍、当归、槐角、槐花、荆芥穗、地榆炭、阿胶等
	气滞血瘀	肛内肿物脱出,甚或嵌顿,肛管紧缩,坠胀疼痛,甚则内有血栓形成,肛缘水肿,触痛明显,舌质暗紫,苔白,脉弦细涩	理气活血	主方:止痛如神汤 常用药物:秦艽、防风、苍术、黄柏、泽泻、槟榔、桃仁、皂角、当归、熟大黄等
	脾虚气陷	肛门松弛,似有便意,内痔脱出不能自行回纳,需用手法回纳,便血色鲜或淡,伴头晕、气短、面色少华、神疲自汗、纳少、便溏等,舌淡,苔薄白,脉细弱	益气养血	主方:补中益气汤 常用药物:黄芪、人参、白术、陈皮、炙甘草、当归、升麻、柴胡等

4. 主要护理问题

(1) 肛周疼痛 与湿热下注、气滞血瘀有关。

(2) 出血 与热伤肠络有关。

Note:

(3) 便秘　与饮食不当、排便习惯不当、肠腑传导失司有关(参考第四章第五节便秘)。

(4) 焦虑　与排便时剧烈疼痛、便血有关。

(5) 潜在贫血　与便血日久不愈,失血过多有关。

5. 护理措施

(1) 病情观察:①了解有无排便困难和肛门疼痛,若有疼痛,则观察疼痛部位、性质、强度、伴随症状和持续时间。②了解便血情况:大便表面带鲜血,或便后滴血、喷血,便血量多少,有无黏液。便血发作的次数,是否伴有头晕、乏力等症状。③了解排便后有无肿块脱出,能否自行回纳,是否需用手推回。询问患者肛门是否有瘙痒感,是否有肿物嵌顿史。④观察痔核的大小、有无脱出、表面是否糜烂或坏死。⑤观察生命体征变化。若出血量多出现面色苍白、脉搏加快、血压下降、头晕、心慌等,及时报告医生,协助处理。

(2) 生活起居护理:①保持病室的空气新鲜,环境安静整洁。②协助患者取舒适体位,避免久坐、久站。③劳逸适度,出血量较多伴有贫血者宜卧床休息,减少活动。④宜穿干净、柔软、宽松、透气性好的纯棉内裤。⑤使用柔软手纸,以免局部摩擦引起疼痛不适,便后用温水坐浴。⑥保持大便畅通,排便时勿久蹲或努挣。⑦辨证起居:风热肠燥者,病室宜通风、凉爽;风伤肠络者,病室宜凉爽;湿热下注者,病室宜凉爽,避免湿热环境;气滞血瘀者,病室宜略温,注意局部保暖;脾虚气陷者,室温可稍高,避免劳累,多休息。

(3) 饮食护理:①以易消化、富营养、促进大便通畅、健脾益气为原则。②宜多吃蔬菜、水果,多饮开水,忌食辛辣、香燥、海腥发物、刺激性食物及肥腻之品,如肥肉、鱼虾、辣椒、酒等。③辨证施食:风热肠燥者,以清热凉血为原则,宜味苦、性凉之品,如苦瓜、芹菜等,食疗方可选用槐花饮(槐花 10g,粳米 30g,赤砂糖 5g);湿热下注者,以清热利湿为原则,宜味甘、性寒之品,如冬瓜、赤小豆等;气滞血瘀者,以理气通络、活血化瘀为原则,如柑橘、白萝卜、山楂、玫瑰花等,食疗方可选用玫瑰花茶、桃仁粥(《多能鄙事》,桃仁 10~15g,粳米 50~100g)等;脾虚气陷者,以益气养血为原则,如山药、白扁豆、大枣、鸡肉等。

(4) 用药护理:将中药制成油膏剂型,涂抹于肛周患处,厚薄均匀,范围超出患处 1~2cm,如红油膏、白玉膏、黄柏膏等。涂药后观察局部及全身情况,如出现丘疹、瘙痒、水疱或局部肿胀等过敏现象,停止用药,将药物擦洗干净并报告医生,配合处理。

(5) 情志护理:①指导患者保持心情舒畅,避免烦躁、焦虑等不良情绪。②多与患者沟通,了解其心理状态,调畅情志。对于易怒焦躁的患者,可指导其进行冥想放松,听音乐如《高山流水》《渔舟唱晚》等曲目。

(6) 对症处理

1) 肛周疼痛

① 中药熏洗:多适合湿热下注、血热瘀结者。a. 熏洗部位:肛周。b. 药物:忍冬藤、苦参、黄柏、五倍子、蛇床子、地瓜藤等。c. 方法:采用中药煎汤后加水至 3 000ml,先坐于熏洗架上进行肛周熏蒸,20~30 分钟,水温 43~46℃,待水温降至 35~40℃,用纱布或毛巾淋洗患处,或用手轻拨药液产生震水波,每日 2 次。

② 中药涂药:多适合气滞血瘀、脾虚气陷而肿物脱出者。a. 涂药部位:肛周肿物脱出处。b. 药物:消痔膏(主要成分包括冰片、煅田螺壳、橄榄壳、凡士林等)。c. 方法:将配制的药物用棉签或涂药板涂擦至患处皮肤表面,厚薄均匀,以 2~3mm 为宜,范围超出患处 1~2cm 为宜,用无菌敷料覆盖,胶带包扎、固定,观察局部皮肤情况,有无过敏现象,每日 1~2 次。

2) 便秘

经穴推拿:多适合风热肠燥、湿热下注者。a. 穴位:取天枢、中脘、关元、足三里、上巨虚等穴。b. 方法:拇指屈曲垂直下压,以点、按、揉的方式按摩,一般宜在饭后 1~2 小时进行,每个穴位施术 1~2 分钟,以局部穴位透热为度,每日 1~2 次。

Note:

【健康教育】

1. 养成良好的生活习惯,作息有规律,勿过度劳累,戒烟酒。

2. 饮食宜清淡易消化,保证充足的水分,忌食辛辣刺激、炙煿之品及海鲜等发物,勿暴饮暴食。

3. 养成良好的排便习惯,排便时勿久蹲、久坐,勿看手机,勿努责。

4. 便后用温水清洗肛门,保持肛周皮肤清洁。

5. 经常做提肛运动,方法是深吸气时收缩并提肛门,呼气时将肛门缓慢放松,一收一放为 1 次;每日晨起及睡前各做 20~30 次。

肛　漏

導入案例与思考

黄某,男,25 岁,软件工程师。因肛旁肿痛流脓 5 月余就诊。

患者 5 月前无明显诱因出现肛旁肿痛,于外院行肛周脓肿切开引流术后症状缓解,但肛旁肿痛流脓仍反复发作,今患者再次出现肛旁肿痛,为求进一步诊治,遂来院就诊。刻下:肛旁肿痛流脓,大便日行 1 次,质软成形,饮食正常,夜寐欠安。舌质红,苔薄黄,脉滑。

体格检查:T 36.5℃,P 80 次/min,R 20 次/min,BP 120/72mmHg,截石位 1 点距肛缘 3cm 见一溃口,皮下有硬索呈分支通入肛内同点齿线处,触痛(＋)。

入院后在针药复合麻醉下行"肛瘘切除术",术毕安返病房。

请思考:

1. 该患者目前所患何病? 辨证当属何证?

2. 术后第 1 天患者手术创面无渗血,有大量肛周渗液 >10ml(纱布 3 块潮湿),应如何护理? 请用思维导图的形式呈现。

肛漏又称肛瘘,是指直肠或肛管与肛门周围皮肤之间感染、损伤、异物等因素所致,以肛门硬结、局部反复流脓、疼痛、瘙痒为主要症状的一种病证。肛漏多是肛痈的后遗症,以 20~40 岁青壮年居多,男性明显高于女性。

凡肛瘘,以肛门硬结、局部反复流脓、疼痛、瘙痒为主要表现者,均属本病证的讨论范围,可参考本节辨证施护。

【经典与沿革】

1. "夫痔瘘者,由诸痔毒气,结聚肛边……穿穴之后,疮口不合。时有脓血,肠头肿疼,经久不瘥,故名痔瘘也。"(宋·王怀隐《太平圣惠方》)

2. "痔久不瘥,变为瘘也。"(隋·巢元方《诸病源候论》)

3. "人惟坐卧风湿,醉饱房劳,生冷停寒,酒面积热,以致荣血失道,渗入大肠,此肠风藏毒之所由作也。"(元·朱丹溪《丹溪心法》)

【病因病机】

肛漏之病因有肛周脓肿溃后和虚劳久嗽致肺肾两虚两大类。肛漏病因病机示意图见图 10-4。

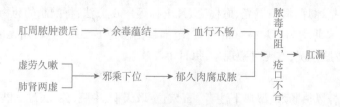

图 10-4　肛漏病因病机示意图

1. 肛周脓肿溃后　肛周脓肿溃后,余毒未尽,蕴结不散,血行不畅,疮口不合,日久成漏。

2. 虚劳久嗽,肺肾两虚　虚劳久嗽,肺肾两损,邪乘下位,郁久肉腐成脓,溃后成漏。

本病病位在大肠,与脾、肺、肾关系密切。基本病机为脓毒内阻、疮口不合。病理因素主要为风、湿、热和火,邪气侵袭人体,湿热凝滞,火毒结聚,郁久肉腐化脓溃破成瘘。病理性质为本虚标实。虚者为脏腑本虚、气血亏损,实者为肛周脓肿溃后,余毒蕴结。

本病宜早期诊断治疗,少部分病情轻者可自愈,绝大部分需采取手术方法或配合中医疗法获得痊愈;若病情较重、正气不足、延误治疗者易导致肛痈反复发作。经久迁延不愈者有发展为肛瘘癌的可能。

【诊断与鉴别诊断】

1. 诊断

(1) 症状

1) 流脓:在肛门部有间歇性或持续性流脓,久不收口。一般初形成的肛漏,流脓较多,有粪臭味,色黄而稠;时间较久,则脓水渐少,稀淡如水,或时有时无,呈间歇性流脓;若过于疲劳,则脓水增多,有时可有粪便流出;若脓液已少又突然增多,兼有肛门部疼痛者,常表示有急性感染或有新的支管形成。

2) 疼痛:瘘道通畅时,一般无疼痛感,仅觉肛门口坠胀。当瘘管外口闭合,有脓液积存在内,或由于内口较大,粪便流入管腔时,有局部疼痛,排便时疼痛加重。

3) 瘙痒:由于脓液或分泌物的刺激,肛门皮肤瘙痒,潮湿不洁,有时形成湿疹、湿疮。

4) 其他症状:平时无其他症状,炎症期有恶寒、发热、口干、便秘、尿赤、舌红、苔黄、脉弦数;复杂性肛漏,久不收口,脓水稀薄,可伴有低热、盗汗、消瘦、食欲不振、舌淡红、脉细数,甚至贫血等。

(2) 体征:肛门视诊可见外口,外口凸起较小者多为化脓性;外口较大,凹陷,周围皮肤暗紫,皮下有穿凿性者,应考虑复杂性或结核性肛漏。

(3) 发病特点:本病可见于所有人群,以成年人为多见,通常有肛门周围脓肿反复发作史,并有自行溃破或切开引流病史。

(4) 专科检查:临床可借助探针检查寻找内口、肛门直肠镜检查等有助于诊断。

(5) 相关检查:肛周核磁共振、肛周B超、血常规、X线碘化油造影检查、亚甲蓝染色检查、直肠腔内超声检查等有助于明确诊断。

(6) 肛漏的分类

1) 低位肛漏:①低位单纯性肛漏:只有1个漏管,并通过外括约肌深层以下,内口在肛窦附近。②低位复杂性肛漏:漏管在外括约肌深层以下,有2个以上外口,或2条以上管道,内口在肛窦部位。

2) 高位肛漏:①高位单纯性肛漏:仅有1条管道,漏管穿过外括约肌深层以上,内口位于肛窦部位。②高位复杂性肛漏:有2个以上外口及管道,有分支窦道,其主管道通过外括约肌深层以上,有1个或2个以上内口。

2. 鉴别诊断　肛漏与肛门部汗腺炎、毛囊炎:三者均可在肛周皮下形成漏管及外口,流脓,并不断向四周蔓延。三者的不同点见表10-10。

表10-10　肛漏、肛门部汗腺炎与毛囊炎鉴别

病证名称	流脓情况	有无内口
肛漏	初形成时流脓较多,时间较久,则脓水渐少,或时有时无,呈间歇性流脓	多有内口
肛门部汗腺炎	窦道处脓液很少	无内口
毛囊炎	脓头破溃,排出少量脓液而渐愈	无内口

【辨证施护】

1. **辨证要点** 辨虚实:如局部可扪得硬索状物,外口呈凸形,脓水较稠厚,或伴有口干,发热,便秘,尿赤,苔黄,脉弦数等症状者为实证;而局部无硬索状物,外口呈凹形,疮口为潜行性,脓水稀薄,伴有虚热,盗汗,舌质淡红,脉细数等症状者为虚证。

2. **护治原则** 护治肛漏应分清虚实,分期辨证施治。肛漏初期多因湿毒内蕴或火毒蕴结而宜发,多以实证为主,治疗宜清利湿热,凉血解毒;肛漏后期多以虚证为主,病程日久则耗伤气血津液,正气随之而脱,正虚不能抗邪则邪气留恋,治则先补气血之虚,而后攻之。

3. **证治分类**(表10-11)

表10-11 肛漏的常见证型及辨证治疗

证型	临床表现	治法	方药
湿热下注	肛周经常流脓液,脓质稠厚,肛门胀痛,局部灼热,肛周有溃口,按之有索状物通向肛内,舌红,苔黄,脉弦或滑	清热利湿	主方:二妙丸合萆薢渗湿汤 常用药物:苍术、黄柏、萆薢、薏苡仁、土茯苓、滑石、鱼腥草、牡丹皮、泽泻、通草、防风、蝉蜕等
正虚邪恋	肛周流脓液,质地稀薄,肛门隐隐作痛,外口皮色黯淡,漏口时溃时愈,肛周有溃口,按之质较硬,或有脓液从溃口流出,且多有索状物通向肛内,伴神疲乏力,舌淡,苔薄,脉濡	扶正祛邪	主方:托里消毒散 常用药物:人参、黄芪、当归、川芎、芍药、白术、茯苓、金银花、白芷、甘草等
阴液亏虚	肛周溃口,外口凹陷,漏管潜行,局部常无硬索状物可扪及,脓出稀薄,可伴有潮热盗汗,心烦口干,舌红,少苔,脉细数	养阴生津	主方:青蒿鳖甲汤 常用药物:青蒿、知母、生地黄、鳖甲、牡丹皮等

4. **主要护理问题**

(1) 肛周疼痛 与脓液、粪便郁结于瘘管内,压迫管壁有关。

(2) 焦虑 与病程长,担心预后有关。

(3) 发热 与湿热内蕴有关。

(4) 潜在并发症:继发感染 与脓液引流不畅,形成脓肿有关。

5. **护理措施**

(1) 病情观察:①观察肛周瘘口流出脓液的色、质、量、气味。②观察疼痛的部位、性质、程度、持续时间等。③观察肛门瘙痒程度。④观察有无大便失禁现象。⑤观察有无发热、贫血、消瘦和食欲不振等全身症状。

(2) 生活起居护理:①保持病室整洁、安静,空气新鲜,光线充足。②患者因瘘管不断排出脓液,做好皮肤护理,并要经常换洗、晾晒床单和被褥,保持床单元清洁干燥,防止皮肤发生湿疹、糜烂等并发症。③指导和帮助患者养成良好的生活习惯,定时排便,勿久蹲久坐,便后坐浴,坐浴时采取半蹲位。④辨证起居:湿热下注者,病室环境宜凉爽通风;正虚邪恋者,病室宜温暖向阳,避风防寒,适时增减衣物,防感冒;阴液亏虚者,病室温度宜低,勿燥热,光线可稍暗。

(3) 饮食护理:①以清淡、易消化、含纤维素较多、健脾祛湿为原则。忌辛辣刺激、肥甘油腻及海腥发物,如辣椒、烟酒、肥肉、鱼虾蟹等。②辨证施食:湿热下注者,以清热利湿为原则,宜味甘、性寒之品,如西瓜、薏苡仁、冬瓜、绿豆、赤小豆等,可选用绿豆薏米粥(绿豆20g,薏苡仁20g,粳米50g);正虚邪恋者,以补益扶正为原则,可食山药、大枣、桂圆、人参黄芪炖鸡等;阴液亏虚者,以滋阴生津清热为原则,可食甲鱼、百合、蚌肉、梨等,亦可用麦冬泡水代茶饮。

(4) 情志护理:肛漏多因肛痈溃后久不收口所致,因患病时间长,患者常有烦躁、易怒、对手术及治疗效果存有疑虑、害怕等情绪,护士应与患者多沟通,告知其七情致病,避免思虑过度,脾气郁结。保证充足的睡眠,使气机通畅,促进伤口愈合。

(5) 用药护理:①大便后遵医嘱中药熏洗。②选择适宜的引流条,如油纱布、药捻等,保持创口引流通畅。③瘘管切开或挂线后改用生肌散纱条或生肌玉红膏纱条换药,保持引流通畅至收口,换药时操作轻巧,药物要均匀,避免或减轻疼痛。

(6) 对症处理

肛周疼痛

① 中药熏洗:a. 部位:肛周创面。b. 药物:忍冬藤、苦参、黄柏、五倍子、蛇床子、地瓜藤等。c. 方法:采用中药煎汤后加水至 3 000ml,先坐于熏洗架上进行肛周熏蒸,20~30 分钟,水温 43~46℃,待水温降至 35~40℃,用纱布或毛巾淋洗患处,或用手轻拨药液产生震水波,每日 2 次。

② 梅花针:a. 穴位:委阳穴、阴陵泉、承山、三阴交。b. 方法:患者取合理体位,皮肤消毒后循经而叩。叩刺时间 3~5 分钟,以局部皮肤微微泛红不出血为度,叩刺完毕,消毒局部皮肤,以防感染。

(7) 手术:将瘘管全部切开,必要时可对瘘管周围的瘢痕组织做适当修剪,使之引流通畅,创口逐渐愈合。目前常用的手术疗法有挂线疗法、切开疗法、切开挂线相结合疗法等。①挂线疗法。选用于距离肛门 4cm 以内,有内、外口的低位肛漏;亦作为复杂性肛漏切开疗法的辅助方法。②切开疗法。适用于低位肛漏,对高位肛漏切开时,必须配合挂线疗法,以免造成肛门失禁。

【健康教育】

1. 起居有常,按时作息,避免劳累。勿负重远行,防止过度劳倦。忌久坐、久立或久蹲,坐位时最好选用 O 形软坐垫。

2. 饮食宜清淡、富含维生素之品,忌生冷、辛辣、肥甘、刺激之品,戒烟酒。

3. 保持肛周皮肤清洁、干燥,每晚及便后用温开水坐浴。

4. 积极治疗肛周疾病,发现肛门周围脓肿,宜早期切开排脓,一次性手术治疗可以防止后遗肛漏。

5. 术区结扎线完全脱落后指导患者行提肛运动。每日晨起及睡前各做 20~30 次。

(杜培欣)

肛 裂

 —————— 导入案例与思考 ——————

潘某,男,30 岁,公司职员。因便后肛门剧烈疼痛伴滴血 4 月余就诊。

患者 4 个月前出现大便干燥,解便困难,2~3 天解便 1 次,每次解便需 15~20 分钟,且便中带血,解便一次极其痛苦,遂来院就诊。刻下:排便困难,便中带血量少,便后肛周剧烈疼痛。舌质红,苔薄黄,脉滑。

体格检查:T 36.5℃,P 80 次/min,R 20 次/min,BP 120/72 mmHg,截石位 6 点可见肛管皮肤纵行梭形溃疡面,质稍硬,压痛明显,触痛(+)。入院后在针药复合麻醉下行"肛裂侧切术",术毕安返病房。

请思考:

1. 该患者目前所患何病?辨证当属何证?

2. 为缓解患者排便后的疼痛,应如何护理?请用思维导图的形式呈现。

肛裂是指由于齿状线下肛管皮肤纵形全层裂开或经久不愈形成的缺血性溃疡。临床以肛门周期性疼痛、出血、便秘为主要特征的一种病证。好发于肛门后、前正中位,以肛门后部居多。多见于青壮年,在肛门直肠疾病中,其发病率仅次于痔疮。

凡肛裂,以肛门周期性疼痛、出血、便秘为主要表现者,均属本病证的讨论范围,可参考本节辨证施护。

Note:

【经典与沿革】

1. "肛边生疮,痒而复痛出血者,脉痔也。"(隋·巢元方《诸病源候论·痔病诸候》)

2. "钩肠痔,肛门内外有痔,拆缝破烂,便如羊粪,粪后出血,秽臭,大痛者,服养生丹,外用熏洗,每夜塞龙麝丸一丸于谷道内,一月收功。"(清·祁坤《外科大成》)

3. "肛门围绕,折纹破裂,便结者,火燥也。"(清·吴谦《医宗金鉴·外科心法要诀》)

【病因病机】

肛裂之病因有血热肠燥、湿热蕴结、血虚肠燥、气滞血瘀四大类。肛裂病因病机示意图见图10-5。

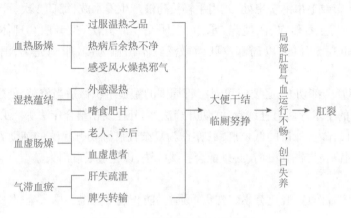

图 10-5　肛裂病因病机示意图

1. **血热肠燥**　过服温热药物或补品,或高热退后余热不净等,感受风、火、燥、热邪气,日久燥结于胃肠,煎灼津液,肠道失润,使粪便坚硬干结,难以排出,努挣损伤肛门而出现裂口,裂口因便秘而反复加深,久不愈合形成肛裂。

2. **湿热蕴结**　素体肥胖,外感湿热邪气,嗜食醇酒肥甘,以至湿热蕴结胃肠,下注肛门生痈,痈溃不愈而成肛裂。

3. **血虚肠燥**　老人、产后或血虚患者,血虚肠燥不能下润大肠则大便秘结,复又临厕努挣而发肛裂。

4. **气滞血瘀**　情志不畅,日久肝失疏泄,肝郁克脾,脾之转输失职,大肠通降不利,久则干结,努挣损伤肛门形成肛裂。

本病病位在肛门,与肺、脾、胃、肾关系密切。基本病机为实热内生,热结肠腑;或久病体弱,阴血亏虚,津液不足,肠失濡润。病理因素主要为火燥、血瘀、湿热。病理性质为本虚标实,虚者为气血不足,实者为火燥、湿热、血瘀互结。

本病若早期诊断治疗者,一般预后良好,绝大多数患者会治愈;少部分患者病情较重,正气不足者,会反复发作,迁延不愈。

【诊断与鉴别诊断】

1. 诊断

(1) 症状

1) 疼痛:周期性疼痛是肛裂的主要症状。患者排便时,因肛门裂口内神经末梢受到刺激,可感到肛门灼痛、跳痛或刺痛,排便后疼痛停止或减轻,成为疼痛间歇期,时间一般在5分钟左右;随后,又因括约肌痉挛收缩而剧烈疼痛,疼痛可持续数小时,常使患者坐卧不宁,难以忍受,直到括约肌疲劳松弛后,疼痛逐渐缓解,这一过程为肛裂疼痛周期。病情严重时,咳嗽、喷嚏都可引起疼痛,并向骨盆及下肢放射。

2) 便血:一般便血量少,色鲜红,血多附着于粪便外或手纸上,有时少量滴血。

3) 便秘:大便干燥,排便困难,患者常因惧怕排便时的疼痛,有意识地抑制排便,以致粪便在直肠内停留时间过久,水分被吸收而加重便秘,形成"便秘—疼痛—便秘"的恶性循环。

4）瘙痒：肛门分泌物刺激肛周皮肤，导致肛周瘙痒。

（2）体征：截石位6点、12点可见肛管皮肤纵行梭形溃疡面，陈旧性肛裂可见到赘皮外痔、肛乳头肥大等并发症。

（3）疾病分期

1）Ⅰ期肛裂：肛管皮肤浅表纵行溃疡，创缘整齐，基底新鲜，色红，触痛明显，创面富于弹性。病程较短，溃疡色红、底浅、裂口新鲜、创缘软而整齐、无瘢痕形成。

2）Ⅱ期肛裂：有肛裂反复发作史，创缘不规则，增厚，弹性差，溃疡基底部紫红色，有脓性分泌物。

3）Ⅲ期肛裂：溃疡边缘发硬，基底色紫红，有脓性分泌物。上端邻近肛窦处肛乳头肥大，创缘下端有前哨痔，或有皮下瘘管形成。

（4）专科检查：肛裂检查应以视诊为主，让患者取侧位或膝胸位，放松肛门，医者用两拇指将肛缘皮肤轻轻向两侧分开，观察肛管是否有裂口，裂口常位于肛门前后正中部位。

2. 鉴别诊断　肛裂与肛管结核性溃疡：两者肛管部均有裂口，两者的不同点见表10-12。

表10-12　肛裂与肛管结核性溃疡鉴别

病证名称	裂口位置	疼痛
肛裂	肛门前后正中位，尤以后位多见	因排便引起周期性疼痛
肛管结核性溃疡	多发性裂口，不一定在前后中线	不明显

【辨证施护】

1. 辨证要点　辨虚实：实证多因风热燥火结于胃肠，灼伤津液，水不行舟，大便坚硬干燥，强努损伤肛门成裂，或因气滞血瘀，结于肛门，肠道气化不利，大便失于推动，滞而不行，久则干结，用力则损伤肛门成裂。多见于形体健壮者，并有肛门刺痛，脉数有力等。虚证多因年老体虚，产后血虚，大量失血，阴血亏虚，肠道失养，津亏肠燥，大便秘结而成。多见于形体衰弱者，并伴有面色萎黄，脉细无力等。

2. 护治原则　治疗肛裂应分清虚实，实证治疗宜清热燥湿，通利大便；虚证治疗宜养阴清热，润肠通便。

3. 证治分类（见表10-13）

表10-13　肛裂的常见证型及辨证治疗

证型	临床表现	治法	方药
血热肠燥	大便二三日一行，质干硬，便时肛门疼痛，伴随手纸染血或滴血，裂口色红，腹部胀满，溲黄，舌偏红，脉弦数	清热润肠通便	主方：凉血地黄汤合麻子仁丸 常用药物：当归尾、生地黄、赤芍、黄连、枳壳、黄芩、槐角、地榆、荆芥、升麻、天花粉、甘草、生侧柏、麻子仁、芍药、枳实、大黄、厚朴、杏仁等
阴虚津亏	大便干结，数日一行，便时疼痛点滴下血，裂口深红，口干咽燥，五心烦热，舌红，苔少或无苔，脉细数	养阴清热润肠通便	主方：润肠汤 常用药物：麻子仁、芝麻、桃仁、荆芥穗、生地黄、麦冬等
气滞血瘀	肛门刺痛明显，便时便后尤甚，肛门紧缩，裂口色紫暗，舌紫暗，脉弦或涩	理气活血，润肠通便	主方：六磨汤 常用药物：槟榔、沉香、木香、乌药、大黄、枳壳等

4. 主要护理问题

（1）疼痛　与肛门皮肤裂伤有关。

（2）出血　与血热肠燥、阴津亏虚等有关。

（3）便秘　与惧怕排便引发疼痛有关（参考便秘章节）。

（4）瘙痒　与肛门分泌物刺激肛周皮肤有关。

5. 护理措施

（1）病情观察：①观察排便疼痛性质、程度及持续时间。②观察患者便血的色与量及伴随症状。③观察便秘情况。④观察是否伴有肛门瘙痒。

（2）生活起居护理：①保持病室的空气新鲜。②病室安静，作息规律，劳逸适度，保证充足的睡眠。③排便后用软纸擦拭肛门，温水坐浴，可使肛裂溃疡内的粪便残渣洗净，减少异物刺激，减轻肛门疼痛和痉挛。④养成良好的排便习惯，定时排便，便秘时，切忌努责，遵医嘱给予润下剂或缓泻剂。⑤辨证起居：血热肠燥者，病室环境宜凉爽通风；阴虚津亏者，病室环境宜低，勿燥热；气滞血瘀者，注意休息，勿久坐。

（3）饮食护理：①以清淡、易消化、富含粗纤维、少食多餐、清热润肠为原则。少食辛辣香燥、刺激性及肥甘厚味之品，如辣椒、肥肉、醇酒等。多饮白开水或蜂蜜水，以防大便干燥。②辨证施食：血热肠燥者，以清热润肠为原则，宜偏凉性之品，如冬瓜、海带、芹菜等；阴虚津亏者，以养阴清热为原则，宜多食含汁液较多的水果，如西瓜、梨等，亦可用麦冬煎水代茶饮；气滞血瘀者，以活血通络为原则，可食白萝卜、山楂、桃仁粥等。

（4）情志护理：耐心向患者做好解释工作，安慰劝导患者，稳定患者情绪，使其积极配合治疗和护理。裂口疼痛时，可指导患者通过转移注意力的方法来缓解疼痛，如看喜剧类电视节目、聊天、听音乐等。

（5）用药护理：①润肠通便药适宜在早晨空腹或睡前 1 小时服用，服药后观察排便情况。②辨证施药：血热肠燥者，汤剂宜偏凉服；阴虚津亏者，汤剂宜稍凉服；气滞血瘀者，汤剂偏温热服。

（6）对症处理

1）肛周疼痛

穴位埋针法：a. 穴位：行间、太溪、昆仑。b. 方法：患者取合适体位，消毒后循经而埋，埋针后用手指予以按压、固定。埋针时间应小于 24 小时，埋针期间，每穴每次按压≥1 分钟，以局部有酸、胀感为佳。

2）便秘

穴位按摩：a. 穴位：天枢、中脘、关元、足三里等穴。b. 方法：以点、按、揉的方式按摩，每个穴位施术 1~2 分钟，以局部穴位透热为度，每日 1~2 次。

【健康教育】

1. 调摄情志，保持心情舒畅，戒怒少思，避免不良情绪刺激。

2. 饮食有节，平时吃饭应细嚼慢咽，进餐时少说话。多食含纤维素较多的食物及新鲜蔬菜、水果。忌暴饮暴食，少食或不食辛辣刺激、油煎之品。戒烟酒。

3. 起居有常，劳逸适度，加强锻炼，增强体质。久坐者应每隔 2 小时进行一些改变体位的活动，或做广播操和其他松弛肌肉活动。

肛　痈

导入案例与思考

王某，男，25 岁，公司职员。因肛周肿痛 5 天就诊。

患者平素喜食辛辣之物，5 天前无明显诱因下肛门部出现一包块，色红，肤温高，疼痛明显，行走坐卧不便，为求进一步诊治，遂来院就诊。刻下：肛旁肿痛，大便日行 1 次，质硬，纳可，寐欠安。舌质红，苔薄黄，脉滑。

体格检查：T 36.5℃，P 80 次/min，R 20 次/min，BP 120/72mmHg。截石位 7—11 点距肛缘 5cm 处见一红色肿块，约 5cm×5cm 大小，触痛（+），肿块中央波动感明显。

入院后在针药复合麻醉下行"肛周脓肿切开引流术"，术毕安返病房。

请思考：

1. 该患者目前所患何病？辨证当属何证？

2. 术后促进患者睡眠，保证睡眠质量，应如何护理？请用思维导图的形式呈现。

肛痈是肛管直肠周围间隙发生急、慢性化脓性感染而形成脓肿的一种病证。其临床特点是发病急骤、肛周剧痛,伴高热,破溃后易形成肛漏。本病可发生于任何年龄,但以 20~40 岁的青壮年居多,男性多于女性。

凡肛门直肠周围脓肿,以发病急骤、肛周剧痛、肿胀、有结块,伴高热为主要表现者,均属本病证的讨论范围,可参考本节辨证施护。

【经典与沿革】

1. "牡痔者肛肿痛生疮。"(唐·孙思邈《备急千金要方·痔瘘方》)

2. "营气稽留于经脉之中,则血泣而不行,不行则卫气从之而不通,壅遏而不得行,故热。大热不止,热胜则肉腐,肉腐则为脓……故命曰痈。"(《灵枢·痈疡》)

【病因病机】

肛痈之病因有湿热壅滞、肛门破损染毒、阴虚毒恋三大类。肛痈病因病机示意图见图 10-6。

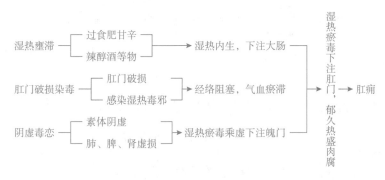

图 10-6　肛痈病因病机示意图

1. **湿热壅滞**　过食肥甘辛辣醇酒等物,湿热内生,下注大肠,蕴阻肛门而成痈。

2. **肛门破损染毒**　肛门破损,感染湿热毒邪,致经络阻塞,气血瘀滞而成痈。

3. **阴虚毒恋**　素体阴虚,肺、脾、肾虚损,湿热瘀毒乘虚下注魄门而成肛痈。

本病病位在肛门直肠周围,与脾、肺、肾、胃关系密切。基本病机为湿热瘀毒下注肛门,郁久热盛肉腐。病理因素主要为热与毒。病理性质主要有虚实两方面,虚者为素体阴虚,肺、脾、肾虚损所致,实者多由过食肥甘辛辣醇酒等物及肛门破损染毒邪等所引起。

本病若早诊断,及时治疗,病情轻者,正气较强,预后一般良好。但若病情较重,正气虚弱,也有部分患者溃后易形成肛漏。

【诊断与鉴别诊断】

1. **诊断**

(1) 主症及伴随症状:肛门周围疼痛、肿胀、有结块,伴有不同程度的发热、全身倦怠等全身症状。本病约 5~7 天成脓。若成脓期逾月,溃后脓出色灰稀薄,不臭或微臭,无发热或低热,应考虑结核性脓肿。

由于脓肿的部位和深浅不同,症状也有差异,如肛提肌以上的间隙脓肿,位置深隐,全身症状重而局部症状轻;肛提肌以下的间隙脓肿,部位浅,局部红、肿、热、痛明显而全身症状较轻。

(2) 体征:截石位可见肛周红色肿块,压痛明显、触痛(+),肿块中央波动感明显。

(3) 分类

1) 肛门旁皮下脓肿:发于肛门周围的皮下组织内,为最常见的一种脓肿。局部红、肿、热、痛明显,成脓后按之则有波动感,全身症状较轻。溃脓后易形成皮下肛瘘或低位瘘。

2) 坐骨直肠窝脓肿:发于肛门与坐骨结节之间,是肛管直肠周围脓肿中常见的一种。初起仅觉肛门部微痛不适,继之肛门有灼痛或跳痛感,坐卧不安,患侧肛周皮肤微红肿,可伴有恶寒发热,头身疼痛等全身症状。

3）骨盆直肠间隙脓肿：临床较为少见。位于肛提肌以上，腹膜以下，位置深隐，局部症状不明显，有时仅觉直肠沉重坠胀感，恶寒发热，头身疼痛等全身症状明显。

4）直肠后间隙脓肿：临床也较少见。症状与骨盆直肠间隙脓肿相似，但直肠内坠胀感较明显，骶尾部可产生钝痛，并可放射至下肢，在尾骨与肛门之间有明显的深部压痛。

（4）专科检查：肛门视诊和指诊等有助于诊断。

（5）相关检查：血常规、超声波等检查有助于明确诊断。

2. 鉴别诊断

（1）肛痈与肛周毛囊炎、疖肿：两者均可出现肛周皮肤肿胀疼痛不适，两者的不同点见表10-14。

表10-14　肛痈与肛周毛囊炎、疖肿鉴别

病证名称	病灶部位	肛门指诊	溃后是否形成肛漏
肛痈	分肛提肌以上的间隙脓肿及肛提肌以下的间隙脓肿	患侧饱满，有明显压痛和波动感	是
肛周毛囊炎、疖肿	肛周皮肤或皮下	无异常发现	否

（2）肛痈与肛门旁脂瘤：两者均可出现肛周肿物，两者的不同点见表10-15。

表10-15　肛痈与肛门旁脂瘤鉴别

病证名称	局部症状
肛痈	肛提肌以下的间隙脓肿，部位较浅，局部红、肿、热、痛明显；肛提肌以上的间隙脓肿，位置较深，局部症状较轻
肛门旁脂瘤	无红、热、压痛

（3）肛痈与骶髂关节结核性脓肿：两者均可出现脓肿、疼痛表现。前者起病急，破溃后易形成肛漏；后者病程长，有结核病史，病灶与肛门和直肠无病理联系，X线检查可见骨质改变。

【辨证施护】

1. 辨证要点

（1）辨虚实：实证者，肛门周围红肿热痛，可见恶寒发热，大便秘结，小便短赤，溃后脓出黄浊稠厚而带臭味，疮口呈凸形而结实，舌红苔黄，脉数；虚证者，肛门周围微肿，皮色暗红或不红，按之微热，疼痛不甚，伴低热或潮热，溃后脓汁稀薄、疮口凹陷呈空腔，舌质淡苔薄，脉细或濡。

（2）辨分期：肛痈临床上可分为初期、成脓期和溃后期。初期以肛周局部肿胀疼痛为主，可伴有不同程度的全身症状；成脓期疼痛加重，多为跳痛，坐卧不宁，发热、纳呆、便秘等全身症状较为明显；脓肿经引流或自行溃破后进入溃后期，局部及全身症状消失，但常难以收口，时有脓水淋漓，易形成肛漏。

2. 护治原则　治疗肛痈应根据邪正虚实变化分期论治。肛痈初期，多为火毒蕴结之实热证，治之宜用"清托"法，通过清热凉血、行气散瘀止痛，促进炎性肿块消散或脓肿成熟；肛痈成脓期，多为脓成邪滞的热毒炽盛证，治之宜用"透托"法，通过扶正托毒、透脓止痛，以护场箍围，缩小炎症范围，促进炎性组织吸收；肛痈后期（脓肿溃破期或术后），多为毒尽体虚之阴虚毒恋证，治之宜用"补托"法，通过补养气血、敛疮生肌，以促进创面愈合。

3. 证治分类(表10-16)

表10-16 肛痈的常见证型及辨证治疗

证型	临床表现	治法	方药
火毒蕴结	肛门周围突然肿痛,持续加剧,伴有恶寒、发热、便秘、溲赤。肛周红肿,触痛明显,质硬,表面灼热。舌质红,苔薄黄,脉数	清热泻火解毒	主方:仙方活命饮合黄连解毒汤 常用药物:穿山甲、甘草、防风、没药、赤芍、白芷、当归尾、乳香、贝母、天花粉、皂角刺、金银花、陈皮、黄芩、黄连、黄柏、栀子等
热毒炽盛	肛门肿痛剧烈,可持续数日,痛如鸡啄,夜寐不安,伴有恶寒发热,口干便秘,小便困难。肛周红肿,按之有波动感或穿刺有脓。舌质红,苔黄,脉弦滑	清热利湿解毒	主方:透脓散 常用药物:黄芩、黄连、黄柏、栀子等
阴虚毒恋	肛门肿痛、灼热,表皮色红,溃后难敛,伴有午后潮热,心烦口干,夜间盗汗。舌质红,少苔,脉细数	滋阴降火	主方:青蒿鳖甲汤合三妙丸 常用药物:青蒿、鳖甲、生地黄、知母、牡丹皮、苍术、黄柏、牛膝等
湿热下注	肛门周围发红肿痛,发病突然,肿痛剧烈,可持续数日,触痛明显,表面灼热,痛如鸡啄,后期按之有波动感,或穿刺有脓。可伴有恶寒发热,口干便秘,小便困难。舌质红,苔黄腻,脉弦滑	清热利湿	主方:二妙丸合萆薢渗湿汤 常用药物:苍术、黄柏、萆薢、薏苡仁、土茯苓、滑石、鱼腥草、牡丹皮、泽泻、通草、防风、蝉蜕等

4. 主要护理问题

(1) 肛周肿痛 与湿热毒邪壅滞,气血瘀结不通有关。

(2) 高热 与热毒壅结、阴津亏虚有关。

(3) 便秘 与惧怕排便引发疼痛有关(参见第四章第五节便秘)。

(4) 潜在并发症:肛漏 与肛痈溃后,余毒未尽,疮口不合有关。

5. 护理措施

(1) 病情观察:①观察肛周皮肤肿痛的程度及范围。②观察肛周有无局部皮温增高及肿块有无波动感。③观察发热、寒战、乏力、口干、便秘及舌苔脉象等。④观察精神状态及生命体征。⑤成脓溃破者,观察脓液的量、色、质。⑥高热不退、疼痛加剧者,或成脓破溃引流不畅者,需切开排脓,以保持局部引流通畅。⑦引流物稀薄,味臭或有渗血,应及时报告医生。

(2) 生活起居护理:①病室宜清洁、舒适,空气新鲜,避免直接吹风。②高热者应卧床休息,取侧卧位。③保持肛周皮肤清洁干燥,勤换内裤,脓肿部位不宜挤压、碰撞。④脓液较多者,勤换敷料和垫褥。

(3) 饮食护理:①以清淡、易消化、富含纤维素丰富、清热解毒为原则。忌肥甘厚味、海腥发物及辛辣刺激性食物,如肥肉、鱼、虾、葱、蒜、辣椒等。②便秘者,宜进食粗粮及含纤维素较多的蔬菜,如芹菜,亦可多饮白开水或蜂蜜水。③辨证施食:火毒蕴结者,以清热泻火解毒为原则,如野菊花代茶饮,凉拌鲜蒲公英等;热毒炽盛者,以清热解毒为原则,如绿豆、西瓜、蒲公英等,亦可选用苋菜蕹菜汁;阴虚毒恋者,以滋阴降火为原则,如梨、麦冬等;湿热下注者,以清热利湿为原则,宜味甘、性寒之品,如西瓜、赤小豆、薏苡仁、冬瓜、绿豆等,亦可选绿豆百合薏米粥(薏苡仁 50g,绿豆 25g,鲜百合 100g,白糖适量)。

(4) 情志护理:疼痛导致患者坐立不安易产生焦虑、烦躁等不良情绪,要及时向患者解释病因及发病特点,帮助其消除不良情绪,调畅情志。

(5) 用药护理:①润肠通便药宜睡前服,观察患者排便情况。②将中药制成油膏剂型,涂抹于患处,厚薄均匀,范围超出患处 1~2cm,如金黄膏等。涂药后观察局部及全身的情况,如出现丘疹、瘙痒、水疱或局部肿胀等过敏现象,停止用药,将药物擦洗干净并报告医生,配合处理。

Note:

（6）对症处理

肛周肿痛

① 中药外敷：实证用金黄膏、黄连膏外敷，虚证用冲和膏或阳和解凝膏外敷。

② 耳穴贴压：a. 耳穴：肛门、神门、枕、皮质下、直肠等。b. 方法：每日按压 3~5 次，每次每穴按压 1~2 分钟，或不拘时按压，对按或向耳轮方向按压，以耐受为度，每 4~5 日更换一次。

③ 艾灸：a. 部位：脓肿中央最痛点。b. 方法：隔姜灸，连灸 3~5 壮，以局部皮肤潮红不起疱为度，隔日 1 次。

④ 中药熏洗：a. 药物：五倍子、芒硝、升麻、鸭舌草、马齿苋等。b. 方法：上述中药煎液熏洗，每次 20~30 分钟，每日 1 次。

【健康教育】

1. 劳逸结合，加强体育锻炼，增强机体抗病能力。

2. 饮食宜定时定量，宜食清淡、易消化、含纤维多的食物。忌辛辣刺激、海腥发物、油腻之品，戒烟酒。

3. 保持大便通畅，养成定时排便的习惯。每次排便不宜超过 10 分钟，排便时勿努挣。

4. 注意肛门清洁，每日排便后用温水洗净肛门。内裤应宽松、柔软，保持干燥、透气，不穿化纤、紧身内裤。

5. 早期出现肛周疼痛等症状，应及早就医，防止炎症范围扩大，加重病情。积极预防肛门病变，如肛隐窝炎、肛乳头炎、直肠炎、内外痔等。

6. 可做提肛运动，方法为深吸气时收缩并提肛门，呼气时将肛门缓慢放松，一收一放为 1 次；每日晨起及睡前各做 20~30 次。

（杜培欣）

病案分析与思考

10 章病案　数字内容

【病案导入】

张某，女，28 岁。公司职员，已婚。2015 年 7 月 10 日初诊。

产后左乳肿胀疼痛伴发热 2 天。

患者产后 1 个月，于 2 天前无明显诱因出现左乳肿胀疼痛伴发热，肿胀疼痛不断加重，遂来院就诊。刻下：左乳外侧肿胀疼痛，可触及包块，泌乳不畅，恶寒发热，口苦咽干，胸闷，纳差，大便干，小便黄。舌红，苔薄黄，脉弦。

既往体健，产后饮食多为油腻滋补之品。

否认家族性疾病病史。

否认药物、食物过敏史。

已婚，无流产史，1 个月前产下一子，配偶及儿子体健。

查体：T 38.5℃，P 85 次/min，R 21 次/min，BP 110/70mmHg。患者神清，查体合作。面色红，身热，心肺无异常，腹平软，未及包块，未引出病理性神经反射。双乳饱胀，左乳外侧皮色红，肤热，扪及 8cm×5cm 大小包块，边缘不清楚，质韧，压痛明显，无波动感，周边腺体组织增厚，左乳头破损，泌乳不畅，左腋下可及一枚 1cm×1cm 大小淋巴结，质韧，活动度好，无压痛。相关检查：血常规：白细胞 $11×10^9/L$，中性粒细胞80%，淋巴细胞20%，红细胞 $4.48×10^{12}/L$。B超：左乳肿块区域腺体组织增厚，内部回声较正常低，分布欠均匀。

Note:

【提出问题】

1. 本例患者目前所患的是何病何证？请具体分析。

2. 本例患者存在的护理问题有哪些？如何解决？

【分析思路】

1. 辨病分析　患者产后 1 个月，以左乳肿胀疼痛伴发热为主要表现，乳房局部结块，红肿热痛，伴有全身发热，故属于中医之乳痈，西医之急性乳腺炎。

2. 辨证分析　患者产后 1 个月，由于初产妇女，哺乳经验不足，使乳头在哺乳中受到损伤，导致乳头龟裂疼痛，惧怕授乳，故乳汁不能排空，久积乳房；女子乳头属肝，泌乳不畅源于疼痛而惧怕哺乳，当为肝气郁滞；乳房属胃，红肿热痛结块当为胃腑积热。气血与乳汁凝滞则肿胀疼痛；邪热内盛，正邪交争，营卫失和，则伴恶寒发热、胸闷纳差等症；口苦咽干、大便干、小便黄均为热象。综上，本病辨为乳痈之气滞热壅证。

3. 辅助检查

(1) 血常规：白细胞 11×10^9/L，中性粒细胞 80%，淋巴细胞 20%，符合感染的指标。

(2) B 超：左乳肿块区域腺体组织增厚，内部回声较正常低，分布欠均匀。符合急性乳腺炎的改变。

本次辅助检查项目基本可以确诊此为急性乳腺炎，具有临床意义。

4. 目前存在的护理问题

(1) 疼痛　与乳络阻塞，不通则痛有关。

(2) 恶寒发热　与邪热内盛，正邪交争，营卫失和有关。

(3) 便秘　与热盛伤津，肠失濡润有关。

【行动方案】

1. 密切观察乳痈的疮形、肿势、色泽、疼痛和全身症状的变化。

2. 每 6 小时测量体温一次，做好记录，可用温水或乙醇擦浴降温。

3. 病室宜开窗通风，环境安静整洁，光线柔和。

4. 鼓励患者保持足够的休息和睡眠，避免劳累。保持心情舒畅，避免精神过度紧张，使肝气条达。

5. 保持口腔、皮肤的清洁，可用淡盐水或金银花煎水漱口。

6. 患者暂停哺乳，定时用吸乳器吸尽乳汁，防止乳汁瘀积。

7. 中药汤剂宜凉服。

8. 给予清淡、富营养、低脂肪、易消化的饮食，如粥类、蔬菜、水果等，避免辛辣油腻及鱼腥之物，鼓励患者多饮汤水，避免乳汁浓稠难出。

9. 用乳罩托起患乳，为患者提供舒适的床位，协助患者翻身及日常生活照护，减少对患侧乳房的触碰，以减少疼痛。

10. 针对患者大便干，可饮蜂蜜水，多吃含粗纤维较多的蔬菜，食梨、西瓜等多汁水果；可进行腹部顺时针按摩；可用番泻叶泡茶代水饮。

11. 针对患者乳汁瘀滞，乳房肿痛，可用热敷加乳房按摩，疏通乳络。在患侧乳房上涂少许润滑油，先轻揪乳头数次，用五指从乳房四周轻柔地向乳头方向按摩，将瘀积的乳汁推出，再用金黄散、玉露散外敷或用鲜菊花叶、鲜蒲公英、仙人掌去刺捣烂用水调外敷。

12. 针对患者乳房肿痛、结块，尚未成脓，可用灸法，选期门、足三里（双侧）、乳根（患侧）、膻中等穴位，用艾灸熏灸 10~20 分钟，每日 2 次。

13. 及时回答患者疑问，安慰患者，帮助其保持心情舒畅。

【护理评价】

患者住院一周，通过治疗、护理和评估，本阶段护理目标未全部实现。具体情况如下：

1. 患者症状和体征方面

(1) 患者主诉仍为左乳房肿痛明显伴发热，疼痛较前加重。

（2）患者体温未恢复正常：连续三日体温在 39~40℃。

2. 疾病相关知识方面 患者了解本次发病的原因，熟悉有关乳痈的预防、调护及潜在的并发症等知识。

3. 调护技能方面 患者已掌握正确的按摩乳房的方法。

【病情进展】

患者住院 1 周，由于患者近 3 日饮食不节，食麻辣烫等辛辣之品，病情加重，刻下：壮热，乳房肿痛，皮肤嫩红灼热，口干喜饮，烦躁不安，身痛骨楚，溲赤便秘。舌质红，苔黄腻，脉洪数。

查体：T 39.8℃，P 100 次/min，R 24 次/min，BP 110/70mmHg。面色红赤，左乳皮肤嫩红灼热，肿块变软，有应指感。局部穿刺有脓性液体。

实验室检查：血常规：白细胞 $14.6 \times 10^9/L$，中性粒细胞 86%，淋巴细胞 20%。

【提出问题】

1. 患者病情为什么会出现上述变化？还应做哪些辅助检查？

2. 患者目前存在的护理问题有哪些？如何解决？

3. 患者病情会有哪些转归？护治原则分别是什么？

【分析思路】

1. 变证分析 由于气血瘀滞不易消散，蓄乳瘀积成块，加之患者食辛辣之品，滋生火热，成为病情加重之诱因，故乳房肿块渐大，硬结明显。蓄乳与阳明之热相搏，故皮肤嫩红，高热疼痛，热盛肉腐则成脓，脓毒内盛则舌红，苔黄腻，脉洪数。综上，患者本阶段当属乳痈之热毒炽盛证。

2. 查体及辅助检查 查体证明左乳已成脓。

血常规检查证明患者处于急性炎症期，感染较初诊时严重。可以做乳腺彩超，查看乳腺包块大小改变及血流情况。

3. 目前存在的护理问题

（1）疼痛 与乳络阻塞，不通则痛有关。

（2）壮热 与乳汁瘀积日久化热，肝郁胃热有关。

（3）便秘 与热盛伤津，肠失濡润有关。

（4）潜在传囊乳痈 与脓液波及其他乳络有关。

（5）潜在乳漏 与溃后乳汁从疮口溢出，久治不愈有关。

【行动方案】

1. 密切观察患者神志、面色、脉搏、呼吸、血压、尿量等变化。

2. 每 4 小时测量体温一次，必要时随时测量，做好记录。

3. 降温处理

（1）可在患者背部膀胱经及督脉选穴进行刮痧、按摩或配合医生针刺，选穴如大椎、曲池、合谷、风池、肺俞等。

（2）物理降温：可用乙醇擦浴或冰袋敷头部、腋下、腹股沟、腘窝等大血管循行处。

（3）遵医嘱给予退烧药，给药或物理降温 30 分钟后测量体温并记录，要防止因体温骤降而发生虚脱。

4. 病室宜凉爽，注意休息。

5. 饮食宜清淡、易消化、富营养，忌辛辣、香燥、煎炸等助热动火之品。多饮水，可饮西瓜汁、梨汁、绿豆汤、竹沥水等。多食黄瓜、番茄、葡萄、西瓜、梨等新鲜蔬菜水果。

6. 便秘处理

（1）可进行腹部顺时针按摩。

（2）可用大黄煎水饮或番泻叶泡茶代水饮。

（3）根据情况使用开塞露，以助排便。

7. 成脓处理

(1) 脓肿成熟时,宜切开引流,应循乳络方向做放射状切口,以免损伤乳络。脓肿小者可用火针刺脓,并外敷金黄膏,注意按时换药。

(2) 若有袋脓现象,可在脓腔下方用垫棉法加压,使脓液不致潴留;形成传囊乳痈者,可在疮口一侧用垫棉法加压,橡皮膏固定。

8. 溃后处理

(1) 遵医嘱用八二丹、九一丹药捻,外用金黄膏外敷,定时换药。

(2) 脓尽改用生肌散、生肌玉红膏生肌收口。

9. 中药汤剂宜饭后稍凉服。

【转归与护治原则】

转归一:患者经过及时正确的治疗护理,邪热脓毒得以排出,病情趋向恢复,肿块趋于消散,热退身凉。护治以清热解毒,托里透脓为主。

转归二:破溃后,脓出不畅,肿痛不减,身热不退,脓液波及其他乳络,而成传囊乳痈,护治当参照初期成脓期进行。或溃脓后乳房肿痛虽轻,但正气大伤,气血俱虚,疮口脓水不断,脓汁清稀,愈合缓慢或形成乳漏。同时伴有全身乏力,面色少华,或低热不退,饮食减少等。护治当以益气和营托毒为主。

(李卫红)

思 考 题

1. 如何鉴别乳痈与炎性乳癌?

2. 乳痈未成脓期患者的护治原则是什么? 可采用哪些中医适宜技术干预?

3. 如何理解乳癖"冲任失调为发病之本,肝气郁结、痰凝血瘀为发病之标"?

4. 乳癖的常见证型有哪些? 治法分别是什么?

5. 如何理解"因而饱食,筋脉横解,肠澼为痔"?

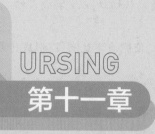

第十一章

皮 肤 病 证

──── 学 习 目 标 ────

● **知识目标:**

1. 掌握各病证的概念、病因病机和护治原则。

2. 掌握蛇串疮的对症护理,癣的生活起居护理,湿疮的辨证施食,瘾疹、药毒的用药护理。

3. 掌握蛇串疮发作的先兆症状、发疹时的处理。

4. 熟悉各病证的经典原文,主要的护理问题、健康教育。

5. 熟悉以下病证鉴别 蛇串疮与漆疮,药毒和猩红热,手部湿疮与鹅掌风。

6. 了解各病证的历史沿革、诊断。

● **能力目标:**

1. 能根据病情资料准确地进行辨病和辨证。

2. 能采取合适的中医护理技术缓解患者的症状 药线点灸治疗带状疱疹疼痛,湿敷法治疗皮肤瘙痒,中药熏洗治疗皮损感染,耳穴贴压治疗疼痛、瘙痒。

● **素质目标:**

具有尊重患者意愿,主动运用中医护理方法,及时为患者排忧解难的意识。

中医学中的皮肤,即皮,属于五体之一,被覆在体表,包括皮肤、腠理、汗孔、毛发、爪甲等部分,具有抵御外邪,调节体温及呼吸功能。皮肤通过经络与内在脏腑相联系,如肺主皮毛,心主液,脾主运化,肝主筋。因此,皮肤病病证的病因包括内伤、外感两类。主要病理变化为营卫气血不和、脏腑功能失调,其证候有虚实之分,实证多因内外邪气郁遏肌肤,虚证多因气血阴阳不足。如肝郁脾湿,化热化火,正虚血瘀则发蛇串疮;外邪浸淫,湿热相搏,正虚邪伏则发癣;脾胃失运,蕴湿不化则发湿疮;六淫外侵,湿邪内阻,卫外不固则发瘾疹;内、外侵袭,毒蕴肌肤则发药毒。

本章病证以皮损、瘙痒、疼痛、灼热感、蚁行感、麻木感、斑疹、丘疹、风团、疱疹、结节、脓疱等为主症,在经过搔抓、感染、治疗处理和损害修复过程中还会形成鳞屑、糜烂、溃疡、抓痕、皲裂、瘢痕、色素沉着等。护理时应重点观察患者皮损形态、疼痛和瘙痒部位、性质、程度及变化等;注意寒温调摄,谨防外感;避免诱发因素;饮食宜清淡、易消化,禁食辛辣刺激和海腥发物,根据证候合理选择清肝泻火、疏风止痒、解毒止痛、健脾利湿的食物和食疗方;重视病证预防和免疫力的提高,加强康复锻炼;督促患者定期修剪指甲,避免抓破皮肤引起感染。

第一节 蛇 串 疮

11章01节 数字内容

 —————————— 导入案例与思考 ——————————

奚某,女,72岁。因左胁肋部瘙痒、疼痛3天,出现簇状水疱2天就诊。

患者于3天前无明显诱因下自觉左胁肋部皮肤瘙痒、疼痛,未见明显皮损,第2天左胁肋部局部出现红斑,红斑上出现一个粟粒大小水疱,自行贴敷药膏处理(具体不详),第3天发现水疱扩散至左前胸部与左侧背部,瘙痒疼痛难忍,遂至我院就诊。刻下:精神稍差,表情痛苦,左侧前胸部、胁肋部、背部皮肤出现大面积红斑,红斑上粟粒大小水疱呈簇状分布,疱壁紧张,内容物清亮透明,疱周绕以红晕,疱间部分融合,疱间皮肤颜色正常,瘙痒疼痛难忍。舌质红,苔白腻,脉弦数。

体格检查:T 36.8℃,P 66次/min,R 20次/min,BP 140/82mmHg,全身皮肤黏膜无黄染、出血点、蜘蛛痣,未见皮下出血点,未见明显水肿。

请思考:

1. 该患者目前所患何病? 辨证当属何证?

2. 针对该患者的疼痛,应该如何护理? 请用思维导图的形式呈现。

蛇串疮是一种皮肤上出现成簇水疱,呈带状分布,痛如火燎的急性疱疹性皮肤病。因皮损状如蛇行,故名蛇串疮;又因常发于腰肋间,故又称缠腰火丹;本病在古代文献中还被称为火带疮、蛇丹、蜘蛛疮等。其临床特点是:常突然发病,皮肤上出现红斑、水疱或丘疱疹,集簇成群,排列成带状,沿一侧周围神经分布区出现,局部刺痛或伴淋巴结肿大。本病多见于成年人,好发于春秋季节。

现代医学的带状疱疹,属本病证的讨论范围,可参考本节辨证施护。

【经典与沿革】

1. "或问绕腰生疮,累累如珠,何如? 曰是名火带疮,亦名缠腰火丹。"(明·王肯堂《证治准绳·缠腰火丹》)

2. "俗名蛇串疮,初生于腰,紫赤如疹,或起水疱,痛如火燎。"(清·祁坤《外科大成·缠腰火丹》)

3. "此证俗名蛇串疮,有干湿不同,红黄之异,皆如累累珠形。干者色红赤,形如云片,上起风粟,作痒发热。此属肝心二经风火,治宜龙胆泻肝汤;湿者色黄白,水疱大小不等,作烂流水,较干者多疼,此属脾肺二经湿热,治宜除湿胃苓汤。若腰肋生之,系肝火妄动,宜用柴胡清肝汤治之。其间小疱,用线针穿破,外用柏叶散敷之;若不速治,缠腰已遍,毒气入脐,令人膨胀,闷呕者逆。"(清·吴谦《医宗金鉴·外科心法要诀·缠腰火丹》)

【病因病机】

蛇串疮之病因有情志内伤,饮食不节和年老体虚三大类。蛇串疮病因病机示意图见图11-1。

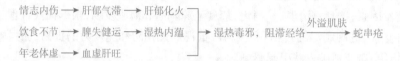

图11-1 蛇串疮病因病机示意图

1. **情志内伤** 情志内伤,肝郁气滞,郁而化火,流窜于肌肤,阻滞经络,气血不通而发病。

2. **饮食不节** 饮食不节,脾失健运,湿邪内生,湿蕴日久,酿生湿热,复感毒邪,湿热与毒邪阻滞经络,外溢肌肤而发病。

3. **年老体虚** 素体年迈,脏腑功能减退,常伴血虚肝旺,湿热毒盛,壅滞经脉,致气血凝滞而疼痛剧烈,病程迁延。

本病病位在皮肤,与肝、脾有关。病机为湿热毒邪阻滞经络,外溢肌肤。本病初期多以湿热火毒为主,后期则转为正虚血瘀兼夹湿邪。

多数患者愈后很少复发,极少数患者可多次发病。本病若发生在眼部,可导致角膜水疱、溃疡,愈后可因疤痕而影响视力,严重者可引起失明、脑炎,甚至死亡。若发生在耳部,可出现外耳道或鼓膜疱疹、患侧面瘫及耳鸣、耳聋等症状。此外,少数患者还可有运动麻痹、脑炎等。

【诊断与鉴别诊断】

1. **诊断**

(1) 症状:以疼痛与疱疹为主要表现。一般先有轻度发热、倦怠乏力、食欲不振,以及患部皮肤灼热疼痛或神经痛等前驱症状,但亦有无前驱症状即发疹者。

(2) 体征:①经1~3天后,患部出现不规则的红斑,继而出现粟粒至绿豆大小丘疹,迅速发展为成簇的疱疹,聚集一处或数处,排列成带状,疱群之间皮肤正常。疱液清亮,疱壁紧张,壁厚不易破裂。5~7天后转为混浊,或部分破溃、糜烂和渗液,最后干燥结痂,再经数日,痂皮脱落而愈。少数患者未见典型水疱,仅出现疼痛或红斑、丘疹;严重者可形成大疱,或血疱,或坏死性溃疡;有岩瘤或年老体弱者可在局部发疹后数日内,全身发生类似于水痘样皮疹,常伴高热,可并发肺、脑损害,病情严重,可致死亡。②疼痛的程度可因年龄、发病部位、损害轻重不同而有所差异。儿童患者一般没有疼痛或疼痛轻微。年老体弱患者疼痛剧烈,部分老年患者在皮疹完全消退后,可遗留顽固性神经痛,持续数月,甚至更长时间。头面部较其他部位疼痛剧烈,伴有附近淋巴结肿痛。皮疹为出血或坏死者,往往疼痛严重。

(3) 发病特点:本病多发生于身体一侧,不超过正中线。皮损好发于腰肋部、胸部或头面部。儿童及青年人病程一般2~3周,老年人约3~4周。愈后很少复发。

(4) 相关检查:血常规、疱疹基底部刮取物和活检组织标本固定后染色镜检等有助于诊断,染色镜检见到多核巨细胞和核内嗜酸性包涵体。

2. **鉴别诊断**

(1) 蛇串疮与热疮:二者都为急性皮肤病。二者的不同点见表11-1。

表 11-1　蛇串疮与热疮鉴别

病证名称	临床特征	病情特点
蛇串疮	多为沿周围神经分布区出现的簇集性水疱	病程 2~3 周左右,不易复发
热疮	多发生于皮肤黏膜交界处,皮疹为针尖至绿豆大小的水疱,常为一群	多见于高热患者的高热后或高热过程中,1 周左右痊愈,但易复发

(2) 蛇串疮与漆疮:二者都为急性皮肤病。二者的不同点见表 11-2。

表 11-2　蛇串疮与漆疮鉴别

病证名称	临床特征	病情特点
蛇串疮	疼痛与疱疹为主要表现	发病前无明显接触史,皮损与神经分布有关
漆疮	皮肤潮红、瘙痒、肿胀,有水疱,甚至糜烂渗出	发病前有明确的接触史,皮损局限于接触部位,与神经分布无关

【辨证施护】

1. 辨证要点

(1) 辨初期与后期:主要根据皮损表现、疼痛的程度及全身症状等进行辨证。若皮肤出现红斑,色鲜红,丘疹,水疱,成簇分布,疱液清亮,疱壁紧张,灼热刺痛,口苦咽干,便秘溲赤,则为初期;若红斑消失,疱壁破裂结痂,或皮疹完全消退仅留神经痛,放射到附近部位,痛不可忍,坐卧不安,重者可持续数月或更长时间,无明显全身症状,可辨为后期。

(2) 辨虚证与实证:主要根据皮损颜色、疼痛程度、大便情况、舌苔、脉象等进行辨证。若皮损鲜红,疱壁紧张,灼热刺痛,口苦咽干,心烦易怒,大便干燥或小便黄,舌质红,苔薄黄或黄厚,脉弦滑数,则为实证;若皮损颜色较淡,疱壁松弛,疼痛不明显,食少腹胀,口不渴,大便时溏,舌质淡,苔白或口腻,脉沉缓或滑,可辨为虚证。

2. 护治原则　本病治疗以清热利湿、行气止痛为原则。初期以清热利湿为主,兼以活血化瘀;后期以活血通络止痛为主,兼以清热解毒;体虚者,扶正祛邪与通络止痛并用。

3. 证治分类(表 11-3)

表 11-3　蛇串疮的常见证型及辨证治疗

证型	临床表现	治法	方药
肝经郁热	皮肤起红斑,色鲜红,丘疹,水疱,疱液清亮,疱壁紧张,灼热刺痛,口苦咽干,烦躁易怒,大便干或小便黄,舌质红,苔薄黄或黄厚,脉弦滑数	清肝泻火,解毒止痛	主方:龙胆泻肝汤 常用药物:龙胆草、栀子、柴胡、黄芩、生地黄、泽泻、当归、木通、生甘草、车前子等
脾虚湿蕴	皮肤起丘疹或水疱,颜色较淡,疱壁松弛,疼痛不显,食少腹胀,口不渴,大便时溏,舌质淡,苔白或白腻,脉沉缓或滑	健脾利湿,解毒止痛	主方:除湿胃苓汤 常用药物:防风、苍术、白术、赤茯苓、陈皮、厚朴、猪苓、栀子、木通、泽泻、滑石、甘草、肉桂等
气滞血瘀	水疱减轻或消退后局部疼痛不止,放射到附近部位,痛不可忍,坐卧不安,重者可持续数月或更长时间,舌质紫,苔白,脉弦细	理气活血,通络止痛	主方:柴胡疏肝散合桃红四物汤 常用药物:熟地黄、当归、白芍、川芎、桃仁、红花、陈皮、柴胡、甘草、枳壳、香附等

4. 主要护理问题

(1) 疼痛　与湿热毒蕴,阻滞经络有关。

(2) 皮肤完整性受损　与湿热蕴积,外溢肌肤有关。

(3) 发热 与肝火内炽,湿热内蕴有关。

(4) 潜在并发症:感染 与疱壁破损有关。

5. 护理措施

(1) 病情观察:①观察疼痛的部位、性质、程度、持续时间及耐受程度。②观察皮损的部位,疱疹大小、数目,疱壁紧张度,有无糜烂及合并感染。③有无面瘫、耳痛、耳聋及外耳道疱疹;有无角膜水疱、溃疡或视力改变;或有无头疼、呕吐、惊厥、运动感觉障碍等并发症。④监测体温,观察脉象、舌象、饮食、二便、睡眠及淋巴结肿大等情况。⑤辨证观察:肝经郁热,须观察有无口苦咽干,情绪变化;脾虚湿蕴,须观察有无腹胀,大便性状;气滞血瘀,须观察是否有遗留神经痛。

(2) 生活起居护理:①保持病室清洁舒适,空气流通。②床单、被褥、内衣要选用纯棉制品,保持清洁干燥。衣服宽大,以免摩擦引起疼痛。忌用化学洗涤剂洗涤衣物。③注意休息,保证睡眠充足。采取健侧卧位,避免挤压水疱。④保持皮损处皮肤清洁干燥,当疱疹发于头部时,应剪去局部头发,预防感染;忌用热水烫洗;皮损糜烂渗出时给予湿敷,严格无菌操作。⑤当疱疹累及眼部时,应协助患者点眼药,保持眼睛清洁卫生。避免强光刺激,鼓励患者多做眨眼动作,防止粘连。⑥修剪指甲,避免搔抓。⑦辨证起居:肝经郁热者,病室宜偏凉;脾虚湿蕴者,病室宜干燥;气滞血瘀者,病室宜温暖向阳,避免风寒侵袭。

(3) 饮食护理:①饮食以清淡、易消化为原则,宜多食新鲜水果和蔬菜,忌食辛辣、刺激性食物,忌鱼腥虾蟹、鸡、羊肉等发物,禁烟、酒。②辨证施食:肝经郁热证者,宜食清肝泻火、解毒止痛之品,如旱芹、苦瓜、绿豆,可用金银花或野菊花煎水代茶饮;脾虚湿蕴者,宜食健脾利湿、解毒止痛之品,如山药、白扁豆、薏苡仁、赤小豆,忌食生冷、油腻之品;气滞血瘀者,宜食理气活血、通络止痛之品,如丝瓜汤、白萝卜、陈皮、黑木耳、山楂等,忌食易胀气之品。

(4) 用药护理:①服药期间注意观察药物不良反应,如出现食欲减退、恶心、呕吐、腹痛、便溏者,立即报告医生,并做好记录。②止痛药宜饭后服用。③辨证施药:肝经郁热者中药汤剂宜饭后温服,不宜久服,以免寒凉败胃;脾虚湿蕴者汤剂宜饭前温服;气滞血瘀者汤剂宜饭后温服。

(5) 情志护理:多与患者沟通交流,耐心向患者讲解疾病的有关知识,使之对神经痛有正确的认识,了解疾病的转归和发展过程,消除顾虑和恐惧,使其保持精神乐观,情绪稳定。护理工作要及时准确,尽力排除各种不良因素的影响,使患者怡情悦志,配合治疗。指导患者通过聊天、听广播等活动,转移注意力,以减轻疼痛。

(6) 对症处理

1) 疼痛

① 刺络拔罐法:a. 部位:病损部位的首尾两端、红斑及疱疹边缘处皮肤。b. 方法:局部皮肤常规消毒后,用三棱针点刺,并在患处拔罐吸出 2~3ml 血,留罐 10 分钟,每天 1 次,5 天为 1 个疗程。c. 辨证刺络:脾虚湿蕴者宜刺皮内;肝经郁热、气滞血瘀者宜刺皮下。

② 药线点灸:a. 辨证取穴:肝经郁热者、脾虚湿蕴者根据"以灶为穴"的原则在疱疹部位选取多组梅花穴(以疱疹部位处神经丛走向及其周围为穴);气滞血瘀者依照"以痛为穴"的原则,在疼痛部位选取 1~2 组梅花穴或莲花穴(以疼痛处神经丛走向及其周围为穴),配合阿是穴、血海、足三里、关元、气海等。b. 方法:采用以轻应轻,以重对重的点灸手法。两天施灸 1 次,两周为 1 疗程,可治疗 1~2 个疗程。

③ 火针疗法:a. 穴位:皮损局部阿是穴。b. 方法:以疱疹簇为单位呈"品"字形点刺。隔日 1 次,5次 1 疗程。

④ 微波治疗:多适合脾虚湿蕴者。a. 仪器:微波治疗仪。b. 方法:每次 20 分钟,每天 1 次,5 天 1疗程。

⑤ 耳穴贴压:a. 辨证取穴:肝经郁热者取肝、肺、心、胃、神门、枕等;气滞血瘀者取耳尖、神门、交感、皮质下等。b. 方法:每日按压 3~5 次,每次每穴按压 1~2 分钟,或不拘时按压,对按或向耳轮方向

按压,以耐受为度,每 4~5 日更换一次。

2) 皮损

① 中药敷贴法:a. 辨证用药:肝经郁热者用青黛散(青黛、石膏、滑石、黄柏,共研细末,和匀)或玉露膏(凡士林、芙蓉叶,调匀成膏)外敷;脾虚湿蕴者用二味拔毒散(白矾、明雄黄,研末)调茶水外敷或三黄洗剂(大黄、黄柏、黄芩、苦参各等分,共研细末);气滞血瘀者外搽双柏散(侧柏叶、黄柏、大黄、薄荷、泽兰,共研细末)、清凉乳剂(麻油加饱和石灰水上清液充分搅拌成乳状)或鲜马齿苋、玉簪叶捣烂外敷。水疱破后,用四黄膏(黄连、黄柏、黄芩、大黄、乳香、没药各等量,研成细末)或青黛膏外涂;有坏死者,用九一丹(熟石膏、升丹,研成细末)换药。b. 方法:敷贴散剂每天 2 次,膏剂每天 1 次,直至皮损消失。若水疱不破,可用三棱针或消毒针头抽取疱液,疱壁不宜除去。

② 中药熏洗法:a. 辨证用药:肝经郁热者、脾虚湿蕴者用桑叶、龙胆草、防风、板蓝根、野菊花、蛇床子、地肤子等;气滞血瘀者用大黄、黄柏、两面针(鲜品)、陈皮、乳香、没药、薄荷等。b. 方法:趁水温较高有蒸汽时熏蒸患处及周围皮肤,待药液降至患者能耐受的温度后再淋洗患处。c.疗程:每天治疗 1 次,10 次为 1 个疗程。

【健康教育】

1. 保持良好的精神状态,忌发怒,情绪开朗,心气平和。

2. 饮食宜清淡,忌辛辣刺激、膏粱厚味食物,忌鱼腥虾蟹等发物,禁烟酒。多食新鲜水果、蔬菜,多食清热解毒、行气通络之品。

3. 平时加强体育锻炼,增强抗病能力。

4. 局部遗留神经痛时,给予积极治疗。

(林 琴)

第二节 癣

11章02节 数字内容

 ──────────── 导入案例与思考 ────────────

刘某,女,50 岁。因双足趾间反复作痒 4 年余就诊。

患者双足趾间作痒,起白厚皮已有 4 年,反复发作,每于夏季加重,糜烂流汁,冬季干燥皲裂,剧烈瘙痒,曾于多家医院就诊,予药物治疗效果不佳。现瘙痒难忍,为求进一步检查,遂至我院就诊。刻下:双足趾间瘙痒难忍,以三、四趾缝间多见,趾间潮湿、皮肤浸渍发白,剧烈瘙痒,除去白皮,基底呈鲜红色。往往搓至糜烂疼痛,渗出血水为度,并有特殊臭味。口干口苦,时有腹胀,便秘溲赤。舌质红,苔黄腻,脉滑数。

体格检查:T 36.5℃,P 68 次/min,R 20 次/min,BP 132/72mmHg,患者精神稍差,表情痛苦,双足轻度肿胀,趾间潮红糜烂,少量渗液,周边有撕破的厚皮及痂皮。

实验室检查:取潮红处碎皮显微镜下观察可见大量真菌菌丝。

请思考:

1. 该患者目前所患何病?辨证当属何证?

2. 针对该患者的瘙痒症状,应该如何护理?请用思维导图的形式呈现。

癣是指发生在表皮、毛发、指/趾甲的浅部真菌性皮肤病。本病因其发生部位的不同,名称各异。

临床常见的有:发于头部的白秃疮、肥疮;发于手部的鹅掌风;发于足部的脚湿气;发于面、颈、躯干、四肢的圆癣、紫白癜风等。癣病具有长期性、广泛性、传染性的特征,因此是皮肤病防治工作的重点。

现代医学的浅部真菌病,如头癣、手癣、足癣、体癣等,均属本病证的讨论范围,可参考本节辨证施护。

【经典与沿革】

1. "白秃疮因剃发腠理司开,外风袭入,结聚不散,致气血不潮,皮肉干枯,发为白秃。久则发落,根无荣养。"(明·陈实功《外科正宗·白秃疮》)

2. "圆癣之状……亦痒痛是也,其里亦生虫。"(隋·巢元方《诸病源候论·疮病诸候·圆癣候》)

3. "鹅掌风由足阳明胃经火热血燥,外受寒凉所凝,致皮肤枯槁;又或时疮余毒未尽,亦能致此。"(明·陈实功《外科正宗·鹅掌风》)

4. "紫白癜风乃一体二种,紫因血滞,白因气滞,总由热体风湿所侵,凝滞毛孔,气血不行所致。"(明·陈实功《外科正宗·紫白癜风》)

5. "白秃之候,头上白点斑剥,初似癣而上有白皮屑,久则生痂成疮,逐至遍头。"(隋·巢元方《诸病源候论·白秃候》)

6. "此证初起紫白斑点,叠起白皮,坚硬且厚,干枯燥裂,延及遍手。"(清·吴谦《医宗金鉴·外科心法要诀》)

7. "日取白凤仙花,捣涂指甲,上下包好,日易凤仙,过时灰甲换好。"(清·王洪绪《外科证治全生集·鹅爪风治法》)

8. "初起毛窍闭而体强者,宜万灵丹以汗散之;次以胡麻丸常服,外用密陀僧散涂擦,亦可得愈。"(明·陈实功《外科正宗·紫白癜风第五十四》)

【病因病机】

癣之病因有外感风湿热毒,久居湿地、感染湿毒,肥胖痰湿之体三大类。癣病因病机示意图见图 11-2。

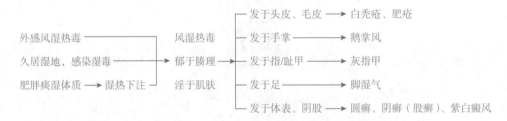

图 11-2 癣病因病机示意图

1. **外感风湿热毒** 风湿热邪、虫毒侵袭肌肤,结聚不散,郁于腠理,淫于皮肤。

2. **久居湿地、感染湿毒** 久居湿地,水湿浸渍,感受湿毒,侵袭皮肤,气血不畅,湿盛则痒,流滋;热盛则生风生燥,肌肤失养,以致皮生白屑,脱发。

3. **肥胖痰湿之体** 脾胃二经湿热,下注于足,蕴积肌肤。

本病病位在皮肤。基本病机为风湿热毒外袭,郁于腠理,淫于皮肤。

癣是较顽固的疾病,极容易复发,对很多药都敏感,病情加重可致红丝疔。

【诊断与鉴别诊断】

1. 诊断

(1) 白秃疮:相当于现代医学头癣中的白癣。多见于学龄儿童,男性多于女性。

1) 症状:头皮覆盖有圆形或不规则的灰白色鳞屑斑片。在接近头皮的毛发干外围,常有灰白色菌鞘围绕。自觉瘙痒。

2) 体征:皮损区毛发干枯,失去光泽,且头发变脆易于折断,易于拔脱且不疼痛,多数在离头皮

Note:

2~4mm 处头发自行折断,参差不齐。发病部位以头顶、枕部居多,但发缘处一般不被累及。青春期可自愈,秃发能再生,不留瘢痕。

3) 相关检查:真菌镜检病发可见发外有许多小孢子围绕发干。

(2) 肥疮:相当于现代医学头癣中的黄癣。多见于农村,好发于儿童,流行地区成人亦可发生。病程慢性,多从儿童期开始,持续到成人。

1) 症状:皮损多从头顶开始,逐渐向四周扩大,可侵及整个头皮,但头皮四周 1cm 左右区域不易受累。自觉瘙痒。

2) 体征:初起呈红色丘疹,或有脓痂,有毛发穿过,干后形成蜡黄色痂,其特点是癣痂呈蜡黄色,肥厚,富黏性,外观呈蝶形,边缘翘起,中央微凹,毛发从中贯穿,有特殊的鼠尿臭。除去黄癣痂,其下为鲜红湿润糜烂面。此痂逐渐扩大,增多或相互融合,结成大片的黄色厚痂,散发出类似鼠粪的臭味。头发干燥失去光泽且易拔出,并逐渐脱落,日久成秃,留下萎缩性瘢痕,头发永久不再生。少数糜烂化脓,常致附近出现淋巴结肿痛。

3) 相关检查:真菌镜检发干内有菌丝和排列成行的关节孢子。

(3) 鹅掌风:相当于现代医学的手癣。男女老幼均可染病,以成年人多见。多数单侧发病,也可染及双手。病情迁延,反复发作,每于夏天起水疱,病情加剧,冬天则枯裂疼痛加重。

1) 症状:掌心或指缝水疱或掌部皮肤角化脱屑、水疱,瘙痒难忍。

2) 体征:初起水疱壁厚,液清亮散在或簇集。水疱破后干涸,叠起白屑,中心向愈,四周继发疱疹,并可延及手背、腕部。若反复发作,可致手掌皮肤肥厚,枯槁干裂,疼痛,屈伸不利,宛如鹅掌。

3) 相关检查:真菌镜检皮屑可见菌丝和孢子。

(4) 灰指/趾甲:相当于现代医学的甲癣。

1) 症状:轻者只有 1~2 个指/趾甲受损,重者所有指/趾甲皆可传染,一般无自觉症状,但指/趾甲过厚,也可有疼痛感。

2) 体征:初起爪甲远端,或甲缘及甲弧,出现灰白斑点,逐渐扩大,失去光泽而呈灰白色,继则指/趾出现高低不平,逐渐增厚,或蛀空而残缺不全,或变脆。

3) 相关检查:真菌镜检可见菌丝和孢子。

(5) 脚湿气:相当于现代医学的足癣。本病多见于成人,儿童少见。夏秋病重,多起水疱、糜烂,冬春病减,多干燥裂口。

1) 症状:皮下水疱,趾间浸渍糜烂,渗流滋水,以及角化过度、脱屑、瘙痒伴有特殊臭味。

2) 体征:主要发生在趾缝,也见于足底。临床上可分为水疱型、糜烂型、脱屑型。但常以 1~2 种皮肤损害为主。

① 水疱型:多发生于足弓及足趾的两侧。表现为成簇或分散的深在性皮下水疱,瘙痒,疱壁厚,不易破裂,疱液清澈。数天后水疱干燥脱屑或融合成多房性水疱,撕去疱壁可显示蜂窝状基底及鲜红色糜烂面。

② 糜烂型:发生于趾缝间,以三、四趾缝间多见。表现为趾间潮湿、皮肤浸渍发白,除去白皮,基底呈鲜红色。剧烈瘙痒,往往搓至皮烂疼痛,渗出血水为度,并有特殊臭味。此型易并发感染。

③ 脱屑型:多见于趾间、足跟两侧及足底。表现为皮肤角化过度,干燥,粗糙,脱屑,皲裂。常由水疱型发展而来,多见于老年患者。

3) 相关检查:真菌镜检皮屑可见菌丝和孢子。

(6) 圆癣:相当于现代医学的体癣。好发于青壮年及男性,多夏季发病。

1) 症状:初起为淡红色丘疹或丘疱疹,逐渐形成钱币状红斑,其上覆盖细薄鳞屑。

2) 体征:好发于面部、颈部、躯干及四肢近端。病灶中央皮疹消退,但向四周扩大,边缘常有丘疹、水疱、脓疱、结痂等损害,排列成弧形或环形。若皮疹发生于腰间,则常呈不规则带状。

(7) 阴癣:相当于现代医学的股癣。好发于青壮年及男性,多夏季发病,冬季多能自愈。

1) 症状:好发部位单侧或双侧片状红斑、中心向愈、边缘隆起,自觉瘙痒。

2) 体征:发于阴股部位,初起发生于胯间及阴部相连的皱褶处,皮肤损害基本同圆癣,可蔓延至阴囊、臀间沟及下腹部。患处潮湿多汗,易受摩擦,故常见糜烂、流滋、结痂,呈湿疹样改变。因剧烈瘙痒,搔抓日久,皮肤亦可呈苔藓样改变。

3) 相关检查:真菌镜检可见菌丝和孢子。

(8) 紫白癜风:相当于现代医学的花斑癣,俗称汗斑。好发于多汗体质青壮年,可在家庭中互相传染,常夏发冬愈。

1) 症状:皮损为大小不一、边界清楚的圆形或不规则的无炎症性斑块,常融合成片状,呈淡褐色、灰褐色至深褐色,或轻度色素减退,可有少量糠秕状细鳞屑,有轻度痒感。

2) 体征:好发于颈项、胸前、肩胛等处,尤其是多汗部位及四肢近心端。一般新皮损色深,旧皮损色浅,新旧皮损并存时呈花斑状。

3) 相关检查:镜检可见糠秕马拉色菌。

2. 鉴别诊断

(1) 白秃疮与白屑风:两者皆有脱发现象。两者的不同点见表11-4。

表11-4 白秃疮与白屑风鉴别

病名	临床特征	病情特点
白秃疮	头皮覆盖有圆形或不规则形的灰白色鳞屑的斑片,毛发干枯,容易折断	多见学龄前儿童,有传染性
白屑风	白色鳞屑堆叠,脱发而不断发	多见于青年,无传染性

(2) 白秃疮与白疕:两者头皮都有斑片。两者的不同点见表11-5。

表11-5 白秃疮与白疕鉴别

病名	临床特征	病情特点
白秃疮	头皮覆盖有圆形或不规则形的灰白色鳞屑的斑片,头发自行折断,在接近头皮的毛发干外围	常有灰白色菌鞘围绕,刮去鳞屑无出血点
白疕	皮损为较厚的银白色鳞屑性斑片,头发呈束状,无脱发、断发现象	搔去鳞屑可见渗出或出血点

(3) 肥疮与头部湿疮:两者都有头部疱疹、糜烂、结痂等皮损。两者的不同点见表11-6。

表11-6 肥疮与头部湿疮鉴别

病名	临床特征	病情特点
肥疮	病发干燥无光泽,逐渐脱落	有黄癣痂,散发鼠粪臭气
头部湿疮	头部湿疮有丘疱疹、糜烂、流滋、结痂等多形性损害,一般无脱发	局部瘙痒,且无肥疮的黄癣痂

(4) 鹅掌风与手部湿疮:两者都为手部瘙痒疾病。两者的不同点见表11-7。

表11-7 鹅掌风与手部湿疮鉴别

病名	临床特征	病情特点
鹅掌风	可染及双手,以掌心或指缝水疱或掌部皮肤角化脱屑、水疱为皮损	多数单侧发生,反复发作,每于夏天起水疱,病情加剧,在冬天则枯裂疼痛加重
手部湿疮	皮损多形性,边界不清,瘙痒显著	常对称发生,反复发作

Note:

(5) 紫白癜风与白癜风:两者皆有全身皮肤的色素改变。两者的不同点见表11-8。

表11-8 紫白癜风与白癜风鉴别

病名	临床特征	病情特点
紫白癜风	皮损为大小不一、境界清楚的圆形或不规则的无炎症性斑块,可有少量糠秕状细鳞屑	有轻微痒感,会传染
白癜风	皮损为纯白的色素脱失斑,白斑中毛发也白,边界清楚	无痒痛,也不传染

【辨证施护】

1. **辨证要点** 辨病因:主要根据皮损的表现进行辨证。若起皮疹,瘙痒脱屑,辨为风证;皮肤肥厚、燥裂、瘙痒,多为燥证;皮肤渗流滋水,瘙痒结痂,可辨为湿证。

2. **护治原则** 以杀虫止痒为原则。癣病以外治为主,若皮损广泛,自觉症状较重,或抓破染毒者,则以内治、外治相结合为宜。抗真菌西药治疗有一定优势,可中西医药合用。

3. **证治分类**(表11-9)

表11-9 癣的常见证型及辨证治疗

证型	临床表现	治法	方药
风湿毒聚	多见于肥疮、鹅掌风、脚湿气,症见皮损泛发,大部分头皮毛发受累,脓疱、糜烂,黄痂堆积,毛发脱而头秃,或皮肤散在或群集小水疱,皮肤粗糙,瘙痒难忍,苔薄腻,脉濡	祛风除湿,杀虫止痒	主方:消风散 常用药物:荆芥、防风、当归、生地黄、蝉蜕、知母、石膏、苦参、苍术、木通、牛蒡子、甘草等
湿热虫蕴	多见于鹅掌风、脚湿气、圆癣、阴癣,症见水疱、脓疱、糜烂流滋,脚湿气肿连足背,或红丝上窜,胯下淋巴结肿大,灼热、瘙痒或疼痛,口干、便秘溲赤,舌红,苔黄腻,脉滑数	清热化湿,解毒消肿	主方:萆薢渗湿汤 常用药物:萆薢、薏苡仁、黄柏、茯苓、牡丹皮、泽泻、滑石、通草等
血虚风燥	多见于白秃疮、鹅掌风、脚湿气脱屑型、紫白癜风,症见覆盖灰白鳞屑斑,毛发干枯、失去光泽,且头发变脆易于折断,瘙痒,手足皮肤肥厚,枯槁干裂,脱鳞屑,头晕乏力,舌淡,苔白,脉细	养血润燥,疏风止痒	主方:当归饮子 常用药物:当归、生地黄、白芍、川芎、白蒺藜、防风、何首乌、荆芥穗、黄芪、甘草等

4. **主要护理问题**

(1) 瘙痒 与风湿热毒外袭,郁于腠理,淫于皮肤有关。

(2) 皮肤完整性受损 与湿热虫毒浸淫肌肤有关。

(3) 有传染的危险 与卫生知识缺乏有关。

(4) 潜在并发症:感染 与疱壁破损有关。

5. **护理措施**

(1) 病情观察:①观察水疱、脓疱等皮损的部位、范围、进展情况及有无糜烂、渗液及合并感染,观察头发、指/趾甲脱落及断裂范围及程度,观察皮肤瘙痒、疼痛、干裂的程度。②观察有无口干、便秘、头晕乏力等症,并观察舌、脉的变化。③皮疹破损处有无出现红肿焮痛及全身发热。脚湿气患者如果出现脚面俱肿、恶寒、发热,应立即报告医生。若发现有一红丝沿小腿内侧向上窜时提示红丝疔;当皮肤局部突然变赤,色如涂丹,焮热肿胀,迅速扩大时提示丹毒。

(2) 生活起居护理:①病室宜清洁,空气流通,定期消毒。②保持皮肤清洁、干燥,剪短指甲,避免抓破皮损处。③鹅掌风患者手部皮肤干燥、皲裂者,避免接触碱性洗剂品。圆癣和紫白癜风患者要穿宽松的棉质内衣。脚湿气患者应注意足部的清洁干燥,洗完脚后要用吸水性强的毛巾把趾缝水分吸干,鞋子透气性要好,尽可能不穿胶鞋,勤换鞋袜。④预防传染。应根据不同病证,指导患者及家属进行家庭隔离工作。白秃疮和肥疮患者的梳子、帽子、枕巾等生活用品应专人使用;理发用具用流水冲洗,然后用水煮沸 15 分钟,或用乙醇、5% 苯酚浸泡等方法消毒,患儿须经彻底治愈后才能参加集体活动。脚湿气患者的洗脚盆、毛巾、拖鞋等用具专人使用,鞋袜应用开水烫过或在阳光下暴晒。圆癣、阴癣、紫白癜风患者的内衣、被褥、床单、毛巾、浴巾要经常清洗、消毒和暴晒。⑤辨证起居:风湿毒聚者室温宜偏低,避免吹对流风;湿热虫蕴者室内宜偏干燥,血虚风燥者室内宜凉爽、湿润。

(3) 饮食护理:①饮食宜清淡,多吃新鲜蔬菜、水果,忌辛辣、刺激、肥甘、厚腻、海腥发物,如葱、蒜、辣椒、公鸡、海鱼、牛肉、羊肉、虾、蟹等,戒酒。②辨证施食:风湿毒聚者,饮食宜偏凉,宜食祛风除湿、杀虫止痒之品,如薏苡仁、南瓜子、大蒜、洋葱等;湿热虫蕴者,饮食以清热化湿、解毒消肿为宜,多吃冬瓜、赤小豆、绿豆、薏苡仁、马齿苋汤等;血虚风燥者,宜食养血润燥、疏风止痒之品,如薄荷、金银花、大枣雪梨膏等。

(4) 情志护理:癣缠绵难愈,不仅给患者带来痛苦,而且影响其形象,因此患者容易出现抑郁、焦虑、自卑等。首先,护士应主动与患者沟通,采用劝解、安慰、鼓励,使其保持心情愉快,自信乐观。其次,护士也可采取说理开导法,主动向患者讲解有关本病的知识,用药常识及注意事项,争取赢得患者的信任与配合。另外,护士还可采用移情疗法,鼓励患者积极参与喜欢的业余活动,如书法、绘画、郊游等,以释放情怀,消除烦恼。

(5) 用药护理:①服药期间注意观察药物不良反应,如出现腹痛、便溏,立即报告医生。②协助患者正确使用外用药,及时观察药物的疗效及不良反应,如局部出现红肿瘙痒,常为皮肤过敏反应,应立即停药,及时汇报医生。③应尽量避免滥用肾上腺皮质激素、免疫抑制剂等。如需要用口服抗真菌药,要注意药物的配伍禁忌、毒副作用,每月须查肝功能及血常规。④辨证施药:风湿毒聚和湿热虫蕴者,汤剂宜凉服;血虚风燥者,滋补汤剂宜空腹或饭前 1 小时温服。

(6) 对症处理

皮肤破损

① 拔发疗法:多适合风湿毒聚和血虚风燥者。a. 药物:雄黄膏(雄黄、氧化锌、凡士林)或 5% 硫黄膏(硫黄、凡士林)。b. 方法:将病区周围 1cm 处的毛发剔平或剪平,每周剪 1 次;用 0.5% 的明矾水或热肥皂水洗头,每天 1 次;在病灶处厚涂药物,再用薄膜盖上,包扎或戴帽子固定,每天换药 1 次。敷药 1 周后,头发比较松动时,即用镊子将病发连根拔除(争取在 3 天内全部拔完)。拔发后继续薄涂原用药膏,每天 1 次,连续 2~3 周。

② 中药外涂:多适合风湿毒聚、湿热虫蕴和血虚风燥者。a. 水疱型:用 1 号癣药水(土槿皮、大枫子肉、地肤子、蛇床子、硫黄、白鲜皮、枯矾、苦参、樟脑等)或 2 号癣药水(米醋、百部、蛇床子、硫黄、土槿皮、白砒、斑蝥等)或复方土槿皮酊(土槿皮粗末、80% 乙醇)外搽,每天 2~3 次。b. 糜烂型:可选用 1∶1 500 高锰酸钾溶液、3% 硼酸溶液或二矾汤(白矾、皂矾、孩儿茶、侧柏叶)浸泡 15 分钟,然后以皮脂膏或雄黄膏外搽,每天 2 次。c. 脱屑型:可用以上软膏外搽,浸泡剂浸泡。

③ 涂甲疗法:多适用于灰指甲湿热虫蕴和血虚风燥者。a. 药物:5%~10% 碘酊,或复方土槿皮酊,或 30%~50% 冰醋酸。b. 方法:将上述药物直接涂于病甲,每天 1~3 次。

④ 拔甲疗法:多适用于灰指甲湿热虫蕴和血虚风燥者。采用中药拔甲膏拔甲,经 3~5 次换药,病甲清除后,再用灰指甲药水 1 号或 2 号,直至新甲长出为止,亦可采用手术拔甲。

【健康教育】

1. 注意个人、家庭及集体卫生,勿与他人共用生活用品,如梳子、毛巾、浴巾、枕巾、洗脚盆、拖鞋等,勤洗澡,保持皮肤清洁,衣物、被褥要经常清洗,并在日光下暴晒。远离患癣病的动物,避免传染。

2. 癣病须早发现,早治疗,巩固疗效,直至痊愈。

3. 保持皮损的清洁、干燥,以免感染。

(林 琴)

第三节 湿 疮

11章03节 数字内容

 ———————————— 导入案例与思考 ————————————

王某,男,31 岁。因肘窝、腘窝等处出现疹疱瘙痒,时有渗液 5 天就诊。

患者有类似病史 2 年,平素嗜酒,每遇风、湿即反复发作,经久不愈,此次服用海鲜后复发,遂来院就诊。刻下:肘窝及腘窝处出现疹疱,基底潮红,伴有瘙痒,抓破后有少量流滋。纳呆,便溏,舌淡胖,苔白腻,脉濡缓。

体格检查:T 36.6℃,P 72 次/min,R 20 次/min,BP 126/76mmHg,患者精神稍差,痛苦面容,面色微黄,肘窝及腘窝处均有 3cm×2cm 大小之皮损,局部皮肤粗糙肥厚,边缘整齐,发作时有黄白渗出液,部分痂块形成。

请思考:

1. 该患者目前所患何病? 辨证当属何证?

2. 针对该患者的皮疹症状,应该如何护理? 请用思维导图的形式呈现。

湿疮是一种由于禀赋不耐,多种内外因素作用引起的过敏性炎症性皮肤病。以皮疹对称分布,多形损害,剧烈瘙痒,有渗出倾向,反复发作和易成慢性为临床特征。本病根据病程可分为急性、亚急性、慢性三类。本病男女老幼皆可发病,但以先天禀赋不耐者居多,无明显季节性,但冬季常复发。

中医古代文献无湿疮之名,根据其发病部位不同、皮损形态不同,名称各异。如浸淫全身,滋水较多者,称"浸淫疮";以丘疹为主者,称"血风疮"或"粟疮"。发于耳部者,称"旋耳疮",发于乳头者,称"乳头风",发于脐部者,称"脐疮",发于阴囊部者,称"肾囊风",发于四肢弯曲者,称"四弯风",发于婴儿者,称"奶癣"。

现代医学的湿疹,属本病证的讨论范围,可参考本节辨证施护。

【经典与沿革】

1. "浸淫疮,是心家有风热,发于肌肤。初生甚小,先痒后痛而成疮。汁出浸溃肌肉,浸淫渐阔乃遍体。其疮若从口出流散四肢则轻,若从四肢生然后入口者则重。以其渐渐增长,因名浸淫疮也。"(隋·巢元方《诸病源候论·浸淫疮候》)

2. "此证由肝、脾二经湿热,外受风邪,袭于皮肤,郁于肺经,致遍身生疮,形如粟米,瘙痒无度,抓破时津脂水浸淫成片,令人烦躁、口渴、瘙痒,日轻夜甚。"(清·吴谦《医宗金鉴·血风疮》)

3. "肾囊风,乃肝经风湿而成。其患作痒,喜浴热汤,甚者疙瘩顽麻,破流脂水,宜蛇床子汤熏洗二次即愈。"(明·陈实功《外科正宗·肾囊风》)

【病因病机】

湿疮之病因有素体虚弱,饮食不节和外受风邪三大类。湿疮病因病机示意图见图 11-3。

1. 饮食不节 嗜酒或过食辛辣刺激荤腥动风之品,脾胃受损,脾失健运,湿热内生。

2. 外受风邪 外感风湿热邪,内外合邪,两相搏结,浸淫肌肤。

3. 素体虚弱 病久血虚,脾为湿困,耗伤阴血,肌肤失养。

本病病位在皮肤,与肝、脾有关。基本病机为风湿热邪浸淫肌肤。急性者以湿热为主;亚急性者多与脾虚生湿有关;慢性者则多病久耗伤阴血,血虚生风生燥,肌肤失养而甲错。

 Note:

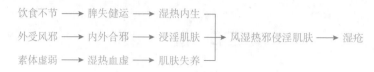

图 11-3　湿疮病因病机示意图

一般病程较长,患者可反复多次发病。

【诊断与鉴别诊断】

1. 诊断　根据病程和皮损特点,一般分为急性、亚急性、慢性三类。

(1) 急性湿疮

1) 症状:起病较快,皮损常为对称性、原发性和多形性。自觉瘙痒,搔抓、肥皂热水烫洗、饮酒、食辛辣发物可使皮疹加重,瘙痒加剧,重者影响睡眠。搔抓染毒者可致皮损处化脓,并出现淋巴结肿大等。皮损广泛者,可有发热,大便秘结,小便短赤等全身症状。

2) 体征:可发于身体的任何一个部位,亦可泛发于全身,但以颜面、耳后、手足、肘窝、阴囊、外阴、肛门、腘窝等处多见。皮损为多数密集的粟粒大小的丘疹、丘疱疹或小水疱,基底潮红,自觉瘙痒,常因搔抓而致糜烂、流滋、结痂,皮损中心较重,外周有散在丘疹、红斑、丘疱疹,病变呈片状或弥漫性,边界不清。如不转为慢性,1~2 个月,痂皮脱落而愈合。

(2) 亚急性湿疮:多由急性湿疮迁延而来。

1) 症状:皮损较急性湿疮轻,自觉瘙痒,夜间尤甚,一般无全身不适。

2) 体征:以丘疹、结痂、鳞屑为主,仅有少量水疱和轻度糜烂。

(3) 慢性湿疮:多由急性、亚急性湿疮反复发作而来,也可起病即为慢性湿疮。

1) 症状:自觉瘙痒剧烈,尤以夜间、情绪紧张、食辛辣鱼腥动风之品时为甚。病程较长,时轻时重,易反复发作。常伴有头昏乏力、腰酸肢软等全身症状。

2) 体征:皮损局限于某一部位,表现为患处皮肤增厚粗糙,触之较硬,色暗红或紫褐,皮纹显著或有苔藓样变,常伴有抓痕、血痂、鳞屑及色素沉着,部分皮损处可出现新的丘疹或水疱,抓破后有少量流滋。发生在手足关节部位者,易发生皲裂,引起疼痛。

(4) 特定部位及特殊类型的湿疮:虽有上述共同表现,但由于某些特定的环境或特殊的致病条件,湿疮可有下列特殊类型。

1) 面部湿疮:常见于额部、眉部、耳前等。皮损为淡红色斑片,上覆以细薄的鳞屑,常对称分布,自觉瘙痒。

2) 头部湿疮:呈弥漫性分布,甚至累及整个头皮,皮肤潮红、糜烂,可有脓性流滋,结黄色厚痂,有时将头发黏结成团。

3) 耳部湿疮:好发于耳窝、耳轮上部及外耳道。皮损为红斑、流滋、结痂及皲裂,多对称发生。

4) 乳房湿疮:主要发生于女性,皮损局限于乳头,表现为皮肤潮湿、糜烂、流滋,上覆以鳞屑,或结黄色痂皮,反复发作可出现皲裂、疼痛,自觉瘙痒,一般不化脓。

5) 脐部湿疮:局限于脐窝,皮损为鲜红色或暗红色斑片,有糜烂、流滋、结痂,边界清楚,不累及外周正常皮肤,常有臭味,自觉瘙痒,且易染毒而出现红肿热痛,伴发热畏寒,便秘溺赤。

6) 手部湿疮:多发于手背及指端掌面,可蔓延至腕部,皮损形态多种,边界不清,表现为潮红、糜烂、流滋、结痂。反复发作,可致皮肤粗糙肥厚。伴干燥皲裂、疼痛,病程较长。

7) 小腿部湿疮:多见于小腿下三分之一的内外侧,常伴有青筋暴露,皮损呈局限性暗红色,弥漫密集丘疹、丘疱疹,糜烂、流滋,日久皮肤肥厚粗糙,色素沉着。

8) 阴囊湿疮:局限于阴囊皮肤,有时延及肛门及阴茎部。有潮湿型和干燥型两种。潮湿型表现为整个阴囊肿胀、潮红、糜烂、流滋、结痂,日久皮肤肥厚,皮色发亮,色素加深;干燥型表现为肿胀、潮红比前者轻,皮肤浸润变厚,呈灰色,上覆鳞屑,伴有裂隙,剧烈瘙痒,夜间更甚,因搔抓有不规则色素脱失。

(5) 相关检查:①组织病理检查为海绵水肿性皮炎改变:急性者表皮内可有海绵水肿和水疱,真皮浅层毛细血管扩张,周围有淋巴细胞、少数中性粒细胞;慢性者有表皮角化过度及角化不全,棘层肥厚,真皮浅层毛细血管壁增厚,胶原纤维轻度变粗。②有可疑的外因接触史者可做皮肤斑贴试验以协助明确病因。

2. 鉴别诊断

(1) 急性湿疮与接触性皮炎:两者都为急性瘙痒性皮肤病。两者的不同点见表 11-10。

表 11-10 **急性湿疮与接触性皮炎鉴别**

病名	临床特征	病情特点
急性湿疮	多形性,丘疹、水疱等,边界弥漫不清,瘙痒剧烈,部位不固定,常对称发生	病因常不明确,常有复发倾向
接触性皮炎	较单一,有水肿、水疱,边界清楚,痒或灼热感,常限于接触部位	常有明确病因,祛除病因较快痊愈,不接触即不复发

(2) 慢性湿疮与牛皮癣:两者都为慢性瘙痒性皮肤病。两者的不同点见表 11-11。

表 11-11 **慢性湿疮与牛皮癣鉴别**

病名	临床特征	病情特点
慢性湿疮	皮损常见于手足、小腿、肘窝、腘窝、外阴、肛门等处,患处皮肤增厚粗糙,触之较硬,色暗红或紫褐,皮纹显著,瘙痒剧烈	常对称分布
牛皮癣	皮损好发于颈项、四肢伸侧、尾骶部。初为多角形扁平丘疹,后融合成片,典型损害为苔藓样变,皮损边界清楚,无糜烂渗出	常不对称

【辨证施护】

1. 辨证要点

(1) 辨虚实:湿疮的病程较长,反复发作,可出现虚实转化或夹杂,首当辨虚实。若发病急,病程短,皮损潮红、肿胀、丘疹、水疱、糜烂、流滋,边界不清,剧烈瘙痒,心烦口渴,大便秘结,小便短赤,舌红,苔黄腻,脉滑数,为湿热内生,浸淫肌肤,辨为实证。若发病较缓,皮肤潮红,有丘疹,瘙痒,抓后糜烂渗出,食少腹胀,便溏,舌淡胖,苔白腻,脉濡缓,为湿邪困脾,脾失健运,导致脾虚,出现脾虚湿蕴,辨为虚实夹杂证。若病程长,皮肤色暗或色素沉着,肥厚粗糙,剧烈瘙痒,舌淡红,苔薄白,脉弦细,为湿热日久,耗伤阴血,血虚风燥,辨为虚证。

(2) 辨燥湿:主要根据皮损表现和皮肤情况等进行辨证。若患部皮肤增厚,表面粗糙,皮纹显著或有苔藓样变,触之较硬,暗红或紫褐色,常伴有少量抓痕、血痂、鳞屑及色素沉着,可辨为燥证。若皮损群集或密集成片,形态大小不一,边界不清,以红斑、丘疹、丘疱疹、小水疱为主,抓破后流滋,可辨为湿证。

2. 护治原则 以清热利湿,祛风止痒为原则。急性者以清热利湿为主;慢性者以养血润肤为主,外治宜用温和的药物,以免加重病情。

3. 证治分类(表 11-12)

表 11-12 **湿疮的常见证型及辨证治疗**

证型	临床表现	治法	方药
湿热蕴肤	发病急,病程短,皮损以红斑、丘疹、丘疱疹、小水疱为主,瘙痒无休,抓破后渗液流滋,身热不扬,心烦口渴,大便秘结,小便短赤,舌红,苔黄腻,脉滑数	清热利湿止痒	主方:龙胆泻肝汤合萆薢渗湿汤 常用药物:龙胆草、栀子、柴胡、黄芩、生地黄、泽泻、萆薢、薏苡仁、黄柏、茯苓、牡丹皮、滑石、通草等

Note:

续表

证型	临床表现	治法	方药
脾虚湿蕴	发病较缓,病程较长。皮损潮红,有丘疹、水疱、鳞屑、瘙痒,抓后糜烂渗出,食少腹胀,便溏,舌淡胖,苔白腻,脉濡缓	健脾利湿止痒	主方:除湿胃苓汤或参苓白术散 常用药物:苍术、厚朴、陈皮、猪苓、泽泻、茯苓、防风、白术、滑石、栀子、木通、人参、甘草等
血虚风燥	病程长久,反复发作。皮肤为暗红色或色素沉着,肥厚粗糙,剧烈瘙痒,口干不欲饮,乏力,纳差,腹胀,舌淡红,苔薄白,脉弦细	养血润肤,祛风止痒	主方:当归饮子或四物消风饮 常用药物:当归、生地、白芍、川芎、何首乌、荆芥、防风、白蒺藜、黄芪、生甘草等

4. 主要护理问题

(1) 瘙痒　与风湿热邪浸淫肌肤有关。

(2) 皮肤完整性受损　与风湿热邪,内外合邪,客于肌肤有关。

(3) 潜在并发症:感染　与疱壁破损有关。

5. 护理措施

(1) 病情观察:①观察皮损部位、类型、范围、进展情况及有无糜烂、流滋等,瘙痒程度。②若发现患处皮肤反复流滋、浸润成片、痒甚时,立即报告医生,及时处理。③观察体温、脉象、舌象、饮食、二便、睡眠等。④辨证观察:湿热蕴肤,须观察有无心烦口渴、大便秘结;脾虚湿蕴,须观察有无腹胀、便溏;血虚风燥,须观察有无口干口渴、乏力、纳差、腹胀等情况。

(2) 生活起居护理:①保持病室清洁,空气新鲜,定期消毒。②保持皮肤清洁,避免搔抓、搓擦,指导患者剪短指甲,以免抓破皮肤,必要时戴手套或纱布裹手。忌用热水、肥皂水等刺激性沐浴用品清洗,以防感染。③内衣柔软,以棉织品为宜,避免化纤贴身内衣、皮毛制品。④面部湿疮避免用刺激性化妆品,头部湿疮避免使用染发剂、烫发剂、生发剂及刺激性洗发剂。⑤辨证起居:湿热蕴肤者,室内宜干爽;脾虚湿蕴者,病室宜干燥,室温略高;血虚风燥者,室内宜凉爽、湿润。

(3) 饮食护理:①饮食宜清淡、易消化,多食蔬菜和水果,忌食鱼、虾、鸡、鹅、牛、羊肉等发物,亦应忌食香菜、韭菜、葱、姜、蒜等辛香之品。②注意观察有无食物过敏史,若发现某一食物能诱发或加重本病,应避免再食。③辨证施食:湿热蕴肤者,宜清热利湿止痒之品,如马齿苋、薏苡仁、赤小豆,或马齿苋粥(马齿苋、粳米)等,忌过食油腻食物;脾虚湿蕴者,宜健脾利湿止痒之品,如绿豆、薏苡仁、白扁豆,或茯苓车前粥(茯苓、车前草、冬瓜皮、薏苡仁)等,饮食偏温,忌食生冷瓜果及油腻之品;血虚风燥者宜食养血润肤,祛风止痒之品,如百合、银耳、山药、薄荷、金银花,或桑椹百合汤(桑椹、百合、大枣、青果),或大枣雪梨膏等。

(4) 情志护理:湿疮患者病程较长,反复发作,易产生抑郁、焦虑等不良情绪。首先,护士应主动与患者沟通,解释、安慰、鼓励患者,使其保持心情舒畅,精神愉快。其次,鼓励患者积极参与喜欢的业余活动,如钓鱼、书法等。另外,指导患者分散注意力,如看电视、聊天、听音乐、深呼吸、冥想等。

(5) 用药护理:①严格按照医嘱的剂量、时间和方法给药,注意观察药物的不良反应。②皮肤瘙痒者遵医嘱使用抗组胺类药物及外用的止痒药物。③协助患者正确使用外用药。如有药痂时先清除后再涂药。局部如有破损应及时换药,渗出多者给予湿敷,即用4~6层纱布浸湿溶液以不滴水为度,紧贴皮损处或以绷带包扎。一般皮损,湿敷每天1~2次,每次20~30分钟。④如发现局部出现红斑、瘙痒加剧等过敏反应,应立即停药,及时汇报医生。⑤急性湿疮或慢性湿疮急性发作期间应暂缓预防注射各种疫苗。⑥辨证施药:湿热蕴肤者,汤剂宜凉服;脾虚湿蕴者,汤剂宜温服;血虚风燥者,滋补汤剂宜空腹或饭前1小时温服。

(6) 对症处理

皮损

① 敷药法或湿敷法:a.急性湿疮:多为湿热蕴肤者。初起仅有潮红、丘疹,或少数水疱而无渗液时,

以清热安抚、避免刺激为原则,可选用清热止痒的中药苦参、黄柏、地肤子、荆芥等煎汤温洗或湿敷,或用 10% 黄柏溶液、炉甘石洗剂、三黄洗剂外搽;若水疱糜烂、流滋较多者,以收敛清热止痒为原则,可选用生地榆、马齿苋、黄柏、蒲公英、野菊花各 20g,任选 1~2 种煎水,待冷却或温后湿敷、外洗,或 10% 黄柏溶液湿敷。渗出减少时,再用青黛散麻油调敷。b. 亚急性湿疮:多为脾虚湿蕴者。以消炎、止痒、燥湿、收敛为原则,有少量流滋者,选用苦参汤、三黄洗剂湿敷外搽;无流滋者,可选用青黛散或黄柏霜外搽。c. 慢性湿疮:多为血虚风燥者。以止痒、抑制表皮细胞增生、促进真皮炎症浸润为原则,可选用各种软膏、乳剂,根据瘙痒及皮肤肥厚程度加入不同浓度的止痒剂、角质促成和溶解剂,如青黛膏、5% 硫黄软膏、5%~10% 复方松馏油软膏、湿疮膏、皮脂膏、10%~20% 黑豆馏油软膏及类固醇皮质激素软膏。敷药法每天 1 次,湿敷法每天 2 次,每次 20~30 分钟。

② 火针疗法:多适合血虚风燥者。慢性湿疹皮损肥厚、苔藓样变者,可用火针直接针刺治疗。每周 1~2 次。

【健康教育】

1. 尽可能寻找发病或诱发加重的原因,找出外界致敏原并注意避免接触,以减少本病的发生或加重。

2. 急性者忌用热水烫洗和肥皂等刺激物洗涤,并且积极治疗,合理调护,尽力阻止其向慢性湿疮演变。

3. 不论急性、慢性湿疮,均应避免搔抓,并忌食辛辣、鸡鸭、牛羊肉、鱼腥海鲜等发物。

4. 急性湿疮或慢性湿疮急性发作期间,应暂缓预防注射。避免与单纯疱疹患者接触,防止疱疹性湿疮等并发症发生。

5. 保持稳定情绪,增强治疗信心。

(林　琴)

第四节　瘾　疹

11章 04 节　数字内容

 ──────── 导入案例与思考 ────────

李某,男,21 岁。因全身皮肤大片风团,瘙痒难忍 5 日就诊。

患者 3 年前曾因感寒突发红色疹团,初呈散在分布全身,逐渐增大并隆起融成大片伴有瘙痒。数小时后自行消退,未留疹痕。1 年前又发症状同前,仍自行缓解。此次发病于 5 日前,因受风,风团又发,瘙痒难忍,经服中西药物效果不明显,遂来我科就诊。刻下:皮肤出现白色风团,伴有瘙痒,搔挠后颜色变红,界线清齐。口不渴,舌质淡红,苔薄白,脉浮紧。

体格检查:T 36.8℃,P 72 次/min,R 20 次/min,BP 116/70mmHg,患者精神稍差,表情痛苦,全身散在分布云片状风团块,突出皮部,色淡白。

实验室检查:皮肤划痕试验(+)。

请思考:

1. 该患者目前所患何病? 辨证当属何证?

2. 针对该患者的瘙痒症状,应该如何护理? 请用思维导图的形式呈现。

瘾疹是一种皮肤出现红色或苍白色风团,时隐时现的瘙痒性、过敏性皮肤病证。本病以皮肤上出现瘙痒性风团,发无定处,骤起骤退,消退后不留痕迹为临床特征。中医古代文献又称风疹块、风疹等。如果发生在眼睑、口唇等组织疏松部位,水肿特别明显,称为"游风"。一年四季均可发病,老幼均可罹患。

现代医学的荨麻疹属本病证的讨论范围,可参考本节辨证施护。

【经典与沿革】

1. "少阴有余,病皮痹隐轸。"(《素问·四时刺逆从论》)

2. "邪气客于皮肤,复逢风寒相折,则起风瘙疹。"(隋·巢元方《诸病源候论·风瘙隐疹生疮候》)

3. "风气相搏,风强则为隐疹。"(汉·张仲景《金匮要略》)

4. "忽起如蚊蚋啄,烦痒,剧者重沓垄起,搔之逐手起。"(唐·孙思邈《备急千金要方·瘾疹》)

5. "世医论瘾疹,无不谓是皮肤间风。……内则察其脏腑虚实,外则分其寒暑风湿,随证调之,无不愈。"(宋·陈无择《三因极一病证方论·瘾疹证治》)

6. "此证俗名鬼饭疙瘩,……初起皮肤作痒,次发扁疙瘩,形如豆瓣,堆累成片,日痒甚者,宜服秦艽牛蒡汤,夜痒重者,宜当归饮子服之。"(清·吴谦《医宗金鉴·外科心法要诀》)

【病因病机】

瘾疹之病因有感受外邪、饮食不慎、情志内伤和气血虚弱四大类。瘾疹病因病机示意图见图 11-4。

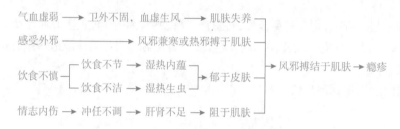

图 11-4　瘾疹病因病机示意图

1. **感受外邪**　"风为百病之长,善行而数变",引起本病之外邪以风邪最为常见,风邪又与寒邪或热邪相兼,搏于肌肤而致本病。风寒外袭,蕴结肌肤,腠理闭塞,经络结聚而风团色白;风热客于肌表致营卫失调,络脉盛而风团色红。

2. **饮食不慎**　因饮食不节,过食鱼腥海味、辛辣醇酒等,致湿热内蕴,化热动风,"内不得疏泄,外不得透达,怫郁于皮毛腠理之间"而发病;或因饮食不洁,湿热生虫,虫积伤脾,以致湿热内生,熏蒸肌肤,发为本病。

3. **情志内伤**　情志内伤,冲任不调,肝肾不足,血虚生风生燥,阻于肌肤。

4. **气血虚弱**　平素体虚或久病、大病,以致气血虚弱,气虚则卫外不固,风邪乘虚侵袭而入,血虚则虚热生风,肌肤失养而成本病。

本病病位在皮肤,与肺、肝脾、胃、肠等脏腑有关。病机为风邪搏结于肌肤。病理性质分为虚实两方面。实证为风寒、风热客于肌肤,或湿热蕴积肌肤而致,虚证为气血不足而引起。本病可急性发作1~2周,速愈;亦可因正气不足,抗邪无力而反复发作,迁延日久。

【诊断与鉴别诊断】

1. **诊断**

(1)症状:皮肤上突然出现风团,色白或红或正常肤色,大小不等,形态不一,或局部出现,或泛发全身,或稀疏散在,或密集成片,发无定时,但以傍晚为多。风团成批出现,时隐时现,持续时间长短不一,但一般不超过24小时,消退后不留任何痕迹,部分患者一天反复发作多次。自觉剧痒、烧灼或刺痛感。部分患者,搔抓后随手起条索状风团。

(2)体征:发生在眼睑、口唇、阴部的游风,在水肿的基础上可伴有痒感、麻木胀感;病情严重者可因侵犯消化道黏膜而导致恶心、呕吐、腹痛、腹泻等症状;发生在咽喉和支气管黏膜可导致喉头水肿和呼吸困难,甚至窒息;最为严重的可有烦躁、心慌、胸闷等症状,甚至血压下降,发生过敏性休克。

(3) 发病特点:急性瘾疹,起病急,发展快,风团骤起骤消,消退后不留痕迹。慢性瘾疹,皮损时多时少,反复发作,经久不愈,长达数月或数年之久。

(4) 相关检查:血常规、免疫学、皮肤划痕试验、斑贴试验、变应原筛查、自体血清皮肤试验(autologous serum skin test, ASST)等检查,可明确诊断。

2. 鉴别诊断

(1) 瘾疹与水疥鉴别:两者都为过敏性皮肤病。两者的不同点见表11-13。

表 11-13 **瘾疹与水疥鉴别**

病名	临床特征	病情特点
瘾疹	突然发生的形态、大小不一的水肿性风团,数目及部位不定,消退后不留任何痕迹	老幼都可罹患,四季均可发病
水疥	好发部位为四肢、腰腹部、臀部,皮损为纺锤形风团样丘疹、丘疱疹,群集分布,常数日才能消退,退后留有色素沉着斑	水疥好发于儿童,多见于春夏秋季

(2) 瘾疹与猫眼疮鉴别:两者都为急性皮肤病。两者的不同点见表11-14。

表 11-14 **瘾疹与猫眼疮鉴别**

病名	临床特征	病情特点
瘾疹	典型症状为形态大小不一水肿性风团,色鲜红或苍白,消退后不留任何痕迹	老幼都可罹患,四季均可发病
猫眼疮	好发于手足背、手足掌底、四肢伸侧等处,皮损呈多形性,有红斑、丘疹、风团、水疱、大疱等,常两种以上皮损同时存在,典型皮损为猫眼,即虹彩状,色暗红或紫红	可发生于任何年龄,春秋季多见

【辨证施护】

1. 辨证要点

(1) 辨虚实:瘾疹辨证先分虚实,实证多与风寒、风热、湿热有关。虚证与气血虚弱有关。若风团色白或红,遇寒或热加剧,或伴脘腹疼痛、神疲纳呆、大便秘结或泄泻,为风寒、风热、湿热积于肌肤,营卫失调,可辨为实证。若风团反复发作,迁延日久,午后或夜间加剧,伴心烦易怒,口干,手足心热,为气血虚弱,气虚卫外不固,风邪乘虚而入,或血虚生风,肌肤失养,可辨为虚证。

(2) 辨寒热:主要根据风团颜色、舌苔、脉象等进行辨证。若风团色白,遇寒加重,得暖则减,口不渴,舌质淡,苔薄白,脉浮紧,为风寒束表,可辨为寒证。若风团鲜红,灼热剧痒,遇热则加重,伴发热恶寒,咽喉肿痛,舌质红,苔薄黄,脉浮数,为风热犯表,可辨为热证。

2. 护治原则 以疏风解表,调和营卫为基本原则,积极寻找并祛除病因,避免各种诱发因素。

3. 证治分类(表11-15)

表 11-15 **瘾疹的常见证型及辨证治疗**

证型	临床表现	治法	方药
风寒束表	风团色白,遇寒加重,得暖则减,口不渴,舌质淡红,苔薄白,脉浮紧	疏风散寒止痒	主方:麻黄桂枝各半汤 常用药物:麻黄、杏仁、桂枝、芍药、甘草、生姜、大枣等;瘙痒者加荆芥,畏寒者加玉屏风散
风热犯表	风团鲜红,灼热剧痒,遇热加重,得冷则缓,发热恶寒,咽喉肿痛,舌质红,苔薄黄,脉浮数	疏风清热止痒	主方:消风散 常用药物:荆芥、防风、当归、生地黄、苦参、苍术、蝉蜕、胡麻仁、牛蒡子、知母、石膏、甘草、木通等;瘙痒者剧烈者加白鲜皮、徐长卿等

Note:

续表

证型	临床表现	治法	方药
肠胃湿热	风团片大色红,瘙痒剧烈,脘腹疼痛,神疲纳呆,恶心呕吐,大便秘结或泄泻,舌质红,苔黄腻,脉滑数	疏风解表,通腑泄热	主方:防风通圣散合茵陈蒿汤 常用药物:防风、川芎、当归、芍药、大黄、薄荷叶、麻黄、荆芥、连翘、芒硝、石膏、黄芩、桔梗、栀子等;恶心欲吐者加藿香,有肠道寄生虫者加乌梅、使君子、槟榔等
血虚风燥	风团色淡,反复发作,迁延日久,午后或夜间加剧,心烦易怒,口干,手足心热,舌红少津,脉沉细	养血祛风,润燥止痒	主方:当归饮子 常用药物:当归、生地黄、白芍、川芎、白蒺藜、防风、荆芥、何首乌、黄芪、甘草等;心烦失眠者加酸枣仁,手足心热者加白薇、青蒿等

4. 主要护理问题

(1) 瘙痒　与风邪蕴于肌肤有关。

(2) 皮肤完整性受损　与皮肤起风团,瘙痒有关。

(3) 潜在并发症:窒息　与喉头和支气管黏膜水肿有关。

(4) 潜在并发症:过敏性休克　与喉头和支气管黏膜水肿有关。

(5) 潜在并发症:感染　与免疫力低下有关。

5. 护理措施

(1) 病情观察:①密切观察发疹的时间、部位、性质,瘙痒的程度,有无皮肤抓痕、糜烂,舌脉的变化。②观察有无恶寒发热、脘腹疼痛、便秘或腹泻、口干、恶心、呕吐等全身症状。③定时测量生命体征,观察有无面色苍白、口唇发绀、呼吸困难、腹痛腹泻、烦躁、心慌、胸闷等症状。如发现患者出现口唇发绀、声音嘶哑、呼吸困难等表现时,提示喉头水肿;如发现面色苍白、四肢冰凉、心慌胸闷等表现,提示过敏性休克,应立即报告医生,采取急救措施。④辨证观察:风寒束表,须观察有无畏寒;风热犯表,须观察有无发热咽肿;肠胃湿热,须观察有无恶心呕吐及大便性状;血虚风燥,须观察有无心烦口干、手足心热等情况。

(2) 生活起居护理:①保持室内温、湿度适宜,空气清新。不宜放置花草、点卫生香、喷洒空气清新剂等化学物品。②注意天气变化,慎避风邪侵袭。③经常剪指甲,避免搔抓,以防感染。④贴身衣物宜棉质柔软,避免刺激。⑤病情重者,卧床休息,如发生过敏性休克应立即抢救。⑥辨证起居:风寒束表者,病室宜温暖,衣被要增厚,避免受凉和接触冷水;风热犯表者,病室宜凉爽通风,衣被适宜,不宜过暖,汗多衣湿者及时更换湿衣,慎用乙醇擦浴;肠胃湿热者,病室宜凉爽干燥,空气流通;血虚风燥者室温宜暖偏湿,注意气候变化,避免六淫侵袭。

(3) 饮食护理:①饮食以清淡、易消化为宜,多饮水,不宜过饱。忌食酒、葱、蒜、辣椒等辛辣刺激之品。禁食鱼、虾、蟹、公鸡、鹅、羊肉、猪头肉、香菇、竹笋、韭菜等可能引起过敏的食物。②辨证施食:风寒束表者,饮食应温服,以疏风散寒止痒之品为宜,如生姜、防风,或姜糖水等,忌食菊花、西瓜、苦瓜等辛凉或寒凉之品;风热犯表者,饮食应凉服,以疏风清热止痒之品为宜,如菊花、薄荷、葛根,或菊花赤芍茶等,忌食生姜、葱白等;胃肠湿热者,饮食以疏风解表、通腑泄热之品为宜,如玉米须、冬瓜、薏苡仁,或冬瓜茯苓饮等,忌食油炸、油腻之品;血虚风燥者,以养血祛风、润燥止痒之品为宜,如西洋参、山药、大枣,或黄芪当归母鸡煲等。

(4) 情志护理:多与患者进行沟通,耐心与患者交谈,解答患者提出的问题,扫除患者疑虑,并向患者讲述科学的治疗方法与注意事项,鼓励患者树立积极心态,保持乐观情绪,从而促进病情好转。护士还要指导患者学会放松的技巧,做深呼吸、听音乐等,每次30分钟,每天1~2次。

(5) 用药护理:①遵医嘱用药,密切观察服药后瘾疹的发作频率及发作时风团的范围、大小,持续时间及分布情况。观察服药后有无恶心、腹痛、便溏等不良反应。②急性瘾疹可给予抗组胺药、维生素C及钙剂。伴有腹痛者可给予山莨菪碱。出现喉头水肿或伴有休克者,除抗组胺药外,还应立即皮下注射 0.1% 肾上腺素 0.5~1.0ml,迅速吸氧,并静脉滴注地塞米松。15 分钟后如果病情缓解,可重复注射肾上腺素 0.5ml,心血管疾病者慎用肾上腺素。③慢性瘾疹应积极寻找并祛除病因,治疗以抗组胺药为主,根据风团发作的时间决定给药时间。风团控制后应坚持服药月余,而后以能控制病情不复发为原则逐渐减少剂量后停药,总疗程 4~6 个月。④辨证施药:风寒束表者和风热犯表者中药煎煮10~15 分钟,不宜久煎。风寒束表者,汤剂宜热服;风热犯表者,汤剂宜凉服,服药后微微出汗,并注意保暖,忌汗出当风;肠胃湿热者,汤剂宜凉服,空腹服用;血虚风燥者,汤剂宜空腹或饭前 1 小时温服。

(6) 对症处理

瘙痒

① 中药熏蒸:多适合血虚风燥者。a. 方药组成:当归、白术、防风、白芍、蛇床子、地肤子、苦参、甘草、黄芪等,口干舌红者加大黄,瘙痒剧烈加花椒。b. 方法:上述药物加清水适量煎煮取汁,趁水温较高有蒸汽时熏蒸患处及周围皮肤,待药液降至患者能耐受的温度后再淋洗患处。c. 方法:每次 25~30分钟,每天 1 次,7 天为 1 个疗程,连续 2~3 个疗程。

② 耳穴贴压:a. 辨证取穴:风寒束表者、风热犯表者,取风溪、神门、肾上腺、肺、内分泌等穴;肠胃湿热者,取胃、肠、肝、脾、三焦、风溪等穴;血虚风燥者,取心、神门、脾、胃、交感、风溪等穴。b. 方法:每日按压 3~5 次,每次每穴按压 1~2 分钟,或不拘时按压,对按或向耳轮方向按压,以耐受为度,每 4~5日更换一次。

③ 穴位注射:多适合风寒束表、风热犯表及血虚风燥者。a. 部位:取双侧足三里。b. 方法:注射卡介菌多糖核酸注射液,每个穴位各 1ml。c. 疗程:隔天一次,36 天为 1 个疗程。

④ 中药湿敷或涂药:a. 辨证用药:风热犯表者可用薄荷三黄洗剂;血虚风燥者,用炉甘石洗剂;肠胃湿热者、风寒束表者,用百部酊(百部、乙醇)外搽或百部洗方(百部、苦参、蛇床子、雄黄、狼毒)煎汤,用毛巾蘸药溻洗,或溻洗后再加热水浸浴。痒甚时洗,以痒止为度,抓破处慎用。b. 方法:待冷却或温后湿敷、外搽。c. 疗程:涂药每天 3 次,湿敷每天 2 次,每次 20~30 分钟。

【健康教育】

1. 介绍本病相关知识,帮助患者寻找诱发因素,一经确认,立即避免接触。

2. 禁食辛辣、海腥等发物。

3. 起居有常,加强体育锻炼,增强体质,提高机体免疫能力;可配合八段锦、太极拳等养生保健操,并持之以恒。

(林 琴)

第五节 药 毒

11 章 05 节 数字内容

 ──────── 导入案例与思考 ────────

张某,男,45 岁。因服药后全身泛发红斑、水疱、糜烂,伴瘙痒 3 天就诊。

患者于 3 天前因服用止痛药(具体药物不详)后,全身多处皮肤开始发痒,随即出现紫红色斑疹,伴有大水疱、破溃和糜烂,遂来院就诊。刻下:全身泛发大小不等紫红斑、水疱、破溃和糜烂,伴瘙痒,烦躁口干。纳呆,寐差,大便秘结,小便黄赤。舌质红,苔薄黄,脉滑数。

体格检查:T 37.8℃,P 88 次/min,R 20 次/min,BP 120/85mmHg,患者精神稍差,痛苦面容,皮损为类椭圆形的水肿性紫红色斑,边界清楚,以头面、胸背、手足部为重,未见色素沉着。

请思考:

1. 该患者目前所患何病? 辨证当属何证?

2. 针对该患者的皮疹、瘙痒症状,应该如何护理? 请用思维导图的形式呈现。

药毒是指药物通过口服、注射或皮肤黏膜用药等途径,进入人体所引起的皮肤或黏膜的急性炎症反应。其临床特点是发病前有用药史,并有一定的潜伏期,常突然发病,除固定型药毒外,皮损呈多形性、对称性、广泛性,可泛发或仅限于局部。男女老幼均可发病,尤以禀赋不耐者为多见。随着药物的广泛应用、不断更新及不合理应用,药毒的发病率逐年增高。

现代医学的药疹,又称药物性皮炎,属本病证的讨论范围,可参考本节辨证施护。

【经典与沿革】

1. "凡药物云有毒,及有大毒者,皆能变乱,于人为害,亦能杀人。"(隋·巢元方《诸病源候论》)

2. "初觉微痒,如虫蚁行,搔损成疮,痛楚难禁,宜服黄连解毒散。"(明·王肯堂《证治准绳·疡医·面游风》)

3. "人为百药所中伤,其脉洪大者生,微细者死。"又曰:"洪大而迟者生,微细而数者死,大凡百毒所中,用甘草绿豆水煎服之能解百毒。"(明·龚廷贤《寿世保元·中毒》)

【病因病机】

药毒之病因有风热侵袭、湿毒蕴肤、热毒入营和气阴两虚四大类。药毒病因病机示意图见图11-5。

1. **风热侵袭** 风热之邪浸淫血脉,入里化热,热入营血,迫血妄行,溢于肌肤。

2. **湿毒蕴肤** 过食肥甘厚味,脾失健运,湿热内蕴,内不得疏泄,外不得透达,药毒入侵,湿热与药毒相结,郁于肌肤。

3. **热毒入营** 素体血热,药毒侵袭,火毒炽盛,燔灼营血,外发皮肤,内攻脏腑。

4. **气阴两虚** 毒蕴日久,灼伤津液,气阴两伤,肌肤失养;重者阴液耗竭,阳无所附,浮越于外,病情危殆。

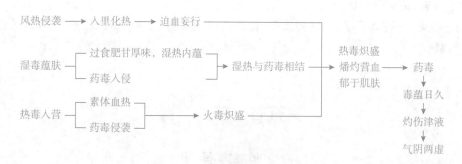

图 11-5 **药毒病因病机示意图**

药毒病位在皮肤,与湿、热、毒密切相关。基本病机为禀性不耐,热毒炽盛,燔灼营血,郁于肌肤。病理性质有虚实两个方面。实者为热毒炽盛,燔灼营血,郁于肌肤引起。毒蕴日久,灼伤津液,气阴两伤,由实转虚,形成虚证。

本病大多呈急性经过,任何一种药物在一定条件下都有引起药疹的可能,常引起药疹的药物有抗生素类、解热镇痛类、磺胺类、巴比妥类、安眠药、预防接种的生物制品及中药、中成药等。轻症一般在病因除去后即可治愈;重症的药疹,如重症多形性红斑、剥脱性皮炎型、大疱性表皮松解型,由于有多个系统损害,往往预后较差,少数可因感染或全身器官功能衰竭而死亡。

【诊断与鉴别诊断】

1. **诊断** 临床表现复杂,一般具有以下特点:①发病前有用药史。②有一定的潜伏期,首次发病

Note:

多在用药后5~20天内,重复用药常在24小时内发生,短者甚至在用药后瞬间或数分钟内发生。③皮损形态多样,颜色鲜红及剧烈瘙痒等特点。④突然发病,自觉灼热瘙痒,伴有发热,倦怠,纳差,大便干,小便黄赤等全身症状。⑤重者可伴口腔黏膜、内脏、造血系统等损害。临床常见以下类型:

(1)荨麻疹样型:较常见。

1)症状:呈大小不等、形态不规则的风团,色鲜红,持续时间长,瘙痒明显,可有刺痛及触痛感。

2)体征:散在分布于躯干、四肢,严重者可出现口唇、包皮及喉头血管神经性水肿,发热,关节疼痛,淋巴结肿大,蛋白尿等,严重者可引起过敏性休克。

(2)麻疹样或猩红热样型:较常见。

1)症状:皮损焮红灼热,散在或密集、红色、针尖至米粒大的斑疹或斑丘疹,对称分布,泛发全身,以躯干为多,类似麻疹,黏膜、掌跖也可受累,伴不同程度的瘙痒,严重者可伴发小出血点。

2)体征:猩红热样型的皮损初起为小片红斑,从面、颈、上肢、躯干向下发展,快者24小时,慢者3~4天内可遍布全身,为水肿性鲜红色斑疹,并相互融合。达到高潮时,全身遍布红斑,面部、四肢肿胀,酷似猩红热的皮损,尤以褶皱部位及四肢屈侧更为明显。停药后1~2周病情好转,皮损颜色变淡,体温逐渐下降,糠状或大片脱屑。若未及时发现病因及停药,则可向重症药毒发展。

(3)固定型:为最常见的一型。

1)症状:皮损可发生在任何部位,以口唇、口周、眼睑、龟头、肛门等皮肤黏膜交界处为多见,手足背及躯干也常发生。发生于皱襞黏膜交界处,容易糜烂,产生痛感。一般经过7~10天可消退,若已溃烂则愈合较缓。重者可伴发热。

2)体征:皮损为类圆形或椭圆形的水肿性紫红色斑,直径约1~2cm或2~3cm,单发或多发,边界清楚,重者红斑中央形成水疱或大疱。停药后约1周余红斑消退,留灰黑色色素沉着斑,经久不褪,色素沉着随着发作次数加深。如再服该药或同类药物,常于数分钟或数小时后,在原发皮损处发痒,随之出现同样皮损,并向周围扩大,或他处出现新的皮损,以致中央色深、边缘潮红,也可发生水疱。

(4)多形性红斑型

1)症状:皮损多对称分布于四肢伸侧、躯干、口腔及口唇,有痒感,重者可在口腔、鼻孔、眼部、肛门、外生殖器及全身泛发大疱及糜烂,疼痛剧烈,可伴高热、肝肾功能障碍及肺炎等,病情险恶。

2)体征:皮损为豌豆至蚕豆大小圆形或椭圆形水肿性红斑、丘疹,中心呈紫红色,或有小疱,有虹膜样或靶样损害,境界清楚。

(5)湿疹皮炎样型

1)症状:类似于湿疹,自觉瘙痒,或伴有发热等全身症状。

2)体征:皮损为粟粒大小的丘疹及丘疱疹,常融合成片,泛发全身,可有糜烂渗液。部分患者可先由外用药物引起局部接触性皮炎后,再内服、注射或外用相同或类似的药物,即可发生泛发性或对称性湿疹样皮疹。

(6)剥脱性皮炎型:属重症药毒,多数病例是在长期用药后发生。

1)症状:起病急,常伴有高热、寒战。皮损初起呈麻疹样或猩红热样。在发展过程中逐渐加剧,融合成全身弥漫性红肿。重者因全身衰竭或继发感染而死亡,病程常超过1个月。

2)体征:面部及手足皮损尤为严重,可有糜烂、丘疱疹或小水疱,破裂后渗液结痂。至2周左右,全身皮肤脱屑,呈鳞片状或落叶状,手足部则呈手套或袜套状剥脱,头发、指/趾甲可脱落。口唇和口腔黏膜潮红、肿胀或发生水疱、糜烂,影响进食。眼结膜充血、水肿、畏光、分泌物增多,重时可发生角膜溃疡。全身浅表淋巴结肿大,可伴有支气管炎、中毒性肝炎,白细胞显著增高或降低,甚至粒细胞缺乏。

(7)大疱性表皮松解型:是最严重的一型药毒。

1)症状:起病急骤,全身中毒症状较重,有高热、疲乏、咽痛、呕吐、腹泻等症状。部分病例开始时似多形性红斑型或固定型药疹,很快泛发全身,须即刻停药及时抢救。严重者常因继发感染,肝肾功能损害,电解质紊乱或内脏出血及蛋白尿,甚至氮质血症而死亡。

2) 体征:皮损为弥漫性紫红色或暗红色斑片,常起始于腋部或腹股沟,自觉灼痛,迅速扩大融合,1~4 天可遍及全身,旋即于红斑处起大小不等的松弛性水疱或表皮松解,稍一搓即成糜烂面,似浅Ⅱ度烧伤,留下疼痛的剥露面。口腔、颊黏膜、眼结膜、呼吸道、胃肠道黏膜也可糜烂、溃疡。

除上述类型外,药物还可以引起紫癜型药物性皮炎,皮损类似于紫癜;痤疮样药物性皮炎,皮损类似于痤疮,系统性红斑狼疮样反应;天疱疮样皮损及假性淋巴瘤综合征等。

(8) 相关检查:血常规、肝功能、肾功能、心电图检查有助于明确诊断。

2. 鉴别诊断

(1) 猩红热与药毒:两者发病时都有红色皮损。两者的不同点见表 11-16。

表 11-16　猩红热与药毒鉴别

病名	临床特征	病情特点
猩红热	弥漫性针尖大小的点状红色丘疹,高热,头痛,咽痛,典型者有杨梅舌、口周苍白圈	呼吸道感染,会传染,大多预后较好,少数患者患病后由于变态反应而出现心、肾、关节的损害
药毒	皮损形态多样,发热,倦怠,全身不适,纳差,大便干,小便黄赤	有用药史,不传染,轻症一般可治愈,重症往往预后较差

(2) 麻疹与药毒:两者都有红色皮损。两者的不同点见表 11-17。

表 11-17　麻疹与药毒鉴别

病名	临床特征	病情特点
麻疹	出现流涕,眼部充血,怕光,分泌物增多,初期口腔黏膜可见蓝白色小点,周围有红晕,约经 2~5d 皮疹发全,发疹时高热,出疹 5~7d 后体温下降,皮疹开始消退	呼吸道感染,有上呼吸道症状,9~11d 潜伏期
药毒	皮损呈多形性、全身性、对称性,可泛发或局限于局部,一般停药 1~2 周后消退	有用药史,无上呼吸道症状,潜伏期一般 5~20d

【辨证施护】

1. 辨证要点　辨虚实:主要根据皮损形态、伴随症状、舌苔、脉象等进行辨证。若皮肤上出现红斑、丘疹、风团、水疱,甚则糜烂渗液,表皮剥脱,伴剧痒,烦躁,舌红,苔薄白或黄,脉滑或数,可辨为实证。若严重药疹后期大片脱屑,伴低热,神疲,气短,舌质红,脉细数,可辨为虚证。

2. 护治原则　首先停用一切可疑药物,以清热凉血,利湿解毒为原则,重症者宜中西医结合治疗。

3. 证治分类(表 11-18)

表 11-18　药毒的常见证型及辨证治疗

证型	临床表现	治法	方药
风热侵袭	起病急,皮疹为红斑、丘疹、风团等,好发于上半身,瘙痒剧烈,发热,口干,舌质红,苔薄黄,脉数	疏风止痒,清热解毒	主方:消风散 常用药物:荆芥、防风、当归、生地黄、苦参、苍术、蝉蜕、胡麻仁、牛蒡子、知母、石膏、甘草、木通等
湿毒蕴肤	皮肤出现红斑、丘疹、风团、水疱,甚至糜烂渗液、表皮剥脱,剧痒,发热,烦躁,口干,大便秘结,小便黄赤,舌质红,苔薄白或黄,脉滑或数	清热利湿,解毒止痒	主方:萆薢渗湿汤 常用药物:萆薢、薏苡仁、黄柏、茯苓、牡丹皮、泽泻、滑石、通草等
热毒入营	皮疹鲜红或紫红,甚则出现紫斑、血疱,灼热痒痛,高热神昏,口唇焦燥,口渴不欲饮,便秘溲赤,舌质红绛,舌苔少或镜面舌,脉洪数	清热凉血,解毒护阴	主方:清营汤 常用药物:水牛角、生地黄、元参、竹叶心、麦冬、丹参、黄连、金银花、连翘等

续表

证型	临床表现	治法	方药
气阴两虚	严重药疹后期大片脱屑,低热,神疲,气短,口干,便秘,溲赤,舌质红,苔少,脉细数	益气养阴清热	主方:增液汤合益胃汤 常用药物:生地黄、玄参、莲子心、麦冬、沙参、茯苓、白术、石斛、山药等

4. 主要护理问题

(1) 瘙痒　与热毒与气血相互搏结,郁于肌肤有关。

(2) 皮肤完整性受损　与风热外侵、热毒炽盛、郁于肌肤有关。

(3) 潜在并发症:感染　与皮肤斑丘疹、风团、水疱、糜烂,甚至表皮剥脱有关。

(4) 潜在并发症:肝肾功能损害　与火毒炽盛,燔灼阴血,内攻脏腑有关。

5. 护理措施

(1) 病情观察:①观察记录皮损的形态、部位、时间、发作规律、有无糜烂、渗液等,尤其是口唇、口腔、眼结膜、肛门、龟头等处皮肤或黏膜的红斑、水疱、糜烂或溃疡。②监测生命体征,注意水、电解质、肝肾功能及酸碱平衡变化,记录尿量及 24 小时出入量,早期发现问题及时处理。③如出现剧烈头痛、高热、神志不清,皮损处出现大疱,甚至紫斑时,立即报告医生并配合处理。④辨证观察:风热侵袭,须观察有无突然发病、发热口干;湿毒蕴肤,须观察有无烦躁、便秘;热毒入营,须观察有无口渴、高热神昏等情况;气阴两虚,须观察有无神疲、乏力、气短等情况。

(2) 生活起居护理:①病室温湿度适宜,空气流通,定时进行空气消毒。②保持皮肤清洁干燥,用温度 <40℃ 的温水轻擦,并用干柔软毛巾蘸干水分;贴身衣物宜棉质柔软,避免刺激。③保护受损皮肤,修剪指甲,避免搔抓,恢复期皮肤呈大片脱屑时勿撕扯皮屑。④剥脱性皮炎型、大疱性表皮松解型等重症患者,应安置在单人病房。用含氯消毒液擦拭地面、床单位及床旁桌椅每日 1 次,紫外线消毒每日 2 次,每次 60 分钟,室温在 22~24℃,湿度在 50%~60%。每日更换无菌单 2 次,及时更换渗湿的床单和衣物,选择柔软、干燥、清洁、无刺激性、并经高压消毒的棉质衣物、床单、被褥等。定时翻身,避免局部皮肤发生压力性损伤。严格限制探视人数、时间及次数。医护人员进入病房前应穿隔离衣帽、戴口罩、更换拖鞋,用2% 的过氧乙酸消毒双手,并严格执行无菌操作。⑤辨证起居:风热侵袭者,室温应凉爽,避免对流风直吹患者;湿毒蕴肤者,室温宜凉爽、干燥;热毒入营者,室温宜凉爽,薄衣薄被;气阴两虚者,室温宜偏低,通风,空气清新。

(3) 饮食护理:①饮食宜清淡、易消化、富营养,如鸡蛋、牛奶、豆浆、面条、稀粥等。鼓励患者多饮水。忌食辛辣、坚固、煎炸食物。②剥脱性皮炎型及大疱性表皮松解型患者,应给予高热量之半流质或流质饮食。③进食困难者,可予鼻饲饮食,急性中毒者可暂禁食。④辨证施食:风热侵袭者,宜食疏风止痒、清热解毒之品,如金银花、薄荷、葛根,或金银花茶等,忌生姜、白芷等辛温之品;湿毒蕴肤者,宜清热利湿、解毒止痒之品,如菊花、薏苡仁、绿豆、冬瓜,亦可食薏苡仁赤小豆汤等;热毒入营者,宜清热凉血、解毒护阴之品,如苦瓜、淡竹叶,或马齿苋粥;气阴两虚,宜食益气养阴清热之品,如西洋参、山药、黑芝麻,或清蒸甲鱼。

(4) 情志护理:药毒起病急,病情一般进展迅速,皮损严重,使患者在精神上和躯体上都受到极大的痛苦。护士应主动热情、态度和蔼,掌握患者的性格特点、心理变化,充分理解其处境,以高度的责任心和同情心关怀患者,用精湛技术为其护理,使其心理上获得安全感、信任感。向患者和家属讲解相关疾病知识,加强心理疏导,消除患者的顾虑,树立战胜疾病的信心,及时为患者解决治疗中出现的问题,保证其以积极乐观的情绪接受治疗。

(5) 用药护理:①用药前必须仔细询问患者是否有药物过敏史,对青霉素、链霉素、普鲁卡因、头孢类抗生素、抗毒血清制剂等,用药前要做药物过敏试验。②要注意观察患者用药后反应,尤其要观察荨麻疹、哮喘等过敏性病史的患者。用药后出现全身皮肤瘙痒、皮损或发热者,应考虑是否有药物过敏引起的皮炎出现,争取早诊断、早停药、早处理。③对已确诊为药物性皮炎者,应记入病历,并嘱患者牢记致敏药物,就诊时主动告知医护人员,禁用此药。④辨证施药:风热侵袭和湿毒蕴肤者中药宜早晚饭后凉服;热毒入营者水牛角要镑片先煎,后下余药,中药汤剂可凉服;气阴两虚者宜空腹或饭前1小时温服。

(6)对症处理

1)皮疹、瘙痒

①中药溻渍:多适合湿毒蕴肤者和热毒入营者。a. 药物:皮疹鲜红用马齿苋等清热解毒中药,皮疹色暗用当归等活血化瘀中药。b. 方法:煮水局部溻渍。c. 疗程:每日2~3次,每次30分钟。

②中药熏洗:多适合热毒入营者和气阴两虚者。a. 药物:消退期皮疹暗红,用鸡血藤、丹参等活血化瘀中药;皮损无渗出者,用马齿苋或大青叶。b. 方法:煎剂,趁水温较高有蒸汽时熏蒸患处及周围皮肤,待药液降至患者能耐受的温度后再淋洗患处。c. 疗程:每日1次,每次30分钟。

③中药涂擦:a. 辨证用药:湿毒蕴肤者和热毒入营者,皮疹以红斑、丘疹为主,可选用三黄洗剂、三石散;出现糜烂及溃疡,可选用月白珍珠散(猪油或麻油调敷)。气阴两虚者皮损以干燥、脱屑为主,可选用青黛膏、黄连油或黄连膏;皮损糜烂、渗出者用马齿苋、苦参或黄柏煎汤,或青黛散麻油调敷;皮损脱屑干燥者,用麻油或紫草油。b. 方法:待冷却降温后外搽。中药溻渍或中药熏洗治疗后行中药涂擦疗效更佳。c. 疗程:每日2~3次。

④耳穴贴压:多适合湿毒蕴肤者和热毒入营者,以瘙痒明显,夜寐不安为主。a. 取穴:取神门、枕、肺、心、肝、皮质下等穴。b. 方法:每日按压3~5次,每次每穴按压1~2分钟,或不拘时按压,对按或向耳轮方向按压,以耐受为度,每4~5日更换一次。

2)黏膜损伤

①药浴法:多用于湿毒蕴肤者。眼结膜可用生理盐水30ml冲洗双眼,也可采用抗生素眼药水定期滴眼,每天3次。闭眼困难者以无菌油纱布覆盖双眼。嘱患者注意眼部卫生,禁忌揉擦。

②吹药法:多用于湿毒蕴肤者。口腔黏膜糜烂可采用制霉菌素片研磨成粉末或锡类散吹附在创面上,并用过氧化氢及生理盐水进行口腔护理,保持口腔黏膜清洁、湿润,每天2次。

【健康教育】

1. 预防本病发生的关键是合理用药。用药前必须询问患者有无药物过敏史。患者应牢记致敏药物,就诊时主动告知医护人员,禁用此药。使用青霉素、链霉素、普鲁卡因、头孢类抗生素、抗毒血清制剂等药前,要做药物过敏试验。

2. 患病期间用药过程中要注意观察用药后的反应,遇到全身皮肤瘙痒、出疹、发热者,要考虑药疹的可能,争取及时诊断,及时处理。

3. 皮损忌用热水烫洗,避免搔抓,忌用刺激性的外用药物。

4. 多饮开水,忌食辛辣、鱼腥发物,重症患者给予高热量、高蛋白流质或半流质饮食。

(林 琴)

病案分析与思考

11章病案 数字内容

【病案导入】

谢某,女,67岁,农民,已婚,家庭成员关系和睦,2021年07月17日初诊。

右侧腰腹部疼痛伴疱疹27天。

　　患者于27天前无明显诱因出现右侧腰腹部疼痛,呈持续性抽痛,无恶寒发热。曾至外院就诊后诊断为"阑尾炎",予消炎、止痛等对症治疗后(具体不详)上症未见明显好转,1周后局部伴见疱疹,基底色红、如黄豆大小,呈簇集、带状分布,疱液清晰。当地中医院及民间医生给予口服中药、药膏外涂、外洗、放血等处理(具体不详)后疱液逐渐消退,少部分已结痂,疼痛未见明显好转。遂至我院就诊,由门诊拟"带状疱疹不伴并发症"收治入院。刻下:右侧腰腹部疱疹,基底色淡红、如黄豆大小,呈簇集、带状分布、不过中线,无明显疱液,部分结痂;伴局部疼痛,呈持续性辣痛、胀痛、间歇性抽痛,夜间疼痛明显,影响睡眠;胁肋胀闷,善太息,纳差、恶心欲吐、口干,偶有心慌,颈肩部疼痛,右上肢麻木,小便正常,大便硬结,约两日一行。舌黯淡,苔薄白,舌下脉络迂曲,脉沉弦。

　　既往有慢性支气管炎伴扩张、慢性胃炎、颈椎病。

　　否认家族性疾病病史。

　　否认药物、食物过敏史。

　　婚育史:适龄婚育,育有2女1子。

　　查体:T 36.2℃,P 89次/min,R 19次/min,BP 132/79mmHg。患者神清,精神好,正常面容,发育正常,营养良好,查体合作。

　　相关检查:白细胞$3.43×10^9$/L,淋巴细胞计数$1.05×10^9$/L,嗜碱性粒细胞1.20%,血小板分布宽度8.1%,大型血小板12.20%;凝血四项:凝血酶时间18.10秒。

【提出问题】

　　本例患者目前所患的是何病何证?请具体分析。

　　本例患者存在的护理问题有哪些?如何解决?

【分析思路】

　　1. 辨病分析　患者右侧腰腹部见疱疹,基底色淡红、如黄豆大小、呈簇集、带状分布、不过中线,无明显疱液,部分结痂,属中医蛇串疮,西医之带状疱疹。患者原发皮疹位于右侧腰腹部,基底色淡红、如黄豆大小,呈簇集,且局部疼痛重,目前无发热恶寒,故不属于热疮。

　　2. 辨证分析　患者为老年女性,以右侧腰腹部疼痛伴疱疹为主症,舌黯淡,苔薄白,舌下脉络迂曲,脉沉弦。本病属中医蛇串疮范畴,缘于患者年老体虚,邪毒入侵,气血运行不畅而成瘀,阻滞经脉,不通则痛,瘀血蕴积肌肤而发为疱疹,瘀毒遗留则疼痛不除。舌黯淡,苔薄白,舌下脉络迂曲,脉沉弦为气滞血瘀之征。综上,本病辨证为气滞血瘀证。

　　3. 辅助检查　本次实验室检查无特殊临床意义。

　　4. 目前存在的护理问题

　　(1) 疼痛　与湿热毒蕴,阻滞经络有关。

　　(2) 皮肤完整性受损　与湿热蕴积,外溢肌肤有关。

　　(3) 潜在并发症:感染　与疱壁破损有关。

　　(4) 知识缺乏:缺乏蛇串疮的相关防治知识。

　　(5) 营养失调:低于机体需要量　与脾失健运有关。

【行动方案】

　　1. 观察疼痛的部位、性质、程度、持续时间及耐受程度。观察皮损的部位,疱疹大小、数目,疱壁紧张度,有无糜烂及合并感染,并做好记录。

　　2. 监测体温、脉象、舌象、饮食、二便、睡眠,如有发热立即处理。

　　3. 保持病室环境清洁舒适,空气流通。床单、被褥、内衣要选用纯棉制品,保持清洁干燥。衣服宽大,以免摩擦引起疼痛。忌用化学洗涤剂洗涤衣物。注意休息,保证睡眠充足。为防止挤压水疱,指导患者采取健侧卧位。

　　4. 保持皮损处皮肤清洁干燥,忌用热水烫洗局部皮肤。皮损糜烂渗出时给予湿敷,严格无菌操作。疱疹发于头部时,应剪去局部头发,保持创面清洁,预防感染。

Note:

5. 使用外用药膏时,协助患者清洁患部皮肤,吸干水分后,初选青黛散外涂,有皮损坏死者,应早期清除坏死组织。

6. 饮食以清淡、易消化为原则,宜多食新鲜水果和蔬菜,忌食辛辣、刺激性食物,忌鱼腥虾蟹、鸡、羊肉等发物,禁烟酒。宜食行气、活血化瘀之品,如丝瓜汤、白萝卜、陈皮、黑木耳等,忌食甜食等易胀气之品。

7. 嘱患者配合医生规范治疗,加强锻炼,提高机体抵抗力,避免诱发因素,告知本病具有自限性,多数不会复发。

8. 对于有后遗神经痛者,告知其随着时间的推移,疼痛会逐渐减轻至消失。消除患者顾虑。

【护理评价】

患者治疗10天,通过治疗、护理和评价,本阶段护理目标基本实现。具体情况如下:

1. 患者症状和体征方面

(1) 精神可,诉治疗后右侧腰腹疼痛进一步好转,夜间仍有疼痛,呈间歇性胀痛、抽痛,无明显辣痛,偶有颈肩部疼痛、右上肢麻木等不适。

(2) 食欲尚可,寐差,二便调。

2. 疾病相关知识方面 了解本次疾病的相关原因,为年老体弱抵抗力低下造成,掌握了相关疾病的症状,知晓了就诊时机。

3. 未发生全身或局部感染。

【病情进展】

患者治疗1月后,右侧腰腹痂皮脱落,皮肤完好,但夜间仍有疼痛,呈间歇性胀痛、抽痛,无明显辣痛,偶有颈肩部疼痛、右上肢麻木等不适。舌淡红,苔薄白,舌下脉络迂曲,脉沉细。

查体:T 36.2℃,P 77次/min,R 19次/min,BP 115/73mmHg。右侧腰腹夜间仍有疼痛,呈间歇性胀痛、抽痛。食欲较前好转,纳一般,寐差,二便调。

实验室检查:无。

【提出问题】

1. 患者的病情出现了什么变化? 还应做哪些辅助检查?

2. 患者目前存在的护理问题有哪些? 如何解决?

3. 患者的病情可能会有哪些转归? 护治原则分别是什么?

【分析思路】

1. 变证分析 患者经使用药线点灸、针灸治疗护理,右侧腰腹部疱疹消退后皮肤色素沉着,局部见痂皮全部脱落、不过中线,皮温不高,夜间仍有疼痛,呈间歇性胀痛、抽痛,无明显辣痛,根据临床特点,属于中医蛇串疮后遗神经痛。舌淡红,苔薄白,舌下脉络迂曲,脉沉细为气虚血瘀证。

2. 辅助检查 无。

3. 目前存在的护理问题

(1) 疼痛 与蛇串疮后遗神经痛有关。

(2) 皮肤完整性受损 与疱疹转归,疱疹结痂,痂皮脱落有关。

【行动方案】

1. 对有后遗神经痛者应予以重视,必要时遵医嘱给予止痛、营养神经的药物。

2. 可为疼痛的患者开展手法按摩,根据患者疼痛的部位及性质选择合适的手法。对于后遗神经痛患者,随着时间的推移,疼痛会逐渐减轻至消失。

3. 亦可用针灸、药线点灸、红光治疗,以调气,恢复气血平衡。

4. 穿宽大衣服,避免搔抓皮肤。

5. 注意休息,保证睡眠充足,作息规律。白天适量活动,保证晚上睡眠充足,临睡前可用热水泡脚促进睡眠。

6. 饮食以清淡、易消化为原则,避免暴饮暴食,忌辛辣,烟酒之品。

7. 嘱患者配合医生规范治疗,加强锻炼,提高机体抵抗力,避免诱发因素。

【转归与护治原则】

转归一:患者经过正确的治疗护理,理气化瘀,活血行滞,病情逐渐好转,疱疹逐渐结痂脱落。护治当益气补血,恢复气血平衡。

转归二:患者感染毒邪侵及带脉,壅阻脉络,发于腠理,病邪留连,瘀滞不通,故疼痛反复。护治当益气补血,活血化瘀。

(林 琴)

思 考 题

1. 如何理解"若不速治,缠腰已遍,毒气入脐,令人膨胀,闷呕者逆"?

2. 蛇串疮气滞血瘀证者如何护理?

3. 如何鉴别手部湿疮与鹅掌风?

4. 脚湿气(足癣)患者如何进行辨证治疗?

5. 试述湿疮的病因病机。

6. 湿疮急性发作时如何辨证施护?

7. 如何理解"风气相搏,风强则为隐疹"?

8. 简述瘾疹的发病机制。

9. 简述药毒的诊断要点。

10. 如何鉴别诊断药毒和猩红热?

NURSING

第十二章

月经及带下病证

学 习 目 标

知识目标：

1. 掌握各病证的概念、病因病机和护治原则。

2. 掌握痛经的对症处理，闭经的辨证施食。

3. 掌握崩漏经血暴下的先兆症状、厥脱时的急救处理。

4. 熟悉各病证的经典原文，主要的护理问题、健康教育。

5. 熟悉以下病证鉴别　气滞血瘀证痛经与寒凝血瘀证痛经。

6. 了解各病证的历史沿革、诊断。

能力目标：

1. 能根据病情资料准确地进行辨病和辨证。

2. 能采取合适的中医护理技术缓解患者的症状　穴位按摩、中药热奄包、艾灸腕踝治疗疼痛，穴位贴敷治疗失眠，拔罐治疗情志失和，药物罐治疗腰膝酸软，穴位贴敷、耳穴贴压治疗月经不调。

素质目标：

具有关心患者，主动运用中医护理方法为其解决月经带下健康问题的意识。

女性的月经及带下主要是脏腑、经络、气血乃至天癸的化生功能作用于胞宫的表现。胞宫是行经和孕育胎儿的器官;天癸是肾中产生的一种促进人体生长、发育和生殖的物质;气血是行经、养胎、哺乳的物质基础;脏腑是气血生化之源;经络是联络脏腑、运行气血的通路。研究妇女月经及带下的生理特点,必须以脏腑、经络为基础,深入了解肾、肝、脾和冲、任二脉在妇女月经及带下生理上的作用。因此,导致妇女月经及带下疾病的因素有六淫因素、情志因素、生活因素等。六淫因素以寒、热、湿邪侵袭为多发;情志因素以怒、思、恐为常见;生活因素主要指房事所伤、饮食失调、劳逸失常、跌仆损伤、调摄失宜等。主要病理变化是脏腑功能失常,气血失调,冲任督带损伤,胞宫、胞脉、胞络受损,以及肾-天癸-冲任-胞宫轴失调,致使发生经、带、胎、产等诸病。

本章病证以月经的期、量、色、质和伴随症状出现异常,及带下的量、色、质、味和外阴、阴道的瘙痒、灼热等临床表现为主。护理上应根据月经及带下病证的特点,着重观察患者月经的期、量、色、质及带下的量、色、质、味等异常变化,指导患者起居有常、劳逸结合、房事有节,饮食宜清淡、营养丰富、易消化,注重情志护理,在大出血时做好急救工作,重视健康教育,做好病后调护。

第一节　月经先期、月经后期、月经先后不定期

12章01节　数字内容

 ──────── 导入案例与思考 ────────

张某,女,21岁,大学生,未婚。因月经连续两个周期提前7天左右来我院妇科门诊就诊。

患者平素熬夜,学习压力大,常感烦躁,经期量少、少腹胀痛,今为调理月经周期,遂来院就诊。刻下:经期量少,胸胁胀满,胸闷不适,口苦咽干。舌淡红,苔薄白,脉弦。

体格检查:T 37℃,P 78次/min,R 20次/min,BP 110/65mmHg,神清,形体偏瘦。

请思考:

1. 该患者目前所患何病? 辨证当属何证?

2. 针对该患者的少腹胀痛症状,应该如何护理? 请用思维导图的形式呈现。

月经先期是以月经周期缩短,经行提前7天以上,甚至10余天一行,连续2个周期以上为主要表现的病证。月经后期是以月经周期延长,经行错后7天以上,甚至3~5个月一行,连续2个周期以上为主要表现的病证。月经先后不定期是以月经周期延长或缩短,即经行或提前或错后7天以上,先后不定,连续3个周期以上为主要表现的病证。月经先期、月经后期、月经先后不定期等病证均属月经失调的范畴。

凡各种原因引起的月经失调,如现代医学的功能失调性子宫出血、盆腔炎、子宫肌瘤等,以月经频发、月经稀发、月经不规则为主要表现者,均属本病证的讨论范围,可参考本节辨证施护。

【经典与沿革】

1. "苟或七情内伤,六淫外侵,饮食失节,起居失宜,脾胃虚损,则月经不调矣。"(明·薛己《女科撮要·经候不调》)

2. "经贵乎如期,若来时或前或后,或多或少,或月二三至,或数月一至,皆为不调。"(清·沈金鳌《妇科玉尺·月经》)

3. "女人血虚者,或迟或早,经多不调。此当察脏气,审阴阳,详参形证脉色,辨而治之,庶无误也。"(明·张介宾《景岳全书·妇人规》)

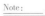
Note:

【病因病机】

月经先期之病因有气虚和血热两大类。月经后期之病因有肾虚、血虚、血寒和气滞四大类。月经先后不定期之病因有肝郁、肾虚两大类。月经先期、月经后期、月经先后不定期病因病机示意图见图 12-1。

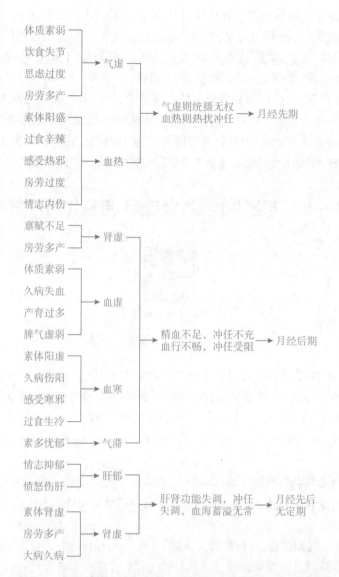

图 12-1　月经先期、月经后期、月经先后不定期病因病机示意图

1. **月经先期**　多因气虚和血热。气虚则冲任不固,经血失统,可分为脾气虚、肾气虚;血热则热扰冲任、血海不宁,遂致月经提前而至,常分为阴虚、阳盛或肝郁血热。

2. **月经后期**　虚者多因肾虚、血虚、阳虚,导致精血不足,冲任不充,实者多因寒凝、气滞、痰湿,阻滞冲任等导致血行不畅,冲任受阻,血海不能如期满盈,致月经后期而来。

3. **月经先后不定期**　多因肝郁、肾虚,肝郁气逆,疏泄失司,冲任失调,血海蓄溢失常;素体肾虚,或房劳多产,或大病久病,肾气不足,导致冲任不固,遂致月经先后不定期。

月经失调的病位主要在冲任、胞宫,与肾、肝、脾密切相关。病机为冲任不固或不充。病理性质主要是虚实,寒热。月经的产生是脏腑、天癸、气血、冲任协调作用于胞宫的结果。若脾肾不足或肝气郁滞,或血寒、血热,或痰湿阻滞等,使冲任失调,气血失常,则可使月经或先期而至,或后期迟至,或先后不一。

Note:

月经先期、月经后期、月经先后不定期治疗及调护得当者,多易痊愈。月经先期、月经先后不定期如伴经量过多、经期延长者,可发展成为崩漏,月经后期、月经先后不定期若伴经量减少者,则可发展为闭经。

【诊断与鉴别诊断】

1. 诊断

（1）症状

1）月经先期:月经提早 7~14 天,连续发生 2 个月经周期者。经期与经量基本正常。

2）月经后期:月经周期延后 7 天以上,甚至延后 3~5 个月一行,连续发生 2 个月经周期者。经期与经量基本正常。

3）月经先后不定期:月经或提前或错后 7~14 天,但经期正常。观察 3 个周期或追溯 2 个周期有诊断意义。

（2）体征:大部分患者一般无明显临床体征,若存在慢性盆腔炎者可有子宫触压痛,活动受限,宫体一侧或两侧附件区增厚,有压痛,或触及炎性包块。脉象表现可有脉沉细、沉紧或沉迟,脉缓弱,脉弦细。

（3）发病特点:多因劳倦过度、情志所伤以及盆腔炎性疾病等因素诱发。

（4）相关检查:基础体温测定、阴道脱落细胞检查、宫颈黏液结晶检查、性激素水平测定等可了解卵巢功能情况。超声检查可了解盆腔内情况。

2. 鉴别诊断

（1）月经先期或月经先后不定期与经间期出血:经间期出血是在两次正常月经之间的子宫不规则出血,其发生在经前 14 天左右,相当于排卵期,与月经相比,出血时间短,血量少,基础体温测定可见经间期出血发生于低温相向高温相转变期。月经先期或月经先后不定期者,每次经行月经血量相同、经期正常。其鉴别见表 12-1。

表 12-1　月经先期、月经先后不定期与经间期出血的鉴别

病名	临床特点	病因	主要病机	病症特点
月经先期	周期提前 7d 以上,经量正常,连续 2 个周期	寒热湿邪侵袭、情志因素、房事所伤、饮食失宜、劳倦过度和体质因素	脏腑、气血、冲任失调	病情较轻
月经先后不定期	周期提前或延后 7d 以上,经期正常,连续 3 个周期			
经间期出血	在两次正常月经之间的子宫不规则出血;发生在经前 14d 左右;与月经相比,出血时间短,血量少	情绪因素、先天不足或湿热之邪内扰	气血阴阳转化,血溢于外	可自行停止

（2）月经后期或月经先后不定期与早孕:育龄期女性月经后期须首先排除妊娠。有早孕者,妇科检查可见宫体增大、变软,妊娠试验阳性。月经后期或月经先后不定期者无上述表现。

【辨证施护】

1. 辨证要点

（1）辨虚实寒热:月经先期者,量或多或少,色淡质清稀,或腰膝酸软,头晕耳鸣,或神疲体倦,气短懒言,食少便溏,常属气虚之象;月经后期者,经量少,色淡质稀,头晕心悸,面色无华,爪甲失荣等,常属精血不足之象。月经先期,经色或深红或紫红,质稠,或面红口干,溲黄便干,或手足心热,潮热盗汗,皆为热象;月经后期者,见小腹疼痛,得热痛减,四肢不温,常为寒象。

（2）辨脉象:脉沉细多为肾虚之证;脉缓弱多为脾虚之证;脉弦多为肝气郁结之象;脉细数多为虚热内扰之象;脉沉紧或沉迟多为里寒内盛之象。

（3）辨脏腑:结合月经的量、色、质及舌脉进行综合分析,一般经色暗红,或有血块,少腹胀痛连及

胸胁,脉弦者属肝郁;经色淡质清,腰部酸痛,舌淡脉细弱者属肾虚;经色淡质稀,伴神疲乏力,倦怠嗜卧,气短懒言,食少便溏,舌淡胖,脉缓弱者属脾虚。

2. **护治原则**　治疗应分虚实,虚者补之,实者泻之,热者清之,寒者温之。月经先期重在调经止血,或补或疏,或清或摄,达到恢复月经周期之目的。月经后期重在和血行滞,温经养血,疏通经脉气机。月经先后不定期治以疏肝补肾,调理气血,使冲任安和,气血调顺。

3. **证治分类**(表12-2)

表12-2　月经先期、月经后期、月经先后不定期的常见证型及辨证治疗

证型	临床表现	治法	方药
肾气亏虚	经期提前,或错后,或前后不一,量少,色淡黯,质清稀,腰酸腿软,头晕耳鸣,面色晦暗或有暗斑,舌淡暗,苔薄白,脉沉细	补肾益气,固冲调经	主方:固阴煎 常用药物:菟丝子、熟地黄、山茱萸、人参、山药、炙甘草、五味子、远志等
脾气亏虚	经期提前,量多,或经期错后,或前后不一,量少,色淡质稀,神疲肢倦,气短懒言,小腹空坠,纳少便溏,舌淡红,苔薄白,脉细弱	补脾益气,养血调经	主方:补中益气汤 常用药物:白术、人参、黄芪、甘草、当归、陈皮、升麻、柴胡等
肝气郁结	经期错后,量少,或经行时先时后,经量或多或少,经色暗红或有血块,胸胁、乳房、少腹胀痛,精神抑郁,胸闷不舒,时欲叹息,舌质正常,苔薄,脉弦	疏肝解郁,理气调经	主方:逍遥散 常用药物:柴胡、香附、白术、茯苓、当归、白芍、薄荷、煨姜等
血热	经期提前,量多,色紫红,质稠,心胸烦闷,渴喜冷饮,大便燥结,小便短赤,面色红赤,舌红,苔黄,脉滑数;或经期提前,量少,色红质稠,颧赤唇红,手足心热,咽干口燥,舌红,苔少,脉细数	实热者:清热降火,凉血调经	主方:实热者清经散 常用药物:牡丹皮、地骨皮、白芍、熟地黄、青蒿、黄柏、茯苓等
		虚热者:养阴清热,凉血调经	主方:虚热者两地汤 常用药物:生地黄、地骨皮、玄参、麦冬、阿胶、白芍等
血寒	经期错后,量少,或色淡质稀,小腹隐痛,喜温喜按,腰酸无力,小便清长,舌淡,苔白,脉沉迟无力;或经色暗有块,小腹冷痛拒按,得热痛减,畏寒肢冷,舌暗,苔白,脉沉紧或沉迟	温经扶阳,散寒调经	主方:虚寒者温经汤 常用药物:当归、吴茱萸、桂枝、白芍、川芎、生姜、牡丹皮、法半夏、麦冬、人参、阿胶、甘草等 主方:实寒者温经汤 常用药物:人参、当归、川芎、白芍、桂心、莪术、牡丹皮、甘草、牛膝等

4. **主要护理问题**

(1) **神疲乏力**　与脏腑亏损,生化无力,气血不足有关。

(2) **情志失和**　与肝失疏泄,肝气郁滞有关。

(3) **腰膝酸软**　与肾虚,外府失养有关。

(4) **潜在并发症:厥脱**　与出血不止,气随血脱有关。(参见本章第二节崩漏)

5. **护理措施**

(1) **病情观察**:①观察患者的面色、神情、脉象、舌象、汗出、二便、月经周期、经期、阴道排出物、伴随症状等,必要时嘱患者保留经垫,以便观察月经的量、色、质等情况,及时发现并纠正贫血。②警惕患者出现面色苍白、出冷汗、脉速、血压下降等经血暴下厥脱之象,如发现应及时报告医生并做好输液、输血、急救及手术前的准备工作。③月经淋漓不尽或者阴道不规则出血者,应嘱随访,以排除妊娠、其他妇科疾病。④出现月经异常伴腹痛者应查明病因,加强观察。

(2) **生活起居护理**:①病室整洁、舒适、安静、空气新鲜。②起居有常,劳逸结合,避免外邪侵袭。

Note:

经量多或腹痛时,应卧床休息。经期避免参加过重的体力劳动,严禁房事、游泳、盆浴、阴道用药及阴道检查。③经血暴下厥脱发生时,立即予平卧位或头低足高位,输液、鼻导管吸氧,吸氧浓度在35%,流量为2~4L/min,必要时遵医嘱做输血准备。④辨证起居:肾气亏虚者,注意房事有节,以免耗精伤肾。脾气亏虚者,注意居住环境宜干爽,阳光充足,不可久居湿地。血热者,病室宜偏凉,注意保持环境安静,空气湿润,注意通风。血寒者,病室宜偏暖,注意保暖,避免经期冒雨涉水。

(3) 饮食护理:①饮食宜营养丰富,易消化,忌生冷、肥甘厚腻、辛辣炙煿之品,尽量避免饮用酒、浓茶或咖啡等刺激性饮品。②辨证施食:肾气亏虚者,宜食益肾固冲之品,如核桃、紫河车、桑椹、黑芝麻、黑米、猪腰、海参等;脾气亏虚者,宜食健脾益气之品,如党参、莲子、芡实、怀山药、黄芪等;肝气郁结者,宜食疏肝理气之品,如玫瑰花茶、陈皮、桂花蜜等,忌食胀气的食物;血热者,宜食清热、滋阴、止血补血之品,如绿豆粥、雪梨、荸荠、银耳、甘蔗、藕等;阴虚甚者可加服养阴之品如枸杞、百合、麦冬、沙参、水鱼等;血寒者,宜食助阳温通之品,如韭菜、羊肉、鹿肉等,亦可用八角、茴香、花椒、草果、豆蔻、肉桂、姜等温阳散寒之品。

(4) 用药护理:①严格按照医嘱的剂量、时间和方法给药,注意观察药物的不良反应。②遵医嘱按时按量服用激素类药物,保持药物在血中的稳定浓度,患者不可随意停药或漏服。③调经药宜在行经前数日开始服用。④辨证施药:寒证者汤剂宜热服,热证者汤剂宜凉服,活血化瘀及补益药宜热服。虚证者,以温经养血为主,服药期间勿服用过多滋补之品,以防伤及阳气。

(5) 情志护理:月经失调常与情志所伤有关,故应注重情志护理。护士对患者给予理解、疏导、安慰、鼓励,多与患者沟通,使其保持心情愉快,避免七情过极,以利气血畅达和肝之疏泄功能正常。指导患者日常调节情志保健法,如芳香疗法,利用纯天然植物精油的芳香气味和植物本身所具有的治愈能力,帮助人身心获得纾解。可根据虚实情况辨证选香,实证者,可选用马郁兰、罗马洋甘菊、薰衣草、乳香、檀香木、杜松等精油,具有舒缓镇静的功效,有助于放松心情;虚证者,可选用快乐鼠尾草、薄荷、柑橘、迷迭香等振奋精神的精油。

(6) 对症处理

1) 情志失和

① 平衡火罐:a. 手法:闪罐、揉罐、走罐、抖罐、留罐等。b. 留罐取膈俞、肝俞、胃俞穴10~15分钟,每周1~2次。c. 取疏肝解郁三穴,即肩井、期门、日月穴,采用真空罐拔罐,留罐时间10~15分钟。

② 穴位按摩:a. 穴位:太冲、行间穴。b. 方法:采用太冲穴向行间穴方向推揉的手法,以泻肝火,每次按摩3~5分钟,每天1~2次。

2) 神疲乏力

① 穴位按摩:a. 穴位:肾俞、命门、腰阳关、次髎、气海、关元穴。b. 方法:每穴按摩3~5分钟,每天1次,7天为一疗程。

② 耳穴贴压:a. 耳穴:内生殖器、卵巢、内分泌、缘中、皮质下、三焦穴,肾气虚者加肾穴,脾虚者加脾、胃穴,肝气郁结者加胸、肝等穴,血热者加神门、屏尖穴,血寒者加交感、热穴。b. 方法:每日按压3~5次,每次每穴按压1~2分钟,或不拘时按压,对按或向耳轮方向按压,以耐受为度,每4~5日更换一次。

③ 艾灸:a. 肾气亏虚者取神阙、气海、关元等穴,隔附子饼灸,每穴5~7壮,每天2次。b. 脾气虚弱者取足三里、气海、关元等穴,艾条灸,每穴5~10分钟,每天1~2次。c. 血寒者取神阙、气海、关元、中极、子宫、肾俞、命门等穴,每次选3~5穴隔附子饼灸,每穴灸5~7壮。

3) 腰膝酸软

① 药罐法:a. 穴位:肾俞、命门、腰阳关、委中。b. 方法:留罐5~10分钟,每天1次。

② 足浴:取补肾益气的中药煎水1 500ml,每晚睡前足浴15~20分钟,水温一般维持在38~42℃为宜,对皮肤感觉减退者要注意安全,以免造成烫伤。

【健康教育】

1. 注意休息,保证睡眠,月经期可照常工作与劳动,但避免过劳和剧烈运动。避免淋雨、涉水,禁用冷水洗澡。

2. 保持心情舒畅,心境安和,利于疾病的好转和康复,避免七情过度。

3. 加强饮食调护,指导患者平衡饮食,忌偏食、择食等不良饮食习惯。饮食富有营养,不过食肥甘厚腻、辛辣生冷之品。

4. 对已婚妇女应做好计划生育宣教工作,指导患者使用合适有效的节育措施,尽量减少人工流产以免损伤宫腔,节制房事,防止房劳伤肾。

(汪永坚)

第二节　崩　漏

12章02节　数字内容

 ──────── 导入案例与思考 ────────

周某,女,19岁,学生,未婚。因阴道出血淋漓不尽已1个多月,伴头晕纳呆来我院妇科门诊收治入院。

患者月经紊乱,14岁初潮,周期一般为28~35日,偶见2~4个月一潮,持续时间7~28日不等,量多,用卫生巾3~8包,遂来院就诊。刻下:经血色淡质稀,气短懒言。舌淡胖,苔薄白,脉细弱。

体格检查:T 36.8℃,P 72次/min,R 19次/min,BP 100/60mmHg,神疲体倦,面色淡,四肢不温,形体微胖,红细胞12.4×10^{12}/L,血红蛋白90g/L。

请思考:

1. 该患者目前所患何病? 辨证当属何证?

2. 针对该患者的出血症状,应该如何护理? 请用思维导图的形式呈现。

─────────────────────────────

崩漏是以经血非时而下,或量多如注,或淋漓不净为主要表现的病证。其突然大量出血,称为"经崩"或"崩中";日久淋漓不净则称为"经漏"或"漏下"。两者虽出血状况不同,但其在疾病发生过程中可以互相转化,如崩证日久,气血耗伤,渐成漏下;久漏不止,病势日进,可转成崩证,所以临床上常崩漏并称。若经期延长超过两周者,应属崩漏范畴。崩漏从月经初潮至绝经前后都可发生,而且发作时经常出现经血暴下如注,致使气血俱虚,若治疗失时,易致气血厥脱,则病情危重。

现代医学中无排卵型功能失调性子宫出血、生殖器炎症、生殖器肿瘤等,以月经非时而下,或量多如注,或淋漓不净为主要临床表现者,均属本病证的讨论范围,可参考本节辨证施护。

【经典与沿革】

1. "妇人有漏下者,有半产后,因续下血都不绝者,有妊娠下血者。"(汉·张仲景《金匮要略·妇人妊娠病脉证并治》)

2. "妇人有一时血崩,两目黑暗,昏晕在地,不省人事者,人莫不谓火盛动血也。"(清·傅山《傅青主女科·血崩》)

3. "初用止血以塞其流,中用清热凉血以澄其源,末用补血以还其旧。"(明·方广《丹溪心法附余》)

【病因病机】

崩漏之病因有肾虚、脾虚、血热和血瘀四大类。崩漏病因病机示意图见图12-2。

1. **肾虚** 先天肾气不足,肾气稚弱,天癸未充,冲任未盛,肾阳不足;或因绝经前后肾气渐衰,天癸将竭之际,肾失固藏;或因房劳多产,损伤肾气,以致肾阳虚弱,封藏失司,或素体肾阴亏虚,阴虚失守,虚血动血,迫血妄行,难以约制经血,乃成崩漏。

2. **脾虚** 素体脾虚,或劳倦思虑,饮食不节损伤脾气。脾虚血失统摄,甚者虚而下陷,冲任失固,不能约制经血,故成崩漏。

3. **血热** 素体阳盛,肝火易动;或素体抑郁,郁久化火;或内蕴湿热之邪,或过服辛辣助阳之品,酿成实火;热扰冲任,迫血妄行,致成崩漏。

4. **血瘀** 七情内伤,气滞血瘀;或经期、产后余血未净,又感于寒热,血为寒凝、或热熬成瘀,以致瘀阻冲任胞宫,血不归经,发为崩漏;或久漏致瘀,瘀血不去,新血难安,发为崩漏。

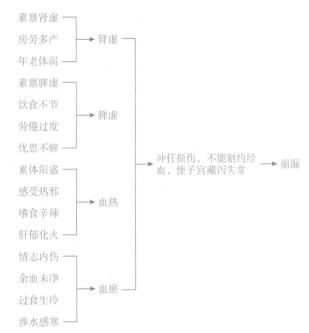

图 12-2 崩漏病因病机示意图

崩漏的病位在冲任、胞宫,与肾、肝、脾密切相关。发病是肾-天癸-冲任-胞宫轴的严重失调。病机为冲任损伤,不能制约经血,使子宫藏泻失常,经血非时妄行。病理性质有虚实之分:虚者为脾虚、肾虚而致;实者多由热扰冲任或瘀阻冲任而引起。虚实相互夹杂。临床上,出血期多见气血虚弱和血瘀虚实夹杂之证,血止后多见气血亏虚等虚证表现。总之,临床崩漏以虚证多而实证少,热证多而寒证少,虚证中多为虚中夹实之证,热证中多见虚热之证。

崩漏一经诊断,预后与生理发育时期有密切关系。青春期崩漏随着发育渐渐成熟,最终可建立正常月经周期;生育期崩漏大部分患者经过治疗可恢复或建立正常月经周期,亦有少数患者,可伴发不孕症;更年期崩漏疗程相对较短,治疗后可缓解,少数患者需手术治疗或促使其绝经以防复发,并注意排除恶性病变。

【诊断与鉴别诊断】

1. 诊断

(1) 症状:月经周期、经期以及经量发生严重紊乱。月经周期紊乱,常可在停经数周或数月后,发生出血,量多如注,暴下不止;或淋漓不断,甚至屡月不净。常伴有头晕、乏力等贫血症状。

(2) 体征:多无明显异常体征,脉象表现沉弱或沉细、细数或滑数、脉涩。

(3) 发病特点:常因情志内伤、劳倦过度、药物(避孕药、激素、活血药)、宫内节育器、某些内科疾病等因素诱发。

(4) 相关检查:基础体温测试曲线呈单相型;出血前数日内宫颈黏液结晶仍呈羊齿植物叶状改变;阴道细胞涂片表现为中、高度影响,或低、中度影响;激素水平测定雌二醇(estradiol)升高、孕激素降低;子宫内膜呈增生过长或囊腺型增生等病理变化。

2. 鉴别诊断

(1) 崩漏与月经先期、经期延长、月经过多、月经先后无定期:四者与崩漏均是以月经周期、经期或经量的改变为主要症状的月经病,但月经先期、经期延长和月经过多症状的发生仍有一定的规律可循,即经量增多、经期延长应在2周之内经血能自行停止,月经先期的周期缩短一般在7天以上,2周以内。月经先后无定期的周期一般在1~2周内提前或错后,并且经期正常。崩漏出血完全无规律可循。鉴别见表12-3。

表12-3　崩漏与月经先期、经期延长、月经过多、月经先后无定期、经间期出血的鉴别

病名	临床特点	病因	主要病机	病症特点
崩漏	月经周期、经期或经量严重失常,无规律	外感六淫、内伤七情、饮食劳倦、房劳多产、先天禀赋不足	劳伤血气,脏腑损伤,血海蓄溢失常	可引起不同程度的贫血,轻则淋漓不净,重则危及生命
月经先期	月经周期提前,经期或经量尚正常	寒热湿邪侵袭、情志因素、房事所伤、饮食失宜、劳倦过度和体质因素	脏腑、气血、冲任失调	病情较轻
经期延长	月经周期正常,经期明显延长,经量或多或少			
月经过多	月经周期、经期尚正常,经量明显增多			
月经先后无定期	月经周期提前或缩短,经期经量尚正常			
经间期出血	在两次正常月经之间的子宫不规则出血;发生在经前14d左右;与月经相比,出血时间短,血量少	情绪因素、先天不足或湿热之邪内扰	气血阴阳转化,血溢于外	可自行停止

(2) 崩漏与经间期出血:经间期出血为非经期出血,与漏下的表现相似。但本病常发生在两次月经中间,出血量少,持续 2~5 天左右,多能自行停止。经间期出血与月经出血往往形成一次少、一次多有规律的交替发生。而崩漏的出血周期、经期和血量完全无规律可循。

(3) 崩漏与胎漏、异位妊娠:胎漏、异位妊娠与漏下的出血都是在停经一段时间以后发生的。胎漏、异位妊娠者通常有早孕反应,妊娠试验阳性、盆腔 B 超检查可见宫腔内或宫腔外有孕囊或胚芽、胎心。异位妊娠常有停经后的一侧少腹疼痛病史,当输卵管妊娠破裂有盆腔出血时,后穹隆穿刺可见不凝血。而漏下则无上述妊娠征象。

(4) 崩漏与癥瘕出血:癥瘕发生的非时阴道下血酷似崩漏,妇科检查、阴道镜、宫颈细胞涂片或宫颈组织病理检查,宫腔镜、子宫内膜病理检查、盆腔 B 超、CT、MRI 或剖腹探查对鉴别诊断有意义。

【辨证施护】

1. 辨证要点

(1) 辨虚实寒热:崩漏虚证多而实证少,热证多而寒证少。若经血非时暴下,量多势急,色淡质稀,多为虚;暴下不止或淋漓不净,血色鲜红或紫红,质稠多属实热;若淋漓不止,色紫红,质稠多属虚热;若时来时止,时闭时崩,色黯有块,多属血瘀。崩漏有以崩为主的,有以漏为主的,或崩与漏交替出现的,或停经日久而忽然血大而下的。久崩多虚,久漏多瘀。

(2) 辨脉象:脉沉弱、细数或沉细无力多提示肾虚;脉滑数或细数多提示血热;脉涩多提示血瘀。

(3) 辨脏腑:崩漏辨证还应参考不同的年龄阶段,辨明病变脏腑。如青春前期及青春期多属先天肾气不足,育龄期多属肝郁血热,更年期多属肝肾亏损或脾气虚弱,冲任不固。

2. 护治原则　由于崩漏发病缓急不同,出血的新久各异,护治崩漏应本着"急则护其标,缓则护其本"的原则,灵活掌握"塞流""澄源""复旧"三法。

塞流即止血,是治疗崩漏的紧急措施。暴崩之际,急当止血防脱。塞流是崩漏治疗的第一步。若出血势急量不减者,宜遵医嘱急症处理。澄源即正本清源,亦是辨证求因,审因论治,这是治疗崩漏的重要阶段。一般用各种止血药后,待出血量减少或停止时,根据不同的病因病机辨证施护,灵活选用清热、补肾、滋肾、益气、健脾、祛瘀等法。复旧即固本善后,血止后当以调理月经周期,此为治本之法。

治崩漏三法又不可截然分割,塞流需澄源,澄源当固本。青春期患者,重在补益肾气,固摄冲任;育龄期患者重在疏肝养肝,调理冲任;绝经前后期患者重在滋肾扶脾,调摄冲任。

Note:

3. 证治分类(表12-4)

表12-4　崩漏的常见证型及辨证治疗

证型	临床表现	治法	方药
肾气虚	多见青春期少女或经断前后妇女,出现经乱无期,出血量多势急如崩,或淋漓日久不净,或由崩而漏,由漏而崩反复发作,色淡红或淡黯,质清稀;面色晦暗,眼眶黯,小腹空坠,腰膝酸软,舌淡黯,苔白润,脉沉弱	补肾益气,固冲调经	主方:苁蓉菟丝子丸 常用药物:熟地黄、肉苁蓉、覆盆子、当归、枸杞、桑寄生、菟丝子、艾叶等
肾阴虚	经血非时而下,出血量少,淋漓累月不止,或停经数月后又突然崩漏下血,血色鲜红,质稠,头晕耳鸣,腰膝酸软,手足心热,颧赤唇红,心烦,舌红,苔少,脉细数	补脾益气,养血调经	主方:左归丸 常用药物:熟地黄、山药、枸杞子、山茱萸、川牛膝、菟丝子、鹿角胶、龟甲胶等
肾阳虚	经血非时而下,出血量多,淋漓不尽,或停经数月后又暴漏不止,色淡质稀,腰痛如折,畏寒肢冷,小便清长,面色晦暗,舌淡黯,苔薄白,脉沉细无力	温肾助阳,固冲止血	主方:右归丸 常用药物:熟地黄、山药、枸杞、山茱萸、川牛膝、菟丝子、鹿角胶、杜仲、当归、肉桂、制附子等
脾虚	经血非时而下,量多如崩,或淋漓不断,色淡质稀,神疲体倦,气短懒言,不思饮食,四肢不温,或面浮肢肿,面色淡黄,舌淡胖,苔薄白,脉沉弱	补气摄血,固冲止崩	主方:固本止崩汤 常用药物:人参、黄芪、白术、熟地黄、当归、黑姜等
血热	经血非时而下,量多如崩或淋漓不净,色深红,质黏稠,或鲜红,口渴烦热,小便黄或大便干结,舌红,苔黄或少苔,脉滑数或细数	养阴清热,止血调经	主方:上下相资汤 常用药物:人参、沙参、玄参、麦冬、玉竹、五味子、熟地黄、山茱萸、车前子、牛膝等
血瘀	经血非时而下,时来时止,或淋漓不净,或停闭日久又突然崩中下血,继而淋漓不断,色紫暗有块,小腹疼痛拒按,舌质紫暗,脉弦细或涩	活血化瘀,固冲止血	主方:逐瘀止血汤 常用药物:生地黄、大黄、赤芍、牡丹皮、当归尾、枳壳、桃仁、龟甲等

4. 主要护理问题

(1) 疲乏无力　与出血量多或出血时间长引起血虚失养有关。

(2) 畏寒肢冷　与气随血失,温煦不足有关。

(3) 心烦　与虚火内扰心神有关。

(4) 潜在并发症:厥脱、感染　与出血不止,气随血脱,卫气不固有关。

5. 护理措施

(1) 病情观察:①严密监测生命体征、神志、汗出、二便、舌苔、脉象等变化,必要时给予心电监护。②观察月经周期、经期,量、色、质,有无血块及小腹疼痛等伴随症状。③警惕出现面色苍白、四肢厥冷、大汗淋漓、表情淡漠或烦躁不安、脉细数、血压急剧下降等征象,如出现应及时报告医生,配合做好输液、输血、急救工作。④出现月经异常伴腹痛者应查明病因,加强观察。

(2) 生活起居护理:①保持病室整洁、舒适、安静、空气新鲜。②起居有常,出血期间应卧床休息,忌过度活动、劳累,防止眩晕而致跌仆,以免加重病情。③指导患者重视经期卫生,尽量避免或减少宫腔手术。④经血暴下厥脱发生时,立即取平卧位或头低足高位,输液、吸氧,氧流量为 2~4L/min,保持呼吸道通畅,必要时遵医嘱输血准备。⑤辨证起居:肾阴虚者,应避免熬夜、房事过频等耗损肾阴的生活习惯;肾阳虚者,要特别注意保暖,避免感冒;脾虚者,病室宜温暖,不可过于潮湿,忌当风直吹;血热者,室温宜偏低,空气湿润,注意通风;血瘀者,病室宜温暖,避免寒邪侵袭,以加重血瘀之证。

(3) 饮食护理:①饮食宜清淡、富营养、易消化,忌烟酒煎烤、辛辣油腻等刺激之品。因患者失血量多,气随血失,故可选用补血益气的食物,如蛋、鱼、牛肉、瘦猪肉、牛奶、红枣、桂圆等。②辨证施食:肾阴虚者,宜食滋肾益阴之品,如山药、黑芝麻、鱼胶、竹丝鸡等;肾阳虚者,宜食温肾补虚之品,如核桃、韭菜、羊肉等,亦可食当归生姜羊肉汤、鹿茸炖鸡等;脾虚者,宜食健脾益气之品,如莲子肉、芡实、山药等,冬日可多食生姜羊肉汤;血热者,宜食清热解毒凉血之品,如绿豆粥、甘蔗汁、藕汁、生地汁、鲜墨旱莲汁等;血瘀者,宜食活血化瘀之品,如田七鸡汤,经前可服山楂红糖饮或益母草蛋,忌食辛辣酸涩、有刺激性及壅阻气机之品。

(4) 情志护理:崩漏常因情志刺激诱发,故应注重情志疏导。选择合适的交流方式和沟通技巧,对患者加强说理、劝解、安慰、鼓励,避免思虑过度、惊恐、忧郁等不良情绪,使其保持心情愉快,情绪乐观稳定。教会患者自我控制情绪,日常保健调护的方法。如芳香疗法中,可选用薰衣草、甜橙、马郁兰、橙花等,具有镇定疏解紧张功效的精油来帮助放松身心。使用方法:可在枕头上滴4滴精油以促进睡眠,也可用熏香法,改善心情和心境。

(5) 用药护理:①严格按照医嘱的剂量、时间和方法给药,注意观察药物的不良反应。服用激素类或止血药物时,患者不可随意减量或停服,造成反复出血。②服用止血药物,伴有恶心呕吐者,可将生姜汁滴于舌面,以缓解症状。③虚证者汤剂宜饭前温热服;血瘀者汤剂宜饭后温服;血热者汤剂宜饭后偏凉服。

(6) 对症处理

1) 出血

艾灸:a. 主穴:双侧隐白穴。b. 辨证取穴:血热者可加血海穴,肝肾阴虚者加内关穴,脾气虚弱者加足三里、三阴交穴,脾肾阳虚者加涌泉穴,情志内伤所致出血加灸大敦穴。上述穴位中,隐白、大敦和三阴交常作为止血要穴联合使用。c. 方法:可采用麦粒灸、艾条灸或隔物灸,宜在月经前温灸,每日1~2次,每个穴位3~5分钟,灸至阴道出血停止。

2) 疲乏无力

① 足浴:遵医嘱取补肾益气的中药煎水1 500ml,每晚睡前足浴15~20分钟,水温一般38~42℃为宜,皮肤感觉减退者应注意安全,以免造成烫伤。

② 中药热奄包:遵医嘱取温阳补肾的中药旺火炒至烫手后倒入厚布袋,于肾俞、命门、腰阳关等处热熨30分钟,每日一次。

③ 穴位按摩:a. 肾阴虚者,可按摩三阴交、肾俞、太溪等穴,可用点法及一指禅推法。b. 血热者,可按摩合谷、曲池、外关等穴配合治疗。c. 血瘀者,可按摩血海、膈俞、太冲等穴,每穴均3~5分钟,每日2次。

④ 耳穴贴压:a. 耳穴:内生殖器、缘中、内分泌、卵巢、皮质下、三焦穴。b. 辨证取穴:血热者加神门、屏尖穴,肾虚者加肾穴,脾虚者加肾、脾穴,血瘀者加肝、肺、热穴。c. 方法:每日按压3~5次,每次每穴按压1~2分钟,或不拘时按压,对按或向耳轮方向按压,以耐受为度,每4~5日更换一次。以上方法均用于出血症状控制或缓解后的巩固治疗。

3) 潜在厥脱

① 穴位按摩:取内关、百会和涌泉穴(常作为低血压治疗要穴联合使用),用拇指指腹按揉内关穴,用掌心按摩百会穴,艾灸百会、涌泉穴,每日1~2次,每次10~20分钟。

② 针刺法:如发生厥脱症状,取人中、合谷穴,针刺急救。

【健康教育】

1. 向患者解释引起崩漏的主要原因及崩漏对机体造成的危害,使患者认识到病后自我调护的重要性。教会患者观察月经色、质、量的变化,如有异常及时就诊。

2. 重视个人卫生,防止感染,阴道出血持续不净者,应注意外阴部清洁,严禁游泳或性生活,防止并发症。避免过度劳累,避免多产、反复人流、房劳过度,以免损伤脾肾,耗伤正气,诱发本证。教会患者养成良好的生活习惯,注意生活调摄,起居有常,经期要注意休息与保暖,不要涉雨着凉,衣裤淋湿要及时更换。

3. 注意调节情志,保持良好的心态,学会自我心理调节,避免不良情志刺激。

4. 注意饮食的调养,加强营养,多食血肉有情之物,少食辛辣、刺激性食品。

(汪永坚)

第三节　闭　　经

12 章 03 节　数字内容

 ———————— 导入案例与思考 ————————

李某,女,22 岁,学生,未婚。因停经 3 个月就诊。

患者无月经来潮,13 岁初潮,之后月经周期规律,一月一行,经期 5 天,半年前口服减肥药后月经停闭,遂来院就诊。刻下:经行时小腹绵绵作痛,畏寒怕冷,手足不温,身体困重,时有头晕目眩,气短乏力。纳眠可,二便调。舌淡胖嫩,苔薄白,边有齿痕,脉沉滑。

体格检查:T 36.7℃,P 76 次/min,R 18 次/min,BP 105/66mmHg。

请思考:

1. 该患者目前所患何病? 辨证当属何证?

2. 针对该患者的小腹绵绵作痛,畏寒怕冷,手足不温等症状,应该如何护理? 请用思维导图的形式呈现。

闭经是以女子年逾 16 周岁,月经尚未来潮,称原发性闭经;月经周期建立后又中断 6 个月以上或月经停闭超过 3 个月经周期者称继发性闭经。

对于青春期前、妊娠期、哺乳期、绝经前后的月经停闭不行,或月经初潮后 1 年内月经不行,又无其他不适者,为生理性停经,属正常的生理现象。

凡各种原因引起的月经停闭不来潮,如宫颈宫腔粘连、多囊卵巢综合征、卵巢早衰以及精神心理因素引起的中枢神经及下丘脑功能失常等,以闭经为主要临床表现者,均属本病证的讨论范围,可参考本节辨证施护。因先天性生殖器官发育异常,或后天器质性损伤而无月经者,不属本节讨论范围。

【经典与沿革】

1. "月水不通者,所致不一。有气不化,血微不通。有先期太过,后期不通。有大病后,热燥不通。有寒凝结滞不通,有积聚气结不通,有心气抑滞不通。"(宋《圣济总录·妇人血气门·妇人月水不通》)

2. "经水出诸肾""经本于肾。"(清·傅山《傅青主女科》)

3. "二阳之病发心脾,有不得隐曲,女子不月。"(《素问·阴阳别论》)

【病因病机】

闭经之病因有肝肾虚损、气血虚弱、阴虚血燥、气滞血瘀和痰湿阻滞五大类。闭经病因病机示意图见图 12-3。

1. 肝肾虚损　月经的产生是以肾为主导,先天禀赋不足,精气未充,天癸不能如期泌至,任脉不通,冲脉不盛;或后天房劳多产,久病伤及肝肾,肝不藏血,肾不施化,冲任亏损,血海不盈,胞宫无血可下,则经闭不行。

2. 气血虚弱　素体不足或饮食劳倦,忧思不节,日久损伤脾胃,血化无源,营血亏虚,或大病久病,经产虫积,耗伤气血,以致肝肾失养、冲任不充,血海空虚,不得满溢,则病为闭经。

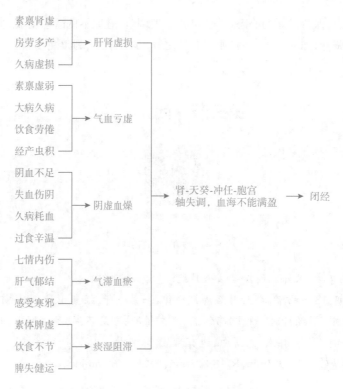

图 12-3 闭经病因病机示意图

3. 阴虚血燥 素体阴血不足,或失血伤阴,或久病耗血,或过食辛温燥热之品,煎灼津血,致血海干涸,而成血海枯竭经闭。若病久不愈,阴血耗损,血海涸竭,阴血亏乏,虚火内炽,则病为阴虚血热之虚劳经闭。

4. 气滞血瘀 七情内伤,肝气郁结,气失升发,气滞则血行瘀阻而不行,气机不通,血滞不行,胞脉受阻,或经行之际,感受寒邪,血受寒则凝,淤阻冲任,血不得下,血海不能满溢而致闭经。

5. 痰湿阻滞 素体脾虚或饮食不节伤脾,脾虚运化失司,肾虚不能化气行水,水湿停留,聚而为饮,凝而为痰,痰湿阻滞冲任二脉,闭塞子宫,则月经闭而不行。

闭经病位主要在胞宫、冲任,与肾、肝、脾有关,病机为冲任失养或阻滞,经血不能按期而至。闭经的病理性质有虚实两端。虚者为气血亏虚,冲任乏源,无血可下而致;实者多由瘀血痰湿阻滞冲任,经血不得下而成。虚实可以相互夹杂,临床上气血不足者易兼气血瘀滞。本病虚多实少,或见虚实夹杂,气、血、瘀、痰常互结而致病。

闭经的预后与转归取决于多种因素。若病因简单,病损脏腑单一,病程较短者一般预后较好。若病因复杂,或多脏腑损伤,病程较长者多难调治。闭经久治不愈,可导致不孕症、性功能障碍、代谢障碍、心血管疾病等。

【诊断与鉴别诊断】

1. 诊断

(1) 症状:女子年逾 16 周岁,未有月经初潮;或月经初潮 1 年余,或已建立月经正常周期后,停经达 6 个月以上,或根据自身月经周期计算停闭超过 3 个周期。注意有无周期性下腹疼痛,有无溢乳、厌食、恶心等,有无体重变化(增加或减轻)、畏寒或潮热或阴道干涩等症状。

(2) 体征:原发性闭经者可见内外生殖器缺失、畸形、损伤等病变,继发性闭经常伴有盆腔炎、多囊卵巢综合征、卵巢早衰等病变。虚证脉象多沉缓或细弱;实证脉象多细数或弦涩或滑。

(3) 发病特点:常因精神刺激、药物(避孕药、镇静药、激素、减肥药)影响、近期分娩、宫腔手术及疾病等诱发。

（4）相关检查：已婚妇女须排除妊娠，通过病史、全身检查及妇科检查，在对病因和病变部位初步了解的基础上，选择必需的辅助检查以明确诊断。基础体温测定、阴道脱落细胞检查、宫颈黏液结晶检查、性激素水平测定、B 超、蝶鞍 CT、MRI 及宫腔造影等有助于诊断。

2. 鉴别诊断

（1）闭经与特殊月经现象：特殊月经现象包括避年者和暗经者。避年者月经一年一行，可正常生育；暗经者终身不行经而能孕育。而闭经者，月经停闭不行，往往不能生育，并伴有身心方面各种不适及病症。如为原发性闭经往往有子宫缺失或始基子宫，或性器官畸形。经盆腔 B 超及妇科检查可资鉴别。鉴别见表 12-5。

表 12-5　闭经与特殊月经现象的鉴别

病名	临床特点	病因	主要病机	病症特点
闭经	女子年逾 16 周岁，无月经来潮或月经周期已建立又中断 6 个月以上，或月经停闭超过 3 个月经周期	外邪入侵，饮食不节，情志所伤，体虚因素	冲任失养或阻滞，经血不能按期而至	病情较轻，可引起不孕
避年者	月经一年一行	先天性		可正常生育
暗经者	终身不行经	先天性		可正常生育

（2）闭经与月经稀发者早孕：月经稀发者月经可 3~5 个月一行，若兼早孕者则可见月经不行，易与闭经混淆。早孕常伴有厌食、恶心等早孕反应。若早孕反应不明显者，则需了解患者有无生育要求，有无避孕史，必要时借助尿、血人绒毛膜促性腺激素（human chorionic gonadotrophin，hCG）测定及超声检查进行鉴别。

【辨证施护】

1. 辨证要点　辨虚实：一般来说，年逾 16 岁尚未行经，或由月经后期渐至停闭，经量少，色淡质薄；或因体质纤弱，大病久病，失血过多，伴腰膝酸软，头晕耳鸣，面色萎黄，五心烦热，或畏寒肢冷，纳少气短，舌淡脉弱者，多属虚证；如既往月经尚属正常而突然停闭，伴情志不畅，或有经期感寒，过食生冷，或形体肥胖，胸胁胀痛，脉弦有力者，多为实证。

2. 护治原则　虚者补而通之，实者泄而通之，虚实夹杂者当补中有通，攻中有养。切不可不分虚实，概以活血理气通之，注意保养精血，呵护胃气，不可过用辛温香燥，大寒大热之品。用补药应使其补而不腻，应补中有行，以利气血化生。

3. 证治分类（表 12-6）

表 12-6　闭经的常见证型及辨证治疗

证型	临床表现	治法	方药
肝肾虚损	年逾 16 岁尚未行经，或月经初潮偏迟，时有月经停闭，或月经周期建立后，月经后期量少，渐至经闭不行，兼见体质虚弱，面色憔悴，肌肤不荣，头晕耳鸣，腰膝酸软，阴中干涩，阴毛腋毛稀疏脱落，舌淡红，苔少，脉沉细	补益肝肾，养血通经	主方：归肾丸 常用药物：熟地黄、山药、枸杞子、山茱萸、茯苓、当归、杜仲、菟丝子等
气血两虚	月经周期逐渐延长，经行延迟，经血量少，色淡，渐至经闭不行，兼见面色萎黄，神疲肢倦，食欲不振，心悸气短，毛发不泽或早白，舌淡红，苔薄白，脉细弱无力	补中益气，养血调经	主方：人参养荣汤 常用药物：白芍、当归、陈皮、黄芪、桂心、人参、白术、炙甘草、熟地黄、五味子、茯苓、远志等
阴虚血燥	月经由同期延后，经量少渐至停闭不行，兼五心烦热，颧红唇干，多汗或盗汗，甚至劳热骨蒸，咳唾痰血，舌瘦红，少苔，脉细数	滋阴润燥，益精通经	主方：一阴煎 常用药物：生地黄、熟地黄、白芍、麦冬、知母、地骨皮、炙甘草等

续表

证型	临床表现	治法	方药
气滞血瘀	月经停闭不行,少腹胀痛拒按,腰骶部疼痛,精神抑郁,表情呆滞,胸胁满闷,心烦易怒,舌体紫暗,有瘀斑瘀点,脉沉弦或沉涩	理气活血,祛瘀通经	主方:血府逐瘀汤 常用药物:当归、生地黄、桃仁、红花、枳壳、赤芍、柴胡、甘草、桔梗、川芎、牛膝等
痰湿阻滞	月经由稀发量少,渐至停闭不行,伴形体肥胖,胸胁满闷,呕恶痰多,神疲倦怠,嗜睡懒言,面目虚浮,带下量多而清稀,舌体胖大,苔厚腻,脉沉滑	健脾除湿,化痰通经	主方:四君子汤 常用药物:茯苓、白术、甘草、人参等

4. 主要护理问题

(1) 少腹胀痛　与冲任瘀滞,胞脉阻隔有关。

(2) 情志失和　与肝失疏泄,气机郁滞有关。(参见本章第一节月经先期、月经后期、月经先后不定期)

(3) 夜寐不安　与气血不足,心神失养有关。(参见第三章第三节不寐)

(4) 盗汗　与阴虚内热,营液外泄有关。

5. 护理措施

(1) 病情观察:①观察经闭的时间,正确评估患者精神、营养、全身发育状况。②观察患者第二性征发育情况,如音调、乳房发育、阴毛及腋毛情况、骨盆形态,乳头是否有乳汁分泌。③观察有无周期性下腹胀痛,头痛及视觉障碍,及时通知医生。④观察有无恶心、畏寒、盗汗,阴道干涩及体重变化(增加或减轻)等经闭后出现的症状,及时采取干预措施。

(2) 生活起居:①病室环境整洁、舒适、空气新鲜,根据病证性质适当调节温湿度。②辨证起居:肝肾虚损者,平时特别应注意劳逸结合,起居有常,房事有节;气血两虚者,切忌过度劳体劳神,应避免突然起坐等动作,以防出现头晕跌倒等情况;阴虚血燥者,居住环境应明亮、湿润、清凉;痰湿阻滞者,居住环境应明亮、干燥。平素应积极进行运动,可进行慢跑、游泳、登山、健美操等有氧运动。

(3) 饮食护理:①饮食宜多食富有营养、清淡、易消化食物,忌生冷、刺激,或肥甘厚腻的饮食。②辨证施食:肝肾虚损者,宜食益肝补肾之品,如核桃、桑椹、黑芝麻、黑米、海参、雪蛤、龟肉等,药膳如杞子乳鸽汤,二冬二仁粥等;气血两虚者,宜食补血益气之品,如桂圆、红枣、花生、鸡肉、牛肉等,药膳如党参黄芪粥、枣泥山药糕或茯苓饼等;阴虚血燥者,宜食滋阴养血润燥之品,如猪肝、鳖肉、龟肉、百合、蜂蜜、麦冬、枸杞子等,药膳如石斛水鱼汤、洋参乌鸡汤、百合地黄粥等;气滞血瘀者,宜食疏肝理气,活血调经之品,如白萝卜、玫瑰花、山楂、益母草蜜等,药膳如田七煲鸡、益母草炖蛋、米酒酿蛋等;痰湿阻滞者,宜食以健脾化痰祛湿之品,如冬瓜、薏米、绿豆、白术、茯苓、荷叶、决明子等,药膳如山楂扁豆粥、陈皮茯苓粥等。

(4) 情志护理:多与患者沟通,使其保持心情愉快,避免七情过极。采用音乐疗法使其保持心情舒畅,可选用角调音乐《姑苏行》《牧笛》《四合如意》《春风得意》等,配合疏导患者的心理、生理。舒展、流畅轻盈的民乐曲风、清脆嘹亮的笛音,可让患者感受充满生机的春意,达到调神、提振情绪的作用。

(5) 用药护理:①严格按照医嘱的剂量、时间和方法给药,注意观察药物的不良反应。②如服用西药时应注意与中药间隔 1~2 小时左右服用,不可用中药送服西药,不可随意减量或停药。③虚证者,汤剂宜饭前空腹温服,实证者,汤剂宜饭后温服。虚证者,以补益气血为主,服药期间勿服辛温香燥之物,以免劫津伤阴。④注意服药后的副反应,服药期间如出现其他不适,应及时就诊,调整治疗方案。

(6) 对症处理

1) 少腹胀痛

① 火龙罐综合灸:a. 部位:腰骶部和八髎穴区。b. 方法:暴露施灸部位,涂抹精油,罐口温度适宜,

艾炷燃烧均匀后,施罐时小鱼际先接触皮肤后再落罐,结合点、震、扣、推、熨等不同手法正旋、反旋、摇拨、摇振罐体作用于皮肤肌肉组织,重点取腰阳关、十七椎、八髎穴、长强穴。局部操作 20~30 分钟,待皮肤微微汗出,皮肤红润,出现瘀点即停止操作。每 3~4 天 1 次至月经来潮,月经来潮时停止操作,6次为 1 个疗程,连续治疗 3 个疗程。

②温针灸:a. 穴位:关元、气海、足三里、三阴交、太溪穴,太冲等穴位。b. 方法:采用针刺结合艾灸的方法,每天 1 次,10 次为 1 个疗程。

③耳穴贴压:a. 耳穴:卵巢、子宫、内分泌、神门等穴,肾虚者加肾、肝穴,气血两虚者加肾、脾、胃穴,血瘀者加耳中、肝穴,阴虚者加耳尖穴,痰湿者加脾、胃穴。b. 方法:每日按压 3~5 次,每次每穴按压 1~2 分钟,或不拘时按压,对按或向耳轮方向按压,以耐受为度,每 4~5 日更换一次。

2) 盗汗

穴位贴敷:a. 药物:取滋阴降火、收敛止汗作用的中药,知母、黄柏、生地黄、山茱萸、山药、牡丹皮、五味子、茯苓等 10~15g,研磨成粉末,醋调为糊状。b. 方法:取 3~5g 贴敷双侧涌泉穴,临睡前,每天一次。

【健康教育】

1. 调畅情志,消除恐惧、焦虑情绪,畅达气机。

2. 保证充足的睡眠,多参加户外活动,锻炼身体,增强体力。

3. 坚持平衡饮食,注意营养,不食肥甘厚腻、生冷辛辣之品,以免损伤脾气,导致运化失常,气血生化无源而致闭经。肥胖者应控制饮食,多做有氧运动或中医养生保健法以减轻体重,但勿盲目减肥。

4. 避免计划外妊娠,防止人工流产等损伤胞宫。

5. 注意月经期、分娩期及产褥期保健,勿受寒湿,以免寒凝血结致闭经。

(汪永坚)

第四节　痛　经

12章04节　数字内容

━━━━━━━━ 导入案例与思考 ━━━━━━━━

王某,女,22 岁,大三学生,未婚。因下腹疼痛 2 小时到中医护理门诊就诊。

患者 2 天前因琐事与朋友吵架,今晨发现月经来潮,月经量少伴有下腹疼痛,饮热水后无明显改善,呈进行性加重,遂来院就诊。刻下:阴道出血量少,血色紫暗,有血块,呈痛苦貌,伴胸部胀闷及乳房胀痛。舌紫暗,脉弦。

体格检查:T 36.9℃,P 88 次/min,R 20 次/min,BP 118/70mmHg,神清,形体偏瘦,下腹持续疼痛拒按。

请思考:

1. 该患者目前所患何病? 辨证当属何证?

2. 针对该患者的下腹疼痛,应该如何护理? 请用思维导图的形式呈现。

痛经是以妇女正值经期或行经前后,出现周期性小腹疼痛,或痛引腰骶,甚则剧痛晕厥为主要表现的病证,亦称"经行腹痛"。痛经分为原发性痛经和继发性痛经。原发性痛经多指生殖器官无器质性病变者,故又称功能性痛经,多见于年轻未产女性;继发性痛经则多因生殖器官有器质性病变所致,多发生在育龄期妇女。本章所述痛经为原发性痛经。

凡各种原因引起的痛经,如功能性痛经、子宫内膜异位症、盆腔炎、子宫腺肌病、子宫发育不良、宫颈狭窄等,以经行腹痛为主要临床表现者,均属本病证的讨论范围,可参考本节辨证施护。

【经典与沿革】

1. "带下,经水不利,少腹满痛,经一月再见者,土瓜根散主之。"(汉·张仲景《金匮要略·妇人杂病脉证并治》)

2. "妇人月水来腹痛者,由劳伤血气,以致体虚,受风冷之气客于胞络,损冲任之脉。"(隋·巢元方《诸病源候论》)

3. "妇人有少腹疼于行经之后者,人以为气血之虚也,谁知是肾气之涸乎。"(清·傅山《傅青主女科》)

【病因病机】

痛经之病因主要有气滞血瘀、寒凝血瘀、湿热瘀阻、气血虚弱、肝肾虚损。痛经病因病机示意图见图12-4。

1. **气滞血瘀**　素多抑郁,或经期前后复伤于情志,气郁不舒,血行失畅,气血下注冲任、胞宫,气机阻滞,"不通则痛",故作痛经。

2. **寒凝血瘀**　经期产后,外感寒邪,或久居湿地,寒湿伤于下焦;或过食寒凉生冷,寒从内生;或阳虚之体,阴寒内盛。寒邪客于冲任,又逢经前,冲任、子宫气血壅滞,寒邪与血相搏结,凝滞不畅,故作痛经。

3. **湿热瘀阻**　素体湿热内蕴,或经期、产后摄生不慎感受湿热之邪,与血相搏,流注冲任,蕴结胞中,气血失畅。经前、经期气血下注,子宫、冲任气血壅滞更甚,"不通则痛",致使经行腹痛。

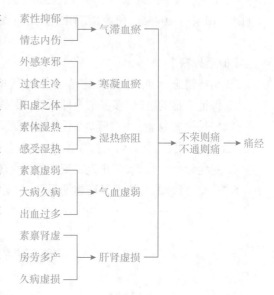

图 12-4　痛经病因病机示意图

4. **气血虚弱**　脾胃素弱,气血乏源,或大病久病,或失血过多,气血俱虚,冲任气虚血少,行经后期,血随经下,血海益虚,冲任、子宫失于濡养,"不荣则痛",而致痛经。

5. **肝肾虚损**　先天禀赋不足,或房事不节,多产房劳,损及肝肾。精亏血少,经后精血更虚,冲任不足,子宫失养,"不荣则痛",痛经乃作。

本病病位在胞宫、冲任,与肝、肾、脾三脏密切相关,变化在气血,表现为痛症。病机为邪气内伏或精血亏虚,更值经期前后,冲任气血的生理变化急骤,而致胞宫气血运行不畅,"不通则痛",或冲任、胞宫失养,"不荣则痛"。病理性质主要有虚实两方面。实者多责之寒、热、湿邪侵袭,虚者多责之气血虚弱、肝肾亏虚所致。

痛经一经诊断,治疗护理得当,预后大多良好。若久治不愈,寒湿凝聚,损伤阳气,可发展为阳虚夹瘀,瘀血阻滞胞中,致癥瘕或不孕。

【诊断与鉴别诊断】

1. **诊断**

(1) 症状:腹痛多发生于经前 1~2 天,行经第 1 天达高峰,可呈阵发性痉挛性,或胀痛伴下坠感,严重者放射到腰骶部、肛门、阴道、股内侧。甚至出现面色苍白、出冷汗、手足发凉等晕厥之象。也有少数于经血将净或经净后 1~2 天开始感觉腹痛或腰腹痛者。

(2) 体征:功能性痛经者,检查多无明显异常。部分或可见子宫体极度屈曲,或宫颈口狭窄。

(3) 发病特点:常因受凉或情志刺激以及劳倦过度等原因诱发。

(4) 相关检查:超声检查、盆腔 MRI 检查、腹腔镜、子宫输卵管碘油造影、宫腔镜有助于明确痛经原因。

2. 鉴别诊断

(1) 痛经与异位妊娠:异位妊娠多有停经史和早孕反应,妊娠试验阳性;盆腔 B 超检查常可见子宫腔以外有孕囊或包块存在;后穹隆穿刺或可穿出不凝血。痛经虽可出现小腹疼痛,但无妊娠征象。二者鉴别见表 12-7。

(2) 痛经与肠痈:肠痈典型症状为转移性右下腹疼痛,每伴有发热,血常规示白细胞增高。痛经为在经期或行经前后,出现周期性小腹疼痛,无发热及白细胞增高的表现。二者鉴别见表 12-7。

表 12-7 **痛经与异位妊娠、肠痈的鉴别**

病证名称	临床特点	病因	主要病机	病证特点
痛经	随月经周期性发作,无妊娠征象,无发热和白细胞增高	感受寒、热、湿邪、情志因素、饮食不节、先天禀赋不足	"不通则痛""不荣则痛"	较轻,治疗后症状缓解较快
异位妊娠	多有停经史和早孕反应,妊娠试验阳性,超声检查常可见子宫腔以外有孕囊或包块存在,后穹隆穿刺可抽出不凝固血	先天肾气不足、后天脾气虚弱、孕卵运行受阻	阻碍气机血行不畅日久耗伤气血	一旦破裂,病情较重,须紧急手术治疗
肠痈	转移性右下腹痛,每伴有发热、白细胞增高	阑尾梗阻	湿热下注,郁久蕴结	一经诊断,首先考虑手术治疗

【辨证施护】

1. 辨证要点

(1) 辨虚实:首当辨疼痛发生的时间、性质、部位以及程度。痛经以实证居多,虚证较少。一般痛在经前、经期多属实,因此时正值血海盛实,易生瘀滞,倘因气郁,或寒、热、湿邪干扰,可致血滞作痛,经水溢泻,瘀滞自通,则腹痛亦随之而减,但湿热痛经每因湿热缠绵难解,故平时亦可作痛,逢经期而加重;痛在经后多属虚,因此时血海正虚,致胞脉更失于濡养之故。掣痛、绞痛、灼痛、刺痛,拒按,属实;隐痛、坠痛,喜揉喜按,属虚。痛甚于胀,经血色黯夹血块多为血瘀;胀甚于痛,伴经血排出不畅者多属气滞,此两者属实。

(2) 辨病位:痛在少腹,兼有乳房胀痛者,病多在肝;痛连腰骶,伴头晕、耳鸣者病多在肾。

(3) 辨脉象:脉弦或弦涩多提示气滞血瘀;脉沉紧或涩多提示寒凝血瘀;脉滑数或濡数多提示湿热瘀阻;脉细弱多提示气血虚弱;脉沉细多提示肝肾虚损。

2. 护治原则
痛经的护治原则以调理冲任、胞宫气血为主。治疗当分虚实,实证以理气活血化瘀、温经通络为原则,虚证以益气养血温阳为原则。痛时缓急止痛以治标;平时辨证求因以治本。

3. 证治分类(表 12-8)

表 12-8 **痛经的常见证型及辨证治疗**

证型	临床表现	治法	方药
气滞血瘀	经前或经期,小腹胀痛拒按,或经量少,经行不畅,血色紫暗有块,块下后痛减,乳房胀痛,胸闷不舒,舌质紫暗或有瘀点,脉弦涩	行气活血,化瘀止痛	主方:膈下逐瘀汤 常用药物:当归、川芎、赤芍、桃仁、红花、枳壳、延胡索、五灵脂、牡丹皮、乌药、香附、甘草等
寒凝血瘀	经前或经后,小腹冷痛拒按,得热则舒,经量少,经色黯淡,或经下积块,腰膝酸软,小便清长,舌暗,苔白润,脉沉紧	温经散寒,化瘀止痛	主方:少腹逐瘀汤 常用药物:小茴香、干姜、延胡索、当归、川芎、肉桂、赤芍、蒲黄、五灵脂等

续表

证型	临床表现	治法	方药
湿热瘀阻	经前或经后小腹疼痛或胀痛不适,有灼热感,或痛连腰骶,或平时小腹疼痛,经前加剧;经血量多或经期长,色暗红,质稠或夹较多黏液;平素带下量多,色黄质稠有臭味;或伴有低热起伏,小便黄赤,舌质红,苔黄腻,脉滑数或弦数	清热除湿,化瘀止痛	主方:清热调血汤 常用药物:牡丹皮、黄连、生地黄、当归、白芍、川芎、红花、桃仁、延胡索、莪术、香附等
气血虚弱	经期或经后小腹隐隐作痛,喜按或小腹及阴部空坠不适,月经量少,色淡质稀;面色无华,头晕心悸,神疲乏力,舌质淡,苔薄白,脉细弱	益气补血,调经止痛	主方:圣愈汤 常用药物:人参、黄芪、当归、川芎、熟地黄、生地黄等
肝肾虚损	经净后一、二日内小腹绵绵作痛,经色黯淡,量少质稀薄,腰部酸胀,或有耳鸣,舌质淡红,苔薄,脉细弱	益肾养肝,养血止痛	主方:调肝汤 常用药物:山茱萸、巴戟天、当归、白芍、阿胶、山药、甘草等

4. 主要护理问题

(1) 小腹疼痛　与胞脉瘀阻或胞宫不荣有关。

(2) 夜寐不安　与小腹疼痛,气血不足,心神失养有关。(参见第三章第三节不寐)

(3) 晕厥　与疼痛剧烈致气机逆乱,气血阴阳失常有关。

5. 护理措施

(1) 病情观察:①密切观察腹痛发生的时间、程度、性质、部位、规律、持续时间及伴随症状。②观察月经周期、经期、阴道出血的量、色、质及有无血块等症状。③如出现疼痛剧烈难忍,必须卧床休息,伴有面色苍白,冷汗淋漓,四肢厥冷,血压下降者,立即采取头低足高位,针刺或按压合谷、内关、水沟穴,快速缓解症状,做好急救工作。

(2) 生活起居护理:①病室环境整洁、舒适、安静、空气新鲜,根据病证性质适当调节温湿度。②劳逸结合,避免进行剧烈运动。③经期一定要保证充足睡眠,养成良好的睡眠习惯,睡前尽量放松身心,可以听轻松舒缓的音乐。④痛经伴晕厥时,立即予平卧位,吸氧,氧流量为 2~4L/min,及时向医生汇报并积极处理。⑤辨证起居:寒凝血瘀者,经期注意避风寒,保暖,可用热水袋敷于腹部;湿热瘀阻者,忌冒雨涉水,坐卧湿地等。

(3) 饮食护理:①饮食以营养丰富、易消化为宜,忌生冷、肥甘厚腻、辛辣炙煿之品,尽量避免饮酒、浓茶或咖啡等刺激性饮品。②辨证施食:气滞血瘀者,宜食疏肝理气、行气止痛之品,如白萝卜、玫瑰花、佛手瓜等,经期可服用玫瑰花粥、砂仁粥、山楂红糖饮等;寒凝血瘀者,宜食温经散寒之品,如大枣、生姜、红糖、红花等,可给药膳如桂枝大枣山楂饮、田七炖鸡、黑豆蛋酒汤等;气血虚弱者,宜食补血益气之品,如猪肝、桂圆、红枣、花生、鱼汤、鸡汤等,或可适当炖服人参、山药、北黄芪、阿胶等,若脾胃运化功能欠佳者,不宜过用滋腻之品;湿热瘀阻者,宜食清热除湿之品,如绿豆、薏苡仁、冬瓜、葫芦汤等;肝肾虚损者,宜食补肝益肾之品,如核桃、桑葚、黑芝麻、黑米、猪腰、猪肝、海参等,亦可食用枸杞、怀山药、杜仲、黄精、何首乌等补肝肾的中药所制成的药膳方。

(4) 情志护理:痛经常因情志所伤诱发,应加强情志护理。尤其在经期护士对患者给予疏导、安慰、表示理解,或采用移情法,进行情志调摄,也可采取音乐疗法使其保持心情舒畅。可选用角调音乐《春之声圆舞曲》《蓝色多瑙河》《江南丝竹乐》《江南好》等,通过倾听舒展、悠扬、绵绵不断,好似枯木逢春,春意盎然的旋律配合,调节患者气机,疏肝解郁,使其情志条达。

(5) 用药护理:①严格按照医嘱的剂量、时间和方法给药,注意观察药物的不良反应。②服药期间如出现其他不适,应及时就诊,调整治疗方案。③口服止痛药时,注意观察患者有无恶心呕吐等不适,观察评估用药效果。④辨证施药:气滞血瘀者中药汤剂宜温服,可用鲜姜水送服,呕吐者宜少量频服;寒凝血瘀者中药汤剂应温热服;湿热瘀阻者汤剂宜于经前 1 周开始服,宜偏温凉服;气血虚弱者中药

Note:

多属补益药,宜用文火多煎,睡前温服。

（6）对症处理

小腹疼痛

①腕踝针:a. 部位:遵医嘱取双下1区,确定进针点。b. 方法:消毒皮肤,取32号1.0寸(直径0.25mm×25mm)毫针,押手位于穴位下方,拉紧皮肤,30°~45°进针,进针至皮下,将针放平,沿皮下刺入1.2~1.4寸(4~4.67cm),以针下有松弛感觉为宜,不提插,不捻转,患者无任何感觉为宜,也不出现酸、麻、胀、痛等感觉,留针至疼痛消失,一般15~30分钟。

②耳穴贴压:a. 耳穴:内分泌、内生殖器、盆腔、神门、腹等穴。气滞血瘀者加肝、脾、三焦穴,寒凝血瘀者加肝、脾、热穴,湿热瘀阻者加三焦穴,气血虚弱者加脾、胃,肝肾虚损者加肝、肾穴。b. 方法:每日按压3~5次,每次每穴按压1~2分钟,或不拘时按压,对按或向耳轮方向按压,以耐受为度,每4~5日更换一次。月经前1周左右开始治疗,至月经干净。

③艾灸:a. 穴位:三阴交、足三里、关元等穴,寒凝血瘀者加血海、肾俞、命门,气血虚弱者加脾俞、血海,肝肾虚损者加肾俞、肝俞、太溪、复溜、归来。b. 方法:月经前3日开始艾灸,每次选取3~5穴,采用温和灸,每穴3~5分钟。寒凝血瘀和气血虚弱者可用隔姜灸,每次每穴灸5~7壮,以局部皮肤潮红不起疱为度。

④穴位按摩:a. 疼痛晕厥时,取急救三穴,即水沟、中冲和涌泉穴,用拇指指腹重刺激三穴,运用"七二三"手法,即切7秒,停2秒,揉3秒,直至患者苏醒。b. 疼痛发作时,取止痛三穴:内关、合谷和太冲穴,点按法,每穴3~5分钟,令穴位产生酸、麻、胀、痛感。

⑤中药药熨疗法:遵医嘱取行气活血、散寒止痛之中药,用小火炒热至60~70℃后倒入布袋中,局部皮肤涂少量凡士林,放置腹部来回推熨,以温通经络,行气活血,祛湿散寒。药熨时间一般15~30分钟,每日1~2次。

【健康教育】

1. 避免诱因,经期注意保暖,避免参加剧烈运动及冒雨涉水、游泳,未病先防。

2. 调畅情志,消除恐惧、焦虑情绪,舒缓腹痛的症状。

3. 生活起居有常,保证充足睡眠。讲究个人卫生,保持外阴清洁,勤换内裤。注意选择适量有度的保健锻炼,如散步、打太极拳、瑜伽等,以通经络、调气血、强体质。

4. 经期注意饮食调养,避免过食生冷瓜果、酸涩、辛辣刺激,以防伤脾碍胃,寒从内生。

5. 坚持周期性治疗,标本兼治。月经前一周左右服用调经药预防痛经。指导患者遵医嘱使用止痛药,预防不良反应。

（汪永坚）

第五节　绝经前后诸证

12章05节　数字内容

 导入案例与思考

李某,女,51岁,已婚,退休职工。因潮热伴失眠多梦1年就诊。

1年半前绝经,绝经后即出现潮热、多汗、心烦易怒,夜间潮热更甚,汗出蒸蒸,难以入睡,睡后易醒。刻下:潮热汗出,失眠多梦,易惊醒,伴腰膝酸软,口苦乏力,纳差,大便干,小便黄。舌红,少苔,脉细数。

体格检查：T 36.6℃，P 80 次/min，R 20 次/min，BP 108/72mmHg，面色潮红。

请思考：

1. 该患者目前所患何病？辨证当属何证？

2. 针对该患者的潮热汗出，应该如何护理？请用思维导图的形式呈现。

绝经前后诸证是指妇女在绝经前后，月经紊乱或停闭，出现烘热汗出、烦躁易怒、潮热面红、精神倦怠、失眠健忘、头晕目眩、耳鸣心悸、腰背酸痛、面浮肢肿等与绝经有关症状的一种病证，亦称"经断前后诸证"。此病证候复杂，常参差出现，寒热错杂，虚实并存，发作次数与时间无规律性，病程短者持续数月，病程长者可迁延数年以至十数年不等，是妇科常见病、多发病，严重影响妇女的正常工作和生活，危害妇女身心健康。

凡各种原因引起的围绝经期综合征、双侧卵巢切除或放射治疗后卵巢功能衰退出现性激素波动或减少所导致的一系列躯体及精神心理症状者，均属本病证的讨论范围，可参考本节辨证施护。

【经典与沿革】

1."七七任脉虚，太冲脉衰少，天癸竭，地道不通，故形坏而无子也。"(《素问·上古天真论》)

2."年四十，而阴气自半也，起居衰矣。"(《素问·阴阳应象大论》)

3."妇人脏躁，喜悲伤欲哭，象如神灵所作，数欠伸，甘麦大枣汤主之。"(汉·张仲景《金匮要略》)

4."妇人卦数已尽，经水当止而复行者……或劳伤过度，喜怒不时，经脉虚衰之余，又为邪气攻冲，所以当止而不止也。"(宋·齐仲甫《女科百问》)

【病因病机】

绝经前后诸证之病因有肾阴虚、肾阳虚、肾阴阳俱虚和心肾不交四大类，其中以肾阴虚居多。绝经前后诸证病因病机示意图见图12-5。

1. **肾阴虚** 肾阴素虚，精亏血少，绝经前后，天癸渐竭，精血衰少；或忧思不解，积念在心，营阴暗耗；或房事多产，精血耗伤，肾阴更虚；真阴亏损，冲任衰少，脏腑失养，遂致绝经前后诸证。

2. **肾阳虚** 素体肾阳虚衰，绝经前后，肾气更虚；或房事不节，损伤肾气；命门火衰，冲任失调，脏腑失于温煦，出现脾肾阳虚，遂致绝经前后诸证。

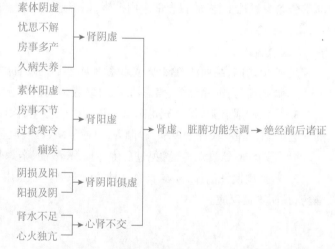

图 12-5 绝经前后诸证病因病机示意图

3. **肾阴阳俱虚** 肾藏元阴而寓元阳，若阴损及阳，或阳损及阴，真阴真阳不足，不能濡养、温煦脏腑，冲任失调，遂致绝经前后诸证。

4. **心肾不交** 绝经前后，肾水不足，不能上济于心，心火独亢，热扰心神，出现心肾不交，遂致绝经前后诸证。

绝经前后诸证病位主要在肾，病机以肾虚为本，与心、肝、脾三脏功能失调密切相关。绝经前后，肾气渐衰，天癸将竭，冲任二脉逐渐亏虚，月经将断而至绝经。或素体阴阳有所偏衰，或素性抑郁，或宿有痼疾，或家庭、社会等环境变化致肾阴阳失调，累及心、肝、脾等脏，致本病证候复杂。肾阴虚者，肾阴不足，阴虚内热，故烘热汗出，五心烦热；冲任失调，血海蓄溢失常，故月经周期紊乱，经量异常；精血衰少，髓海失养，故头晕耳鸣，腰酸腿软等；肾阳虚者，命门火衰，阳气不能外达，经脉失于温煦，故精神萎靡，面色晦暗，形寒肢冷；冲任失司，血失阳气温化，故月经不调，量多或少，色淡质稀；肾阴阳俱虚者，阴阳失调，营卫不和，则乍寒乍热，烘热汗出；冲任失调，则月经紊乱，量少或多；肾虚精亏，脑髓失

Note：

养,则头晕耳鸣,健忘;肾阳不足,失于温煦,则腰痛;心肾不交者,肾水不足,不能上制心火,心火过旺,故心烦失眠,心悸易惊,情志失常;冲任失调,血海蓄溢失常,故月经周期紊乱,经量少或多,色鲜红。

本病多发生于绝经前后,证候复杂,发作次数和时间无规律性,病程长短不一,短则数月,长者可迁延数年至十数年不等,若及时治疗,往往短时间内可获痊愈。病程长、症状重者,虽疗程较长,亦能好转或痊愈;若失治误治、调护不当或重视不足,易出现情志异常、心悸、心痛、贫血、骨质疏松等疾患。

【诊断与鉴别诊断】

1. 诊断

(1) 症状:早期症状为月经紊乱或停闭,随之出现潮热汗出、情绪改变等。月经紊乱或停闭,如出现月经量多,经期延长,淋漓不尽或崩漏,或出现月经过少、月经延迟,或闭经等;潮热汗出,从胸前开始,涌向头部、颈部和面部,继而出汗,汗出热退,持续时间长短不定,短者数秒,长者数分钟,发作次数没有规律;情绪改变,如表现为易激动,烦躁易怒,或无故悲伤欲哭,不能自我控制。晚期症状则有阴痒,尿频急或尿失禁,皮肤瘙痒等。

(2) 舌脉象:肾阴虚者舌红,苔少,脉细数;肾阳虚者舌淡,苔白滑,脉沉细而迟;肾阴两虚者舌淡,苔薄,脉沉弱;心肾不交者舌红,苔少,脉细数。

(3) 发病特点:发病年龄多在45~55岁,月经紊乱或停经,多伴有心、肝、脾等脏功能失调的症状,证候参差出现,发病次数和时间无规律性,病程长短不一。

(4) 相关检查:①妇科检查:外阴、阴道、子宫不同程度的萎缩,阴道分泌物减少。②实验室检查:血清卵泡刺激素(follicle-stimulating hormone,FSH))和雌二醇(E_2)测定了解卵巢功能,或行血清抗米勒管激素(anti-Müllerian hormone,AMH)检查了解卵巢功能。

2. 鉴别诊断

(1) 绝经前后诸证与眩晕、心悸、水肿:绝经前后诸证的临床表现可与某些内科病,如眩晕、心悸、水肿等症状相类似,临证时应注意鉴别。

(2) 绝经前后诸证与癥瘕:绝经前后的年龄为癥瘕好发期,两者均可出现月经异常。两者的不同点见表12-9。亦可根据B超、CT等影像学检查或宫腔镜、腹腔镜检查进行鉴别。

表12-9 绝经前后诸证与癥瘕鉴别

病名	病因	主要病机	临床特征	病证特点
绝经前后诸证	肾气渐衰,天癸将竭,冲任二脉逐渐亏虚,生殖能力降低而至消失	以肾虚为本,兼心、肝、脾三脏功能失调	月经紊乱或停经,伴有自主神经失调症状。无腹部肿块	多为虚证,尤以肾阴虚常见
癥瘕	正气不足,外邪内侵或七情、房事、饮食所伤,气滞血瘀,血气失调	脏腑失调,气血阻滞,瘀血内结	可有月经或带下异常,腹部可扪及肿块,常伴下腹阵痛及痉挛性疼痛	初起多实,后期多虚实夹杂

【辨证施护】

1. 辨证要点 本病发生以肾虚为本,主要根据临床表现,月经的周期、量、色、质及舌脉来辨别其属阴、属阳,或阴阳俱虚,或心肾不交。

辨阴阳:若绝经前后,头晕耳鸣,腰酸腿软,阵发性烘热汗出,五心烦热,失眠多梦,口燥咽干,或皮肤瘙痒,月经周期紊乱,量少或多,经色鲜红,舌红,苔少,脉细数,多为肾阴不足,相火妄动,可辨为肾阴虚证;若绝经前后,头晕耳鸣,腰痛如折,腹冷阴坠,形寒肢冷,小便频数或失禁,带下量多,月经不调,量多或少,色质稀淡,精神萎靡,面色晦暗,舌淡,苔白滑,脉沉细而迟,多为肾阳虚惫,命门火衰,脏腑失煦,可辨为肾阳虚证;若绝经前后,乍寒乍热,烘热汗出,月经紊乱,量少或多,头晕耳鸣,健忘,腰背冷痛,舌淡,苔薄,脉沉弱,多为肾阴阳俱虚,冲任失调,营卫不和,可辨为肾阴阳俱虚证;若绝经前后,心烦失眠,心悸易惊,甚至情志失常,月经周期紊乱,量少或量多,经色鲜红,头晕健忘,腰酸乏力;

舌红,苔少,脉细数,多为肾水不足,心火过旺,可辨为心肾不交证。

2. 护治原则 护治以调补肾之阴阳为原则,注重固护肾气,清热不宜过于苦寒,祛寒不宜过于温燥,更不可妄用克伐,以免犯虚虚之戒。若涉及他脏者,则兼而治之。

3. 证治分类(表12-10)

表12-10 绝经前后诸证的常见证型及辨证治疗

证型		临床表现	治法	方药
绝经前后诸证	肾阴虚证	经断前后,头晕耳鸣,腰酸腿软,阵发性烘热汗出,五心烦热,失眠多梦,口燥咽干,或皮肤瘙痒,月经周期紊乱,量少或多,经色鲜红,舌红,苔少,脉细数	滋肾益阴,育阴潜阳	主方:六味地黄丸加味常用药物:熟地黄、山药、山茱萸、茯苓、杜丹皮、泽泻,加生龟甲、生牡蛎、石决明
	肾阳虚证	经断前后,头晕耳鸣,腰痛如折,腹冷阴坠,形寒肢冷,小便频数或失禁,带下量多,月经不调,量多或少,色质稀淡,精神萎靡,面色晦暗,舌淡,苔白滑,脉沉细而迟	温肾壮阳,填精养血	主方:右归丸常用药物:熟地黄、山药、山茱萸、枸杞子、鹿角胶、菟丝子、杜仲、当归、肉桂、制附子
	肾阴阳俱虚证	经断前后,乍寒乍热,烘热汗出,月经紊乱,量少或多,头晕耳鸣,健忘,腰背冷痛,舌淡,苔薄,脉沉弱	阴阳双补	主方:二仙汤合二至丸常用药物:仙茅、淫羊藿、当归、巴戟天、黄柏、知母,加何首乌、龙骨、牡蛎
	心肾不交证	经断前后,心烦失眠,心悸易惊,甚至情志失常,月经周期紊乱,量少或量多,经色鲜红,头晕健忘,腰酸乏力;舌红,苔少,脉细数	滋阴补血,养心安神	主方:天王补心丹常用药物:人参、玄参、当归、天冬、麦冬、丹参、茯苓、五味子、远志、桔梗、酸枣仁、生地黄、朱砂、柏子仁

4. 主要护理问题

(1) 潮热汗出 与肾阴不足,阴虚内热,五心烦热有关。

(2) 月经紊乱 与肾虚天癸渐竭,冲任失调有关。

(3) 腰酸背痛 与肾之精亏血少,髓海、外府失养有关。

(4) 情志失调 与心肾不交,脏腑气血失调有关。

(5) 不寐 与肾水不足,心火过旺,热扰心神有关。

(6) 潜在并发症:尿路感染 与肾气渐衰,膀胱气化失常,关门不固有关。

5. 护理措施

(1) 病情观察:①观察潮热、汗出的发作情况及心率、血压、舌脉象等情况。②详细记录月经的期、量、色、质。③密切观察患者的情绪改变情况及精神状态变化,若出现明显焦虑或抑郁症状,应及时与医生及家属沟通,防止意外发生。④观察有无心悸、胸闷、眩晕、面浮肢肿等全身症状,注意尿量和体重,防止多脏兼病。

(2) 生活起居护理:①保持病室安静整洁、空气新鲜,定时开窗通风。②月经期注意保暖,避免涉冷水和淋雨,注意会阴部清洁卫生;保持大便通畅,养成规律排便的习惯。③自汗、盗汗者避免汗出当风,及时更衣防止外感。④顺应四时阴阳,保证充足睡眠;劳逸适度,避免过度劳累和紧张,鼓励患者适当锻炼,如八段锦、太极拳等,以增强体质。⑤辨证起居:肾阴虚者,室温宜偏低,睡眠时光线宜暗,薄衣薄被,慎房事,以防肾水亏耗,水不济火,加重心悸;肾阳虚者,室温宜偏高,注意防寒保暖。

(3) 饮食护理:①饮食清淡,宜低盐、低脂,营养丰富且易消化,忌过饱,少食辛辣刺激、煎烤炙炸之品,避免酒、浓茶、咖啡等刺激性饮品。可多食各种新鲜蔬菜及水果等富含维生素的食物,如西红柿、草莓、苹果、樱桃等,并予高钙、高蛋白、高铁食物,如牛奶、鸡蛋、鱼肉、精瘦肉、豆制品、虾皮、黑木耳等,少吃含草酸较高的蔬菜如菠菜、苋菜、竹笋等,以免影响钙的吸收,补铁的食物以猪血、鸡血、鸭血等动物血为最佳。②辨证施食:肾阴虚者宜多食用滋阴降火、养心安神、柔润之品,如百合、甲鱼、何首乌、桑椹与枸杞子等,菜谱如淡菜海带汤、银耳百合羹、生地黄瘦肉煲等;若伴失眠多梦者,可服甘麦大枣粥、龙眼肉甲鱼汤等,也可用莲肉、麦冬、沙参和五味子等泡茶饮用。肾阳虚者宜多食温肾助阳、益气填精类食物,如羊肉、红枣、桂圆、山药等,菜谱如当归生姜羊肉汤、核桃仁粥等。如因肾阳气化失司而浮肿者,宜嘱患者低盐饮食,忌食各种生冷寒凉伤阳之品,如冷饮、田螺、蚌肉、鸭肉、绿豆等,食物宜偏热。心肾不交者宜食滋阴补血,养心安神之品,如百合、生地、茯神、益智仁和五味子熬粥。

(4) 用药护理:①严格按照医嘱给药,密切观察药物不良反应及用药后效果,尤其是服用有毒副作用和药性峻烈的药物。②中药内服者,宜嘱患者服药后休息一段时间,以便药物更好吸收。使用激素替代疗法时,一定要按时服药,并督促患者定期随访,使激素治疗的副作用减小。③辨证施药:给药时间与人体时间节律同步协调,滋肾不可过于滋腻,以免阻遏阳气;温肾不可过于辛燥;慎用苦寒峻下之品。肾阴虚者,中药汤剂需浓煎,少量频服,睡前凉服,服药期间切勿过用苦寒之品;肾阳虚者,补阳药宜早晚温服,宜空腹或饭后服用,服药期间切勿过用辛燥之物。

(5) 情志护理:注意观察和了解患者的情志变化,根据患者个体情况,因人施护,运用解释疑惑法、移情易性法、宣泄解郁法等做好情志护理。给予患者关怀和温暖,与患者建立相互信赖的护患关系。针对围绝经期患者焦虑、抑郁、心神不宁的特点,护理人员要善于因势利导,用适合的语言对患者加以开导,鼓励患者宣泄心中的郁闷之气,耐心倾听,理解患者。讲解关于围绝经期的养生调护知识,并适当对患者进行心理疏导,使之了解更年期是一个正常的生理阶段,当神经内分泌和自我调节达到新的平衡时,症状会逐渐消失。同时指导患者进行自我调试,鼓励患者多参加户外活动或培养多种兴趣爱好,如音乐欣赏、书法绘画、读书赋诗、养鸟种花及外出旅游等,改善患者心境,促进疾病的恢复。

(6) 对症护理

1) 潮热汗出

① 中药塌渍法:a. 穴位:神阙、关元穴。b. 方法:采用中药塌渍方(用当归六黄汤,上药混匀备用,另备姜汁 2ml,生理盐水 15ml)贴敷于自任脉神阙穴至关元穴上,同时用可见光照射塌渍部位,每日 1 次,每次 30 分钟,21 日为 1 个疗程。

② 中药敷脐:a. 穴位:神阙穴。b. 方法:采用敛汗脐疗膏(主要成分:墨旱莲、女贞子、知母、五倍子,为软膏制剂,10g/支)均匀涂抹于脐部,以平脐眼为度,量约 3cm 长度,早晚各 1 次,14 日为 1 个疗程。

2) 月经紊乱

① 针刺:a. 穴位:三阴交、百会、太冲、肾俞、关元、神门、太溪、足三里等穴。b. 方法:先针刺主穴,针感必须直达阴部,得气则止,再针刺余穴。每日 1 次,每次 30 分钟,10 日为 1 个疗程。每次月经后15~18 日开始治疗,绝经者不拘时。c. 辨证施针:肾阴虚者取肾俞、心俞、太溪、三阴交、太冲;肾阳虚者取关元、肾俞、脾俞、章门、足三里,可补法可灸。

② 温和灸:a. 穴位:肺俞、心俞、肝俞、脾俞、肾俞。b. 方法:每穴每次 15 分钟,以施灸部位出现红晕为度,隔日 1 次,1 个月为 1 个疗程,连续 3 个疗程。

③ 雷火灸:a. 穴位:气海、关元、子宫、中极、腰阳关、次髎。b. 方法:使用长斗式灸盒,每周 2 次,每次 20 分钟,连续治疗 4 周,共 8 次。

④ 隔姜灸:a. 穴位:足三里、关元、神阙。b. 方法:每穴每次灸 4 壮,以皮肤局部潮红不起疱为度。灸毕,用跌打万花油涂于施灸部位,防止皮肤灼伤。每周 6 次,第 7 天休息,4 周为 1 个疗程,共 3 个疗程。

⑤ 穴位按摩:a. 穴位:合谷穴配太冲、神门、内关、三阴交、肝俞、肾俞、关元及照海穴。b. 方法:采用揉法,以局部酸胀及皮肤微红为宜。隔日 1 次,每次 25 分钟,7 次为 1 个疗程,共 2 个疗程。c. 辨证按摩:肾阴虚者,选用太溪、照海、三阴交、涌泉等穴以滋养阴阳;肾阳虚者,可选用命门、腰阳关、肾俞等穴以温养肾阳。

3）不寐

① 耳穴贴压：a. 耳穴：心、内分泌、神门、枕、内生殖器等。b. 方法：耳贴可选王不留行籽、莱菔子、磁珠等胶贴。每日按压 3~5 次，每次每穴按压 1~2 分钟，或不拘时按压，对按或向耳轮方向按压，以耐受为度，每 4~5 日更换一次。c. 辨证贴压：阴虚型加肾、肝；阳虚型加脾。

② 穴位贴敷：a. 穴位：关元、子宫、肝俞、肾俞、三阴交。b. 药物：淫羊藿、巴戟天、当归、黄柏、知母等，研细成粉末，再用鲜姜汁、香油、麝香调成药膏，制成敷贴。c. 贴敷时间大约 4~6 小时（以穴位局部皮肤潮红或红为度），每日 1 次，10 日为 1 个疗程，共 3 个疗程。具体敷药时间根据病证、年龄及药物而定，注意观察有无不良反应。

③ 中药熏洗：a. 药物：菟丝子 30g，酸枣仁 30g，茯神 30g，远志 30g，夜交藤 30g，青盐 30g。b. 方法：煎水 1 500ml，每晚临睡前熏洗足浴。对皮肤温觉减退者，如糖尿病导致的神经病变的患者更要注意观察水温，防止烫伤。

【健康教育】

1. 向患者及家属介绍围绝经期诸证的相关知识，消除患者紧张、焦虑的情绪，鼓励家属主动分担家务，理解患者特殊时期的不良情绪，提供精神支持。

2. 月经期注意保暖，避免涉冷水和淋雨，注意会阴部清洁卫生。自汗、盗汗者避免汗出当风，及时更衣防止外感。

3. 指导患者规律作息，顺应四时阴阳，劳逸结合，适当参加户外活动。

4. 指导患者清淡饮食，合理搭配，饮食有节，少食肥甘厚腻、辛辣刺激之品，戒烟限酒。

5. 定期进行妇科检查，尤其是宫颈防癌筛查等，如发现异常及时就医治疗。

（王　莉）

第六节　带　下　病

12 章 06 节　数字内容

　导入案例与思考

王某，女，28 岁，已婚，护士。因带下量多 1 年余，于 2019 年 3 月 25 日初诊。

患者月经 28~32 天一行，经期 3~5 天，量偏少，色淡红，经前乳胀；末次月经：2019 年 3 月 10 日。孕 0 产 0。平素须使用卫生垫，劳累后带下量多加重，遂来院就诊。刻下：带下量多，色白，质稀薄，无特殊气味，小便正常，大便溏薄，食欲不佳，睡眠可。舌体胖质淡、边有齿痕，苔白腻，脉细弱。

体格检查：T 36.7℃，P 78 次/min，R 20 次/min，BP 116/72mmHg，面色萎黄，神疲欲寐。妇科检查：外阴：潮红；阴道：通畅，可见大量白色稀薄分泌物；宫颈：轻度糜烂；宫体：前位，居中，正常大小，无压痛；双附件：未见异常；阴道 B 超未见异常；白带常规示 BV 阳性，清洁度Ⅲ。

请思考：

1. 该患者目前所患何病？辨证当属何证？

2. 针对该患者的带下量多，应该如何护理？请用思维导图的形式呈现。

带下病是指带下量大幅增加或减少，色、质、气味异常，或伴有全身或局部症状的一种病证。临床多见阴道分泌物增多或减少，外阴瘙痒，阴道干涩，腰痛，带下出现脓样、腥臭味等。

凡阴道炎、宫颈炎、盆腔炎等感染性疾病、内分泌功能失调及妇科肿瘤等，以阴道分泌物异常与带下过多或带下过少为主要表现者,均属本病证的讨论范围,可参考本节辨证施护。

【经典与沿革】

1. "任脉为病,男子内结七疝,女子带下瘕聚。"(《素问·骨空论》)

2. "带下之病,妇女多有之。赤者属热,兼虚兼火治之;白者属湿,兼虚兼痰治之。年久不止者,以和脾胃为主,兼升提。"(明·万全《万氏妇人科》)

3. "夫带下俱是湿证,而以带名者,因带脉不能约束而有此病。"(清·傅山《傅青主女科》)

【病因病机】

带下病之病因有脾阳虚、肾阳虚、阴虚夹湿热、湿热下注、湿毒蕴结、肝肾亏损和血瘀津亏七大类。带下病病因病机示意图见图 12-6。

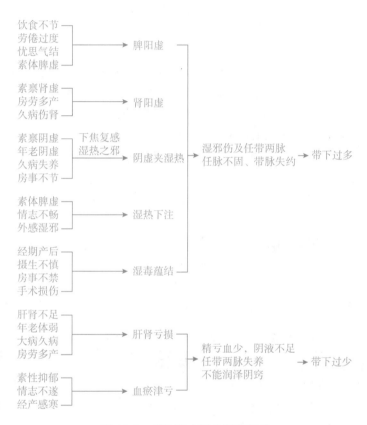

图 12-6　带下病病因病机示意图

1. **脾阳虚**　过食生冷,劳倦过度,或素体阳虚,脾阳不振,运化失职,湿浊停聚,流注下焦,伤及任带,任脉不固,带脉失约,而致带下过多。

2. **肾阳虚**　素禀肾虚,或房劳多产,或年老体虚,久病伤肾,肾阳虚损,气化失常,水湿下注,任带失约;或肾气不固,封藏失职,阴液滑脱,而致带下过多。

3. **阴虚夹湿热**　素禀阴虚,或年老久病,真阴渐亏,或房事不节,阴虚失守,下焦复感湿热之邪,伤及任带而致带下过多。

4. **湿热下注**　素体脾虚,湿浊内生,郁久化热;或情志不畅,肝气犯脾,脾虚湿盛,湿郁化热;或感受湿热之邪,以致湿热流注或侵及下焦,损及任带,而致带下过多。

5. **湿毒蕴结**　经期产后,胞脉空虚,或摄生不慎,或房事不禁,或手术损伤,感染湿毒之邪,湿毒蕴结,损伤任带,而致带下过多。

6. **肝肾亏损**　素禀肝肾不足,或年老体弱,肝肾亏损;或大病久病,房劳多产,精血耗伤,以致冲任精血不足,任脉之阴精津液亏少,不能润泽阴窍,而致带下过少。

Note:

7. 血瘀津亏　素性抑郁,情志不遂,以致气滞血瘀;或经产后感寒,余血内留,新血不生,均可致精亏血枯,瘀血内停,阴津不能润泽阴窍,而致带下过少。

本病病位主要在前阴、胞宫、任带,与肝、脾、肾功能失常密切相关,病性有虚、实、虚实夹杂之分。带下过多基本病机为湿邪伤及任带两脉,致使任脉不固,带脉失约。带下过少主要病机是精亏血少,阴液不足,致使任带二脉失养,不能润泽阴户。

带下过多经过及时治疗多可痊愈,预后良好;若治不及时或治不彻底,或病程迁延日久,反复发作,可致月经异常、盆腔疼痛、癥瘕和不孕症等;若由癥瘕恶疾复感邪毒所致,五色杂下,臭秽难闻,形体消瘦者,预后不良。带下过少多由卵巢功能低下引起的各种疾病所致,治疗效果与原发疾病的严重程度有关;若为内分泌失调所致,经适当治疗,一般可好转,预后良好;若因手术切除,或放化疗,或药物损伤引起的卵巢功能衰退,伴月经稀少或闭经者,则疗效差。

【诊断与鉴别诊断】

1. 诊断

(1) 症状:①带下过多:带下量多,色白或黄,或赤白相兼,或黄绿如脓,或混浊如米泔;质或清稀如水,或稠黏如脓,或如豆渣凝乳,或如泡沫状;气味无臭,或有臭气,或臭秽难闻;可伴有外阴、阴道灼热瘙痒,坠胀或疼痛,或伴尿频、尿痛等症状。②带下过少:阴道分泌物过少,阴道干涩,甚至阴部萎缩;或伴性欲低下,性交疼痛;烘热汗出,心烦失眠;月经错后,经量过少,甚至闭经。

(2) 体征:可见各类阴道炎、宫颈炎、盆腔炎性疾病、妇科肿瘤等疾病体征,脉象可见缓、弱、沉、迟、细、数、滑等变化。

(3) 发病特点:多见于成年女性。具有发病率高、缠绵、易复发的特点,常伴随月经不调、不孕症、癥瘕等疾病。

(4) 相关检查:①妇科检查:可见各类炎症体征,也可发现肿瘤。②辅助检查:白带常规检查、阴道涂片检查、宫颈活组织检查、性激素测定、B超检查。

2. 鉴别诊断

(1) 带下过多与经间期出血、漏下:带下赤色时应与经间期出血、漏下相鉴别。鉴别见表 12-11。

表 12-11　带下过多与经间期出血、漏下鉴别

病证名	临床特征	病情特点
带下过多(带下赤色)	其出现无周期性	月经周期正常
经间期出血	在两次月经周期中间出现周期性的出血,一般持续 3~5d,能自行停止	月经周期正常
漏下	经血非时而下,淋漓不尽	无正常月经周期

(2) 带下过多与生殖道癥积和癌病:带下量多是一种症状,以妇科生殖道炎症最为常见,生殖道癥积及癌病亦可出现。若生殖道癥积突入阴道时,可见带下量多,赤白或色黄淋漓,或伴臭味,通过妇科检查可鉴别;若见大量浆液性或脓性或脓血性恶臭白带时,要警惕输卵管癌、子宫颈癌、子宫内膜癌等生殖道癌病的发生,可通过妇科检查、B超检查、诊断性刮宫、阴道镜和腹腔镜检查等进行鉴别。

(3) 带下过多与白浊:带下色白量多时须与白浊鉴别。鉴别见表 12-12。

表 12-12　带下过多与白浊鉴别

病证名	临床特征	病情特点
带下过多	带下秽物出自阴道	阴道分泌物增多或减少,外阴瘙痒,阴道干涩,腰痛,带下出现脓样、腥臭味等
白浊	尿道流出混浊如脓之物,多随小便流出	泌尿生殖系统的化脓性感染,可伴有小便淋漓涩痛,尿道口分泌物做淋球菌培养呈阳性

(4) 带下过少与卵巢早衰:卵巢早衰是指妇女在40岁前绝经,常伴有绝经期症状,雌二醇下降,卵泡刺激素(FSH)、黄体生成素(luteinizing hormone,LH)升高。

(5) 带下过少与绝经后:正常妇女一般在45~54岁绝经。妇女自然绝经后,因卵巢功能下降而出现带下过少,少数可出现阴道干涩不适等症状。

(6) 带下过少与席汉综合征:席汉综合征是由于产后大出血、休克造成垂体前叶急性坏死,丧失正常分泌功能而致。临床表现为产后体质虚弱,面色苍白,无乳汁分泌,闭经,阴部萎缩,性欲减退,并有畏寒、头昏、贫血、毛发脱落等症状。卵泡刺激素(FSH)、黄体生成素(LH)明显降低,促甲状腺激素(thyroid-stimulating hormone,TSH)降低,尿17-羟皮质类固醇、尿17-酮类固醇低于正常。

【辨证施护】

1. 辨证要点 辨寒热虚实:①带下过多,主要依据带下的色、质、量、气味,以及伴随症状及舌脉进行辨证。带下色深(黄、赤、青、黑),质黏稠,臭秽者,多属实、属热;带下色浅(白、淡黄),质稀薄,或有腥气者,多属虚、属寒。若带下量多,色白或淡黄,质清稀,多为脾气虚弱,运化失司,湿邪下注,可辨为脾阳虚;若量多,色白质清稀如水,有冷感者,多为肾阳不足,命门火衰,封藏失职,可辨为肾阳虚;若量不甚多,色黄或赤白相兼,质稠或有臭气,多为肾阴不足,相火偏旺,损伤血络,可辨为阴虚夹湿;若带下量多色黄,质黏稠,有臭气,或如泡沫状,或如豆渣状,多为湿热蕴结于下,损伤任带二脉,可辨为湿热下注;若带下量多,色黄绿如脓,或混浊如米泔,质稠,恶臭难闻,多为湿毒内侵,损伤任带二脉,可辨为湿毒蕴结。②带下过少,可结合全身表现进行辨证。若头晕耳鸣,腰腿酸软,手足心热,烘热汗出,心烦少寐,多为肝肾亏虚,阴液不充,任带失调,可辨为肝肾亏损;若常有小腹或少腹疼痛拒按,心烦易怒,胸肋、乳房胀痛,多为瘀血阻滞冲任,阴精不能运达阴窍,可辨为血瘀津亏。

2. 护治原则 带下过多的护治以祛湿为主,若是寒湿则健脾、温肾祛湿,若是湿热则清热利湿止带;带下过少的护治以补益肝肾为主,佐以养血化瘀等。

3. 证治分类(表12-13)

表12-13 带下病的常见证型及辨证治疗

	证型	临床表现	治法	方药
带下过多	脾阳虚	带下量多、色白或淡黄、质稀薄、无臭气,带下绵绵不断;面色萎黄或㿠白、脘闷纳呆,神疲乏力;舌淡或舌体胖质淡、边有齿痕,苔白或白腻、脉细弱	健脾益气,升阳除湿	主方:完带汤 常用药物:白术、山药、人参、白芍、苍术、甘草、陈皮、荆芥穗、车前子、柴胡等
	肾阳虚	带下量多,色白,质稀薄如水,无臭气,淋漓不断;腰膝酸软,畏寒肢冷,小腹冷感,夜尿频,小便清长,大便溏薄;舌质淡、苔白润或薄白、脉沉迟	温肾培元,固湿止带	主方:内补丸 常用药物:鹿茸、菟丝子、沙苑子、黄芪、肉桂、桑螵蛸、肉苁蓉、制附子、白蒺藜、紫菀茸等
	阴虚夹湿热	带下量多,色黄或赤白相间,质稍稠,稍异味;阴中干涩灼痛,腰膝酸软,五心烦热,烘热汗出,失眠多梦;舌红、苔少或薄黄、脉细数	滋肾益阴,清热祛湿	主方:知柏地黄丸 常用药物:知母、黄柏、熟地黄、山茱萸、茯苓、山药、牡丹皮、泽泻、芡实、金樱子等
	湿热下注	带下量多,色黄或黄绿,呈脓性,质黏稠,或如泡沫,或似豆渣,气味秽臭;阴痒或阴部灼热,腹部掣痛,口苦而腻,小便短赤;舌质红、苔黄腻或厚腻、脉滑数	清热利湿止带	主方:止带方 常用药物:猪苓、茯苓、车前子、泽泻、茵陈、赤芍、牡丹皮、黄柏、栀子、川牛膝等
	湿毒蕴结	带下量多,色黄绿如脓,或混浊如米泔水,或赤白相兼,或五色杂下,质黏稠,臭秽难闻;外阴瘙痒或疼痛,小腹作痛,口苦咽干,小便色黄或短赤;舌质红、苔黄腻或厚腻、脉滑数	清热解毒,除湿止带	方药:五味消毒饮 常用药物:蒲公英、金银花、野菊花、紫花地丁、天葵子等

Note:

续表

	证型	临床表现	治法	方药
带下过少	肝肾亏损	带下量少甚至全无,无臭味;阴道干涩,甚至阴部萎缩,性交痛或性欲低下,潮热汗出,盗汗,腰膝酸软,夜寐不安;舌红少津、苔少、脉沉细	滋补肝肾,益精养血	主方:左归丸 常用药物:熟地黄、山药、山茱萸、枸杞、菟丝子、鹿角胶、龟甲胶、川牛膝等
	血瘀津亏	带下量少,阴道干涩,性交疼痛;精神抑郁,烦躁易怒,小腹或少腹疼痛拒按,胸胁、乳房胀痛,经量少或闭经;舌质紫暗,或舌边瘀斑,脉弦涩	补血益精,活血化瘀	主方:小营煎 常用药物:当归、熟地黄、白芍、山药、枸杞、炙甘草、丹参、桃仁、川牛膝等

4. 主要护理问题

(1) 外阴部痛痒　与湿热下注证、湿毒蕴结等有关。

(2) 带下过多　与湿邪浸渍、阴虚夹湿热有关。

(3) 性交疼痛　与血脉阻滞,阴道萎缩导致带下过少、阴液不足有关。

5. 护理措施

(1) 病情观察:①观察带下的色、量、质、气味。②询问有无外阴及阴道瘙痒或疼痛,如发现明显红肿或抓痕应及时处理。③如出现腹痛,则应了解腹痛的部位、性质及程度等,如有发热则应测量体温,根据结果及时上报医生。

(2) 生活起居护理:①保持病室洁净、空气新鲜,定时开窗通风。②忌潮湿,勿久卧或久坐湿地,经期避免涉冷水和淋雨。③局部奇痒难忍时,酌情给予止痒药膏,并嘱咐患者避免抓挠。④指导患者注意个人卫生,养成良好卫生习惯,保持外阴清洁干爽,要勤换内裤,每日用温水清洗外阴 1~2 次,清洗时遵循由前向后,从尿道到阴道,最后达肛门的原则,禁忌过度冲洗阴道,尤其禁忌用香皂、沐浴液等化学洗剂清洗阴道。⑤辨证起居:脾阳虚者,环境宜温暖,湿度宜略低,注意休息,忌过度劳累;肾阳虚者,环境宜温暖,湿度宜略低,注意节制性生活;阴虚者,湿度宜略高,温度宜偏凉;湿热下注者,宜采取半卧位;温毒蕴结患者,做好物理降温并及时为其更换衣服、床单;湿毒蕴结、湿热下注者,湿度和温度均不宜高。

(3) 饮食护理:①以清淡、易消化、富营养为原则,忌过食生冷、辛辣、煎炸、油腻之品。②辨证施食:脾阳虚者,宜食健脾益气、升阳除湿之品,如山药、白扁豆、芡实、炒薏苡仁等,食疗方如薏苡仁山药汤、薏苡仁鲫鱼汤;肾阳虚者,宜食温肾培元、固湿止带之品,如芡实、核桃肉、大枣、韭菜、乌骨鸡等,食疗方如芡实粥、韭菜炒羊肝、芡实乌鸡粥,伴尿频尿急者可用玉米须 30g 煮水代茶饮;阴虚夹湿者,宜食滋肾益阴、清热祛湿之品,如黑芝麻粥、杞菊饮等;湿热下注者,宜食清热利湿之品,如水芹菜、薏苡仁、赤小豆、冬瓜、绿茶、荷叶茶等,食疗方如薏苡仁茶;湿毒蕴结者,宜食清热解毒除湿之品,如蒲公英、薏苡仁、金银花、马齿苋、土茯苓等;肝肾亏损者,宜食滋补肝肾、益精养血之品,如桑葚、黑芝麻、乌鸡、枸杞、银耳等;血瘀津亏者,宜食补血益精、活血化瘀之品,如黑豆、蜂蜜、红枣、红糖、藕、山药、枸杞等。

(4) 用药护理:①中药汤剂一般宜温服,清热解毒、利湿汤药宜饭后凉服,补益药品宜饭前服用。②服药后观察带下的色、质、量、气味等变化,注意发热、腹痛、经血等有无改善。

(5) 情志护理:应重视患者情志调节,根据患者个体情况,因人施护,运用解释疑惑法、移情易性法、宣泄解郁法等做好情志护理。如患者思虑过度,情志不舒,肝郁化火,急躁易怒,护理人员要善于因势利导,用恰当的语言对患者加以抚慰、开导,选择安静的环境详细询问患者,让其倾诉隐晦之情,耐心倾听,体贴、理解患者;讲解疾病相关知识,分析疾病与情绪的关系,做好心理疏导,使其情绪稳定,配合治疗。同时指导患者进行自我调试,鼓励患者多参加户外活动或培养多种兴趣爱好,如运动、音乐欣赏、书法绘画、读书赋诗、养鸟种花及外出旅游等,改善患者心境,促进疾病的恢复。对于腹痛加剧、病情加重者,应给予心理安慰,指导正确用药,并鼓励患者持之以恒,坚持系统治疗,以防止炎症迁延难愈。

(6)对症处理

1)带下过多

①中药熏洗:a.蛇床子散:主要药物为蛇床子、花椒、明矾、苦参、百部。煎汤趁热先熏后坐浴,每次20~30分钟,每日1次,10次为1个疗程。若阴痒破溃者,则去花椒。b.辨证施药:白色带下加川椒、土荆皮,煎水坐浴;黄色带下加地肤子、黄柏,煎水坐浴。

②艾灸:a.穴位:阴陵泉、丰隆、带脉。b.方法:温和灸,灸至局部红晕温热为度,每穴10~15分钟,隔日1次,10次为1疗程。c.辨证施灸:肾阳虚证加肾俞、关元、命门、太溪;脾阳虚证加脾俞、足三里、隐白、太白。

③中药灌肠:a.常用药物:黄连、黄芪、黄柏、蒲公英各20g,蒲黄、琥珀、桔梗各10g。b.方法:蒲公英煎液,余药研成细末调成稀糊状,保留灌肠2~4小时,每日1次,14次为1个疗程。嘱患者治疗期间避免性生活,忌食肥甘辛辣之品。

④耳穴贴压:a.主穴:盆腔、内生殖器、内分泌、三焦、脾、肝、肾、腹。b.方法:取王不留行籽贴压耳穴,每日按压3~5次,每次每穴按压1~2分钟,或不拘时按压,对按或向耳轮方向按压,以耐受为度,每4~5日更换一次。c.辨证贴压:湿热下注、湿毒蕴结证加下焦、肾上腺、耳尖(放血);肾阳虚证加肾、卵巢、肾上腺、热穴。

2)带下过少

①穴位按摩:a.穴位:归来、血海、三阴交。b.方法:按摩手法徐缓,力度由轻到重,逐渐增加刺激量,以局部出现酸胀感觉及皮肤微红为宜。隔日1次,每次25分钟,7次为1个疗程。c.辨证按摩:肝肾亏损证加关元、肾俞、肝俞;血瘀津亏证加子宫、气海、曲池。

②耳穴贴压:a.主穴:内生殖器、卵巢、内分泌。b.方法:同带下过多的耳穴贴压方法。c.辨证贴压:肝肾亏损证加肝、肾;血瘀津亏证加交感、热穴。

【健康教育】

1.调节情志,保持良好心理状态;避寒湿,睡眠充足,适当锻炼,以增强体质;饮食合理,不宜过食肥甘或辛辣制品。

2.注意经期个人卫生,提倡淋浴,避免盆浴;少穿紧身裤,选择棉质内裤,每日更换并用开水泡洗;不用卫生护垫,少用或不用各种药液清洗阴道,以免破坏阴道内环境。

3.积极治疗原发病。如滴虫性阴道炎患者,应夫妻双方同时治疗;有真菌感染者,盆器、毛巾等用品专人专用;久治不愈的外阴瘙痒者,要定期测量血糖或尿糖,发现糖尿病及时治疗。

4.防病重于治病,做好生育安排,避免多产、流产。定期妇科检查,尤其是宫颈防癌筛查等检查,如发现异常,及时治疗。

(王　莉)

病案分析与思考

12章病案　数字内容

【病案导入】

王某,女,22岁,公司职员,未婚。2021年1月8日初诊。

下腹疼痛3小时,加重1小时。

患者自初潮开始,月经常20~23日一行,量少,色暗。末次月经2020年12月16日,量少,色暗,5日后干净。患者两天前运动出汗后立即饮下1瓶冰可乐,1日前进食冰激凌,今晨发现月经来潮,伴有小腹疼痛,不甚,自行饮热水、用热水袋敷下腹,症状略有好转。1小时后疼痛呈进行性加重,伴畏寒怕冷、头面部冷汗,自服复方对乙酰氨基酚片(Ⅱ)1片后恶心呕吐一次,遂来我院就诊。刻下:小腹冷痛、拒按,阴道出血量少,色暗,夹血块,诉腰酸腹坠,呈痛苦貌,头面部冷汗,伴恶心、肛门坠胀。舌淡,苔白腻,脉沉涩。

既往体健,否认盆腔炎及盆腔手术史。

否认家族遗传病病史。

否认药物、食物过敏史。

月经胎产史:16岁初潮,平素月经$16\frac{5-6}{20-23}$天,量偏少,色暗,有痛经史,未婚,否认性生活史。

查体:T 36.9℃,P 76次/min,R 18次/min,BP 110/70mmHg。神清,形体偏瘦,面色苍白,腹软,未及压痛和反跳痛。

妇科检查:未检。

相关检查:①血常规:白细胞$7.9×10^9$/L,中性粒细胞70%,淋巴细胞25%,红细胞$3.48×10^{12}$/L,血红蛋白110g/L,血hCG:0IU/L。②B超:子宫大小正常,双附件未见明显异常。

【提出问题】

1. 本例患者目前所患的是何病何证?请具体分析。

2. 本例患者存在的护理问题有哪些?如何解决?

【分析思路】

1. 辨病分析 患者正值经期,主要表现为小腹疼痛,肛门坠胀,月经量少、色暗,伴恶心不适,妇科B超排除子宫、附件器质性病变。故中医辨病当属痛经范畴,西医之原发性痛经。本患者无停经史,妊娠试验阴性,白细胞正常,故排除异位妊娠和肠痈。

2. 辨证分析 患者由于行经前饮食不慎,进食冰可乐和冰激凌等寒冷之品,导致寒湿之邪客于冲任、胞中,寒凝血滞,与经血搏结,使经血行而不畅,故经期小腹冷痛、得温痛减;胞脉系于肾,故痛连腰脊、腰酸腹坠;血为寒凝,故经色淡黯、经行量少;脉沉涩、苔白腻均为寒凝血瘀之象。综合分析当属寒凝血瘀之证。

3. 辅助检查 本次实验室检查无特殊临床意义。但痛经患者若疼痛剧烈,应警惕出现晕厥。原发性痛经的诊断常须排除器质性病变,超声检查可以帮助了解子宫及附件有无器质性病变。

4. 目前存在的护理问题

(1) 小腹疼痛 与寒凝血滞,胞脉瘀阻有关。

(2) 恶心呕吐 与脾胃虚寒,胃失和降有关。

(3) 潜在晕厥 与气机逆乱,气血阴阳失常有关。

(4) 知识缺乏:缺乏对经期自我调护的相关知识。

【行动方案】

1. 观察患者小腹疼痛情况,评估疼痛的性质、部位、程度、伴随症状。

2. 观察生命体征变化,警惕疼痛性晕厥的出现。

3. 指导患者卧床休息,注意保暖,环境适宜,避免参加过重的体力劳动,严禁游泳、盆浴,经后疼痛缓解时可适当做一些舒展运动,如瑜伽,以促进气血运行。

4. 指导患者饮食以营养丰富、清淡、易消化为宜,经期可多食桂枝大枣山楂饮、田七炖鸡、黑豆蛋酒汤等温经散寒之品,经间期进食如核桃、韭菜、刀豆、羊肉、狗肉、鹿肉等温补之品。忌辛辣、肥甘厚腻之品,忌烟酒、咖啡、浓茶、寒凉的瓜果。

5. 中药汤剂宜饭后少量频服。

6. 指导患者保持心情愉快,情绪稳定,使肝气条达,有利于疾病康复。

7. 保持会阴部清洁,勤换内裤,每天用温水清洗。

8. 小腹疼痛的处理:①止痛三穴:取内关、合谷和太冲,使用点按法令穴位产生酸、麻、胀、痛感后,可明显改善小腹疼痛。②中药药熨疗法,取炒热的中药包放置腹部来回推熨。

9. 恶心呕吐的处理:耳穴贴压,取神门、肝、脾、胃、内分泌等穴位,每日按压数次。

【护理评价】

入院第 2 日,患者通过治疗、护理和评估,本阶段护理目标基本实现。具体情况如下:

1. 患者症状和体征方面

(1) 患者小腹疼痛好转。

(2) 患者恶心呕吐消失。

(3) 患者腰腹坠胀明显改善。

2. 疾病相关知识方面　患者了解本次发病的原因,掌握经期的饮食调护。

3. 调护技能方面　患者已掌握痛经发作时止痛三穴的正确按摩方法。

【病情进展】

患者经过 3 日住院治疗及护理,病情基本缓解,出院。1 月 31 日与朋友外出游玩赏雪景,天气极为寒冷,近期有熬夜,劳累过度情况,恰逢月经来潮,痛经复发,下腹剧烈疼痛,由朋友陪同至医院就诊。在诊室候诊时,突发晕厥。刻下:四肢厥冷,全身冷汗淋漓,口唇发绀。舌淡紫,苔白腻,脉沉紧。

查体:面色苍白,监测 T 35.8℃,R 16 次/min BP 90/58mmHg,P 90 次/min。腹部触诊:腹软,未及压痛和反跳痛。

相关检查:心电图显示无异常,血常规、血 hCG、血气分析数值正常,血糖 4.6mmol/L。盆腔 B 超检查无明显异常。

【提出问题】

1. 患者病情为什么会出现上述变化?还应做哪些辅助检查?

2. 患者目前存在的护理问题有哪些?如何解决?

3. 患者病情会有哪些转归?护治原则分别是什么?

【分析思路】

1. 变证分析　患者 20 余日前痛经入院,经治疗后虽病情缓解,但由于年底公司工作繁忙,熬夜,劳累过度,外出时感受寒邪入侵,致痛经。现症见小腹剧痛,四肢厥冷,全身冷汗淋漓,口唇发绀,血压下降,提示疼痛引起晕厥,但血常规、血 hCG 和 B 超均无异常,故排除异位妊娠破裂致疼痛晕厥。患者舌淡紫,脉沉紧为血瘀之象。综上,患者本阶段当属厥证实证。

2. 辅助检查　血常规、血 hCG、血糖测试、血气分析、心电图等均无异常。进一步行腹腔和盆腔 B 超检查,以判断是否有腹腔、盆腔内出血病变。

3. 目前存在的护理问题

(1) 晕厥　与疼痛剧烈致气机逆乱,气血阴阳失常有关。

(2) 小腹疼痛　与寒凝血结,胞脉瘀阻有关。

【行动方案】

1. 立即予头低足高位,遵医嘱吸氧,氧流量为 2~4L/min,及时向医生汇报并积极处理。

2. 采取穴位按摩,取水沟、中冲和涌泉穴,用拇指指腹重刺激三穴,直至患者苏醒;苏醒后用腕踝针双下 1 区止痛治疗,同时配以中药药熨疗法,以温通经络,行气活血,祛湿散寒。

3. 观察患者小腹疼痛情况,评估疼痛性质、程度、伴随症状以及与饮食、情志、劳倦的关系,避免痛经的诱发因素。

4. 指导患者卧床休息,注意保暖,环境适宜,疼痛缓解后可适当活动,以促进气血运行。

5. 指导患者饮食以营养丰富、清淡、易消化为宜,经期可多食桂枝大枣山楂饮、黑豆蛋酒汤等温经散寒之品,经间期进食如核桃、韭菜、刀豆、羊肉、狗肉、鹿肉等温补之品。

6. 中药汤剂宜饭后温服。

7. 可用艾灸法治疗,取足三里、血海、肾俞、命门等穴。采用温和灸法,每穴灸5~10分钟,温经散寒,行气止痛。

【转归与护治原则】

转归一:经过治疗,寒湿渐散,瘀血渐消,痛经消除,则疾病向愈。

转归二:久治未愈,寒湿凝聚,损伤阳气,发展为阳虚夹瘀,症见面色晦暗,畏寒肢冷,腰膝酸软,经期、经后小腹冷痛,经色淡暗,质清稀,大便溏薄,小便清长,舌淡暗,苔白,脉沉细弱。护治宜温补脾肾,活血止痛,宜温经汤加减。

转归三:痛经久治不愈,瘀血阻滞胞中,形成癥瘕。症见痛经进一步加重,小腹或肛门坠胀,妇科检查或盆腔B超提示子宫增大或附件有包块,甚至肌肤甲错,舌暗或有瘀点、瘀斑,脉弦或涩。护治宜活血消癥,行气止痛,宜少腹逐瘀汤加减。

(汪永坚)

思 考 题

1. 简述月经先期、月经先后不定期的区别。

2. 如何理解"苟或七情内伤,六淫外侵,饮食失节,起居失宜,脾胃虚损,则月经不调矣"?

3. 简述崩漏的病因病机。

4. 简述崩漏出血量多不止的护理措施。

5. 如何理解"经水出诸肾""经本于肾"?

6. 简述闭经的护治原则。

7. 针对带下病患者病情观察的重点是什么?

8. 如何理解"年四十,而阴气自半也,起居衰矣"?

NURSING

第十三章

妊娠及产后病证

学习目标

知识目标：

1. 掌握各病证的概念、病因病机和护治原则。

2. 掌握妊娠恶阻的辨证饮食护理，胎漏、胎动不安的用药护理，滑胎的情绪护理。

3. 掌握产后恶露的病情观察，产后缺乳的饮食护理。

4. 熟悉各病证的经典原文，主要的护理问题、健康教育。

5. 熟悉以下病证鉴别　妊娠恶阻与葡萄胎，产后恶露不绝与绒毛膜癌，气血亏虚产后缺乳与肝郁气滞产后缺乳。

6. 了解各病证的历史沿革、诊断。

能力目标：

1. 能根据病情资料准确地进行辨病和辨证。

2. 能采取合适的中医护理技术缓解患者的症状，妊娠和哺乳顺利。

素质目标：

具有尊重患者意愿，主动运用中医护理方法，及时为患者排忧解难的意识。

　　妊娠期间,发生与妊娠有关的疾病,称为妊娠病,又称"胎前病"。妊娠的前提是肾气充盛,天癸成熟,冲任二脉功能协调,胞宫、胞脉、胞络正常,月经按时来潮。妊娠的条件是男精壮而女经调。"两精相搏"的时机是合于"的候"。妊娠病的发病原因,包括外感六淫、情志内伤、劳逸过度、房事不节、跌仆损伤及素体虚弱或阴阳气血的偏盛偏虚等。其病理变化可概括为四个方面:一是妊娠后,阴血下注冲任以养胎,出现阴血聚于下、阳气浮于上的状态,可致妊娠恶阻、妊娠眩晕等症;二是由于胎儿渐大,致使气机升降失调、痰湿内停,可致妊娠肿胀等症;三是胞络系于肾,冲任之本在肾,肾气虚弱,胎元失养,可致胎漏、胎动不安、堕胎、小产甚至滑胎;四是气以载胎,血以养胎,若脾胃虚弱,气血两虚,则胎失所养所载,可致胎漏、胎动不安、胎萎不长。

　　妊娠病以妊娠后发生恶心呕吐、眩晕、水肿、阴道流血、腹痛腰酸甚至胎块排出等临床表现为主。护理上应注意观察妊娠情况、阴道流血情况,适当卧床休息,节房事,保持情志舒畅,避免不良情志刺激。饮食宜营养均衡,根据不同证型给予食疗。注意治病与安胎相结合,若胎陨难留,则当去胎以益母。

　　产妇在产褥期内发生与分娩或产褥有关的疾病,称为产后病。产妇生产时失血耗气伤津,具有多虚多瘀的特点,具体表现在以下几方面:一是若出血过多,或用力过度,或出汗过多,导致亡血伤津,可致产后血晕、产后缺乳、产后恶露不绝、产后大便难、产后发热等;二是由于产后余浊易致瘀滞,或胞衣残留或感染邪毒,以致瘀血内阻,可致产后恶露不绝、产后腹痛、产后发热等;三是若为外感六淫之邪或饮食房劳所伤,可致产后身痛、产后发热等。

　　产后病以产后出现眩晕、发热、恶露不绝、大便困难、腹痛、身痛等临床表现为主。护理上应重点观察恶露、乳汁、乳房的情况,注意寒温调摄,调理脾胃,合理饮食,调理情志,避免劳累,注意阴部卫生。

第一节　妊　娠　恶　阻

13章01节　数字内容

 ———————————— 导入案例与思考 ————————————

　　刘某,女,29 岁,公司员工。因怀孕 11 周,伴频繁恶心、呕吐 1 周就诊。

　　25 岁结婚,27 岁时流产 1 次,平时月经规律,经行量多,现已怀孕 11 周。1 周前频繁恶心呕吐,神疲乏力,遂来院就诊。刻下:呕吐少量胃内容物,纳食不佳,咽中时有稀痰,夜寐不安,大便偏溏。舌质淡,体胖,有齿痕,舌苔薄白,脉细滑。

　　体格检查:T 37.2℃,P 81 次/min,R 20 次/min,BP 120/70mmHg。

　　请思考:

　　1. 该患者目前所患何病? 辨证当属何证?

　　2. 针对该患者的呕吐,应该如何护理? 请用思维导图的形式呈现。

　　妊娠恶阻是以妊娠后出现恶心呕吐,头晕厌食,或食入即吐为主要表现的病证,亦称"子病""病儿""阻病"等。本病是妊娠早期最常见的病证。若仅见恶心嗜酸,择食,或晨间偶有呕吐痰涎,为妊娠早期常有的反应,一般 3 个月后会逐渐自行消失,不属病态。若呕吐进行性加重,孕妇消瘦明显或变生他病影响胎儿发育,须尽早调治。

　　现代医学的妊娠剧吐,属本病证的讨论范围,可参考本节辨证施护。

【经典与沿革】

1. "妊娠呕吐不止,干姜人参半夏丸主之。"(汉·张仲景《金匮要略·妇人妊娠病脉证并治》)

2. "此由妇人元本虚羸,血气不足,肾气又弱,兼当风饮冷太过,心下有痰水挟之,而有娠也。"(隋·巢元方《诸病源候论》)

3. "妊娠呕吐恶食,体倦嗜卧,此胃气虚而恶阻也,用人参橘皮汤。"(宋·陈自明《妇人大全良方》)

【病因病机】

妊娠恶阻之病因有脾胃虚弱,肝胃不和两大类。妊娠恶阻病因病机示意图见图 13-1。

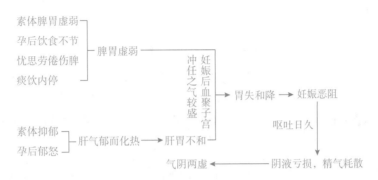

图 13-1 妊娠恶阻病因病机示意图

1. **脾胃虚弱** 素体脾胃虚弱或孕后饮食不节、劳倦过度或忧思伤脾,损伤脾胃。脾主升清,胃主通降,脾胃虚弱,则升降失常。受孕之后,经血不泄,冲脉之气较盛,冲脉隶属阳明胃经,若脾胃虚弱,升降之气易于逆乱,随冲气循经上逆犯胃而作呕恶。若脾虚痰饮内停者,痰饮亦随之上泛而呕恶。

2. **肝胃不和** 素体抑郁,或孕后郁怒伤肝,肝气郁结,郁而化热。孕后阴血聚于下以养胞胎,阴血相对不足,肝火愈旺,肝气横逆犯胃,胃失和降而恶心呕吐。

妊娠恶阻病位在胃,与肝、脾有关。胃主通降,以降为和,胃气的和降有赖于脾气的升清运化和肝气的疏泄条达。本病主要病机为冲气上逆,胃失和降。若脾胃虚弱,脾失健运,痰饮内停,则胃失和降;或因素体抑郁,肝气郁结,郁而化热,上逆犯胃,胃失和降;妊娠后经血停闭冲脉气盛,遂致恶阻。呕吐伤气,吐而伤阴为其生理基础,病理表现有脾胃虚弱、肝胃不和之证。

无论何种原因所致的恶阻,均可因呕吐频繁,或持续日久,而致耗气伤阴,发展成为气阴两虚的恶阻重症,甚则导致胎动不安、堕胎等影响妊娠之患。

【诊断与鉴别诊断】

1. **诊断**

(1) 症状:妊娠早期呕吐发作频繁,厌食,甚至可导致全身乏力,精神萎靡,明显消瘦。

(2) 体征:重者可导致全身皮肤和黏膜干燥,眼球凹陷,体重下降,甚至出现黄疸,嗜睡和昏迷。

(3) 病史:有停经史,多发生在孕 3 个月内。

(4) 相关检查

1) 妇科检查:子宫增大与停经月份相符,子宫变软。

2) 实验室检查:血、尿 β-hCG 阳性可证实早孕。病情重者,应测定尿酮体、外周血红细胞计数、血细胞比容、血红蛋白、二氧化碳结合力、钾、钠、氯等。

3) 其他:病情重者,应进行肝功能、肾功能、心电图等检查。

2. **鉴别诊断**

(1) 妊娠恶阻与葡萄胎:两者均有月经停闭、妊娠试验阳性及恶心呕吐。两者的不同点见表 13-1。

表13-1　妊娠恶阻与葡萄胎鉴别

病证名称	临床特征	病情特点	B超检查
妊娠恶阻	没有阴道出血或胎块排出,子宫增大与停经月份相符,子宫变软	一般恶心呕吐较轻	有妊娠囊、胎儿结构及胎心搏动征
葡萄胎	阴道不规则出血,偶有水泡状胎块排出,子宫大小与停经月份不符,多数较停经月份大,质软,hCG水平明显升高	恶心呕吐剧烈	显示宫腔内呈落雪状图像

(2) 妊娠恶阻与妊娠合并急性胃肠炎:两者均有恶心呕吐。两者的不同点见表13-2。亦可根据大便检查进行鉴别。

表13-2　妊娠恶阻与妊娠合并急性胃肠炎鉴别

病证名称	病因	临床特征	大便检查
妊娠恶阻	脾胃虚弱,肝胃不和	恶心呕吐	正常大便,见不到白细胞及脓细胞
妊娠合并急性胃肠炎	饮食不节	恶心呕吐,上腹部或全腹阵发性疼痛	可见白细胞及脓细胞

(3) 妊娠恶阻与孕痈:两者都可见恶心呕吐。两者的不同点见表13-3。亦可根据血常规检查进行鉴别。

表13-3　妊娠恶阻与孕痈鉴别

病证名称	临床特征	血常规检查
妊娠恶阻	恶心呕吐,无脐周及腹部疼痛,腹部无压痛、反跳痛及肌紧张;严重者体温升高	正常
孕痈	开始于脐周或中上腹部疼痛,伴有恶心呕吐,24h内腹痛转移到右下腹;腹部有压痛、反跳痛,伴肌紧张;体温升高	白细胞增多

【辨证施护】

1. 辨证要点　辨寒热虚实:主要根据呕吐物的性状、患者口味,结合全身症状及舌脉进行辨证。若出现呕吐清水、清涎、无酸腐气味、口淡,兼见乏力,嗜卧,舌淡苔白,脉缓滑无力者,多为脾胃虚弱,以虚证、寒证为主,可辨为脾胃虚弱证;若出现呕吐酸水或苦水,或头晕头胀,胸闷嗳气,舌红,苔薄黄,脉弦滑者,多为肝热犯胃,以热证、实证为主,可辨为肝胃不和证。

2. 护治原则　以调气和中,降逆止呕为主。

3. 证治分类(表13-4)

表13-4　妊娠恶阻的常见证型及辨证治疗

证型	临床表现	治法	方药
脾胃虚弱	妊娠早期,恶心呕吐不食,甚则食入即吐,口淡,或吐清水、清涎,神疲倦怠,舌淡,苔白,脉缓滑无力	健脾和胃,降逆止呕	主方:香砂六君子汤 常用药物:人参、白术、茯苓、甘草、半夏、陈皮、木香、砂仁、生姜、大枣等
肝胃不和	妊娠早期,呕吐酸水或苦水,烦渴口苦,头晕头胀,胸满胁痛,嗳气叹息,舌淡红,苔微黄,脉弦滑	清肝和胃,降逆止呕	主方:橘皮竹茹汤 常用药物:橘皮、竹茹、大枣、人参、生姜、甘草等
气阴两虚	妊娠后呕吐不止,或呕吐剧烈,甚至带血样物,饮食少进,发热口渴,尿少便秘,唇舌干燥,精神萎靡甚至淡漠嗜睡,舌质红,苔薄黄而干或光剥,脉细滑数无力	益气养阴,和胃止呕	主方:生脉散合增液汤 常用药物为:人参、麦冬、五味子、生地黄、玄参、陈皮、竹茹、天花粉等

Note:

4. 主要护理问题

(1) 恶心呕吐　与冲气上逆,胃失和降有关。

(2) 尿少便秘　与呕吐伤津,阴液不足有关。

(3) 嗜睡　与气随津伤有关。

5. 护理措施

(1) 病情观察:①密切观察呕吐物的色、质、量、气味及患者食欲、口味等,以辨其证型,做到辨证施护。②注意观察是否有腰腹疼痛、阴道流血等情况,防止发生胎漏、胎动不安、滑胎等,必要时遵医嘱进行 B 超检查。③观察危重证候,一旦发现血压下降、神志异常须及时报告医生救治。正确记录出入量。若经治疗仍无好转,特别是体温持续 38℃,心率每分钟超过 120 次,或出现黄疸时,应及时考虑终止妊娠。

(2) 生活起居护理:①保持室内通风良好,空气清新,因妊娠初期有“恶闻食气”现象,嗅觉敏感,故应清除室内一切诱发呕吐的诱因。②轻者可参加日常活动,但避免过度疲劳及重体力劳动,并保证充分的休息和睡眠。注意口腔护理,可用淡盐水或金银花煎水漱口。③辨证起居:脾胃虚弱者,忌劳倦或思虑过度,适当户外活动,病室宜温暖,尤其注意腹部保暖;肝气犯胃者,病室宜偏凉爽;气阴两虚者,须绝对卧床休息,居室环境宜安静。

(3) 饮食护理:①饮食宜清淡易消化、营养丰富、和胃止呕,忌食辛辣、油炸、肥甘厚味及生冷之品。②少量多餐,每 2 小时进食少量的食物,进食的时间宜安排在不易呕吐的时段为佳。③注意色香味的搭配,经常调换食物种类,必要时可根据患者的喜好选择食物。④对因恶心呕吐而恐惧进食的患者,要鼓励其进食。⑤辨证施食:脾胃虚弱者,宜食健脾和胃之品,如山药粥、大枣粥等,忌食生冷瓜果及寒凉食物;肝胃不和者,宜适当食用酸味食物,如柑橘、乌梅、陈皮梅等以抑肝止呕,或用菊花、竹茹、黄芩水煎代茶饮以清热理气和胃,平时可咀嚼数粒砂仁以和胃止呕;气阴两虚者,宜食补气养阴的食物,如蜂蜜、乳品、鱼类、银耳等,可选用太子参、西洋参、枸杞、麦冬、玉竹、桑葚等,煮粥服食或泡水代茶饮;便秘者鼓励患者多饮水及果汁,多食水果蔬菜,如香蕉、梨、芹菜等,亦可服蜂蜜、麻油、黑芝麻糊以润肠通便;剧吐不止,电解质紊乱者,可暂禁食,予静脉补充营养,纠正脱水、酸中毒。待病情好转,再逐渐恢复进食。

(4) 情志护理:让孕妇正确认识妊娠过程,采取积极的应对方式。告知精神紧张焦虑与本病的关系,让患者充满信心,保持精神愉快。及时与患者及家属沟通,根据个性和心理特征、年龄、文化水平差异,选择合适的交流方式和沟通技巧,关心体贴患者,使其密切配合治疗和护理。肝胃不和者,情志护理尤为重要,避免忧虑恼怒等不良情绪刺激,夫妻多愉快交谈,或想想小生命的活动状态以及以后小家庭的欢乐,转移患者注意力而忘却烦恼,或聆听《胡笳十八拍》《江南丝竹乐》等角调音乐,以感染、调理患者的情绪,进而影响身体。

(5) 用药护理:①中药汤剂宜浓煎,少量多次服用,切忌一次服用大量药液,导致药后呕吐。②服药前可先饮鲜姜汁少许,或配合指压内关,再服中药。③辨证施药:脾胃虚弱者,药液宜偏热服,服药前用鲜生姜汁滴舌,也可将姜汁滴于汤药中,以温中降逆止呕;肝胃不和者,药液宜偏凉服,可加数滴鲜竹沥汁于汤药中再服用。

(6) 对症处理

恶心呕吐

① 穴位按摩:多适合脾胃亏虚证和肝胃不和证妊娠恶阻患者。a. 穴位:合谷、内关、足三里。b. 方法:以大拇指交替按揉双侧合谷、内关、足三里,力量不可过重,以患者有酸、胀、麻得气感并感觉舒适不抵抗为宜,每穴按揉 1 分钟,每日行 1 次点按,5 天为一疗程。c. 辨证施术:脾胃亏虚者,加中脘穴;肝胃不和者,加太冲穴。

② 耳穴贴压:适合各种证型的妊娠恶阻证。a. 穴位:皮质下、贲门、胃、神门、枕。b. 方法:选择王不留行籽或磁珠贴于上述耳穴,每日按压 3~5 次,每次每穴按压 1~2 分钟,或不拘时按压,对按或向

耳轮方向按压,以耐受为度,每 4~5 日更换一次。c. 辨证施术:脾胃亏虚者,加脾区;肝胃不和者,加肝穴。

③ 穴位贴敷:多适合脾胃亏虚证和肝胃不和证妊娠恶阻患者。a. 穴位:神阙穴。b. 药物:半夏、砂仁、丁香、生姜。c. 方法:上药研粉,姜汁调和后适量贴敷神阙穴,每天更换 1 次,直至病愈为止。d. 辨证施术:脾胃亏虚者,加陈皮、党参、白术;肝胃不和者,加黄连、紫苏叶。

【健康教育】

1. 孕妇应调畅情志,放松心情,顺利度过孕早期阶段。避免精神过度紧张诱发或加重病情。

2. 饮食有节。宜食清淡、有营养、易消化的食物为主,勿食辛辣、油腻、生冷之品。勿过饱饮食,提倡少食多餐。勿食不新鲜甚至已经变质的食物。

3. 起居规律,劳逸结合。保证充足的休息和睡眠,并适当参加户外活动,如散步,使气血调和,利于胎儿生长发育。忌烟酒、节房事、防寒保暖。

(周海哲)

第二节　胎漏、胎动不安、滑胎

13 章 02 节　数字内容

 ──────── 导入案例与思考 ────────

刘某,女,30 岁。主诉停经 47 日,间断性腹痛 2 日。

2016 年 6 月 9 日初诊。患者末次月经 2016 年 4 月 20 日,现停经 47 日,2 日前开始出现下腹部隐痛,阵发性,伴腰酸,极少量阴道咖啡色样物。孕 1 产 0 流 1,2014 年怀孕 2 月时胎停。6 月 9 日超声检查:胚胎存活,宫腔液性暗区 1.8cm×2.9cm×1.1cm(提示宫腔积血可能)。既往月经规则。刻下:阵发性腹部隐痛,伴腰酸,阴道有少量咖啡色样物,夜寐欠安,夜尿 2 次,大便调。舌质淡苔白,脉沉滑。

体格检查:T 36.9℃,P 70 次/min,R 18 次/min,BP 110/72mmHg。

请思考:

1. 该患者目前所患何病?辨证当属何证?

2. 针对患者目前的腰腹疼痛症状,应如何护理?请用思维导图的形式呈现。

胎漏是以妊娠期阴道少量出血,时下时止,或淋漓不尽,而无腰酸腹痛、小腹下坠为主要临床表现的病证,亦称"漏胎"或"胞漏"。胎动不安是以妊娠期腰酸腹痛,小腹坠胀,或伴有阴道少量出血为主要临床表现的病证。滑胎是指堕胎或小产连续发生 3 次或 3 次以上者,亦称"屡孕屡堕"或"数堕胎"。

凡妊娠早期的先兆流产、先兆早产和妊娠中晚期的前置胎盘,以阴道出血、腹痛、腰酸为主要表现者,均属胎漏、胎动不安的讨论范围,习惯性流产属于滑胎讨论范围,可参考本节辨证施护。

【经典与沿革】

1. "妊娠经血不时而下,名曰漏胎。盖冲任二经气虚,则胞内泄不能制约其经血,故血不时下也。"(宋·陈沂《陈素庵妇科补解·胎前杂症门》)

2. "盖胎气不安,必有所因,或虚或实,或寒或热,皆能为胎气之病,去其所病,便是安胎之法。"(明·张介宾《景岳全书·安胎总论》)

3."大凡妇人之怀妊也,赖肾水以荫胎,水源不足,则火易沸腾……水火两病,胎不能固而堕矣。"(清·傅山《傅青主女科·女科下卷》)

4."寿胎丸:治滑胎……男女生育,皆赖肾脏作强。"(清·张锡纯《医学衷中参西录·医方》)

【病因病机】

胎漏、胎动不安、滑胎之病因有肾虚、气血虚弱、血热和血瘀四大类。胎漏、胎动不安、滑胎病因病机示意图见图13-2。

1. 肾虚 胞络系于肾,冲任之本在肾。父母先天禀赋不足,或房劳多产,大病久病,伤肾耗精,肾气虚弱。肾虚冲任损伤,胎元不固发为胎漏、胎动不安,甚至滑胎。

2. 气血虚弱 素体虚弱,或饮食劳倦等损伤脾胃,化源不足,或大病久病耗伤气血,气虚则胎失于所载,血虚则胎失所养,气血虚弱,冲任匮乏,不能固摄滋养胎元,致胎元不固。

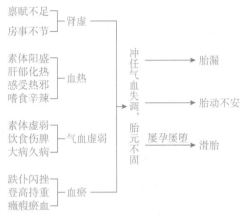

图 13-2 胎漏、胎动不安、滑胎病因病机示意图

3. 血热 素体阳盛,或孕后肝郁化热,或外感热邪,或过食辛燥助热食物,或阴虚生内热,热扰冲任,扰动胎元,致胎元不固。

4. 血瘀 宿有癥瘕瘀血占据子宫,或孕后跌仆闪挫,或登高持重,使气血失和,冲任失调,不能载胎养胎,而成胎漏、胎动不安。

胎元因素和母体因素是本病的两大基本因素。胎元因素多因父母精气不足或胎元本身缺陷所致;母体因素多为肾虚、气血虚弱、血热、跌仆损伤等。发病机制为冲任损伤,胎元不固。由于孕期生理特点,病理性质多属虚证,或呈虚实夹杂之候。

胎漏、胎动不安若因母体因素导致,及时治疗,可继续妊娠;若病情未得到控制,而进一步发展,腰酸腰痛,阴道出血量增多,可致胎儿坠落发生堕胎或小产。若因胎元本身有缺陷而使"胎不成实",药物治疗往往无效而最终导致堕胎,故本节不做重点讨论。滑胎的临床经过可表现为胎漏、胎动不安,亦可见怀孕初期便察觉胎儿难留而堕胎或小产。若堕胎小产病因未除,下次受孕常如期而堕,如此3次以上即成滑胎。

【诊断与鉴别诊断】

1. 诊断

(1)胎漏、胎动不安

1)症状:①胎漏:妊娠后出现少量阴道出血,时下时止,或淋漓不断,但无腰酸腹痛。②胎动不安:妊娠后腰酸,小腹疼痛、坠胀,或伴有少量阴道出血。

2)体征:肾虚者可见眼眶暗黑,或面部有暗斑。瘀血者常舌面有瘀斑、瘀点或瘀丝,或舌下脉络迂曲,瘀斑、瘀点、瘀丝明显。

3)发病特点:常有孕后不节房事史、流产史或宿有癥瘕史。

4)相关检查:①妇科检查:子宫颈口未开,子宫大小与停经月份相符合。②影像学检查:提示宫内妊娠,或有胎动、胎心存在。③其他检查:尿妊娠试验阳性。

(2)滑胎

1)症状:孕前多有腰酸乏力的症状。孕后可无明显症状,或有腰酸腹痛,或阴道少量流血等胎漏、胎动不安的症状。子宫颈口松弛的流产者常发生在妊娠中晚期,多无自觉症状,突然阵发腹痛,胎儿随之排出。

2)体征:肾虚者可见眼眶暗黑,或面部有暗斑。瘀血者常舌面有瘀斑、瘀点或瘀丝,或舌下脉络迂曲,瘀斑、瘀点、瘀丝明显。

3) 发病特点:可由胎漏、胎动不安发展而来。堕胎或小产连续发生3次或3次以上,往往发生在同一个妊娠月。

4) 相关检查:①妇科检查:子宫畸形、子宫肌瘤、子宫颈口松弛常是晚期滑胎的原因。②其他检查:夫妻双方染色体和血型检查;男方精液分析;女方黄体功能、垂体和甲状腺功能、子宫形态与内膜情况、宫颈功能、免疫功能(自体抗体和封闭抗体、细胞因子等)、致畸因子(风疹病毒、单纯疱疹病毒、巨细胞病毒和微小病毒B19、弓形虫)等检查。

2. 鉴别诊断

(1) 胎漏、胎动不安与堕胎、小产:这几种病证都以阴道出血,或伴腰酸腹痛为特点,堕胎、小产常由胎漏、胎动不安发展而来。四者的不同点见表13-5。

表13-5 胎漏、胎动不安与堕胎、小产鉴别

鉴别点	胎漏	胎动不安	堕胎	小产
发生时间	妊娠期	妊娠期	妊娠12周内	妊娠12~28周内
临床特征	阴道少量出血,无腰酸腹痛、小腹下坠	妊娠后腰酸腹痛,伴或不伴少量阴道下血	胚胎自然殒堕。妇科检查可见宫口开大,或见羊水流出,或见胎膜组织堵于宫口	胎儿已成形而自然殒堕。妇科检查可见宫口开大,或见羊水流出,或见胎膜组织堵于宫口

(2) 胎漏与激经:两者均有妊娠后阴道出血。两者的不同点见表13-6。

表13-6 胎漏与激经鉴别

鉴别点	胎漏	激经
临床特征	胎漏之下血乃非时而下,并伴有全身症状	下血则应其经期而至
病情特点	需要治疗	随胎儿之渐长,血可自止,无须投药

(3) 胎漏与胎死不下:两者均可有妊娠后阴道出血。两者的不同点见表13-7。

表13-7 胎漏与胎死不下鉴别

鉴别点	胎漏	胎死不下
临床特征	胎漏之下血乃非时而下,并伴有全身症状	妊娠早期胎死于母腹,可伴阴道流血,未觉胎动,或已觉胎动者胎动消失
妇科检查	子宫大小与妊娠月份相符	子宫大小小于妊娠月份
B超检查	可见完整胎囊,或有胎心、胎动存在	胎心搏动和胎动消失,或胎头不规则变形

【辨证施护】

1. 辨证要点 辨虚、热、瘀:主要通过阴道流血的量、色、质及全身症状和舌脉来辨别。若出现阴道出血量少,色淡暗,腰酸,头晕耳鸣,夜尿频多,脉沉细滑,尺脉弱者,多为肾虚;若出现阴道出血量少,色淡,质清稀,或小腹空坠而痛,面色㿠白,心悸气短,神疲肢倦,舌质淡,舌苔薄白,脉细弱而略滑者,多为气血虚弱;若出现阴道出血,色鲜红或深红,质稠,或腰腹疼痛,心烦不安,口干,手心灼热,小便短赤,大便秘结,舌红,苔黄,脉弦滑或滑数,为血热;若在跌仆闪挫后出现腰酸疼痛,胎动下坠,或伴阴道漏红,为血瘀。

2. 护治原则 安胎以补肾固冲为主,并根据不同情况辅以益气、养血、清热等法。若已发展为堕胎小产,又当去胎益母,按照堕胎小产处理。滑胎的护治原则为"预培其损"。孕前宜补肾健脾,益气养血,固摄冲任;怀孕后应立即保胎治疗。

3. 证治分类(表13-8)

表13-8　胎漏、胎动不安、滑胎的常见证型及辨证治疗

证型	临床表现	治法	方药
肾虚	妊娠期,阴道漏红,量少色淡,腰酸腹坠,伴头晕耳鸣,夜尿频数,或有流产史,或屡孕屡堕,甚至如期而堕,舌淡,苔白,脉细滑尺弱	固肾安胎,佐以益气	主方:寿胎丸 常用药物:菟丝子、桑寄生、续断、阿胶、党参、白术等
气血虚弱	妊娠期,阴道漏红,量少,色淡质薄,腰酸,小腹空坠,或屡孕屡堕,伴神疲乏力,气短懒言,面色苍白或萎黄,头晕心悸,舌质淡,苔薄白,脉细滑或细弱无力	益气养血,固冲安胎	主方:胎元饮 常用药物:人参、白芍、熟地黄、白术、陈皮、炙甘草、当归、杜仲等
血热	妊娠期,阴道漏红,色鲜红或深红,质稠,或腰腹疼痛,伴心烦不安,手心灼热,口干咽燥,小便短黄,大便秘结,或形体消瘦,舌红,苔黄而干或少苔,脉弦滑或滑数	滋阴清热,养血安胎	主方:保阴煎 常用药物:生地黄、熟地黄、白芍、黄芩、黄柏、续断、山药、苎麻根等
血瘀	妊娠期间跌仆闪挫,继而腰酸疼痛,胎动下坠,或伴阴道漏红,精神倦怠,舌淡红,脉细滑无力	补气和血,固肾安胎	主方:圣愈汤 常用药物:人参、黄芪、当归、白芍、川芎、熟地黄、桑寄生、续断、杜仲、砂仁等

4. 主要护理问题

(1) 阴道下血　与冲任损伤,胎元不固有关。

(2) 小腹坠痛　与冲任损伤,胎元不固有关。

5. 护理措施

(1) 病情观察:①观察阴道流血的量、色、质,腰腹疼痛的性质,以及舌脉。②观察妊娠情况确定安胎或去胎。腹痛下坠轻微,脉滑者,则胎元未损,宜安胎。若阴道流血增多,腹痛加重,阵阵下坠,或无胎心胎动,应结合妇科检查和B超表现,如果确定胎殒难留,应当去胎以益母。③若腹痛阵发性加剧,阴道流血增多,或见有胎块排出,应立即报告医生,及时处理。若阴道大出血,患者面色苍白、冷汗淋漓、神情淡漠或昏聩、脉微欲绝等,为气随血脱,生命垂危,应立即采取抢救措施。

(2) 生活起居护理:①胎动不安者须绝对卧床休息,直至阴道流血停止3~5天后,方可下床适当活动。滑胎患者,卧床休息时间一般须超过既往流产的孕周时长。②避免过度疲劳、跌仆损伤,避免负重及幅度较大的动作,如腰部后伸、用力咳嗽等,以免伤胎。指导患者缓慢改变体位。外出或做检查时需要有人陪护。③居室环境应安静整洁,空气流通,避免交叉感染。④禁止房事及不必要的妇科检查。⑤保持外阴清洁,用温开水或温热流水清洗外阴,每天2次;勤换经垫及内裤,预防胞宫感染。⑥辨证起居:肾虚者,注意腰腹部保暖。腰部酸痛者可在卧床时腰部垫一软枕,以减轻不适;气血虚弱者,宜少说话,少会客,防止疲劳;血热者,病室宜适当清凉。

(3) 饮食护理:①饮食宜清淡、富营养、易消化。注意饮食均衡、营养充足,多补充牛奶、蛋类、瘦肉、鱼类、肝类、新鲜蔬菜水果等,以供胎儿生长发育及母体健康需要。忌食辛辣、油炸、滑利、肥甘厚味及生冷之品。②注意饮食卫生,避免发生腹泻而诱发胎漏、胎动不安。③辨证施食:肾虚者,宜食补肾之品,如桑寄生、红枣、阿胶、核桃、杜仲等;气血虚弱者,宜食血肉有情之品,如瘦肉、肝类、鱼、牛奶等,亦可配合食疗方如参枣鸡汤、参枣猪肝汤、桂圆莲子山药粥、阿胶鸡子黄汤等;血热者,宜食清热生津之品,如梨汁、藕汁、甘蔗;阴虚生热者,宜食滋补肾阴之品,如阿胶瘦肉汤、虫草水鸭汤等。

(4) 情志护理:患者宜安定心神,清心静养,避免一切情志刺激。告知患者惊恐伤肾、忧思伤脾、肝郁化火,均可导致胎漏、胎动不安的发生。既往有流产史的安胎患者都不同程度存在着"害怕流产"的心理,以焦虑、恐惧为特征,面对阴道出血往往不知所措,甚至将其严重化,常为担心胎儿的健康而

表现出郁闷、烦躁不安等。但心情过于紧张,可使出血时间延长及反复出血,故必须安定患者情绪,帮助其建立信心,解除不必要的焦虑和紧张。对卧床休息的患者,可指导患者采用放松疗法,如听音乐、读书等分散注意力,使心态平和,安心静养。

(5) 用药护理:①安胎药多为补益剂,滋补药宜用文火久煎。②汤剂宜温服,观察用药后疗效。③妊娠期间用药要审慎,凡峻下、滑利、破气、有毒、苦寒之品均应慎用或禁用。④跌打损伤的药物多具有活血通络、舒筋行气的功效,因此孕妇外伤后须遵医嘱用药,不可擅自服用。腰腹以下受伤者,严禁局部外贴活血化瘀的膏药。⑤便秘者忌用泻药。

(6) 对症处理

阴道下血

① 足浴:可适用于各种证型胎漏、胎动不安和滑胎患者。a. 药物:菟丝子 50g、桑寄生 50g、杜仲 30g、黄芪 50g、青盐 30g。b. 方法:将上述中药煎煮后放置适宜温度,足浴,每晚 1 次。c. 辨证足浴:肾虚者加续断 15g;气血虚弱者加党参 15g,白术 15g;血热者加黄芩、黄柏各 10g;血瘀者加当归 12g,川芎 15g。

② 艾灸:多适合肾虚证和气血虚弱证胎漏、胎动不安者。a. 穴位:肾俞、膈俞穴。b. 方法:采用温和灸,每穴 3~5 分钟,每天 1 次;或隔姜灸,每穴灸 3 壮,每天早晚各 1 次。c. 辨证施灸:肾虚者,加命门穴、腰阳关;气血虚弱者加足三里、隐白穴。

③ 中药贴敷:可适用于各种证型胎漏、胎动不安和滑胎患者。a. 药物:菟丝子 120g,桑寄生 60g,川续断 60g,阿胶 60g。b. 方法:将上述药物按比例配置后打粉,与生姜汁调和后置专用胶带上固定于穴位处。每天换药一次。c. 穴位:气海、关元穴。d. 辨证贴药:肾虚者加补骨脂 60g;气血两虚者加黄芪 100g,党参 80g,当归 120g;血热者加黄芩 60g,苎麻根 80g;血瘀者加三七粉 20g,炒蒲黄 80g。

【健康教育】

1. 孕前做好预防。妊娠前应加强身体锻炼,做好生理、心理两方面准备。有其他病史者,应在准备怀孕前先治愈他病。月经不调者须调经。

2. 滑胎者再次妊娠应距上次流产 1 年左右,以利恢复健康。一旦怀孕应立即保胎,服药时间应超过既往流产孕周,且无胎漏、胎动不安征象时,方可停药。

3. 注重孕期保健。调畅情志,睡眠充足。孕期宜穿平底软鞋。不可过度劳累,避免登高、负重、强力过度,防止跌仆闪挫。怀孕 3 个月内及 7 个月后应禁止房事,以免损伤胎气。加强饮食调理,保持大便通畅,切勿努责扰动胎气。

4. 患者安胎成功后可出院在家静养或适度工作,同时要避免过于安逸,如久坐久卧,或缺乏适当的文娱体育活动等也可致气血停滞,胎气失养。注意防寒保暖。定期产前检查。

(周海哲)

第三节　产后恶露不绝

13章 03节　数字内容

━━━━ 导入案例与思考 ━━━━

王某,女,28 岁。因产后恶露不净 1 月就诊。

患者于 1 月前足月顺产一健康男婴,产后至今恶露淋漓不尽,开始较多,现血量较少质稀,色暗红,有血块,轻微腹痛,块下觉舒。既往月经规律,色暗,量可,有血块,腹痛,孕1产1。妇科彩超示:宫腔内回声不均(子宫后壁探及范围约4.5cm×3.3cm×3.1cm低回声区,内未探及血流信号)。刻下:恶露较少,质稀,色暗红,有血块,伴轻微腹痛,块下觉舒。纳少,眠可,二便调。舌暗红,苔薄白,有瘀斑,脉弦涩。

体格检查:T 36.9℃,P 78 次/min,R 19 次/min,BP 120/70mmHg,腹软,无异常。

请思考:

1. 该患者目前所患何病? 辨证当属何证?

2. 针对该患者的产后恶露不尽,应该如何护理? 请用思维导图的形式呈现。

产后恶露不绝是以产后恶露持续3周以上仍淋漓不断为主要临床表现的病证,又称"恶露不尽""恶露不止"。

凡产后子宫复旧不全、子宫轻度感染、胎盘胎膜残留以产后恶露不绝为主要表现者,均属本病证的讨论范围,可参考本节辨证施护。

【经典与沿革】

1. "产后七八日,无太阳证,少腹坚痛,此恶露不尽。"(汉·张仲景《金匮要略·妇人产后病脉证治》)

2. "产伤于经血,其后虚损未平复,或劳役损动而血暴崩下……若小腹急满,为内有瘀血,不可断之,断之终不断。"(隋·巢元方《诸病源候论》)

3. "夫产后恶露不绝者,由产后伤于经血,虚损不足。或分解之时,恶血不尽,在于腹中,而脏腑挟于宿冷,致气血不调,故令恶露淋沥不绝也"。(宋·陈自明《妇人大全良方》)

【病因病机】

产后恶露不绝之病因有气虚、血热、血瘀三大类。产后恶露不绝病因病机示意图见图13-3。

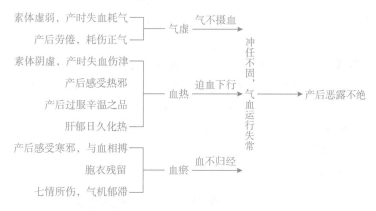

图 13-3　产后恶露不绝病因病机示意图

1. **气虚**　素体气虚,正气不足,产时失血耗气,元气大伤,或因产后操劳过早,劳倦耗伤,气虚下陷,冲任失固,气不摄血,而致恶露不绝。

2. **血热**　素体阴虚,复因产时失血伤津,营阴耗伤,而致阴虚生内热,或因产后感受热邪,或过服辛温之品,或肝郁日久化热,以致热扰冲任,迫血下行,导致恶露不止。

3. **血瘀**　产后胞脉空虚,寒邪乘虚而入,与血相搏,或胞衣残留,结而成瘀;或产后七情所伤,气滞而血瘀,瘀血内阻,冲任失调,血不归经,以致恶露淋漓不净。

本病病位在冲任。冲为血海,任主胞胎,恶露为血所化,而血源于脏腑,注于冲任,若脏腑失调,冲任不固,则可导致产后恶露不绝。病机主要为冲任不固,气血运行失常。病理性质有虚实之分,虚者多为气虚冲任不固,血失统摄,实者多为热扰冲任,迫血下行,或瘀血内阻,血不归经,在临床病理表现有气虚、血瘀、血热之证。

本病如治疗及时,会很快痊愈;如治疗不及时,或身体抵抗力差,恶露日久不止,气虚愈甚,气虚则运而无力,可进一步发展为气滞血瘀。

【诊断与鉴别诊断】

1. 诊断

(1) 症状:产后血性恶露超过三周仍淋漓不净,伴有小腹或坠或胀或痛。

(2) 发病特点:常有素体虚弱、失血过多、滞产史、流产史或过度疲倦史。

(3) 相关检查:妇科检查、血常规、超声波检查等有助于明确诊断。

1) 妇科检查:子宫大而软,或有压痛,宫口松弛,有时可见残留胎盘组织堵塞于宫口。当恶露量多、色鲜红时,应仔细检查软产道,及时发现软产道损伤。

2) 影像学检查:B超检查,宫腔内有无残留物,子宫复旧情况,剖宫产切口愈合情况。

3) 其他检查:血常规、尿常规,了解感染与贫血情况;必要时宫腔分泌物培养或涂片检查。

2. 鉴别诊断　产后恶露不绝与绒毛膜癌:两者的共同点为产后阴道不规则流血,可伴有腹痛。两者的不同点见表13-9。

表13-9　产后恶露不绝与绒毛膜癌鉴别

病证名称	发病时间	临证特点	相关检查
产后恶露不绝	分娩后	产后阴道流血,淋漓不尽,伴有小腹或坠或胀或痛	子宫大而软,或有压痛,宫口松弛。B超检查有时可见宫腔内有残留物,子宫复旧情况不良,剖宫产切口愈合不佳等情况
绒毛膜癌	葡萄胎、流产或足月分娩以后	产后阴道不规则流血,可伴有腹痛,腹部有包块,转移者会伴有肺、阴道、脑等转移灶症状	血hCG阳性,B超提示宫内无胎盘胎膜残留、子宫增大而软或有子宫内膜肿瘤或卵巢黄素化囊肿,病理检查坏死组织夹有增生活跃且异型性滋养细胞

【辨证施护】

1. 辨证要点　辨气虚、血热、血瘀:主要根据恶露的量、色、质、气味等辨别虚、热、瘀。若出现恶露量多,色淡,质稀,无臭气,多为气虚;若出现恶露色红或紫,黏稠而臭秽,多为血热;若出现恶露色暗有块,多为血瘀。

2. 护治原则　遵循虚者补之、热者清之、瘀者攻之的原则分别护治,同时注意产后多虚多瘀的特点,补虚勿碍邪,祛邪勿伤正。

3. 证治分类(表13-10)

表13-10　产后恶露不尽的常见证型及辨证治疗

证型	临床表现	治法	方药
气虚	产后恶露过期不止,量多,色淡,质稀,无臭味,小腹空坠,精神倦怠,四肢无力,气短懒言,面色㿠白,舌淡,苔薄白,脉缓弱	益气摄血固冲	主方:补中益气汤 常用药物:黄芪、人参、炙甘草、白术、当归、陈皮、升麻、柴胡、阿胶、艾叶、乌贼骨等
血热	产后恶露过期不止,量较多,色深红,质黏稠,气臭秽,面色潮红,口燥咽干,舌红少苔,脉细数	清热滋阴,凉血止血	主方:保阴煎 常用药物:黄芩、黄柏、生地黄、熟地黄、白芍、山药、续断、甘草、炒地榆、煅牡蛎等
血瘀	恶露过期不止,淋漓涩滞,量时多时少,色暗有块,小腹疼痛拒按,块下痛减,舌紫暗,或有瘀点,脉弦涩	活血化瘀,理血归经	主方:生化汤 常用药物:当归、川芎、桃仁、炙甘草、炮姜、益母草、茜草、三七等

4. 主要护理问题

(1) 恶露不绝　与冲任不固,气血运行失常有关。

(2) 小腹疼痛　与气血瘀滞,不通则痛有关。

5. 辨证施护

(1) 病情观察:①观察恶露的量、色、质、气味及伴随症状。注意有无臭味、血块,并做好记录。②观察胞衣残留的情况。如见恶露过多,色红有血块,面色苍白,头晕自汗,心慌气短,伴腹痛者应考虑为胎盘胎膜残留,及时报告医生采取治疗措施,必要时行清宫术治疗。

(2) 生活起居护理:①保持室内空气流通,注意保暖,避免直接吹风。产后体虚易汗,更换湿衣时要注意防止受凉。②血量多时,卧床休息,取半卧位。血量不多时鼓励患者起床走动,或进行适当的医疗体操,促进子宫收缩。③保持外阴清洁,勤换卫生垫,每日用温水清洗,或以1∶5 000高锰酸钾坐浴或清洗阴部。④辨证起居:气虚者,病室宜温暖,卧床休息,病情好转后适当活动,以不引起疲劳为度;血热者,衣被适宜,不宜过暖;血瘀者,注意保暖,避免受寒,适当活动。

(3) 饮食护理:①饮食宜清淡富有营养,补充高蛋白、适量维生素和含铁食物。忌食生冷及辛辣油腻食物。②辨证施食:气虚者,以补气摄血为原则,宜食甘温之品,如黄芪、白术、人参、当归、粳米、莲子肉、大枣、山药、海参等,忌大补、过饱;食疗方如参枣猪肉汤(《中医食疗学》,白参3g,山药50g,大枣20g,猪瘦肉250g)。血热者,以养阴清热,凉血止血为原则,宜食味甘性凉之品,如生地黄、芹菜、苦瓜、鲜荸荠、猪瘦肉、鲜藕、梨、橘子、西瓜等,忌辛辣温燥之品;食疗方如桃仁莲藕汤(莲藕250g,洗净切小块,桃仁12g);口燥咽干者可服用藕蜜膏(藕汁、蜂蜜各200g,生地黄汁100g)。血瘀者,以活血化瘀为原则,宜食辛散之品,如生姜、红糖、黄酒、山楂、黑木耳、益母草、当归、川芎、三七等;食疗方如益母草粥(益母草30g,粳米100g),也可食山楂香附饮(山楂30g,香附15g,浓煎顿服)。

(4) 情志护理:产妇在恶露不绝发生的过程中,容易出现身心疲倦、心情烦躁以及焦虑、恐惧等不良情绪,影响其身心恢复。可通过语言交流增进护患关系,消除思想顾虑。采用移情易性法、音乐疗法、聊天等多种方式释放患者不良的心理压力。嘱患者避免情绪激动,保持心情舒畅,尤其是气滞血瘀患者,情志条达利于气血运行。并尝试对患者的心理状态进行评估,判断其情志不遂的种类,根据中医学情志相胜的原理,对患者辨证施护,按照五行相克的规律,用一种情志代替另一种情志,让患者原有的情志发生转移,恢复正常情绪。

(5) 用药护理:中药按常规方法煎煮,早饭前、晚饭后温服。注意观察服药后恶露及腹痛的情况。辨证施药:气虚者宜温服药液;血热者药液宜偏凉服。

(6) 对症处理

恶露不绝

① 乳房按摩:适用于血瘀证恶露不绝者。用热毛巾(温度以皮肤耐受为宜)敷乳房10分钟,产妇双手拇指和其余4指自然分开,手托乳房,用指腹轻轻按摩乳房,然后双手提拉乳房乳头15~20分钟,每日3~4次,7日为1个疗程。

② 穴位按摩:适用于恶露不绝者。a. 穴位:气海、子宫。b. 方法:每穴每次按揉5~10分钟,每日1次。c. 辨证按摩:气虚者,加按脾俞、胃俞、关元、足三里等;血热者加按合谷、曲池、外关、三阴交等;血瘀者,加按归来及乳房等处。

③ 耳穴贴压:适用于气虚证恶露不绝者。a. 穴位:子宫、卵巢、脾、内分泌。b. 方法:选择王不留行籽或磁珠贴于上述耳穴,每日按压3~5次,每次每穴按压1~2分钟,或不拘时按压,对按或向耳轮方向按压,以耐受为度,每4~5日更换一次。

④ 药熨:适用于气虚证和血瘀证恶露不绝者。a. 药物组成:当归12g,延胡索15g等。b. 部位:腹部相关穴位。c. 方法:将中药加适量陈醋搅拌均匀后,装入布袋内,用微波炉高火加热2~3分钟,或上

蒸锅蒸 20 分钟。取出试温合适时,将药包热敷于腹部相关穴位。每次 20~30 分钟,每天 2 次。治疗过程中随时询问患者感受,防止烫伤。d. 辨证药熨:气虚证者加用白术 15g,黄芪 30g,党参 15g,陈皮 12g,药熨穴位为神阙、气海、关元等处;血瘀证者加用桃仁 15g,红花 12g,川芎 15g,炮姜 6g,药熨穴位为子宫、归来等处。

【健康教育】

1. 临产分娩时注意保暖,防止受凉引起产后恶露不绝。孕 28 周后避免性生活,以防胎膜早破。

2. 由于产妇生产时消耗大量体力,产后哺乳,体质较虚,因此进食宜富于营养,补充蛋白质、适量维生素及铁剂,增强体质,以防邪气乘虚侵入与余血搏结,致瘀阻胞宫,而发生产后恶露不绝。

3. 分娩后注意卧床休息,要注意阴道卫生,每天用温开水或 1∶5 000 高锰酸钾清洗外阴。选用柔软消毒卫生纸,经常换月经垫和内裤,减少邪毒侵入机会。

4. 坚持哺乳喂养,以利于子宫收缩和恶露的排出。指导产妇增强信心,消除紧张焦虑情绪。

（周海哲）

第四节　产后缺乳

13 章 04 节　数字内容

 ————————————— 导入案例与思考 —————————————

李某,女,30 岁,因产后 2 个月,乳汁减少半月就诊。

患者 2 个月前自然分娩 1 名健康男婴,产程顺利,母子皆安。婴儿母乳喂养,半月前患者骤然恼怒后出现乳汁减少,呈渐进性加重,自行食疗 10 余天无明显改善,现用吸奶器每次吸出奶水仅 30ml,每日吸奶总量不足 100ml,远不能满足婴儿需求,遂来院就诊。刻下:乳汁减少,自觉时有双侧乳房胀痛,饮食尚可,夜寐欠安,二便尚调。舌质暗红,苔薄,脉弦。

体格检查:T 36.6℃,P 76 次/min,R 19 次/min,BP 110/70mmHg。双侧乳房外观无红肿等异常。

请思考:

1. 该患者目前所患何病？辨证当属何证？

2. 针对该患者的产后乳汁不足,应该如何护理？请用思维导图的形式呈现。

产后缺乳是以产后哺乳期内,产妇乳汁甚少或全无为主要临床表现的病证,亦称"缺乳""乳汁不行"或"乳汁不足"。一般发生在产后 2~3 天或半个月内,也可发生在整个哺乳期。

凡现代医学的产后缺乳、泌乳过少者,属本病证的讨论范围,可参考本节辨证施护。

【经典与沿革】

1. "既产则水血俱下,津液暴竭,经血不足者,故无乳汁也。"(隋·巢元方《诸病源候论》)

2. "产妇有两种乳脉不行,有气血盛而壅闭不行者,有血少气弱而不行者,虚当补之,盛当疏之。"(宋·陈无择《三因极一病证方论》)

3. "阳明之气血自通,而乳亦通矣。"(清·傅山《傅青主女科》)

Note:

【病因病机】

产后缺乳的主要病因有气血虚弱和肝郁气滞。产后缺乳病因病机示意图见图 13-4。

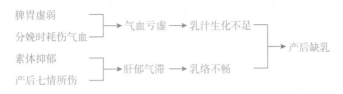

图 13-4 产后缺乳病因病机示意图

1. **气血虚弱** 乳汁为血所化,赖气运行。素体气血虚弱,复因分娩耗气失血,或因脾胃虚弱,产后冲任气血不足,乳汁生化乏源,因而产后乳汁甚少或全无。

2. **肝郁气滞** 乳汁的溢泄与正常排出有赖于肝气条达,疏泄有度。素多抑郁,或产后七情不遂,肝失条达,气机不畅,经脉阻滞,乳汁运行不畅,因而乳汁不行。

本病病位在脾、胃、肝,与任冲二脉有关。乳汁为气血所化生,其产生与溢泄有赖于脾之健运,肝气条达。本病病机为乳汁生化不足,或乳脉不畅。脾失健运,气血虚弱,则乳汁生化乏源;肝郁气滞,乳络不通,乳汁运行不畅,均可导致缺乳。病理性质有虚实之分,临床常见有气血两虚和肝郁气滞之证。

本病若在分娩后尽早治疗,可以治愈。肝郁气滞型若郁久化火,可导致乳痈。

【诊断与鉴别诊断】

1. **诊断**

(1) 症状:乳汁甚少,或全无;或原有乳汁,情志刺激后突然缺乳。

(2) 体征:乳房柔软,无胀痛,乳汁清稀;或乳房胀硬疼痛,乳汁浓稠。

(3) 发病特点:产时、产后出血过多,或产后情志不畅,或乳腺发育不良,乳头内陷。

(4) 相关检查:检查乳房大小,有无红肿、结块、压痛,有无乳头凹陷。

2. **鉴别诊断** 产后缺乳与乳痈:乳痈即急性乳腺炎,以乳房红肿为主症。产后缺乳之肝郁气滞证,与乳痈非常相似,两者均可发生于产后,出现乳汁排出不畅,乳房疼痛。两者的不同点见表 13-11。

表 13-11 产后缺乳与乳痈的鉴别

病名	发患者群	常见病因	临床表现	实验室检查
产后缺乳	哺乳期妇女	气血不足或肝郁气滞	产后乳汁甚少或全无,乳房柔软、乳汁清稀或乳房胀硬疼痛、乳汁稠厚	无异常
乳痈	多见于哺乳期妇女,也有少部分发生于怀孕期和其他时期	乳头破溃或乳汁淤积	初起乳房内有疼痛性肿块,微红或皮肤不红,排乳不畅,可有乳头破裂糜烂。化脓时乳房红肿疼痛加重,肿块变软,有应指感。常伴有恶寒发热,同侧腋窝淋巴结常有肿大压痛	外周血白细胞总数及中性粒细胞增高

【辨证施护】

1. **辨证要点** 辨虚实:主要根据乳汁、乳房、情绪、舌脉来辨其虚实。若出现乳汁清稀,乳房柔软,不胀不痛,精神萎靡者,多为气血不足,为虚证;若出现乳汁较稠,乳房胀硬疼痛,情志不畅,胸闷嗳气者,多为肝郁气滞,为实证。

2. **证治分类**(表13-12)

表13-12 产后缺乳的常见证型及辨证治疗

证型	临床表现	治法	方药
气血两虚	产后乳少,甚或全无,乳汁清稀,乳房柔软,无胀满感,神倦食少,面色少华,或出现心悸、失眠,舌淡,少苔,脉细弱	补气养血,佐以增乳	主方:通乳丹 常用药物:人参、生黄芪、当归、麦冬、木通、桔梗、猪蹄等
肝郁气滞	产后乳汁涩少,或全无,或产后乳汁正常或偏少,伤于情志后乳汁骤减或点滴全无,乳汁稠,乳房胀硬疼痛,情志抑郁,胸胁胀痛,食欲不振,或有微热,舌淡红,苔薄黄,脉弦细或弦数	疏肝解郁,活络通乳	主方:下乳涌泉散 常用药物:当归、白芍、桔梗、川芎、生地黄、白芷、天花粉、甘草、柴胡、青皮、通草、漏芦、穿山甲、王不留行等

3. **护治原则** 虚者补之,补气养血;实者疏之,疏肝解郁。同时佐以通乳。

4. **主要护理问题**

(1) 乳汁不足 与气血不足或肝郁气滞有关。

(2) 乳房疼痛 与肝郁气滞,乳络不通有关。

(3) 纳差 与脾胃虚弱、运化无力,或肝气郁滞、肝郁乘脾有关。

5. **护理措施**

(1) 病情观察:①注意有无产后失血过多、产程过长、平素脾胃虚弱,以及产后郁怒、焦虑等情志损伤导致乳汁骤减史。②观察恶露情况,如恶露过多,影响乳汁化生,应同时治疗。③辨证观察:观察乳房、乳汁情况及伴随症状,以辨明证候。

(2) 生活起居护理:①注意休息,保证充足的睡眠。②乳房护理:注意清洁,哺乳前后清洗乳头,防止哺乳时乳头疼痛和干裂,及时纠正乳头伸展性不好、扁平或内陷;坚持哺乳,避免因为乳汁不足而减少哺乳次数;定时排空乳房,以免乳汁淤积化热,转变成乳痈,可用吸奶器或他人吸吮。③辨证起居:气血两虚者,忌劳倦,劳则耗气,嘱产妇与婴儿同步休息,适当户外活动,以利于脾胃气机通畅,病室宜温暖,避免直接吹风,以防外感;肝郁气滞者,适当锻炼以利于气血运行通畅,如做产后体操、散步等,乳房疼痛者,注意睡眠姿势,勿压乳房。

(3) 饮食护理:①饮食宜清淡易消化、营养丰富。忌食酸涩、辛辣、油炸、肥甘厚味及生冷黏腻之品。②辨证施食:气血两虚者,宜食益气养血之品,如乳鸽、鳝鱼、猪蹄、红枣、桂圆、花生米等,亦可配合食疗,如鱼汤、骨头汤、鸡汤、酒酿鸡蛋、花生黄豆炖猪蹄等;肝郁气滞者,宜食行气解郁之品,如玫瑰花、月季花、丝瓜、佛手、合欢花、萝卜等,忌辛辣刺激,以免助热化火,食疗方可选通草鲫鱼汤。

(4) 情志护理:给产妇讲解母乳喂养对婴儿和产妇自身的益处,帮助产妇树立母乳喂养的信心。对情绪抑郁焦虑的产妇应讲解肝郁气滞与缺乳的关系,鼓励其调畅情志,保持乐观豁达的心情。

(5) 用药护理:观察用药后症状缓解情况和时间,并注意服药后的不良反应。观察服药后的乳汁分泌情况,若出现服药后乳汁分泌较多,且排出不利者,应暂停用药。中药汤剂宜温服,药后不宜马上进食,以免影响药物吸收。辨证施药:肝郁气滞者用疏肝解郁,通络行乳的汤药,理气药大多为芳香之品,其汤剂不宜久煎,宜热服;补益中药可文火久煎,气血两虚者汤药宜早晚空腹温热服。

(6) 对症处理

乳汁不足

① 穴位按摩:多用于气血两虚证和肝郁气滞证乳汁不足者。a. 按摩部位:乳房除乳头以外处。b. 按摩方法:产妇仰卧,先用温湿毛巾温拭乳房5分钟;再用拇指及示指指肚轻轻按揉,从乳房周围

向乳头方向缓慢按摩,每次5~10分钟,每日2~3次。c.辨证按摩:气血两虚者先用补法按揉少泽、足三里、膻中、乳根穴,再按摩乳房部;肝郁气滞者先用泻法按揉少泽、内关、太冲、乳根、膻中,再按摩乳房部。

②艾灸:适用于气血两虚证和肝郁气滞证乳汁不足者。a.穴位:膻中、乳根等。b.方法:用艾条温和灸,每穴每次灸5~10分钟。c.辨证施灸:气血两虚者加气海、关元、足三里穴;肝郁气滞者加太冲、少泽穴。

【健康教育】

1. 孕前乳房护理,及时纠正乳头凹陷。分娩后早接触、早吸吮,按需哺乳,促进乳汁分泌。指导产妇正确哺乳。

2. 帮助产妇分析缺乳的原因。加强产后营养,多进汤水,平衡膳食,宜多吃汤类,如鱼汤、骨头汤等,忌吃辛辣、刺激性食物,禁烟、咖啡。保持乐观情绪,心情舒畅,避免过度的精神刺激。

3. 劳逸结合。产妇应在充分休息的同时,适当进行一些轻缓的活动。

4. 如有腹泻、恶露过多、产后自汗、盗汗等耗伤津液气血的病症,应及早进行治疗,以免影响乳汁的化生。

(周海哲)

病案分析与思考

13章病案　数字内容

【病案导入】

王某,女,26岁,教师,已婚。2019年5月10日初诊。

孕9周,间断呕吐3周余。

患者自孕6周时开始出现恶闻食气,食入即吐,心烦易怒。刻下:频繁恶心,时呕吐,呕吐物为酸水,口渴,胸满胁痛,夜卧不安,无黄疸,大便略干,小便尚调。平素性急。舌红,苔薄微黄,脉细滑数。既往健康,否认其他疾病史。

否认家族性疾病病史。

否认药物、食物过敏史。

月经史13 $\frac{4-5}{28}$,经量色正常,无血块,无痛经。

婚育史:已婚,生育史:孕1产0,配偶健康。

查体:T 37.0℃,P 83次/min,R 20次/min,BP 105/75mmHg。患者神清。

相关检查:尿妊娠试验阳性,超声波扫描可显示胎囊影像。子宫大小符合妊娠停经月份。

【提出问题】

1. 本例患者目前所患的是何病何证?请具体分析。

2. 本例患者存在的护理问题有哪些?如何解决?

【分析思路】

1. 辨病分析　患者恶心呕吐,呕吐物为酸水,口渴,心烦易怒。尿妊娠试验阳性,B超确诊妊娠。故辨病属中医之妊娠恶阻,西医之妊娠剧吐。

2. 辨证分析　患者素来情绪不遂,郁而化热,孕后血盛于下以养胎,冲脉之气旺盛,上逆犯胃,胃失和降,随冲气上逆,故恶心呕吐。肝胆互为相表,肝气上逆,则胆火随之上升,胆热液泄,故呕吐酸水。肝脉布两胁而贯膈,肝气不舒,故胸满胁痛。肝郁化热,热灼津液,故口渴,大便略干。胃不和则卧不安,故夜卧不安。急躁易怒,舌红,苔薄微黄,脉细滑数,均为肝热犯胃之象。综上,本病为肝气郁而化热,升降之气逆乱,随冲气循经上逆犯胃而作呕恶,辨为肝胃不和证。

3. 辅助检查　尿妊娠试验阳性,超声波扫描显示胎囊影像,子宫大小符合停经月份,提示妊娠。本病为妊娠病,属于现代医学妊娠剧吐范畴。可检查尿酮体,以查明是否有呕吐导致酮症酸中毒。

4. 目前存在的护理问题

(1) 恶心、呕吐　与冲气上逆,胃失和降有关。

(2) 知识缺乏:缺乏妊娠相关知识。

(3) 胸满胁痛　与肝气郁结,肝经郁滞有关。

(4) 失眠　与肝胃不和,心神被扰有关。

【行动方案】

1. 加强病情观察。每6小时测量一次体温,做好记录。观察呕吐物的性状和量,做好出入量记录。若呕吐剧烈,甚则呕吐带血样物,兼见精神萎靡,目凹肤干,为气阴两虚的严重证候。

2. 嘱患者卧床休息,并保证充分的睡眠。病室安静卫生,整齐清洁,通风良好,室温宜偏凉爽,湿度适宜。保持室内空气清新,无异常气味。

3. 注意口腔护理,呕吐后可用淡盐水或金银花煎水漱口。

4. 饮食宜清淡易消化、营养丰富。忌食辛辣、油炸、肥甘厚味及生冷之品。应少量多餐,可每2小时进食少量的食物。注意色香味的搭配,经常调换食物种类,可根据患者的喜好选择食物,适当选择酸味食物,如柑橘、乌梅、陈皮梅等,或可用菊花、竹茹、黄芩水煎代茶饮。进食的时间宜安排在不易呕吐的时段为佳。

5. 适当多饮水,以补充津液。多食新鲜蔬菜,促使排便。

6. 中药汤剂宜浓煎,少量多次服用。切忌大量药液吞服,导致服药后呕吐。药液宜偏凉服,可加数滴鲜竹沥汁于汤药中再服用。

7. 帮助孕妇正确认知妊娠过程,解释说明妊娠恶阻是妊娠的生理反应,以安定情绪,并解除其思想顾虑,使患者精神愉快,无忧无虑,采取积极的应对方式,保持精神愉快。对待患者态度和蔼,关心体贴,善言劝慰,以恰当的语言表达对新生命的期待和祝愿,以及对患者深切的同情感,从而取得患者的信任,使患者以最佳的心态积极治疗。及时与患者及家属沟通,关心体贴患者,使其密切配合治疗和护理。

8. 可采用耳穴贴压法。选择皮质下、贲门、内分泌、神门、交感、胃区、肝区,每天按压3~5次,每次30~60秒,刺激强度以患者能忍受为宜。5天更换1次,双耳交替,一般更换2~3次。

【护理评价】

患者住院1天,通过治疗、护理和评估,本阶段护理目标未实现。具体情况如下:

1. 患者症状和体征方面

(1) 患者主诉呕吐未减轻。

(2) 患者全身皮肤和黏膜干燥,尿量减少。

2. 疾病相关知识方面　患者了解本次发病的原因,熟悉有关妊娠恶阻的预防、调护及潜在的并发症等知识。

【病情进展】

患者住院1天,因与家属沟通不畅,发生争吵,呕吐加剧,不欲进食,并伴有胁痛、胃脘胀满。刻下:呕吐发作频繁、呕吐物为苦水。舌质红,苔薄微黄,脉细滑数。

查体:T 37.1℃,P 84次/min,R 20次/min,BP 105/75mmHg。心烦易怒,精神可,全身皮肤和黏膜干燥,尿少。

实验室检查：尿液检查酮体呈阳性。

【提出问题】

1. 患者病情为什么会出现上述变化？还应做哪些辅助检查？

2. 患者目前存在的护理问题有哪些？如何解决？

3. 患者病情会有哪些转归？护治原则分别是什么？

【分析思路】

1. 变证分析 患者入院后虽经积极治疗，但因患者平素情绪不遂，孕后血聚于下以养胎，冲气上逆，恶心呕吐导致摄入减少，故气血紊乱明显；昨日与人争吵后情绪激动，加重气机逆乱，肝气横逆克脾犯胃，诱发剧烈呕吐，不欲进食，胃脘胀满；肝热气逆，上扰空窍则头昏；肝脉布两胁而贯膈，肝气不舒，故胁痛；剧烈呕吐伤及津液，阴液亏虚，故皮肤黏膜干燥，尿量减少；舌质红，苔薄微黄，脉细滑数，仍为肝胃不和之象，且肝气郁结加重。综上所述，患者本阶段当属妊娠恶阻之肝胃不和证。

2. 辅助检查 根据情况监测尿酮体、电解质、血常规、B超等。

3. 目前存在的护理问题

(1) 恶心呕吐 与冲气上逆，胃失和降有关。

(2) 胃脘胀满 与肝气郁结，横克脾土有关。

(3) 潜在嗜睡昏迷 与呕吐剧烈，阴液亏虚有关。

【行动方案】

1. 密切观察血压变化，正确记录出入量，一旦发现血压过高或下降、神志异常须及时报告医生救治。

2. 暂禁食，根据电解质情况和出入量予静脉补充营养，纠正脱水、酸中毒。待病情好转，再逐渐恢复进食。

3. 绝对卧床休息。密切监测妊娠情况，必要时B超复查胎心胎动情况。

4. 密切监测体温、心率。每6小时测量体温、心率一次。若经治疗仍无好转，特别是体温持续升高，甚至达38℃，心率每分钟超过120次，或出现黄疸时，应及时考虑终止妊娠。

5. 及时与家属积极沟通，做好家属的思想工作，选择患者能够接受的交流和沟通方式对待患者，关心体贴患者；与患者及家属沟通，态度和蔼，关心体贴，善言劝慰，表达对新生命的期待和美好祝愿，获取患者和家属的认可；嘱患者精神放松，勿紧张焦虑，避免不良情绪刺激，使患者以最佳的心态积极治疗。

6. 指导患者服药，药液偏凉，少量频频呷服，也可在药液中滴数滴鲜竹沥水，并嘱平时嚼服数粒砂仁。

7. 穴位按摩。指导患者家属按摩患者的内关、中脘、足三里穴位，每天每个穴位按揉100次，以达到和胃止呕的作用。

8. 病情好转，宜逐渐恢复饮食，可食疏肝解郁之品，如花茶。

【转归与护治原则】

转归一：患者经过积极的治疗护理，及时控制病情，但可见肝经郁热，阴液不足的症状，如口干口苦，不欲饮食、恶心呕吐逐渐好转等。治疗应清肝养阴，和胃止呕。若治疗护理得当，较易痊愈。

转归二：恶心呕吐进一步加重，津液大量耗损，导致气随津伤，出现神疲乏力甚至气息微弱、大汗淋漓、神情昏聩、四肢厥冷、脉微欲绝等。治当回阳固脱。

转归三：病情进一步加重，体温持续38℃，心率每分钟超过120次，或出现黄疸时，应及时考虑终止妊娠。

转归四：病情虽得到控制，但出现阴道少量流血，或小腹坠胀、腰酸腹痛等，为气血虚弱，胎失所养，导致胎漏、胎动不安。应在治疗的同时给予补气补血安胎。

(周海哲)

Note:

思　考　题

1. 脾胃虚弱证和肝胃不和证妊娠恶阻的主要证候有什么不同?

2. 妊娠恶阻肝胃不和证患者如何进行情志护理?

3. 产后恶露不绝气虚证的辨证要点是什么?

4. 产后恶露不绝血瘀证该如何护理?

5. 如何理解肾虚和胎漏、胎动不安及滑胎的关系?

6. 肾虚证胎动不安患者该如何护理?

7. 乳汁与气血有何关系?

8. 气血两虚证产后缺乳如何护理?

妇 科 杂 病

● 知识目标:

1. 掌握各病证的概念、病因病机和护治原则。

2. 掌握不孕症的情志护理,癥瘕的辨证施食。

3. 熟悉各病证的病因,经典原文,主要的护理问题、健康教育。

4. 熟悉以下病证鉴别 癥瘕与瘕闭。

5. 了解各病证的历史沿革、诊断。

● 能力目标:

1. 能根据病情资料准确地进行辨病和辨证。

2. 能采取合适的中医护理技术缓解患者的症状,灸法治疗不孕,中药热奄包治疗下腹疼痛,中药灌肠治疗腹痛。

● 素质目标:

具有尊重患者隐私、主动关心患者的意识,具备同理心。

凡不属于经、带、胎、产和前阴疾病范畴,而又与女性解剖、生理特点有密切关系的疾病,属于妇科杂病。其病因包括房劳多产,感受外邪,情志内伤,禀赋不足等。病机主要是脏腑功能失常、气血失调,直接或间接损伤冲任、胞宫、胞脉、胞络,从而导致各种疾病。

妇科杂病临床表现多样,以脏腑、气血、经络功能失调为主。护理上应注意观察患者所处生理时期(青春期、育龄期、更年期)的不同变化,观察主症及月经、带下表现,起居有常,避免劳倦过度,饮食清淡,配合情志疏导,调畅气机,注重个性化健康教育及体育锻炼,增强体质。

第一节 不孕症

14章01节 数字内容

 ———————— 导入案例与思考 ————————

吴某,女,26岁,公司职员。因月经周期推后7年余,停经45天就诊。

患者结婚3年,有生育要求,性生活正常,未避孕而未受孕。体胖,近3年体重增加10kg。平素月经周期40~60天,经期6~7天,量中等,色红,少块,经期小腹隐痛,自诉有月经推后史7年余。本次因停经45天来院就诊。刻下:不孕,月经后期,形体肥胖,带下量多,色白,质稠,腰冷痛,胸闷,纳寐可,情绪低落,大便不成形,小便调,舌淡胖,苔白腻,脉沉滑。

相关检查:T 36.3℃,P 74次/min,R 20次/min,BP 128/75mmHg。身高160cm,体重75kg。TORCH筛查、不孕不育抗体及甲状腺功能检查未见明显异常。B超示子宫前后径2.9cm,内膜厚0.35cm(单层),双侧卵巢探及十余个小卵泡,最大约0.9cm×0.8cm。性激素检测结果示PRL 330μIU/ml,FSH 5.22mIU/ml,LH 16.34mIU/ml,E_2 41.33pg/ml,P 0.85pg/ml,hCG 0.1mIU/ml,T 48.68ng/dl,FT 8.28ng/dl,DHEA-S 412.67ng/dl。胰岛素释放试验示空腹INS 42.34mU/L,1小时INS 461.1mU/L,2小时INS 440.2mU/L,3小时INS 209.5mU/L。

请思考:

1. 该患者目前所患何病?辨证当属何证?

2. 针对该患者的情绪低落,应该如何护理?请用思维导图的形式呈现。

女子婚后有正常性生活、未避孕、同居1年而未受孕;或曾孕育过,未避孕而1年以上未再受孕者,称为不孕症。从未妊娠者,古称"全不产",现代医学称原发性不孕;有过妊娠而后不孕者,古称"断绪",现代医学称继发性不孕。夫妇任何一方有先天或后天解剖生理缺陷,无法纠正而不孕者,称为绝对不孕;纠正后仍可孕者,称为相对不孕。

凡因排卵功能障碍、子宫内膜异位症、生殖系统炎症、免疫因素及部分良性肿瘤等引起的以不孕为主要表现者,均属本病证讨论范围,可参考本节辨证施护。

【经典与沿革】

1. "男不可为父,得阳气之亏者也;女不可为母,得阴气之塞者也。"(元·朱丹溪《格致余论》)

2. "女子不孕之故,由伤其任冲也。"(清·吴谦《医宗金鉴》)

【病因病机】

不孕症与肾精不足,气血不和、冲任失调有关,常见病因包括肾虚、肝郁、痰湿和血瘀。不孕症病因病机示意图见图14-1。

1. **肾虚** 先天禀赋不足,或早婚多产,或房事不节,久病及肾,损伤肾气,冲任虚衰,胞脉失养,不

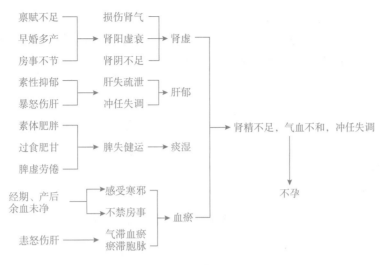

图 14-1 不孕症病因病机示意图

能摄精成孕;或肾阳虚弱,命门火衰,冲任不足,胞宫失去温煦,则不能成孕;或阴血不足,阴虚内热,热伏冲任,热扰血海,致不能凝精成孕;甚则肾阴不足,阴虚火旺,致胞宫伏热,耗伤精血,则为不孕。

2. 肝郁 暴怒伤肝,素性抑郁,情志不畅,肝气郁结,肝失疏泄,血气不和,冲任不能相资,以致不孕;或盼子心切,焦虑不安,肝郁不舒,冲任失调,久而不孕;或气血由于情怀不畅,冲任不充则胎孕不受。

3. 痰湿 素体肥胖,或恣食膏粱厚味,影响脾气运化,湿聚成痰,痰阻气机,冲任失司,躯脂满溢,痰湿闭塞,胞宫不能成孕;或素体脾虚,劳倦过度,损伤脾气,脾失健运,痰湿内生,流注下焦,滞于冲任,湿壅胞脉,不能摄精成孕。

4. 血瘀 经期、产后余血未净之际,或涉水感受寒邪,寒凝血瘀;或不禁房事,精血瘀阻冲任胞宫;或恚怒伤肝、气滞血瘀,冲任不通,瘀阻胞脉,均可致不能摄精成孕。

本病病位主要在冲任、胞宫,与肾、肝、脾密切相关。由于肾主生殖,故本病与肾关系尤为密切。病机为肾精不足,气血不和,冲任与胞宫功能失调。病理性质虽有虚实之分,但大多是虚实夹杂。

本病预后与患者年龄、发育、不孕原因、病程长短密切相关。一般而言,年龄较轻,生殖器官发育正常,功能性不孕,病程较短,心态平和者,疗效较好;年龄较大,发育欠佳,器质性病变所致不孕,病程较长,情绪不稳定者,疗效欠佳。

【诊断与鉴别诊断】

1. 诊断

(1) 症状:夫妇同居 1 年或曾孕育后 1 年以上,配偶生殖功能正常,未避孕但未能受孕,可伴有月经失调、经行腹痛、带下病等。

(2) 诱发因素:房事不节、烦躁焦虑、肝郁不舒、素体肥胖等诱发。

(3) 相关检查:①体格检查:注意第二性征以及内外生殖器的发育情况,有无畸形、炎症、包块等。②辅助检查:包括卵巢功能检查、输卵管通畅试验、宫颈黏液精液相合试验、免疫因素检查、宫腔镜和腹腔镜检查等。

2. 鉴别诊断 不孕症与暗产:暗产多因肾虚、肝郁、房事不节等所致,是指受孕之早期,胎珠始发而孕妇尚无明显的妊娠反应,无停经史,因故而自然流产者。临床通过基础体温、尿妊娠试验及病理学检查进行诊断。

【辨证施护】

1. 辨证要点

(1) 辨肾虚、肝郁:根据月经的周期、量、色、质进行分析。若表现为月经错后,量少色淡,或月经稀发甚至闭经,多为肾阳虚;若表现为月经先期量少,色红质稠,或闭经,多为肾阴虚;若表现为经期前后不定,经行腹痛,经行不畅,量少色暗,有小血块,经前乳房胀痛,抑郁或烦躁者,多为肝郁。

(2) 辨痰湿、血瘀:根据体形、月经情况等辨别。若出现婚久不孕,形体肥胖,痰多、口黏、经行后延,甚至闭经,多为痰湿内阻。若表现为婚久不孕,月经后期,量少或多,色紫黑,有血块,经行不畅,甚则痛经,多为瘀血内停。

2. 护治原则 本病以补肾填精、调和气血、调理冲任与胞宫功能为护治原则。经后期以滋肾养血调冲为主,兼顾肾气,以促使卵泡发育;排卵前期,在滋养精血的基础上,辅以助阳调气活血,以促进排卵;排卵后期,以温补肾阳为主;行经期,宜活血调经,促使正常行经。

3. 证治分类(表14-1)

表14-1 不孕症的常见证型及辨证治疗

	证型	临床表现	治法	方药
肾虚	肾气虚	婚久不孕,月经不调或停经,经量或多或少,色暗,头晕耳鸣,腰酸腿软,精神疲倦,小便清长,舌淡,苔薄白,脉沉细或沉迟	补肾益气,填精益髓	主方:毓麟珠 常用药物:人参、白术、茯苓、芍药、川芎、炙甘草、当归、熟地黄、菟丝子、鹿角霜、杜仲、川椒等
	肾阳虚	婚久不孕,月经后期,量少,色淡,质稀,甚则闭经,平时带下量多,腰痛如折,腹冷肢寒,性欲淡漠,小便清长,面色晦暗,舌淡,苔白,脉沉细而迟或沉迟无力	温肾暖宫,调补冲任	主方:温胞饮 常用药物:巴戟天、补骨脂、菟丝子、肉桂、附子、杜仲、白术、山药、芡实、人参等
	肾阴虚	婚久不孕,月经先期,量少,色红,质稠,或行经时间延长,甚则崩中或漏下不止,或闭经,形体消瘦,腰酸腿软,头晕目眩,心悸失眠,口干烦热,舌质红,少苔,脉细数	滋阴养血,调补冲任	主方:养精种玉汤 常用药物:熟地黄、当归、白芍、山茱萸等
肝郁		婚久不孕,经行先后不定期,量或多或少,色暗,有血块,经前乳房胀痛,经行腹痛,情志抑郁,烦躁易怒,舌暗红,苔薄白,脉弦	疏肝解郁,理血调经	主方:开郁种玉汤 常用药物:当归、牡丹皮、香附、白术、茯苓、天花粉等
痰湿		婚久不孕,形体肥胖,月经推后、稀发或闭经,带下量多,色白,质黏稠,头晕心悸,胸闷泛恶,舌淡胖,苔白腻,脉滑	燥湿化痰,理气调经	主方:苍附导痰丸 常用药物:法半夏、茯苓、陈皮、甘草、苍术、香附、胆南星、神曲、枳壳、生姜等
血瘀		婚久不孕,月经后期,经行不畅,量少或多,色紫黑,有血块,痛经,或经期间出血,或经行淋漓不尽,肛门坠胀不适,或小腹隐隐作痛,痛有定处,舌质紫暗,舌边有瘀点,脉细弦	活血化瘀,调经助孕	主方:少腹逐瘀汤 常用药物:小茴香、干姜、延胡索、没药、当归、川芎、肉桂、赤芍、蒲黄、五灵脂等

4. 主要护理问题

不孕 与肾精不足,气血不和,冲任、胞宫功能失调有关。

5. 护理措施

(1) 病情观察:①观察月经的量、色、质、月经周期,指导患者自测基础体温,检测卵泡发育与排出情况。②观察有无腹痛,有无盆腔炎及附件炎症状。③辨证观察:肾虚者,注意患者有无月经不调,头晕耳鸣,精神疲倦,腰酸腿软等症状;肝郁者,注意患者情绪变化,有无乳房胀痛等不适;痰湿者,注意患者是否有形体肥胖,经行延后,头晕心悸等情况;血瘀者,注意患者是否有经行不畅,少腹疼痛拒按等不适。

(2) 生活起居护理:①病室空气通风良好。②避免过度劳累,注重经期卫生,经期禁止性生活。③加强体育锻炼,增强抗病能力。④辨证起居:肾虚者避免熬夜,保持大便通畅;肝郁者勿久坐久卧;痰湿者病室温暖向阳,避免潮湿;血瘀者,注意腹部保暖,避免寒冷刺激。

Note:

(3) 饮食护理:①饮食以清淡、富营养、理血解郁、补肾填精为原则,忌食生冷、肥甘厚腻、辛辣刺激之品。②辨证施食:肾阳虚者,可用补肾壮阳之品,如羊肉、狗肉、当归、杜仲、韭菜、核桃等;肾阴虚者,宜食滋阴补虚之品,如银耳、百合、甲鱼、枸杞子、黑芝麻等,忌食温补燥热之品;肝郁者,饮食以疏肝理气为主,如佛手、玫瑰花、陈皮等;痰湿者,应饮食有节,宜食健脾利湿祛痰之品,如白萝卜、大枣、白扁豆、薏苡仁、赤小豆、山药、冬瓜等;血瘀者,宜多食活血化瘀之品,如山楂、藕、黑木耳等。

(4) 情志护理:加强情志护理,可根据患者实际情况,合理采用个体心理干预、团体心理干预、或心理教育性家庭干预等方式。多做解释,消除顾虑、焦躁、烦恼等,保持心情舒畅、心境平和,肝郁者尤应调畅情志。对患者应以尊重和鼓励为主,为患者及其家属提供相关医疗信息,纠正错误观念,鼓励家属多陪伴,给予情感支持,增强信心。

(5) 用药护理:中药汤剂应温服,注意不同月经周期服药的剂量、时间和方法。注意观察药物的作用与副作用。备孕期间谨慎用药,一旦受孕立即停药。

(6) 对症处理

不孕

① 中药灌肠:多适合痰湿不孕。a. 药物:红藤、败酱草、白花蛇舌草、蒲公英各 30g,三棱、莪术各 15g,丹参、桃仁各 10g。b. 方法:将上述药物水煎去渣至 200ml,行保留灌肠,每天 2 次,保留时间 2 小时以上,于每次月经干净后第 3 天开始,连用 10 天,3 个月经周期为 1 个疗程。

② 艾灸:多适合肾气虚、肾阳虚不孕。a. 穴位:肾俞、命门、腰阳关、神阙、关元、气海穴。b. 方法:于月经周期第 12 天开始,每日灸 1 次,每次 20 分钟,连续灸 7 次。

③ 穴位按摩:适合不孕症各证型。a. 穴位:子宫、中极、关元穴。b. 方法:用拇指点按,每个穴位 1~2 分钟,感觉局部有热为宜,1 个月为 1 个疗程。c. 辨证按摩:肾气虚、肾阳虚者,加肾俞、命门、腰阳关、神阙、气海穴;肾阴虚、肝郁者,加肾俞、肝俞、太冲、行间穴;痰湿者加足三里、阴陵泉、丰隆穴;血瘀者加膈俞、脾俞、肝俞穴。

④ 刮痧:适合痰湿不孕。a. 刮拭部位:背部督脉循行线(至阳—腰俞穴),背部膀胱经第一侧线(膈俞—次髎穴),肝俞、脾俞、肾俞、丰隆、阴陵泉穴。b. 刮拭方法:经脉直线刮拭,尽量拉长,穴位点压按揉,均以出痧为度;督脉用平补平泻法,膀胱经脉用泻法刮拭。

【健康教育】

1. 有氧运动 如瑜伽、气功、太极拳、八段锦,慢跑、游泳等。每次时间持续 30~60 分钟,每周 3~5 次。

2. 痰湿者低热量饮食 宜食高纤维、高蛋白、高维生素、低热量易消化食物。

3. 指导性生活 房事要适度,以防损伤肾气,应用监测基础体温等方法,掌握排卵日期,利于受孕。戒烟戒酒,平时谨慎用药。

4. 心理疏导 克服求子心切心理,尤其是戒骄戒躁,保持乐观情绪,提高患者配合治疗的依从性。

(王秋琴)

第二节 癥 瘕

14 章 02 节 数字内容

导入案例与思考

张某,女,46 岁,教师。因月经量明显增多半年就诊。

患者 5 年前体检行 B 超检查发现子宫肌瘤(0.8cm×1.1cm×1.0cm),平素带下色白量多,近半年来月经量明显增多,经期延长,10日方净,经色鲜红,时常夹有血凝块,伴少腹疼痛,服用"去痛片"可缓解,遂来院就诊。刻下:小腹包块,积块不坚,推之可移,时感疼痛,痛无定处,胸闷不舒,善嗳气。舌质紫暗,有瘀斑,苔白腻,脉弦细。

体格检查:T 36.2℃,P 80 次/min,R 20 次/min,BP 120/72mmHg。神志清楚,面色无华。妇科检查:外阴已婚已产型,阴道畅,分泌物不多,白色稍稠,无味,宫颈光滑,子宫前位,如孕 14 周大小,表面不平,质硬,活动可,无压痛,双附件区无增厚、压痛及包块。

请思考:

1. 该患者目前所患何病? 辨证当属何证?

2. 针对该患者的少腹疼痛,应该如何护理,请用思维导图的形式呈现。

癥瘕,为妇女下腹内的结块,伴有或胀、或痛、或满或阴道异常出血的病证。癥者,坚硬成块,有形可征,固定不移,推揉不散,痛有定处,病属血分;瘕者,痞满无形,时聚时散,聚散无常,推揉可移,痛无定处,病属气分。

凡女性生殖系统肿瘤、盆腔炎性包块、子宫肌瘤、卵巢良性肿瘤、子宫内膜异位症、结核性包块等,以下腹内结块,伴胀、痛、阴道异常出血为主要临床表现者,均属本病证的讨论范围,可参照本节辨证施护。

【经典与沿革】

1. "任脉为病,男子内结七疝,女子带下瘕聚。"(《素问·骨空论》)

2. "妇人宿有癥病,经断未及三月,而得漏不下止,胎动在脐上者,为癥痼害。"(汉·张仲景《金匮要略·妇人妊娠病脉证并治》)

3. "妇女脐下结坚,大如杯升,月经不通,寒热往来,下痢羸瘦,此为癥气,不可疗。"(南北朝·姚僧垣《集验方》)

4. "凡治诸癥积,宜先审身形之壮弱,病势之缓急而治之。如人虚,则气血衰弱,不任攻伐,病势虽盛,当先扶正气,而后治其病;若形证俱实,宜先攻其病也。"(清·吴谦《医宗金鉴·妇科心法要诀》)

【病因病机】

癥瘕之病因有气滞血瘀、寒凝血瘀、痰湿瘀结、肾虚血瘀、湿热瘀阻、气虚血瘀六大类。癥瘕病因病机示意图见图 14-2。

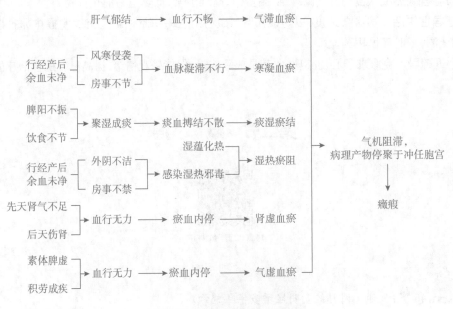

图 14-2 癥瘕病因病机示意图

1. **气滞血瘀** 七情内伤,致肝气郁结,阻滞经脉,血行不畅,气滞血瘀,积而成块,久而成癥。

2. **寒凝血瘀** 经行产后,血室正开,寒邪侵体,血脉凝涩不行,邪气与余血相搏结,积聚成块,逐日增大而成癥瘕。

3. **痰湿瘀结** 脾阳不振,饮食不节,脾失健运,水湿不化,凝而成痰,痰浊与气血相搏,凝滞气血,痰湿瘀结,积聚不散,久而成癥瘕。

4. **肾虚血瘀** 肾藏精,主生殖,妇人以血为本,气血之根在于肾。先天肾气不足或后天伤肾,或瘀血久积,化精乏源,而致肾虚血瘀,阻滞任脉胞宫,渐成癥瘕。

5. **湿热瘀阻** 经行产后,胞脉空虚,余血未尽之际,或房事不禁,湿热之邪乘虚内侵,或痰湿蕴结日久化热,与血相搏结,瘀阻冲任,结于胞脉,气血循行不利,久而渐成癥瘕。

6. **气虚血瘀** 素体脾虚,或积劳成疾,气虚行血无力,血行不畅,瘀血内停,积而成块,久而成癥瘕。

癥瘕病位在冲任、胞宫、胞脉,与脾、肝、肾密切相关。基本病机为脏腑失调,气机阻滞,瘀血内结,气聚为瘕,血结为癥。病理因素分为气滞、寒凝、痰湿、湿热、瘀血,体内气滞,气血循行不利,使病理产物停聚于冲任胞宫胞脉。病理性质为正虚与邪实,初起多实,往往邪气愈盛,正气愈虚,故后期多虚实夹杂。

本病若病程短,肿块发展缓慢,按之柔软活动,边界规整,精神如常,面色有光泽,邪气未盛,若能及时治疗,病情可望好转,甚至治愈;若病程已久或经治无效,癥瘕日益增大,按之坚硬如石,边界不清,疼痛剧甚,或崩或漏,或五色带下,出血严重,形瘦面黧,致正虚而邪盛,或邪未去正已衰,则预后不佳。正如《济阴纲目·积聚癥瘕门》所云:"妇人疝瘕积聚,脉弦急者生,虚弱者死。"

【诊断与鉴别诊断】

1. 诊断

(1) 症状:妇人小腹有包块,兼有小腹或少腹或胀,或满,或痛。可出现阴道出血、月经失调或带下异常。

(2) 体征:小腹部可扪及肿块或子宫异常增大。

(3) 发病特点:凡内伤生冷,或经期外受风寒,或恚怒伤肝,或忧思伤脾,或积劳积弱等均可诱发。

(4) 相关检查:①妇科检查:盆腔可触及炎性包块、子宫肌瘤、卵巢肿瘤等。②实验室检查:宫颈活组织检查,阴道细胞学检查,诊断性刮宫,红细胞沉降率,甲胎蛋白、碱性磷酸酶、CA125 等测定,病理检查。③其他检查:B 超、CT、MRI、腹部 X 线检查、宫腔镜、腹腔镜、子宫输卵管造影等协助确诊。结合肿瘤标志物检查、宫颈活组织病理检查排除恶性肿瘤。

2. 鉴别诊断

(1) 癥瘕与妊娠子宫:两者均可表现为育龄女性有停经史、发现腹部肿块。两者的不同点见表14-2。借助妇科检查、妊娠试验、B 超检查等可明确诊断。

表 14-2 癥瘕与妊娠子宫鉴别

病证名称	临床表现	子宫变化
妊娠子宫	一般有早孕反应	增大与停经月份相符,质软
癥瘕	无早孕反应	包块或胀、或满、或痛,质或软或硬

(2) 癥瘕与癃闭:癥瘕可有阴道出血、月经失调或带下异常,而癃闭月经史正常;癥瘕者排尿正常,而癃闭者排尿不畅,导尿后诸证便可消失。B 超检查两者显示不同声像,可资鉴别。

【辨证施护】

1. 辨证要点

(1) 辨气血:包块坚实硬结,固定不移,痛有定处,推揉不散,则病在血分;以胀满为主,包块聚散无常,痛无定处,推之可移,则病在气分。

(2) 辨虚实:实邪多属瘀、痰、寒、湿、热等。一般包块固定、质硬,痛有定处,舌质暗或有瘀点者属瘀;包块质地软,舌淡苔腻者属痰;小腹冷痛喜温者属寒;带下量多色黄,舌苔黄腻者属湿热。虚者以气虚、肾虚多见,小腹空坠,气短懒言属气虚;腰膝酸软,夜尿频多属肾虚。一般而言,癥瘕发病初期以实邪为主,中期以邪实正虚为主,后期则以正虚为主;在疾病发展中,邪可以伤正,虚可以致实。

2. 护治原则 护治癥瘕应分清气滞、气虚、肾虚、血瘀、痰湿、湿热和寒凝,以及癥积之缓急、体质之强弱。不外攻邪、扶正两端,以活血化瘀、软坚散结为主,以理气化痰,兼调寒热为辅,根据患者体质强弱、病之久暂,酌用攻补,或先攻后补,或先补后攻,或攻补兼施,做好生活起居,调畅情志,并遵循"衰其大半而止"的原则,以免损伤元气。

3. 证治分类(表14-3)

表14-3 癥瘕的常见证型及辨证治疗

证型	临床表现	治法	方药
气滞血瘀	下腹包块质硬,下腹或胀或痛,经期延长,或经量多,经色暗,夹血块,经行小腹疼痛;精神抑郁,善太息,胸胁胀闷,乳房胀痛,面色晦暗,肌肤不润;舌质暗,边有瘀点或瘀斑,苔薄白,脉弦	行气活血,散瘀消癥	主方:香棱丸 常用药物:木香、丁香、三棱、枳壳、青皮、川楝子、小茴香、莪术等
寒凝血瘀	下腹包块质硬,小腹冷痛,喜温,月经后期,量少,经行腹痛,色暗,有血块;面色晦暗,形寒肢冷,手足不温;舌质淡暗,边见瘀点或瘀斑,苔白,脉弦紧	温经散寒,祛瘀消癥	主方:少腹逐瘀汤 常用药物:小茴香、干姜、延胡索、官桂、没药、川芎、炒赤芍、五灵脂、蒲黄、当归等
痰湿瘀结	下腹包块按之不坚,小腹或胀或满,月经后期或闭经,经质黏稠,夹血块;形体肥胖,胸脘痞闷,肢体困倦,带下量多,色白质黏稠;舌黯淡,边见瘀点或瘀斑,苔白腻,脉弦滑或沉滑	化痰除湿,活血消癥	主方:苍附导痰丸合桂枝茯苓丸 常用药物:苍术、香附、陈皮、胆南星、桂枝、茯苓、牡丹皮、赤芍、桃仁等
肾虚血瘀	下腹部积块,腹或胀或痛,月经后期,量或多或少,经色紫暗,血块,面色晦暗,婚久不孕,腰膝酸软,小便清长,夜尿多;舌质淡暗,边见瘀点或瘀斑,苔白润,脉沉涩	补肾活血,消癥散结	主方:肾气丸合桂枝茯苓丸 常用药物:干地黄、山药、山茱萸、泽泻、茯苓、桂枝、牡丹皮、赤芍、桃仁等
湿热瘀阻	下腹积块,小腹或胀或痛,带下量多色黄,月经量多,经期延长,经色暗,有血块,质黏稠,经行小腹疼痛;身热口渴,心烦不宁,大便秘结,小便黄赤;舌暗红,边见瘀点或瘀斑,苔黄腻,脉弦滑数	清利湿热,化瘀消癥	主方:大黄牡丹汤 常用药物:大黄、牡丹皮、桃仁、冬瓜仁、芒硝等
气虚血瘀	下腹部结块,下腹部空坠,月经量多,或经期延长,经色淡红,有血块,经行下腹痛;面色无华,气短懒言,语气低微,倦怠嗜卧,纳少便溏;舌质黯淡,舌边有瘀点或瘀斑,苔薄白,脉细涩	补气活血,化瘀消癥	主方:四君子汤合桂枝茯苓丸 常用药物:人参、白术、茯苓、甘草、牡丹皮、赤芍、桃仁等

4. 主要护理问题

(1) 小腹疼痛 与气机阻滞、瘀血内停有关。

(2) 月经失调 与冲任失司、血不归经有关。

(3) 疲乏 与气血耗损,元气亏虚有关

(4) 焦虑 与肝失条达,气机不畅有关。

5. 护理措施

(1) 病情观察:①观察癥瘕的部位、大小、性质、活动度、硬度及增长速度,积块有无压痛、边缘是否光滑等。②观察月经的周期、量、色、质,及带下的量、色、气味等,若伴有腹痛且长期出血,或带下量增

Note:

多,或有恶臭,或见血性带下等,须警惕恶性癥瘕。③辨证观察:气滞血瘀者,注意情志变化;痰湿瘀结者,注意有无形体肥胖,腹部包块,按之不坚等情况。④若患者出现剧烈腹痛,阴道大量出血、面色苍白,肢冷汗出,血压下降,脉微细欲绝时,应立即报告医生,积极配合抢救。

(2) 生活起居护理:①病室阳光充足,空气清新。②体质虚弱,贫血较重者应卧床休息。③注意劳逸结合,选择散步、八段锦、瑜伽等较缓和的锻炼方式以促进气血运行、增强体质。④注意防跌仆。⑤注意会阴清洁卫生,勤换护垫及内裤,着宽松衣裤,经期禁盆浴、游泳及性生活。⑥避免熬夜和劳累,保证足够的睡眠和休息。⑦辨证起居:气滞血瘀者,居室向阳、通风;寒凝血瘀者,适时添加衣被,防寒保暖;痰湿瘀结者,居室避免潮湿,保持环境干燥;湿热瘀阻者,室内保持通风凉爽,睡眠时光线宜暗,薄衣薄被;气虚血瘀者,起居有常,忌过劳耗气;肾虚血瘀者,注意防寒保暖,房事有节。

(3) 饮食护理:①以清淡、易消化、补益气血为宜,忌辛辣刺激、酸涩油腻、生冷硬固之品。②辨证施食:气滞血瘀者,宜食行气活血、散瘀消癥之品,如柑橘、佛手、山楂、黑木耳、海带、莲藕、白萝卜、玫瑰花、月季花、洋葱等,食疗方如佛手陈皮茶、玫瑰花粥等。湿热瘀阻者,宜食清利湿热、化瘀消癥之品,如薏苡仁、莲子肉、赤小豆、鲫鱼、绿豆、苦瓜等,食疗方如冬瓜赤小豆汤、冬瓜薏苡仁猪骨汤等。痰湿瘀结者,宜食健脾利湿、化痰泄浊之品,如山药、白扁豆、薏苡仁、佛手、海带、赤小豆、荷叶等,食疗方如扁豆薏苡仁粥。寒凝血瘀者,宜食温经散寒、祛瘀消癥之品,如高良姜、大枣、砂仁、山楂等,食疗方如生姜大枣粥等。气虚血瘀者,益食补气活血、化瘀消癥之品,如山药、香菇、大枣、牛肉、鸡肉、黄芪等,食疗方如黄芪炖鸡、大枣粥等。肾虚血瘀者,宜食补肾活血、消癥散结之品,如羊肉、狗肉、核桃肉、海参、韭菜等,食疗方如核桃仁炒韭菜、当归羊肉羹等。

(4) 用药护理:①理气药多为芳香之品,不宜久煎;补益药须文火久煎。虚证、寒证者中药汤药宜饭前温服,实证者宜饭后温凉服,伴恶心呕吐者,于服药前在舌面上滴数滴姜汁。②观察患者用药后效果及有无不良反应,如服用化瘀消癥的药物后,嘱患者减少走动,如患者出现腹痛腹泻、恶心呕吐等胃肠道以及阴道出血等不良反应,应及时停药并报告医生处理。

(5) 情志护理:①主动关心患者,向患者介绍住院环境、住院制度及医护人员,建立友好的、相互信任的护患关系。②认真聆听患者述说,给予理解和支持,尽量满足患者的需求。③耐心回答患者的提问,告知成功案例,帮助患者提升信心,鼓励积极配合治疗,降低患者的恐惧、焦虑、惧怕心理。④指导患者分散注意力,以减轻心理负担、缓解紧张情绪,如看书、读报、听轻音乐、与室友交谈等。⑤播放角调音乐,如《姑苏行》《江南好》。

(6) 对症处理

小腹疼痛

① 灸法:多适用于肾虚血瘀、寒凝血瘀、痰湿血瘀证。a.穴位:关元、子宫、足三里、三阴交、血海穴。b.方法:可采用艾条灸、盒灸施灸。每穴10~15分钟,每天1次,10~14天为1个疗程(选择非经期连续用药),治疗2个疗程(经期停用),施灸过程中,随时观察患者感受,以防烫伤。c.辨证施灸:肾虚血瘀,加肾俞穴;寒凝血瘀者,加神阙、气海穴,痰湿血瘀者,加脾俞、足三里、丰隆穴。

② 耳穴贴压:a.选穴:子宫、盆腔、腹、皮质下、内分泌、肾上腺。b.方法:每次按压1~2分钟,每天按压3~5次或不拘时按压,力度以患者能耐受为度。c.辨证选穴:气滞者,加肝,痰湿者,加脾;肾虚者,加肾;伴失眠者,加神门、心。

③ 中药热罨包:将药物(湿热瘀阻证常用败酱草、丹参、赤芍、连翘等;寒湿瘀结证常用川续断、独活、川芎、大血藤等;肾虚血瘀证常用败酱草、丹参、白芷、莪术、大血藤等)打碎,置于锅中,用文火炒至70℃,装入纱布袋(大小10cm×15cm)中,用大毛巾保温。待温度降至50℃左右时,即可使用。随时移动药袋,用力均匀来回推熨,每天1次,时间15~30分钟,10~14天为1疗程,经期停用。

④ 中药灌肠:将大血藤、败酱草、丹参、赤芍、延胡索、三棱、莪术等中药,加水煎煮,制成灌肠液,也可制成浓缩院内制剂。每次取灌肠液50~100ml,进行保留灌肠,从经净后开始灌肠,每天1次,以14天(非经期连续用药)为1个疗程,1个月用1个疗程,治疗2个疗程,经期停用。

⑤ 足浴:辨证选择足浴液(同中药热罨包所用方剂)进行足浴。每晚 1 次,14 天为 1 个疗程,每月 1 次,治疗 2 个疗程,经期停用。

⑥ 穴位按摩:a. 穴位:取关元、血海、三阴交等穴。b. 方法:每个穴位按摩 3~5 分钟,每日 1~2 次。

【健康教育】

1. 指导患者注意个人卫生,做好经期、孕期、产褥期保健。月经期间禁盆浴、游泳及性生活,内裤应柔软透气,每日换洗并于阳光下晾晒,性伴侣有性病者须一同治疗。

2. 指导患者保持心态平和,七情有度,起居有常,饮食有节,适度体育锻炼,忌劳累。

3. 提供出院随访及康复指导,做好计划生育措施,尽量避免行人流、上环等手术。对接受保守治疗的患者,应使其明确随访时间,定期参加妇科普查,以便做到早发现、早诊断、早治疗。

(云 洁)

病案分析与思考

14 章病案 数字内容

【病案导入】

刘某,女,28 岁。公司职员,已婚。2015 年 1 月 26 日初诊。

月经推迟 10 天,发现子宫肌瘤 5 天。

患者 2 周前无明显诱因月经推迟,末次月经 2015 年 1 月 10 日。经前乳房胀痛,经血色暗红夹血块,无异味,伴经期小腹隐痛及坠胀感。5 天前欲调理月经,遂来院就诊。刻下:下腹疼痛,情绪紧张易焦虑,白带色白。舌质暗红,苔薄白,脉弦细。

既往体健,无其他内科疾病史。

否认家族性疾病病史。

否认药物、食物过敏史。

查体:T 36.4℃ ,P 78 次/min,R 20 次/min,BP 104/67mmHg。患者神清,形体适中,妇科检查子宫前位,增大如孕 2 月,质硬,活动欠佳,无压痛,未见其他阳性体征。

相关检查:阴道彩超提示:子宫大小约 4.1cm×7.9cm×3.4cm,内膜厚 0.45cm(单层),其回声欠均匀,肌层回声不均匀,左侧壁探及 6.0cm×4.7cm×2.1cm 稍弱回声团,向外膨出。双侧附件区未见异常回声。

【提出问题】

1. 本例患者目前所患的是何病何证? 请具体分析。

2. 本例患者存在的护理问题有哪些? 如何解决?

【分析思路】

1. **辨病分析** 患者以 2 周前无明显诱因月经推迟,经前乳房胀痛,经血色暗红夹血块,无异味,伴经期小腹隐痛及坠胀感为主要表现入院,体格检查见有子宫异常增大,形如孕 2 月,质硬,活动欠佳,阴道彩超检查出现异常,故辨病属中医癥瘕,西医之子宫肌瘤。因情绪易紧张焦虑,以致肝气郁结,阻滞经脉,血行不畅,气滞血瘀,积而成块,久而成癥。本病子宫增大与停经月份不符,子宫质硬,且无早孕反应,故不属于妊娠子宫。

2. **辨证分析** 患者因情绪易紧张焦虑,肝失疏泄,肝郁气滞,血行受阻,瘀留胞宫,久而成癥瘕。其月经推迟,经前乳胀,色暗红夹血块,伴经期小腹隐痛及坠胀感,故当辨证为气滞血瘀。

3. **辅助检查** 本次实验室检查具有特殊的临床意义。患者阴道彩超图像清晰逼真、结果准确,结果提示,子宫左侧壁出现 6.0cm×4.7cm×2.1cm 稍弱回声团,向外膨出。患者的体格检查结果、阴道彩超结果均符合子宫肌瘤的诊断。

4. 目前存在的护理问题

(1) 小腹胀痛 与瘀血内停有关。

(2) 焦虑 与肝失条达,气机不畅有关。

(3) 月经异常 与冲任失司,血不归经有关。

【行动方案】

1. 观察癥瘕的部位、大小、性质、活动度、硬度、有无压痛及增长速度等。

2. 观察生命体征变化,每日 2 次。

3. 保持病室向阳、通风,有助于疏肝理气、条达气机。

4. 注意劳逸结合,适当锻炼以促进气血运行、增强体质,避免熬夜和劳累,保证足够的睡眠和休息。

5. 饮食以清淡、易消化、疏肝理气、活血化瘀为宜,忌辛辣刺激、酸涩油腻、生冷硬固之品,宜食辛散之品,如柑橘、佛手、山楂、黑木耳、海带、莲藕、萝卜、玫瑰花、月季花等,食疗方如佛手玫瑰花汤、玫瑰花粥等。

6. 中药煎煮前清水浸泡 30 分钟,理气药多为芳香之品,不宜久煎,武火熬开后文火煎煮 10~15 分钟,饭后温凉服,观察患者用药后效果及有无不良反应。嘱患者坚持服药,定期复诊。

7. 了解患者的心理状况,给予情志疏导,使其保持气机调畅以利癥瘕消除。①耐心向患者介绍病房的环境、规章制度等,建立友好的、相互信任的护患关系。②倾听患者述说,给予情志疏导。③耐心解释患者疑问,增强信心,积极配合治疗。④指导患者分散注意力,以减轻心理负担、缓解紧张情绪。⑤播放五行音乐中角调音乐,如《姑苏行》《江南好》。

8. 穴位按摩 取关元、血海、三阴交等穴。每穴操作 3~5 分钟,每日 1~2 次。

9. 耳穴贴压 取神门、交感、内分泌、子宫等穴,每次选取 2~3 穴,每日按压数次,3~5 天更换 1 次。

10. 温和灸 任脉、足太阳膀胱经:关元、三阴交、血海等穴,每穴(部位)10~15 分钟,每日 1 次,10~14 日为 1 个疗程(选择非经期连续艾灸),治疗 2 个疗程(经期停用)随时观察患者感受,以防烫伤。

【护理评价】

患者住院 2 周,通过治疗、护理和评估,本阶段护理目标基本实现。具体情况如下:

1. 患者症状和体征方面

(1) 子宫肌瘤体积变小。

(2) 患者能控制忧虑情绪,稳定情绪。

2. 实验室检查方面
子宫肌瘤体积变小,阴道彩超结果显示子宫左侧壁探及 3.0cm×2.3cm×1.6cm 稍弱回声团,向外膨出。双侧附件区未见异常回声。

3. 疾病相关知识方面
患者了解与本病相关的致病因素,熟悉有关子宫肌瘤的保健、调护及潜在的并发症等知识。

【病情进展】

患者经 2 周的住院治疗及护理,子宫肌瘤体积变小,焦虑情绪好转出院。出院后,因行经时气温骤降未及时添衣,同时工作繁忙,体力、脑力等方面均过度消耗,未得到及时、充分休息。之后,出现感冒症状,持续 1 周后好转,此后 2 年月经时常推迟 10~15 天,量少,色暗夹血块,经行腹痛得温则减。近 1 月,自觉小腹冷痛,得温则减,畏寒,手足不温,月经推迟 20 天,遂来院复诊。刻下:小腹冷痛,喜按喜热,时有针刺样疼痛,痛处固定,情绪稳定,无口干口苦、心慌胸闷、恶心呕吐等不适,纳差,眠可,小便清长,大便不成形,末次月经 2017 年 5 月 10 日。舌质淡,苔薄白,脉弦紧。

查体:T 36.6℃ ,P 62 次/min,R 20 次/min,BP 110/72mmHg。患者神清,形体适中,妇科检查子宫前位,增大如孕 2 月,质硬,活动欠佳,无压痛,未见其他阳性体征。

Note:

相关检查:阴道彩超提示:子宫大小约 4.3cm×8.1cm×3.5cm,内膜厚 0.47cm(单层),其回声欠均匀,肌层回声不均匀,左侧壁探及 7.0cm×4.8cm×2.0cm 稍弱回声团,向外膨出。双侧附件区未见异常回声。

【提出问题】

1. 患者病情为什么会出现上述变化?还应做哪些辅助检查?

2. 患者目前存在的护理问题有哪些?如何解决?

3. 患者病情会有哪些转归?护治原则分别是什么?

【分析思路】

1. 变证分析　患者 2 年前确诊子宫肌瘤,经治后虽病情缓解,肌瘤体积变小,但由于出院后,虽情绪稳定,但经行时血室正开,劳累过度,寒邪侵体,血脉凝涩不行,邪气与余血相搏结,积聚成块,逐日增大,由气滞血瘀转为寒凝血瘀。刻下患者主要表现小腹冷痛,喜按喜热,时有针刺样疼痛,痛处固定,白带量多,色白质稀,纳差,眠可,小便清长,大便不成形,结合体格检查和相关检查,提示癥瘕变大,子宫肌瘤体积变大。患者情绪稳定,小腹冷痛,得温则减,小便清长,大便不成形,舌质淡,苔薄白,脉弦紧。综上,患者本阶段当属癥瘕之寒凝血瘀证。

2. 肿瘤标志物、阴道细胞学检查、诊断性刮宫,病理检查,排除恶性肿瘤。

3. 目前存在的护理问题

(1) 小腹冷痛　与寒邪侵体、瘀血内停有关。

(2) 月经失调　与冲任失司,血不归经有关。

【行动方案】

1. 观察癥瘕的部位、大小、性质、活动度、硬度、有无压痛及增长速度等。

2. 观察生命体征变化,每日 2 次。

3. 病室注意居室向阳,注意适时添加衣被,防寒保暖。

4. 注意劳逸结合,适当锻炼以促进气血运行、增强体质,避免熬夜和劳累,保证足够的睡眠和休息。

5. 饮食以清淡、易消化、补益气血为宜,忌辛辣刺激、酸涩油腻、生冷硬固之品,宜食温中散寒之食品,食物中添加高良姜、扁豆、砂仁、胡椒等,食疗方如胡椒猪肚汤、生姜大枣粥等。

6. 中药煎煮前清水浸泡 30 分钟,火热开后文火煎煮 20~30 分钟,每剂中药煎煮 3 次汤剂合一,中药汤药宜饭前温服,分 3 次服用观察用药后效果及有无不良反应。

7. 了解患者的心理状况,给予情志疏导。

8. 温和灸　任脉、足太阳膀胱经:关元、三阴交、血海等穴,每穴(部位)10~15 分钟,每日 1 次,10~14 日为 1 个疗程(选择非经期连续用药),治疗 2 个疗程(经期停用)。

9. 中药热奄包　遵医嘱,寒湿瘀结证选用川续断,独活,川芎,大血藤等中药,将药物置于锅中,用文火炒至 60~70℃,装入纱布袋(大小 10cm×15cm)中,用大毛巾保温。待温度降至 45~50℃时,即可使用。随时移动药袋,用力均匀来回推熨,时间为 15~20 分钟,5 日为一个疗程。随时观察患者感受,以防烫伤。

10. 穴位按摩　取关元、血海、三阴交穴,每穴按摩 3~5 分钟,每日 1~2 次。

11. 指导患者坚持服药,定期复诊。

【转归与护治原则】

转归一:本病肿块发展缓慢,边界规整,患者精神如常,面色有光泽,邪气未盛,若能及时治疗,病情可望好转,甚至治愈。

转归二:若治疗、护理不当,病情发展,癥瘕进一步变大。护治当以温经散寒,祛瘀消癥为主,可根据患者的具体情况,适当选用软坚散结剂。

转归三:若病情迁延至晚期,正气虚耗,血行无力,使病情进一步加重,甚至成为恶症。护治当根据患者体质强弱,病之久暂,酌用攻补。

(云 洁)

思 考 题

1. 不孕症患者如何进行情志护理?
2. 癥瘕的证型分类有哪些?
3. 癥瘕的护治原则有哪些?
4. 癥瘕气滞血瘀证患者的情志护理措施有哪些?

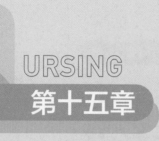

URSING

第十五章

儿科常见病证

───── 学习目标 ─────

- **知识目标：**
  1. 掌握各病证的概念、病因病机和护治原则。
  2. 掌握肺炎喘嗽的用药护理，肺炎喘嗽、哮喘的辨证施食。
  3. 熟悉各病证的经典原文，主要的护理问题、健康教育。
  4. 熟悉以下病证鉴别 肺炎喘嗽与哮喘，厌食与积滞、疳证。
  5. 了解各病证的历史沿革、诊断。
- **能力目标：**
  1. 能根据病情资料准确地进行辨病和辨证。
  2. 能采取合适的中医护理技术缓解患儿的症状 刮痧、拔罐治疗恶寒发热，穴位贴敷治疗哮喘，小儿推拿治疗厌食、积滞，中药热奄包、隔姜灸治疗小儿泄泻，灸法治疗小儿遗尿。
- **素质目标：**
  具有仁爱之心，主动运用中医护理方法，及时为患儿及家属排忧解难的意识。

　　小儿脏腑娇嫩,形气未充,阴阳二气均不足,所以最易发病,而且传变迅速,年龄越小越突出。如《灵枢·逆顺肥瘦》所言"婴儿者,其肉脆、血少、气弱"。小儿除了先天禀赋不足和初生儿特有的疾病外,还主要表现在对疾病的抗御能力较差,小儿寒暖不能自调,饮食不知自节,在外易为六淫之邪所侵,在内易为饮食所伤,尤以肺脾两系疾病发病率特别高。肾藏精,主骨,为先天之本。小儿肾气尚未盛实,而且生长发育迅速,精气相对不足,所以他脏之病稍有缠绵每可及肾,动摇先天之本,导致生长发育障碍。因此临床上小儿疾病尤以肺、脾、肾三系病证常见。

　　小儿的脏腑组织正处在生机旺盛时期,发育迅速,充满活力,所以再生和修复能力较强。而且小儿又少七情六欲之干扰,病因比较单纯,内脏劳损之病较少,肺脾疾病以及急性传染病多见,故大都病程短,恢复快。既使病情比较严重,只要治疗及时,护理得宜,病情也较成人好转得快,容易恢复健康。如《景岳全书·小儿则》曰:"且其脏气清灵,随拨随应,但能确得其本而撮取之,则一药可愈。"

　　本章节所讨论的肺炎喘嗽、哮喘、厌食、积滞、疳证、小儿泄泻、惊风、遗尿,为小儿肺系、脾系、肾系常见代表病证。常见症状为发热、咳嗽、气急、鼻煽、烦躁、不思乳食、便溏、腹痛、腹泻、抽搐等。《脾胃论·脾胃盛衰论》曰"百病皆由脾胃衰而生也",人以脾胃为本,脾胃为气血生化之源,故当调理。小儿脾常不足,尤不可不调理也。因此小儿常见病证护理应着重调护患儿的脾胃功能,并且须重视饮食卫生以及合理喂养方法的健康教育,在此基础上再实施相应的对症护理,例如皮肤护理、口腔护理、给药护理等。

第一节　肺炎喘嗽

15章01节　数字内容

 ——————————　导入案例与思考　——————————

　　患儿,男,6岁。因发热咳嗽2天就诊。

　　患儿发热咳嗽2天,遂来院就诊。刻下:发热,恶寒,无汗,呛咳不爽,呼吸气急,痰白而稀,咽不红。舌淡红,苔薄白,脉浮紧。

　　体格检查:T 38.9℃,P 110次/min,R 20次/min,BP 120/72mmHg。听诊可闻及双下肺中细湿啰音,未闻及干啰音。

　　相关检查:血常规:白细胞15.1×10⁹/L,中性粒细胞80%,淋巴细胞20%。X线胸片示两肺纹理增粗,其间可见点片状阴影。

　　请思考:

　　1. 该患儿目前所患何病?辨证当属何证?

　　2. 针对该患儿的发热咳嗽,应该如何护理?请用思维导图的形式呈现。

　　肺炎喘嗽是小儿时期常见的一种肺系病证,以发热、咳嗽、气促、痰鸣为主要临床表现。本病全年均可发生,冬春两季为多。好发于婴幼儿,年龄越小,发病率越高,病情越严重。一般发病较急,若能早期及时治疗,预后良好。

　　凡小儿肺炎如病毒性肺炎、细菌性肺炎、支原体肺炎、衣原体肺炎等,以发热、咳嗽、气促、痰鸣为主要表现者均属本病证的讨论范围,可参考本节辨证施护。

【经典与沿革】

1. "肺主于气,邪乘于肺则肺胀,胀则肺管不利,不利则气道涩,故气上喘逆,鸣息不通。"(隋·巢元方《诸病源侯论·气病诸侯·上气鸣息候》)

2. "小儿风冷入肺,上气气逆,面青喘迫咳嗽,昼夜不息,食则吐。"(唐·孙思邈《备急千金要方·少小婴孺方·咳嗽》)

3. "有小儿胸膈积热大喘者,此肺胀也,名马脾风,用牛黄夺命散主之。"(明·万全《育婴秘诀·喘》)

【病因病机】

小儿肺炎喘嗽之病因分为外因和内因。内因是发病的根据,外因是发病的重要条件。肺炎喘嗽病因病机示意图见图 15-1。

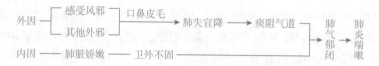

图 15-1　肺炎喘嗽病因病机示意图

1. **外因**　外因责之于感受风温邪毒,闭阻于肺而发病。小儿外感风邪,由皮毛或口鼻而入,侵犯肺卫,肺为邪侵,肃降无权,闭郁不宣,化热灼津,炼液成痰,阻于气道,从而出现肺气闭塞的证候,发为肺炎喘嗽。

2. **内因**　内因责之于小儿形气未充,肺脏娇嫩,卫外不固,加之感受外邪,发为肺炎喘嗽。

肺炎喘嗽的病位主要在肺,常累及于脾,亦可内陷心肝。主要病机是肺气郁闭。痰热是主要病理因素。风为百病之长,凡寒、湿、燥、热诸邪多依附于风而侵犯人体,故有风寒闭肺和风热闭肺的不同证候。邪热入里,继而痰热壅结、肺气郁闭,形成痰热壅肺证。后期邪毒渐去,正气耗损,表现为阴虚肺热证或肺脾气虚证。

肺主气,朝百脉。小儿肺脏娇嫩,或素体虚弱,感邪之后,病情进展,由肺而涉及其他脏腑,如肺为邪闭,气机不利,气滞血瘀,心失所养,心气不足,心阳不能运血输布全身,则出现心阳虚衰之变证。小儿感受风温之邪,易化热化火,内陷厥阴,出现邪陷厥阴之变证。

小儿肺炎喘嗽预后与年龄大小、体质强弱、受邪的轻重以及护理适当与否有密切关联。

【诊断与鉴别诊断】

1. **诊断**

(1) 症状:以发热、咳嗽、气促、痰鸣为主要临床症状,或有轻度发绀。病情严重者可见喘促不安,烦躁不宁,面色苍白,口唇发绀,高热持续不退。新生儿患肺炎时,常以不思乳食、口吐白沫、精神萎靡等症状为主,而无上述典型表现。

(2) 体征:肺部听诊可闻及较固定的中细湿啰音,常伴干性啰音,如病灶融合,可闻及管状呼吸音。

(3) 发病特点:本病一年四季均可发生,尤以冬春二季为多。任何年龄小儿皆可发病,以婴幼儿为多发。年龄越小,发病率越高,病重率越高。患病前多有感冒或咳嗽病史,起病较急。

(4) 相关检查:外周血检测如白细胞检测、C 反应蛋白,病原学检查如细菌培养和涂片、病毒分离、细菌或病毒核酸检测,血气分析、肺炎支原体抗体检测,IgM 抗体阳性可作为急性期感染的诊断指标。影像学检查如胸部 X 线检查、胸部 CT。

2. **鉴别诊断**

(1) 肺炎喘嗽与咳嗽:两者皆有咳嗽,但是咳嗽病证以咳嗽为主症,无发热或伴低热,肺部听诊呼吸音粗糙或有不固定的干湿啰音。两者的不同点见表 15-1。

表 15-1 肺炎喘嗽与咳嗽的鉴别

鉴别点	肺炎喘嗽	咳嗽
主要病机	肺气闭郁	肺气上逆
常见临床表现	发热、咳嗽、气急、鼻煽等	咳嗽
发热	常有	常无
气喘	常有	常无
肺部体征	固定的中细湿啰音	呼吸音粗糙或不固定的干湿啰音
X线检查	肺部纹理增多,可见小片状、斑片状阴影,或见不均匀的大片状阴影	正常,或见肺纹理增粗、紊乱

(2) 肺炎喘嗽与哮喘:哮喘以咳嗽、气喘、呼气延长为主症,多数不发热,两肺听诊以哮鸣音为主。两者不同点见哮喘章节表 15-3。

【辨证施护】

1. 辨证要点

(1) 辨常证和变证:主要根据病位、病情轻重等进行辨证。常证以肺系征象为主,未累及其他脏腑,典型表现为发热、咳嗽、痰壅、气喘、鼻煽。变证除肺系征象外,可累及心、肝,见心阳虚衰或邪陷厥阴变证,表现为呼吸困难,甚至节律不整,呼吸浅促,面唇爪甲青紫,肝脏进行性肿大及神昏抽搐等。

(2) 辨风寒风热:根据恶寒、发热程度、痰的性状、是否有汗、咽喉情况、舌苔脉象等进行辨证。恶寒无汗,咳声不扬,痰多清稀,舌不红苔薄白,脉浮紧者,多为风寒闭肺;发热微汗,咳声响亮,痰黄黏稠,咽红疼痛,舌红苔薄黄,脉浮数者,多为风寒闭肺。

(3) 辨痰热毒热:根据发热高低、大便干结、喉间痰鸣的轻重程度等进行辨别。若出现高热持续,咳嗽剧烈,喘憋,涕泪俱无,大便干结,面赤唇红明显,多属毒热;若出现发热,痰多壅盛,喉间痰鸣明显,泛吐痰涎,多属痰热。

2. 护治原则 护治肺炎喘嗽应分标本虚实,以开肺化痰,止咳平喘为基本护治原则。疾病初期以祛邪为要,兼顾脾胃,疾病后期,正虚或邪恋,护治以扶正为主,兼清解余热。

3. 证治分类(表 15-2)

表 15-2 小儿肺炎喘嗽的常见证型及辨证治疗

证型		临床表现	治法	方药
常证	风寒闭肺	恶寒发热,无汗,呛咳不爽,呼吸气急,痰稀色白,口不渴,苔薄白,脉浮紧,指纹浮红	辛温开肺,化痰止喘	主方:华盖散 常用药物:麻黄、杏仁、荆芥、防风、桔梗、紫苏子、陈皮、白前等
	风热闭肺	发热恶风,微有汗出,口渴欲饮,咳嗽,痰稠色黄,呼吸急促,咽红,舌尖红,苔薄黄,脉浮数,或指纹紫滞	辛凉宣肺,清热化痰	主方:银翘散合麻杏石甘汤 常用药物:麻黄、杏仁、生石膏、生甘草、金银花、连翘、薄荷、桔梗、牛蒡子、葶苈子、浙贝母等
	痰热闭肺	发热烦躁,气促喘憋,鼻煽,喉间痰鸣,痰稠色黄,或口唇青紫,面赤舌红,苔黄腻,脉滑数	清热涤痰,开肺定喘	主方:五虎汤合葶苈大枣泻肺汤 常用药物:麻黄、杏仁、生石膏、生甘草、桑白皮、葶苈子、紫苏子、前胡、黄芩、虎杖等
	毒热闭肺	高热持续,咳嗽剧烈,气急鼻煽,甚至喘憋,涕泪俱无,鼻孔干燥,面赤唇红,烦躁口渴,溲赤便秘,舌红而干,苔黄燥,脉数	清热解毒,泻肺开闭	主方:黄连解毒汤合三拗汤 常用药物:炙麻黄、杏仁、枳壳、黄连、黄芩、栀子、生石膏、生知母等

Note:

续表

证型		临床表现	治法	方药
常证	阴虚肺热	低热盗汗,面色潮红,干咳无痰,舌质红而干,舌苔花剥,少苔或无苔,脉细数	养阴清肺,润肺止咳	主方:沙参麦冬汤 常用药物:南沙参、麦冬、玉竹、天花粉、桑叶、白扁豆、甘草等
	肺脾气虚	病程迁延,低热起伏,气短多汗,咳嗽无力,面白少华,纳差,便溏,神疲乏力,四肢欠温,舌质偏淡,苔薄白,脉细无力	补肺健脾,益气化痰	主方:人参五味子汤 常用药物:人参、五味子、茯苓、白术、百部、橘红、生甘草等
变证	心阳虚衰	突然面色苍白,口唇发绀,呼吸困难加剧,汗出不温,四肢厥冷,神态淡漠或烦躁不宁,右胁下痞块增大,舌淡紫,苔薄白,脉微弱而数	温补心阳,救逆固脱	主方:参附龙牡救逆汤 常用药物:人参、附子、龙骨、牡蛎、白芍、甘草等
	邪陷厥阴	壮热烦躁,神昏谵语,四肢抽搐,口噤项强,两目上视,咳嗽气促,痰声辘辘,舌质红绛,苔黄腻,脉弦、滑数	平肝息风,清心开窍	方药:羚角钩藤汤合牛黄清心丸 常用药物:羚羊角粉、钩藤、茯神、白芍、甘草、生地黄等

4. 主要护理问题

(1) 咳嗽 与外邪犯肺,肺失清宣有关。

(2) 发热 与外感邪气,邪郁肌表有关。

(3) 气促、痰鸣 与邪闭肺络,宣肃失司有关。

5. 护理措施

(1) 病情观察:①观察患儿神色、体温、呼吸、脉搏、心率的变化,以及咳嗽、喘急、鼻煽情况、痰(色、质、量),并做好记录。②若患儿出现持续高热、烦躁谵语、四肢抽搐、面白肢冷、口唇发紫、喘促不安等征候,为危重之象,应急速通知医生,进行抢救。③辨证观察:风热闭肺,须观察咽喉、口渴情况;痰热闭肺患儿须观察痰液情况,保持呼吸道通畅;毒热闭肺患儿须观察便秘的情况;心阳虚衰、邪陷厥阴者须观察患儿神志变化、肤温情况。

(2) 生活起居:①保持病室安静。②室内进行消毒,每天上午、下午各通风 1 次,每次 20~30 分钟。③高热患儿,应采取相应的降温措施,可用温水擦浴,禁用冷敷法,以防闭邪入里。④对于咳嗽气促、痰壅患儿,应让患儿卧床休息,喘憋明显的患儿给予半卧位和氧气吸入,并鼓励其进行有效咳嗽、咳痰,协助翻身并予拍背,痰多黄稠时,可给予中药雾化吸入或吸引器吸痰,保持呼吸道通畅。⑤辨证起居:风寒闭肺、肺脾气虚、心阳虚衰的患儿,室内温度宜稍高,避免患儿复感风寒外邪;风热闭肺、痰热闭肺、毒热闭肺患儿,病室温度宜偏低,保持室内空气适度湿润,衣被不宜盖太厚,汗出当避风;阴虚肺热患儿,盗汗过多时,要及时擦干并更换汗湿衣物,汗出不要当风着凉;肺脾气虚患儿,须注意休息;心阳虚衰患儿,须严格记录出入量;邪陷厥阴患儿,平卧,头偏向一侧。一旦发生抽搐,使用牙垫或毛巾垫在牙齿上,注意防止口腔、唇舌咬伤及肢体受伤。

(3) 饮食护理:①饮食以清淡、富营养、易消化为原则,多食蔬菜水果,忌食辛辣刺激、油腻荤腥之品。伴有发热者,宜给予流质饮食,热退后可加半流质食物。②辨证施食:风寒闭肺咳嗽剧烈患儿,以祛风散寒为原则,可选择辛温之品,如葱白、生姜、紫苏叶等,可服生姜粥(《兵部手集方》,生姜 10g,葱白 10g,粳米 100g);风热闭肺患儿,以辛凉解表、化痰之品为宜,可多饮水或薄荷饮、萝卜汁等,食疗方可用菊花粥(《慈山粥谱》,菊花 10g,粳米 100g,冰糖适量);痰热闭肺患儿,以清热化痰之品为宜,如梨、芹菜、冬瓜、藕汁、荸荠汁等,可服用雪羹汤(《古方选注》,海蜇 50g,荸荠 4 枚),喉间痰多气急时,可服饮鲜竹沥水 15~30ml,每日 3 次;毒热闭肺患儿,以清热解毒之品为宜,如绿豆、马齿苋等,可服用鱼腥草饮(《本草经疏》,鱼腥草500g或干品60g);阴虚肺热干咳患儿,以滋阴清热之品为宜,如蜂蜜、银耳等,可服用麦冬糯米粥(《养生康复粥谱》,麦冬10g,高丽参、甘草各2.5g,糯米100g,红枣3粒),常食百合粥、银耳汤,各种果汁如梨汁、甘蔗汁、萝卜汁等;肺脾气虚自汗患儿以补气健脾之品为宜,如山药、栗子、土豆、香菇、牛肉等,应多食党参粥、黄芪粥、山药粥等;心阳虚衰及邪陷厥阴者,神昏时宜静脉补液,清醒后以清淡流食或半流食为主,逐渐过渡,少食多餐。

(4) 用药护理:①按时按量服用中药汤剂,并注意观察用药后反应。②辨证施药:风寒闭肺患儿,汤药宜热服,服药后进食热饮,并加盖衣被,以取全身微汗,避免吹风;风热闭肺患儿,汤药宜温服;痰热闭肺患儿,汤药宜温服、少量频服。若痰多黄稠,面色青紫者立即吸氧,并采用桑叶、知母各15g,杏仁、前胡、白前各10g,桔梗6g,甘草、金银花、鱼腥草各20g,制成雾化液超声雾化吸入;毒热闭肺患儿,汤药宜凉服,大便干燥者,可于汤剂中加入清热通便药,或用大黄泡水,使热从下泻;阴虚肺热盗汗患儿可用五倍子研末,用醋调成糊状,贴肚脐;心阳虚衰患儿汤药宜急煎,频频热服。

(5) 情志护理:①加强巡视,对患儿多给予关心和安慰,减少因生活环境改变及治疗等产生的恐惧感。稳定患儿情绪,避免烦躁。根据患儿喜好转移其注意力,从而使其积极配合治疗。②患儿可多听商音乐曲,如《高山流水》《广陵散》等。

(6) 对症处理

1) 咳嗽

① 刮痧:多适合实证肺炎喘嗽患儿。a.部位:头部双侧风池穴,背部督脉循行线(大椎—至阳穴),背部膀胱经第一侧线(风门—肺俞穴),前臂肺经循行线(尺泽—少商穴),肺俞、中府穴。b.方法:经脉直线刮拭,尽量拉长,穴位点压按揉,均以出痧为度;督脉用平补平泻法,其余经脉用泻法刮拭。c.辨证刮痧:风寒闭肺患儿,加风门、风府穴;风热闭肺者,加手臂大肠经循行线(曲池—合谷穴),以及尺泽、列缺、合谷穴;痰热闭肺患儿,加手臂大肠经循行线(曲池—合谷穴)和下肢脾经循行线(阴陵泉—隐白穴),以及脾俞、阴陵泉、天突穴;毒热闭肺患儿气促时,加胸部肺经循行线(云门—中府穴)和膻中穴。

② 刺络拔罐疗法:多适合风热闭肺、痰热闭肺、毒热闭肺患儿。a.部位:大椎、风池、肺俞、肺部啰音明显处。b.方法:用三棱针点刺后留罐10分钟,每日1次,5次为1个疗程。c.辨证拔罐:毒热闭肺患儿高热明显时,可加肺热穴(胸椎3~4间旁开0.5寸)。

2) 面白肢冷

艾灸:多适合风寒闭肺、肺脾气虚、心阳虚衰的患儿。a.穴位:肺俞、天突、大椎穴。b.方法:温和灸,每穴3~5分钟,每天1次。c.辨证施灸:肺脾气虚患儿,隔姜灸百会、气海、关元;心阳虚衰患儿,隔盐灸神阙穴。

【健康教育】

1. 冬春季节,时行疾病流行期间勿带儿童前往公共场所,防止交叉感染。保持室内空气流通,勤开窗通风。

2. 增强体质提倡户外活动,多晒太阳,提高自身免疫力,衣着适宜,汗出后及时擦干,防止再次着凉。

3. 发生感冒、咳嗽时及时治疗,避免发展为肺炎。

(何锦玉)

第二节　哮　喘

15章02节　数字内容

 ──────────── 导入案例与思考 ────────────

患儿,男,5岁。因咳嗽喘促半天就诊。

患儿咳嗽喘促半天,遂来院就诊。刻下:咳嗽气喘,喉间痰鸣,咳稀白痰,形寒肢冷,恶寒无汗,无发热,鼻流清涕。舌淡红,苔白滑,脉浮滑。

体格检查:T 36.9℃,P 100次/min,R 20次/min,BP 120/72mmHg,面色淡白,听诊可闻及两肺哮鸣音及痰鸣音。

请思考:

1. 该患儿目前所患何病? 辨证当属何证?

2. 针对该患儿的咳嗽气喘,应该如何护理? 请用思维导图的形式呈现。

哮喘是小儿时期常见的一种反复发作的哮鸣气喘性肺系病证。临床以发作时喉中哮鸣有声,呼吸气促,甚至喘息不能平卧为主要表现。常在清晨和夜间发作或加剧,多数患儿可经正规治疗缓解或自行缓解。

小儿哮喘一年四季都可发生,尤以冬春季及气候骤变时易于发作。本病有明显的遗传倾向,初发年龄以1~6岁多见,多在3岁之前发病。

凡现代医学所称的喘息性支气管炎、支气管哮喘均属本病证的讨论范围,可参考本节辨证施护。

【经典与沿革】

1. "哮喘专主于痰。"(元·朱丹溪《丹溪心法·喘论》)

2. "小儿素有哮喘,遇天雨而发者……或有喘疾,遭寒冷而发,则连绵不已,发过如常,有时复发,此为宿疾,不可除也。"(明·万全《幼科发挥·喘嗽》)

3. "喘急之证,有因暴惊触心者,有因寒邪壅盛者,有因风邪外客者,有因食咸酸痰滞者,有因膏粱积热薰清道者。"(明·王肯堂《证治准绳·幼科》)

【病因病机】

小儿哮喘是在内因和外因共同作用下发生的。内因是发病的根据,外因是发病的重要条件。小儿哮喘病因病机示意图见图15-2。

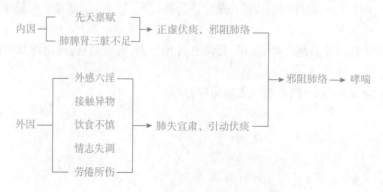

图 15-2　小儿哮喘病因病机示意图

1. 内在　内因系先天禀赋遗传因素及肺、脾、肾三脏不足,导致痰饮留伏,隐伏于肺窍,形成哮喘反复发作的夙根。

2. 外因　外因系感受外邪,接触异物,饮食不慎,情志失调及劳倦过度等。小儿时期感受六淫之邪是引起哮喘发作的主要原因。

哮喘病位主要在肺,常涉及脾肾。主要病机是正虚痰伏,邪阻肺络。病理因素以痰为主。痰饮留伏,遇到诱因,引动伏痰,痰气交阻于气道,肺失宣肃,痰随气升,气因痰阻,相互搏击,气机升降不利,发为哮喘。因感邪的不同,体质的差异,哮喘又有寒热虚实的区别和转化。哮喘发作期以邪实为主,缓解期以正虚为主,但亦有发作期、缓解期不明,发作迁延、虚实夹杂的复杂证候。

【诊断与鉴别诊断】

1. 诊断

(1) 症状:常突然发作,发作之前多有喷嚏、咳嗽等先兆症状。发作时喘促、气急、喉间痰鸣,咳嗽阵作,甚者不能平卧,烦躁不安,口唇青紫。

(2) 体征:发作时两肺听诊可闻及哮鸣音,以呼气时明显,呼气延长。如有继发感染,可闻及湿啰音。

(3) 发病特点:有反复发作的病史,发作多与某些诱因有关,如气候骤变、感受外邪、接触或进食某些过敏物质等。多有婴儿期湿疹史、过敏性鼻炎史以及家族哮喘史。

(4) 相关检查:肺功能检查包括第一秒用力呼气量(FEV_1)、第一秒用力呼气量占用力肺活量百分率($FEV_1/FVC\%$)、最大呼气中期流量(MMEF)、呼气流量峰值(PEF),过敏状态检测如变应原点刺试验、血清变应原特异性 IgE 测定,胸部 X 线检查。

2. 鉴别诊断

(1) 哮喘与肺炎喘嗽:两者均可见咳嗽、气喘。两者的不同点见表 15-3。

表 15-3　哮喘与肺炎喘嗽的鉴别

鉴别点	哮喘	肺炎喘嗽
过敏史	多有	多无
反复发作史	有	无
发热	多不发热	发热明显
咳嗽	多见	多见
气喘	气喘明显	气急
肺部体征	哮鸣音为主,呼气延长	湿啰音为主

(2) 哮喘与急性传染性疾病早期相鉴别:多种急性传染性疾病的早期都有类似感冒的症状,如麻疹、百日咳、水痘、幼儿急疹、严重急性呼吸综合征、流行性脑脊髓膜炎等,应根据流行病学史、临床表现、实验室资料及演变特点等加以鉴别。

【辨证施护】

1. 辨证要点

(1) 辨发作期和缓解期:主要根据病程长短及全身症状轻重进行辨证。咳嗽喘促,喉间痰鸣为发作期,以邪实为主;缓解期哮喘已平,出现肺、脾、肾三脏不足,以正虚为主。如气短多汗易患感冒者,多为气虚;形寒肢冷面白,动则喘息,多为阳虚;消瘦盗汗,面色潮红,多为阴虚。

(2) 辨寒热虚实:主要根据咳嗽、痰(色、质、量)、口渴、舌苔、脉象等进行辨证。若症见咳嗽气喘,咳稀白、泡沫痰,形寒,肢冷,舌淡,苔白或白腻,可辨为寒喘;若症见咳黄稠痰,口渴引饮,舌红,苔黄,可辨为热喘。

(3) 辨脏腑:缓解期重点辨在肺、在脾、在肾。若症见面色淡白无华,气短懒言,声低乏力,四肢不

Note:

温,反复感冒,可辨为肺虚证;若症见面色萎黄,食少脘痞,咳嗽痰多,则为脾虚不运,停湿生痰,可辨为脾虚证;若症见动则气喘,形寒怕冷,大便清冷,则属病久肾虚,摄纳失职,气逆于上,可辨为肾虚证。

2. **护治原则** 本病应按发作期和缓解期分别施治。发作期以邪实为主,当攻邪以治其标,治肺为主,并分辨寒热,随证施护;缓解期以正虚为主,当扶正以治其本,治以补肺固表,扶脾益肾,调其脏腑功能;若虚中有实,虚实夹杂,则宜扶正祛邪,标本兼顾。

3. **证治分类**(表15-4)

表15-4 小儿哮喘的常见证型及辨证治疗

	证型	临床表现	治法	方药
发作期	寒性哮喘	咳嗽气喘,喉间哮鸣,痰多白沫,形寒肢冷,鼻流清涕,面色淡白,恶寒无汗,舌淡红,苔白滑,脉浮滑	温肺散寒,涤痰定喘	主方:小青龙汤合三子养亲汤 常用药物:炙麻黄、桂枝、半夏、细辛、干姜、五味子、白芥子、紫苏子、莱菔子、白芍、甘草等
	热性哮喘	咳喘气急,声高息涌,喉间哮吼痰鸣,痰稠色黄,胸闷膈满,身热面赤,烦躁口渴,或有发热,便干溲黄,舌红,苔黄,脉滑数	清肺涤痰,止咳平喘	主方:麻黄杏仁甘草石膏汤合苏葶丸 常用药物:麻黄、生石膏、黄芩、杏仁、前胡、葶苈子、紫苏子、桑白皮、射干、瓜蒌、枳壳、甘草等
	外寒内热	喘促气急,咳嗽痰鸣,鼻塞清涕,打喷嚏,或恶寒发热,咳痰黏稠色黄,口渴,大便干结,尿黄,舌红,苔薄白,脉滑数	散寒清热,降气平咳	主方:大青龙汤 常用药物:麻黄、桂枝、白芍、细辛、五味子、半夏、生姜、生石膏、黄芩等
	虚实夹杂	喘促胸满,咳嗽痰多,哮喘持续不已,动则喘甚,病程较长,面色无华,神疲纳呆,畏寒肢冷,舌淡红,苔薄腻,脉细弱	泻肺平喘,补肾纳气	主方:偏于上盛者苏子降气汤,偏于下虚者射干麻黄汤合都气丸 常用药物为紫苏子、半夏、当归、山茱萸、熟地黄、补骨脂、射干、麻黄、款冬花、细辛、五味子等
缓解期	肺脾气虚	咳嗽无力,反复感冒,气短自汗,神疲懒言,形瘦纳差,面白少华或萎黄,便溏,舌质淡胖,舌苔薄白,脉细软	健脾燥湿,化痰止咳	主方:人参五味子汤合玉屏风散 常用药物:人参、黄芪、白术、防风、党参、茯苓、五味子、甘草
	脾肾阳虚	动则喘促,咳嗽无力,气短心悸,面色苍白,形寒肢冷,脚软无力,腹胀纳差,大便溏泄,夜尿多,发育迟缓,舌质淡,舌苔薄白,脉细弱	健脾温肾,固摄纳气	主方:金匮肾气丸 常用药物:山茱萸、熟地黄、泽泻、茯苓、山药、牡丹皮、肉桂、附子等
	肺肾阴虚	咳嗽时作,喘促乏力,咳嗽不爽,面色潮红,夜间盗汗,消瘦气短,手足心热,夜尿多,舌质红,苔花剥,脉细数	补肾敛肺,养阴纳气	主方:麦味地黄丸 常用药物:麦门冬、百合、五味子、山茱萸、熟地黄、枸杞子、怀山药、牡丹皮、茯苓等

4. **主要护理问题**

(1) **气喘** 与外邪袭肺,引动伏痰,蕴阻肺络,气道受阻有关。

(2) **恶寒** 与外感六淫,表卫不和有关。

5. **护理措施**

(1) **病情观察**:①观察患儿哮喘发作的频率、强度、持续时间以及加重因素。②如哮喘持续发作或痰阻气道,咳吐不利,见胸部憋闷如窒、汗出肢冷、面青唇紫、烦躁不安或神昏嗜睡等,要立即报告医生,及时救护。③辨证观察:热性哮喘、外寒内热者,须观察患儿口渴及大便情况;脾肾阳虚者,须观察患儿夜尿情况;肺肾阴虚者须观察夜间盗汗情况。

(2) **生活起居护理**:①保持病室空气新鲜,避免烟雾、煤气及刺激性气味。室内避免摆放花草或饲

Note:

养宠物,避免接触毛绒玩具。衣物以纯棉质为宜。②病情稳定时,适当锻炼;哮喘急性发作时卧床休息,宜取半卧位或坐位,必要时可予以吸氧,氧气浓度以40%为宜。③鼓励并教会患儿做呼吸功能锻炼,例如吹气球、大声阅读等。缓解期适当运动,加强身体锻炼,增强体质。④辨证起居:寒性哮喘、肾气虚患儿,病室宜偏温,遇寒发作及加重者,尤应注意防寒保暖,可适当添加坎肩、小背心等御寒,遗尿患儿应及时擦干,更换衣裤,防止受凉;热性哮喘患儿,病室宜凉爽通风,忌直接当风,衣被适中;肺、脾气虚患儿,应多卧床休息,不可过劳。病情稳定时,可进行适量的体育活动;肺肾阴虚盗汗患儿,睡觉时应及时擦拭汗液。

(3) 饮食护理:①饮食以清淡、富营养、化痰平喘为原则,多饮水。忌过饱,忌发物、生冷、辛辣之品。适当增加高蛋白食物的摄入,若患儿过敏则合理控制。②辨证施食:寒性哮喘者,以温热散寒之品为宜,如生姜、葱白等,食疗可选用生姜大枣粥;热性哮喘患儿,以清热化痰之品为宜,如梨、白萝卜等,可食用梨汁、藕汁、白萝卜汁,多食新鲜水果;外寒内热便秘患儿,以清热散寒之品为宜,如芹菜、丝瓜、香蕉、火龙果等,必要时可酌情使用番泻叶;肺脾气虚患儿以健脾补气之品为宜,如山药、白扁豆等,可食用山药粥;脾肾阳虚者以补肾纳气为宜,可食核桃;肺阴虚损者,以益气养阴为宜,如百合、银耳等,可食用百合银耳羹。

(4) 用药护理:①解表类药物,武火快煎,服后宜避风寒,或增衣被,或辅之以粥,以助汗出。补益剂应在空腹或两餐之间服用。②辨证施药:寒性哮喘患儿,汤剂宜热服,服药后可给予热饮,忌生冷饮料,或药后服热粥以助药力;热性哮喘患儿,汤剂宜温凉服;痰黄稠难咳者,可食用枇杷叶膏;肾气虚患儿,汤剂宜温热服。

(5) 情志护理:哮喘发作期,可多听商调、羽调乐曲,调节呼吸,保持情绪稳定,如《第三交响曲》《二泉映月》等。哮喘缓解期,可多听淳厚庄重、悠扬沉静的宫调乐曲,调节脏腑,如《春江花月夜》《月儿高》等。

(6) 对症处理

咳嗽气喘

① 耳穴贴压:适合小儿哮喘所有证型者。a.穴位:肺、气管、交感、肾上腺、风溪、内分泌、皮质下。b.方法:嘱患儿家属帮助患儿按压穴位,每日不拘时按压,以患儿能耐受为度,每4~5天更换一次。c.辨证贴压:热性哮喘发热患儿,耳尖放血;虚实夹杂、脾肾阳虚患儿,加脾、肾。

② 拔罐:适合寒性哮喘、热性哮喘、外寒内热者。a.穴位:肺俞、膈俞、膻中、大椎、阿是穴(听诊哮鸣音明显处)。b.方法:闪火法拔罐,留罐5分钟。

③ 艾灸:多适合寒性哮喘、肺脾气虚、脾肾阳虚者。a.穴位:肺俞、定喘、大椎穴。b.方法:温和灸,每穴3~5分钟,每天一次;c.辨证施灸:肺脾气虚、脾肾阳虚的哮喘患儿,隔姜灸气海、关元、肾俞等穴。

④ 小儿推拿:适合小儿哮喘缓解期肺脾气虚、脾肾阳虚、肺肾阴虚者。a.部位:患儿手部的肺经、脾经、肾经;穴位包括天突、双侧脾俞、肺俞、肾俞、胃俞、足三里、丰隆、定喘穴。b.方法:补肺、脾、肾经各100~300次,按揉天突、双侧脾俞、肺俞、肾俞、胃俞、足三里、丰隆、定喘穴各3分钟,捏脊10遍,运内八卦和分推膻中各100次,每天1次。

⑤ 穴位贴敷:适合缓解期肺脾气虚、脾肾阳虚、肺肾阴虚者。a.穴位:肺俞、心俞、膈俞、脾俞、肾俞、膻中、膏肓。b.主要药物:将炒白芥子、甘遂、细辛、元胡按2:1:1:1比例研成细末,取鲜生姜汁将药粉调成糊状。c.方法:上述药物制成直径1cm的药饼,置于直径约5cm的胶布上,并以胶布固定,贴2~4小时揭去。贴药时间为每年夏天的初伏、中伏、末伏以及冬天的一九、二九、三九,连用3年。

【健康教育】

1. 注意气候变化,做好保暖防寒措施。若出现外感,须积极治疗。尽可能避免诱发因素,如受凉、过度疲劳、剧烈运动等。

2. 居室保持通风,阳光充足,环境清洁。室内避免油烟异味、毛絮、花粉等,避免接触动物毛屑。

3. 饮食以清淡、富营养为宜,哮喘发作时应避免发物,缓解期应根据患儿的体质情况进行饮食调

Note:

养,避免冷饮。

4. 病情缓解期,积极进行适量的体育锻炼,以增强体质。

5. 进行腹式呼吸、缩唇呼吸、缩唇腹式呼吸等呼吸运动,以改善呼吸肌力量和耐力。

(何锦玉)

第三节 厌 食

15章03节 数字内容

────────── 导入案例与思考 ──────────

患儿,男,3岁。因食欲缺乏3个月就诊。

其母代诉患儿自入幼儿园3月来,食欲不振,有时拒食,家长自行给予小儿健胃消食片等治疗,未见明显好转,遂来院就诊。刻下:纳呆,形体偏瘦,伴懒动多汗,大便偏稀,夹不消化食物。舌质淡,苔薄白,脉缓无力。

体格检查:T 36.9℃,P 100次/min,R 20次/min,BP 120/72mmHg,患儿神清,精神反应欠佳。体重10kg,面色萎黄,毛发稀缺,双肺呼吸音清,未闻及干湿性啰音。

请思考:

1. 该患者目前所患何病?辨证当属何证?

2. 针对患者目前的食欲不振症状,应如何护理?请用思维导图的形式呈现。

─────────────────────────────────

厌食是指小儿较长时间食欲不振,食量减少,厌恶进食,甚则拒食的一种常见脾胃病证。本病无明显季节性,但夏季暑湿当令之时,脾阳易受困遏,可使症状加重。各年龄段均可发病,以1~6岁多见,城市儿童发病率较高。

凡现代医学所称的小儿厌食症属本病证的讨论范围,可参考本节辨证施护。

【经典与沿革】

1. "脾气通于口,脾和则口能知五谷矣。"(《灵枢》)

2. "小儿乳哺不调,伤于脾胃,脾胃虚弱,不能饮食。"(隋·巢元方《诸病源候论·小儿杂病候》)

3. "恶食非指一端,有胸中痰滞者,宜导痰以助脾;有伤食恶食者,宜消化以助脾;有病久胃虚者,宜参术以健脾。"(清·李用粹《证治汇补》)

【病因病机】

小儿具有"脾常不足"的生理特点,若先天禀赋不足,或后天喂养不当、病传要害、外邪直中、情志失调都可影响脾胃的正常纳化功能,致脾胃不和,纳化失健,而成厌食。厌食病因病机示意图见图15-3。

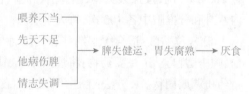

图15-3 厌食病因病机示意图

1. **先天不足** 胎禀怯弱,元气不足,五脏皆虚,脾胃尤显薄弱,生后即食欲欠振,不思乳食。

2. **喂养不当** 小儿脏腑娇嫩,脾常不足,乳食不知自节。饮食失节,过饮过食,超越脾胃正常运化功能;或过分强调高营养的饮食;或因溺爱,养成偏食习惯,或饥饱不均,或贪食瓜果生冷,损伤脾胃之气,导致厌食。

3. **病传要害** 小儿稚阴稚阳之体,发病容易,传变迅速,若屡患他病,迁延伤脾;或误用攻伐,峻加消导;或病后失调,元气大伤,尤其温热病后,脾胃气阴俱虚,均可受纳运化失常,形成厌食。

4. 外邪直中　湿为阴邪,脾为至阴之脏,喜燥恶湿,地处潮湿、夏伤暑湿,脾为湿困,可使受纳运化失常,而致厌恶进食。

5. 情志失调　卒受惊吓、打骂致精神紧张,或环境变迁等因素,均可致情志不舒,肝失调达,乘脾犯胃,引起厌食。

本病病位主要在脾胃,病机关键为脾胃失健,纳化失和。脾为阴土,得阳则运,胃为阳土,得阴则和,若饮食不当,停积受寒,食滞内阻,损伤脾胃运化熟腐功能,临床可见脾运不健的证候。厌食初起多属脾失健运的轻证、实证;若病程迁延,或失治误治,损伤脾胃气阴,临床可表现为脾胃气虚和胃阴不足等虚证。

本病一般预后良好,但长期不愈者,可造成气血生化不足,抗病能力下降,易患他证,甚至转化为疳证。

【诊断与鉴别诊断】

1. 诊断

(1) 症状:长期食欲不振,厌恶进食而无其他疾病。

(2) 体征:面色少华,形体偏瘦,但精神尚好,活动如常。

(3) 病史:有喂养不当、病传要害、先天不足、外邪直中或情志失调史。

(4) 相关检查:血常规检查、血生化检查。

2. 鉴别诊断

(1) 厌食与积滞:两者均为脾胃病证,皆食欲不振,不思乳食。但积滞为乳食停积中脘,积而不消,气滞不行所致,伴见嗳气酸腐,大便酸臭,脘腹胀痛,烦躁多啼等,有伤食病史。厌食患儿为不思饮食,所进甚少,无食积征象。

(2) 厌食与疳证:两者皆有食欲差,进食少,但厌食患儿虽食欲颇差,进食甚少,但形体正常或略瘦,未至羸瘦程度,并且不涉及他脏。疳证患儿有食欲不振,但也有食欲亢进或嗜食异物者,并见形体明显消瘦,病可涉及五脏,出现舌疳、眼疳、疳肿胀等兼证。

(3) 厌食与疰夏:两者均可见食欲不振,疰夏是以夏季倦怠嗜卧,低热,纳差为主要表现的疾病,同时可见全身倦怠,大便不调,或有身热,特点为有严格的季节性,"春夏剧,秋冬瘥",秋凉后会自行好转。

四者不同点见表 15-5。

表 15-5　厌食与积滞、疳证、疰夏的鉴别

病证名称	临床特征	主要病机	季节发病特点	预后
厌食	长期食欲不振,厌恶进食,食量减少,一般无发热,精神、活动可,大便尚可	脾胃失健,纳化失和	无明显季节性	一般良好或日久成疳
积滞	不思乳食,脘腹胀满,不消化,大便酸臭,嗳酸吐腐	乳食停聚中焦,积而不化,气滞不行	无明显季节性	积久不消转为疳证
疳证	形体消瘦,面黄发枯,饮食异常,精神异常,大便不调	脾胃受损,津液耗伤	无明显季节性	较差,影响发育
疰夏	夏季倦怠嗜卧,低热,纳差为主要表现,同时可见全身倦怠,大便不调,或有身热	气不足而暑热湿盛	有明显的季节发病特点,发于夏季	秋凉后自愈

【辨证施护】

1. 辨证要点

(1) 辨脏腑:本病以脏腑辨证为纲,主要从脾胃辨证。区别在于以脾主运化功能失健为主,还是以脾胃气阴亏虚为主。

(2) 辨虚实：凡病程短，症见纳呆食少，食而乏味，饮食稍多即感腹胀，形体尚可，舌质正常，舌苔薄腻者，多为脾失健运；病程长，不思进食，食而不化，大便溏薄，并伴面色少华，乏力多汗，形体偏瘦，舌质淡，苔薄白者，多为脾胃气虚；若食少饮多，口舌干燥，大便秘结，舌红少津，苔少或花剥者，多为脾胃阴虚；厌食伴见嗳气、胁胀、急躁者为肝脾不和。

2. 护治原则 以运脾开胃为主。"脾健不在补，而贵在运"，根据不同的临床证候，分别护治以运脾和胃，健脾益气，养胃育阴。在药物治疗的同时应注意饮食调养，纠正不良的饮食习惯，这样才能取得良好的疗效。

3. 证治分类（表15-6）

表15-6 小儿厌食的常见证型及辨证治疗

证型	临床表现	治法	方药
脾失健运	食欲不振，甚则厌恶进食，食少而无味，或伴胸脘痞闷，嗳气泛恶，大便不调，多食或强迫进食，可见脘腹饱胀，形体略瘦，面色少华，精神良好，苔薄白或薄白腻，脉尚有力	调和脾胃，运脾开胃	主方：不换金正气散 常用药物：苍术、陈皮、枳壳、藿香、神曲、麦芽、焦山楂等
脾胃气虚	不思饮食，甚则拒食，面色少华，肢倦乏力，大便溏薄，夹不消化食物残渣，舌质淡，苔薄白，脉缓无力	健脾益气，佐以助运	主方：异功散 常用药物：党参、茯苓、白术、甘草、陈皮、佩兰、砂仁、焦山楂、炒麦芽等
脾胃阴虚	不欲进食，口舌干燥，食少饮多，面色不华，皮肤失润，大便偏干，小便黄赤，甚或烦躁少寐，手足心热，舌红少津，苔少或花剥，脉细数	滋脾养胃，佐以助运	主方：养胃增液汤 常用药物：石斛、乌梅、北沙参、玉竹、白芍、生甘草、焦山楂、炒麦芽等
肝脾不和	厌恶进食，嗳气频繁，胸胁痞满，性情急躁，面色少华，神疲肢倦，大便不调，舌质淡，苔薄白，脉弦细	疏肝健脾，理气助运	主方：逍遥散 常用药物：柴胡、紫苏梗、当归、白芍、白术、茯苓、炒麦芽、焦山楂、焦六神曲、甘草等

4. 主要护理问题

(1) 腹胀、纳差 与脾失健运，胃失腐熟有关。

(2) 面色无华、肢倦乏力 与脾运失健，气血精微化生不足，不能滋养全身有关。

(3) 便溏 与脾胃气虚，失于运化有关。

5. 护理措施

(1) 病情观察：①观察患儿食欲、食量、喂养方式、饮食行为、精神状况、大便情况、体重等。②呕吐患儿，密切观察呕吐物的量、性状，呕吐次数等。③辨证观察：脾胃阴虚的患儿须观察口渴情况，肝脾不和的患儿须观察情志状况。

(2) 生活起居：①适当增加患儿活动量，尤其是户外活动，呼吸新鲜空气。②若有呕吐，吐后做好口腔护理，清除残留在口腔内的呕吐物，可用温开水或生理盐水漱口，及时更换脏的衣物、被褥。③辨证起居：脾胃气虚患儿，注意活动强度，不可过劳；脾胃阴虚患儿，病室环境宜偏凉。

(3) 饮食护理：①以健脾护胃为原则，宜进食温热、质软之品，忌生冷、油腻之品。耐心引导进食，禁止强迫进食。②纠正偏食、贪吃零食等不良饮食习惯。食物避免过于精细，鼓励患儿多吃蔬菜和粗粮。③辨证施食：脾运失健患儿，可选调脾助运之品，如粳米、陈皮、山楂等；脾胃气虚患儿，以健脾益气、佐以助运为原则，食物宜清淡、易消化，保证食物色香味美，少量多餐，循序渐进，可推荐黄芪粥（《冷庐医话》，黄芪 20g，粳米 50g）早晚分食；脾胃阴虚患儿，以滋阴养胃、佐以助运为原则，可食百合粥、石斛玉竹粥（《证治准绳》，石斛 12g，玉竹 10g，大枣 5 个，粳米 50g），每日 1 次，连服 3~5 日；肝脾不和患儿，以疏肝健脾、理气助运为原则，宜多吃富含维生素的蔬菜和水果，如橘子、西柚、黑木耳、橙子等，食疗方可选用橙膏（《食宪鸿秘》黄橙 120g，白糖适量）。

（4）用药护理：①健胃药宜在餐前 1 小时服用，宜温服。②辨证施药：脾失健运、脾胃气虚患儿服药期间，忌食生冷油腻之物；脾胃阴虚患儿服用养胃增气液后，注意观察口干及大便干结是否得到改善。

（5）情志护理：①厌食患儿，应予以安慰和鼓励，消除思想顾虑，增强康复信心，可聆听《秋湖月夜》《春江花月夜》《十面埋伏》等宫调乐曲。②肝脾不和的患儿，应劝慰患儿戒怒，可采用以情制情法，或聆听《草木青春》《春风得意》等角调乐曲，使患儿心境平和。

（6）对症处理

纳差

① 小儿推拿：a. 推拿部位：手部胃经、脾经；中脘、脾俞、胃俞、肾俞等穴。b. 推拿方法：补脾、胃经各 100~300 次，按揉中脘、双侧脾俞、肾俞、胃俞各 3 分钟，摩腹 5~10 分钟，运内八卦 200 次，每天 1 次。c. 辨证推拿：脾运失健者，加按揉足三里穴 3 分钟；脾胃气虚者加捏脊 3~5 遍；脾胃阴虚者予揉板门 300 次；肝脾不和者加清肝经 300 次，清天河水 100 次。

② 艾灸：多适合脾失健运、脾胃气虚者。a. 穴位：神阙、足三里、中脘。b. 方法：温和灸，每穴灸 10~20 分钟，灸至穴区皮肤发红为度，每日一次；或壮医药线点灸，医护人员以右手拇指、示指夹持药线的一端，并露出线头 1~2cm，在酒精灯上点燃，然后吹灭明火，使之成圆珠状炭火，随即将此火星对准预先选好的穴位，顺应腕和拇指的屈曲动作，拇指指腹稳重而敏捷地将有火星的线头点压于穴位上，采用中等力度以不起水疱为度，时间 1 秒，一按火灭即为 1 壮，每一穴灸 5 壮。每周治疗 2 次。c. 辨证施灸：脾失健运患儿加内关、脾俞穴；脾胃气虚患儿加章门、阴陵泉穴位；脾胃阴虚患儿加肝俞、肾俞穴位；肝脾不和患儿加期门、阳陵泉穴。

③ 耳穴贴压：a. 耳穴：脾、胃、小肠。b. 方法：每日按压 3~5 次，每次每穴按压 1~2 分钟，两耳交替，每隔 4~5 日更换 1 次，5 次为 1 个疗程。c. 辨证贴压：脾失健运可加三焦穴；脾胃气虚可加肺、三焦、大肠、皮质下穴；脾胃阴虚可加肾、内分泌穴；肝脾不和可加肝穴。

【健康教育】

1. 提倡科学喂养，纠正不良喂养习惯。做到"乳贵有时，食贵有节"。做好孩子的生活起居及饮食习惯的培养，不吃零食，以免影响脾胃运化而损伤脾胃之气。

2. 创造安静愉快的进食环境，切忌吃饭时训斥，对厌食、偏食患儿，要耐心引导，避免训斥、强迫，以免形成恶性循环。

3. 注意生活起居，鼓励多行户外活动，增进食欲。

4. 遵照"胃以喜为补"的原则，予以健脾开胃之食物，如番茄汁、山楂粥等。

（何锦玉）

第四节　积　　滞

15 章 04 节　数字内容

 ──────────　导入案例与思考　──────────

患儿，男，1 岁。因纳呆、腹胀 2 天就诊。

患儿纳呆、腹胀 2 天，遂来院就诊。刻下：纳呆，腹胀，口臭，打饱嗝，时有吐奶，烦躁不能入睡，大便 2 日未下。面色淡白，舌苔黄腻，脉弦滑，指纹紫滞。

体格检查：T 36.9℃，P 100 次/min，R 20 次/min，BP 120/72mmHg。

请思考：

1. 该患儿目前所患何病？辨证当属何证？

2. 针对该患儿的纳呆、腹胀，应该如何护理？请用思维导图的形式呈现。

积滞，又称"食积"，是指小儿内伤乳食，停聚中焦，积而不化，气滞不行形成的一种脾胃病证，以不思乳食，腹胀嗳腐，大便酸臭或便秘为主要临床表现。

小儿积滞四季皆可发病，但以夏秋季节暑湿当令之时发病率最高。积滞见于各年龄阶段，但以婴幼儿多见。

凡现代医学中消化不良属本病证的讨论范围，可参考本节辨证施护。

【经典与沿革】

1. "小儿有积滞，面目黄肿，肚热胀痛，复睡多困，酷啼不食，可大肠闭涩，小便如油，或便利无禁，粪白酸臭，此皆积滞也。"（明·鲁伯嗣《婴童百问·第四十九问》）

2. "小儿宿食不消者，胃纳水谷而脾化之，儿幼不知自节，胃之所纳，脾气不足以胜之，故不消也。"（明·王肯堂《证治准绳·幼科》）

3. "乳贵有时，食贵有节，若父母过爱，乳食无度则宿食不消而成积矣。"（清·吴谦《医宗金鉴》）

【病因病机】

小儿积滞之病因有乳食内积和脾虚夹积两大类。积滞病因病机示意图见图15-4。

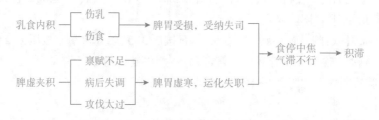

图 15-4 积滞病因病机示意图

1. **乳食内积** 小儿乳食不知自节或喂养不当，乳食无度，或过食生冷不消化之物，致脾胃受损，受纳运化失职，升降失调，宿食内停，积而不化，则成积滞。伤于乳者为乳积，伤于食者为食积。

2. **脾虚夹积** 若小儿禀赋不足，脾胃素虚，或因病后失调，脾气虚损，或过用寒凉攻伐之品，致脾胃虚寒，运化失职，乳食稍有不节，即停滞不化，形成积滞。

本病病位在脾胃，病机为乳食停聚中焦，积而不化，气滞不行。病初以邪实为主，但若患儿素体脾气虚弱，可呈虚实夹杂证。

本病一般预后良好，少数患儿伤于乳食，积滞日久，迁延失治，进一步损伤脾胃，导致气血生化不足，影响小儿营养和生长发育，形体日渐羸瘦，可转化成疳，故有"积为疳之母，无积不成疳"之说。

【诊断与鉴别诊断】

1. **诊断**

（1）症状：不思乳食，嗳气酸腐，呕吐酸馊，脘腹胀满，大便不调，气味酸臭等临床症状。可伴有烦躁不安，睡卧不宁。

（2）病史：有伤乳、伤食史。

（3）相关检查：大便化验检查，可见不消化食物残渣及脂肪滴。

2. **鉴别诊断** 应与厌食、疳证相鉴别，具体见厌食、疳证章节。

【辨证施护】

1. **辨证要点**

（1）辨虚实：本病有实证和虚实夹杂之分，单纯虚证者则少见。初病多实，积久则虚实夹杂。若病程短,脘腹胀痛,拒按,或伴低热,哭闹不安,多为实证;若素体脾虚,腐熟运化不及,乳食停滞不消,日久形成积滞者,多为虚中夹实。

(2) 辨寒热:若素体阳盛,面赤唇红,烦躁易怒,喜食肥甘厚腻之品,致不思乳食,脘腹胀满,得热则甚,遇凉稍缓,口气臭秽,呕吐酸腐,大便秘结臭秽,手足脘腹灼热,舌红,苔黄腻,脉弦滑,此系实热证;若素体阳虚,贪食生冷,或过用寒凉药物,致脘腹冷满,喜温喜按,面白唇淡,四肢欠温,朝食暮吐,大便稀溏,小便清长,舌淡,苔白腻,脉沉迟动此系虚寒证。

2. 护治原则 以消食化积,理气行滞为基本护治原则。实证以消食化滞为主,虚中夹实证护治以消食健脾,消补并施。

3. 证治分类(表15-7)

表15-7 积滞的常见证型及辨证治疗

证型	临床表现	治法	方药
乳食内积	乳食少思或不思,嗳腐酸馊或呕吐食物、乳片,脘腹胀满,疼痛拒按,或有低热,肚腹热甚,大便秽臭,烦躁啼哭,手足心热,舌红,苔黄厚腻,脉弦滑,指纹紫滞	消食化积,和中导滞	主方:消乳丸(乳积),保和丸(食积) 常用药物:山楂、神曲、鸡内金、莱菔子、香附、陈皮、砂仁、茯苓、半夏、连翘等
脾虚夹积	面色萎黄,形体消瘦,神倦乏力,不思乳食,食则饱胀,腹满喜按,喜伏卧,大便稀溏酸馊,夹有乳片或食物残渣,舌淡,苔白腻,脉细弱或细滑,指纹淡滞	健脾助运,消食化滞	主方:健脾丸 常用药物:党参、白术、茯苓、甘草、山楂、神曲、麦芽、枳实、陈皮、砂仁等

4. 主要护理问题

(1) 纳差 与脾胃运化失职,乳食不化有关。

(2) 腹胀 与乳食停滞中焦,积而不化有关。

(3) 嗳腐吞酸 与乳食内积,中焦气滞,胃气上逆有关。

5. 护理措施

(1) 病情观察:①观察患儿饮食量,腹痛、腹胀部位、性质和程度,大便情况。②警惕患儿是否出现烦躁不安、夜间哭闹等情况。③辨证观察:乳食内积患儿,须观察是否出现呕吐情况,若出现呕吐,观察并记录呕吐物量、性状,以及患儿神色、舌质、舌苔的变化。脾虚夹积患儿须观察形体消瘦的情况,了解患儿的食欲状况。

(2) 生活起居:①保持环境舒适、安静,空气新鲜,阳光充足。②注意保暖,避免受凉,注意饮食卫生。③辨证起居:食积呕吐患儿注意口腔护理,及时清除呕吐物,每天用淡盐水或银芩汤漱口2~3次;脾虚夹积患儿,注意不可过劳,以免损伤正气。

(3) 饮食护理:①以合理喂养,饮食有节为原则,不可过食肥甘厚腻之品。②辨证施食:乳食内积患儿以消食化积、和中导滞为原则,可选择山楂、陈皮、炒麦芽等,可服萝卜生姜汁(生姜30g,萝卜250g)。呕吐患儿,可暂停进食,并给予生姜水数滴加少许糖水饮服;便秘时,可予蜂蜜10~20ml温开水冲服。脾虚夹积患儿以健脾助运、消食化积为原则,饮食宜细、软、烂,可给予大枣、薏苡仁、山药等,亦可服苹果山药散(《食疗本草》,苹果干50g,山药30g)。

(4) 用药护理:①消导类药物,宜在饭后服用。此类药物,只暂用,不可久服。一旦患儿食消滞化,脾气得运,即应停药。②辨证施药:乳食内积患儿,中药汤剂以浓煎分次喂服,丸剂以温水送服;脾虚夹积患儿,中药汤剂宜温服。

(5) 情志护理:①对婴幼儿要耐心安抚、诱导,尤其进餐时避免批评或突然惊吓。②积滞患儿可多听《良宵》《月儿高》等宫调乐曲。乳食内积,烦躁不安的患儿可多听《蓝色多瑙河》《江南丝竹乐》等角调乐曲,抒发情感,缓解其烦躁不安的情绪。

（6）对症处理

纳差

① 捏脊：a. 部位：背部督脉自下而上捏拿（尾骨—大椎穴），背部督脉循行线（大椎—至阳穴），背部脾俞、胃俞、大肠俞、肾俞穴。b. 方法：操作者手心朝上，双手中指、无名指、小指握成空拳状，示指半屈，拇指伸直并对准示指的前半段，从患儿尾椎下的尾骨开始，沿着督脉自下而上捏拿至大椎穴，如此循环，捏拿 6 遍。捏第 5 遍时，采用"重提"的手法，有针对性地刺激背部的腧穴，在脾俞、胃俞、大肠俞施以重提手法，最后 1 遍捏拿结束后，揉按肾俞穴 10 次。c. 辨证捏脊：脾虚夹积患儿加三焦俞，乳食内积烦躁易怒、夜寐不安患儿加心俞、肝俞穴。

② 小儿推拿：a. 部位：患儿手部的脾经、板门、内八卦、四横纹、脐部。b. 穴位：足三里、脾俞、胃俞。c. 方法：清补脾经 200~500 次，揉板门 100~300 次，顺运内八卦 50~200 次，推四横纹 100~300 次，顺时针摩腹 3~5 分钟，按揉足三里、脾俞、胃俞穴 1~3 分钟。d. 辨证推拿：脾虚夹积加分腹阴阳；乳食内积烦躁不安加掐五指节，清肝经。

【健康教育】

1. 调节饮食，合理喂养，饮食易消化并富含营养，忌暴饮暴食、过食肥甘厚腻、生冷瓜果、偏食零食及妄加滋补之品。

2. 添加辅食应遵循由一种到多种，由少到多，由稀到稠，由细到粗，循序渐进的原则，既不可骤然添加过多，也不可到期不予添加，以使婴儿逐步适应。

3. 保持大便通畅，若有积滞，应暂时控制饮食，病情好转后再逐步恢复。

（何锦玉）

第五节 疳 证

15 章 05 节 数字内容

 ————————— 导入案例与思考 —————————

患儿，男，2 岁 4 个月。因消瘦，食欲不振 1 年余就诊。

患儿 1 年前无明显诱因开始出现体重不增，渐消瘦，食欲不振，强迫进食则呕吐，体倦乏力，易发脾气，面色萎黄少华，毛发稀疏，遂来院就诊。刻下：胃纳差，夜眠一般，大便 2~3 日一解，小便正常。舌淡红，苔薄微腻，脉细有力，指纹淡。

体格检查：T 36.9℃，R 24 次/min，P 100 次/min，体重 9.5kg。面色淡白，精神稍倦怠，营养不良貌。全身皮肤干燥，可见四肢皮肤脱屑，皮下脂肪菲薄，浅表淋巴结无肿大。咽无充血，双扁桃体不大，未见脓性分泌物。颈软，漏斗胸，双肺呼吸音清，未闻及干湿啰音。心率 92 次/min，律齐，未闻及杂音。腹软，无压痛及反跳痛，肝脾肋下未触及，肠鸣音正常。

请思考：

1. 该患儿目前所患何病？辨证当属何证？

2. 针对该患儿的消瘦、食欲差，应该如何护理？请用思维导图的形式呈现。

疳证是由于喂养不当或多种疾病影响，导致脾胃受损，气液耗伤而引起的一种慢性病证，临床以形体消瘦，面黄发枯，精神萎靡或烦躁，饮食异常为主要临床表现。古代医学对"疳"有两种解释：其一曰"疳者甘也"，就发病原因而言，指小儿恣食肥甘厚腻，损伤脾胃，形成疳证；其二曰"疳者干也"，从病机、主症而言,指出其病机为津液干涸、气血消耗。疳证发病无明显季节性,各年龄段皆可发病,5岁以下小儿多见。

凡现代医学所指小儿营养不良及多种维生素缺乏症,以及由此引起的合并症等营养障碍性慢性疾病均属本病证的讨论范围,可参考本节辨证施护。

【经典与沿革】

1. "蒸盛过伤,内则变为疳,食人五脏……久蒸不除,多变成疳。"(隋·巢元方《诸病源候论·虚劳骨蒸候》)

2. "疳皆脾胃病,亡津液之所作也。"(宋·钱乙《小儿药证直诀·脉证治法》)

3. "又小儿百日以后……好食肥腻,恣食甘酸,脏腑不和,并生疳气。"(宋·王怀隐《太平圣惠方》)

4. "食久成积,积久成疳。"(清·陈复正《幼幼集成》)

【病因病机】

疳证之病因有饮食不节、喂养不当、疾病影响以及禀赋不足四大类。疳证病因病机示意图见图15-5。

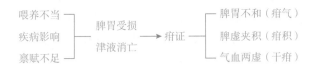

图 15-5　疳证病因病机示意图

1. **饮食不节**　过食肥甘厚味或瓜果生冷;饮食偏嗜,饥饱不均。

2. **喂养不当**　是疳证最常见的原因。一为太过,二为不及,两者均可损伤脾胃,形成疳证。

3. **疾病影响**　多因小儿反复外感,或久吐久泻,或罹患时行热病,失于调治,或误用攻伐,致使津液大伤,均导致脾胃俱虚,生化不足,或津液耗伤,虚火内炽,气血日衰,久而成疳。

4. **禀赋不足**　因早产、双胎等先天禀赋不足原因,脾胃功能薄弱,水谷精微摄取不足,气血耗损,脏腑肌肤失于濡养,形体消瘦,形成疳证。

疳证病位主要在脾胃,涉及其他四脏。其病机在于脾胃受损,津液耗伤。病机属性以虚为本。

本病经恰当治疗,绝大多数患儿均可治愈,仅少数重症患儿或有严重兼证者,预后较差。古人视为恶候,列为儿科四大要证之一。

【诊断与鉴别诊断】

1. **诊断**

(1) 症状:饮食异常,大便干稀不调,或肚腹膨胀等明显脾胃功能失调者。兼有精神不振,烦躁易怒,或喜揉眉擦眼,或吮指磨牙等症。形体消瘦,体重低于正常值15%以上。面色不华,毛发稀疏枯黄,甚者形体干枯羸瘦,体重可低于正常值40%以上。

(2) 病史:常有先天禀赋不足,喂养不当,或病后失调史。

(3) 相关检查:血常规、血生化等检查。

2. **鉴别诊断**

(1) 疳证与厌食:疳证、厌食都属于小儿常见的脾胃病证,均由于喂养不当,脾胃运化功能失调所致。厌食主要症状为长期食欲不振,无明显消瘦,精神状态尚好,一般病在脾胃,不涉及他脏,预后良好。

(2) 疳证与积滞:疳证、积滞都属于小儿常见的脾胃病证,伤乳、伤食是其轻浅阶段,失于调治,则成积滞。积久不消,郁而化热,耗损阴液,中焦化源不足,肌肤失荣,无以灌溉营养五脏六腑,四肢百骸,则转化成疳。两者名虽异,而源则一,唯病情轻重深浅有所不同。积滞与疳证相比,积滞病情轻浅,以实证为主。积滞以不思乳食,食而不化,呕吐酸腐乳食,大便不调,腹部胀满为特征。疳证以虚为主,形体消瘦为特征。两者有明显区别。积滞为实证,积久可成疳,但临床所见疳证,并非皆由积滞转化而成。疳证有夹积滞者,称为疳积。

【辨证施护】

1. 辨证要点

(1) 辨虚实:本病为虚实夹杂之病证,故首先根据病程,辨别虚实。本病初期面黄发疏,厌食,形体消瘦,病情尚浅,虚象较轻;疳证发展,出现形体明显消瘦,肚腹膨胀,烦躁易怒,嗜食异物等,属脾虚夹积,病情较重为本虚标实;进一步发展,涉及五脏,可见极度消瘦,皮肤干瘪,大肉已脱,精神萎靡甚则突然虚脱,为疳证后期,病情危重,虚极之证。

(2) 辨主证:主要根据病程、脾胃受损程度及临床表现进行辨别,分为疳气、疳积、干疳三个阶段。早期以脾胃失和症状为主,形体消瘦不著,病情轻浅,谓之疳气;中期脾胃受损严重,积滞内停,生化乏源,表现虚实夹杂证候者,谓之疳积;后期脾胃衰败,化源枯竭,气血津液干涸,全身极度虚羸,谓之干疳。

(3) 辨兼症:疳之病变首先在脾。若脾病及肝,土虚木旺,肝阴不足,不能上承于目,目生云翳,干涩夜盲,目赤多泪者则为"眼疳";若脾病及心,心火循经上炎,而见口舌生疮者,称为"口疳";若脾阳虚衰不能制水,水湿泛溢肌肤,全身浮肿,则为"疳肿胀",若脾病及肺,土不生金,肺卫不固,则潮热咳嗽,气喘痰鸣,为"气疳";若脾病及肾,肾精不足,骨失所养,则囟陷齿迟,鸡胸龟背,腰膝酸软,为"骨疳"。若脾虚失摄,血不归经,溢出于脉,皮肤可见紫斑瘀点为疳证恶候,甚则阴竭阳脱,猝然变险。若出现神志恍惚,杳不思食,是胃气全无,脾气将无的危候,须格外引起重视。

2. 护治原则

以健运脾胃为基本护治原则,通过调理脾胃,助其纳化,以达气血丰盈、津液充盛、脏腑肌肤得养之目的。根据疳气、疳积、干疳的不同阶段,采取不同的护治方法。疳气以和为主;疳积以消为主,或消补兼施;干疳以补为要。此外,合理补充营养,纠正不良饮食习惯对本病康复也至关重要。

3. 证治分类(表15-8)

表15-8　小儿疳证的常见证型及辨证治疗

证型		临床表现	治法	方药
常证	疳气	形体消瘦,面色少华,毛发稀疏,食欲不振或多食多泻,精神不振,情绪激动,易发脾气,大便不调,舌淡,苔薄白或微黄,脉细,或指纹淡	调脾健运	主方:资生健脾丸 常用药物:党参、白术、山药、莲子肉、茯苓、薏苡仁、泽泻、藿香、砂仁、白扁豆、麦芽、神曲、山楂等
	疳积	形体明显消瘦,肚腹膨胀,甚则青筋暴露,面色萎黄无华,毛发稀疏如穗,精神不振或易烦躁激动,夜寐不宁,食欲不振或善食易饥或嗜食异物,舌淡,苔薄腻,脉细滑	消积理脾	主方:肥儿丸 常用药物:人参、白术、茯苓、焦神曲、焦山楂、炒麦芽、槟榔、黄连、胡黄连等
	干疳	极度消瘦,面呈老人貌,皮肤干瘪起皱,大肉已脱,皮包骨头,精神萎靡,目无光彩,啼哭无力,毛发枯焦,腹凹如舟,杳不思食,大便干或清稀,舌淡,苔少,脉沉细弱	补益气血	主方:八珍汤 常用药物:党参、黄芪、白术、茯苓、当归、白芍、熟地黄、川芎、陈皮、白扁豆、砂仁等
兼证	眼疳	两目干涩,畏光羞明,甚则眼角赤烂,黑睛混浊,白睛生翳或有夜盲等	养血柔肝,滋阴明目	主方:石斛夜光丸 常用药物:石斛、天冬、生地黄、党参、羚羊角、肉苁蓉、川芎、枳壳
	口疳	口舌生疮,口腔糜烂,秽臭难闻,面赤心烦,夜卧不宁,小便短黄,或吐舌弄舌,舌质红,苔薄黄或少苔,脉细数,重按无力,指纹淡紫	清心泻火,滋阴生津	主方:泻心导赤散 常用药物:黄连、栀子、连翘、灯心草、淡竹叶、生地黄、麦冬、玉竹等
	疳肿胀	足踝肿胀,甚或颜面及全身浮肿,面色无华,神疲乏力,四肢欠温,小便短少,舌淡胖,苔薄白,脉沉迟,指纹隐伏不显	健脾温阳,利水消肿	主方:防己黄芪汤合五苓散 常用药物:黄芪、白术、甘草、茯苓、猪苓、泽泻、防己、桂枝等

Note:

4. 主要护理问题

(1) 形体消瘦　与脾虚不能运化水谷以滋养全身有关。

(2) 纳差　与脾胃虚弱有关。

(3) 腹胀　与脾胃虚弱,不能运化水谷有关。

(4) 潜在并发症:眼疳、口疳、疳肿胀　与病程久延失治,累及多个脏腑有关。

5. 护理措施

(1) 病情观察:①观察患儿精神状况、形体、面色、皮肤、毛发、爪甲、二便、饮食等状况。②注意测量患儿身长、体重、头围、胸围、皮下脂肪、血红蛋白和红细胞计数等,了解病情轻重。③辨证观察:眼疳患儿注意观察眼部有无继发感染,角膜有无混浊、软化或穿孔的变化;口疳患儿注意观察口腔黏膜有无糜烂情况;疳肿胀患儿须观察患儿全身浮肿情况;若患儿出现皮肤瘀斑,则应注意观察瘀斑进展情况,并且观察鼻孔、口腔及大便有无出血;观察患儿大便是否含有异嗜物品或虫排出,若见排虫,及时驱虫;若出现四肢厥冷,呼吸微弱,极度萎靡的面貌,常为阴阳离决的先兆,应及时通知医生,并做好抢救准备。

(2) 生活起居:①注意气候变化,适时添减衣物,避免外感时邪。②重症患儿应卧床休息,减少蛋白质、热量的消耗。③消瘦与长期卧床患儿,被褥应柔软干燥,必要时,骨突受压处垫气圈,防止压力性损伤的发生。④恢复期患儿或轻症患儿,可组织室外活动,加强锻炼,增强体质。⑤辨证起居:眼疳患儿,注意眼部护理,必要时可用黄连水滴眼,入睡时可用黄连纱布湿敷双眼;口疳患儿,做好口腔护理,可用银花甘草液清洗口腔,然后用清洁棉签蘸去腐散涂擦患处,若出现溃疡,用养阴生肌散,每日3次;疳肿胀患儿,保护肿胀明显部位以及骨突处,避免局部皮肤受压破溃。

(3) 饮食护理:①以富有营养、易消化为原则。予高热量、高蛋白饮食及蔬菜、水果,注意膳食平衡,忌生冷、肥腻、油炸之物。②辨证施食:疳气患儿以调脾健运为原则,饮食宜温热,可选择调脾助运之品,如粳米、山药、山楂之品。可服五白糕(《百病中医药膳疗法》,白扁豆50g、白莲子50g、白茯苓50g、白菊花50g、白糖100g、面粉200g);疳积患儿以消积理脾为原则,饮食宜细、软、烂,可给予茯苓、神曲等,可服茯苓粥(《圣济总录》,白茯苓20g、粳米100g);干疳患儿以补益气血为原则,饮食宜温热,可选择补充气血之品,如莲子、桂圆、红枣等,可服桂圆粥(《饮食辨录》,桂圆肉30g、莲子20g、粳米50g);眼疳患儿以养血柔肝、滋阴明目为原则,可选择富含维生素A和维生素C的食物,如鸡肝、枸杞、蓝莓等,可服用鸡肝汤(鸡肝1具、苍术6g),吃肝喝汤,隔日1次,持续2周,或至症状消失即可;口疳患儿以清心泻火、滋阴生津为原则,饮食温度适宜,不宜过烫;疳肿胀患儿以健脾温阳、利水生津为原则,必要时限制食盐的摄入,水肿消退后及时恢复,以免影响食欲,饮食可用乌鱼或鲤鱼熬汤,或者黄芪20g、赤小豆20g、红枣六枚,煎汤代茶饮。

(4) 用药护理:①按时给药,汤药宜温服。对于吮吸功能差的患儿,应予以鼻饲。②辨证施药:疳气患儿服用的资生健脾丸宜饭前1~2小时服用,且饭前不宜多饮水;疳积患儿服用的肥儿丸宜饭后半小时内温水送服,服用期间忌辛辣和油腻之物;干疳患儿服用的八珍汤宜饭前半小时温服;眼疳患儿服用的石斛夜光丸宜用温盐送服;口疳患儿中药不宜热服,以免汤剂温度过高,损伤口腔黏膜;疳肿胀患儿的中药汤剂宜温服。

(5) 情志护理:①哭闹患儿,应耐心诱导,不要随意训斥。精神萎靡患儿,要利用各种方法激发兴趣,促进心情愉悦,从而促进食欲。②疳证患儿可多听《月儿高》《塞上曲》《平湖秋月》等宫调乐曲,调和脾胃,平和气血;眼疳患儿应多听《春风得意》《蓝色多瑙河》等角调乐曲,滋养肝阴。

(6) 对症处理

纳差

①艾灸:a.穴位:神阙、天枢、水分、足三里、三阴交。b.方法:温和灸,每穴3~5分钟,每天1次,5次为1个疗程;也可使用灯火灸,每天1次。

②小儿推拿:a.部位:手部脾经、板门、内八卦、脐部、捏脊。b.穴位:足三里、阴陵泉、脾俞、胃俞。

c.方法:清补脾经 200~500 次,揉板门 100~300 次,顺运内八卦 50~200 次,顺时针摩腹 3~5 分钟,按揉上述穴位 1~3 分钟,捏脊 5 次,捏、重提大椎、脾俞、胃俞。d.辨证推拿:烦躁不安,两目干涩,畏光羞明,眼角赤烂者,捏脊时重提肝俞;口舌生疮者,捏脊时重提心俞;伴五迟者,重提肾俞。

③ 穴位敷贴:适用于疳积腹部胀实纳差者。a.贴敷部位:脐部。b. 主要药物:大黄、芒硝、栀子、杏仁、桃仁等。c.方法:以上药物共研细末。加面粉适量,用鸡蛋清,葱白汁,醋,白酒少许,调成糊状,敷于脐部。每天 1 次,连用 3~5 天。

【健康教育】

1. 合理喂养,提倡母乳喂养。

2. 乳贵有时,食贵有节。婴儿按时添加辅食。一般 3~4 个月就要逐渐添加益于小儿的食品,遵循先稀后干,先素后荤,先少后多、定时定量的原则。不可过早断奶。

3. 定期测量并记录体重和身长。如发现小儿体重不增或逐渐减轻,皮下脂肪减少,肌肉松弛,面色无华,应引起重视并分析原因,及时治疗。

4. 鼓励小儿户外活动,呼吸新鲜空气,多晒太阳,遵医嘱适量补充钙剂、维生素 D。

(何锦玉)

第六节　小 儿 泄 泻

15章06节　数字内容

 ───────── 导入案例与思考 ─────────

患儿,男,2 岁。因腹泻 2 天就诊。

患儿腹泻 2 天,遂来院就诊。刻下:解稀水样便每日 4~5 次,量中、色黄、疲乏,腹痛,小便量少,口渴喜饮,纳差、寐尚好。舌红,苔黄腻,脉滑数。

体格检查:T 36.9℃,P 110 次/min,R 25 次/min,BP 120/72mmHg。面色淡白。

请思考:

1. 该患儿目前所患何病?辨证当属何证?

2. 针对该患儿的腹泻,应该如何护理?请用思维导图的形式呈现。

───────────────────────────────

小儿泄泻是以大便次数增多,粪质稀薄或如水样为主要临床表现的一种小儿常见脾胃病证。本病是小儿最常见的疾病之一,尤以 2 岁以下婴幼儿多见,年龄越小,发病率越高。一年四季均可发生,以夏秋季节更为多见。

凡现代医学的小儿腹泻包括感染性(如病毒、细菌、寄生虫等)腹泻病和非感染性腹泻病(症状性、过敏性及其他因素引起的腹泻),均属本病证的讨论范围,可参考本节辨证施护。

【经典与沿革】

1. "春伤于风,夏生飧泄。""湿盛则濡泄。"(《素问·阴阳应象大论》)

2. "脾病,困睡、泄泻、不思饮食。"(宋·钱乙《小儿药证直诀·脉证治法》)

3. "小儿泄泻认须清,伤乳停食冷热惊,脏寒脾虚飧水泻,分消温补治宜精。"(清·吴谦《医宗金鉴》)

4. "泄泻有五:寒、热、虚、实、食积也。""凡泄泻肠鸣腹不痛者是湿,宜燥渗之……元气下陷者,升提之。"(清·陈复正《幼幼集成·泄泻证治》)

【病因病机】

小儿泄泻之原因有感受外邪,内伤饮食,脾胃虚弱,脾肾阳虚四大类。小儿泄泻病因病机示意图见图 15-6。

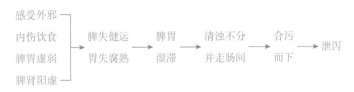

图 15-6　小儿泄泻病因病机示意图

1. **感受外邪**　小儿脏腑娇嫩,藩篱不密,调护失宜,则易感外邪。外感风、寒、暑、热诸邪常与湿邪相合而致泻,因脾喜燥而恶湿,湿易伤脾,湿盛则濡泻,所以有"无湿不成泻""湿多成五泻"之说。故泄泻虽有多种不同因素,但未有不源于湿者。由于时令气候不同,长夏多湿,暑湿当令,食物易于变坏,每因小儿误食腐败之品,使脾胃损伤而发生泄泻,故外感泄泻以夏秋多见,其中又以湿热泻最常见,而风寒致泻则四季均有。

2. **内伤饮食**　小儿饮食不知自节,若调护失宜,乳哺不当,饮食不洁或失节,恣食生冷、过食肥甘,皆能损伤脾胃,宿食内停,清浊不分,混杂而下,并走大肠而成泄泻。

3. **脾胃虚弱**　小儿素体脾虚,或久病迁延不愈,脾虚则健运失司,胃弱则腐熟无能,因而水反为湿,谷反为滞,水湿水谷合污而下,成为脾虚泄泻。

4. **脾肾阳虚**　脾虚致泻者,一般先耗脾气,继伤脾阳。日久脾损及肾,致脾肾阳虚,阴寒内盛,火不暖土,完谷不化,并走大肠,而致澄澈清冷,洞泄而下的脾肾阳虚泻。

小儿泄泻病位在脾胃,基本病机为脾虚湿盛。内外之湿与乳食之滞是泄泻的基本病理因素。

小儿泄泻轻症处理及时,治疗得当,一般预后良好;重症起病急骤,泻下过度,易见气阴两伤,甚则阴竭阳脱。若久泻迁延不愈,可转为疳证或慢脾风。

【诊断与鉴别诊断】

1. **诊断**

(1) 症状:大便次数较平常明显增多,甚至多达 10 次以上;粪便呈淡黄色或清水样;或夹有奶块、不消化物,如同蛋花汤;或黄绿稀溏,或色褐而臭,夹少量黏液。可伴有恶心、呕吐、腹痛、发热、口渴等症。

(2) 体征:重症泄泻患儿可见小便短少,高热烦渴,神疲萎软,皮肤干瘪,囟门凹陷,目眶下陷,啼哭无泪等脱水征,以及口唇樱红、呼吸深长、腹胀等酸碱平衡失调和电解质紊乱的表现。

(3) 病史:多有乳食不节、饮食不洁或感受时邪病史。

(4) 相关检查:大便常规、大便细菌培养等检查。

2. **鉴别诊断**

(1) 小儿泄泻与痢疾:小儿泄泻与痢疾均可见大便次数增多。两者不同点见表 15-9。

表 15-9　小儿泄泻与痢疾的鉴别

鉴别点	小儿泄泻	痢疾
起病	或急或缓	急
大便性状	量多,无脓血	次频、量少,有黏液、脓血
伴随症状	无里急后重	腹痛、里急后重
大便常规	脂肪球或少量白细胞、红细胞	脓细胞、红细胞,可找到吞噬细胞
大便培养	阴性或致病性大肠杆菌	痢疾杆菌

Note:

(2) 小儿泄泻与生理性腹泻:生理性腹泻多见于6个月以下的婴儿,体胖肉松,多伴有湿疹,出生后不久即出现腹泻,食欲好,大便次数多,但不影响生长发育,体重不减,添加辅食后大便逐渐转为正常。大便镜检无异常或有脂肪球,大便病原学检查无异常。

【辨证施护】

1. 辨证要点

(1) 辨寒热、虚实:主要根据病程长短,大便(次数、色、质、量)、腹胀、腹痛等进行辨证。若症见暴泻量多,腹胀痛拒按者多为实证;泻下缓慢,腹虚胀喜按者多为虚证,病程迁延难愈,或急或缓,腹胀拒按者多为虚中夹实。若泻下急迫,色黄褐,气秽臭,或见少许黏液,肛门红赤,苔黄腻者,则为湿热泻;若大便清稀,夹有泡沫,臭气轻,肠鸣腹痛,或伴有外感风寒症状,则为风寒泻;若纳呆腹胀,腹痛即泻,泻后痛减,粪便酸臭夹不消化食物,则为伤食泻;若病程迁延,大便时泻时止,粪质稀糊,色淡不臭,夹有不消化食物为脾虚泻;若病程较脾虚泻更长,大便澄澈清冷,完谷不化,阳虚内寒症状明显,为脾肾阳虚泻;风寒泻、湿热泻、伤食泻三种证候多属实证,脾虚泻和脾肾阳虚泻属于虚证。

(2) 辨常证、变证:小儿泄泻有常证、变证之分。若病势较缓,除大便次数增多,粪质稀薄或泻下如水样外,精神尚好,可进食,无明显伤阴伤阳症状,则为常证;若症见泻下急暴,量多次频,不思食,有明显伤阴伤阳症状,出现皮肤干燥,啼哭无泪,口渴引饮,小便短少,烦躁唇红等症状,舌绛少津,脉细数为伤阴,则为变证;若出现精神萎靡,表情淡漠,四肢欠温,面色青灰等症状,舌淡胖,边有齿痕,脉沉细为伤阳。

2. 护治原则　以运脾化湿为原则。邪实者,以祛邪为主,或清肠化湿,或祛风散寒,或消食导滞;虚证者以扶正为主,或健脾益气,或温补脾肾。泄泻迁延,虚实夹杂者,则应扶正与祛邪并用。此外,若出现变证,都属正气大伤,可参合益气养阴,酸甘敛阴,护阴回阳,救逆固脱等方法进行护治。

3. 证治分类(表15-10)

表15-10　小儿泄泻的常见证型及辨证治疗

	证型	临床表现	治法	方药
常证	湿热泻	大便呈黄褐稀水如蛋花汤样,泻下急迫,量多次频,气味臭秽,或见少许黏液,腹痛时作,食欲不振,或伴呕恶,神疲乏力,或见发热,口渴,小便短黄,舌质红,苔黄腻,脉滑数,指纹紫	清热利湿	主方:葛根黄芩黄连汤 常用药物:葛根、黄芩、黄连、地锦草、豆卷、甘草等
	风寒泻	大便清稀,夹有泡沫,臭气不甚,肠鸣腹痛,或伴恶寒发热,鼻流清涕,或咳嗽,舌质淡,苔薄白或白腻,脉浮紧,指纹淡红	疏风散寒	主方:藿香正气散 常用药物:藿香、紫苏叶、白芷、生姜、大腹皮、厚朴、陈皮、半夏、桔梗、白术、茯苓、甘草、大枣等
	伤食泻	大便稀溏,夹有乳凝块或食物残渣,气味酸臭,或如败卵,脘腹胀满拒按,泻前腹痛,泻后痛减,嗳气酸馊,或有呕吐,不思乳食,夜卧不安,舌苔厚腻,或微黄,脉滑实,指纹滞	消食化滞	主方:保和丸 常用药物:山楂、神曲、莱菔子、陈皮、半夏、茯苓、连翘等
	脾虚泻	大便稀溏,色淡不臭,多于食后作泻,时轻时重,面色萎黄,形体消瘦,神疲倦怠,舌质淡胖有齿痕,苔白,脉缓弱,指纹淡	健脾益气	主方:七味白术散 常用药物:藿香、木香、葛根、党参、白术、茯苓、甘草、山药、白扁豆等
	脾肾阳虚泻	久泻不止,大便清稀,完谷不化,或见脱肛,形寒肢冷,面色淡白无华,精神萎靡,睡时露睛,舌淡,苔白,脉沉细弱,指纹淡	温补脾肾	主方:附子理中汤合四神丸 常用药物:人参、白术、甘草、附子、补骨脂、吴茱萸、干姜、肉豆蔻、五味子等

续表

证型		临床表现	治法	方药
变证	气阴 两伤	泻下无度,质稀如水,神萎不振或心烦不安,四肢乏力,目眶及囟门凹陷,皮肤干燥或枯瘪,啼哭无泪,口渴引饮,小便短少,甚则无尿,唇红而干,舌红少津,苔少或无苔,脉细数	益气 敛阴	主方:人参乌梅汤 常用药物:人参、乌梅、甘草、木瓜、莲子、山药等
	阴竭 阳脱	泻下不止,次频量多,精神萎靡,表情淡漠,面色青灰或苍白,气息低微,哭声微弱,啼哭无泪,尿少或无,四肢厥冷,冷汗自出,舌淡无津,脉沉细欲绝	温阳 固脱	主方:生脉散合参附龙牡救逆汤 常用药物:人参、附子、龙骨、牡蛎、白芍、麦冬、五味子、炙甘草等

4. 主要护理问题

(1) 泄泻 与感受外邪、内伤饮食,脾失运化有关。

(2) 腹痛 与寒凝气滞,湿热困脾,食滞肠胃致气机不畅有关。

(3) 潜在并发症:厥脱 与久泻不止,阴阳俱耗有关。

5. 护理措施

(1) 病情观察:①观察大便次数、性状、颜色、气味及量以辨别寒热虚实,并详细记录出入量。②重症患儿须密切观察神色、皮肤弹性、眼窝及前囟凹陷程度、呼吸、唇色、尿量、舌脉及体温变化,做好记录。③若久泻患儿出现面色苍白、四肢冰冷、大汗淋漓,为阴竭阳脱之变证,应立即报告医生,配合抢救。④辨证观察:湿热泻、风寒泻患儿须观察体温情况,警惕发热情况发生,如体温过高,鼓励其多饮水,及时擦干汗液;风寒泻患儿须观察有无鼻塞、流涕等症状。

(2) 生活起居护理:①保持病室空气流通。②调摄寒暖,适时添减衣物,避免过热或受凉。③适当休息,重症患儿应卧床休息。④感染性腹泻患儿行床边隔离。饮食用具及污染的尿布,除用清水清洗干净外,应煮沸消毒,并在阳光下暴晒,防止交叉感染。⑤肛门周围皮肤护理:患儿每次大便后用温热水清洗臀部和会阴部,用软毛巾擦干,必要时肛门周围涂氧化锌软膏。如出现臀红或肛门周围灼痛者,可遵医嘱用黄柏适量煎水外洗,涂植物油外扑青黛粉,以清热化湿。如已破溃,可涂1%龙胆紫后暴露,保持局部干燥,或用红外线等照射,每次25分钟,每日2次,灯距臀部患处30~40cm,照射时应有专人护理,以免发生意外。⑥辨证起居:风寒泻患儿,注意保暖,避免复感风寒,加重病情,可用热水袋外敷腹部,注意不要烫伤皮肤;湿热泻者病室宜凉爽。

(3) 饮食护理:①合理控制饮食,减轻脾胃负担。②轻症泄泻宜进纤维素较少、软烂的半流质饮食,忌荤腥、肥腻、生冷、坚硬之品。母乳喂养者,暂停辅食,延长喂养间隔时间,减少次数。③重症泄泻及频繁呕吐患儿暂禁食,随着病情好转逐渐增加饮食量,由少到多,由稀到稠。鼓励患儿多饮水及果汁,可煮沸待温后喂饮。④辨证施食:湿热泻患儿,以清肠解热、化湿止泻为原则,饮食宜清淡易消化,可多食新鲜蔬果,可用芦根、竹叶煎水代茶饮;兼发热患儿,可用淡盐水、芦根、竹叶煎水代茶饮,或用藿香15g,煎水频服,或白扁豆20g,香薷15g,加水取汁,每日3次,温热服用。风寒泻患儿,以疏风散寒、化湿和中为原则,宜食辛温之品,忌生冷瓜果和肥腻之品,可热服生姜红糖水。伤食泄患儿以运脾和胃、消食化滞为原则,应适当调整和限制饮食,停止哺喂不易消化食物和脂肪类食物,可用山楂、神曲各15g水煎取汁代茶饮,若出现呕吐,不宜急于止吐,应让其将宿食全部吐出,适当限制饮食,可暂时予以禁食。脾虚泻患儿,以健脾益气、助运止泻为原则,饮食宜热而软,少量多餐,不宜过饱,可用党参6g,茯苓9g,大枣5枚,炒米30g加水煮粥,红糖调味,或用八珍糕做点心,或怀山药研粉,每次6~9g开水调成奶糊样服用,每日3次。脾肾阳虚泻患儿,以温补脾肾、固涩止泻为原则,饮食少量多餐,宜食甘温之品如河虾、糯米等,可常食用党参核桃粥、羊肉粥等温阳止泻。气阴两伤患儿,以健脾益气、酸甘敛阴为原则,可用石斛6g,甘草2g,乌梅3g,煎水代饮。

(4) 用药护理:①中药汤剂按时按量,少量多次,注意观察用药后症状缓解情况。②辨证施药:湿热泻患儿,汤剂温服,黄芩、黄连等皆为寒凉之品,故汤剂不宜久服,中病即止;风寒泻患儿,汤药宜热服;伤食泻患儿,汤药宜浓煎,根据伤食种类,可给予单味中药煎服,以助消化。伤于肉食者,焦山楂15g煎服;伤于面食者,炒莱菔子15g、炒麦芽15g煎服;伤于谷类者,用鸡内金、神曲、谷麦芽各15g煎服,频频喂服,亦可选择神曲、焦山楂、焦麦芽各9g,炙鸡内金3g,加水100ml,煎成30ml,每日1剂,分3次服。

(5) 情志护理:①加强巡视,多关心安抚患儿,消除紧张情绪,腹痛时可通过分散注意力减轻其疼痛。②泄泻患儿可聆听《秋湖月夜》《春江花月夜》《十面埋伏》等宫调乐曲调理脾胃。

(6) 对症处理

泄泻

① 脐灸疗法:a.穴位:神阙穴。b.药物:五苓散粉(将猪苓、茯苓、白术、泽泻、桂枝按照3:3:3:5:2比例研磨成粉)。c.方法:以药粉填脐,悬灸10~15分钟,每天一次。d.辨证施灸:风寒泻者,加灸外劳宫穴;脾肾阳虚泻者,加足三里穴;伤食泻者,加天枢穴。

② 穴位贴敷:a.穴位:神阙。b.药物:丁香、吴茱萸、葱、生姜等。c.方法:将中药磨成粉,调成糊状,敷在神阙穴,每日1次。d.辨证贴敷:风寒泻患儿可用丁香2g,吴茱萸30g,胡椒30粒,共研细末,每次1.5~3g,黄酒或醋调成糊状,敷贴脐部,每日1次;或用葱姜泥敷脐,葱3~4棵,生姜10~15g,捣烂成泥,敷在脐部,用消毒纱布覆盖固定。

③ 小儿推拿:a.部位:患儿手部的大肠经、脾经;推拿穴位:中脘、双侧脾俞、胃俞、肾俞。b.方法:补脾、大肠经各100~300次,按揉中脘、双侧脾俞、肾俞、胃俞各3分钟,摩腹5~10分钟,每日1次。c.辨证推拿:风寒泻者加推三关,揉外劳宫;伤食泻患儿加揉板门,运内八卦;脾虚泻患儿加捏脊;脾肾阳虚泻患儿,参考脾虚的推拿手法并配灸法。

【健康教育】

1. 提倡母乳喂养,正确添加辅食,合理喂养。不宜在夏季及小儿患病时断奶。添加辅食应遵循原则,由一种到多种,由少到多,由稀到稠,由细到粗。饮食宜定时定量,忌暴饮暴食,营养搭配要合理。注意饮食卫生,教育小儿饭前便后要洗手,勤剪指甲。

2. 向家长讲解消毒隔离的相关知识。指导家长正确洗手并做好污染尿布和衣物的处理,出入量监测及脱水表现观察。

3. 加强户外活动,注意气候变化,注意增减衣服,避免腹部受凉。

(何锦玉)

第七节 惊 风

15章07节 数字内容

 ———————— 导入案例与思考 ————————

患儿,男,1岁5个月。因发热1日,抽搐1次就诊。

其母代诉患儿昨晚开始无明显诱因出现发热,体温高达38.6℃,无寒战、盗汗及抽搐,家属给予双黄连口服液等药物治疗,体温未降,今日再次出现高热,测体温40℃,突发神志昏迷,四肢抽搐1次,抽搐时间2分钟左右,伴有双眼上翻,口吐白沫,四肢僵硬,无尿便失禁,家属掐人中后抽搐停止,为求进一步诊治来我院。刻下:发热,流涕,有痰不易咳出,饮食睡眠尚可,大便干燥,2日未行。舌质红,苔薄黄,脉浮数。

体格检查：T 40℃，P 105 次/min，R 22 次/min，BP 82/54mmHg。神情，精神反应欠佳，咽红。心肺听诊未及异常，四肢肌张力稍高。胸片示两肺纹理略增多，血常规检查未见明显异常。C 反应蛋白 31.90g/L，超敏 C 反应蛋白 >5.0mg/L。

请思考：

1. 该患者目前所患何病？辨证当属何证？

2. 针对患者目前的体温过高、四肢抽搐症状，应如何护理？请用思维导图的形式呈现。

惊风是小儿时期常见的急重病证之一，以抽搐、神昏为主要临床表现，又称"惊厥"，俗称"抽风"。6 岁以下小儿多发，年龄越小，发病率越高。惊风一般分为急惊风、慢惊风两大类。凡起病急骤，属阳属实者，称为急惊风；凡病久中虚，属阴属虚者，称为慢惊风。慢惊风中若出现纯阴无阳的危重证候，则称为慢脾风。

凡现代医学的小儿惊厥属本病证的讨论范围，可参考本节辨证施护。

【经典与沿革】

1. "惊痫者，起于惊怖大啼，精神伤动，气脉不定，因惊而发作成痫也。"（隋·巢元方《诸病源候论·小儿杂病诸候·惊痫候》）

2. "夫小儿热痫者，由气血不和，内有积热之所致也。凡小儿骨木轻软，肠胃细微，易为伤动。"（宋·王怀隐《太平圣惠方·治小儿热痫诸方》）

3. "急惊合凉泻，慢惊合温补。"（宋·钱乙《小儿药证直诀·脉证治法》）

4. "疗惊必先豁痰，豁痰必先驱风，驱风必先解热，解热必先祛邪。"（清代·夏禹铸《幼科铁镜》）

急　惊　风

急惊风来势急骤，临床以高热伴抽风、神昏为主要特点，痰、热、惊、风四证俱备。多由外感时邪疫病，内蕴痰热食积，以及暴受惊恐引起。

【病因病机】

急惊风之病因有外感时邪、内蕴湿热、暴受惊恐三大类。急惊风病因病机示意图见图 15-7。

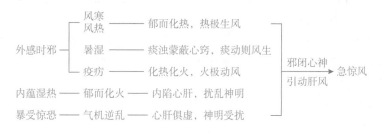

图 15-7　急惊风病因病机示意图

1. **外感时邪**　小儿肌肤薄弱，腠理不密，极易感受时邪。若冬春之季，寒温不调，气候骤变，感受风寒或风热之邪，易于传变，郁而化热，热极生风；或热极化火，火盛生痰，痰盛动风，甚则入营入血，内陷心包，引动肝风；且小儿元气薄弱，真阴不足，易受暑邪，暑为阳邪，化火最速，传变急骤，内陷厥阴，暑多夹湿，湿蕴内蒸，化为痰浊，蒙蔽心窍，痰动生风；若感受疫疠之气，则起病急骤，化热化火，逆传心包，火极动风，均可发为急惊风。

2. **内蕴湿热**　饮食不节或误食污染毒邪之物，郁结肠胃，痰热内伏，壅塞不消，郁而化火，内陷心肝，扰乱神明而致高热昏厥、抽风不止。

3. **暴受惊恐**　小儿筋脉柔嫩，神智怯弱，心肝俱虚，不耐意外刺激，若猝见异物，乍闻巨声，或不慎跌仆，暴受惊恐，惊则气乱，恐则气下，致使神明受扰，轻者惊悸不安。重者心神失主，痰涎上壅，引动肝风,发为惊厥。

急惊风病位在心肝。病机主要为邪陷厥阴,蒙蔽心窍,引动肝风。病理性质以邪实为主,属实证、热证。惊风病情危险,变化迅速,威胁小儿生命,并影响小儿智力发育。

如能及时抢救与治疗,预后尚可。急惊风,起病急,来势凶,具有一定的危险性,属临床危重病症。若迁延日久,耗气伤阴,出现阴虚风动,或气血两伤,血不养津,抽搐不已,转为慢惊风。

【诊断与鉴别诊断】

1. 诊断

(1) 症状:四肢抽搐,颈项强直,角弓反张,神志昏迷。

(2) 病史:有接触疫疠之邪,或暴受惊恐史。有明显的原发疾病,如感冒、发热、小儿肺炎、麻疹、猩红热、乙型脑炎等。

(3) 发病特点:婴幼儿,多见于3岁以下,5岁以上则逐渐减少。

(4) 相关检查:必要时可做大便常规、大便细菌培养、脑脊液检查等,以协助诊断。

2. 鉴别诊断 惊风与癫痫:惊风与癫痫均有抽搐发作,但是癫痫发作反复,以突然昏仆,不省人事,口吐白沫,两目直视,四肢抽搐,发过即苏,醒后如常人为特征。一般不发热,年长儿较为多见,有家族史,脑电图检查可见癫痫波型。

【辨证施护】

1. 辨证要点

(1) 辨表热、里热:若昏迷、抽搐为一过性,热退后抽搐自止者,属表热;若高热持续,反复抽搐、昏迷者,属里热。

(2) 辨痰热、痰火、痰浊:若症见神志昏迷,高热痰鸣,则为痰热上蒙清窍;若症见妄言谵语,狂躁不宁,则为痰火上扰清窍;若症见深度昏迷,嗜睡不动,则为痰浊内陷心包,蒙蔽心神。

(3) 辨外风、内风:邪在肌表,清透宣解即止,如高热惊厥,为一过性证候,热退则惊风可止,则为外风;病在心肝,热、痰、风三证俱全,反复抽搐,神志不清,病情严重,则为内风。

(4) 辨轻重:若惊风发作次数较少,持续时间较短(5分钟以内),发作后无神志、感觉、运动障碍者,属轻症;若发作次数较多(2次以上),或抽搐时间较长,发作后神志不清,甚至有感觉、运动障碍者,属重症。

2. 护治原则 以清热、豁痰、镇惊、息风为原则。急则治标,急惊风发作之际,迅速给予紧急处理,运用丸、散、针灸、按摩、注射、外治等有效控制抽搐,促使苏醒;当抽搐停止,神志苏醒后,应按"疗惊必先豁痰,豁痰必先驱风,驱风必先解热,解热必先祛邪"的原则清热、息风、豁痰、镇惊。痰盛者先化痰,热盛者给予清热,风盛者祛风,惊急者迅速镇惊。但是不能只侧重于某一症状,而应视全身情况分主次缓急,进行辨证施治。

3. 证治分类(表15-11)

表15-11 急惊风的常见证型及辨证治疗

证型	临床表现	治法	方药
风热动风	起病急骤,发热头痛,咳嗽流涕,咽红,烦躁,神昏惊厥,舌质红,苔薄黄,脉浮数	疏风清热,息风镇惊	主方:银翘散 常用药物:连翘、金银花、薄荷、淡豆豉、钩藤、白僵蚕、石决明、蝉蜕等
湿热疫毒	持续高热,反复抽搐,神昏谵语,或烦躁不安,呕吐腹痛,或便下脓血,舌质红,苔黄腻,脉滑数	清热化湿,解毒息风	主方:黄连解毒汤合白头翁汤 常用药物:黄连、黄柏、黄芩、栀子、白头翁、秦皮、马齿苋、羚羊角、钩藤等
气营两燔	起病较急,壮热多汗,头痛项强,恶心呕吐,烦躁,抽搐,谵妄神昏,口渴便秘,舌质红,舌苔黄,脉弦数,病情严重者高热不退,反复抽搐,神志不清,舌质红,舌苔腻,脉滑数	清气凉营,息风开窍	主方:清瘟败毒饮 常用药物:生石膏、生地黄、黄连、水牛角片、知母、黄芩、栀子、赤芍、连翘、淡竹叶等

续表

证型	临床表现	治法	方药
邪陷心肝	起病急骤,高热不退,烦躁口渴,谵语,神志昏迷,反复抽搐,两目上视,舌红,苔黄燥,脉数	清心开窍,平肝息风	主方:羚羊钩藤汤 常用药物:羚羊角、钩藤、僵蚕、菊花、石菖蒲、川贝母、郁金、胆南星、栀子、黄芩
惊恐惊风	暴受惊恐后惊悸不安,身体战栗,夜间惊啼,甚至惊厥、抽风,神志不清,大便色青,脉律不齐,指纹紫滞	镇惊安神,平肝息风	主方:琥珀抱龙丸 常用药物:琥珀粉、远志、石菖蒲、茯神、胆南星、当归、人参、茯苓、全蝎、钩藤、石决明等

4. 主要护理问题

(1) 身热　与外感时邪、内蕴痰热有关。

(2) 抽搐　与邪郁化热,热极生风生痰生惊有关。

5. 护理措施

(1) 病情观察:①密切观察患儿体温、呼吸、脉搏、血压、瞳孔、面色的变化。观察有无喉间痰鸣及其他伴随症状及体征,及时报告医生,备好复苏器械,防止惊风呈现持续状态;出现呼吸心搏骤停时,能快速施行心肺复苏(cardiopulmonary resuscitation,CPR)操作。②注意观察患儿抽搐程度、次数、持续时间及两次抽搐间歇期意识恢复情况。观察抽搐发生的部位、类型以及发生的时间。③注意抽搐与高热的关系,是否热退则抽搐停止,辨别是否属于高热惊厥。④辨证观察:湿热疫毒惊风患儿须观察大便情况;惊恐惊风患儿须关注精神状况,及时开导患儿。

(2) 生活起居护理:①保持室内安静,尽量减少噪声。护理操作工作应集中进行,以免多次打扰患儿,诱发惊风。②应留人陪护,加床挡,切勿强行牵拉患儿肢体,防止病情发作时碰伤、坠伤、咬伤。③患儿抽搐控制后加强功能锻炼,保持肢体功能位,予肢体被动运动。④口腔疾患有异味者,用银芩汤擦洗口腔或漱口,每日3次;有炎症或溃疡者,涂锡类散或冰硼散,每日3~4次;出血者,可给予鲜藕汁饮服止血。⑤惊风发作时立即实施抢救。令患儿平卧,头偏向一侧,以便痰涎及呕吐物流出,避免阻塞呼吸道;痰鸣取穴丰隆、足三里,牙关紧闭取穴下关、颊车等;及时吸氧;解开衣领,减轻咽喉部阻力,将压舌板缠数层纱布,塞于上下齿间,避免咬伤舌头。牙关紧闭者,可针刺或指掐下关、颊车,或用开口器将口缓缓撑开,切勿强行撬开。⑥辨证起居:风热动风发搐,高热表邪未解患儿,可予温水擦浴,避免吹风,勿用冰水冷敷;湿热疫毒患儿,昏迷时间较长者,应注意皮肤护理,防止压力性损伤;邪陷心肝患儿,若出现两眼上视,或者睡卧露睛,注意眼部护理。眼睑不能闭合者可盖凡士林纱布保护角膜。

(3) 饮食护理:①饮食宜清淡、富营养的流质与半流质,忌食油腻、煎炸、辛辣之品,抽搐时禁食。②辨证施食:风热动风发搐患儿高热伤津,应多饮开水,可用梨汁、藕汁、鲜芦根汁、西瓜汁代茶饮;湿热疫毒患儿,必要时可鼻饲流质饮食,痰多者给予萝卜汁、荸荠汁或给竹沥水以清热化痰;气营两燔患儿,辅以藕节、荷叶、绿豆等清暑化湿之品以清利暑湿;惊恐惊风患儿,平素可以常食用补心养血之品,如桂圆肉、大枣、莲子,推荐猪心安神汤(取莲子肉30克,猪心1具)。

(4) 用药护理:①惊厥完全停止后方可灌服药物,避免呛入气管,必要时鼻饲给药。②中药汤剂宜浓煎,少量频服,不可强行灌服。③遵医嘱按时按量服用,遵循"急惊合凉泻,慢惊合温补"的原则。④辨证施药:风热动风发搐患儿,中药宜温服,药后盖被安卧,汗出后及时用毛巾擦干,防止复感外邪,遵医嘱给予小儿回春丸,1岁以下每服0.3~0.5g,2~3岁每服0.9g,每日2次;邪陷心肝患儿,遵医嘱给予安宫牛黄丸,每服1/2~1丸;惊恐惊风患儿,遵医嘱给予牛黄镇惊丸,每服1/2~1丸,每日1~2次。

(5) 情志护理:①避免一切不必要的刺激,如有自卑、退缩、孤独等心理障碍,应鼓励、疏导患儿,消除紧张和恐惧情绪,使患儿情志舒畅,避免因恐惧、惊慌而诱发病情。②惊风患儿应多听《春风得意》《江南好》《天上的太阳红彤彤》等角调乐曲平息肝风,也可多听《紫竹调》《喜洋洋》《梁祝》等徵调乐曲宁心安神。

（6）对症处理

惊厥

① 小儿推拿：a. 推拿穴位：人中、十宣、合谷、肩井。b. 推拿方法：掐人中、十宣、合谷,各穴轮换操作,至苏醒为止,拿肩井、委中、承山,至抽搐停止;清肺经、推揉膻中各 30 次。c. 辨证推拿:风热动风患儿可加拿曲池、风池、大椎等穴位;湿热疫毒患儿可加揉脐部;气营两燔邪热炽盛患儿,可辅以清肝经,清心经,清肺经,退六腑,清天河水,推脊等法;邪陷心肝患儿可清肝经,按揉百会,拿曲池,拿风池,拿肩井,拿委中等手法平肝息风,止抽搐;惊恐惊风患儿,可按揉印堂、内关、神门、四神聪等穴位以宁心安神。

② 耳穴贴压：a. 耳穴:脑干、神门、枕、皮质下。b. 方法:每日按压 3~5 次,每次每穴按压 1~2 分钟,两耳交替,每隔 4~5 日更换 1 次,5 次为 1 个疗程。c. 辨证贴压:风热动风患儿可加肺、内鼻、咽、喉;湿热疫毒惊风患儿可加脾、胃;惊恐惊风患儿可加心、胆穴。

慢 惊 风

慢惊风来势缓慢,抽搐无力,时作时止,反复难愈,常伴昏迷、瘫痪等症。

【病因病机】

慢惊风之病因有脾胃虚弱、脾肾阳衰、阴虚风动三大类。慢惊风病因病机示意图见图 15-8。

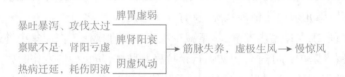

图 15-8　慢惊风病因病机示意图

1. **脾胃虚弱**　暴吐暴泻,或他病误用汗法、下法,导致中焦受损,脾胃虚弱,脾土既虚,则脾虚肝旺,肝亢化风,而致慢惊风。

2. **脾肾阳衰**　禀赋不足,脾胃素虚,吐泻日久,或误服寒凉,伐伤阳气,以致脾肾阳气衰败,筋脉失于温煦而致慢惊风。

3. **阴虚风动**　急惊风迁延失治,或温热病后期,阴液亏耗,肝肾精血不足,真阴消铄,筋失濡养,以致虚风内动,筋脉拘急。

慢惊风病位在脾、肾、肝。病机主要为筋脉失养,虚极生风。病理性质以虚证为主,也可见虚中夹实。

慢惊风若调护不当,经久不愈,脾阳虚衰,阴寒内盛,纯阴无阳,易致慢脾风,病情凶险,预后不良。

【诊断与鉴别诊断】

诊断

（1）症状:肢体颤动,抽搐无力,或仅表现为局部肌肉抽动,时作时止,脉细无力,伴有面色苍白、嗜卧无神等。

（2）病史:多有暴吐暴泻、久吐久泻或发热迁延不愈史等。

（3）相关检查:血生化检查、脑电图、脑脊液检查、头颅 CT 等。

【辨证施护】

1. **辨证要点**

（1）辨寒热虚实:主要根据精神状况、面色、口渴、肢冷、舌苔等进行辨证。若症见面色苍白或菱黄,精神萎倦,嗜睡,四肢发冷,舌淡,苔薄者,则辨为虚寒;若症见虚烦疲惫,面色潮红,身热消瘦,手足心热,舌红,苔少者,则辨为虚热;若症见肢体抽搐,强直不利为血瘀;身热起伏不定,口渴心烦,胸闷气粗,泛吐痰涎,苔黄腻者,则辨为虚中夹实。

（2）辨脏腑：若形神疲惫,面色萎黄,抽搐,大便稀溏,四肢不温,病在肝脾;若面白无华,囟门低陷,四肢厥冷,手足蠕动,大便清稀,舌淡,脉细无力,病在脾肾。

2. 护治原则　以补虚治本为原则。慢惊风是因虚风动,正虚是本,风动是标,故重在治本,必须培补元气。常用的法则有温中健脾、温阳逐寒、育阴潜阳、柔肝息风等。

3. 证治分类（表15-12）

表15-12　慢惊风的常见证型及辨证治疗

证型	临床表现	治法	方药
脾虚肝亢	精神萎靡,嗜睡露睛,面色萎黄,不欲饮食,时有腹泻,色带青绿,时有腹鸣,四肢不温,抽搐无力,时作时止,舌淡,苔白,脉沉弱	温中健脾,缓肝理脾	主方:缓肝理脾汤 常用药物:人参、白术、茯苓、干姜、肉桂、白芍、钩藤、甘草等
脾肾阳衰	面色白或晦滞,囟门低陷,精神极度萎靡,口鼻气冷,额汗涔涔,抚之不温,四肢厥冷,手足震颤,大便澄澈清冷,舌质淡,苔薄白,脉沉微	温补脾肾,回阳救逆	主方:固真汤合逐寒荡惊汤 常用药物:党参、白术、茯苓、黄芪、附子、肉桂、干姜等
阴虚风动	面色潮红,虚烦低热,手足心热,形体消瘦,肢体拘挛或强直,时或抽搐,盗汗,便秘,舌红苔少或无苔,脉细数	育阴潜阳,滋水涵木	主方:大定风珠 常用药物:生白芍、生地黄、麻仁、五味子、龟甲、鳖甲、生龙骨、生牡蛎等

4. 主要护理问题

（1）抽搐　与脾虚肝亢或肝肾阴虚,虚风内动有关。

（2）四肢厥冷　与脾肾阳衰,阳气衰微,不能通达四肢有关。

5. 护理措施

（1）病情观察:见急惊风护理。

（2）生活起居护理:见急惊风护理。辨证起居:脾胃虚弱患儿,注意保暖,避免感受外邪。患儿若出现足跗部水肿,需注意皮肤护理,预防压力性损伤;脾肾阳虚患儿,注意保暖,尤其是腹部与下肢,可热敷、药熨脐部;阴虚动风潮热、盗汗患儿,注意及时擦拭汗液,避免感受风寒,影响病情康复。

（3）饮食护理:①患儿宜食清淡、富营养的流质与半流质,抽搐时须禁食。②辨证施食:脾虚肝亢患儿,以温中健脾,缓肝理脾饮食为主,饮食宜定时、定量、不偏食,养成良好的饮食习惯,可多食用鸡内金、山药、大枣等健脾补胃的食物;脾肾阳虚患儿,以温补阳肾为原则,平素多食用羊肉、狗肉、鸽子、糯米、黄米等温热食物;阴虚风动以育阴潜阳为原则,食用滋阴养血的食物,如鸭肉、桑葚、蜂蜜、海参、甲鱼等,虚烦低热患儿,可给予青蒿、麦冬、淡竹叶煎水代茶饮,大便干结者,晨起喝蜂蜜水,并可用决明子泡水喝。

（4）用药护理:辨证用药:慢惊风患儿的中药汤剂要温服,观察药物的疗效及副作用。

（5）情志护理:①安慰患儿及家属,缓解并消除其紧张与焦虑。尊重患儿及家长情感,灵活掌握检查程序,尽量不过多暴露患儿的身体部位,并多鼓励开导他们,让患儿知道在患病期间按时服药、控制饮食、保证休息的重要性,争取他们的主动配合。②对于年龄稍大的患儿,可聆听《阳春白雪》《小胡笳》《双声恨》等商调乐曲,可采取以忧解之等以情胜情法进行情志护理。

（6）对症处理

惊厥

小儿推拿:a. 推拿部位:患儿手部的脾经、板门、内八卦、脐部,捏脊。b. 推拿穴位:足三里、脾俞、胃俞。c. 推拿方法:清补脾经200~500次,揉板门100~300次,顺运内八卦50~200次,顺时针摩腹3~5分钟,按揉足三里、脾俞、胃俞穴1~3分钟。d. 辨证推拿:脾胃虚弱患儿可加捏脊等健脾和胃,培补元气;脾肾阳虚患儿,推拿后可加灸神阙、肾俞、命门、脾俞、胃俞、足三里、中脘等穴位培补元气;阴虚风动患儿,加运五经、运内八卦、分阴阳、推上三关、揉涌泉、揉足三里等手法。

【健康教育】

1. 保持居室安静,空气流通。夏季要采取降温措施,对传染病患儿注意隔离。

2. 积极治疗原发疾病。做好保健,加强锻炼,提高抗病能力。

3. 避免惊恐,防止诱发患儿惊风。

4. 注意饮食卫生,避免食入不洁食物。

5. 患儿抽搐时,切忌强行牵拉其肢体,以免伤及筋骨。

6. 对长期卧床的患儿,经常改变体位,并用乙醇按摩受压部位。昏迷患儿,应注意保持呼吸道通畅,防止窒息。

7. 指导家长掌握预防小儿惊风及控制小儿惊风发作的措施。

(何锦玉)

第八节 遗 尿

15章08节 数字内容

📖 ———— 导入案例与思考 ————

患儿,男,5岁,因睡后遗尿2年余就诊。

家长代诉:患儿睡后遗尿2年余,每周3~4晚,每晚1~2次,不分季节,睡觉深沉,不易唤醒,唤醒亦昏糊朦胧,日间小便次频。曾口服奥昔布宁、去氨加压素等药物,效果一般。近1年遗尿次数增加,遂来院就诊。刻下:每晚睡后遗尿1~2次,倦怠懒言,面色晦暗无华,注意力不易集中,纳少,小便清长频数,大便稀溏。舌淡红,苔薄白,脉细弱。

体格检查:T 36.9℃,P 100次/min,R 22次/min,BP 90/60mmHg。尿常规、尿培养及X线检查无明显异常。

请思考:

1. 该患儿目前所患何病? 辨证当属何证?

2. 针对该患儿的遗尿症状应该如何护理? 请用思维导图的形式呈现。

———————

遗尿,是指5岁以上小儿睡中小便自遗,醒后方觉的一种病证。正常小儿1周岁后白天已逐渐能控制小便,3岁左右已基本能控制排尿。若超过5岁不能自主控制排尿者,熟睡时经常遗尿,轻者数夜一次,重者可一夜数次,则为病态。本病多自幼得病,但也有在学龄期发生者,多见于10岁以下的儿童。学龄期儿童,男孩发病率是女孩的两倍,且有明显的家族倾向。

现代医学所指的小儿遗尿症属本病证的讨论范围,可参考本节辨证施护。

【经典与沿革】

1. "膀胱不约为遗溺。"(《灵枢·九针论》)

2. "三焦者……入络膀胱,约下焦,实则闭癃,虚则遗溺。遗溺则补之,闭癃则泻之。"(《灵枢·本输》)

3. "膀胱为津液之腑,腑既虚冷,阳气衰弱,不能约于水,故令遗尿也。"(隋·巢元方《诸病源候论·小儿杂病诸候·遗尿候》)

4. "梦中自遗者,惟幼稚多有之,俟其气壮而固,或少加调理可愈,无足疑也。"(明·张介宾《景岳全书·遗溺》)

Note:

【病因病机】

小儿遗尿之病因有肾气不足、肺脾气虚、肝经湿热、心肾不交四大类，其中尤以肾气不足多见。小儿遗尿病因病机示意图见图15-9。

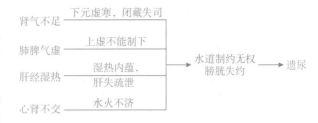

图 15-9　小儿遗尿病因病机示意图

1. 肾气不足　肾为先天，职司二便；膀胱主藏尿液，与肾相表里。小便排泄与贮存，赖于肾气的固摄与肾的通利作用。若小儿先天肾气不足，下元虚寒，不能温养膀胱，膀胱气化功能失调，闭藏失职，不能制约水道，发为遗尿。

2. 肺脾气虚　膀胱约束水道的功能，除依赖肾阳的温煦、肾气的固摄外，还与肺脾二脏有关。肺主输布津液，脾主运化水湿，肺脾二脏共同维持正常的水液代谢。若肺脾气虚则水道制约无权，上虚不能制下，致使无权约束水道，则小便自遗，或睡中小便自出。常见于易感患儿，哮喘频发者以及消瘦羸弱患儿等。

3. 肝经湿热　肝主疏泄，调畅气机，通利三焦，调摄水道。若肝经湿热郁结，热郁化火，下注膀胱，膀胱失约而发为遗尿。

4. 心肾不交　心主神明，内寄君火，肾主水液，内藏相火，心火下行以温肾水，肾水升腾以济君火，水火既济则心有所主，肾有所藏。若心神不宁，水火不济，则夜梦纷纭，梦中遗尿，或欲醒而不能，小便自遗。

此外，某些儿童，素有痰湿内蕴，入睡后沉迷不醒，呼叫不应，也常遗尿。亦有小儿自幼使用尿不湿，未养成夜间主动起床排尿的习惯，任其小便便于床，久而久之，形成习惯性遗尿。

本病病位主要在膀胱，涉及肺脾肾。主要病机为肾气不足，肺脾气虚，肝经郁热、心肾不交致膀胱失约。病理性质大多属虚证、寒证，由肝经湿热所致者属实热证，心肾不交属虚实夹杂证。西医学通过放射学检查，发现有些遗尿患儿与隐性脊柱裂有关，并有一定的家族史。

本病大多病程较长，或反复发作，但治疗得当，大多预后良好，本病每年有15%的患儿可自行缓解，但若有隐性脊柱裂者，部分患儿的症状持续至成人。重症患者白天睡眠中也会发生遗尿，严重影响患者的生长发育与身心健康。

【诊断与鉴别诊断】

1. 诊断

（1）症状：发病年龄在5周岁以上，寐中小便自出，醒后方觉。睡眠较深，不易唤醒，每夜或隔天尿床，甚则每夜遗尿数次。

（2）相关检查：尿常规及尿培养无异常发现；部分患儿腰骶部X线摄片显示隐性脊柱裂，或做泌尿系统造影等检查，有助于明确诊断。

2. 鉴别诊断

（1）遗尿与热淋：遗尿与热淋皆可出现尿床。两者的不同点见表15-13。

表 15-13　遗尿与热淋的鉴别

病证名称	主要症状	尿常规	尿培养
遗尿	发病年龄多在5岁以上； 寐中小便自出，醒后方觉； 睡眠较深，不易唤醒，每夜或隔天一次，甚则每夜遗尿1~2次以上	无异常	无异常
热淋	尿频，尿急，尿痛； 白天清醒时小便也急迫难耐而尿出，裤裆常湿	可见白细胞，红细胞	呈阳性

(2) 遗尿与尿失禁:遗尿与尿失禁皆可出现尿床,但尿失禁不分寤寐、不分昼夜,量少而次数多,多见于先天发育不良及脑瘫患儿。

【辨证施护】

1. 辨证要点 辨虚实寒热:主要从病程、小便、舌苔等进行辨证。若病程长,尿频清长,舌质淡,苔薄滑,或舌有齿印、舌体胖嫩,伴有面白神疲,纳少乏力,肢冷自汗,大便溏薄等,则可辨为虚寒证,虚寒者多责之于肾虚不固、肺脾气虚不摄;若病程短,体质壮实,尿量少,黄燥,舌质红,苔黄,常伴面红唇赤,性情急躁,头额汗多,睡眠不宁,大便干结等,则可辨为实热证,实热多责之于肝经湿热;若患儿出现梦中遗尿,舌红少苔,脉沉细而数,既有心火偏旺的夜寐不安,又有肾阴不足,虚火上炎的五心烦热,形体偏瘦,此为心肾不交证,为虚实夹杂证。

2. 护治原则 护治小儿遗尿应分清虚实寒热,根据不同证型采取虚则补之,实则泻之。虚证以温肾固涩,健脾补肺为主;实证以泻肝清热利湿为主。

3. 证治分类(表 15-14)

表 15-14 小儿遗尿常见证型及辨证治疗

证型	临床表现	治法	方药
肾气不足	寐中多遗,可达数次,小便清长,醒后方觉,神疲乏力,面色苍白,畏寒肢冷,智力较同龄儿童差,舌质淡,苔白滑,脉沉细或沉迟	温补肾阳,固涩膀胱	主方:菟丝子散 常用药物:菟丝子、肉苁蓉、附子、五味子、牡蛎等
肺脾气虚	寐中遗尿,日间尿频,常自汗出,易感冒,少气懒言,神疲乏力,面色萎黄,食欲不振,大便溏薄,舌淡或胖嫩,苔薄白,脉弱	补肺益脾,固摄膀胱	主方:补中益气汤合缩泉丸 常用药物:党参、黄芪、白术、山药、甘草、升麻、柴胡、当归、陈皮、益智仁、山药、乌药等
肝经湿热	寐中遗尿,次数较少,尿少色黄,面红唇赤,性情急躁,或夜间梦语齘齿,睡眠不宁,舌红苔黄,脉滑数有力	清热利湿,泻肝止遗	主方:龙胆泻肝汤 常用药物:龙胆草、黄芩、栀子、柴胡、生地黄、泽泻、木通、车前子等
心肾不交	梦中遗尿,夜寐不安,白天多动少静,难以自制,或五心烦热,形体消瘦,舌质红,少苔,脉沉细而数	清心滋肾	主方:交泰丸合导赤散 常用药物为生地黄、淡竹叶、通草、甘草、黄连、肉桂等

4. 主要护理问题

(1) 遗尿 与脏腑虚弱或肝经湿热所致膀胱失约有关。

(2) 形寒肢冷,小便清长 与肾气不足,下元虚寒有关。

(3) 夜寐不安 与肝火内扰心神或心火偏旺有关。

(4) 自卑 与脾虚,清气失于升发、神失清灵,肺虚气遏有关。

5. 护理措施

(1) 病情观察:①观察患儿遗尿的时间、频率、尿量以及其他伴随症状,并做好记录。②若患儿出现尿频、尿急、尿痛的情况及时报告医生,应排除泌尿系统感染。③夜间应观察患儿肛门有无蛲虫爬出,以排除蛲虫引起的遗尿。④观察患儿是否出现夜寐不安,烦躁,五心烦热等症状。

(2) 生活起居:①生活有规律,适当控制白天活动量,勿过度劳累。睡前尽量排空小便,睡后按时唤醒排尿,并逐渐延长唤醒间隔时间,从而促使患儿逐渐养成自控排尿的习惯。②可培养患儿养成侧卧习惯,使腹壁松弛,减少平卧睡态对膀胱的压力。③夜间尿湿裤褥后须及时更换,保持外阴清洁干燥。④辨证起居:肾气不足患儿,注意保暖,睡前热水泡足,睡时可使用暖水袋垫于足下;肺脾气虚患儿,注意休息,避免过劳,耗气过度可加重病情;肝经湿热患儿,注意保持病室安静,尽量减少噪声;心肾不交患儿易哭吵闹,护理治疗时动作要轻,对患儿要热情、耐心、细心,尽量满足患儿需求。

Note:

（3）饮食护理：①患儿饮食宜清淡,忌过咸、辛辣、肥甘厚腻之品。晚餐后不进汤水,睡前不宜多饮多食,尤其控制饮水量。②辨证施食：肾气不足,下元虚寒患儿,须常食韭菜、狗肉、羊肉等以温补肾阳;平时可以芡实、莲子、山药和大枣同煮服食以补肾固摄;或用肉苁蓉 30g,羊肾 1 对,加水炖熟,服食即可;可用益智仁 10g,醋炒研末,分 3 次开水冲服,每日 1 剂。肺脾气虚患儿注意饮食调节,可常食山药、莲子肉、大枣粥以健脾益气;每周可选食一个猪膀胱,内置白果 20~30g,黄芪 30~50g,熬汤食用;或党参 10g,猪肉 100g,炖熟服用。肝经湿热患儿,宜多食蔬菜水果,忌食姜、辣椒、油腻、煎炸等;可用鱼肚、薏苡仁各 30g,煮粥,平时用芦根、淡竹叶适量煎汤代茶饮;心肾不交患儿,可适当吃些苦味食物清心泻火,如莲子心、苦瓜、百合等,亦可同时食用黑芝麻、枸杞子、甲鱼等。

（4）情志护理：①对遗尿患儿及家长要多安慰、鼓励,不能批评,更不能嘲笑、体罚患儿,以免加重或诱发遗尿,须耐心引导,可采用以情胜情的方法,消除忧郁、自卑的心理,促使患儿积极配合治疗。②告知患儿医护人员会替他保密,尽量减少知情的人数,以免宣扬出去,让其在小朋友之间失去尊严,心生自卑与绝望。

（5）用药护理：①中药汤剂不宜在晚间服用。②辨证施药：肾气不足患儿与肺脾气虚患儿,汤剂宜热服。

（6）对症处理

1）形寒肢冷,小便清长

① 中药敷贴：多适用于肾气不足、肺脾气虚证型的遗尿患儿。a. 选穴：神阙穴。b. 主要药物：补骨脂、附子各 10g,生姜 30g。c. 方法：先将补骨脂、附子研末,再将生姜捣烂,3 种药和匀,做成饼状置于脐部,敷贴固定,5 日后换药 1 次。

② 艾灸：适用于肾气不足、肺脾气虚证型的遗尿患儿。a. 选穴：百会、命门、关元、中髎、大敦。b. 方法：温和灸,以局部皮肤潮红为度,每日 1 次;或用小艾炷直接灸,每次灸 5 壮,每日 1 次;或隔姜灸,每穴灸 3 壮,每日早晚各 1 次。

2）纳少便溏

① 小儿推拿：适用于肺脾气虚、肾气不足证型遗尿患儿。a. 选穴：脾经、肺经、肾经,三关,外劳宫,揉百会、丹田、肾俞。b. 方法：补脾、肺、肾经,推三关,揉外劳宫,按揉百会、丹田、肾俞,擦腰骶部以健脾养肺,配合捏脊 1 日 1 次。

② 耳穴贴压：适用于肺脾气虚、肾气不足证型遗尿患儿。a. 耳穴：脾、肺、肾、皮质下、大肠、内分泌。b. 方法：每日不拘时按压,对按或向耳轮方向按压,以耐受为度,每 4~5 日更换一次。

3）夜卧不安

小儿推拿：适用于心肾不交证型的遗尿患儿。a. 选穴：肝经、心经、手阴阳、小肠经、肾经、上马、箕门、小天心。b. 方法：清肝经、清心经、分手阴阳、清小肠等清心火以平肝;补肾经、揉上马、推箕门养阴清热;捣小天心清热镇惊安神。

【健康教育】

1. 向家长讲解本病的病因及饮食调养注意事项,并教导小儿自幼养成良好的生活习惯,按时排尿。

2. 告知家长耐心教育患儿,不可斥责惩罚,更不能当众羞辱,应鼓励患儿消除害羞、紧张情绪,建立战胜疾病的信心。

3. 注意控制患儿每日晚饭后饮水量。临睡前排尽小便,睡后按时唤醒排尿 1~2 次,从而逐渐养成自行排尿的习惯。

4. 夜间尿湿衣褥后一定要及时更换,保持外阴清洁与干燥。

（刘红华）

病案分析与思考

15章病案　数字内容

【病案导入】

李某,男,10月龄。2021年5月10日就诊。

发热咳嗽2日,气喘1日。

家属代诉:患儿2日前无明显诱因出现发热咳嗽,服退热药效果不明显,1日前患儿出现气喘,喉中有痰咳不出。于今日由急诊拟"小儿肺炎"收治入院。刻下:壮热、咳嗽,发热烦躁,气促喘憋,鼻煽,喉间痰鸣,有痰不会咳出,烦躁,无发绀,无鼻塞流涕,暂无呕吐,无抽搐,无发绀,纳寐一般,今日未解大便,尿黄。舌质红,苔黄腻,脉滑数,指纹浮红。

查体:T 38.9℃,P 128次/min,R 56次/min,体重:11.5kg。神志清楚,精神好。全身皮肤黏膜无黄染、出血点、蜘蛛痣及皮疹,未见皮下出血点。咽部红,扁桃体Ⅰ度肿大,未见脓点,咽峡部无疱疹。呼吸56次/min,两肺呼吸音粗,喉间可闻及痰鸣音、湿啰音。心率128次/min,律齐,心音正常。各瓣膜听诊区未闻及杂音。腹软,全腹未触及包块。肠鸣音正常,四肢无畸形,无明显水肿,四肢肌力正常,肌张力正常,生理反射存在,病理反射未引出。

辅助检查:血常规:白细胞 $14.5×10^9/L$,中性粒细胞59.9%;C反应蛋白11.73mg/L;血气分析:pH值7.41,氧分压81.4mmHg,二氧化碳分压27.1mmHg,血氧饱和度95.7%,实际碳酸氢根16.9,全血剩余碱−5.9mmol/L,乳酸1.8mmol/L。X线胸片示两肺纹理增粗,其间可见点片状阴影。

【提出问题】

1. 本例患儿目前所患的是何病何证?请具体分析。

2. 本例患儿存在的护理问题有哪些?如何解决?

【分析思路】

1. 辨病分析　患儿发热、咳嗽;另患儿气急鼻煽,双肺呼吸音粗,闻及湿啰音,X线胸片示两肺纹理增粗,其间可见点片状阴影,故属中医肺炎喘嗽范畴,西医之小儿肺炎。

2. 辨证分析　患儿以咳嗽,气喘为主症,舌质红,苔黄腻,脉滑数,指纹浮红于风关,四诊合参,属中医"肺炎喘嗽"范畴,为痰热闭肺证。缘由痰热壅盛,郁闭肺络,故壮热烦躁,喉间痰鸣,痰稠色黄;肺气郁闭故见气促喘憋,鼻煽;舌红,苔黄腻,脉滑数为痰热之象。综上:辨为痰热闭肺之肺炎喘嗽。

3. 相关检查　X线胸片示两肺纹理增粗,其间可见点片状阴影,对判断肺炎喘嗽起辅助作用。

4. 目前存在的护理问题

(1) 壮热　与邪毒炽盛,内传气营有关。

(2) 咳嗽　与外邪犯肺,肺失清宣有关。

(3) 气急、鼻煽　与邪闭肺络,宣肃失司有关。

(4) 潜在并发症:厥脱　与邪陷厥阴有关。

【行动方案】

1. 病室温度宜偏低,保持室内空气湿润,衣被不宜盖太厚,汗出当避风。

2. 予患儿宽松衣着,衣物质地柔软。

3. 治疗时,可抚摸患儿头部或手,以减轻其恐惧。

4. 持续高热者可采用小儿推拿手法退热,如开天门,推坎宫,运太阳,运耳后高骨,清肺经,清天河水,推脊,揉大椎,揉曲池等。

5. 让患儿卧床休息,半卧位,氧气吸入,并鼓励其进行有效咳嗽、咳痰,协助翻身并予拍背,痰多黄稠时,可给予中药雾化吸入或吸引器吸痰,保持呼吸道通畅。

6. 汤药宜多次少量,频频喂服。中药宜温服。

7. 观察患儿气急、鼻煽情况。气急、鼻煽严重时,可暂停哺乳,给予吸氧,待症状缓解后再进食。患儿以进食清热化痰之品为宜,如梨、芹菜、冬瓜等,可榨汁予服用。喉间多痰气急时,可服饮鲜竹沥水 15~30ml,每日 3 次。

8. 密切观察各种逆证征象,若出现壮热不退或四肢厥冷,气促,呼吸困难,烦躁不安等,早期发现,防止变证出现,危及患儿生命。

9. 告知患儿家长相关疾病调护注意事项,并要求能复述。

【护理评价】

患儿住院 5 日,通过治疗、护理和评估,本阶段护理目标未全部实现。具体情况如下:

1. 患儿症状和体征方面

1) 患者体温恢复正常。

2) 患儿分泌物减少,能有效咳嗽、排痰。

2. 疾病相关知识方面　患儿家长能复述有关时行疾病的相关预防知识,能复述有关肺炎的相关护理知识。

【病情进展】

患儿住院第 6 日上午,突然面色苍白,发绀,呼吸困难加剧,汗出不温,四肢厥冷,神萎淡漠或烦躁不宁,右胁下肝脏增大、质坚,舌淡紫,苔薄白,脉微弱。

查体:T 37℃,P 182 次/min,R 78 次/min。两肺闻及较多中小水泡音,肝右肋下 3cm。心音低钝,有奔马律,颈静脉怒张。

心电图显示心率快,T 波低平。X 线检查心脏扩大。

【提出问题】

1. 患儿目前存在的护理问题有哪些? 如何解决?

2. 患儿的护治原则是什么?

【分析思路】

1. 变证分析　因肺气严重痹阻,影响心血运行,血液瘀滞,故发绀,舌淡紫;心阳虚衰,正气欲脱,心阳不能运行敷布全身,故面色苍白,四肢欠温;阳气浮越,故虚烦不宁;肝藏血,血郁于肝,故肝脏肿大。

综上,患者本阶段当属肺炎喘嗽的心阳虚衰变证,属现代医学之小儿肺炎并发症中的心力衰竭。

2. 相关检查　X 线检查显示心脏扩大。心电图显示心率快,T 波低平。

3. 目前存在的护理问题

(1) 四肢厥冷　与心阳不能运行敷布全身有关。

(2) 喘促息微　与心阳虚衰、心气不足有关。

(3) 颜面、唇甲发绀　与肺气闭塞,气机不利、气滞血瘀有关。

【行动方案】

1. 密切观察患者神志、面色、脉搏、呼吸、血压、尿量等变化,准确记录患儿 24 小时出入量。

2. 面色苍白、发绀、气急鼻煽等宜吸氧,一般采用鼻导管给氧,氧流量为 0.5~1L/min,氧浓度不超 40%。直至症状缓解、病情好转。面白肢冷者注意保暖,可给予热水袋等保暖。

3. 隔姜灸百会、气海、关元,隔盐灸神阙以补中益气、回阳固脱。

【转归与护治原则】

转归一:本证患儿由感受风寒,风热闭肺,肺失宣降,发展而来,若治疗、护理得当,病情较易控制。

转归二:若治疗、护理不当,病情发展,由外邪犯肺转为邪犯心肝,则根据患儿具体情况来护治。

转归三：若病情迁延至晚期，气机不利、气滞血瘀。护治则宜扶正祛邪，标本兼顾。

转归四：若病情进一步迁延，可出现心阳虚衰、正气欲脱。

（何锦玉）

思 考 题

1. 简述肺炎喘嗽患儿出现高热时的护理措施？

2. 心阳虚衰的肺炎喘嗽患儿如何护理？

3. 如何理解"哮喘专主于痰"？

4. 虚实夹杂之哮喘如何护理？

5. 如何运用推拿缓解小儿纳差症状？

6. 如何辨小儿积滞之寒热虚实？

7. 如何理解"脾健不在补，而贵在运"？

8. 如何理解"疳"的含义？

9. 如何鉴别小儿积滞与疳证？

10. 小儿泄泻的病机是什么？

11. 针对小儿遗尿应如何护理？

儿科时行病证

- 知识目标:
1. 掌握小儿时行病证的概念、病因病机和护治原则。
2. 掌握小儿时行病证的病情观察、饮食护理。
3. 掌握麻疹各种逆证征象及处理。
4. 熟悉小儿时行病证的经典原文,主要的护理问题、健康教育。
5. 熟悉以下病证鉴别 风痧、麻疹、奶麻与丹痧,水痘、丘疹性荨麻疹与脓疱疮,痄腮、发颐与痰核的鉴别。
6. 了解小儿时行病证的历史沿革、诊断。

- 能力目标:
1. 能根据病情资料准确地进行辨病和辨证。
2. 能采取合适的中医护理技术缓解儿科时行病证的常见症状 发热、皮肤瘙痒、耳后疼痛、枕部疼痛、腮部肿胀疼痛、咽喉肿痛、口舌生疮、疹出不畅。

- 素质目标:
具有尊重患儿及家长意愿,主动运用中医护理方法,及时为患儿排忧解难的意识。

时行病证即传染病,属中医学温病范畴。时邪疫疬之气具有传染性、流行性、季节性和免疫性等特点。《素问遗篇·刺法论》曰:"五疫之至,皆相染易,无问大小,病状相似。"从发病情况看,小儿时行疾病有其自身特点和明显的年龄特征,如麻疹、水痘等,小儿发病率明显高于成人。时行疫邪属于温邪,其性属阳。二阳相并,故临床常见高热。由于小儿病证传变迅速,临床症状重,多有不同情况的出疹,且易动血、动风、闭窍,甚至内闭外脱危及生命,故而应引起高度重视。

本章节所讨论的时行病证为风痧、水痘、痄腮、麻疹与丹痧等病证,以发热、皮疹、瘙痒、局部肿胀疼痛等为主症。护理时应重点观察患儿体温、出疹情况、全身症状等变化,防止发生继发感染。加强患儿皮肤黏膜护理,防止感染,重视患儿心理护理,做好健康宣传教育,指导患儿父母进行隔离消毒等。对时行疾病要树立"治未病"的理念,坚持"未病先防"的原则,严格控制传染源,做好消毒隔离工作,并按传染病报告制度及时报告疫情。做好预防接种,提高小儿对时行疾病的防御能力。

第一节 风 痧

16章01节 数字内容

 ——————— 导入案例与思考 ———————

陈某,女,6岁。因颜面、耳背、胸腹、四肢出现红色疹点,身痒就诊。

家长代述:患儿1天前汗出受凉,因发热1天,颜面、耳背、胸腹、四肢出现红色疹点,身痒,遂来院就诊。刻下:疹点紫红,密集融合成片,眼结膜红赤,耳后肿痛,咳嗽、咽痛、腹胀、纳呆,便干。舌质红,苔白厚干,指纹浮紫,脉滑数。

体格检查:T 38.2℃,P 85次/min,R 26次/min,BP 120/72mmHg。血常规:白细胞12.2×10⁹/L,红细胞4.5×10¹²/L,血红蛋白143g/L,小便正常。

请思考:

1. 该患儿目前所患何病? 辨证当属何证?

2. 针对患儿目前的耳后肿痛症状,应如何护理? 请用思维导图的形式呈现。

风痧是由外感风痧时邪(风疹病毒)引起的以轻度发热、咳嗽、周身出现细沙样玫瑰色斑丘疹,伴见耳后、颈部、淋巴结肿大为主要临床表现的一种急性出疹性时行病证。在中医学中尚有"隐疹""风疹"等名称。5岁以下小儿多见,一年四季均可发生,冬春季节好发,易引起流行。风痧病情轻浅,临床很少有合并症发生,预后大多良好。患病后可获得对该病的持久免疫力。

现代医学所指的"风疹"属本病证的讨论范围,可参考本节辨证施护。

【经典与沿革】

1. "风痧……皆缘感受风热而发,药宜清凉解表。"(清·华埙《痧麻明辨·痧附候》)

2. "风隐者,亦有似于麻疹……感风热而作,不由于胎毒,乃皮肤小疾,感风热客于肺脾二家所致,不在正麻之列。"(清·谢玉琼《麻科活人全书》)

3. "小儿因汗而解脱衣裳,风入腠理,与气血相搏,结聚起相连,成隐胗……瘙痒耳。"(隋·巢元方《诸病源候论》)

【病因病机】

风痧主要由风痧时邪所致,小儿机体正气不足,卫外不固,风痧时邪侵袭机体,发为风痧。风痧病因病机示意图见图16-1。

1. 风痧时邪　风痧时邪由口鼻而入,郁于肺卫,蕴于肌腠,与气血相搏,外透肌肤发为本病。

2. 调护失宜　小儿肺常不足,且为娇脏,肺主皮毛,卫外不固,冬春季节,患儿调护失宜,则易感受风痧时邪而发病。

风痧主要病变在肺卫。风痧时邪郁于肺卫,蕴于肌腠,与气血相搏,正邪相争,外泄于肌肤为主要病机。风痧时邪毒轻病浅,一般只犯于肺卫,蕴于肌腠,邪毒外泄后能较快康复。若邪毒阻滞少阳经络,则耳后、枕后淋巴结肿大,或胁下可见痞块。只有少数患儿邪势较盛,可内犯气营,形成燔灼肺胃之证,但只要治疗及时,也能却邪而安。

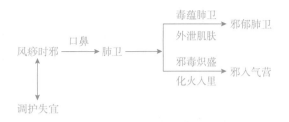

图 16-1　风痧病因病机示意图

本病邪毒外泄,疹点透发后,即热退而解,预后大多良好。但是孕妇妊娠早期若患有此病,风痧时邪可通过胎盘感染胎儿,使胎儿在宫内感染,出现多种先天性疾病,如先天性心脏病、耳聋、白内障、脑发育障碍等。

【诊断与鉴别诊断】

1. 诊断

(1) 症状:初起类似感冒,发热 1~2 天后,皮肤出现淡红色斑丘疹,1 天后布满全身,出疹 1~2 天后,发热渐退,疹点逐渐隐退,可有皮肤脱屑,但无皮肤色素沉着。

(2) 体征:耳后及枕后淋巴结肿大,左胁下痞块(脾脏轻度肿大)。

(3) 病史/发病特点:发病前 2~3 周,患儿有风痧接触史。一年四季均可发生,以冬春季好发,且易引起流行。

(4) 相关检查:血常规、病毒分离、血清学等检查,有助于明确诊断。

2. 鉴别诊断

(1) 风痧与麻疹:风痧与麻疹均有发热与出疹。两者不同点见表 16-1。

(2) 风痧与奶麻:风痧与奶麻均有出疹与发热。两者不同点见表 16-1。

(3) 风痧与丹痧:风痧与丹痧均有发热、出疹。但是丹痧发热以高热为主。皮疹细小如沙,弥漫潮红,呈猩红色,压之褪色;可伴有口周苍白圈线状及杨梅舌。疹退后有片状脱皮,但无色素沉着。末梢血中白细胞总数增多,中性粒细胞比例增高,淋巴细胞比例减少。两者不同点见表 16-1。

表 16-1　风痧与麻疹、奶麻、丹痧的鉴别

病证名称	发热与出疹的关系	初期症状	皮疹特点	特殊体征	恢复期
风痧	发热 1~2d 出疹	发热、咳嗽流涕、枕后臖核肿大	淡红色斑丘疹,较麻疹为稀少,发疹无一定顺序,24h 后布满全身	无	无脱屑及色素沉着
麻疹	发热 3~4d 后出疹,出疹期发热达到高峰	发热、咳嗽、流涕、泪水汪汪	暗红色斑丘疹,疹间有正常皮肤,发疹有一定顺序,约 3d 出齐	麻疹黏膜斑	麦麸状脱屑,有色素沉着
奶麻	高热 3~4d,热退出疹	突然高热,一般情况好	呈玫瑰红色的斑丘疹,较麻疹细小,发疹无一定顺序,24h 布满全身	无	无脱屑及色素沉着
丹痧	发热数小时~1d 出疹	发热、咽痛红肿糜烂	细小红色丘疹,密集成片,皮疹先见颈、胸、腋下,继而遍布全身,颜面潮红而无皮疹,2~3d 遍及全身	口周苍白圈,杨梅舌,皮肤皱褶处呈线状疹	可有脱皮,无色素沉着

【辨证施护】

1. 辨证要点　辨病情轻重:以卫气营血辨证为纲,主要根据发热及出疹情况进行辨证。若轻微发热,精神可,疹出均匀,淡红稀疏为感邪不重,邪在卫表,病情轻浅;若高热不退,烦躁易惊,口渴引饮,疹点密集,紫暗成片,则为邪入气营,邪正交争,病情重。

2. 护治原则　以疏风清热解毒为基本护治原则。

3. 证治分类(表16-2)

表16-2　风痧的常见证型及辨证治疗

证型	临床表现	治法	方药
邪郁肺卫	发热恶风,喷嚏流涕,伴有微咳,精神倦怠,饮食欠佳,疹色浅红,先起于头面、躯干,随后遍及四肢,分布均匀,稀疏细小,2~3d消退,有痒感,耳后及枕后淋巴结肿大,舌质偏红,苔薄白或薄黄,脉浮数,指纹浮紫	疏风清热	主方:银翘散 常用药物:金银花、连翘、淡竹叶、牛蒡子、桔梗、荆芥、薄荷、豆豉、辛夷花、白前、甘草等
邪入气营	壮热,口渴面红,烦躁易惊,疹色鲜红或紫暗,疹点稠密,甚则融合成片,小便短赤,大便秘结,舌质红,苔黄糙,脉洪数	清气凉营解毒	主方:透疹凉解汤 常用药物:桑叶、菊花、薄荷、牛蒡子、蝉蜕、连翘、黄连、紫花地丁、赤芍、红花、甘草、天花粉,鲜芦根等

4. 主要护理问题

(1) 发热、恶风　与外感风痧时邪,邪郁肺卫有关。

(2) 咳嗽　与外邪犯肺,肺失清宣有关。

(3) 皮疹　与风痧之邪蕴于肌腠,外发肌肤,或邪热入营有关。

(4) 皮肤瘙痒　与外感风痧时邪,风盛血燥有关。

(5) 耳后、枕部疼痛　与邪热搏于气血,阻于少阳经络有关。

5. 护理措施

(1) 病情观察:①观察患儿发热、出疹时间、疹色、疹形,若出现高热、皮疹鲜红甚则融合成片,多为风痧之邪侵入营血所致。②观察患儿耳后及枕部是否出现淋巴结肿大、左肋下是否出现痞块,及时通知并配合医生进行处理。

(2) 生活起居:①保持病室环境安静,空气新鲜。②嘱患儿卧床休息,避免直接吹风,防止复感新邪,加重病情。③保持皮肤清洁。勤剪指甲,防止皮肤瘙痒者抓破皮肤而致感染,患儿皮肤瘙痒可用炉甘石洗剂涂拭患处,或花生油50g煮沸后稍冷加入薄荷叶30g,完全冷却后过滤去渣,外涂皮肤瘙痒处止痒。④着衣宜宽松、舒适,床单应整洁干燥、勤换洗。⑤执行呼吸道隔离制度,隔离至出疹后5天。

(3) 饮食护理:①饮食宜清淡、易消化、富营养,忌煎炸、油腻、辛辣、海腥发物。②发热期间,多饮水。③辨证施食:邪郁肺卫者,可用西瓜汁,或鲜芦根煎汤或薄荷泡水代茶饮;可食用银翘解毒粥(金银花、连翘、淡豆豉、淡竹叶、荆芥各10g,芦根15g,牛蒡子、甘草各6g,粳米100g)。邪入气营者,饮食不宜过热,可给予患儿食用清营粥(生地黄15~30g,竹叶卷心6g,金银花10g,水牛角6~10g,粳米100g)。患儿口渴可采用鲜芦根煎饮或金银花露代茶以清热解毒。

(4) 用药护理:①清热解毒药对脾胃有影响,尤其是患儿脾胃未充,注意保护患儿脾胃,饭后服用。②用药后注意观察患儿出汗及疹出情况,及时擦干汗液,注意避风,防复感加重病情。③辨证施药:邪郁肺卫的患儿,方药宜武火快煎,香气大出即取之温服。

(5) 对症处理

1) 耳后、枕部肿痛

中药外敷:适合耳后、枕部肿痛的患儿。a.药物:如意金黄散。b.方法:以醋或茶水调,外敷患处,每天 1~2 次;或取新鲜仙人掌,每次取一块,去刺,洗净后捣泥或切成薄片,贴敷患处,每天 1~2 次。

2) 发热

小儿推拿疗法:适合邪入气营的患儿。运用清肺经、清天河水、水底捞明月、退六腑以清热,清大肠、揉天枢以调理大肠、通腑泄热。

【健康教育】

1. 加强体育锻炼,增强体质,提高机体抵抗力。

2. 风痧流行期间,不带易感儿童去公共场所,避免与风痧患儿接触。

3. 保护孕妇,尤其妊娠初期 2~3 个月内,避免接触风痧患儿。如已接触患儿,于 5 天内注射丙种球蛋白。

4. 接种风痧减毒活疫苗。

(刘红华)

第二节　水　痘

16 章 02 节　数字内容

 ────────── 导入案例与思考 ──────────

梁某,男,6 岁半,幼儿园学生。因发热 2 天,四肢、躯干发现水疱就诊。

家长代述:患儿 2 天前不断流涕、打喷嚏,1 天前发热,测体温 38.8℃,在患儿双臂及后背可见少许红色小水疱,今晨发现患儿四肢及前胸后背许多椭圆形水疱,遂来求治。刻下:发热,神差、倦怠,少食,四肢及前胸后背有许多散在绿豆大椭圆形水疱,瘙痒,水疱周围红晕,胞浆清澈。舌红、苔薄白,脉浮数。

体格检查:T 38.5℃,P 85 次/min,R 27 次/min,BP 108/65mmHg。血常规:白细胞 6.2 ×10^9/L,中性粒细胞 55%,淋巴细胞 41%,胸片未见异常,大小便可。

请思考:

1. 该患儿目前所患何病? 辨证当属何证?

2. 针对患儿目前的皮肤瘙痒症状,应如何护理? 请用思维导图的形式呈现。

水痘是由水痘时邪引起的一种强传染性的急性出疹性时行病证,以发热、皮肤黏膜分批出现丘疹、疱疹、结痂且同时存在为主要临床表现。本病一年四季均可发生,但以冬春两季发病率最高,并可形成流行。任何年龄小儿皆可发病,90% 为 10 岁以下小儿,以 5~9 岁为高峰。水痘潜伏期为 10~21 天,一般为 2 周左右。本病主要通过直接接触、飞沫或空气传播,在发病前 1~2 天至疱疹全部结痂为止皆有很强的传染性。水痘结痂后病毒消失,故传染期自发病前 1~2 天至病损结痂。

现代医学所指的"水痘"属本病证的讨论范围,可参考本节辨证施护。

【经典与沿革】

1. "其疱皮薄如水泡,破即易干者,谓之水痘。"(南宋·张季明《医说》)

2. "痘出稠密如蚕种,根虽润,顶面白平,摸不碍指,中有清水者,此由热毒熏蒸皮肤而为疹子,大者名曰水痘,非痘疹也。"(明·徐春甫《古今医统大全》)

3. "凡出水痘……但有此疾,须忌发物,七八日乃瘥。"(明·张介宾《景岳全书·麻疹诠》)

4. "水痘皆因湿热成,外证多与大痘同,形圆顶尖含清水,易胀易靥不浆脓,初起荆防败毒散,加

味导赤继相从。"(清·吴谦《医宗金鉴·痘疹心法要诀》)

【病因病机】

小儿水痘为外感水痘时邪所致。在气候变化，水痘流行期间易感；当小儿机体抵抗力下降时，水痘时邪乘虚而入，发为水痘。小儿水痘病因病机示意图见图16-2。

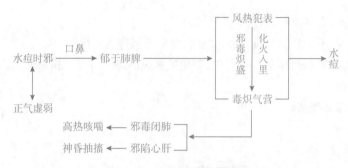

图 16-2 水痘病因病机示意图

1. 水痘时邪 肺主皮毛，脾主肌肉，水痘时邪由口鼻而入，首犯肺卫，肺卫失宣，故初起表现类似感冒，症见发热、流涕、咽痛、咳嗽等。邪毒入里，郁于肺脾，肺失通调，脾失健运，水湿内停，正气抗邪外出，时邪挟湿透于肌表，发为水痘。

2. 正气虚弱 小儿正气不足，肺脏娇嫩，脾常不足，卫外不固，当机体抵抗力下降时，易为水痘时邪病毒侵袭，发为此病。

本病病位在肺脾二经。邪郁肺脾，与内湿相搏，外泄肌肤为主要病机。水痘时邪由口鼻而入，时邪袭肺，蕴郁于脾肺，与内湿相搏，外透于肌表发为此病。邪郁脾肺，时邪与水湿互结是其病理基础。若小儿素体虚弱，加之感邪较重，调护不当，邪盛正衰，邪毒炽盛，则内传气营。气分热盛，则壮热、烦躁、口渴、面红目赤。毒传营分，与内湿相搏，外透肌表，则致水痘密集、疹色暗紫、疱浆混浊。甚至因邪炽正衰，正不胜邪，邪毒内犯，出现邪毒闭肺、邪陷心肝等变证。

本病一般预后良好，皮肤一般不留瘢痕。一次感染水痘大多可获终生免疫。仅少数患儿因邪毒炽盛而出现内陷心肝或邪毒闭肺之变证，甚至危及生命。

【诊断与鉴别诊断】

1. 诊断

（1）症状：初起常有发热、流涕、咳嗽、不思饮食等症，一般热势不高。发病1~2天内出现皮疹，开始为红色斑丘疹，很快变为疱疹，大小不一，内含水液，壁薄易破，周围有红晕，常伴瘙痒。皮疹分批出现，同一时期内可见斑丘疹、疱疹、结痂并存，结痂脱落不留瘢痕。

（2）体征：皮疹呈向心性分布，躯干多，四肢少，在口腔、眼结膜及外阴等处可见皮疹。

（3）病史：起病前2~3周，有水痘或带状疱疹接触史。

（4）相关检查：血常规、病原学检查、血清学检查等，有助于明确诊断。

2. 鉴别诊断

（1）水痘与丘疹性荨麻疹：水痘与丘疹性荨麻疹均有出疹。两者不同点见表16-3。

表 16-3 水痘与丘疹性荨麻疹的鉴别

病证名称	发病季节	外感症状	传染性	过敏史	皮疹特点	皮疹分布
水痘	冬春	有	有	无	初为斑丘疹，很快变为疱疹，疱壁薄，易破，结痂脱落，皮疹分批出现	躯干多，四肢少
丘疹性荨麻疹	春夏之交	无	无	有	红色丘疹，疱壁较厚且坚硬，不易破溃，痒感显著，且反复出现	多见于四肢

Note:

（2）水痘与脓疱疮：水痘与脓疱疮皆有出疹等症状。两者不同点见表16-4。

表16-4　水痘与脓疱疮的鉴别

病证名称	发病季节	咳嗽流涕	传染性	皮疹特点	皮疹分布	胞浆培养
水痘	冬春季	有	强	初为丘疹,后为疱疹,疱浆清亮	躯干及头面部	无细菌
脓疱疮	夏季	无	无	病初即为疱疹,很快成为脓疱,疱浆混浊,含脓液	多见于头面部及肢体暴露部位	有细菌

【辨证施护】

1. 辨证要点　辨病情轻重。以卫气营血辨证为纲,根据全身及局部症状进行辨证。若痘疹小而稀疏,色红润,疱浆液清亮,或伴有微热、咳嗽、流涕等症,则病在卫分,病情轻浅;若痘疹大而密布,痘疹根盘红润较著,疹色赤紫,疱浆相对混浊,伴有高热、烦躁等症,则病情较重,病在气分、营分。重症邪毒炽盛,极易累及他脏而出现变证,若邪毒闭肺者,则见咳喘、气急;邪陷心肝者,症见神昏、抽搐等。

2. 护治原则　以清热解毒利湿为基本护治原则。风盛者以祛风为主,湿盛者以渗湿为主,热盛者以清热解毒为主。若出现邪陷心肝、邪毒闭肺之变证,则应施以镇惊开窍、凉血解毒、开肺化痰等法。

3. 证治分类（表16-5）

表16-5　水痘的常见证型及辨证治疗

证型	临床表现	治法	方药
邪伤肺卫	无热或轻微发热,鼻流清涕,偶有咳嗽,24h左右出小红疹,数小时到1d后,大多变成椭圆形疱疹,疹壁薄,疱浆清亮,根盘红晕,痘疹稀疏,以躯干为多。舌淡苔薄白,脉浮数	疏风清热,解毒利湿	主方:银翘散 常用药物:金银花,连翘,薄荷,荆芥穗,芦根,淡竹叶,桔梗,牛蒡子,车前子等
毒炽气营	壮热、烦躁,口渴引饮,面红目赤,口舌生疮,痘疹密布,疹色紫暗,疱浆混浊,大便干结,小便黄赤,舌红或绛,苔黄厚,少津,脉洪数	清气凉营,解毒化湿	主方:清胃解毒汤 常用药物:升麻、黄连、牡丹皮、生地黄、黄芩、生石膏、赤芍、紫草、甘草等
毒陷心肝	高热不退,头痛呕吐,迷糊嗜睡,或昏迷抽搐,疱浆稠浊,疹色紫暗,舌质红绛,舌苔黄厚,脉数有力	清热解毒,镇惊息风	主方:清瘟败毒饮 常用药物:生石膏、生地黄、犀角、生栀子、桔梗、黄芩、知母、赤芍、玄参、连翘、淡竹叶、甘草等

4. 主要护理问题

（1）皮肤瘙痒　与皮疹有关。

（2）皮损　与皮疹瘙痒,患儿抓挠有关。

（3）发热　与邪毒炽盛,内传气营有关。

（4）恐惧　与患儿皮肤瘙痒、害怕治疗有关。

（5）知识缺乏:患儿家长缺乏对本病防护等的相关知识。

5. 护理措施

（1）病情观察:①观察患儿体温、舌苔、脉象及皮疹出现的时间、部位、色泽、形态以及分布特点,并详细记录。②内热炽盛、壮热不退患儿应密切观察有无出现神昏、烦躁、抽搐、喘促等邪陷心肝、邪热闭肺等变证。

（2）生活起居护理:①保持病室洁净、空气新鲜,定时开窗通风。②严格进行呼吸道隔离,隔离至疱疹全部结痂为止。采用暴晒、煮沸、紫外线灯照射等措施对水痘患儿污染的衣物、被褥进行消毒,保持室内空气新鲜,宜采用紫外线消毒。③患儿发热或出疹期间宜卧床休息。衣服应宽大、松软。保持皮肤清洁干燥,水痘较重者,暂不宜洗澡或擦澡。勤修剪指甲,以免抓伤皮肤、继发感染等。④有接触史的易感患儿应隔离 3 周。

(3) 饮食护理:①以清淡、易消化、富营养为原则,忌芫荽、公鸡、海鲜、辣椒等辛辣刺激的发物。②辨证施食:邪伤肺卫患儿,以疏风散热为原则,取金银花 10g 泡水,加入等量甘蔗汁充分混匀,每日数次饮服;或用金银花 15g,板蓝根 20g,生甘草 5g,煎水代茶饮用。邪炽气营患儿,可服食马齿苋荸荠粥(鲜马齿苋,荸荠粉各 30g,冰糖 15g,粳米 100g);或取绿豆 100g,赤豆 30g 加水炖至酥烂,冰糖调食。

(4) 情志护理:发病时,患儿及家属均存在不同程度的恐惧和焦虑,患儿采取隔离措施后情绪低落,孤独感增强。护理人员应对患儿及时给予情志相胜法、移情易性等情志护理,安慰和鼓励患儿,使其保持情绪稳定。

(5) 用药护理:①壮热不退、烦躁的患儿,可口服小儿回春丹 3~5 粒,以防惊风发生。②辨证施药:邪伤肺卫患儿,解表药不宜久煎,汤剂宜温服;邪炽气营患儿,所服汤剂宜饭后 30 分钟温服,中病即止,不可过用,以免损伤脾胃。小便短赤或黄者用鲜车前煎水代茶饮,大便干结,可服蜂蜜水、香蕉、果仁等,或用番泻叶泡水代茶饮,或用甘油 15~20ml 灌肠。

(6) 对症处理

1) 皮肤瘙痒

中药熏洗:适合于各证型皮肤瘙痒患儿。a. 药物:苦参 30g,芒硝 30g,浮萍 15g。b. 方法:煎水外洗,每日 2 次。亦可局部使用 0.25% 炉甘石洗剂、龙胆紫等药物进行外涂,减轻患儿疼痛与痒感。

2) 皮肤黏膜破损

中药外敷:适合各证型皮肤黏膜破损患儿。a. 药物:青黛 30g,煅石膏 50g,滑石 50g,黄柏 15g,冰片 10g,黄连 10g。b. 方法:共研细末,和匀,适量油调匀,适量调搽,每日 1 次。患儿体表出现糜烂面时用金黄散调敷于患处,以收敛燥湿,清热解毒。

3) 口舌生疮

① 中药含漱法:胃热心火偏亢,而致口舌生疮、牙龈肿痛者,协助患儿勤漱口,进食前后用银花甘草液含漱。必要时每日给予口腔护理,做口腔护理时应动作轻柔。

② 中药涂点法:口腔疱疹未溃破者,可用西瓜霜、冰硼散、珠黄散,任选 1 种涂擦口腔患处,每日 3 次;口内黏膜水疱破溃成溃疡者用锡类散涂擦口腔患处,每日 2~3 次。

4) 发热

小儿推拿疗法:适用于毒炽气营、毒陷心肝证患儿。a. 穴位:天门、坎宫、太阳、耳后高骨,二扇门,天河水、六腑、肺经、脾经,劳宫穴,手阴阳,十宣,风池。b. 方法:开天门、推坎宫、运太阳、揉耳后高骨各 50 次,掐揉二扇门 100 次,清天河水、退六腑、清肺经各 300 次,清、补脾经各 200 次,水底捞明月 100 次,分手阴阳 200 次,掐十宣各 5 次,拿风池 10 次。每天 1~2 次,避开水痘。

【健康教育】

1. 告知患儿及其家长,水痘传染性很强,发现应立即隔离,直至全部疱疹结痂为止,一般不少于病后 2 周。

2. 冬春水痘流行期间,未患过水痘的小儿少去公共场所,并行预防接种。接触水痘患儿后,应留检 3 周。

3. 患儿呼吸道分泌物或皮疹内容物污染的寝具、食具、玩具、衣物等,应利用暴晒、煮沸、紫外线照射等方法消毒。

4. 保持皮肤清洁,尽量避免患儿搔抓皮肤,内衣应柔软勤换,以防继发感染。

5. 注意患儿病情变化,防止并发症的出现。

(刘红华)

第三节　痄　腮

16章03节　数字内容

────────── 导入案例与思考 ──────────

患儿,男,5岁。因感冒后出现恶寒、发热,左侧耳下漫肿疼痛3日就诊。

家长代诉:患儿3日前因感冒后出现恶寒、发热,继则左侧耳下漫肿疼痛,咀嚼时尤甚,不思饮食,曾于某诊所就诊,予银翘散加减3剂,未见好转。遂来院就诊。刻下:发热,两侧耳下腮部疼痛,坚硬拒按,张口咀嚼困难,口渴欲饮,面红,大便两日未解。舌红,苔黄,脉滑数。

体格检查:T 38.9℃,P 110次/min,R 26次/min,BP 95/65mmHg。

请思考:

1. 该患儿目前所患何病? 辨证当属何证?

2. 针对患儿目前的耳下疼痛症状,应如何护理? 请用思维导图的形式呈现。

痄腮是由痄腮时邪引起的,以发热、耳下腮部漫肿疼痛为主要临床表现的一种时行病证。本病一年四季都可发生,冬春两季发病率最高,较易流行。本病多于3岁以上儿童,以5~9岁为最多,能在儿童集体中流行,预后大多良好。

现代医学所指的"流行性腮腺炎"属本病证的讨论范围,可参考本节辨证施护。

【经典与沿革】

"痄腮毒,此毒受在牙根、耳聤,通于肝肾,气血不流,壅滞颊腮,此是风毒症。"(明·窦梦麟《疮疡经验全书·痄腮》)

【病因病机】

痄腮为外感痄腮时邪所致。痄腮病因病机示意图见图16-3。

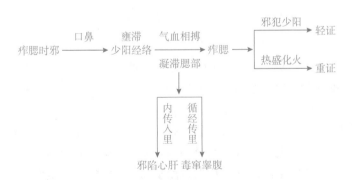

图16-3　痄腮病因病机示意图

痄腮时邪　在气候变化,冷暖失常,小儿机体正气不足,卫外不固时,痄腮时邪从口鼻而入,侵犯足少阳胆经。耳下腮部为足少阳胆经循行之处,邪入少阳,与气血相搏,凝聚局部,则腮部漫肿疼痛,甚则咀嚼不便。

痄腮病位主要在足少阳胆经,涉及心、肝。邪毒壅阻足少阳经脉,与气血相搏,凝滞于耳下腮部为主要病机。手足少阳相通,少阳与厥阴互为表里,热毒炽盛,正气不支,邪陷厥阴,扰动肝风,蒙蔽心包,可见高热,抽搐,昏迷等病,此为邪陷心肝之变证。足厥阴肝经循少腹络阴器,邪毒内传,引睾窜腹,则少腹疼痛、睾丸肿痛,此为毒窜睾腹之变证。肝经热毒壅滞乘脾,还可出现上腹疼痛、恶心、呕吐等症。

本病预后大多良好,感染本病后可获持久免疫力。但少数重症患儿因素体虚弱或邪毒炽盛,可见邪陷心肝、毒窜睾腹等变证。

【诊断与鉴别诊断】

1. 诊断

(1) 症状:初病时可有发热、头痛、咽痛,1~2 天后以耳垂为中心弥漫性肿胀,边缘不清,皮色不红,压之疼痛或有弹性,通常先发于一侧,2~3 天后对侧亦出现肿大。

(2) 体征:腮腺管管口红肿,或同时有颌下腺肿大。

(3) 病史:发病前 2~3 周有痄腮接触史。

(4) 相关检查:血常规、血清和尿淀粉酶检查、病原学检查等,有助于明确诊断。

2. 鉴别诊断

(1) 痄腮与发颐(化脓性腮腺炎):两者皆有腮部肿大。两者不同点见表 16-6。

表 16-6　痄腮与发颐的鉴别

病证名称	发病季节	发病情况	传染性	病变部位	患处皮肤颜色	疼痛性质	免疫	是否化脓	血常规
痄腮	多发于冬春两季	发病前 2~3 周常有痄腮接触史	有	以耳垂为中心,向四周扩散,漫肿,边界不清	肤色不变	酸胀不适,触之压痛,有弹性	终生免疫	不化脓	外周血白细胞总数正常或偏低,淋巴细胞相对增多
发颐	无季节性	常继发于伤寒、瘟病之后	无	面颊部,以单侧腮部肿痛为多	红色明显	不酸胀,疼痛剧烈,拒按	可反复发作	成脓	外周血白细胞总数及中性粒细胞明显增高

(2) 痄腮与痰核(急性淋巴结炎):痰核以颌下疼痛,可扪及花生或鸽蛋大的肿块,边缘清楚,质硬有触痛、化脓为主要特征。发病无季节性,无传染性。可有原发病,如急性乳蛾、龋齿、喉痹等。

【辨证施护】

1. 辨证要点

(1) 辨病情轻重:主要根据全身及局部症状确定病情轻重。若患儿无发热或发热不甚,腮肿轻微,无明显张口困难,则为轻症;若高热不退,腮肿明显,胀痛拒按,张口困难,甚至神昏、抽搐为重症。

(2) 辨常证、变证:以六经辨证为纲,主要根据全身及局部症状进行辨证。若以腮部症状为主,无神志障碍,无抽搐,无睾丸肿痛或少腹疼痛等症者,则为常证,病在少阳经;若在腮部肿胀的同时,出现高热,头痛,嗜睡,神昏,抽搐、喷射性呕吐等症,则病位传至厥阴心肝,出现了邪陷心肝变证;若男孩一侧或两侧睾丸肿痛,女孩少腹疼痛等,或脘腹疼痛,痛甚拒按则出现了毒窜睾腹变证。

2. 护治原则　以清热解毒,软坚散结为基本护治原则。在内服药物的同时,还应配合外治法,有助于局部消肿止痛。

3. 证治分类(表16-7)

表16-7 痄腮的常见证型及辨证治疗

证型		临床表现	治法	方药
常证	邪犯少阳	轻微发热恶寒,一侧或双侧耳下腮部漫肿疼痛,边缘不清,咀嚼不便,或有咽红,纳少,舌质红,舌苔薄白或薄黄,脉浮数	疏风清热,散结消肿	主方:柴胡葛根汤 常用药物:柴胡、黄芩、牛蒡子、葛根、桔梗、金银花、连翘、板蓝根、夏枯草、赤芍、僵蚕等
	热毒蕴结	高热不退,多见两侧腮部疼痛,坚硬拒按,张口咀嚼困难,口渴欲饮,烦躁不安,或伴头痛,咽红肿痛,食欲不振,便秘溲赤,舌红,苔黄,脉滑数	清热解毒,软坚散结	主方:普济消毒饮 常用药物:黄芩、黄连、连翘、板蓝根、牛蒡子、薄荷、僵蚕、玄参、连翘、马勃、桔梗、甘草、陈皮、柴胡、升麻等
变证	邪陷心肝	壮热不退,耳下腮部漫肿疼痛,坚硬拒按,头痛项强,嗜睡,严重者昏迷,抽搐,舌质红,舌苔黄,脉弦数	清热解毒,息风开窍	主方:清瘟败毒饮 常用药物:栀子、黄连、连翘、生甘草、水牛角、生地黄、生石膏、牡丹皮、赤芍、淡竹叶、玄参、芦根、钩藤、僵蚕等
	毒窜睾腹	腮部肿胀消退后,男性多有一侧或两侧睾丸肿胀疼痛,女性多有一侧或两侧少腹疼痛,痛时拒按,舌红,苔黄,脉数	清肝泻火,活血止痛	主方:龙胆泻肝汤 常用药物:龙胆草、山栀子、柴胡、当归、赤芍、桃仁、延胡索、川楝子等

4. 主要护理问题

(1) 发热 与痄腮邪毒壅滞少阳经络,热毒炽盛,蕴结化火有关。

(2) 腮部肿胀疼痛 与痄腮邪毒壅滞少阳经络,气血相搏,凝滞腮部有关。

(3) 纳差 与腮部疼痛,影响进食有关。

(4) 便秘 与邪热入里,毒热内蕴有关。

(5) 惊厥、抽搐 与热郁经络,扰动肝风,筋脉拘急有关。

5. 护理措施

(1) 病情观察:①观察腮部肿胀部位、程度,以及口腔内腮腺管管口有无红肿等。②注意患儿有无邪陷心肝,毒窜睾腹等变证表现。密切观察患儿体温,如果出现高热不退、惊厥等应立即报告医生,并做好抢救工作。

(2) 生活起居护理:①病室保持空气清新,定时开窗通风。②患儿应隔离至腮肿消退3天后,食具及其口鼻分泌物污染物品应煮沸或暴晒消毒。③发热期间卧床休息至体温正常,注意口腔护理,进食前后予温盐水漱口。④辨证起居:邪陷心肝患儿,保持病室安静,尽量减少刺激;抽搐时应立即取平卧位,头偏向一侧,松解衣领,保持呼吸道通畅,必要时给氧。毒窜睾腹患儿,绝对卧床休息,至睾丸肿痛或少腹疼痛完全消失。

(3) 饮食护理:①饮食宜流质或半流质,忌饮食过热、过酸、过干、过硬等。②做到色、香、味俱全并满足患儿对饮食种类的需求。③辨证施食:邪犯少阳患儿,用夏枯草10g,菊花6g,泡水代茶饮;热毒蕴结患儿,口渴引饮,多给予生津止渴之品,如绿豆汤、梨汁等,嘱患儿多饮水;便秘患儿,遵医嘱用中药如番泻叶泡水喝,润肠通便,严重时可使用开塞露或用甘油灌肠等;邪陷心肝嗜睡、神昏患儿可采取鼻饲或静脉营养。

(4) 情志护理:患儿因疼痛,常出现烦躁不安,并对进食产生一种畏惧心理,要耐心说服。可采取移情易性手法,转移患儿注意力,引导患儿进食,从而满足其营养需求。

(5) 用药护理:邪犯少阳患儿,轻症患儿若无全身症状,可单用外治法,如新鲜仙人掌一片,除刺剖开,以切面贴患处,或捣泥外敷,每日更换2~3次。邪陷心肝患儿,发作时使用紫雪散、至宝丹口服或保留灌肠以清热镇惊;或用生石膏适量煎水代茶饮,以清热凉营。毒窜睾腹患儿,少腹疼痛时,可服延胡索粉、木香粉、郁金粉各 1g,以理气止痛。

(6) 对症处理

1) 腮部肿胀疼痛

① 中药外敷法:多适合常证之邪犯少阳、热毒蕴结证的腮部肿痛患儿。青黛散以醋调,敷于腮部,每天 3~4 次;玉枢丹或如意金黄散以水调匀外敷;鲜蒲公英、鲜马齿苋可任选一种,捣烂敷于患处。

② 小儿推拿疗法:多适合常证之邪犯少阳、热毒蕴结证的腮部肿痛患儿。a. 穴位:肾经,天河水、肝经、板门、六腑、劳宫穴、一窝风、涌泉,风池、曲池、合谷。b. 方法:补肾经 400 次,清天河水、清肝经、揉板门、退六腑各 300 次,黄蜂入洞 50~100 次,水底捞明月、按揉一窝风、揉涌泉各 100 次,拿风池、曲池、合谷各 30 次,每天 2 次。痊愈后,退六腑、黄蜂入洞、水底捞明月、按揉一窝风和拿风池,巩固按摩 1 周,每日 1 次。

2) 睾丸肿大疼痛

局部冷敷:适合变证之毒窜睾腹的患儿。给予局部冷敷,并用纱布或绷带做成丁字形吊带,托起肿大的阴囊,减轻局部水肿。

3) 神昏抽搐

点穴疗法:适合变证之邪陷心肝证患儿。发作时可掐人中、十宣、内关、神门、合谷、涌泉等穴。

【健康教育】

1. 痄腮流行期间,易感儿应少去公共场所。有接触史的易感儿应留观 3 周,可用板蓝根 15~30g 水煎口服,每天 3 次,连服 3~5 天。

2. 14 个月幼儿即可给予减毒腮腺炎活疫苗接种,或采取麻疹、痄腮、风疹的三联疫苗预防接种。

3. 患儿应立即与健康人群分开居住,直至腮腺肿胀完全消退后 3~7 天。居室定时通风,保持空气流通。其生活用品、玩具、文具等采取煮沸或暴晒等方式消毒。

4. 患儿发热期间应卧床休息,多饮水。禁食肥腻,避免酸、辣、甜、干、硬等刺激性食物,注意口腔卫生。

(刘红华)

第四节 麻 疹

16 章 04 节 数字内容

　　　　　　　　　　　　导入案例与思考

患儿,男,2 岁,因发热 3 天,皮疹 2 天就诊。

家长代诉:患儿 5 天前出现咳嗽、流涕等感冒症状,3 天前出现发热,眼泪汪汪,咳嗽伴呕吐,曾口服美林,体温暂时下降,后反复,2 天前患者无明显诱因于耳后、头面部、颈部出现皮疹,遂来院就诊。

刻下:发热,咳嗽,耳后、颜面、躯干及四肢可见暗红色斑丘疹,疹间皮肤正常,纳可,二便正常,夜寐欠安。舌红,苔白,脉滑数。

体格检查:T 38.9℃,P 130 次/min,R 36 次/min,BP 90/60mmHg,皮疹为斑丘疹,暗红色,疹间为正常皮肤。口腔有麻疹黏膜斑,周围有红晕。实验室检查:白细胞 $3.9×10^9$/L,中性粒细胞 41%,淋巴细胞 56%。采用酶联免疫吸附试验进行麻疹病毒特异性 IgM 抗体检测呈阳性。

请思考：

1. 该患儿目前所患何病？辨证当属何证？

2. 针对患儿目前的疹出不畅症状，应如何护理？请用思维导图的形式呈现。

麻疹是由麻疹时邪引起的一种急性出疹性时行病证，临床表现以发热恶寒，咳嗽咽痛，鼻塞流涕，眼泪汪汪，畏光羞明，口腔脸颊近臼齿处可见麻疹黏膜斑，周身皮肤依序而出疹粒样红色斑丘疹，皮疹消退时有糠麸样脱屑及色素沉着为特征。

本病一年四季均可发生，但好发于冬春季节。麻疹暴发流行时，无明显季节性。麻疹传染性很强，未接种麻疹疫苗的 6 个月~5 岁小儿发病率最高。本病一般预后良好，患病后多可获持久免疫力，仅少数患儿年幼体弱，或感邪较重，可发生逆证，甚至危及生命。

现代医学亦称本病为麻疹，可参考本节辨证施护。

【经典与沿革】

1. "面燥腮赤，目胞亦赤，呵欠顿闷，乍凉乍热，咳嗽嚏喷，手足梢冷……，并疮疹证，此天行之病也。"（宋·钱乙《小儿药证直诀》）

2. "麻疹之发，多为天行疠气传染，沿门履巷，遍地相传。"（明·吕坤《麻疹拾遗》）

3. "麻疹出现全凭热，身不热分麻不出，潮热和平方为福，症逢不热大非吉。"（清·谢玉琼《麻科活人全书》）

【病因病机】

麻疹时邪是引起麻疹发病的外因，内因责之于小儿脏腑娇嫩，正气不足。麻疹病因病机示意图见图 16-4。

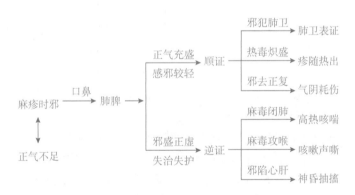

图 16-4　麻疹病因病机示意图

1. 麻疹时邪　冬春之季，麻疹时邪，自口鼻而入，蕴于肺卫，郁阻于脾而透于肌肤，发为麻疹。

2. 正气不足　小儿脏腑娇嫩，脾常不足，脾运失健，完谷不化，肺失所养，则卫外不固，易受麻疹时邪侵袭。或又因禀赋不足，或后天调护失宜，或因病后体虚，均可致肺脾虚，正虚不能御邪于外，易为麻疹时邪所袭为患。故正虚不能胜邪亦是麻疹发病的重要原因。

本病病位在肺脾，麻疹时邪由表及里，郁阻肺脾，外泄肌肤为主要病机。若感邪较重，或小儿年幼体弱，正不胜邪，或治疗不当，失于调护，均可导致正虚不能托邪外出，邪毒内陷，产生麻疹时邪内传，或他邪乘机袭肺，灼津炼液成痰，痰热壅盛，闭阻肺气之邪毒闭肺证，或麻疹时邪热盛夹痰上攻咽喉之邪毒攻喉证，或麻毒炽盛，邪毒内陷心肝之邪陷心肝证等变证，病情较为严重，此皆为麻疹逆证。

麻疹为古代儿科"四大要证"之一，并发症较多，曾严重危害患儿的身体健康与生命。自从普遍实施预防接种后，发病率下降，逆证出现情况已十分少见，绝大多数患儿经过及时治疗，合理调护，预后良好。仅少数年幼体弱或感邪较重者，可出现邪毒内陷的逆证、险证。本病患病后一般可获持久免疫力。

Note：

【诊断与鉴别诊断】

1. 诊断

(1) 症状:疾病初起,可有发热,咳嗽,喷嚏,鼻塞流涕,泪水汪汪,畏光羞明。发病 2~3 天,口腔内两颊黏膜近白齿处可见麻疹黏膜斑(超过 9% 的患儿出现)。发热 3~4 天后,热盛出疹,皮疹依序而出,始见于耳后、发际,继而头面、颈部、胸腹,约 2~3 天遍布全身,最后手足心,鼻准部见疹。皮疹分布均匀,疹色淡红,随着皮疹增多,颜色加深,融合成不规则片状,但疹间肤色正常。皮疹按出疹先后顺序依次而没,疹透后身热渐退。

(2) 体征:皮疹为斑丘疹,暗红色,疹间为正常皮肤,疹退有糠麸样脱屑及色素沉着。口腔有麻疹黏膜斑,为 1mm 左右的灰白色斑点,周围有红晕。

(3) 病史:流行季节,有麻疹接触史。

(4) 相关检查:血常规、血清特异抗体、鼻咽部分泌物等检查,有助于明确诊断。

2. 鉴别诊断

(1) 麻疹与奶麻:麻疹与奶麻都以高热不退为特点,但奶麻高热 3 天左右,热退疹出,且伴见症状轻,多见于 6~12 个月的婴儿,没有麻疹黏膜斑,两者在症状、体征上有明显的不同。具体参见本章第一节表 16-1。

(2) 麻疹与丹痧:麻疹与丹痧均有高热、出疹,但丹痧在发热数小时内即可出现皮疹,24 小时可遍及全身,细小红色丘疹,皮肤猩红,有口周苍白圈,巴氏线,杨梅舌等。具体参见本章第一节表 16-1。

【辨证施护】

1. 辨证要点　辨顺逆:主要根据发热,出疹,精神状态,呼吸等进行辨证,两者的区别见表 16-8。麻疹顺证再辨表里,逆证再辨脏腑。

(1) 麻疹顺证:若发热自 38℃ 左右渐升,常有微汗,咳嗽而不气促,眼泪汪汪,畏光羞明,口腔出现麻疹黏膜斑,为本病邪在表;3~4 天后开始出疹,先见于耳后、发际,渐次延及头面、颈部,而后急速蔓延至胸、背、腹部、四肢,最后于鼻准部及手心、足心都见疹点,疹点色泽红活,分布均匀,无其他合并证候,疹点随汗而透,约在 3 天内透发完毕,出疹期发热如潮,体温可达 39~40℃,烦躁,咳嗽有痰,多为病邪由表入里,正邪相争;若皮疹按先出先没,依次隐退,疹没热退,热退咳减,精神转佳,胃纳渐增,皮肤可见糠麸样脱屑和色素沉着,为正胜邪退,渐趋康复。

(2) 麻疹逆证:在麻疹疾病初热期或出疹期,壮热持续不降,四肢躯干无汗,烦躁不安,麻疹暴出,皮疹稠密,疹色紫暗;或体温不升,或身热骤降,麻疹透发不畅,疹出即没,皮疹稀疏,疹色淡白;或皮疹隐没,面色苍白,四肢厥冷等,均为邪盛正衰的麻疹逆证征象。若疹出不畅或疹出即没,或疹色紫暗(未按正常情况出疹),壮热咳剧,伴痰声辘辘,呼吸急促,甚则鼻煽胸高,口唇青紫,为邪毒闭肺证;若伴见咽喉肿痛,呛咳气急,声音嘶哑,咳如犬吠,为邪毒攻喉证;若伴见神昏谵语,惊厥抽风,皮疹暴出,疹稠色暗,为热毒内陷心肝。若疹点色淡,面色青灰,四肢厥冷,脉微欲绝,为心阳虚衰,均属逆险证候。

表 16-8　麻疹顺逆证辨别

病证名称	病情	精神状态	发热	气促咳嗽	疹出顺序、形态	疹色	并发症
顺证	轻	神志清楚,精神尚可	体温如期升降	咳嗽,不气促	自上而下,先阳后阴,遍及全身,疹粒分明,匀净,疹间有正常皮肤,少许融合	初为玫瑰色,后为暗红色	无
逆证	重	烦躁或神昏	高热不退	剧咳,呼吸急促	出疹无序或疹出不畅,融合成片	疹色紫暗成片或淡白不均	常见麻毒闭肺,麻毒攻喉,内陷心肝

2. 护治原则　以透疹达邪,清凉解毒为基本护治原则。根据麻疹疾病过程中不同阶段的变化进行辨证论治。初期当以解表透疹为主,出疹期以清热解毒为主,收没期以养阴清热为主。临床注意透

疹勿耗伤津液,清热解毒忌过于苦寒伤正,养阴须防滋腻留邪。

3. 证治分类(表16-9)

表16-9　麻疹的常见证型及辨证治疗

	证型	临床表现	治法	方药
顺证	邪犯肺卫 (初热期)	发热,咳嗽,流涕,喷嚏,畏光羞明,眼泪汪汪,纳呆,或吐或泻,倦怠乏力,口内两颊贴近白齿处隐约可见麻疹黏膜斑,并逐渐增多,前驱期后期在耳后发际处隐约可见皮疹,舌红,苔薄黄,脉浮数,指纹浮露色紫	辛凉透表,清宣肺卫	主方:宣毒发表汤 常用药物:牛蒡子、薄荷、防风、荆芥、升麻、葛根、前胡、杏仁、桔梗、连翘、淡竹叶、甘草等
	邪入肺胃 (出疹期)	持续壮热,疹随热出,咳嗽较重,咽干口渴,目赤多眵,烦躁,尿黄,便干,皮疹自耳后出现,渐至头面、颈项、胸背、腰腹及四肢,最后至鼻准,手心足心见疹,皮疹初时红活圆润,后为暗红色,皮疹凸起,触之碍手,压之褪色。先稀疏逐渐稠密,可有部分融合,疹与疹之间为正常皮肤,舌红苔黄,脉数有力	清凉解毒,透疹达邪	主方:清解透表汤 常用药物:金银花、连翘、牛蒡子、桑叶、菊花、西河柳、葛根、升麻、紫草、蝉蜕、甘草等
	阴津耗伤 (收没期)	疹出齐后,按顺序依次消退,皮肤可见糠麸样脱屑和棕色色素沉着,发热减轻,体温逐渐下降至正常,咳嗽、咽痛等伴随症状亦随之而减轻至消失,纳食增加,大便干,舌红少苔,脉细数,或细弱	养阴益气,清解余邪	主方:沙参麦冬汤 常用药物:沙参、麦冬、玉竹、天花粉、桑叶、地骨皮、白扁豆、谷芽、甘草等
逆证	邪毒闭肺	壮热不退,口渴欲饮,咳嗽痰多,喘促鼻煽,烦躁唇青,皮疹出之不畅,或暴出暴收,稠密融合,紫暗成片,舌红苔黄,脉洪数	宣肺开闭,清热解毒	主方:麻杏石甘汤 常用药物:生石膏、麻黄、黄芩、鱼腥草、桑白皮、地骨皮、杏仁、紫草、牡丹皮、甘草等
	邪毒攻喉	咽喉肿痛,或溃烂疼痛,吞咽不利,声音嘶哑,喉间痰鸣,咳声重浊、声如犬吠,甚则吸气困难,面唇青紫,烦躁不安,皮疹如麻毒闭肺型,出之不畅,皮疹紫暗不匀,舌红苔黄,脉滑数	清热解毒,利咽消肿	主方:清咽下痰汤 常用药物:牛蒡子、射干、甘草、桔梗、玄参、贝母、瓜蒌、金银花、连翘、马兜铃、全瓜蒌、葶苈子等
	邪陷心肝	高热不退,烦躁谵妄,皮疹密集成片,色泽紫暗,甚则神志昏迷,四肢抽搐,舌红绛,苔黄糙,脉洪	平肝息风,清心开窍	主方:羚角钩藤汤 常用药物:羚羊角、钩藤、桑叶、菊花、生地黄、白芍、川贝母、竹茹、茯神、甘草等

4. 主要护理问题

(1) 皮疹　与麻疹时邪蕴于肺脾,外透肌肤有关。

(2) 发热　与邪毒炽盛,内传气营有关。

(3) 咳嗽　与麻疹时邪犯肺,肺失清宣有关。

(4) 目赤多泪,畏光羞明　与麻疹时邪上炎苗窍有关。

5. 护理措施

(1) 病情观察:①观察发热、呼吸、咳嗽、神志、汗出的情况以及皮疹出现的顺序、分布、色泽等。②严密观察呼吸与全身情况,如出现声音嘶哑、犬吠样咳嗽、严重的吸气性呼吸困难、面色苍白、唇甲青紫,及时给氧,必要时吸痰和气管切开。③密切观察各种逆证征象,是否出现壮热不退或四肢厥冷、气促、呼吸困难、烦躁不安等表现,早期发现,防止麻毒内陷,危及患儿生命。

(2) 生活起居护理:①保持病室安静,定时开窗通风,室内光线不宜太强,避免刺激眼睛,避免空气

Note:

对流,以免复感。②患儿宜卧床休息,直至皮疹消退,体温正常;保持床单整洁干燥和皮肤清洁,每日温水擦浴更衣,注意保暖,忌用肥皂;腹泻患儿应重点注意臀部皮肤清洁。③衣着宽松,质地柔软。皮肤瘙痒患儿,避免患儿搔抓,应剪去指甲,或予以纱布包裹患儿双手,防止搔抓感染。④昏迷患儿应定时翻身、拍背,注意防止压力性损伤的发生。⑤隔离患儿至出疹后 5 天,并发肺炎者,延长至出疹后10 天。⑥耳道护理:防止呕吐物或泪水流入外耳道发生中耳炎;注意观察患儿外耳道有无异常分泌物,如果发现红肿流脓,及时用棉签拭净,用双氧水清洗,再用黄柏水滴,每次 2~3 滴,每天 3 次。⑦患儿出现眼泪汪汪,畏光羞明,炎性分泌物增多,甚至封眼,易继发感染,可用生理盐水或 2% 硼酸液清洗眼睛,再以 1% 小檗碱滴眼液滴双眼,并加服鱼肝油预防干眼症;高热、鼻炎、干燥,可用生理盐水湿润或清洗鼻腔,并可涂黄连油膏或液状石蜡;口舌生疮者,务必加强口腔护理,饭前饭后用盐水或金银花水漱口,防止感染;口腔溃疡者,可用养阴生肌散吹口,以清热祛腐生肌;咽喉肿痛者,可用消肿散、锡类散吹喉,以清热利咽消肿,如有恶臭,应警惕口腔内是否有厌氧菌繁殖,如咽拭子培养有厌氧菌生长,可用 3% 过氧化氢清洗。⑧辨证起居:邪伤肺卫患儿,慎避风寒,防止邪毒内陷;肺胃热盛患儿,室温不能太低,患儿虽高热,护理人员应告知患儿家属发热为必有症状,不宜过早降温;热退阴伤患儿,注意衣着,避免复感外邪。

(3) 饮食护理:①饮食宜清淡,忌过酸、生冷、油腻之品。②皮疹透发后,可予梨、藕、荸荠等榨汁饮用养阴生津。③脾胃运化功能恢复后,可逐渐增加营养之品。④若患儿出现流泪、羞明、角膜缺乏光泽,多食用富含维生素 A 的食物,必要时补充维生素 A 制剂。⑤辨证施食:邪伤肺卫患儿,出疹前多饮水,可用鲜芦根、鲜茅根各 60g,煎水代饮;用新鲜带根香菜,加水煎煮取汁代茶饮服,每日 1 次,连服 3 日。肺胃热盛患儿,多饮温开水,可用鲜芦根煎汤代茶饮用。口渴伤津者,多饮甘蔗汁、梨汁、藕汁等。热退阴伤患儿,可逐渐增加营养,由素半流质转为荤半流质,增加牛奶、鸡蛋、瘦肉等,但不宜过饱,忌生冷以及海腥发物。

(4) 情志护理:①对婴幼儿,须耐心哄抱,给患儿讲故事,唱歌等。治疗时,可抚摸患儿头部或手,以减轻恐惧。②对年长患儿,耐心讲解并指导患儿配合治疗,在不影响疾病康复的前提之下,尽量满足其合理的要求。

(5) 用药护理:①出疹期中药宜温服,壮热、口渴明显患儿,中药宜偏凉服用,宜少量多次,频频喂服。②喉间痰鸣时,可口服竹沥水 10~20ml,每日 2~3 次,凉后须加热温服。③辨证施药:邪伤肺卫患儿,药宜热服。喂药少量多次,口干即饮,使之微汗而透疹;麻毒攻喉患儿,喂药宜缓慢,少量多次,以免呛咳加重呼吸困难。必要时静脉补充营养。

(6) 对症处理

疹出不畅

① 中药熏洗:适合疹出不畅患儿。a. 药物:麻黄 15g、浮萍 15g、芫荽 15g、西河柳 15g、黄酒 60g。b. 方法:加水适量煮沸,使水蒸气弥漫室内,让患儿吸入,同时可用毛巾浸泡药液,擦拭头面、四肢,以助透疹。

② 小儿推拿疗法:适合疹出不畅患儿。a. 疹前期可推攒竹,分推坎宫,推太阳,擦迎香,按风池,清肺经,推上三关,揉肺俞以解肌透疹。b. 出疹期采用拿风池,清肺经,水中捞月,清天河水,按揉二扇门,按肺俞,推天柱等手法以清热解毒,佐以透疹达邪。c. 疹回期采用补脾胃,补肺经,揉中脘,揉肺俞,揉脾胃俞,揉足三里等手法以扶正健脾。

【健康教育】

1. 按计划接种麻疹减毒活疫苗。流行期间,少去公共场所,尤其是易感儿更应少去公共场所。接触麻疹患儿后,可采取被动免疫方法,注射人血丙种球蛋白,预防麻疹发生。

2. 保持居室通风良好,同时避免空气直接对流,保持空气新鲜,温湿度适宜。患儿衣被及玩具暴晒 2 小时,接触过麻疹患儿的成人须在日光下停留 30 分钟后,方可与其他易感人群接触。

3. 服用中药预防,紫草 10g,甘草 3g,水煎服,每天 1 次,共服 3 次,可在麻疹流行期间服用,以预防麻疹。

4. 患儿确诊后宜立即隔离,一般应隔离至疹出后 5 天。对于并发症患儿,应延长至疹出后 10 天,以控制传染源。保持患儿口、眼、鼻的清洁卫生,可用淡盐水漱口,眼药水滴眼等。保持患儿皮肤清洁,切勿抓搔,以防感染。

(刘红华)

第五节　丹　痧

16 章 05 节　数字内容

 ────────── 导入案例与思考 ──────────

患儿,女,5 岁。因发热伴全身皮肤皮疹 1 天就诊。

家长代诉:患儿 1 天前出现高热,最高体温达 40℃,随后全身出疹,咽痛,吞咽困难,皮肤潮红,全身密布皮疹,皮肤瘙痒剧烈,患儿时而哭闹,抓挠皮肤,睡眠欠佳,大便干燥,如厕困难,遂来院就诊。

刻下:高热,全身皮疹,皮肤潮红、瘙痒,咽痛,睡眠欠佳,便秘。舌红苔薄黄,脉浮数,指纹偏紫。

体格检查:T 39.5℃,P 130 次/min,R 36 次/min,BP 90/60mmHg,皮疹色淡红,咽部充血,扁桃体Ⅱ度肿大。

请思考:

1. 该患儿目前所患何病? 辨证当属何证?

2. 针对患儿目前的皮肤瘙痒、咽喉肿痛的症状,应如何护理? 请用思维导图的形式呈现。

丹痧是由痧毒疫疠之邪所引起的以发热、咽喉红肿疼痛或糜烂、全身布发猩红色皮疹、疹后脱屑脱皮为主要临床表现的一种急性出疹性时行病证。

本病一年四季皆可发生,但以冬春季节最为多见。各年龄段均可发病,以 3~8 岁儿童发病率较高。本病如及早发现,积极治疗,预后良好。

现代医学所指"猩红热"属本病证的讨论范围,可参考本节辨证施护。

【经典与沿革】

"雍正癸丑以未,有烂喉痧一症,发于冬春之际,不分老幼,遍相传染。发则壮起胸闷烦渴,而不多饮,或丹痧隐隐见于肌肤而未透,咽喉红痛肿烂,似乎火热内炽。"(《烂喉丹痧辑要》)

【病因病机】

丹痧由痧毒疫疠之邪从口鼻侵袭人体而发病。丹痧病因病机示意图见图 16-5。

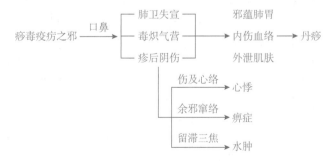

图 16-5　丹痧病因病机示意图

痧毒疫疠 痧毒疫疠之邪经口鼻而入,首先侵犯肺卫,邪郁肌表,正邪相争,则见恶寒、发热等肺卫表证。继而邪毒入里,或与内热结合,或邪郁化火,毒火内炽,入营伤阴,正邪剧烈交争,邪毒外发肌肤而见痧疹;毒热上攻咽喉,则见咽喉肿痛腐烂;痧毒疫疠之邪伤津耗液,故后期形成热退而肺胃阴伤等变化。

本病病位主要在肺胃,可涉及心、肝、肾和筋骨关节。本病病机为丹痧时邪由口鼻而入,蕴于肺胃,熏灼咽喉,内伤血络,外泄肌肤所致。部分患儿或因痧毒疫疠之邪内陷厥阴,或毒火伤及于心,或痧毒之邪流窜筋骨关节,或余邪未尽,闭塞三焦水道,水液通调失职,溢于肌肤而成心悸、痹症、水肿等。

本病一般预后良好,少数重症患儿可并发水肿、痹证和心悸等证。

【诊断与鉴别诊断】

1. 诊断

(1) 症状:初起高热,畏寒,咽痛,伴头痛,呕吐,厌食等。起病急暴,骤起发热寒战,体温较高,多在39℃以上,严重患儿可达40℃以上,并可引发高热惊厥。发热24小时内出疹,最早见于颈部,上胸部,腋下和腹股沟等处,1日内由上而下遍及全身,皮肤猩红,面部潮红,不见皮疹。1周内皮疹开始按出疹顺序消退,1周末至第2周开始脱皮,进入恢复期。

(2) 体征:患儿咽峡焮红疼痛,双侧扁桃体肿大;患儿软腭充血,有点状红疹或针尖大小出血点称为黏膜内疹,每先于皮疹出现。皮疹为细小红色丘疹,有口周苍白圈,杨梅舌,巴氏线(皮肤皱褶处,皮疹密集,可夹有出血点,形成明显的横纹线)等。

(3) 病史与发病特点:有丹痧接触史,起病急。任何年龄均可发病,2~8岁儿童高发。

(4) 相关检查:血常规、咽拭子细菌培养等检查,有助于明确诊断。

2. 鉴别诊断 本病应与麻疹、奶麻、风疹四种出疹性疾病鉴别,参见本章第一节表16-1。

【辨证施护】

1. 辨证要点 辨邪实正虚:主要根据发热及出疹情况进行辨证。若以发热恶寒、咽红肿痛,痧疹隐隐为主症,其病势轻,为邪侵肺卫;若高热不退,皮疹迅速出现,咽喉糜烂,舌尖红,为痧毒疫疠之邪已入气营;若热渐退,皮疹亦退,伴见乏力、神疲、口渴,舌红少苔,为热盛伤阴,进入恢复期。

2. 护治原则 以清热解毒,清利咽喉为基本护治原则。因本病发病急骤,传变迅速,卫分证未已,而营分证已见。在不同的阶段采取解表清热,解毒凉营,养阴清热之法。若出现心悸、痹症、水肿等病证,则参照相关病证辨证施护。

3. 证治分类(表16-10)

表16-10 丹痧的常见证型及辨证治疗

证型	临床表现	治法	主方
邪侵肺卫	发热恶寒,灼热无汗,头痛,咽部红肿、疼痛、吞咽困难,皮肤潮红、痧疹隐隐,舌红,苔薄白或薄黄,脉浮数	辛凉解表,清热利咽	主方:解肌透痧汤 常用药物:葛根、荆芥、豆豉、浮萍、蝉蜕、射干、桔梗、甘草、牛蒡子等
毒在气营	壮热烦躁,面赤口渴,咽喉肿痛,伴见糜烂白腐,皮疹密布,色红如丹,甚则色紫如瘀点;甚者神昏谵语,舌红起刺,状如杨梅,脉数有力,指纹紫滞	清气凉营,泻火解毒	主方:凉营清气汤 常用药物:水牛角、赤芍、牡丹皮、生石膏、黄连、黄芩、连翘、板蓝根、生地黄、石斛、芦根、玄参等
疹后阴伤	丹痧布齐后1~2d,身热渐退,咽痛减轻,皮疹渐消,皮肤脱屑,甚则大片脱皮,伴见神疲、乏力、纳少,舌红少津,苔剥落,脉细数无力	养阴生津,清热润喉	主方:沙参麦冬汤 常用药物:沙参、麦冬、花粉、玉竹、芦根、石斛、桑叶、白扁豆、甘草等

Note:

4. 主要护理问题

(1) 发热 与痧毒疫疠之邪侵及肺卫,邪正交争有关。

(2) 咽痛 与邪热化火,上攻咽喉有关。

(3) 皮疹 与痧毒疫疠之邪入营,伏热外透于肌肤有关。

(4) 关节痹痛 与邪毒流窜筋骨关节有关。

(5) 心悸 与邪热炽盛,耗损心阴,伤及心气有关。

(6) 潜在并发症:水肿 与余邪未尽、闭塞三焦水道,水液通调失职、溢于肌肤有关。

5. 护理措施

(1) 病情观察:①注意观察并记录病程各阶段情况:如体温,疹出情况(分布、颜色、形态、大小、压之是否褪色),皮肤皱褶处是否有线状疹(巴氏线),颜面部有无口周苍白圈,舌苔是否呈现杨梅舌,神志变化等。②密切观察有无变证出现,如见脉象结代或细小无序,伴见气急、端坐、烦躁、唇青,提示可能出现热毒损伤心阴;病程后期如见眼睑浮肿,尿少,为余毒未尽,水液输布失常而致水肿。须及时告知医生,采取相应措施。

(2) 生活起居护理:①病室宜安静,保持空气流通。②实施呼吸道隔离,应隔离至症状消失或咽拭子培养连续两次阴性。③发病时患儿绝对卧床休息,婴幼儿严禁抱至室外走动,以防影响皮疹透发;恢复期宜多卧床休息,防止活动过度耗损正气诱发变证。④做好口腔护理,饭前饭后用银花甘草液或淡盐水漱口。

(3) 饮食护理:①饮食宜清淡、素软、易消化,忌海腥发物。②辨证施食:邪侵肺卫患儿,出疹期间,饮食以半流质或流质为宜,如粥、米汤、软烂面条等;及时补充水分,频频喂服温开水或果汁饮料,或予以鲜芦根、鲜茅根煎水代茶饮之,有助于生津排毒。毒在气营患儿,给予流质、甘寒生津之品补充足够的水分,如甘蔗汁、荸荠汁、梨汁、西瓜汁,或绿豆汤等,以清凉解毒、生津止咳;保持大便通畅,若出现大便秘结,晨起喝蜂蜜水,服食香蕉等;必要时可用开塞露或甘油栓外导,或大黄粉 3~5g 开水冲服,通腑泄热。疹后阴伤患儿,饮食以富有营养、易于消化的半流质为主,可食用银耳汤、百合汤,或用鲜茅根、鲜芦根煎水代茶频服以滋阴清热。

(4) 用药护理:邪侵肺卫患儿,辛凉透表汤药宜温服(不宜过热),药后,盖被安卧,微汗,疹透邪出,但避免风吹受凉;邪在气营患儿,汤药宜温服;疹后阴伤患儿,汤药温服。服药后注意观察口干、舌红少苔等阴虚症状是否改善。

(5) 对症处理

1) 皮肤瘙痒

涂药法:适合疹出皮肤瘙痒患儿。方法:薄荷煎水,凉后涂擦;或用炉甘石洗剂、黄连油膏等涂擦止痒。

2) 咽喉肿痛

中药吹喉疗法:适合咽喉肿痛患儿。方法:采用锡类散吹药少许入喉中,若出现溃烂可取少许珠黄散或养阴生肌散吹喉中。

【健康教育】

1. 冬春季节或流行期间少去公共场所,以减少感染机会。

2. 密切接触患儿的人员,须检疫观察 12 天。密切接触患儿的易感儿,用板蓝根或黄芩 10~15g,水煎服,每天 3 次,连服 3 天。

3. 告知家长,患儿应及时隔离,至少 1 周,或在咽拭子培养连续两次阴性后,解除隔离。接触患儿应戴口罩,对患儿的分泌物和污染物应及时消毒处理。

4. 患儿急性期应卧床休息,注意居室空气流通,防止继发感染。居室可用食醋熏蒸消毒。

5. 发病后 2~3 周做尿常规检查,及早发现并发症。

(刘红华)

病案分析与思考

16章病案　数字内容

【病案导入】

李某,男,8岁,2008年3月8日就诊。

发热、咽痛、胸闷、活动后气促1天,全身出现皮疹1天。

患儿1天前无明显诱因出现发热、咽痛,胸闷、活动后气促,胸背部出现皮疹。入院时急性病面容。刻下:头痛烦躁,口渴喜饮,咽痛,心悸、胸闷,便干,尿黄短赤。舌红起刺,舌苔黄燥,脉数无力,或结代。

既往体健,无其他内科疾病史。

否认家族性疾病病史。

否认药物、食物过敏史。

查体:T 39.5℃,P 120次/min,R 30次/min,BP 98/50mmHg。全身皮肤潮红,胸背部可见密集的紫红色丘疹,部分融合成片,压之褪色,伴痒感,舌乳头色红增大,似草莓。咽部充血,扁桃体Ⅰ度肿大,伴有糜烂白腐。

相关检查:血常规:白细胞 $14.2 \times 10^9/L$,中性粒细胞85%,淋巴细胞10%。咽拭子、脓液培养可获得乙型溶血性链球菌。心肌酶谱:乳酸脱氢酶248U/L,谷草转氨酶68U/L,肌酸激酶368U/L。心电图:心肌缺血。

【提出问题】

1. 本例患儿目前所患的是何病何证? 请具体分析。

2. 本例患儿存在的护理问题有哪些? 如何解决?

【分析思路】

1. 辨病分析　患儿起病急,发热,咽部症状明显,以及典型皮疹,杨梅舌,周围血象白细胞总数及中性粒细胞增高。咽拭子细菌培养可分离出乙型溶血性链球菌等检查可辅助确诊。综上,初步诊断属中医丹痧范畴,西医之猩红热。

2. 辨证分析　患病之初,丹痧时邪侵及肺卫,邪正交争,故发热。丹痧时邪上扰清阳,故头痛;丹痧时邪,由卫入气犯营,毒火内炽,故壮热不退;面赤,热盛伤津,则口渴喜饮;毒火上攻咽喉,则见咽肿痛白腐;丹痧时邪入营,外达肌肤,故皮疹密布,色红如丹;痧毒未清,内舍于心,心脉痹阻,甚或气阴亏虚,心脉失养,气滞血瘀,故见心悸、胸闷,脉数无力或结代。综上,辨证为丹痧之心脉痹阻证。

3. 辅助检查　本次实验室检查具有特殊的临床意义。周围血象白细胞总数及中性粒细胞增高,其中血常规:白细胞 $14.2 \times 10^9/L$,中性粒细胞85%,淋巴细胞10%。咽拭子、脓液培养分离出乙型溶血性链球菌可协助诊断。心肌酶谱:乳酸脱氢酶248U/L,谷草转氨酶68U/L,肌酸激酶368U/L。心电图:心肌缺血等皆可辅助确诊。

4. 目前存在的护理问题

(1) 发热　与丹痧时邪侵及肺卫,邪正交争有关。

(2) 便秘　与时邪伤阴耗津,胃阴内伤有关。

(3) 皮疹　与丹痧时邪入营,伏热外透于肌肤有关。

(4) 心悸　与痧毒伤及心气,心脉失养有关。

(5) 胸闷　与心脉痹阻,气机不畅有关。

Note:

【行动方案】

1. 注意观察与记录病程各阶段情况:如体温,疹出情况(分布、颜色、形态、大小、压之是否褪色)、皮肤皱褶处是否有线状疹(巴氏线),神志变化等。

2. 密切观察脉象结代或细小无序是否加重,是否出现气急、端坐、唇青。或眼睑浮肿,尿少等症状,是否出现面部浮肿或关节肿痛,一旦发生须及时告知医生,采取相应措施。

3. 观察患儿尿量,并准确记录出入量。

4. 执行呼吸道隔离,应隔离至症状消失,或咽拭子培养连续两次阴性。

5. 病室宜安静,保持空气流通,避免直接吹风。

6. 起病时患儿应绝对卧床,待恢复时宜多卧床休息,防止活动过度耗损正气诱发变证。

7. 患儿饮食以清淡、素软易消化、忌海腥发物为总原则。给予富含维生素且易消化的流质或半流质低盐饮食,供给充足的水分。若高热进食少,中毒症状严重者,予以静脉补充营养。

8. 衣着清洁干燥,宽大柔软,将患儿指甲剪短,防止因瘙痒而搔破皮肤。瘙痒甚者,可用薄荷煎水凉后涂擦;或用炉甘石洗剂、黄连油膏等涂擦止痒。

9. 注意口腔卫生,饭前饭后可采用银花甘草液或淡盐水漱口;疼痛明显时可用氯己定或硼酸液漱口,或口含溶菌酶含片。

10. 采用锡类散少许吹药喉中以消肿止痛。

11. 采用物理降温并配合小儿推拿手法退热,如开天门,推坎宫,运太阳,运耳后高骨,清肺经,清天河水,推脊,揉大椎,揉曲池等。必要时可针刺大椎、曲池、合谷,或少商、商阳放血。

12. 疹退皮肤开始脱屑,应任其自然脱落,防止患儿用手剥皮肤,以免撕破,引起感染。

13. 若患儿出现大便秘结,可晨起喝蜂蜜水,服食香蕉等润肠通便之物。必要时可用开塞露或甘油栓外导,或大黄粉3~5g开水冲服以通腑泄热。

14. 告知患儿及家长疾病相关基本知识,并要求家长能够复述。

【护理评价】

患儿住院1周,通过治疗、护理和评估,本阶段护理目标未全部实现。具体情况如下:

1. 患儿症状和体征方面

(1) 患儿皮肤完整性保持良好。

(2) 患儿心悸、胸闷消失。

2. 疾病相关知识方面 患儿家长能复述有关时行疾病知识并能复述相关调护知识。

【病情进展】

患儿住院第7天下午,突然高热,项强,频繁抽搐,角弓反张。舌红绛,苔黄燥,脉数有力。

查体:T 39.8℃,P 120次/min,R 30次/min,BP 110/70mmHg。

心电图与脑电图未见异常。

【提出问题】

1. 患儿目前存在的护理问题有哪些? 如何解决?

2. 患儿此阶段的护治原则是什么?

3. 患儿病情会有哪些转归? 其护治原则分别是什么?

【分析思路】

1. 变证分析 风疹邪毒炽盛,传变迅速,内陷心肝,引动肝风,迅见发热、神昏、抽搐。舌红绛,苔黄燥,脉数有力为里热炽盛之象。综上,患者本阶段当属风疹邪毒引起的急惊风中的邪陷心肝证,属西医学之小儿惊厥。

2. 目前存在的护理问题

(1) 发热 与邪热传里,其势壮盛,弥漫于经有关。

(2) 抽搐 与邪热传里,热极生风、生惊有关。

(3) 神昏　与热迫心营,神明无主有关。

【行动方案】

1. 惊风发作时处理

(1) 立即实施抢救,令患儿平卧,头侧向一侧,以便痰涎及呕吐物流出,避免阻塞呼吸道。

(2) 解开衣领,减轻咽喉部阻力,将压舌板缠数层纱布,塞于上下齿间,避免咬伤舌头。

(3) 牙关紧闭者,可针刺或指掐下关、颊车或用开口器将口缓缓撑开,切勿强行撬开。

(4) 身向前屈者,将委中穴掐住;身向后仰者,掐膝眼穴。牙关不利,神昏闭窍,掐合谷穴。可用针刺或指掐人中印堂,三棱针十宣放血,使抽搐尽快停止,神志及时清醒。

2. 密切观察惊风患儿体温、呼吸、脉搏、血压、瞳孔、面色的变化。观察有无喉间痰鸣及其他伴有症状及体征,及时报告医生,备好复苏器械,防止惊风呈现持续状态;出现呼吸心跳骤停时,快速施行CPR操作。

3. 注意观察患儿抽搐程度、次数、持续时间及两次抽搐间歇期意识恢复情况,辨别病情轻重。观察抽搐发生的部位、类型以及发生的时间,寻求病因。

4. 降温处理

(1) 遵医嘱给予退热药,如至宝丹、紫雪丹、安宫牛黄丸、苏合香丸等,力争将体温控制在38℃以下,以利于停止抽搐发作。

(2) 物理降温:冷敷、冰帽、乙醇擦浴,如用50%的乙醇或温水(水温32~34℃)擦浴或冰敷头部、腋下、腹股沟、腘窝等大血管循行处。

(3) 给药或物理降温30分钟后测量体温并记录,防止因体温骤降而发生虚脱。

(4) 可在患者背部膀胱经及督脉选穴进行刮痧、按摩或配合医生针刺,选穴如大椎、曲池、合谷、风池、肺俞等。

5. 注意抽搐与高热的关系,是否热退抽搐则停止,辨别是否属于高热惊厥。

6. 惊厥完全停止后方可灌服药物,切勿呛入气管,必要时鼻饲给药。

7. 应留陪人加床挡,防止因抽搐及躁动所致的损伤,切勿强行牵拉,以免损伤筋骨,并且防止病情发作时碰伤、坠伤。

8. 保持室内安静,尽量减少噪声。操作护理工作应集中进行,以免多次打扰患儿,避免再次诱发惊风。

9. 尊重患儿及家长情感,灵活把握检查程序,尽量减少暴露患儿的身体部位,并多鼓励开导他们,让患儿知道在患病期间按时服药、控制饮食、保证休息的重要性,争取患儿的主动配合。

【转归与护治原则】

转归一:患者经过及时正确的治疗护理,瘟疫邪毒得解,里热得清,病情趋向恢复,但可见邪退正虚、气阴耗伤的症状,如低热、干咳或痰少而黏、口舌干燥等。护治当以清心开窍,平肝息风,滋阴养血。

转归二:若邪热炽盛,迁延日久,易致气阴耗伤,出现阴虚风动,或气血两伤,血不养津,抽搐不已,转为慢惊风。总的护治原则为补虚息风。常用的法则有温中健脾、温阳逐寒、育阴潜阳、柔肝息风。

转归三:若慢惊风出现纯阴无阳的危重证候,症见闭目摇头,面唇发青发黯,额上汗出,四肢厥冷,手足微搐,气弱神微,昏睡不语,舌短声哑,呕吐清水,指纹隐约,脉细数无力或脉微欲绝等,则病情已转为慢脾风。患儿往往虚脱而死,预后大多不良。护治当补脾益胃,温中回阳。

(刘红华)

思 考 题

1. 如何鉴别风痧、麻疹、奶麻与丹痧?

2. 如何辨别水痘的病情轻重?

3. 可以采取哪些中医适宜技术治疗小儿温病发热？

4. 小儿痄腮的护治原则是什么？

5. 如何判断麻疹病情顺逆？

6. 麻疹患儿如何进行生活起居护理？

7. 如何缓解丹痧所致小儿咽喉肿痛？

NURSING

第十七章

OSCE 应用示例

- 知识目标:

1. 掌握内、外、妇、儿科不同病证患者的中医护理路径。

2. 熟悉 OSCE 的设计思路与 5 种考核内容。

- 能力目标:

1. 能全面收集患者的病情资料。

2. 能根据病情资料准确地进行辨病和辨证。

3. 能针对患者制订并实施合理的具有中医特色的护理方案。

- 素质目标:

建立中医临证思维,具有仁爱精神。

中医临证思维的培养与辨证施护能力的提升,是中医临床护理学课程教学的主要目标,也是中医护理人才培养的重要环节,而符合临床实际的教学评价是检验人才培养质量的有效手段之一。

客观结构化临床考试(objective structured clinical examination,OSCE)是一种通过模拟临床场景考核医学生临床实践技能的客观的、有组织的考试框架,是一种知识、技能、态度并重的考核评估方法。本章以临床案例为引导,模拟临床患者病情发展,引导护理人员遵循护理程序,采取护理评估、护理诊断、中医护理技术、健康教育等,解决病案中所呈现的护理问题,有利于全面培养和考核护理人员的中医护理综合能力,对提升中医临床护理服务水平具有重要意义。

本章以不寐、痔、带下病、小儿紫癜为例,主要考查内、外、妇、儿科不同病症患者的病情资料收集、辨病辨证与护理问题分析、体现中医特色的护理方案制订、中医适宜技术应用、健康教育等内容。每一案例均设 5 站,通过考核设计,旨在训练中医临证思维,提高学生四诊以及辨证施护能力。

第一节　内科病证 OSCE 举例

本节主要考查运用四诊评估病情、内科病证(以不寐为例)的辨证、护理问题分析、不寐患者的辨证施护、不寐的中医适宜技术及健康教育等内容。

考站 1　病情资料采集

【考生指引】

➤ 考核情境

冯女士,36 岁。因睡眠欠佳半年就诊。现在患者精神疲惫,面色少华。现测得 T 36.6℃,P 86次/min,R 18 次/min,BP 105/70mmHg。如果你是门诊护士,请接待新患者,进行病情资料采集。

➤ 考生任务

1. 请运用四诊的方法有条理地采集病情资料。

2. 请根据病情有选择地进行身体评估。

3. 请根据病情提出需进一步评估的检查项目。

➤ 考核时间

12 分钟(读题 2 分钟,考核 10 分钟)。

【考官指引】

➤ 考核目的

1. 考查学生正确运用四诊采集病史的能力。

2. 考查学生有条理地问现症的能力。

3. 考查学生进行针对性身体评估的能力。

4. 考查学生的中医临证思维。

➤ 场景与用物设置

1. 场景　诊疗床 1 张,诊疗桌 1 张,椅子 2 把,模拟患者 1 位,评分教师 2 位。

2. 用物　治疗盘 1 个,压舌板 1 个,脉枕 1 个(或脉诊仪 1 台),挂号单 1 张,患者信息单(考生用)1 份,患者信息单(考官用)2 份,笔 3 支,白纸数张。

➤ 监考与评分注意事项

1. 请根据评分表中的评分标准进行评分。

2. 考生回答若是经由模拟患者提醒才答对,可酌情给分。

3. 考生提出观察舌象时,若没有模拟患者,请评分教师呈现舌象图片或做相应回答。

4. 考生提出观察脉象时,若没有模拟患者,请评分教师利用脉诊仪考查学生脉诊方法,或者由评分教师扮演模拟患者,并在学生诊脉后告知脉诊结果。

5. 考生提出查多导睡眠图、脑电图、多次睡眠潜伏期试验、清醒维持试验、体动记录检查时,请评分教师说明患者只做了多导睡眠图检查并给出结果。

6. 考生提出查心电图时,请评分教师给出心电图结果。

7. 考生提出查血常规时,请评分教师给出血常规结果。

8. 考生提出查睡眠日记、量表评估(匹兹堡睡眠质量指数、失眠严重程度指数量表、艾普沃斯嗜睡量表、清晨型-夜晚型量表、睡眠障碍的信念和态度量表、福特应激性失眠反应测验等)时,请评分教师说明未做评估。

9. 考生提出查生化检查,如甲状腺激素、肾上腺激素、神经递质等检查时,请评分教师告知未见异常。

10. 考生提出查胃镜等消化道检查时,请评分教师告知无异常。

11. 考核时间结束时,务必请考生停止本站考核,进入下一站考核,不可拖延时间。

【考核内容评分指引】

病情资料采集评分指引			
评分项目	完全做到(2分)	部分做到(1分)	未做到(0分)
现病史			
1. 自我介绍(姓名与职责),向患者解释沟通目的	2项均做到	任1项未做到	2项均未做到
2. 询问患者姓名、就诊号、年龄,核对挂号单与口述一致	2项均做到	任1项未做到	2项均未做到
3. 评估总体睡眠状况 有无入睡困难、睡眠维持困难、早醒或多梦	3项及以上做到	1~2项做到	3项均未做到
4. 评估上述睡眠症状开始时间、发生频次及持续时间	3项均做到	1~2项做到	3项均未做到
5. 评估日间功能 有无:①疲劳;②注意力、专注力或记忆力下降;③社交、家庭、职业或学业功能减退;④情绪不稳或易激惹;⑤日间嗜睡;⑥行为问题,如活动过度、冲动或具有攻击性;⑦动力、精力或工作主动性下降;⑧易犯错或易出事故;⑨对自身睡眠质量非常关注或不满意	7~9项做到	4~6项做到	0~3项做到
6. 评估上述日间症状开始时间、发生频次及持续时间	3项均做到	1~2项做到	3项均未做到
7. 评估睡前心理和行为状态	2项均做到	任1项未做到	2项均未做到
8. 评估睡眠-觉醒节律 午休、睡眠形式和习惯、工作及节假日时的就寝和起床时间等	做到	—	未做到
9. 评估是否存在诱发因素(如突发事件使情绪受打击,过于兴奋,旅游及疲劳过度等)	做到	—	未做到
10. 评估本次发病的诊治经过 有无采取药物治疗或其他措施及其效果	2项均做到	任1项未做到	2项均未做到
11. 评估食欲与口味	2项均做到	任1项未做到	2项均未做到
12. 评估腹胀出现频次及程度	2项均做到	任1项未做到	2项均未做到
13. 评估小便情况	做到	—	未做到
14. 评估大便情况	做到	—	未做到
既往史、家族史、过敏史、个人生活史、一般资料			
15. 评估既往史	做到	—	未做到
16. 评估家族史	做到	—	未做到
17. 评估药物、食物过敏史	2项均做到	任1项未做到	2项均未做到

续表

评分项目	完全做到(2分)	部分做到(1分)	未做到(0分)
18. 评估个人生活史　烟酒嗜好、作息规律、活动	3项均做到	任1项未做到	3项均未做到
19. 评估是否存在生理期(月经期、妊娠期、围产期和围绝经期)	做到	—	未做到
20. 评估一般资料　付费方式、联系地址与电话、社会支持等	2项及以上做到	—	2项以下做到
身体评估			
21. 评估神情、面色、形态	3项均做到	—	任1项未做到
22. 指导患者伸舌,观察舌象	做到且方法正确	—	未做到或方法错误
23. 指导患者伸手臂,观察脉象	做到且方法正确	—	未做到或方法错误
需进一步评估的检查项目			
24. 提出需要查多导睡眠图、脑电图、清醒维持试验、体动记录等检查	任1项做到	—	均未做到
25. 提出需要查心电图	做到	—	未做到
沟通技巧			
26. 使用尊称称呼患者	做到	—	未做到
27. 面带微笑,与患者有眼神交流	做到	—	全程没有微笑
28. 全神贯注,用心聆听患者的回答	做到	—	未做到
29. 以开放式的问句进行沟通	全程使用开放性问句4次及以上	全程使用开放性问句4次以下	全程均未使用开放性问句
30. 资料采集过程流畅、具有逻辑性	做到	—	未做到
百分比分数计算评分	得分 ÷60(本站总分)× 100 × 25%(本站权重)= 本站得分		

【模拟患者指引】

➤ 病例资料

冯女士,36 岁,公司职员,已婚,市医保。家庭地址:本市幸福大街 2 号,手机:135XXXXXXXX。

自述睡眠欠佳半年,入睡困难,每晚夜寐不足 4 小时,睡后梦多,易早醒,伴心烦、心慌、记忆力减退、头晕乏力、纳差腹胀症状,常于餐后出现轻微腹胀,约每 2 天 1 次,无日间嗜睡、冲动易怒。对自身睡眠质量非常关注,对于睡眠问题感到非常烦躁,已严重影响社交、家庭和职业生活。睡前喜看手机,平时不午休,既往朝九晚五有双休,半年前开始晚上经常加班至 22:00,节假日与平时睡眠时间一致,无烟酒嗜好,否认喝咖啡和茶。未曾前往医院就诊,偶尔自服"艾司唑仑"可入睡,但近 1 个月服药已不见效,恐药物副作用遂来本院治疗。刻下:入睡困难,多梦,早醒,焦躁,头晕,精神疲惫,面色少华,食少,腹胀,二便调。

既往体健,无其他疾病史。否认家族性疾病病史。否认药物、食物过敏史。家庭关系融洽,社交正常。

月经婚育史:经血量少,色淡,周期规律,孕 1 产 1,顺产,刻下不在生理期。

身体评估:T 36.6℃,P 86 次/min,R 18 次/min,BP 105/70mmHg。神志清楚,双侧瞳孔等大、等圆,

对光反射存在。双肺无异常。心界不大,律齐,各瓣膜听诊区未闻及病理性杂音。腹部检查无异常。舌质暗淡,边有齿痕,苔白,脉沉细。

相关检查:①血常规:红细胞 3.6×10^{12}/L,白细胞 4.2×10^9/L,血小板 101×10^9/L。②多导睡眠图:脑电图示睡眠潜伏期 155 分钟,实际睡眠时间 3.5 小时,觉醒时间 60 分钟;心电图示窦性心律伴有 T 波低平;肌电图、眼动图、血氧饱和度、口鼻气流等均正常。

【相关知识】

1. 不寐的中医诊断标准　①凡是以不易入睡,睡中易醒,甚至彻夜难眠为主要临床表现者,均可诊断为不寐。②常因不寐而产生疲劳、倦怠、乏力、不思饮食、工作能力下降等症状。③临床检查未见器质性病变,多导睡眠图检查可见睡眠结构紊乱表现。结合睡眠量表、有关生化检查加以确立。④排除郁证等疾病所导致的睡眠障碍。

2. 多导睡眠图　多导睡眠图是目前能全面、客观和量化地反映和诊断的可靠手段,包括心电图、肌电图、眼动图、脑电图、胸式和腹式呼吸张力图、鼻及口通气量、体位体动、血氧饱和度,以及阴茎海绵体肌容积等 10 余个通道的生理信号。测定平均睡眠潜伏期时间延长大于 30 分钟,实际睡眠时间减少,每夜不足 6.5 小时,测定觉醒时间增多,每夜超过 30 分钟可诊断为不寐。但西医指南述实验室检查和量表均不作为常规检查。

考站 2　辨病辨证与护理问题

【考生指引】

➤ 考核情境

冯女士,36 岁。因睡眠欠佳半年就诊。现在患者精神疲惫,面色少华。现 T 36.6℃,P 86 次/min,R 18 次/min,BP 105/70mmHg。如果你是门诊护士,请结合第 1 站评估结果,陈述病史,进行辨病、辨证分析,提出护理问题。

➤ 考生任务

1. 请根据第 1 站评估结果,陈述该患者的现病史(包括目前主要症状)、既往史、家族史、过敏史、个人生活史、一般资料、身体评估结果。

2. 请说出中医、西医病名诊断,以及诊断依据。

3. 请说出证候名称以及辨证依据,并进行证候分析。

4. 请提出 3 个主要的护理问题。

➤ 考核时间

7 分钟(读题 1 分钟,考核 6 分钟)。

【考官指引】

➤ 考核目的

1. 考查学生有条理地陈述病历的能力。

2. 考查学生正确进行辨病、辨证的能力。

3. 考查学生正确概括护理问题的能力。

➤ 场景与用物设置

1. 场景　评分教师 2 位。

2. 用物　患者信息单(学生用)1 份,患者信息单(考官用)2 份,笔 3 支,白纸数张。

➤ 监考与评分注意事项

1. 请根据评分表中的评分标准进行评分。

2. 考核时间结束时,务必请考生停止本站考核,进入下一站考核,不可拖延时间。

【考核内容评分指引】

辨病、辨证与护理问题分析评分指引			
评分项目	完全做到(2分)	部分做到(1分)	未做到(0分)
陈述病史			
1. 有条理地叙述现病史	做到	—	未做到
2. 正确叙述既往史	做到	—	未做到
3. 正确叙述家族史	做到	—	未做到
4. 正确叙述过敏史	做到	—	未做到
5. 正确叙述个人生活史	做到	—	未做到
6. 正确叙述一般资料	做到	—	未做到
7. 正确叙述身体评估资料:生命体征、神、色、心、肺部检查、腹部检查、舌、脉	5~8 项做到	2~4 项做到	2 项以下做到或任 1 项错误
辨病分析			
8. 中医病名诊断(不寐)	正确	—	未提出或错误
9. 西医病名诊断(失眠)	正确	—	未提出或错误
10. 诊断依据(临床表现、现病史、相关检查)	说明内容完整且正确	说明内容不全	说明内容不全且错误
辨证分析			
11. 证候名称(心脾两虚)	正确	—	未提出或错误
12. 辨证依据(精神疲惫,面色少华,食少,二便调,舌质淡、边有齿痕、苔白,脉沉细)	说明内容完整且正确	说明内容不全	说明内容不全且错误
13. 证候分析　①心脾气血两虚,心神失养,神不安舍则致多梦易醒;②血不养心则心悸健忘;③脾失健运,则食少腹胀便溏;④气血两虚,不能上奉于脑,清阳不升,则头晕目眩;⑤血虚不能上荣于面,则面色少华;⑥舌淡苔白,脉沉细为气血两虚之征	分析完整且正确	分析不全	分析不全且错误
护理问题			
14. 夜寐不安　与心绪不宁、脘腹胀满、气血两虚、阴阳失调等有关	完全正确	部分正确	未提出或完全错误
15. 焦虑、烦躁　与不寐日久有关	完全正确	部分正确	未提出或完全错误
16. 头晕　与睡眠时间不足有关	完全正确	部分正确	未提出或完全错误
理论提问			
17. 正确回答考官提问	做到	—	未做到
临证思维			
18. 辨病辨证思路清晰	做到	—	未做到
19. 护理问题正确排序	做到	—	未做到
百分比分数计算评分	得分 ÷38(本站总分)×100×20%(本站权重)= 本站得分		

Note:

【模拟患者指引】

➤ 病例资料

冯女士,36 岁,公司职员,已婚,市医保。家庭地址:本市幸福大街 2 号,手机:135XXXXXXXX。

自述睡眠欠佳半年,入睡困难,每晚夜寐不足 4 小时,睡后梦多,易早醒,伴心烦、心慌、记忆力减退、头晕乏力、纳差腹胀症状,常于餐后出现轻微腹胀,约每 2 天 1 次,无日间嗜睡、冲动易怒。对自身睡眠质量非常关注,对于睡眠问题感到非常烦躁,已严重影响社交、家庭和职业生活。睡前喜看手机,平时不午休,既往朝九晚五有双休,半年前开始晚上经常加班至 22:00,节假日与平时睡眠时间一致,无烟酒嗜好,否认喝咖啡和茶。未曾前往医院就诊,偶尔自服"艾司唑仑"可入睡,但近 1 个月服药已不见效,恐药物副作用遂来本院治疗。刻下:入睡困难,多梦,早醒,焦躁,头晕,精神疲惫,面色少华,食少,腹胀,二便调。

既往体健,无其他疾病史。否认家族性疾病病史。否认药物、食物过敏史。家庭关系融洽,社交正常。

月经婚育史:经血量少,色淡,周期规律,孕 1 产 1,顺产,刻下不在生理期。

身体评估:T 36.6℃,P 86 次/min,R 18 次/min,BP 105/70mmHg。神志清楚,双侧瞳孔等大、等圆,对光反射存在。双肺无异常。心界不大,律齐,各瓣膜听诊区未闻及病理性杂音。腹部检查无异常。舌质暗淡,边有齿痕,苔白,脉沉细。

相关检查:①血常规:红细胞 3.6×10^{12}/L,白细胞 4.2×10^9/L,血小板 101×10^9/L。②多导睡眠图:脑电图示睡眠潜伏期 155 分钟,实际睡眠时间 3.5 小时,觉醒时间 60 分钟;心电图示窦性心律伴有 T 波低平;肌电图、眼动图、血氧饱和度、口鼻气流等均正常。

【理论提问参考题目】

➤ 考官可选择 1 个题目提问

1. 不寐的病位在哪里? 病机是什么?

Ⓐ:病位在心,与肝、脾、肾关系密切。病机为心脾气血两虚,心失所养。

2. 患者不寐与腹胀有何关系?

Ⓐ:患者长期工作压力大,思虑劳倦太过,伤及心脾,脾气虚弱,健运失司,故食欲不振,食后作胀,气血生化乏源,不能上奉于心,心失所养而至失眠。

【相关知识】

1. 不寐的辨证要点 ①辨虚实:主要根据临床表现进行辨证。若见体质瘦弱,面色无华,神疲懒言,心悸健忘等,多为气血不足,心失所养,可辨为虚证;若见心烦易怒,口苦咽干,便秘尿赤等,多为心火亢盛、肝郁化火、痰热内扰、食滞胃脘,可辨为实证。②辨病位:主要根据证候表现及舌象进行辨证。若见急躁易怒而不寐,苔黄,多为肝火内扰,病在肝;若见脘闷苔腻而不寐,多为胃腑宿食,痰热内扰,病在胃;若见心慌心悸,头晕健忘而不寐,舌红少苔,多为阴虚火旺,水火不济,病在心、肾;若见面色少华,肢懒神疲而不寐,舌淡苔薄,多为脾虚不运,心神失养,病在心、脾;若见心烦不寐,容易惊醒,舌淡,多为心虚胆怯,病在心、胆。

2. 不寐的证治分类 肝火扰心、痰热内扰、阴虚火旺、心脾两虚、心虚胆怯。

考站 3　辨证施护

【考生指引】

➤ 考核情境

冯女士,20 床,36 岁,公司职员,已婚,市医保。现入睡困难,夜寐不足 240 分钟,睡后梦多,易早醒,心烦,心慌,记忆力减退,头晕乏力,纳差腹胀,精神疲惫,面色少华,食少,二便调,舌质暗淡,舌边齿痕,苔薄,脉细沉。测得 T 36.6℃,P 86 次/min,R 18 次/min,BP 105/70mmHg。查体神志清楚,双侧瞳孔等大、等圆,对光反射存在。双肺无异常。心界不大,律齐,各瓣膜听诊区未闻及病理性杂音。腹部检查无异常。血常规检查单示:红细胞 3.6×10^{12}/L,白细胞 4.2×10^9/L,血小板 101×10^9/L。脑电图示睡

Note:

眠潜伏期 155 分钟,实际睡眠时间 210 分钟,觉醒时间 60 分钟;心电图示窦性心律伴有 T 波低平。入院后遵医嘱服用归脾汤,足浴(五味子、香附、夜交藤、郁金、百合、石菖蒲,煎煮药液),暂停艾司唑仑。

如果你是神经内科护士,请从观察、起居、饮食、用药、情志 5 个方面解决该患者的护理问题。

➤ 考生任务

请从观察、起居、饮食、用药、情志 5 个方面叙述该患者的护理要点,以解决夜寐不安、焦虑及烦躁、头晕 3 个护理问题。

➤ 考核时间

10 分钟(读题 1 分钟,考核 9 分钟)。

【考官指引】

➤ 考查目的

考查学生的辨证施护能力。

➤ 场景与用物设置

1. **场景** 评分教师 2 位。

2. **用物** 患者信息单(考生用)1 份,患者信息单(考官用)2 份,笔 3 支,白纸数张。

➤ 监考与评分注意事项

1. 请根据评分表中的评分标准进行评分。

2. 考核时间结束时,务必请考生停止本站考核,进入下一站考核,不可拖延时间。

【考核内容评分指引】

不寐的护理措施评分指引			
评分项目	完全做到(2 分)	部分做到(1 分)	未做到(0 分)
病情观察			
1. 睡眠情况 睡眠习惯,睡眠型态,失眠时间起始和终点,周期性发作还是持续性	3~4 项正确叙述	1~2 项正确叙述	4 项均未叙述或均错误
2. 情绪变化 心烦、焦虑	正确叙述	—	未叙述或错误
3. 头晕情况 眩晕、血压、血常规	正确叙述	—	未叙述或错误
4. 精神(乏力,疲惫)、面色	2 项均正确叙述	任 1 项未叙述或错误	2 项均未叙述或均错误
5. 脉象、心率、心律变化(若出现心慌、胸闷,及时汇报处理)	3 项均正确叙述	任 1 项未叙述或错误	3 项均未叙述或均错误
6. 胃纳、腹胀情况	正确叙述	—	未叙述或错误
7. 护理与治疗效果(关注服药及治疗后效果)	正确叙述	—	未叙述或错误
8. 生活习惯 是否饮用咖啡、浓茶等刺激性饮料,运动时间、种类及量,睡前习惯如玩手机等	3 项均正确叙述	任 1 项未叙述或错误	3 项均未叙述或均错误
9. 观察大便情况	正确叙述	—	未叙述或错误
10. 观察小便情况	正确叙述	—	未叙述或错误
11. 舌象变化	正确叙述	—	未叙述或错误
12. 脉象变化	正确叙述	—	未叙述或错误
生活起居护理			
13. 病室环境 空气清新、安静;光线柔和稍暗,避免强光刺激和噪声;禁止吸烟	3 项均正确叙述	任 1 项未叙述或错误	3 项均未叙述或均错误
14. 床铺 软硬适度、平整、清洁、枕头高度适宜	任 1 项正确叙述	—	未叙述或错误

Note:

续表

评分项目	完全做到(2分)	部分做到(1分)	未做到(0分)
15. 休息与活动 生活有规律,睡前不宜过分用脑,切忌睡前看书、谈话、玩手机或集中思考某一问题,少看刺激性情节的文章和电视节目	任1项正确叙述	—	未叙述或错误
16. 起居护理 劳逸结合,鼓励多参加体力劳动和体育锻炼	正确叙述	—	未叙述或错误
17. 缓解不寐的其他方法 睡前双手交替按摩涌泉穴至温热为宜;用手掌在心窝下做环形按摩腹部20次;用拇指和示指相对在耳郭前后由下至上、由外向内进行按摩,至耳郭发热;按摩头部印堂,从眉棱骨推至太阳穴,按揉太阳穴,3min	正确采取或指导1种及以上方法	—	未叙述或指导方法错误
饮食护理			
18. 饮食原则 清淡、易消化、补益心脾、安神定志	3~4项正确叙述	1~2项正确叙述	4项均未叙述或均错误
19. 饮食宜忌 ①宜多食调和阴阳气血之品;②忌烟酒、辛辣和肥甘厚味之品;③忌烟酒、浓茶、咖啡;④忌晚餐过饥或过饱	3~4项正确叙述	1~2项正确叙述	4项均未叙述或均错误
20. 推荐食物及食疗方 食物如山药、大枣、龙眼肉、酸枣仁等,食疗方如黄芪粥、党参粥、酸枣仁茶、龙眼酸枣仁粥、糯米阿胶粥等	举例3种及以上食物或食疗方	举例1~2种食物或食疗方	未举例或错误
用药护理			
21. 中药煎煮指导 煎2次,浓煎,每次服100~150ml	正确叙述	—	未叙述或错误
22. 中药服法指导 空腹,温服,睡前服	3项均正确叙述	任1项未叙述或错误	3项均未叙述或均错误
23. 服药后观察(症状变化并记录)	正确叙述	—	未叙述或错误
24. 服药后调护(静卧休息)	正确叙述	—	未叙述或错误
情志护理			
25. 精神集中 如安静坐下,身体放松,鼻腔深呼吸并留意呼吸的感觉,凝视某个点2min左右直到眼睛疲劳闭眼等排除杂念的办法	正确采取或指导1种及以上方法	—	未叙述或指导方法错误
26. 情绪疏导 精神放松如阅读、看电视、听广播等,或音乐疗法(《喜洋洋》《十面埋伏》《月儿高》《荷花映日》等)	正确采取或指导1种及以上方法	—	未叙述或指导方法错误
27. 关注患者情绪,适时安慰	正确叙述	—	未叙述或错误
理论提问			
28. 正确回答考官提问	做到	—	未做到
百分比分数计算评分	得分 ÷56(本站总分)×100×20%(本站权重)=本站得分		

【模拟患者指引】

➢ 病例资料

冯女士,36岁,公司职员,已婚,市医保。家庭地址:本市幸福大街2号,手机:135XXXXXXXX。

自述睡眠欠佳半年,入睡困难,每晚夜寐不足4小时,睡后梦多,易早醒,伴心烦、心慌、记忆力减退、头晕乏力、纳差腹胀症状,常于餐后出现轻微腹胀,约每 2 天 1 次,无日间嗜睡、冲动易怒。对自身睡眠质量非常关注,对于睡眠问题感到非常烦躁,已严重影响社交、家庭和职业生活。睡前喜看手机,平时不午休,既往朝九晚五有双休,半年前开始晚上经常加班至 22:00,节假日与平时睡眠时间一致,无烟酒嗜好,否认喝咖啡和茶。未曾前往医院就诊,偶尔自服"艾司唑仑"可入睡,但近 1 个月服药已不见效,恐药物副作用遂来本院治疗。刻下:入睡困难,多梦,早醒,焦躁,头晕,精神疲惫,面色少华,食少,腹胀,二便调。入院后遵医嘱服用归脾汤,足浴(五味子、香附、夜交藤、郁金、百合、石菖蒲,煎煮药液),暂停艾司唑仑。

　　既往体健,无其他疾病史。否认家族性疾病病史。否认药物、食物过敏史。家庭关系融洽,社交正常。

　　月经婚育史:经血量少,色淡,周期规律,孕 1 产 1,顺产,刻下不在生理期。

　　身体评估:T 36.6℃,P 86 次/min,R 18 次/min,BP 105/70mmHg。神志清楚,双侧瞳孔等大、等圆,对光反射存在。双肺无异常。心界不大,律齐,各瓣膜听诊区未闻及病理性杂音。腹部检查无异常。舌质暗淡,边有齿痕,苔白,脉沉细。

　　相关检查:①血常规:红细胞 3.6×10^{12}/L,白细胞 4.2×10^9/L,血小板 101×10^9/L。②多导睡眠图:脑电图示睡眠潜伏期 155 分钟,实际睡眠时间 210 分钟,觉醒时间 60 分钟;心电图示窦性心律伴有 T 波低平。

【理论提问参考题目】

➤ 考官可选择 1 个题目提问

1. 为何空腹、睡前服药?

Ⓐ:本病所用归脾汤,为补益方药,补益药宜空腹,避免食物的影响,以利于充分吸收。养心安神药一般应选择在睡前 30 分钟至 1 小时内服用,以保证充分发挥药效。

2. 请简述不寐的足浴方法。

Ⓐ:用纱布裹药水煮,待温度下降至 38~41℃,用蒸汽足浴盆浸泡 30 分钟,每日 1 次,每剂重复 2~3 次可缓解焦虑、烦躁。

【相关知识】

1. 归脾汤　源自《正体类要》,人参、白术、黄芪、炙甘草、远志、酸枣仁、茯神、龙眼肉、当归、木香、大枣、生姜,每天 1 剂,分两次温服,5~7 天为 1 个疗程。主治:①心脾气血两虚证:心悸怔忡,健忘失眠,盗汗,体倦食少,面色萎黄,舌淡,苔薄白,脉细弱;②脾不统血证:便血,皮下紫癜,妇女崩漏,月经提前,量多色淡,或淋漓不止,舌淡,脉细弱。

2. 安眠助神的中药、食物及食疗方　中药有灯心草、麦冬、茯神、阿胶、钩藤、合欢皮、合欢花、酸枣仁、柏子仁、远志等;食物有莲子、酸枣仁、百合、荔枝、龙眼、山药等;食疗方有黄芪粥、党参粥、酸枣仁茶、龙眼酸枣仁粥、糯米阿胶粥、琥珀莲子羹、甘麦枣藕汤等。

考站 4　中医护理技术——耳穴贴压

【考生指引】

➤ 考核情境

　　冯女士,女,36 岁,公司职员,已婚,市医保。因失眠半年来院就诊,经门诊收治入院。护士采取穴位按摩后,入睡困难有所改善,仍有易醒、多梦现象,昨夜睡眠时间 4 小时,现精神尚可。请遵医嘱采用耳穴贴压帮助患者改善睡眠。

➤ 考生任务

1. 请向考官说出耳穴选穴及依据。

2. 请运用耳穴贴压法帮助患者改善睡眠。

➤ 考核时间

10 分钟(读题 2 分钟,考核 8 分钟)。

【考官指引】

➤ 考核目的

1. 考查学生根据病情正确选择耳穴的能力。

2. 考查学生正确进行耳穴贴压操作的能力。

➤ 场景与用物设置

1. **场景**　治疗床 1 张,戴腕带的模拟患者 1 位,评分教师 2 位。

2. **用物**　病历夹 1 个,治疗车 1 辆,治疗盘 1 个,王不留行籽贴或磁珠贴 1 板,75% 乙醇 1 瓶,棉签 1 袋,小镊子 1 个,探棒 1 个,弯盘 1 个,记号笔 1 支,耳穴模型 1 个,患者信息单(学生用)1 份,患者信息单(考官用)2 份,笔 3 支,白纸数张。

➤ 监考与评分注意事项

1. 请根据评分表中的评分标准进行评分。

2. 考生回答若是经由模拟患者提醒才答对,可酌情给分。

3. 考核时间结束时,务必请考生停止本站考核,进入下一站考核,不可拖延时间。

【考核内容评分指引】

耳穴贴压治不寐的操作步骤及评分指引			
评分项目	完全做到(2 分)	部分做到(1 分)	未做到(0 分)
核对医嘱			
1. 核对医嘱　患者姓名、床号、操作名称	核对完整且正确	—	未核对或错误
评估			
2. 自我介绍(姓名与职责),向患者解释操作目的	2 项均做到	任 1 项未做到	2 项均未做到
3. 询问患者姓名、床号、年龄,核对腕带与口述一致	2 项均做到	任 1 项未做到	2 项均未做到
4. 评估病情、禁忌证、症状与证候、局部皮肤、心理、病室环境	6 项均做到	3~5 项做到	2 项及以下做到
准备			
5. 患者准备　告知患者做好个人准备(如排空膀胱),使其了解耳穴贴压的作用、操作方法、注意事项,且愿意配合操作	3 项均做到	任 1 项未做到	3 项均未做到
6. 护士准备　衣着整洁,修剪指甲,洗手	完全做到且洗手方法正确	部分做到	未做到或洗手方法错误
7. 物品准备　用物齐全(治疗盘、王不留行籽贴或磁珠贴等、75% 乙醇、棉签、探棒、镊子、弯盘,必要时可备耳穴模型),摆放合理有序,检查用物有效期及外包装完整性	做到	用物缺少 3 项以内,且有检查	用物缺少 4 项及以上,或未检查
实施			
8. 再次核对患者姓名、床号及年龄,核对腕带与口述一致	2 项均做到	任 1 项未做到	2 项均未做到
9. 取合适体位,充分暴露耳部皮肤	做到且方法正确	—	未做到或方法错误
10. 术者一手持耳轮,观察有无阳性反应点	做到且方法正确	—	未做到或方法错误
11. 另一手持探棒在选区内找敏感点	做到且方法正确	—	未做到或方法错误
12. 同时询问患者有无热、麻、胀、痛的"得气"感觉	做到	—	未做到
13. 正确选穴,取神门、枕、皮质下、心、脾、三焦穴等	正确选择 4 个及以上穴位	正确选择 2~3 个穴位	选穴不足 2 个或错误

Note:

续表

评分项目	完全做到(2 分)	部分做到(1 分)	未做到(0 分)
14. 消毒皮肤两次　全耳正面自上而下、棉签干湿适度,待干	做到且方法正确	—	未做到或方法错误
15. 用镊子夹住药贴,敷贴于选好的穴位上,穴位准确且牢固	做到且方法正确	—	未做到或方法错误
16. 按压手法正确	做到	—	未做到
17. 观察局部皮肤有无红肿、过敏	做到	—	未做到
18. 观察患者有无酸、胀、痛等"得气"感	做到	—	未做到
19. 教会患者耳穴按压的方法,并请患者示范	做到	—	未做到
20. 合理安排体位、整理床单位	做到	—	未做到
21. 告知注意事项(贴压时间及频次、按压手法、防水、脱落、疼痛难忍的处理方法等)	4~6 项做到	1~3 项做到	6 项均未做到
22. 健康教育　分别针对病情和操作正确而简要地给出指导	做到	—	未做到
23. 询问患者的自我感觉	做到	—	未做到
24. 终末处理　弯盘、探棒、镊子、治疗盘、治疗车等用含氯消毒液擦拭,棉签倒入黄色垃圾袋	做到且正确	—	未做到或错误
25. 洗手且正确	做到	—	未做到
26. 正确记录	做到	—	未做到
评价			
27. 评价操作过程　规范、流畅,达到治疗目的	做到	—	未做到
28. 评价操作技术　熟练,未给患者造成伤害	做到	—	未做到
沟通技巧			
29. 使用尊称称呼患者	做到	—	未做到
30. 与患者有眼神交流,面带微笑	做到	—	全程没有微笑
理论提问			
31. 正确回答考官提问	做到	—	未做到
百分比分数计算评分	得分 ÷62(本站总分)× 100 × 25%(本站权重)= 本站得分		

【模拟患者指引】

➤ 病例资料

冯女士,36 岁,公司职员,已婚,市医保。因失眠半年来院就诊,经门诊收住入院。护士采取穴位按摩后,入睡困难有所改善,仍有易醒、多梦现象,昨晚睡眠时间 4 小时,现精神尚可。

【理论提问参考问题】

➤ 考官可选择 1 个题目提问

1. 耳穴贴压治疗不寐的主穴有哪些,穴位选择依据是什么?

Ⓐ:神门、枕、皮质下、心、脾、三焦。其中神门是调节大脑皮层兴奋与抑制的要穴,可调节大脑皮层功能,起到益气、养血安神的作用。枕穴具有镇静安神的作用,与神门穴常搭配使用。皮质下是调节大脑皮质功能的要穴,能补髓益脑、止痛安神,主治失眠多梦等。心主神明,心藏神,取心穴能宁心安神,调和营血,清泄心火,故能治疗失眠多梦、健忘等症。脾穴具有补益气血之效。三焦为"气穴",可补益脏腑之气。以上诸穴合用,可起到补益气血、调整心脾功能的作用,从而使气血平衡,经气通畅,

Note:

扶正祛邪,达到改善人体免疫功能、镇静安神的功效。

2. 本病的按压手法是什么,为什么选此手法?

Ⓐ:点压法或轻柔按摩法,点压法属于补法,适合虚证、慢性病、体弱久病患者;轻柔按摩法属于补法,适合久病体虚,年老体弱及耳穴敏感者。用力适中,则平补平泻,是常用手法。

【相关知识】

1. 耳穴贴压法　是用代替针的药丸、药籽、谷类或其他物品置于胶布上,贴于耳郭上的穴位或反应点,用手指按压刺激,通过经络传导,达到行气止痛、宁心安神、调整机体平衡、防治疾病之效的一种方法。

2. 常用压丸种类　凡表面光滑,具有一定硬度,大小适宜,无毒不致敏者均可。常见的如王不留行籽、白芥子、莱菔子、油菜籽、绿豆、麦子等,也可选用中成药丸剂,如六神丸、人丹等。目前多选用磁珠和王不留行籽。

3. 耳穴的分布规律　总体上形如一个倒置的胎儿,与头面相应的穴位分布在耳垂;与上肢相应的穴位分布在耳舟;与躯干相应的穴位分布在对耳轮;与下肢及臀部相应的穴位分布在对耳轮上、下脚;与盆腔相应的穴位分布在三角窝;与消化道相应的穴位分布在耳轮脚周围;与腹腔脏器相应的穴位分布在耳甲艇;与胸腔脏器相应的穴位分布在耳甲腔;与鼻咽部相应穴位分布在耳屏四周。

4. 耳穴贴压的适应证　①疼痛性病症,如各种扭挫伤、头痛、神经性疼痛等;②炎症性疾病及传染病,如急慢性结肠炎、牙周炎、咽喉炎、扁桃体炎等;③功能紊乱性疾病,如胃肠神经症、心律不齐、眩晕、神经衰弱、失眠等;④过敏、变态反应性疾病,如荨麻疹、哮喘、过敏性鼻炎等;⑤内分泌代谢性疾病,如糖尿病、围绝经期综合征;⑥消化系统疾病,如恶心呕吐、便秘、腹泻等;⑦其他内、外、妇、儿、五官科疾病,亦可用于预防感冒、晕车、晕船和处理输血、输液反应。

5. 耳穴贴压的禁忌证　①耳郭有湿疹、溃疡、炎症、冻疮破溃等,不宜用耳穴贴压;②有习惯性流产的孕妇禁用,妇女孕期慎用,尤其不宜用子宫、卵巢、肾等穴;③严重器质性疾病者慎用;④过饥过饱、大醉、过劳、体质虚弱、精神紧张、严重贫血,忌重刺激手法或泻法。

6. 常用按压手法

(1) 对压法:用示指和拇指的指腹置于患者耳郭的正面和背面,相对按压,至出现热、麻、胀、痛等感觉,示指和拇指可边压边左右移动,或做圆形移动,一旦找到敏感点,则持续对压 20~30 秒。属于泻法,适用于实证、热证、年轻体壮者。对于内脏痉挛性疼痛、躯体疼痛、急性炎症有较好的镇痛消炎作用。患者可以自行按压,每日 3~5 次或不拘时按压。

(2) 直压法:用指尖垂直按压耳穴,至患者产生胀痛感,持续按压 20~30 秒,间隔少许,重复按压,每次按压 3~5 分钟。属于泻法,适应证与对压法相同。交感、艇角、大肠等,耳甲艇、耳甲腔的穴位泻法多用直压法。

(3) 点压法:用指尖一压一松弛地按压耳穴,每次间隔 0.5 秒。本法以患者感到胀而略沉重刺痛为宜,用力不宜过重,具体可视病情而定。属于补法,适合虚证、慢性病、体弱久病患者。每天按压数次。

(4) 轻柔按摩法:用指腹轻按穴丸压实,紧贴皮肤,然后顺时针方向轻轻压丸旋转,以患者感到酸胀微痛为度。属于补法,适合久病体虚、年老体弱及耳穴敏感者。用力适中,则平补平泻,是常用手法。

7. 耳穴贴压注意事项　①严格执行无菌操作,预防感染;若局部红肿,可消毒每日 2~3 次,外用消炎药;②压豆材质应当光滑不能霉变;③对胶布过敏者,可缩短贴压时间并加压肾上腺、风溪穴,或改用黏合纸代替;④留籽时间视季节气候而定,夏季 1~3 天,春秋季 3~5 天,冬季 5~7 天;⑤刺激强度视患者情况而定,儿童、年迈体弱、神经衰弱用轻刺激法;急性疼痛性病证用强刺激法;⑥有运动障碍者,按压后耳郭充血发热时,宜适当活动患部,并在患部按摩、艾灸等以提高疗效。

考站 5 健康教育

【考生指引】

➢ 考核情境

冯女士,36 岁,公司职员,已婚,市医保。因失眠半年来院就诊,住院 7 天,睡眠时间延长,觉醒次数减少,精神佳,腹胀症状消失。医嘱明日出院。现神清,无明显不适,纳可,二便调,生命体征正常,舌淡红,苔薄白,脉和缓。患者希望了解出院后的调护事项。请对患者进行出院前健康教育。

➢ 考生任务

请对患者进行出院前健康教育。

➢ 考核时间

5 分钟(读题 1 分钟,考核 4 分钟)。

【考官指引】

➢ 考核目的

考查学生正确进行不寐的健康教育的能力。

➢ 场景与用物设置

1. **场景** 病床 1 张,模拟患者 1 位,评分教师 2 位。

2. **用物** 病历夹 1 个,患者信息单(考生用)1 份,患者信息单(考官用)2 份,笔 1 支,白纸 1 张。

➢ 监考与评分注意事项

1. 请根据评分表中的评分标准进行评分。

2. 考生回答若是经由模拟患者提醒才答对,可酌情给分。

3. 考核时间结束时,务必请考生停止测验。

【考核内容评分指引】

不寐的健康教育评分指引			
评分项目	完全做到(2 分)	部分做到(1 分)	未做到(0 分)
健康教育前评估			
1. 评估患者需求,及已有的预防失眠相关的知识与技能	做到	—	未做到
健康教育			
2. 慎起居,不熬夜,定时就寝。睡眠环境要安静,光线柔和,卧具舒适,避免不利于睡眠的因素	完全做到	部分做到	均未做到
3. 保持良好睡眠习惯,讲究睡眠卫生,建立规律的作息制度	完全做到	部分做到	均未做到
4. 适度锻炼,每日睡前做放松功或睡前散步	做到	—	未做到
5. 调畅情志,避免不良因素刺激,喜怒有节,保持心情愉快	做到	—	未做到
6. 促进睡眠的方法,如睡前热水泡足,或按摩涌泉穴至温热为宜	做到 1 项及以上且方法正确	—	未做到或方法错误
7. 加强饮食调养,晚餐不宜过饥过饱,宜食清淡易消化的食物如红枣莲子粥、银耳羹等。睡前不饮浓茶、咖啡等兴奋性饮料,睡前宜食富含色氨酸的晚餐如牛奶、香蕉等	完全做到且正确	部分做到且正确	未做到或错误
8. 告知患者长期服用安眠药的副作用	做到且正确	—	未做到或错误
9. 评价健康教育的效果 患者对自我调护要点的掌握情况	做到	—	未做到
沟通与关爱			
10. 使用尊称称呼患者	做到	—	未做到
11. 与患者有眼神交流,面带微笑	做到	—	全程没有微笑

Note:

续表

评分项目	完全做到(2 分)	部分做到(1 分)	未做到(0 分)
12. 及时回答患者的疑问	做到	—	未做到
13. 给患者消化吸收健康教育内容的相关载体:宣传单、宣传册、视频或记录单等	做到	—	未做到
理论提问			
14. 正确回答考官提问	做到	—	未做到
百分比分数计算评分	得分 ÷28(本站总分)× 100 × 10%(本站权重)= 本站得分		

【模拟患者指引】

➢ 病例资料

冯女士,36 岁,公司职员,已婚,市医保。因失眠半年来院就诊,住院 7 天,睡眠时间延长,觉醒次数减少,精神佳,心慌、腹胀症状消失。现神清,无明显不适,纳可,二便调,生命体征正常,舌淡红,苔薄白,脉和缓。

【理论提问参考问题】

➢ 考官可选择 1 个题目提问

1. 请叙述不寐的预防与早期监测。

Ⓐ:当失眠只是偶然发生时,应当注意调养,在次日给予睡眠补充;经常出现失眠的人群,应当进行亚健康的相关检查,并采取一定的干预措施,通过调补和休养,恢复正常睡眠节律。失眠持续 1 周时,应当进行心理学检查,并适当应用药物治疗。当失眠持续并符合失眠的诊断时,应当按照失眠治疗。

2. 请举例 3~5 个其他促进睡眠的中医养生方法。

Ⓐ:芳香疗法、磁疗枕、按摩与引导、食疗、刮痧等。

【相关知识】

1. 情志护理方法　主要包括以情胜情法、移情解惑法、暗示法、顺情从欲法等。①以情胜情法,其基本原理是根据中医五行学说,有意识地采用另一种情志活动去战胜和控制因某种情志刺激而引起的疾病,从而治愈疾病的方法。七情生克关系如下:怒胜思,喜胜悲(忧),思胜恐(惊),悲(忧)胜怒,恐(惊)胜喜。②移情解惑法,指转移思想焦点,解除患者对事物的误解和疑惑。③暗示法,指利用语言、动作或其他方法,也可以结合其他治疗方法,使被治疗者在不知不觉中受到暗示的影响,从而不假主观意志地接受治疗者的观点、态度或指令,解除心理压力和负担,如言语暗示、情境暗示等。④顺情从欲法,指顺从患者的意志、情绪,满足患者心神需要的一种方法。

2. 不寐的情志护理　情志护理属于中医领域中的心理干预,因为具备易操作、收效快等优势,对不寐患者采取积极有效的情志护理,可以有效地规避紧张、焦虑以及抑郁等负面情绪,同时还能够实现一定的喜怒情绪调节作用,让患者在临床康复中尽可能保持放松、平顺的心态,从而在睡眠方面达到一定的改善作用,让患者可以更好地入睡。情志护理应根据患者个人情况,以促进患者的身心康复为目的,采取积极的护理措施,避免因情志而诱发或加重病情。

(徐桂华)

第二节　外科病证 OSCE 举例

本节主要考查运用四诊评估病情、外科病证(以痔为例)的辨证、护理问题分析、痔的辨证施护、痔术后的中药熏蒸技术、痔术后的健康教育等内容。

考站 1　病情资料采集

【考生指引】

➢ 考核情境

邓女士,39 岁。因肛门肿物脱出,嵌顿不能还纳伴疼痛就诊。现在患者神志清楚,精神尚可,肛门坠胀、疼痛,测得 T 36.6℃,P 89 次/min,R 20 次/min,BP 98/63mmHg。如果你是门诊护士,请接待新患者,进行病情资料采集。

➢ 考生任务

1. 请运用四诊的方法有条理地采集病情资料。

2. 请根据病情有选择地进行身体评估。

3. 请根据病情提出需进一步评估的检查项目。

➢ 考核时间

12 分钟(读题 1 分钟,考核 11 分钟)。

【考官指引】

➢ 考核目的

1. 考查学生正确运用四诊采集病史的能力。

2. 考查学生有条理地问现症的能力。

3. 考查学生进行针对性身体评估的能力。

4. 考查学生的中医临证思维。

➢ 场景与用物设置

1. **场景**　诊疗床 1 张,诊疗桌 1 张,椅子 2 把,模拟患者 1 位,评分教师 2 位。

2. **用物**　治疗盘 1 个(内备薄膜手套或乳胶手套 1 包、润滑油 1 瓶、干棉签 1 包、一次性使用肛门镜 1 套),脉枕 1 个(或脉诊仪 1 台),臀部模型 1 具、挂号单 1 张,患者信息单(考生用)1 份,患者信息单(考官用)2 份,笔 1 支,白纸数张。

➢ 监考与评分注意事项

1. 请根据评分表中的评分标准进行评分。

2. 考生回答若是经由模拟患者提醒才答对,可酌情给分。

3. 考生提出观察舌象时,若没有模拟患者,请评分教师呈现舌象图片或做相应回答。

4. 考生提出观察脉象时,若没有模拟患者,请评分教师利用脉诊仪考查学生脉诊方法,或者由评分教师扮演模拟患者,并在学生诊脉后告知脉诊结果。

5. 考生提出肛门指检时,若没有模拟患者,请评分教师做相应回答。

6. 考生提出肛门镜检时,若没有模拟患者,请评分教师做相应回答。

7. 考核时间结束时,务必请考生停止本站考核,进入下一站考核,不可拖延时间。

【考核内容评分指引】

病情资料采集评分指引			
评分项目	完全做到(2 分)	部分做到(1 分)	未做到(0 分)
现病史			
1. 自我介绍(姓名与职责),向患者解释沟通目的	2 项均做到	任 1 项未做到	2 项均未做到
2. 询问患者姓名、就诊号、年龄,核对挂号单与口述一致	2 项均做到	任 1 项未做到	2 项均未做到
3. 评估肛门坠胀有无、强度、伴随症状和持续时间	3~4 项做到	1~2 项做到	4 项均未做到

Note:

续表

评分项目	完全做到(2 分)	部分做到(1 分)	未做到(0 分)
4. 评估肛门疼痛有无、部位、性质、强度、伴随症状和持续时间	4~6 项做到	1~3 项做到	6 项均未做到
5. 评估肛门疼痛的诱因	做到	—	未做到
6. 评估便血有无、色、质、量及伴随症状	4~5 项做到	1~3 项做到	5 项均未做到
7. 评估本次发病的诊治经过　有无用药史及其效果	做到	—	未做到
8. 评估有无其他身体不适	做到	—	未做到
9. 评估食欲与口味	做到	—	未做到
10. 评估睡眠情况	做到	—	未做到
11. 评估小便的色、质、量、味	3~4 项做到	1~2 项做到	4 项均未做到
12. 评估大便的频次、色、质、量、味	4~5 项做到	1~3 项做到	5 项均未做到
既往史、家族史、过敏史、个人生活史、一般资料			
13. 评估既往史	做到	—	未做到
14. 评估家族史	做到	—	未做到
15. 评估药物、食物过敏史	2 项均做到	任 1 项未做到	2 项均未做到
16. 评估个人生活史　烟酒嗜好、作息规律、大便习惯、活动	3 项均做到	任 1 项未做到	3 项均未做到
17. 评估一般资料　职业、婚姻状况、付费方式、联系地址与电话、社会支持等	2 项及以上做到	—	2 项以下做到
身体评估			
18. 评估神情、面色、形态	3 项均做到	任 1 项未做到	3 项均未做到
19. 指导患者伸舌,观察舌象	做到且方法正确	—	未做到或方法错误
20. 指导患者伸手臂,评估脉象	做到且方法正确	—	未做到或方法错误
21. 评估肛门肿物脱出的部位、大小、形状、颜色、脱出的痔核表面有无糜烂、分泌物、坏死	4~5 项做到	1~3 项做到	5 项均未做到
22. 评估肛门肿物脱出的诱因	做到	—	未做到
需进一步评估的检查项目			
23. 提出需要肛门指检	做到	—	未做到
24. 提出需要肛门镜检	做到	—	未做到
沟通技巧			
25. 使用尊称称呼患者	做到	—	未做到
26. 面带微笑,与患者有眼神交流	做到	—	全程没有微笑
27. 全神贯注,用心聆听患者的回答	做到	—	未做到
28. 以开放式的问句进行沟通	全程使用开放性问句 4 次及以上	全程使用开放性问句 4 次以下	全程均未使用开放性问句
29. 资料采集过程流畅、具有逻辑性	做到	—	未做到
百分比分数计算评分	得分 ÷58(本站总分)× 100×25%(本站权重)= 本站得分		

Note:

【模拟患者指引】

➤ 病例资料

邓女士,39 岁,职员,已婚,市医保。家庭住址:本市 XX 街 8 号,联系方式:138XXXXXXXX。

4 年前,患者出现大便时肛门肿物脱出伴肛门坠胀、疼痛,遂至我院就诊,门诊诊断为"痔",给予"熊珍栓、熊珍软膏"等药物治疗后患者上诉症状较前缓解。此后患者上诉症状反复出现,曾先后多次到我院就诊,药物治疗后患者症状均较前缓解。1 周前患者自觉便时肛门肿物脱出,嵌顿不能还纳,触痛明显,伴肛门坠胀、疼痛,遂来院就诊。刻下:神志清楚,精神尚可,肛门肿物脱出,嵌顿不能还纳,触痛明显,伴肛门坠胀、疼痛,无便血、黑便、脓血便等,纳差眠差,大便秘结,1 日 1 次,小便不利,二便均无特殊气味。

否认既往重大疾病史,否认重大外伤、手术及输血史,否认家族性疾病史,否认药物、食物过敏史。否认烟酒史。作息规律,日常久坐。社会支持良好。

身体评估:T 36.6℃,P 89 次/min,R 20 次/min,BP 98/63mmHg。少神,面青,体形匀称。疼痛视觉模拟评分 5 分。舌质暗紫,苔白,脉弦涩。

相关检查:①视诊:截石位,肛门居中。肛缘一圈可见肿物脱出,以 1、6、9、11 点位为甚,1、9、11 点位痔黏膜糜烂。②肛门指检:肛管紧缩,肛门直肠下段未扪及异常肿块及息肉,指套退出无血染。③肛门镜检:1、6、9、11 点位齿线上黏膜充血隆起明显,与同点位外痔融合,齿线沟变浅,并可脱出肛外。

【相关知识】

中医学中不同性质的疼痛特点及其临床意义如下:

(1) 胀痛:指疼痛时伴有胀感,多因气滞或肝火上炎、肝阳上亢所致。

(2) 刺痛:指疼痛如针刺之状,是瘀血致痛的特点。

(3) 绞痛:指痛势剧烈,如刀绞割,多因瘀血、结石、蛔虫等有形实邪闭阻气机,或寒邪凝滞气机所致。

(4) 灼痛:指疼痛有灼热感且喜凉,多因火热之邪所致。

(5) 冷痛:指疼痛时伴有冷感且喜暖,多因寒邪阻络,或阳虚内寒所致。

(6) 隐痛:指疼痛不剧烈且绵绵不休,多因阳气精血亏虚,脏腑经脉失养所致。

(7) 重痛:指疼痛伴有沉重感,多因湿邪困遏气机或肝阳上亢、气血上壅所致。

(8) 掣痛:指伴有抽掣或牵引感的疼痛,多因筋脉失养或经脉阻滞不通所致。

(9) 走窜痛:指疼痛部位游走不定,或走窜攻冲作痛。多因气滞所致,亦可见于痹病。

(10) 空痛:指疼痛兼有空虚感,多由气血及阴精不足,脏腑、筋脉失养而成。

(11) 酸痛:指疼痛兼有酸软感,多由湿邪侵袭关节肌肉,或肾虚骨髓失养,或剧烈运动,肌肉疲劳所致。

考站2　辨病辨证与护理问题

【考生指引】

➤ 考核情境

邓女士,39 岁。因肛门肿物脱出,嵌顿不能还纳伴疼痛就诊。现在患者神志清楚,精神尚可,肛门坠胀、疼痛,测得 T 36.6℃,P 89 次/min,R 20 次/min,BP 98/63mmHg。如果你是门诊护士,请结合第 1 站评估结果,概括主诉,陈述病史,进行辨病、辨证分析,提出护理问题。

➤ 考生任务

1. 请概括患者主诉。

2. 请根据第 1 站评估结果,陈述该患者的现病史(包括目前主要症状)、既往史、家族史、过敏史、个人生活史、一般资料、身体评估结果。

3. 请说出中医、西医病名诊断和诊断依据。

4. 请说出证候名称以及辨证依据,并进行证候分析。

5. 请提出 3 个主要的护理问题。

➢ 考核时间

7 分钟(读题 1 分钟,考核 6 分钟)。

【考官指引】

➢ 考核目的

1. 考查学生正确概括主诉的能力。

2. 考查学生有条理地陈述病历的能力。

3. 考查学生正确进行辨病、辨证的能力。

4. 考查学生正确概括护理问题的能力。

➢ 场景与用物设置

1. **场景** 评分教师 2 位。

2. **用物** 患者信息单(学生用)1 份,患者信息单(考官用)2 份,笔 1 支,白纸数张。

➢ 监考与评分注意事项

1. 请根据评分表中的评分标准进行评分。

2. 考核时间结束时,务必请考生停止本站考核,进入下一站考核,不可拖延时间。

【考核内容评分指引】

辨病、辨证与护理问题分析评分指引			
评分项目	完全做到(2 分)	部分做到(1 分)	未做到(0 分)
概括主诉			
1. 正确概括患者主诉(反复便时肛门肿物脱出 4 年多,不能还纳伴疼痛 1 周多)	做到	—	未做到
陈述病史			
2. 有条理地叙述现病史	做到	—	未做到
3. 正确叙述既往史	做到	—	未做到
4. 正确叙述家族史	做到	—	未做到
5. 正确叙述过敏史	做到	—	未做到
6. 正确叙述个人生活史	做到	—	未做到
7. 正确叙述一般资料	做到	—	未做到
8. 正确叙述身体评估资料 生命体征、神志、面色、舌、脉、肛门视诊、肛门指检、肛门镜检	5~7 项做到	1~4 项做到	7 项均未做到或错误
辨病分析			
9. 中医病名诊断(痔)	正确	—	未提出或错误
10. 西医病名诊断(混合痔)	正确	—	未提出或错误
11. 诊断依据(临床表现、现病史、相关检查)	说明内容完整且正确	说明内容不全或错误	说明内容不全且错误
辨证分析			
12. 证候名称(气滞血瘀证)	正确	—	未提出或错误
13. 辨证依据(肛门肿物脱出,嵌顿不能还纳,触痛明显,伴肛门坠胀、疼痛,大便秘结,小便不利,舌质暗紫,苔白,脉弦涩)	说明内容完整且正确	说明内容不全或错误	说明内容不全且错误

Note:

评分项目	完全做到(2分)	部分做到(1分)	未做到(0分)
14. 证候分析 ①气机失调,气滞血瘀,阻于魄门,结而不散,故见肿物脱出,嵌顿不能回纳,气血阻滞,不通则痛,故见肛门坠痛。②肛周血脉不通,局部气机不畅,故大便受阻,小便不利。③舌质暗紫,苔白,脉弦涩,乃气滞血瘀之证	分析完全且正确	分析不全或部分错误	未分析或完全错误
护理问题			
15. 疼痛 与气滞血瘀,蕴结肛门有关	完全正确	部分正确	未提出或完全错误
16. 痔核脱出 与气滞血瘀,固摄失司有关	完全正确	部分正确	未提出或完全错误
17. 潜在并发症:感染 与痔核外露,摩擦损伤有关	完全正确	部分正确	未提出或完全错误
理论提问			
18. 正确回答考官提问	做到	—	未做到
临证思维			
19. 辨病、辨证思路清晰	做到	—	未做到
20. 护理问题正确排序	做到	—	未做到
百分比分数计算评分	得分 ÷40(本站总分)×100×20%(本站权重)= 本站得分		

【模拟患者指引】

➢ 病例资料

邓女士,39 岁,职员,已婚,市医保。家庭住址:本市 XX 街 8 号,联系方式:138XXXXXXXX。

4 年前,患者出现便时肛门肿物脱出伴肛门坠胀、疼痛,遂至我院就诊,门诊诊断为"痔",给予"熊珍栓、熊珍软膏"等药物治疗后患者上诉症状较前缓解。此后患者上诉症状反复出现,曾先后多次到我院就诊,药物治疗后患者症状均较前缓解。1 周前患者自觉便时肛门肿物脱出,嵌顿不能还纳,触痛明显,伴肛门坠胀、疼痛,遂来院就诊。刻下:神志清楚,精神尚可,肛门肿物脱出,嵌顿不能还纳,触痛明显,伴肛门坠胀、疼痛,无便血、黑便、脓血便等,纳差眠差,大便秘结,1 日 1 次,小便不利,二便均无特殊气味。

否认既往重大疾病史,否认重大外伤、手术及输血史,否认家族性疾病史,否认药物、食物过敏史。否认烟酒史。作息规律,日常久坐。社会支持良好。

身体评估。T 36.6℃,P 89 次/min,R 20 次/min,BP 98/63mmHg。少神,面青,体形匀称。疼痛视觉模拟评分 5 分。舌质暗紫,苔白,脉弦涩。

相关检查:①视诊:截石位,肛门居中。肛缘一圈可见肿物脱出,以 1、6、9、11 点位为甚,1、9、11 点位痔黏膜糜烂。②肛门指检:肛管紧缩,肛门直肠下段未扪及异常肿块及息肉,指套退出无血染。③肛门镜检:1、6、9、11 点位齿线上黏膜充血隆起明显,与同点位外痔融合,齿线沟变浅,并可脱出肛外。

【理论提问参考题目】

➢ 考官可选择 1 个题目提问

1. 本病的病机是什么?

Ⓐ:气机不畅,血液瘀积,热与血相搏,则气血纵横,筋脉交错,结滞不散,瘀阻魄门。

2. 患者为何触痛明显?

Ⓐ:患者日常久坐,气机失调,血行不畅,血液瘀积,瘀阻魄门,不通则痛。

【相关知识】

1. 痔分型 痔的中医辨证分型包括风伤肠络证、湿热下注证、气滞血瘀证、脾虚气陷证。①风伤肠络证:大便滴血、射血或带血,血色鲜红,大便干结,肛门瘙痒,口干咽燥。舌红、苔黄,脉浮数。②湿热下注证:便血色鲜红,量较多。肛门肿物外脱、肿胀、灼热疼痛或有滋水。便干或溏,小便短赤。舌质红,苔黄腻,脉浮数。③气滞血瘀证:肿物脱出肛外、水肿,内有血栓形成,或有嵌顿,表面紫暗、糜烂、渗液、疼痛剧烈,触痛明显,肛管紧缩。大便秘结,小便不利。舌质紫暗或有瘀斑,脉弦或涩。④脾虚气陷证:肿物脱出肛外,不易复位,肛门坠胀,排便乏力,便血色淡。面色少华,头晕神疲,食少乏力,少气懒言,舌淡胖,苔薄白,脉细弱。

2. 辨证的基本思路 基本思路是"病位 + 病性"。先确定病位在表、里、脏、腑、经、络、气、血,再确定病理性质的虚、实、寒、热,分析脏腑功能失常,气血津液的变化,有无阴阳虚损,或是六淫侵袭,或是情志内伤。最后根据病位和病性,概括证候名称。

3. 气滞血瘀型痔的辨证要点 便秘病史,肿物脱出肛外、水肿,内有血栓形成,或有嵌顿,表面紫暗、糜烂、渗液、疼痛剧烈,触痛明显,肛管紧缩。大便秘结,小便不利。舌质紫暗或有瘀斑,脉弦或涩。

考站 3 辨证施护

【考生指引】

➤ 考核情境

邓女士,5 床,39 岁,职员,已婚,市医保。现肛门肿物脱出,嵌顿不能还纳,触痛明显,伴肛门坠胀、疼痛,少神,面青,纳差眠差,大便秘结,1 日 1 次,小便不利,舌质暗紫,苔白,脉弦涩。测得 T 36.6℃,P 89 次/min,R 20 次/min,BP 98/63mmHg。查体:截石位,肛门居中。肛缘一圈可见肿物脱出,以 1、6、9、11 点位为甚,1、9、11 点位痔黏膜糜烂。肛门指检:肛管紧缩,肛门直肠下段未扪及异常肿块及息肉,指套退出无血染。肛门镜检:1、6、9、11 点位齿线上黏膜充血隆起明显,与同点位外痔融合,齿线沟变浅,并可脱出肛外。患者将遵医嘱在腰俞穴麻醉下行混合痔外剥内扎术,术后口服中药汤剂活血散瘀汤加减。

如果你是肛肠科护士,请从病情观察、起居、饮食、用药、情志 5 个方面解决该患者的护理问题。

➤ 考生任务

请从病情观察、起居、饮食、用药、情志 5 个方面叙述该患者的护理要点,以解决肛门疼痛、出血、感染这 3 个护理问题。

➤ 考核时间

15 分钟(读题 1 分钟,考核 14 分钟)。

【考官指引】

➤ 考核目的

考查学生的辨证施护能力。

➤ 场景与用物设置

1. 场景 评分教师 2 位。

2. 用物 患者信息单(考生用)1 份,患者信息单(考官用)2 份,笔 1 支,白纸数张。

➤ 监考与评分注意事项

1. 请根据评分表中的评分标准进行评分。

2. 考核时间结束时,务必请考生停止本站考核,进入下一站考核,不可拖延时间。

【考核内容评分指引】

痔的辨证施护评分指引			
评分项目	完全做到(2 分)	部分做到(1 分)	未做到(0 分)
病情观察			
1. 疼痛评估 疼痛评分在 1~3 分的患者每天上午 10 点疼痛评估;疼痛评分在 4~6 分的患者,每天评估 3 次;疼痛评分在 7~10 的患者,及时处理;关注服药后或肛门局部换药处理后疼痛变化	3~4 项正确叙述	1~2 项正确叙述	4 项均未叙述或均错误

Note:

续表

评分项目	完全做到(2分)	部分做到(1分)	未做到(0分)
2. 出血观察 观察大便性状、大便时肛门有无出血,大便表面有无新鲜血液,便后手纸擦拭后纸上有无血迹	正确叙述	—	未叙述或错误
3. 肛周皮肤及黏膜观察 观察肛周皮肤及黏膜有无破溃、红肿及分泌物	正确叙述	—	未叙述或错误
4. 体温测量 术后每日测量4次体温,体温超过37.3℃者,及时报告医生	正确叙述	—	未叙述或错误
5. 脉象、心率、心律变化(若出现心慌、胸闷,及时汇报处理)	正确叙述	—	未叙述或错误
6. 面色	正确叙述	—	未叙述或错误
7. 观察舌象变化	正确叙述	—	未叙述或错误
8. 食欲、睡眠情况	2项均正确叙述	任1项未叙述或错误	2项均未叙述或均错误
9. 观察小便色、质、量、味的变化	正确叙述	—	未叙述或错误
生活起居护理			
10. 调节病室环境 温度(18~22℃)、湿度(50%~60%)、定时通风、安静舒适避免噪声	3~4项正确叙述	1~2项正确叙述	4项均未叙述或均错误
11. 局部 避免肛门局部刺激,手纸宜柔软,不穿紧身裤和材质粗糙内裤	正确叙述	—	未叙述或错误
12. 养成定时排便习惯,每次大便时间不超过10min,避免久坐久蹲努挣排便,避免害怕疼痛和出血而憋大便	3项正确叙述	2项正确叙述	3项均未叙述或均错误
13. 放松疗法 缓慢呼吸、全身肌肉放松	2项正确叙述	1项正确叙述	2项均未叙述或均错误
14. 休息与活动 适当活动,避免劳累	正确叙述	—	未叙述或错误
15. 腹部按摩 可教会患者或家属进行腹部顺时针按摩,调畅气机,促进大便排出	正确叙述	—	未叙述或错误
16. 耳穴贴压缓解疼痛 ①取肛门、直肠、神门等穴,每日自行按压3~5次,每次每穴1~2min;②并教会患者自行按压	2项正确叙述	1项正确叙述	2项均未叙述或均错误
17. 穴位按摩缓解疼痛 ①按揉足三里、承山等穴,每穴按揉2min;②并教会患者	2项正确叙述	1项正确叙述	2项均未叙述或均错误
18. 中药熏蒸 指导患者大便后进行中药肛门熏蒸	正确叙述	—	未叙述或错误
19. 灸法 ①对术后腹胀患者进行下腹部盒灸:将灸盒置于患者下腹部,灸10~15min;②对术后尿潴留患者进行足三里、三阴交、气海、关元穴悬灸,每穴灸3~5min	2项正确叙述	1项正确叙述	2项均未叙述或均错误
20. 穴位注射 遵医嘱对术后尿潴留患者进行足三里穴位注射新斯的明1mg	正确叙述	—	未叙述或错误
饮食护理			
21. 饮食原则 理气活血的食品	正确叙述	—	未叙述或错误
22. 饮食宜忌 ①宜清淡、易消化;②忌肥甘、辛辣刺激、煎炸、香燥之品;③忌烟酒、浓茶、咖啡	3项正确叙述	1~2项正确叙述	3项均未叙述或均错误
23. 推荐食物 山楂、木耳、桃仁、番茄、黑米等	举例3味及以上食物	举例1~2种食物	未举例或错误

Note:

续表

评分项目	完全做到(2分)	部分做到(1分)	未做到(0分)
24. 推荐食疗方　如菊络理气茶等	举例 1 个及以上食疗方	举例 1 个食疗方	未举例或错误
用药护理			
25. 中药服法指导　①内服:温服,服药期间忌生冷、辛辣、肥甘厚味等;②外用:栓剂塞肛,每晚睡前或便后塞肛	2 项正确叙述	1 项正确叙述	2 项均未叙述或均错误
26. 中药换药　每次大便后,给予中药膏剂换药	正确叙述	—	未叙述或错误
27. 西药服法指导:遵医嘱使用抗生素、镇痛治疗,指导患者服用润肠通便药物	正确叙述	—	未叙述或错误
28. 服药后观察　观察体温、疼痛、肛门伤口愈合情况,观察有无用药后不良反应	正确叙述	—	未叙述或错误
情志护理			
29. 关注患者情绪,适时安慰;或做情绪疏导;或鼓励患者精神放松,如阅读、看电视、听广播等;或进行音乐疗法(角调阴韵曲目如:《胡笳十八拍》《碧叶烟云》《江南丝竹乐》等)	1 项及以上正确叙述	—	未叙述或错误
30. 患者疼痛难安,细心讲解和倾听。按压头部及面部穴位:开天门、印堂、百会等,舒缓情志,及时祛除致病因素,使气血运行恢复正常,让患者保持愉悦心情。消除不良情绪,增加对疼痛耐受力,使之积极配合治疗与护理	1 项及以上正确叙述	—	未叙述或错误
理论提问			
31. 正确回答考官提问	做到	—	未做到
百分比分数计算评分	得分 ÷58(本站总分)×100×20%(本站权重)= 本站得分		

【模拟患者指引】

➢ 病例资料

邓女士,5 床,39 岁,职员,已婚,市医保。现肛门肿物脱出,嵌顿不能还纳,触痛明显,伴肛门坠胀、疼痛,少神,面青,纳差眠差,大便秘结,1 日 1 次,小便不利,舌质暗紫,苔白,脉弦涩。测得 T 36.6℃,P 89 次/min,R 20 次/min,BP 98/63mmHg。查体:截石位,肛门居中。肛缘一圈可见肿物脱出,以 1、6、9、11 点位为甚,1、9、11 点位痔黏膜糜烂。肛门指检:肛管紧缩,肛门直肠下段未扪及异常肿块及息肉,指套退出无血染。肛门镜检:1、6、9、11 点位齿线上黏膜充血隆起明显,与同点位外痔融合,齿线沟变浅,并可脱出肛外。患者将遵医嘱在腰俞穴麻醉下行混合痔外剥内扎术。

【理论提问参考题目】

➢ 考官可选择 1 个题目提问

1. 针对不同程度的疼痛如何做好疼痛评估?

Ⓐ:疼痛评分在 1~3 分的轻度疼痛患者每天上午 10 点疼痛评估;疼痛评分在 4~6 分的中度疼痛患者,每天评估 3 次;疼痛评分在 7~10 的重度疼痛患者,及时处理。静脉用药(15 分钟后)、皮下和肌肉用药(30 分钟后)、口服用药(60 分钟后)、纳肛(60 分钟后),再次行疼痛评估。

2. 患者可以选择什么调式的五行音乐? 依据是什么?

Ⓐ:选择角调阴韵音乐。本例患者是气机不畅,瘀血阻滞其中,角调式的音乐具有木性的条达、舒畅特点,能够促进人体气机的升发调畅,故选用角调曲目;阴韵泻脏腑之实,阳韵补脏腑之虚,故选择阴韵。

【相关知识】

1. **腰俞穴麻醉** 腰俞穴麻醉是在中医理论基础上,结合现代解剖、麻醉知识,通过将局麻药注入腰俞穴位置,借助经络传导、穴位镇痛、麻药扩散、水针刺激的共同作用,达到麻醉肛门及会阴部目的的麻醉方法。

2. **中医五行音乐** 根据阴阳五行学说,将五行的木、火、土、金、水分别与五音阶的角、徵、宫、商、羽对应,从而把五行、五脏、五音等配属用于音乐治疗实践。五行音乐配属关系见表17-1。

表17-1 五行音乐配属关系表

五行	五音	主音	特点	五脏	五志	演奏乐器	功效与主治	代表曲目
木	角	3-Mi	长而高	肝	怒(烦躁易怒)	古箫、竹笛、木鱼	条畅平和善消忧郁安神助眠	《胡笳十八拍》《碧叶烟云》《江南丝竹乐》《春风得意》《江南好》《平沙落雁》《玄天暖风》
火	徵	5-So	高而尖	心	喜(紧张兴奋)	古琴、古筝、小提琴	抑扬咏越调畅血脉振奋精神	《紫竹调》《十面埋伏》《花好月圆》《喜洋洋》《荷花映日》《雨后彩虹》
土	宫	1-Do	浊而重	脾	思(消沉思虑)	古埙、笙、竽、葫芦笙	悠扬谐和助脾健运增进食欲	《十面埋伏》《春江花月夜》《月儿高》《月光奏鸣曲》《黄庭骄阳》《玉液还丹》
金	商	2-Re	响而强	肺	悲(忧郁悲伤)	编钟、磬、锣鼓、长号、三角铁	铿锵肃劲善制躁怒使人安宁	《阳春白雪》《广陵散》《江河水》《走西口》《晚霞钟鼓》《秋风清露》
水	羽	6-La	沉而低	肾	恐(胆怯恐惧)	鼓、水声	柔和透彻发人深思启迪心灵	《梅花三弄》《梁祝》《二泉映月》《汉宫秋月》《冰雪寒天》《伏阳朗照》

考站4 中医护理技术——中药熏蒸

【考生指引】

➢ 考核情境

邓女士,5床,39岁,职员,已婚,市医保。因反复便时肛门肿物脱出4年,嵌顿不能还纳伴疼痛1周来院就诊,经门诊收住入院。遵医嘱在腰俞穴麻醉下行混合痔外剥内扎术,术后口服中药汤剂活血散瘀汤加减,现患者伤口疼痛,肛缘水肿,坠胀不适。请遵医嘱采用中药熏蒸治疗帮助患者行气消肿止痛。

➢ 考生任务

1. 请向考官说出中药熏蒸的中药成分。

2. 请运用中药熏蒸治疗帮助患者行气消肿止痛。

➢ 考核时间

10分钟(读题2分钟,考核8分钟)。

【考官指引】

➢ 考核目的

1. 考查学生根据病情正确选择中药的能力。

2. 考查学生正确进行中药熏蒸操作的能力。

➢ 场景与用物设置

1. 场景 病床 1 张,戴腕带的模拟患者 1 位,评分教师 2 位。

2. 用物 病历夹 1 个,治疗车 1 辆,治疗盘 1 个,手消毒液,治疗巾 1 张,熏蒸中药液 1 袋,熏蒸座椅 1 个,熏蒸盆 1 个,热水 1 500ml,水温计,大毛巾 1 张,小毛巾 1 张,必要时备屏风,患者信息单(学生用)1 份,患者信息单(考官用)2 份。

➢ 监考与评分注意事项

1. 请根据评分表中的评分标准进行评分。

2. 考生回答若是经由模拟患者提醒才答对,可酌情给分。

3. 考核时间结束时,务必请考生停止本站考核,进入下一站考核,不可拖延时间。

【考核内容评分指引】

中药熏蒸消肿止痛的操作步骤及评分指引			
评分项目	完全做到(2 分)	部分做到(1 分)	未做到(0 分)
核对医嘱			
1. 核对临时医嘱 患者姓名、床号、操作名称	核对完整且正确	—	未核对或错误
评估			
2. 自我介绍(姓名与职责),向患者解释操作目的、过程及注意事项	2 项均做到	任 1 项未做到	2 项均未做到
3. 询问患者姓名、床号、年龄,核对腕带与口述一致	2 项均做到	任 1 项未做到	2 项均未做到
4. 评估当前主要症状、手术名称、过敏史、患者体质、肛周局部皮肤情况、对温度的耐受度和感知、心理状况、舌苔、脉象等	9 项均做到	5~8 项做到	1~4 项及以下做到
5. 评估病室环境	做到	—	未做到
准备			
6. 患者准备 交代患者做好个人准备(如排尿、排大便,饮温开水),使之了解熏蒸过程及注意事项,愿意配合操作	3 项均做到	任 1 项未做到	3 项均未做到
7. 护士准备 衣着整洁,修剪指甲,洗手	完全做到且洗手方法正确	部分做到	未做到或洗手方法错误
8. 物品准备 用物齐全(病历夹,治疗盘,手消毒液,药液,熏蒸盆,熏蒸座椅,治疗巾,水温计,毛巾等,必要时备屏风),摆放有序合理,检查用物有效期及包装完整性	做到	用物缺少 3 项以内,且有检查	用物缺少 4 项及以上,或未检查
实施			
9. 携用物至患者床边,再次核对患者姓名、床号及年龄,核对腕带与口述一致	2 项均做到	任 1 项未做到	2 项均未做到
10. 拉上床帘,保护患者隐私	做到	—	未做到
11. 协助患者脱裤至膝,坐于熏蒸座椅上	做到	—	未做到
12. 药液温度:中药药液倒入熏蒸盆中,测量水温在 43~46℃,熏蒸盆对准肛门	做到	—	未做到
13. 将大毛巾围在患者腰间,遮盖熏蒸座椅和熏蒸盆	做到	—	未做到
14. 熏蒸时间:20~30min,观察并询问患者感受	做到	—	未做到
15. 观察患者局部皮肤变化,调整药液温度	做到	—	未做到

Note:

续表

评分项目	完全做到(2分)	部分做到(1分)	未做到(0分)
16. 熏蒸结束,清洁患者皮肤,观察局部皮肤有无烫伤、过敏	做到	—	未做到
17. 移开熏蒸架,维持水温在 38~41℃,将肛门没入熏蒸液中,坐浴 10min,擦干肛周及肛门			
18. 协助患者穿裤,取舒适体位,整理床单位	做到	—	未做到
19. 洗手,再次核对	做到	—	未做到
20. 告知相关注意事项,如有不适及时通知护士	做到	—	未做到
21. 健康教育　分别针对病情和操作正确而简要地给出指导(熏蒸完毕,注意保暖,避免直接吹风)	3 项均做到	任 1 项未做到	3 项均未做到
22. 终末处理　用物按《医疗机构消毒技术规范》处理(治疗盘、治疗车用含氯消毒液擦拭;水温计含氯消毒液浸泡消毒;熏蒸盆、熏蒸座椅一人一用一消毒)	3 项均做到	任 1 项未做到	3 项均未做到
23. 正确洗手	做到	—	未做到
24. 正确记录	做到	—	未做到
评价			
25. 操作过程规范、流畅,达到治疗目的	做到	—	未做到
26. 操作技术熟练,未给患者造成伤害	做到	—	未做到
沟通技巧			
27. 使用尊称称呼患者	做到	—	未做到
28. 与患者有眼神交流,面带微笑	做到	—	全程没有微笑
理论提问			
29. 正确回答考官提问	做到	—	未做到
百分比分数计算评分	得分 ÷54(本站总分)× 100 × 25%(本站权重)= 本站得分		

【模拟患者指引】

➢ 病例资料

邓女士,5 床,39 岁,职员,已婚,市医保。因反复便时肛门肿物脱出 4 年,嵌顿不能还纳伴疼痛 1 周来院就诊,经门诊收住入院。遵医嘱在腰俞穴麻醉下行混合痔外剥内扎术,术后口服中药汤剂活血散瘀汤加减,行中药熏蒸,中药肛门换药,现患者伤口疼痛,肛缘水肿,坠胀不适。

【理论提问参考问题】

➢ 考官可选择 1 个题目提问

1. 本次中药熏蒸中药成分的选择依据是什么?

Ⓐ:患者术后伤口疼痛,肛缘水肿,坠胀不适,为中药熏蒸的适应证。痔术后患者的病机为金刃损伤经脉,正气耗伤。气血不能荣润肛周功能,则疼痛,此为不荣则痛;经脉阻断,气血不通,不通则痛;经脉不通则水液运行受阻,水液淤积则出现肛周水肿、坠胀现象。中药熏蒸治疗有行气、活血、消肿、止痛的功效。中药熏蒸的中药成分是:野菊花、黄柏,芒硝,冰片,木香,香附。其中,野菊花性味苦、辛、微寒,归肝、心经,具有清热解毒,泻火平肝的功效,临床可用于清热消肿止痛;黄柏性味苦、寒,归肾、膀胱经,具有清热燥湿,泻火除蒸,解毒疗疮的功效,临床可用于清热消肿止痛;芒硝性味咸、苦、寒,归

胃、大肠经,具有泻下通便,润燥软坚,清火消肿的功效,临床可用于清热消肿止痛;冰片性味辛、苦,微寒,归心、脾、肺经,具有清香宣散、走窜的功效,临床可用于止痛;木香性味辛、苦,温,归脾、胃、大肠、三焦、胆经,具有行气止痛的功效;香附性味辛、微苦、微甘,平,归肝、脾、三焦经,具有理气止痛的功效。

2. 中药熏蒸的注意事项有哪些?

Ⓐ:①进行熏蒸前,应根据病情及部位选择合适的熏蒸方法及设备。②熏蒸时,对于寒证者,药液温度可略高于正常体温5~10℃;对于热证者,药液温度可略低于正常体温5~10℃。③熏蒸时注意调整患部与盛药容器的距离,泡洗时注意温度,以免烫伤或灼伤患部。④熏蒸法在室内进行,要注意控制室内的温度,冬季治疗时注意保暖、避风寒,治疗后要立即擦干;夏季治疗时防止汗出过多,室闷而晕厥。

【相关知识】

1. 中药熏蒸技术 中药熏蒸技术是借用中药热力及药理作用熏蒸患处达到疏通腠理、祛风除湿、温经通络、活血化瘀的一种操作方法。

2. 中药熏蒸技术的适应证 广泛适用于临床各种疾病,如眼科常见疾病:睑腺炎、干眼症、视疲劳、睑缘炎、前葡萄膜炎、角膜炎、慢性结膜炎、术后调理等;风湿科常见疾病:类风湿关节炎、强直性脊柱炎、骨关节炎;妇科常见疾病:慢性盆腔炎、各种阴道炎、各种原因引起的外阴瘙痒等;皮肤科常见疾病:银屑病、湿疹、各种癣类、药疹等;骨科常见疾病:腰椎间盘突出症、颈椎病、膝骨关节炎等及术后局部肿胀疼痛;肛肠科常见疾病:混合痔、肛瘘、肛周脓肿等,预防术后并发症的发生及促进伤口愈合。

考站5　健康教育

【考生指引】

➤ 考核情境

邓女士,5床,39岁,职员,已婚,市医保。因反复便时肛门肿物脱出4年,嵌顿不能还纳伴疼痛1周来院就诊,经门诊收住入院。入院后在腰俞穴麻醉下行混合痔外剥内扎术,术后住院5天,恢复可,术后伤口疼痛,肛缘水肿,坠胀不适等症状缓解。医嘱明日出院。现神清,伤口愈合良好,无明显不适,纳可,寐安,二便调,生命体征正常,舌淡红,苔薄白,脉和缓有力。患者希望了解出院后的调护事项。请对患者进行出院前健康教育。

➤ 考生任务

请对患者进行出院前健康教育。

➤ 考核时间

5分钟(读题1分钟,考核4分钟)。

【考官指引】

➤ 考核目的

考查学生正确进行痔术后的出院前健康教育能力。

➤ 场景与用物设置

1. 场景 病床1张,模拟患者1位,评分教师2位。

2. 用物 病历夹1个,患者信息单(考生用)1份,患者信息单(考官用)2份,笔1支,白纸1张。

➤ 监考与评分注意事项

1. 请根据评分表中的评分标准进行评分。

2. 考生回答若是经由模拟患者提醒才答对,可酌情给分。

3. 考核时间结束时,务必请考生停止考核。

【考核内容评分指引】

痔的健康教育评分指引			
评分项目	完全做到 (2 分)	部分做到 (1 分)	未做到 (0 分)
健康教育前评估			
1. 评估患者需求,已具备痔的相关知识	做到	—	未做到
健康教育			
2. 顺应四时气候,慎起居,保证充足睡眠。避免肛门局部刺激,便纸宜柔软,勿穿紧身粗糙内裤。忌久坐、久立或久蹲	做到		未做到
3. 养成定时排便习惯,每次如厕时间不超过 10min,避免努挣			
4. 勿负重远行,防止过度疲劳,进行适当锻炼,如太极拳等,适当进行提肛运动(深吸气时收缩并提肛门,呼气时缓慢放松肛门,一收一放为 1 次,每日晨起及睡前各做 1 遍,每遍 20~30 次)	做到		未做到
5. 合理饮食　宜清淡,易消化,富营养,以助正气,多饮水,多食新鲜蔬菜水果,忌辛辣刺激之品,烟酒、海腥发物,避免过食肥甘厚腻之品	做到		未做到
6. 用药指导　遵医嘱用药(如软膏外用、栓剂塞肛等)	做到		未做到
7. 调畅情志,排解不良情绪	做到		未做到
8. 院外便后中药熏蒸,定期复查	做到		未做到
9. 评价健康教育的效果　患者对自我调护要点的掌握情况,患者能正确口述饮食、起居及用药的方法	做到		未做到
沟通与关爱			
10. 使用尊称称呼患者	做到	—	未做到
11. 与患者有眼神交流,面带微笑	做到	—	全程没有微笑
12. 及时回答患者的疑问	做到	—	未做到
13. 给患者消化吸收健康教育内容的相关载体　宣传单、宣传册、视频或记录单等	做到		未做到
理论提问			
14. 正确回答考官提问	做到	—	未做到
百分比分数计算评分	得分 ÷26(本站总分)× 100 × 10%(本站总分)= 本站得分		

【模拟患者指引】

➢ 病例资料

邓女士,5 床,39 岁,职员,已婚,市医保。因反复便时肛门肿物脱出 4 年,嵌顿不能还纳伴疼痛 1 周来院就诊,经门诊收住入院。入院后在腰俞穴麻醉下行混合痔外剥内扎术,术后住院 5 天,术后恢复可,术后伤口疼痛,肛缘水肿,坠胀不适等症状缓解。医嘱明日出院。现神清,伤口愈合良好,无明显不适,纳可,寐安,二便调,生命体征正常,舌淡红,苔薄白,脉和缓有力。

【理论提问参考问题】

➢ 考官可选择 1 个题目提问

1. 痔术后出院不宜多食哪些食物?

Ⓐ:辣椒、胡椒、生姜、蒜、葱、羊肉、浓茶、咖啡、荔枝、龙眼等。

2. 痔术后出院痔核脱落期应注意?

Ⓐ:痔核尚未脱落,创面较新鲜,创面完全愈合(通常需要 1 个月)前仍有出血风险,应注意保持大便通畅,忌辛辣刺激食物,避免剧烈运动;若便时肛门少许出血属正常现象,可口服云南白药胶囊止血;若出血量较大或有其他不适应及时来院就诊。

【相关知识】

痔术后并发症的防治如下:

1. **出血** 各种痔手术都有发生出血的可能,部分患者手术后可有迟发性出血。应注意手术中严密止血和术后观察,必要时须手术止血。

2. **尿潴留** 术前排空膀胱,控制输液量和输液速度,选择合适的麻醉方式可预防尿潴留的发生。如发生尿潴留可采用针刺关元、三阴交、至阴穴,必要时导尿。

3. **疼痛** 采用局部黏膜保护剂和使用镇痛药可减轻痔手术后疼痛,包括复方利多卡因、复方薄荷脑、解热镇痛栓剂、硝酸甘油膏等黏膜保护剂局部用药和采用自控性镇痛泵;中药熏蒸以活血消肿止痛,还可采用针刺龈交、二白、白环俞或肛周电刺激治疗。

4. **肛缘水肿** 中药熏蒸、药物外敷,必要时手术处理。

5. **肛门直肠狭窄** 由于痔术后有肛门狭窄的可能,手术时应注意保留肛管皮肤。治疗措施包括扩肛和肛管成形术。

6. **肛门失禁** 过度扩肛、肛管括约肌损伤、内括约肌切开等治疗后易发生肛门失禁。患者原有肛管功能不良、肠易激综合征、产科创伤、神经疾患等疾病可增加肛门失禁发生的危险。

7. **其他并发症** 包括手术创面延迟愈合、直肠黏膜外翻、感染等,须注意防治。

第三节 妇科病证 OSCE 举例

本节主要考查运用四诊评估病情、妇科病证(以带下病为例)的辨证、护理问题分析、辨证施护、中药热罨包、健康教育等内容。

考站 1 病情资料采集

【考生指引】

➢ 考核情境

陈女士,35 岁。因下腹疼痛,带下量多,月经量少而就诊。现测得患者 T 36.6℃,P 66 次/min,R 20 次/min,BP 111/64mmHg。如果你是门诊护士,请接待新患者,进行病情资料采集。

➢ 考生任务

1. 请运用四诊的方法有条理地采集病情资料。

2. 请根据病情有选择地进行身体评估。

3. 请根据病情提出需进一步评估的检查项目。

➢ 考核时间

15 分钟(读题 1 分钟,考核 14 分钟)。

【考官指引】

➢ 考核目的

1. 考查学生正确运用四诊采集病史的能力。

2. 考查学生有条理地问现症的能力。

3. 考查学生进行针对性身体评估的能力。

4. 考查学生的中医临证思维。

➤ 场景与用物设置

1. 场景　诊疗床 1 张,诊疗桌 1 张,椅子 2 把,模拟患者 1 位,评分教师 2 位。

2. 用物　治疗盘 1 个,压舌板 1 个,听诊器 1 个,脉枕 1 个(或脉诊仪 1 台),挂号单 1 张,患者信息单(考生用)1 份,患者信息单(考官用)2 份,笔 1 支,白纸数张,妇科检查器械:无菌手套、一次性阴道扩张器、长镊、子宫探针、刮板、玻片、棉拭子、消毒液、液状石蜡、肥皂水或生理盐水等。

➤ 监考与评分注意事项

1. 请根据评分表中的评分标准进行评分。

2. 考生回答若是经由模拟患者提醒才答对,可酌情给分。

3. 考生提出观察舌象时,若没有模拟患者,请评分教师呈现舌象图片或做相应回答。

4. 考生提出观察脉象时,若没有模拟患者,请评分教师利用脉诊仪考查学生脉诊方法,或者由评分教师扮演模拟患者,并在学生诊脉后告知脉诊结果。

5. 考生提出查血常规、妇科检查、白带检查、阴道 B 超等辅助检查时,请评分教师做出相应回答。

6. 考核时间结束时,务必请考生停止本站考核,进入下一站考核,不可拖延时间。

【考核内容评分指引】

病情资料采集评分指引			
评分项目	完全做到(2 分)	部分做到(1 分)	未做到(0 分)
现病史			
1. 自我介绍(姓名与职责),向患者解释沟通目的	2 项均做到	任 1 项未做到	2 项均未做到
2. 询问患者姓名、就诊号、年龄,核对挂号单与口述一致	2 项均做到	任 1 项未做到	2 项均未做到
3. 评估腹痛的部位、性质、开始时间、持续时间、程度	4~5 项做到	1~3 项做到	5 项均未做到
4. 评估下腹痛有无诱因	做到	—	未做到
5. 评估腹痛有无加重或缓解	做到	—	未做到
6. 评估腹痛加重或缓解的因素	做到	—	未做到
7. 评估有无伴随腰酸不适	做到	—	未做到
8. 评估有无肛门坠胀不适	做到	—	未做到
9. 评估有无阴道流血	做到	—	未做到
10. 评估有无恶寒发热	做到	—	未做到
11. 评估有无恶心呕吐、腹泻	2 项做到	1 项做到	2 项均未做到
12. 评估本次发病的诊治经过:有无采取止痛措施及其效果	做到	—	未做到
13. 评估外阴情况　有无糜烂、红肿、瘙痒等不适	做到	—	未做到
14. 评估有无其他身体不适	做到	—	未做到
15. 评估月经史	做到	—	4 项均未做到
16. 评估白带的量、色、质、味	3~4 项均做到	1~2 项做到	4 项均未做到
17. 评估此次入院有无生育要求	做到	—	未做到
18. 评估近期体重有无明显变化	做到	—	未做到
19. 评估食欲与睡眠情况	做到	1 项做到	2 项均未做到
20. 评估情绪及心理状况	做到	1 项做到	2 项均未做到

续表

评分项目	完全做到(2分)	部分做到(1分)	未做到(0分)
21. 评估小便的色、质、量、味	3~4 项做到	1~2 项做到	4 项均未做到
22. 评估大便的色、质、量、味	3~4 项做到	1~2 项做到	4 项均未做到
既往史、婚育史、家族史、过敏史、个人生活史、一般资料			
23. 评估既往史,特别是妇科疾病与诊治状况	做到	—	未做到
24. 评估婚育史	做到	—	未做到
25. 评估家族史	做到	—	未做到
26. 评估药物、食物过敏史	2 项均做到	任 1 项未做到	2 项未做到
27. 评估个人生活史 烟酒嗜好、作息规律、活动、性生活	4 项均做到	任 1~2 项未做到	4 项均未做到
28. 评估一般资料 职业、付费方式、联系地址与电话、社会支持等	2 项及以上做到	—	2 项以下做到
身体评估			
29. 评估神情、面色、形态	3 项均做到	任 1 项未做到	3 项均未做到
30. 指导患者伸舌,观察舌象	做到且方法正确	—	未做到或方法错误
31. 指导患者伸手臂,评估脉象	做到且方法正确	—	未做到或方法错误
32. 腹部触诊及叩诊	做到且方法正确	—	未做到或方法错误
33. 消毒后进行妇科检查	做到且方法正确	—	未做到或方法错误
需进一步评估的检查项目			
34. 提出需要查心电图、血常规、孕酮、白带、宫颈癌筛查	4~5 项做到	1~3 项做到	5 项均未做到
35. 提出需要查阴道 B 超	做到	—	未做到
沟通技巧			
36. 使用尊称称呼患者,面带微笑,与患者有眼神交流	3 项均做到	任一项未做到	3 项均未做到
37. 全神贯注,用心聆听患者的回答	做到	—	未做到
38. 以开放式的问句进行沟通	全程使用开放性问句 4 次及以上	全程使用开放性问句 4 次以下	全程均未使用开放性问句
39. 资料采集过程流畅、具有逻辑性	做到	—	未做到
百分比分数计算评分	得分 ÷78(本站总分)× 100 × 25%(本站权重)= 本站得分		

【模拟患者指引】

➤ 病例资料

陈女士,35 岁,教师,已婚,市医保。家庭地址:本市 XX 路 100 号,联系方式:138XXXXXXXX。

2 个月前,无明显诱因下出现间断性右下腹部隐痛,伴腰酸,无肛门坠胀,无恶心呕吐,无腹泻,患者未予重视。5 天前,因月经量少,至我院门诊就诊。刻下:间歇性右下腹部隐痛,劳累后疼痛加重,带下量多,色黄,腰酸明显,舌质暗红,苔白微腻,脉弦滑,纳可,眠差,二便调,近期体重无明显变化。

否认高血压、糖尿病、心脏病等慢性病病史,否认肝炎、结核等传染病病史,否认家族遗传病史,否认药物、食物过敏史。2018 年因输卵管积水行腹腔镜手术,体外受精失败 2 次,否认外伤、其他手术及输血史,否认疫区居住史。既往月经规律,13 岁月经初潮,7 天/30 天,量中,色红,近 5 月,月经量减少约 1/2,约浸满 2 张卫生巾,末次月经:2021-3-5,7 天净,量少,色暗,无血块,无痛经。平素白带量多,色黄,无异味,无外阴瘙痒。否认烟酒史。食欲尚可,睡眠较差。此次入院无生育要求。社会支持良好。

身体评估:T 36.6℃,P 66 次/min,R 20 次/min,BP 111/64mmHg。消毒后妇检:外阴(−);阴道(畅,内见白色分泌物);宫颈(常大,中度糜烂,无抬举痛);子宫(后位,常大,质中,活动可,无压痛);附件(双附件增厚,右附件压痛)。

相关检查:①心电图:窦性心律,正常范围心电图。②血常规未见明显异常。③孕酮:2.51ng/ml。④阴道分泌物:白细胞 >30/HP,清洁度:Ⅲ度,pH 值:4.8。⑤宫颈癌筛查:TCT(非典型鳞状上皮,意义不明确)。⑥阴道 B 超:右附件区探及 3.4cm×2.9cm 的无回声团,内见分隔;左卵巢探及 1.6cm×1.2cm 的稍弱回声团。

【相关知识】

妇科检查的方法与注意事项

1. 检查者要关心患者,态度严肃认真,语言亲切,动作轻柔,做好屏风遮挡,注意保护患者隐私。

2. 检查前嘱患者排空膀胱,必要时先导尿。大便充盈者应在排便或灌肠后进行。

3. 每人使用一套检查器械及用物,如阴道扩张器、镊子、手套,臀下垫单一人一换。

4. 检查时取膀胱截石位,患者臀部置于台缘,头部略抬高,两手平放于身旁,使腹肌放松,便于检查。检查者面向患者,站在患者两腿之间,危重患者不能上检查台的可在病床上进行检查。

5. 月经期及阴道流血时一般不做妇科检查,如为异常阴道流血必须检查时,检查前应先消毒外阴,使用无菌手套和检查器械,防止感染。

6. 对未婚女性一般只做直肠-腹部诊,禁做双合诊和阴道扩张器检查。如确需检查,应在与患者及家属说明并经同意后方可检查。

7. 如患者腹壁肥厚、腹肌紧张不合作或未婚妇女,可与患者交流,使其张口呼吸,放松腹肌,配合检查。对疑有盆腔病变,盆腔检查不满意时,可行 B 超检查,必要时在麻醉下进行检查。

8. 男医师对患者进行检查时,应有其他医护人员在场,以减少患者紧张心理,避免发生不必要的纠纷。

考站 2　辨病辨证与护理问题

【考生指引】

➤ 考核情境

陈女士,35 岁。因间歇性右下腹疼痛,带下量多,月经量少而就诊。现测得患者 T 36.6℃,P 66 次/min,R 20 次/min,BP 111/64mmHg。如果你是门诊护士,请结合第 1 站评估结果,概括主诉,陈述病史,进行辨病、辨证分析,提出护理问题。

➤ 考生任务

1. 请概括患者主诉。

2. 请根据第 1 站评估结果,陈述该患者的现病史(包括目前主要症状)、既往史、家族史、过敏史、个人生活史、一般资料、身体评估结果。

3. 请说出中医、西医病名诊断和诊断依据。

4. 请说出证候名称以及辨证依据,并进行证候分析。

5. 请提出 3 个主要的护理问题。

➤ 考核时间

7 分钟(读题 1 分钟,考核 6 分钟)。

【考官指引】

➤ 考核目的

1. 考查学生正确概括主诉的能力。

2. 考查学生有条理地陈述病历的能力。

3. 考查学生正确进行辨病、辨证的能力。

4. 考查学生正确概括护理问题的能力。

➤ 场景与用物设置

1. 场景　评分教师 2 位。

2. 用物　患者信息单（学生用）1 份，患者信息单（考官用）2 份，笔 1 支，白纸数张。

➤ 监考与评分注意事项

1. 请根据评分表中的评分标准进行评分。

2. 考核时间结束时，务必请考生停止本站考核，进入下一站考核，不可拖延时间。

【考核内容评分指引】

辨病、辨证与护理问题分析评分指引			
评分项目	完全做到(2分)	部分做到(1分)	未做到(0分)
概括主诉			
1. 正确概括患者主诉 (间歇性右下腹疼痛 2 月；月经量少、色暗)	2 项均做到	任 1 项做到	均未做到
陈述病史			
2. 有条理地叙述现病史	做到	—	未做到
3. 正确叙述既往史	做到	—	未做到
4. 正确叙述婚育史	做到	—	未做到
5. 正确叙述家族史	做到	—	未做到
6. 正确叙述过敏史	做到	—	未做到
7. 正确叙述一般资料及个人生活史	2 项均做到	1 项做到	任 1 项未做到
8. 正确叙述身体评估资料　生命体征、神志、面色、舌、脉、妇科检查、二便、白带、阴道 B 超	5~8 项做到	1~4 项做到	8 项均未做到或错误
辨病分析			
9. 中医病名诊断(带下病)	正确	—	未提出或错误
10. 西医病名诊断(①盆腔炎性疾病；②右侧输卵管积液)	2 项均提出且正确	仅提出第 1 项	未提出或错误
11. 诊断依据(临床表现、现病史、相关检查)	说明内容完整且正确	说明内容不全或错误	说明内容不全且错误
辨证分析			
12. 证候名称(肾虚血瘀夹湿)	正确	—	未提出或错误
13. 辨证依据(舌质暗红、苔白微腻、脉弦滑)	说明内容完整且正确	说明内容不全或错误	说明内容不全且错误
14. 证候分析　①肾气不足，血行不畅，瘀血内停，故下腹绵绵作痛，痛连腰骶，遇劳累则加重；②阳虚寒凝，血行不畅，故月经量少；③冲任阻滞，带脉失约，故带下量多；④舌黯淡，苔白腻，为肾虚血瘀夹湿之征	4 项分析完全且正确	1~2 项分析不全或部分错误	4 项未分析或完全错误
护理问题			
15. 腹痛　与肾气不足，血行不畅，瘀血内停有关	完全正确	部分正确	未提出或完全错误
16. 月经量少　与阳虚寒凝，血行不畅有关	完全正确	部分正确	未提出或完全错误
17. 白带量多　与冲任阻滞，带脉失约有关	完全正确	部分正确	未提出或完全错误

评分项目	完全做到(2分)	部分做到(1分)	未做到(0分)
理论提问			
18. 正确回答考官提问	做到	—	未做到
临证思维			
19. 辨病、辨证思路清晰	做到	—	未做到
20. 护理问题正确排序	做到	—	未做到
百分比分数计算评分	得分 ÷40(本站总分)×100×20%(本站权重)= 本站得分		

【模拟患者指引】

➢ 病例资料

陈女士,35 岁,教师,已婚,市医保。家庭地址:本市 XX 路 100 号,联系方式:138XXXXXXXX。

2 个月前,无明显诱因下出现间断性右下腹部隐痛,伴腰酸,无肛门坠胀,无恶心呕吐,无腹泻,患者未予重视。5 天前,因月经量少,至我院门诊就诊。刻下:间歇性右下腹部隐痛,劳累后疼痛加重,带下量多,色黄,腰酸明显,舌质暗红,苔白微腻,脉弦滑,纳可,眠差,二便调,近期体重无明显变化。

否认高血压、糖尿病、心脏病等慢性病病史,否认肝炎、结核等传染病史,否认家族遗传病史,否认药物、食物过敏史。2018 年因输卵管积水行腹腔镜手术,体外受精失败 2 次,否认外伤、其他手术及输血史,否认疫区居住史。既往月经规律,13 岁月经初潮,7 天/30 天,量中,色红,近 5 个月,月经量减少约 1/2,约浸满 2 张卫生巾,末次月经:2021-3-5,7 天净,量少,色暗,无血块,无痛经。平素白带量多,色黄,无异味,无外阴瘙痒。否认烟酒史。食欲尚可,睡眠较差。此次入院无生育要求。社会支持良好。

身体评估:T 36.6℃,P 66 次/min,R 20 次/min,BP 111/64mmHg。消毒后妇检:外阴(-);阴道(畅,内见白色分泌物);宫颈(常大,中度糜烂,无抬举痛);子宫(后位,常大,质中,活动可,无压痛);附件(双附件增厚,右附件压痛)。

相关检查:①心电图:窦性心律,正常范围心电图。②血常规未见明显异常。③孕酮:2.51ng/ml。④阴道分泌物:白细胞 >30/HP,清洁度:Ⅲ度,pH 值:4.8。⑤宫颈癌筛查:TCT(非典型鳞状上皮,意义不明确)。⑥阴道 B 超:右附件区探及 3.4cm×2.9cm 的无回声团,内见分隔;左卵巢探及 1.6cm×1.2cm 的稍弱回声团。

【理论提问参考题目】

➢ 考官可选择 1 个题目提问

1. 本病的病机是什么?

Ⓐ:肾气不足,血行不畅,瘀血内停,冲任阻滞,带脉失约。

2. 患者不孕的可能因素?

Ⓐ:肾虚血瘀阻滞胞脉,寒性凝滞,寒湿伤阳,气血不畅,故体外受精失败。

【相关知识】

1. 盆腔炎性疾病(pelvic inflammatory disease,PID) 指女性上生殖道及其周围组织的一组感染性疾病,主要包括子宫内膜炎、输卵管炎、输卵管卵巢脓肿、盆腔腹膜炎。炎症可局限于一个部位;也可同时累及几个部位,以输卵管炎、输卵管卵巢炎最常见。PID 大多发生在育龄期妇女,初潮前、绝经后或未婚者很少发病,若发生也往往是邻近器官炎症的扩散。严重的 PID 可引起弥漫性腹膜炎、败血症、感染性休克,甚至危及生命。

2. 辨证的基本思路 基本思路是"病位 + 病性"。先确定病位在表、里、脏、腑、经、络、气、血,再确定病理性质的虚、实、寒、热,分析脏腑功能失常,气血津液的变化,有无阴阳虚损,或是六淫侵袭,或是情志内伤。最后根据病位和病性,概括证候名称。

3. 肾虚血瘀夹湿型盆腔炎的辨证要点 腹痛,带下量多或赤白兼杂,可伴有月经量减少,腰膝酸软,舌黯淡或有瘀点,苔白腻,脉沉涩。

考站 3 辨证施护

【考生指引】

➤ 考核情境

陈女士,5床,35岁,教师,已婚,市医保。间断性右下腹部隐痛2个月,劳累后疼痛明显,腰酸明显,月经量少,白带量多,色黄,无异味,无外阴瘙痒。纳可,眠差,二便调,近期体重无明显变化,舌质暗红,苔白微腻,脉弦滑。测得 T 36.6℃,P 66 次/min,R 20 次/min,BP 111/64mmHg。查体未见明显异常。相关检查显示:①心电图:窦性心律,正常范围心电图。②血常规:未见明显异常。③孕酮:2.51ng/ml。④阴道分泌物:白细胞>30/HP,清洁度:Ⅲ度,pH 值:4.8。⑤宫颈癌筛查:TCT(非典型鳞状上皮,意义不明确)。⑥阴超:右附件区探及 3.4cm×2.9cm 的无回声团,内见分隔;左卵巢探及 1.6cm×1.2cm 的稍弱回声团。患者将入院进行西药头孢呋辛钠、甲硝唑抗感染治疗及中药"杜断寄生失笑散加减"口服。

如果你是妇科护士,请从病情观察、起居、饮食、用药、情志 5 个方面解决该患者的护理问题。

➤ 考生任务

请从病情观察、起居、饮食、用药、情志 5 个方面叙述该患者的护理要点,以解决腹痛、月经量少、白带量多 3 个护理问题。

➤ 考核时间

15 分钟(读题 1 分钟,考核 14 分钟)。

【考官指引】

➤ 考核目的

考查学生的辨证施护能力。

➤ 场景与用物设置

1. 场景 评分教师 2 位。

2. 用物 患者信息单(考生用)1 份,患者信息单(考官用)2 份,笔 1 支,白纸数张。

➤ 监考与评分注意事项

1. 请根据评分表中的评分标准进行评分。

2. 考核时间结束时,务必请考生停止本站考核,进入下一站考核,不可拖延时间。

【考核内容评分指引】

带下病的辨证施护评分指引			
评分项目	完全做到(2 分)	部分做到(1 分)	未做到(0 分)
病情观察			
1. 注意观察腹痛的部位、性质、程度及伴随症状,观察有无腹肌紧张、压痛、反跳痛等腹膜刺激症状	2 项正确叙述	1 项正确叙述	2 项均为叙述或错误
2. 观察月经的量、色、质及气味等情况	正确叙述	—	未叙述或错误
3. 观察白带的量、色、质及气味等情况	正确叙述	—	未叙述或错误
4. 观察患者的外阴情况,注意有无外阴糜烂、瘙痒、疼痛、红肿、溃疡、抓痕等。警惕梅毒等性病	正确叙述	—	未叙述或错误
5. 必要时,取阴道分泌物送检,了解有无细菌、病毒、念珠菌、滴虫等病原体感染,有无菌群失调等情况,及时报告医生	正确叙述	—	未叙述或错误

Note:

续表

评分项目	完全做到(2分)	部分做到(1分)	未做到(0分)
6. 监测患者的生命体征、神志、尿量等,尤其是发热情况,若出现高热、腹痛或面色苍白、四肢冰冷、大汗淋漓等,为阳气亡脱征象,应立即报告医生采取急救措施	正确叙述	—	未叙述或错误
7. 观察舌象、脉象变化	正确叙述	—	未叙述或错误
8. 观察食欲、睡眠情况	正确叙述	—	未叙述或错误
9. 观察营养状况及体重变化情况	正确叙述	—	未叙述或错误
10. 观察大便色、质、量、味的变化	正确叙述	—	未叙述或错误
11. 观察小便色、质、量、味的变化	正确叙述	—	未叙述或错误
生活起居护理			
12. 调节病室环境 保持居室清洁,温湿度适宜。避风寒	正确叙述	—	未叙述或错误
13. 保持外阴清洁卫生,尤其是经期,每日用温水清洗外阴,勤换内裤,避免盆浴	2项正确叙述	任一项正确叙述	2项均未叙述或均错误
14. 睡前热水泡脚,促进睡眠;关闭照明设施,保持室内安静;必要时服用镇静药物	3项正确叙述	1~2项正确叙述	3项均未叙述或均错误
15. 避免不必要的妇科检查,禁房事	正确叙述	—	未叙述或错误
16. 休息与活动 卧床休息,半坐卧位有利于脓液积聚于子宫直肠凹陷而使炎症局限	正确叙述	—	未叙述或错误
饮食护理			
17. 饮食原则 清淡、易消化、富营养	3项及以上正确叙述	1~2项正确叙述	3项均未叙述或均错误
18. 饮食宜忌 ①宜进食补肾活血,消癥散结之品;②忌食生冷、辛辣、煎炸、油腻,如火锅等	2项正确叙述	1项正确叙述	2项均未叙述或均错误
19. 推荐食物 核桃肉、海参、韭菜、熟地黄、枸杞子、大枣、白果、莲子、薏苡仁、山药、扁豆等	举例3味及以上食物	举例1~2味食物	未举例或错误
20. 推荐食疗方 如核桃仁炒韭菜、杞子当归羊肉羹、胡椒猪肚汤、生姜大枣粥、茯苓车前子粥、扁豆薏苡仁粥等	举例2个及以上食疗方	举例1个食疗方	未举例或错误
用药护理			
21. 中药服法指导 温服,饭后服用	正确叙述	—	未叙述或错误
22. 西药指导 遵医嘱使用抗生素静脉输注	正确叙述	—	未叙述或错误
23. 服药后观察 用药效果及不良反应,并记录	正确叙述	—	未叙述或错误
24. 遵医嘱行中药灌肠、中药热罨包、中药外敷、艾灸、耳穴贴压、穴位按摩等	正确叙述	—	未叙述或错误
情志护理			
25. 主动关心患者,缓解焦虑紧张情绪。向患者和家属讲解疾病的知识及注意事项,消除患者疑虑,树立信心	2项正确叙述	1项正确叙述	2项均未叙述或均错误
理论提问			
26. 正确回答考官提问	做到	—	未做到
百分比分数计算评分	得分 ÷52(本站总分)×100×20%(本站权重)= 本站得分		

Note:

【模拟患者指引】

➤ 病例资料

陈女士,5床,35岁,教师,已婚,市医保。间断性右下腹部隐痛 2 个月,劳累后疼痛明显,腰酸明显,月经量少,无阴道流血,白带量多,色黄,无异味,无外阴瘙痒。纳可,眠差,二便调,近期体重无明显变化,舌质暗红,苔白微腻,脉弦滑。测得 T 36.6℃,P 66 次/min,R 20 次/min,BP 111/64mmHg。查体未见明显异常。相关检查显示:①心电图:窦性心律,正常范围心电图。②血常规:白细胞 4.08×10⁹/L,中性粒细胞 2.74×10⁹/L,红细胞 3.54×10¹²/L,红细胞沉降率 19mm/h 末。③孕酮:2.51ng/ml。④阴道分泌物:白细胞>30/HP,清洁度:Ⅲ度,pH值:4.8。⑤宫颈癌筛查:TCT(非典型鳞状上皮,意义不明确)。⑥阴超:右附件区探及 3.4cm×2.9cm 的无回声团,内见分隔;左卵巢探及 1.6cm×1.2cm 的稍弱回声团。患者将入院进行西药头孢呋辛钠、甲硝唑抗感染治疗及中药"杜断寄生失笑散加减"口服。

【理论提问参考题目】

➤ 考官可选择 1 个题目提问

1. 急性盆腔炎与异位妊娠的鉴别?

Ⓐ:异位妊娠临床表现为腹痛、阴道流血,甚至晕厥,与急性盆腔炎相似。但急性盆腔炎者有发热,白细胞明显升高。异位妊娠者尿 hCG(+),血 β-hCG 定量低于正常妊娠者,阴道后穹隆穿刺或可抽出暗红色不凝固的积血。

2. 急性盆腔炎与肠痈的鉴别?

Ⓐ:肠痈与急性盆腔炎都有身热、腹痛、白细胞升高。盆腔炎痛在下腹部正中或两侧,病位较低,可伴有月经异常;肠痈多有转移性右下腹痛,有麦氏点压痛、反跳痛。

3. 急性盆腔炎与卵巢囊肿蒂扭转的鉴别?

Ⓐ:卵巢囊肿蒂扭转常有突然腹痛,渐加重,甚至伴有恶心呕吐,一般体温不甚高,既往有卵巢囊肿病史,结合 B 超检查或妇科检查可行鉴别。

【相关知识】

1. 茯苓车前子粥　源自《中国药膳大观》,茯苓粉、车前子各 30g,粳米 60g,先用车前子布包水煮,去滓取汁,入茯苓、粳米煮粥,粥成加糖适量,日食 2 次。用于湿热带下。

2. 杜断寄生失笑散　治以补肾化瘀,利湿止痛,具体方药如下:杜仲 15g,槲寄生 15g,酒续断 15g,醋五灵脂 15g,生蒲黄 15g,丹参 15g,大血藤 10g,泽泻 15g,路路通 15g,草红藤 10g,生白芍 20g,川牛膝 15g,炒稻芽 20g。

考站 4　中医护理技术——中药热奄包

【考生指引】

➤ 考核情境

陈女士,5床,35岁,教师,已婚,市医保。2 个月前,无明显诱因下出现间断性右下腹部隐痛,伴腰酸,无肛门坠胀,无恶心呕吐,无腹泻,患者未予重视。5 天前,因月经量少,由门诊收入院。请遵医嘱采用中药热奄包帮助患者祛瘀止痛。

➤ 考生任务

1. 请向考官说出中药热奄包热熨的部位。

2. 请运用中药热奄包热熨的帮助患者祛瘀止痛。

➤ 考核时间

10 分钟(读题 2 分钟,考核 8 分钟)。

【考官指引】

➤ 考核目的

1. 考查学生根据病情正确选择中药热奄包操作部位的能力。

Note:

2. 考查学生正确进行中药热奄包操作的能力。

➤ 场景与用物设置

1. 场景　病床 1 张,戴腕带的模拟患者 1 位,评分教师 2 位。

2. 用物　病历夹 1 个,治疗车 1 辆,治疗盘 1 个,手消毒液,治疗巾 1 块,中药包(打粉后装入),凡士林 1 瓶,棉签 1 袋,纱布罐(装若干纱布)1 个,弯盘 1 个,大毛巾 2 条,记号笔 1 支,患者信息单(学生用)1 份,患者信息单(考官用)2 份。

➤ 监考与评分注意事项

1. 请根据评分表中的评分标准进行评分。

2. 考生回答若是经由模拟患者提醒才答对,可酌情给分。

3. 考核时间结束时,务必请考生停止本站考核,进入下一站考核,不可拖延时间。

【考核内容评分指引】

中药热奄包止腹痛的操作步骤及评分指引			
评分项目	完全做到(2 分)	部分做到(1 分)	未做到(0 分)
核对医嘱			
1. 核对临时医嘱　患者姓名、床号、操作名称	核对完整且正确	—	未核对或错误
评估			
2. 自我介绍(姓名与职责),向患者解释操作目的	2 项均做到	任 1 项未做到	2 项均未做到
3. 询问患者姓名、床号、年龄,核对腕带与口述一致	2 项均做到	任 1 项未做到	2 项均未做到
4. 评估病情、热熨禁忌证、热熨部位皮肤、疼痛耐受度、心理、舌苔、脉象	7 项均做到	3~6 项做到	2 项及以下做到
5. 评估病室环境	做到	—	未做到
准备			
6. 患者准备　交代患者做好个人准备(如排尿),使之了解热熨过程及注意事项,其愿意配合操作	3 项均做到	任 1 项未做到	3 项均未做到
7. 护士准备　衣着整洁,修剪指甲,洗手	完全做到且洗手方法正确	部分做到	未做到或洗手方法错误
8. 物品准备　用物齐全(病历夹,治疗盘,手消毒液,治疗巾,中药包,凡士林,棉签,纱布,弯盘,大毛巾),摆放有序合理,检查用物有效期及包装完整性	做到	用物缺少 3 项以内,且有检查	用物缺少 4 项及以上,或未检查
9. 检查热奄包	做到	—	未做到
实施			
10. 携用物至患者床边,再次核对患者姓名、床号及年龄,核对腕带与口述一致	2 项均做到	任 1 项未做到	2 项均未做到
11. 拉上床帘,保护患者隐私	做到	—	未做到
12. 协助患者取平卧位	做到	—	未做到
13. 暴露下腹部,铺治疗巾,注意保暖	做到	—	未做到
14. 核对医嘱	做到	—	未做到
15. 将药物加热至 60~70℃ 备用	做到	—	未做到
16. 下腹部位涂少量凡士林	做到	—	未做到
17. 中药包温度应保持在 50~60℃,老人、婴幼儿及感觉障碍者不宜超过 50℃	提及	—	未提及

Note:

续表

评分项目	完全做到（2分）	部分做到（1分）	未做到（0分）
18. 推熨　将药袋放到下腹部用力来回推熨，以患者能耐受为宜。力量均匀，开始时用力要轻，速度可稍快，随着药袋温度的降低，力量可增大，同时速度减慢	做到且方法正确	—	未做到或方法错误
19. 药熨温度过低时，及时更换药袋或加温	提及	—	未提及
20. 熨烫时间约 15~30min，每日 2 次	做到	—	未做到
21. 观察与调整　询问患者有无不适及对温度的感受，观察皮肤颜色变化，及时调整推熨速度和中药包的温度，防止烫伤	3 项均做到	任 1 项未做到	3 项均未做到
22. 操作结束，用纱布清洁皮肤，协助患者恢复衣着，安置舒适体位	3 项均做到	任 1 项未做到	3 项均未做到
23. 整理床单元	做到	—	未做到
24. 询问患者对操作的感受	做到	—	未做到
25. 健康教育　告知注意事项（如腹痛加重立即告知医护人员；热熨部位出现水疱，及时告知医护人员处理；注意保暖防外感，多饮水）	3 项均做到	任 1 项未做到	3 项均未做到
26. 终末处理　治疗盘、治疗车含氯消毒液擦拭；棉签、纱布倒入黄色垃圾袋，医疗用品外包装袋丢入黑色垃圾袋	3 项均做到	任 1 项未做到	3 项均未做到
27. 正确洗手	做到	—	未做到
28. 正确记录	做到	—	未做到
评价			
29. 评价操作过程规范、流畅，达到治疗目的	做到	—	未做到
30. 评价操作技术熟练，未给患者造成伤害	做到	—	未做到
沟通技巧			
31. 使用尊称称呼患者	做到	—	未做到
32. 与患者有眼神交流，面带微笑	做到	—	全程没有微笑
理论提问			
33. 正确回答考官提问	做到	—	未做到
百分比分数计算评分	得分 ÷66（本站总分）×100×25%（本站权重）= 本站得分		

【模拟患者指引】

➤ 病例资料

陈女士，5 床，35 岁，教师，已婚，市医保。2 个月前，无明显诱因下出现间断性右下腹部隐痛，伴腰酸，无肛门坠胀，无恶心呕吐，无腹泻，患者未予重视。5 天前，因月经量少，由门诊收入院。

【理论提问参考问题】

➤ 考官可选择 1 个题目提问

1. 中药热奄包的适应证有哪些？

Ⓐ：①脾胃虚寒引起的胃脘疼痛、腹冷泄泻、寒性呕吐等；②跌打损伤等引起的局部瘀血、肿痛等；③扭伤引起的腰背不适、行动不便等；④风湿痹证引起的关节冷痛、麻木、沉重、酸胀等；⑤癃闭、痉证、瘫痪等。

Note:

2. 中药热奄包的禁忌证有哪些?

Ⓐ:①各种实热证或麻醉未清醒者;②腹部包块性质不明及孕妇腹部及腰骶部;③身体大血管处、皮肤有破损处及炎症、有出血性疾病及病变部位感觉障碍者;④急性软组织损伤,有恶性肿瘤、金属移植物等部位。

【相关知识】

1. 中药热奄包 是将加热后的药物放于人体的某一部位或一定穴位来回慢慢移动滚烫,使药力和热力同时自体表毛窍透入经络、血脉而达到温经通络、散寒止痛、祛瘀消肿的一种外治法,通过对经络的调整,达到补虚泄实,促进阴阳平衡的作用。

2. 熨疗分类 ①干熨:用干燥、热烫的物体在人体表面加热,促进人体血液流速加快的方法叫干熨。如火灸、热蛋、热石、热药包、红外线敷贴、传统的膏药等都适用于寒湿较重者。②湿熨:用液体加热作用于人体表面,促进血液加快循环的方法叫湿熨。如桑拿、汗蒸、湿巾火疗、热敷等方法都称为湿熨。适用于干燥敏感寒湿患者。③药熨:用散寒的药物作用于人体表面使之发热、发烫,使药物进入肌肤到达病灶的方法叫药熨。如膏药、热贴、丹灸、红外线药敷等,适用于伤痛病患者。

考站 5 健康教育

【考生指引】

➢ 考核情境

陈女士,5床,35岁,教师,已婚,市医保。2个月前,无明显诱因下出现间断性右下腹部隐痛,伴腰酸,5天前,因月经量少,由门诊收入院。住院7天,患者无下腹部隐痛,腰酸好转,无阴道流血,无恶寒发热,无恶心呕吐,纳可,眠可,二便调,现患者一般情况可,病情好转,准予出院。患者希望了解出院后的调护事项。请对患者进行出院前健康教育。

➢ 考生任务

请对患者进行出院前健康教育。

➢ 考核时间

5分钟(读题1分钟,考核4分钟)。

【考官指引】

➢ 考核目的

考查学生正确进行预防带下病的健康教育能力。

➢ 场景与用物设置

1. 场景 病床1张,模拟患者1位,评分教师2位。

2. 用物 病历夹1个,患者信息单(考生用)1份,患者信息单(考官用)2份,笔1支,白纸1张。

➢ 监考与评分注意事项

1. 请根据评分表中的评分标准进行评分。

2. 考生回答若是经由模拟患者提醒才答对,可酌情给分。

3. 考核时间结束时,务必请考生停止考核。

【考核内容评分指引】

带下病的健康教育评分指引			
评分项目	完全做到(2分)	部分做到(1分)	未做到(0分)
健康教育前评估			
1. 评估患者需求,已具备的带下病预防知识与技能	做到	—	未做到

续表

评分项目	完全做到(2分)	部分做到(1分)	未做到(0分)
健康教育			
2. 居住环境安静,保持室内空气新鲜、温湿度适宜,注意通风换气	做到	—	未做到
3. 保证充足的睡眠。选择合适的饮食结构,加强营养。饮食以补肾利湿之品为宜	做到	—	未做到
4. 体虚低热者,须卧床休息,可取半卧位,以利炎症局限和分泌物的排出	做到	—	未做到
5. 保持会阴部卫生,卫生用品要清洁。经期及月经干净3d内禁房事、盆浴、游泳,避免不洁性交	做到	—	未做到
6. 做好计划生育措施,减少人工流产、安置宫内节育器等手术次数,避免多产	做到	—	未做到
7. 保持情志舒畅,避免七情过极而加重病情	做到	—	未做到
8. 加强体育锻炼,注意劳逸结合,鼓励患者做气功、太极拳、八段锦、盆腔康复操等舒缓运动	做到	—	未做到
沟通与关爱			
9. 使用尊称称呼患者	做到	—	未做到
10. 与患者有眼神交流,面带微笑	做到	—	全程没有微笑
11. 及时回答患者的疑问	做到	—	未做到
12. 给患者消化吸收健康教育内容的相关载体 宣传单、宣传册、视频或记录单等	做到	—	未做到
理论提问			
13. 正确回答考官提问	做到	—	未做到
百分比分数计算评分	得分 ÷26(本站总分)×100×10%(本站总分)= 本站得分		

【模拟患者指引】

➤ 病例资料

陈女士,5床,35岁,教师,已婚,市医保。2个月前,无明显诱因下出现间断性右下腹部隐痛,伴腰酸,5天前,因月经量少,由门诊收入院。住院7天,患者无下腹部隐痛,腰酸好转,无阴道流血,无恶寒发热,无恶心呕吐,纳可,眠可,二便调,现患者一般情况可,病情好转,准予出院。

【理论提问参考问题】

➤ 考官可选择1个题目提问

1. 带下病患者可能会有哪些病史?

Ⓐ:多有近期妇产科手术史;或经期及产后劳倦,或房事不洁;或慢性生殖器炎症史。

2. 带下病常有哪些症状?

Ⓐ:下腹痛、发热、阴道分泌物增多或减少。腹痛为持续性,活动或性生活后加重,可伴有腹胀、腹泻、尿频、尿急等症状。

【相关知识】

盆腔炎的预后:盆腔炎性疾病的预后取决于治疗是否及时、有效、彻底。若经及时、规范、有效的治疗,多可在短期内自愈。若失治、误治,病情加重,可发展为腹膜炎、败血症、感染性休克。若病情迁延,多转为盆腔炎性疾病后遗症,包括慢性盆腔痛、盆腔炎反复发作、不孕症、异味妊娠,严重影响患者的生殖健康和生活质量。

第四节　儿科病证 OSCE 举例

本节主要考查运用四诊评估病情、儿科病症(以小儿紫癜为例)的辨证、护理问题分析、紫癜的辨证施护、紫癜的穴位贴敷、紫癜的健康教育等内容。

考站 1　病情资料采集

【考生指引】

➤ 考核情境

患者,女,6 岁,藏族,新农合医保。因双下肢皮疹,腹痛就诊。现在患者神清,神可,测得 T 36.4℃,P 60 次/min,R 20 次/min,BP 84/57mmHg。母亲陪同就诊。如果你是门诊护士,请接待新患者,进行病情资料采集。

➤ 考生任务

1. 请运用四诊的方法有条理地采集病情资料。

2. 请根据病情有选择地进行身体评估。

3. 请根据病情提出需进一步评估的检查项目。

➤ 考核时间

12 分钟(读题 1 分钟,考核 11 分钟)。

【考官指引】

➤ 考核目的

1. 考查学生正确运用四诊采集病史的能力。

2. 考查学生有条理地问现症的能力。

3. 考查学生进行针对性身体评估的能力。

4. 考查学生的中医临证思维。

➤ 场景与用物设置

1. **场景**　诊疗床 1 张,诊疗桌 1 张,椅子 2 把,模拟患者 1 位,评分教师 2 位。

2. **用物**　治疗盘 1 个,压舌板 1 个,听诊器 1 个,脉枕 1 个(或脉诊仪 1 台),挂号单 1 张,患者信息单(考生用)1 份,患者信息单(考官用)2 份,笔 1 支,白纸数张。

➤ 监考与评分注意事项

1. 请根据评分表中的评分标准进行评分。

2. 考生回答若是经由模拟患者提醒才答对,可酌情给分。

3. 考生提出观察舌象时,若没有模拟患者,请评分教师呈现舌象图片或做相应回答。

4. 考生提出观察脉象时,若没有模拟患者,请评分教师利用脉诊仪考查学生脉诊方法,或者由评分教师扮演模拟患者,并在学生诊脉后告知脉诊结果。

5. 考生提出查血常规和腹部 B 超时,请评分教师做出相应回答。

6. 考核时间结束时,务必请考生停止本站考核,进入下一站考核,不可拖延时间。

【考核内容评分指引】

病情资料采集评分指引			
评分项目	完全做到(2 分)	部分做到(1 分)	未做到(0 分)
现病史			
1. 自我介绍(姓名与职责),向患儿及家长解释沟通目的	2 项均做到	任 1 项未做到	2 项均未做到

Note：

续表

评分项目	完全做到(2分)	部分做到(1分)	未做到(0分)
2. 询问家长患儿姓名、就诊号、年龄,核对挂号单与口述一致	4 项均做到	任 1 项未做到	4 项均未做到
3. 评估皮肤情况	做到	—	未做到
4. 评估皮疹颜色,部位,性状,大小及伴随症状	4~5 项做到	任 2~3 项做到	5 项未做到
5. 评估腹痛具体部位	做到	—	未做到
6. 评估腹痛性质	做到	—	未做到
7. 评估腹痛严重程度	做到	—	未做到
8. 评估腹痛时间及持续时间	2 项做到	1 项做到	2 项未做到
9. 腹痛加重与缓解因素、有无采取处理措施及其效果	4 项做到	任 1 项未做到	4 项未做到
10. 评估有无其他身体不适	做到	—	未做到
11. 评估食欲、口味及营养状况	3 项做到	任 1 项未做到	3 项未做到
12. 评估睡眠情况	做到	—	未做到
13. 评估小便的色、质、量、味	3~4 项做到	1~2 项做到	4 项均未做到
14. 评估大便的色、质、量、味	3~4 项做到	1~2 项做到	4 项均未做到
既往史、家族史、过敏史、个人生活史、一般资料			
15. 评估既往史	做到	—	未做到
16. 评估家族史	做到	—	未做到
17. 评估药物、食物过敏史	2 项均做到	任 1 项未做到	2 项均未做到
18. 评估个人生活史 作息规律、活动	3 项均做到	任 1 项未做到	3 项均未做到
19. 评估一般资料 家长的联系地址与电话、家庭成员等	2 项及以上做到	—	2 项以下做到
身体评估			
20. 评估神情、面色、形态	3 项均做到	任 1 项未做到	3 项均未做到
21. 评估皮疹颜色,部位,性状,大小	做到且方法正确	—	未做到或方法错误
22. 评估腹痛部位,性质,程度,时间	做到且方法正确	—	未做到或方法错误
23. 指导患儿伸舌,观察舌象	做到且方法正确	—	未做到或方法错误
24. 指导患儿伸手臂,评估脉象	做到且方法正确	—	未做到或方法错误
需进一步评估的检查项目			
25. 提出需要查血常规	做到	—	未做到
26. 提出需要查 B 超	做到	—	未做到
27. 提出需要查肝肾功	做到	—	未做到
沟通技巧			
28. 使用爱称或昵称称呼患儿	做到	—	未做到
29. 采用游戏、玩具等手段吸引患儿注意	做到	—	未做到
30. 面带微笑,与患儿及家属者有眼神交流	做到	—	全程没有微笑

Note:

评分项目	完全做到(2分)	部分做到(1分)	未做到(0分)
31. 全神贯注,用心聆听患儿及家属的回答	做到	—	未做到
32. 以开放式的问句进行沟通	全程使用开放性问句 4 次及以上	全程使用开放性问句 4 次以下	全程均未使用开放性问句
33. 资料采集过程流畅、具有逻辑性	做到	—	未做到
百分比分数计算评分	得分 ÷64(本站总分)× 100 × 25%(本站权重)= 本站得分		

【模拟患者指引】

➤ 病例资料

患者,女,6 岁,藏族,母亲陪同就诊,日常汉语交流畅,新农合医保。家庭地址:四川省阿坝藏族羌族自治州马尔康市,联系方式:181XXXXXXXX。

1 周前,患儿无明显诱因出现双下肢皮疹,色鲜红,呈针尖至米粒大小,对称分布,边界清楚,扪之碍手,压之不褪色,无水疱及溃疡,无腹痛腹泻等不适,遂前往当地医院就诊,就诊后在家服药,观察。今日出现腹部隐痛,现患儿家属为求进一步治疗,遂于门诊就诊。

平素体健。否认心脏病及糖尿病等慢性疾病史;否认麻疹、水痘及其他出疹性疾病病史;否认肝炎、结核等传染病史;否认手术史、输血史;否认食物及药物过敏史。余系统回顾无特殊。家庭支持良好。

身体评估:T 36.4℃,P 60 次/min,R 20 次/min,BP 84/57mmHg,体重 18kg,身高 116cm。

少神,语声清晰,气息均匀,双下肢散在鲜红色皮疹,呈针尖至米粒大小,对称分布,边界清楚,扪之碍手,压之不褪色,皮温正常,无水疱及溃疡。脐周隐痛,无呕吐,腹泻,舌质红,苔薄黄,脉滑数。疼痛评分 3 分。

相关检查:①血常规:单核细胞 $0.08 \times 10^9/L$,白细胞 $2.73 \times 10^9/L$。②腹部 B 超:无异常。③肝肾功:正常。

【相关知识】

1. 寸口诊脉的方法与注意事项

(1) 诊脉时间:以清晨未进食时为佳,但也不必拘泥,必须在患者安静状态下进行,诊脉时间以 3 分钟为宜,一般不少于 1 分钟。

(2) 平息:诊脉时保持呼吸均匀,以诊脉者一次正常呼吸为时间单位,来检测患者脉搏搏动的次数。

(3) 布指定位:患者手臂平放,与心脏大致同高;医护人员用示指、中指、无名指的指目进行诊脉;诊脉时中指定关部,示指候寸部,无名指候尺部;根据患者身高和手臂长度确定诊脉者的三指疏密程度。

(4) 诊脉指法:正确运用举法(浮取)、按法(沉取、重取,重按至筋骨)、寻法(不轻不重,按至肌肉),三指同时用相同的指力诊脉为总按,用一指单按其中一部脉为单按。

2. 望舌的注意事项　勿过分用力伸舌;伸舌时间不宜过长,以免影响舌质色泽;晚间或在灯光下不宜望舌;某些食物或药物可使舌苔染上颜色,称为染苔,需要结合问诊和按诊来综合判断,加以鉴别;排除饮水或某些生活习惯的影响;注意其他因素对舌的影响,如牙齿残缺、张口呼吸等。

3. 望小儿指纹的方法与注意事项

(1) 望小儿指纹的方法:三岁以下患儿,检查者用左手的示指和拇指握住患儿示指末端,以右手大拇指在其示指掌侧,从命关向气关、风关直推几次,用力要适当,使指纹更为明显,便于观察。

(2) 纹位变化——三关测轻重：纹位是指纹出现的部位。根据指纹在手指三关中出现的部位，以测邪气的浅深，病情的轻重。指纹显于风关附近者，表示邪浅，病轻；指纹过风关至气关者，为邪已深入，病情较重；指纹过气关达命关者，是邪陷病深之兆；若指纹透过风、气、命三关，一直延伸到指甲端者，是所谓"透关射甲"，揭示病情危重。

(3) 纹色变化——红紫辨寒热：纹色的变化，主要有红、紫、青、黑、白色的变化。纹色鲜红多属外感风寒。纹色紫红，多主热证。纹色青，主风证或痛证；纹色青紫或紫黑色，是血络闭郁；纹色淡白，多属脾虚。

(4) 纹形变化——浮沉分表里，淡滞定虚实：纹形，即指纹的浅、深、细、粗等变化。如指纹浮而明显的，主病在表；沉隐不显的，主病在里。纹细而色浅淡的，多属虚证；纹粗而色浓滞的，多属实证。

(5) 望小儿指纹的要点是：浮沉分表里，红紫辨寒热，淡滞定虚实，三关测轻重，纹形色相参，留神仔细看。

考站 2 辨病辨证与护理问题

【考生指引】

➤ 考核情境

患者，女，6岁。因双下肢皮疹1周，腹部隐痛1天就诊。现在患者神清，神可，测得 T 36.4℃，P 60 次/min，R 20 次/min，BP 84/57mmHg。如果你是门诊护士，请结合第1站评估结果，概括主诉，陈述病史，进行辨病、辨证分析，提出护理问题。

➤ 考生任务

1. 请概括患者主诉。

2. 请根据第1站评估结果，陈述该患者的现病史（包括目前主要症状）、既往史、家族史、过敏史、个人生活史、一般资料、身体评估结果。

3. 请说出中医、西医病名诊断和诊断依据。

4. 请说出证候名称以及辨证依据，并进行证候分析。

5. 请提出3个主要的护理问题。

➤ 考核时间

7分钟（读题1分钟，考核6分钟）。

【考官指引】

➤ 考核目的

1. 考查学生正确概括主诉的能力。

2. 考查学生有条理地陈述病历的能力。

3. 考查学生正确进行辨病、辨证的能力。

4. 考查学生正确概括护理问题的能力。

➤ 场景与用物设置

1. **场景** 评分教师2位。

2. **用物** 患者信息单（学生用）1份，患者信息单（考官用）2份，笔1支，白纸数张。

➤ 监考与评分注意事项

1. 请根据评分表中的评分标准进行评分。

2. 考核时间结束时，务必请考生停止本站考核，进入下一站考核，不可拖延时间。

【考核内容评分指引】

辨病、辨证与护理问题分析评分指引			
评分项目	完全做到（2 分）	部分做到（1 分）	未做到（0 分）
概括主诉			
1. 正确概括患儿主诉 （发现双下肢皮疹 1 周,加重伴腹部疼痛 1d）	做到	—	未做到
陈述病史			
2. 有条理地叙述现病史	做到	—	未做到
3. 正确叙述既往史	做到	—	未做到
4. 正确叙述家族史	做到	—	未做到
5. 正确叙述过敏史	做到	—	未做到
6. 正确叙述个人生活史及人群接触史	2 项均做到	—	任 1 项未做到
7. 正确叙述一般资料	做到	—	未做到
8. 正确叙述身体评估资料　生命体征、神志、面色、皮肤、腹部检查、舌、脉	5~7 项做到	1~3 项做到	7 项均未做到或错误
辨病分析			
9. 中医病名诊断（紫癜）	正确	—	未提出或错误
10. 西医病名诊断（过敏性紫癜）	正确	—	未提出或错误
11. 诊断依据（临床表现、现病史、相关检查）	说明内容完整且正确	说明内容不全或错误	说明内容不全且错误
辨证分析			
12. 证候名称（脾胃积热）	正确	—	未提出或错误
13. 辨证依据（双下肢皮疹,腹部隐痛,眠可,小便可,大便 3d 未解,舌质红,苔薄黄,脉滑数）	说明内容完整且正确	说明内容不全或错误	说明内容不全且错误
14. 证候分析　小儿脏腑娇嫩,脾常不足,运化失常,饮食不节,喜食肥甘厚腻,入里化热,迫血妄行,外溢肌肤,发为皮疹。结合患儿舌脉:舌质红,苔薄黄,脉滑数。故而辨为"脾胃积热证"	分析完全且正确	分析不全或部分错误	未分析或完全错误
护理问题			
15. 腹痛　与肠积肠道,腑气不通有关	完全正确	部分正确	未提出或完全错误
16. 潜在并发症:便血　与脾不统血,血行脉外有关	完全正确	部分正确	未提出或完全错误
17. 潜在并发症:紫癜性肾炎　与久病正衰,脾肾阳虚有关	完全正确	部分正确	未提出或完全错误
理论提问			
18. 正确回答考官提问	做到	—	未做到
临证思维			
19. 辨病、辨证思路清晰	做到	—	未做到
20. 护理问题正确排序	做到	—	未做到
百分比分数计算评分	得分 ÷40（本站总分）×100×20%（本站权重）= 本站得分		

Note：

【模拟患者指引】

➤ 病例资料

患者,女,6 岁,藏族,母亲陪同就诊,日常汉语交流畅,新农合医保。家庭地址:四川省阿坝藏族羌族自治州某市,联系方式:181XXXXXXXX。

1 周前,患儿无明显诱因出现双下肢皮疹,色鲜红,呈针尖至米粒大小,对称分布,边界清楚,扪之碍手,压之不褪色,无水疱及溃疡,无腹痛腹泻等不适,遂前往当地医院就诊,现出现腹痛,现患儿家属为求进一步治疗,遂于我院门诊就诊。

平素体健。否认心脏病及糖尿病等慢性疾病史;否认麻疹、水痘及其他出疹性疾病病史;否认肝炎、结核等传染病史;否认手术史、输血史;否认食物及药物过敏史。余系统回顾无特殊。社会支持良好。

身体评估:T 36.4℃,P 60 次/min,R 20 次/min,BP 84/57mmHg,体重 18kg,身高 116cm。少神,语声清晰,气息均匀,双下肢散在鲜红色皮疹,呈针尖至米粒大小,对称分布,边界清楚,扪之碍手,压之不褪色,皮温正常,无水疱及溃疡。脐周隐痛,无呕吐,腹泻,舌质红,苔薄黄,脉滑数。疼痛评分 3 分。

相关检查:①血常规:单核细胞 0.08×10^9/L,白细胞 2.73×10^9/L。②腹部 B 超:无异常。

【理论提问参考题目】

➤ 考官可选择 1 个题目提问

1. 本病的病机是什么?

Ⓐ:由于小儿稚阴稚阳,气血未充,卫外不固,外感时令之邪,六气皆从火化,蕴郁于皮毛肌肉之间。风热之邪与气血相搏,热伤血络,迫血妄行,溢于脉外,渗于皮下,发为紫癜。

2. 患儿为紫癜,为什么会腹痛?

Ⓐ:血热妄行,瘀积肠络,不通则痛,故出现腹痛。

【相关知识】

1. 紫癜分类　患者体质虚弱,脏腑气血亏虚,肾气不足;外感风热或内蕴湿热,以致血不循经,溢于脉外,渗于肌肤之间而为病。可分为风热伤络,血热妄行,阴虚火旺,气不摄血,脾胃积热,湿热痹阻几种证型。

2. 辨证的基本思路　基本思路是"病位 + 病性"。先确定病位在表、里、脏、腑、经、络、气、血,再确定病理性质的虚、实、寒、热,分析脏腑功能失常,气血津液的变化,有无阴阳虚损,或是六淫侵袭,或是情志内伤。最后根据病位和病性,概括证候名称。

3. 紫癜的辨证要点　双下肢散在鲜红色皮疹,呈针尖至米粒大小,对称分布,边界清楚,扪之碍手,压之不褪色,腹部隐痛,舌质红,苔薄黄,脉浮数。

考站 3　辨证施护

【考生指引】

➤ 考核情境

患者,女,6 岁,藏族,母亲陪同就诊,日常汉语交流畅,新农合医保。现神志清楚,精神尚可,双下肢皮疹,色鲜红,呈针尖至米粒大小,对称分布,边界清楚,扪之碍手,压之不褪色,腹部隐痛,眠可,小便可,大便 3 日未解。舌质红,苔薄黄,脉滑数。测得 T 36.4℃,P 60 次/min,R 20 次/min,BP 84/57mmHg,体重 18kg,身高 116cm。查体:发育正常,营养中等,表情自如,抱入病房,神志清楚,精神可,对答切题,查体合作;全身皮肤无黄染,双下肢散在鲜红色皮疹,呈针尖至米粒大小,对称分布,边界清楚,扪之碍手,压之不褪色,皮温正常,无水疱及溃疡。心前区未见异常搏动,心界不大,心率 64 次/min,律不齐,各瓣膜听诊区未闻及病理性杂音;腹平软,脐周轻压痛,无反跳痛及肌紧张,肝脾肋下未扪及,双肾区无叩痛,移动性浊音(-),肠鸣音无亢进。血常规提示:单核细胞 0.08×10^9/L,白细胞 2.73×10⁹/L;腹部 B 超:无异常。患者将遵医嘱口服中药汤剂"泻黄散加减"和西医治疗措施:静脉滴注注射用甲泼尼龙琥珀酸钠、西咪替丁、维生素 C 注射液等对症治疗。

如果你是儿科护士,请从病情观察、起居、饮食、用药、情志 5 个方面解决该患者的护理问题。

　➢ 考生任务

请从病情观察、起居、饮食、用药、情志 5 个方面叙述该患者的护理要点,以解决腹痛,潜在并发症(便血)、潜在并发症(紫癜性肾炎)等 3 个护理问题。

　➢ 考核时间

15 分钟(读题 1 分钟,考核 14 分钟)。

【考官指引】

　➢ 考核目的

考查学生的辨证施护能力。

　➢ 场景与用物设置

1. 场景　评分教师 2 位。

2. 用物　患者信息单(考生用)1 份,患者信息单(考官用)2 份,笔 1 支,白纸数张。

　➢ 监考与评分注意事项

1. 请根据评分表中的评分标准进行评分。

2. 考核时间结束时,务必请考生停止本站考核,进入下一站考核,不可拖延时间。

【考核内容评分指引】

紫癜的辨证施护评分指引			
评分项目	完全做到(2分)	部分做到(1分)	未做到(0分)
病情观察			
1. 神志(中枢神经系统病变)、面色	2 项均正确叙述	任 1 项未叙述或错误	2 项均未叙述或均错误
2. 脉象、心率、心律变化(若出现心慌、气紧,头晕及时汇报处理)	3 项正确叙述	1~2 项正确叙述	3 项未叙述或错误
3. 腹痛情况部位,性质,程度,时间(若持续腹痛,有肠套叠、肠梗阻、肠穿孔及出血坏死性小肠炎可疑时,立即转科)	4 项正确叙述	2~3 项正确叙述	4 项未叙述或错误
4. 紫癜的形态、部位、数量、颜色、有无新增和消散、是否反复出现	6 项正确叙述	2~4 项正确叙述	6 项未叙述或错误
5. 可绘人体图形记录皮疹逐日变化情况	正确叙述	—	未叙述或错误
6. 观察舌象变化	正确叙述	—	未叙述或错误
7. 食欲、口渴情况	2 项均正确叙述	任 1 项未叙述或错误	2 项均未叙述或均错误
8. 观察大便色、质、量、味的变化	正确叙述	—	未叙述或错误
9. 观察小便色、质、量、味的变化	正确叙述	—	未叙述或错误
生活起居护理			
10. 调节病室环境　温暖(22~24℃)、湿度(50%~60%)、定时通风(忌对流吹风)、安静	3~4 项正确叙述	—	4 项均未叙述或均错误
11. 局部环境　根据气候变化,随时增减衣物	正确叙述	—	未叙述或错误
12. 注意个人卫生　勤剪指甲;洗澡时使用温和的沐浴液,不可使用碱性的皂类;不可用力揉搓皮肤	3 项正确叙述	1~2 项正确叙述	3 项未叙述或错误

评分项目	完全做到(2分)	部分做到(1分)	未做到(0分)
13. 皮疹瘙痒时,避免抓挠皮疹,防止皮肤破溃导致出血和感染;瘙痒时可通过游戏、故事、书籍等转移患儿注意力	2项正确叙述	1项正确叙述	2项未叙述或错误
14. 患儿衣着宽松,以棉质衣裤为宜,勤更换、勤清洗	3项正确叙述	1~2项正确叙述	3项未叙述或错误
15. 避免接触接触过敏原	正确叙述	—	未叙述或错误
16. 腹痛护理 (1) 患儿腹痛时应卧床休息,注意观察有无腹绞痛、呕吐、血便; (2) 注意大便性状,有时外观正常但潜血阳性。有血便者应详细记录大便次数及性状,留取大便标本。腹痛者禁止腹部热敷以防肠出血; (3) 腹型紫癜患儿应给予无动物蛋白、无渣的流质,严重者禁食,经静脉供给营养,静脉滴注皮质类固醇、输血等	3项正确叙述	1~2项正确叙述	3项未叙述或错误
17. 休息与活动　静卧休息,避免劳累,急性期和出血时限制患者儿活动	3项正确叙述	1~2项正确叙述	3项未叙述或错误
饮食护理			
18. 饮食原则　清淡、易消化,忌食肥甘厚味,辛辣之品如:生葱、生蒜、辣椒、酒类等	3~5项正确叙述	1~2项正确叙述	5项均未叙述或均错误
19. 饮食宜忌 (1) 忌致敏性食物:鱼、虾、蟹、蛋、牛奶等;植物性食物,如蚕豆、菠萝等;禁服致敏药物(如水杨酸,磺胺类);禁食刺激性、热性食物如蛋、奶、海鲜类食物、生葱、干姜、胡椒等; (2) 发病初期:以清淡易消化食物为主,如米汤、稀饭、烂面条、软米饭、软馒头等; (3) 病情缓解期:先少量加一些普通蔬菜如炒土豆、西红柿等,先给一种,逐步加量,增加品种; (4) 皮疹消退期:消退2~4周,可添加少量新鲜的瘦肉类饮食。至3~4月后可添加鸡蛋,先水煮,1月后可炒。病情稳定6个月后才能加牛奶。在1~2年后才能加海产品	4项正确叙述	2~3项正确叙述	4项均未叙述或均错误
20. 推荐食物　丝瓜、雪梨、苦瓜、山药、枸杞、黄瓜、薏苡仁、冬瓜等	举例3味及以上食物	举例1~2味食物	未举例或错误
21. 推荐食疗方(根据病情选择)　如花生衣煎子、桂圆大枣党参汤、花生皮炖红枣、藕枣等	举例3个及以上食疗方	举例1~2个食疗方	未举例或错误
用药护理			
22. 中药煎煮指导　大火烧开,小火10~15min	2项均正确叙述	任1项未叙述或错误	2项均未叙述或均错误
23. 中药服法指导　温凉服用	正确叙述	—	未叙述或错误
24. 服药后观察　腹痛情况,有无呕吐,便血	正确叙述	—	未叙述或错误
25. 服药后调护 (1) 静卧休息; (2) 少食多餐	正确叙述	1项正确叙述	未叙述或均错误

续表

评分项目	完全做到（2分）	部分做到（1分）	未做到（0分）
情志护理			
26. 关注患儿情绪，给予适度鼓励，陪同患儿进行游戏、阅读、画画、看电视、听广播、做手工等活动，以转移患儿注意力，愉悦患儿心情	正确叙述	—	未叙述或错误
理论提问			
27. 正确回答考官提问	做到	—	未做到
百分比分数计算评分	得分 ÷54（本站总分）× 100 × 20%（本站权重）= 本站得分		

【模拟患者指引】

➢ 病例资料

患者，6岁，藏族，母亲陪同就诊，日常汉语交流畅，新农合医保。现神志清楚，精神尚可，双下肢皮疹，色鲜红，呈针尖至米粒大小，对称分布，边界清楚，扪之碍手，压之不褪色，腹部隐痛，眠可，小便可，大便3日未解。舌质红，苔薄黄，脉滑数。测得 T 36.4℃，P 60 次/min，R 20 次/min，BP 84/57mmHg，体重 18kg，身高 116cm。查体：发育正常，营养中等，表情自如，抱入病房，神志清楚，精神可，对答切题，查体合作；全身皮肤无黄染，双下肢散在鲜红色皮疹，呈针尖至米粒大小，对称分布，边界清楚，扪之碍手，压之不褪色，皮温正常，无水疱及溃疡。心前区未见异常搏动，心界不大，心率 64 次/min，律齐，各瓣膜听诊区未闻及病理性杂音；腹平软，脐周轻压痛，无反跳痛及肌紧张，肝脾肋下未扪及，双肾区无叩痛，移动性浊音（－），肠鸣音无亢进。血常规提示：单核细胞 $0.08 \times 10^9/L$，白细胞 $2.73 \times 10^9/L$；腹部B超：无异常。患者将遵医嘱口服中药汤剂"泻黄散加减"和西医治疗措施：静脉滴注西咪替丁、维生素C注射液等对症治疗。

【理论提问参考题目】

➢ 考官可选择1个题目提问

1. 该患者二便的不同变化对病情发展分别有什么意义？

Ⓐ：若大便正常，易排出，则提示病情好转；若大便不正常，呈黑便，或大便稀溏，甚至泄泻，便中带血或全鲜血便，则提示病情加重。若小便质清，色透明或淡黄，量适中，无泡沫，则提示病情好转。若小便量正常，色深黄或肉眼血尿，质清，有泡沫，则提示病情加重有肾功能的受损。

2. 该患者舌象变化对病情发展有哪些意义？

Ⓐ：若舌质深红，苔黄腻，则提示湿热盛，病情加重；若舌质转淡红，苔薄白，则提示病情好转。

3. 中药为何温凉服？

Ⓐ：本例患者是脾胃积热，中药温凉服用有助于清热凉血，滋阴降火。

【相关知识】

泻黄散加减：源自钱乙《小儿药证直诀》，由广藿香 10g、炒栀子 10g、生石膏 10g、防风 10g、炙甘草5g、车前子 10g、白茅根 10g、炒白术 10g、白花蛇舌草 10g、乌梢蛇 10g 组成，有泻脾胃伏火之功，可清小儿脾胃之热，以达消除皮疹发病之源，而用于紫癜。

考站4　中医护理技术——穴位贴敷

【考生指引】

➢ 考核情境

患者，6岁，藏族，母亲陪同就诊，日常汉语交流畅，新农合医保。因双下肢皮疹1周，腹部隐痛1天，经门诊收住入院。采取西医治疗后缓解不明显。请遵医嘱采用穴位贴敷帮助患者止痛。

Note：

➤ 考生任务

1. 请向考官说出穴位贴敷的穴位。

2. 请运用穴位贴敷帮助患者止痛。

➤ 考核时间

10 分钟(读题 2 分钟,考核 8 分钟)。

【考官指引】

➤ 考核目的

1. 考查学生根据病情辨证取穴的能力。

2. 考查学生正确进行穴位贴敷操作的能力。

➤ 场景与用物设置

1. **场景**　病床 1 张,戴腕带的模拟患者 1 位,评分教师 2 位。

2. **用物**　病历夹 1 个,治疗车 1 辆,治疗盘 1 个,手消毒液,治疗巾 1 块,纱布罐(装若干纱布)1 个,弯盘 1 个,乙醇 1 瓶,腹痛贴药饼 2 个,6cm×7cm 自粘性无菌敷料 2 个,患者信息单(学生用)1 份,患者信息单(考官用)2 份。

➤ 监考与评分注意事项

1. 请根据评分表中的评分标准进行评分。

2. 考生回答若是经由模拟患者提醒才答对,可酌情给分。

3. 考核时间结束时,务必请考生停止本站考核,进入下一站考核,不可拖延时间。

【考核内容评分指引】

穴位贴敷止腹痛的操作步骤及评分指引			
评分项目	完全做到(2 分)	部分做到(1 分)	未做到(0 分)
核对医嘱			
1. 核对临时医嘱　患者姓名、床号、操作名称	核对完整且正确	—	未核对或错误
评估			
2. 自我介绍(姓名与职责),向患者解释操作目的及注意事项	2 项均做到	任 1 项未做到	2 项均未做到
3. 询问患者姓名、床号、年龄,核对腕带与口述一致	2 项均做到	任 1 项未做到	2 项均未做到
4. 评估临床症状、既往史、药物及敷料、胶布过敏史、乙醇过敏史、敷药部位皮肤情况	7 项均做到	3~6 项做到	2 项及以下做到
5. 评估病室环境	做到	—	未做到
准备			
6. 患者准备　嘱患者做好个人准备(如排尿),知晓穴位贴敷的目的及注意事项,配合操作	3 项均做到	任 1 项未做到	3 项均未做到
7. 护士准备　衣着整洁,修剪指甲,洗手	完全做到且洗手方法正确	部分做到	未做到或洗手方法错误
8. 物品准备　用物齐全(病历夹,治疗盘,治疗巾,纱布罐,镊子,弯盘,手消毒液,腹痛贴药饼,自粘无菌敷料),摆放有序合理,检查用物有效期及包装完整性	做到	用物缺少 3 项以内,且有检查	用物缺少 4 项及以上,或未检查
9. 检查药饼干湿程度,大小,厚度	做到且方法正确	—	未做到或检查方法错误

Note:

续表

评分项目	完全做到(2分)	部分做到(1分)	未做到(0分)
实施			
10. 携用物至患者床边,再次核对患者姓名、床号及年龄,核对腕带与口述一致	2项均做到	任1项未做到	2项均未做到
11. 关闭门窗,拉上床帘,保护患者隐私	做到	—	未做到
12. 协助患者取合适体位	做到	—	未做到
13. 暴露穴位贴敷部位,注意保暖	做到	—	未做到
14. 定穴 神阙,中脘	取穴2个及以上且定位准确	取穴少于2个,或定位不准确	取穴少于2个,且定位不准确
15. 清洁局部皮肤	做到且方法正确	—	未做到或方法错误
16. 取大小合适的自粘敷料,将腹痛贴药饼平摊于自粘敷料上	做到且方法正确	—	未做到或方法错误
17. 将药贴贴敷于穴位,药贴与皮肤贴合紧密,避免药物溢出污染衣物	做到	—	未做到
18. 询问患者局部有无痒痛等过敏情况	做到	—	未做到
19. 告知注意事项(敷贴时间,避免敷贴受潮,不可自行撕下敷贴)	3项均做到	任1项未做到	3项均未做到
20. 协助患者取舒适体位,整理床单位	做到	—	未做到
21. 洗手,再次核对	做到	—	未做到
22. 取下敷贴,清洁皮肤	做到	—	未做到
23. 观察局部皮肤,询问患者有无不适	做到	—	未做到
24. 洗手,整理用物	做到	—	未做到
25. 健康教育 分别针对病情和操作正确而简要地给出指导(穴位贴敷时间为2~4h,此时段内避免洗澡;敷药局部可能有发红,不用紧张,取下后可自行消退;注意饮食有节,忌饱食)	3项均做到	任1项未做到	3项均未做到
26. 终末处理 治疗盘、治疗车含氯消毒液擦拭;纱布倒入黄色垃圾袋,自粘纸张丢入黑色垃圾袋	3项均做到	任1项未做到	3项均未做到
27. 正确洗手	做到	—	未做到
28. 正确记录	做到	—	未做到
评价			
29. 评价流程合理、局部皮肤无损伤、询问患者感受	做到	—	未做到
30. 评价操作技术熟练,未给患者造成伤害	做到	—	未做到
沟通技巧			
31. 礼貌称呼患者	做到	—	未做到
32. 与患者有眼神交流,面带微笑	做到	—	全程没有微笑
理论提问			
33. 正确回答考官提问	做到	—	未做到
百分比分数计算评分	得分 ÷66(本站总分)× 100 × 25%(本站权重)= 本站得分		

Note:

【模拟患者指引】

➤ 病例资料

患者,女,6岁,学生,藏族,母亲陪同就诊,日常汉语交流畅,新农合医保。因双下肢皮疹,腹部隐痛,经门诊收住入院。采取西医治疗后腹痛缓解不明显。

【理论提问参考问题】

➤ 考官可选择1个题目提问

1. 本次穴位贴敷所选穴位的依据是什么?

Ⓐ:神阙,中脘均位于任脉,任脉为"阴脉之海",与督脉和十二经脉相通,通过药物直接刺激穴位,并通过透皮吸收,使局部药物浓度明显高于其他部位,作用较为直接,具有疏经通络、调理脾胃,行气止痛的作用。

2. 穴位贴敷的注意事项有哪些?

Ⓐ:(1) 治疗前清洁皮肤,防止感染。

(2) 敷贴时间不宜过长,尤其是幼儿、久病、体弱者应严格控制敷贴时间,并在敷贴期间注意病情变化和有无不良反应。

(3) 敷贴治疗期间尽量避免剧烈运动,减少出汗,注意局部防水。

(4) 敷贴后会出现局部皮肤色素沉着,潮红、微痒、烧灼感等反应,属正常现象,无须特殊处理。如敷贴处有烧灼或针刺样剧痛,发红、起疱,无法忍受,应即刻取下药物。

(5) 贴敷部位出现水疱或溃疡者,待皮肤愈后再进行治疗。小水疱一般不必特殊处理,让其自然吸收。大的水疱应以无菌空针刺破,排尽疱内液体,予以消毒处理,覆盖消毒敷料,防止感染。

(6) 外敷药物需妥善保管,不宜内服,谨防儿童误食中毒。

【相关知识】

1. 穴位贴敷　穴位敷贴是祖国医学中一种独特的养生保健治病法,以中医经络学说为理论依据,选用某些特定药物,用介质(水、醋、蜂蜜、蒜汁、姜汁等)调成糊状将药物敷贴到人体特定穴位,通过刺激穴位,激发经气,从而发挥调五脏、行气血、和阴阳作用,达到治疗疾病目的的一种中医外治疗法。

2. 腹痛贴方药组成及调制方法　用丁香,高良姜,炒吴茱萸等中药按一定配比,制作成超细粉,用温水浸泡姜片,取姜水调制药粉呈膏状,制成大小厚度相等的药饼进行使用。

3. 穴位贴敷的适应证　广泛适用于临床各种疾病,如腹痛、腹泻、便秘、厌食、咳嗽、遗尿、多汗、脾虚、肾虚、乳蛾等。

4. 特殊的敷贴——三伏(九)敷贴　三伏(九)敷贴始于《黄帝内经》"春夏养阳""秋冬养阴"的理论,所谓"春夏养阳"就是利用三伏夏季气温最高时,人体皮肤温度、湿度最大,气血趋于体表,毛孔最为开放时进行穴位贴敷,以起到疏通经络,调理气血从而达到振奋阳气、促进血液循环、祛除寒邪、提高机体免疫力的效果。"秋冬养阴"就是利用三九冬季气温最低时,此时阳气敛藏,气血不畅,皮肤干燥,毛孔闭塞。在三九用穴位贴敷疗法,能温阳益气,健脾补肾益肺,祛风散寒,起到通经活络止痛的功效。三伏、三九贴两者遥相呼应、相辅相成,夏养三伏、冬补三九,共同发挥疏利经络,扶正祛邪,调整机体免疫功能的作用。

考站5　健康教育

【考生指引】

➤ 考核情境

患者,女,6岁,藏族,母亲陪同就诊,日常汉语交流畅,新农合医保。因双下肢皮疹1周,腹部隐痛1天,来院就诊,住院1周,现皮疹消退,腹痛等症状消失。医嘱明日出院。现神清神可,无明显不适,纳眠可,二便调,舌淡红,苔薄白,脉和缓有力。患儿家长希望了解出院后的调护事项。请对患儿及家长进行出院前健康教育。

➤ 考生任务

请对患者进行出院前健康教育。

➤ 考核时间

5min（读题 1min，考核 4min）。

【考官指引】

➤ 考核目的

考查学生正确进行紫癜疾病预后的健康教育能力。

➤ 场景与用物设置

1. **场景**　病床 1 张，模拟患者 1 位，评分教师 2 位。

2. **用物**　病历夹 1 个，患者信息单（考生用）1 份，患者信息单（考官用）2 份，笔 1 支，白纸 1 张。

➤ 监考与评分注意事项

1. 请根据评分表中的评分标准进行评分。

2. 考生回答若是经由模拟患者提醒才答对，可酌情给分。

3. 考核时间结束时，务必请考生停止考核。

【考核内容评分指引】

紫癜的健康教育评分指引			
评分项目	完全做到（2 分）	部分做到（1 分）	未做到（0 分）
健康教育前评估			
1. 评估患者需求，已具备的紫癜预后知识与技能	做到	—	未做到
健康教育			
2. 慎起居，适寒温，防复感，根据气候变化及时增减衣服，盛夏不可贪凉，冬春注意防寒保暖	做到	—	未做到
3. 戴口罩，少去人口密集处，防止外感诱发紫癜	做到	—	未做到
4. 避免劳累，避免情绪波动及精神刺激，避免剧烈运动，适当锻炼身体	做到	—	未做到
5. 合理饮食　饮食要清淡，忌食肥甘厚味，辛辣之品如：生葱、生蒜、辣椒、酒类等；应避免与花粉等变应原相触	做到	—	未做到
6. 门诊随访　应口服中药，且每周应进行小便常规检查，门诊随访半年以上	做到	—	未做到
7. 调畅情志，排解不良情绪	做到	—	未做到
8. 评价健康教育的效果　患者对自我调护要点的掌握情况，患者能正确口述饮食、起居及门诊随访的方法	做到	—	未做到
沟通与关爱			
9. 使用昵称称呼患儿	做到	—	未做到
10. 与患儿及家长有眼神交流，面带微笑	做到	—	全程没有微笑
11. 及时回答患儿及家长的问题	做到	—	未做到
12. 给患儿及家长出院后健康教育内容的相关载体　宣传单、宣传册、视频或记录单等	做到	—	未做到
理论提问			
13. 正确回答考官提问	做到	—	未做到
百分比分数计算评分	得分 ÷26（本站总分）×100×10%（本站总分）= 本站得分		

Note：

【模拟患者指引】

➢ 病例资料

患者,女,6岁,藏族,母亲陪同就诊,日常汉语交流畅,新农合医保。因双下肢皮疹1周,腹部隐痛1天,来院就诊,住院1周,现皮疹消退,腹痛等症状消失。现神清神可,无明显不适,纳眠可,二便调,舌淡红,苔薄白,脉和缓有力。

【理论提问参考问题】

➢ 考官可选择1个题目提问

1. 紫癜为什么易反复发作?

Ⓐ:若小儿先天禀赋不足,或疾病迁延日久,耗气伤阴,均可致气虚阴伤,病情由实转虚,或虚实夹杂。气虚则统摄无权,气不摄血,血液不循常道而溢于脉外;阴虚火炎,血随火动,渗于脉外,均可致紫癜反复发作。

2. 紫癜导致出血的原因?

Ⓐ:由于小儿稚阴稚阳,气血未充,卫外不固,外感时令之邪,六气皆从火化,蕴郁于皮毛肌肉之间。风热之邪与气血相搏,热伤血络,迫血妄行,溢于脉外,渗于皮下,发为紫癜。邪重久病者,正气虚衰,伤及脏腑,出现便血、尿血等。

（云 洁）

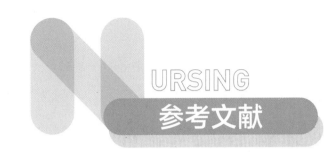

［1］徐桂华,张先庚.中医临床护理学(中医特色)［M］.2版.北京:人民卫生出版社,2017.

［2］孙秋华.中医临床护理学［M］.北京:中国中医药出版社,2016.

［3］胡慧.中医临床护理学［M］.北京:人民卫生出版社,2016.

［4］柏亚妹,徐桂华.中西医护理综合能力OSCE考核指导［M］.北京:中国中医药出版社,2018.

［5］徐桂华,孙桂菊.营养与食疗学［M］.北京:人民卫生出版社,2021.

［6］施洪飞,方泓.中医食疗学［M］.北京:中国中医药出版社,2016.

［7］周仲英.中医内科护理学［M］.北京:中国中医药出版社,2010.

［8］谷晓红,马健.温病学［M］.北京:中国中医药出版社,2021.

［9］徐桂华,胡慧.中医护理学基础［M］.北京:中国中医药出版社,2016.

［10］李世珍,李传岐.常用腧穴临床发挥［M］.北京:人民卫生出版社,2018.

［11］范炳华.推拿治疗学［M］.北京:中国中医药出版社,2016.

［12］庞国明,倪青,温伟波,等.糖尿病诊疗全书［M］.北京:中国中医药出版社,2016.

［13］王海燕.肾脏病学［M］.北京:人民卫生出版社,2018.

［14］张伯礼,吴勉华.中医内科学［M］.北京:中国中医药出版社,2017.

［15］陈红风.中医外科学［M］.北京:中国中医药出版社,2018.

［16］谈勇.中医妇科学［M］.北京:中国中医药出版社,2016.

［17］马融.中医儿科学［M］.北京:中国中医药出版社,2016.

［18］马健.温病学［M］.北京:中国中医药出版社,2019.